# 成人结构性心脏病介入治疗

# Interventional Procedures for Adult Structural Heart Disease

## 注　意

本领域的医学知识和最佳临床实践不断进步。随着新的研究成果的问世、临床经验的积累，我们的认识不断拓展，研究方法、临床实践或药物治疗可能也要随之变化。

执业者和研究人员在评估和应用本书介绍的任何信息、方法、化合物或试验时必须结合自己的经验和知识。在使用这些信息或方法时，应该注意自己及其他人的安全。

关于本书提及的任何药物或医药产品，建议读者查阅相关的最新信息，或查阅由每个生产厂家提供的最新产品信息，以核实推荐的剂量和剂型、给药的方法和持续时间以及禁忌证。医生有责任根据他们的经验和对患者病情的了解做出诊断，确定每个患者的给药剂量和最佳治疗，并采取各种安全防护措施。

在最大法律范围内，由于产品责任、疏忽或应用本书中的方法、产品、说明或想法而引起的任何个人或财产损伤和（或）损失，不论是出版商还是作者、参与者或编辑均不承担任何责任。

# 成人结构性心脏病介入治疗

# Interventional Procedures for Adult Structural Heart Disease


原　著　John M. Lasala　Jason H. Rogers

主　译　朱鲜阳　张端珍　张玉顺　王琦光

译　者　（以姓氏汉语拼音为序）

陈火元（沈阳军区总医院先心病内科）
崔春生（沈阳军区总医院先心病内科）
顾俊骏（沈阳军区总医院先心病内科）
韩秀敏（沈阳军区总医院先心病内科）
李璟昊（沈阳军区总医院先心病内科）
孟立立（沈阳军区总医院先心病内科）
米　沅（沈阳军区总医院先心病内科）
仇俊玲（陕西省第四人民医院）
王　勃（沈阳军区总医院先心病内科）
王建铭（沈阳军区总医院先心病内科）
王琦光（沈阳军区总医院先心病内科）
肖家旺（沈阳军区总医院先心病内科）
张端珍（沈阳军区总医院先心病内科）
张　平（吉林医药学院附属医院）
张　坡（沈阳军区总医院先心病内科）
张玉顺（西安交通大学第一附属医院心内二科）
赵　明（沈阳军区总医院先心病内科）
朱鲜阳（沈阳军区总医院先心病内科）



北京大学医学出版社

CHENGREN JIEGOUXING XINZANGBING JIERU ZHILIAO
**图书在版编目（CIP）数据**

成人结构性心脏病介入治疗/（美）拉萨拉（Lasala，J.），（美）罗杰（Rogers，J.）原著；朱鲜阳等译. —北京：北京大学医学出版社，2015. 10
书名原文：Interventional Procedures for Adult Structural Heart Disease
ISBN 978-7-5659-1230-6

Ⅰ. ①成… Ⅱ. ①约…②罗…③朱… Ⅲ. ①心脏病—介入治疗 Ⅳ. ①R541. 05

中国版本图书馆 CIP 数据核字（2015）第 220057 号

**北京市版权局著作权合同登记号：图字：01-2015-6667**

ELSEVIER

Elsevier（Singapore）Pte Ltd.

3 Killiney Road，＃08-01 Winsland House I，Singapore 239519

Tel：（65）6349-0200，Fax：（65）6733-1817

Interventional Procedures for Adult Structural Heart Disease，1/E
Copyright © 2014 by Saunders，an imprint of Elsevier Inc.
ISBN-13：9781455707584

This translation of Interventional Procedures for Adult Structural Heart Disease，1/E by John M. Lasala and Jason H. Rogers was undertaken Peking University Medical Press and is published by arrangement with Elsevier（Singapore）Pte Ltd.

Interventional Procedures for Adult Structural Heart Disease，1/E by John M. Lasala and Jason H. Rogers 由北京大学医学出版社进行翻译，并根据北京大学医学出版社与爱思唯尔（新加坡）私人有限公司的协议约定出版。

成人结构性心脏病介入治疗，第 1 版，（朱鲜阳，张端珍，张玉顺，王琦光）译；ISBN：9787565912306



**成人结构性心脏病介入治疗**

**主　　译**：朱鲜阳　张端珍　张玉顺　王琦光
**出版发行**：北京大学医学出版社
**地　　址**：（100191）北京市海淀区学院路 38 号　北京大学医学部院内
**电　　话**：发行部 010-82802230；图书邮购 010-82802495
**网　　址**：http://www. pumpress. com. cn
**E - mail**：booksale@bjmu. edu. cn
**印　　刷**：北京佳信达欣艺术印刷有限公司
**经　　销**：新华书店
**责任编辑**：高　瑾　武翔靓　**责任校对**：金彤文　**责任印制**：李　啸
**开　　本**：889mm×1194mm　1/16　**印张**：22　**字数**：652 千字
**版　　次**：2015 年 10 月第 1 版　2015 年 10 月第 1 次印刷
**书　　号**：ISBN 978-7-5659-1230-6
**定　　价**：169. 00 元

# 著者名单


**Oluseun Alli, MD**
Assistant Professor of Medicine
Director, Structural Heart Program
Section of Interventional Cardiology
University of Alabama at Birmingham
Birmingham, Alabama

**Ehrin J. Armstrong, MD**
Division of Cardiovascular Medicine
University of California Davis Medical Center
Sacramento, California

**Vasilis Babaliaros, MD**
Associate Professor of Medicine
Department of Medicine
Division of Cardiology
Emory University
Atlanta, Georgia

**Richard G. Bach, MD**
Associate Professor of Medicine
Department of Medicine
Washington University School of Medicine;
Director, Cardiac Intensive Care Unit
Barnes-Jewish Hospital
St. Louis, Missouri

**David T. Balzer, MD**
Professor of Pediatrics
Director, Cardiac Catheterization Laboratory
Department of Pediatrics
Division of Pediatric Cardiology
Washington University School of Medicine
St. Louis Children's Hospital
St. Louis, Missouri

**Itsik Ben-Dor, MD**
Department of Interventional Cardiology
Washington Hospital Center
Washington, DC

**Lee N. Benson, MD**
University Health Network
Toronto General Division
Department of Medicine
Division of Cardiology
The Labatt Family Heart Center
Department of Pediatrics
Division of Cardiology
The Hospital for Sick Children
University of Toronto School of Medicine
Toronto, Ontario, Canada

**Stefan C. Bertog, MD**
Assistant Professor
CardioVascular Center
Frankfurt, Germany;
Veteran Affairs Medical Center
University of Minnesota
Minneapolis, Minnesota

**Ronald K. Binder, MD**
Department of Cardiology
St. Paul's Hospital
University of British Columbia
Vancouver, British Columbia, Canada

**Steven F. Bolling, MD**
Division of Cardiac Surgery
University of Michigan
Ann Arbor, Michigan

**David A. Burke, MD**
Department of Internal Medicine
(Cardiovascular Division)
Beth Israel Deaconess Medical Center
Boston, Massachusetts

**Qi-Ling Cao, MD**
Rush Center for Congenital & Structural Heart Disease
Department of Pediatrics and Internal Medicine
Rush University Medical Center
Chicago, Illinois

**John D. Carroll, MD**
Professor of Medicine
Director, Cardiac and Vascular Center
Director, Interventional Cardiology
University of Colorado, Denver
Anschutz Medical Campus
Aurora, Colorado

**Stacey D. Clegg, MD**
Interventional Cardiology Fellow
Division of Cardiology
University of Colorado, Denver
Anschutz Medical Campus
Aurora, Colorado

**Alain Cribier, MD**
Professor of Medicine
Department of Cardiology
University Hospital Charles Nicolle
Rouen, France

**Chethan Devireddy, MD**
Andreas Gruentzig Cardiovascular Center
Division of Cardiology
Emory University Hospital
Atlanta, Georgia

**Sammy Elmariah, MD, MPH**
Interventional Cardiology and Structural Heart Disease
Massachusetts General Hospital
Harvard Medical School
Boston, Massachusetts

**Ted E. Feldman, MD**
Clinical Professor
Evanston Hospital
North Shore University Health System
Evanston, Illinois

**Jennifer Franke, MD**
Assistant Professor
CardioVascular Center
Frankfurt, Germany

**Cindy J. Fuller, PhD**
Swedish Heart & Vascular Institute
Swedish Medical Center
Seattle, Washington

**Sameer Gafoor, MD**
Andreas Gruentzig Cardiovascular Center
Division of Cardiology
Emory University Hospital
Atlanta, Georgia

**Irvin F. Goldenberg, MD**
Twin Cities Heart Foundation
Minneapolis, Minnesota

**Ziyad M. Hijazi, MD, MPH**
Director
Rush Center for Congenital and Structural Heart Disease
Rush University Medical Center
Chicago, Illinois

**Ilona Hofmann, MD**
Assistant Professor
CardioVascular Center
Frankfurt, Germany

**David Holmes Jr, MD**
Professor of Medicine
Department of Cardiovascular Diseases
Mayo Clinic
Rochester, Minnesota

**Noa Holoshitz, MD**
Interventional Cardiology Fellow
Rush University Medical Center
Chicago, Illinois

**Eric Horlick, MDCM**
Director, Structural Heart Disease Intervention Program
Department of Medicine
Toronto General Hospital
Toronto, Ontario, Canada

**Frank Ing, MD**
Director, Cardiac Catheterization Laboratory
Associate Chief, Division of Cardiology
Children's Hospital, Los Angeles;
Clinical Professor of Pediatrics
Keck School of Medicine of the University of Southern California
Los Angeles, California

**Samir R. Kapadia, MD**
Director, Sones Catheterization Laboratories
Department of Cardiovascular Medicine
Cleveland Clinic
Cleveland, Ohio

**Amar Krishnaswamy, MD**
Associate Program Director
Interventional Cardiology Fellowship
Cleveland Clinic
Cleveland, Ohio

**John M. Lasala, MD, PhD**
Professor of Medicine
Division of Cardiology
Director, Interventional Cardiology
Washington University School of Medicine;
Medical Director
Cardiac Catheterization Laboratory
Barnes-Jewish Hospital
St. Louis, Missouri

**D. Scott Lim, MD**
Director, Heart Valve Center
Co-director, Adult Congenital Heart Disease Center
University of Virginia
Charlottesville, Virginia

**C. Huie Lin, MD, PhD**
Methodist DeBakey Heart and Vascular Center
Houston, Texas

**Reginald I. Low, MD**
Division of Cardiovascular Medicine
University of California Medical Center
Sacaramento, California

**Ehtisham Mahmud, MD**
Professor of Medicine/Cardiology
Chief, Cardiovascular Medicine
Director, Interventional Cardiology and Cardiac Catheterization Labs
Co-director, Sulpizio Cardiovascular Center
University of California-San Diego
San Diego, California

**Ronan Margey, MD**
Director, Structural Heart and Adult Congenital Heart Intervention
Hartford Cardiac Lab
Hartford Hospital
Hartford, Connecticut;
Assistant Professor of Medicine
Department of Medicine
University of Connecticut Medical School
Farmington, Connecticut

**Jeffery Meadows, MD**
Assistant Professor of Pediatric Cardiology
Pediatrics
University of California-San Francisco
San Francisco, California

**Phillip Moore, MD, MBA**
Professor of Pediatrics
Director, Pediatric Cardiac Catheterization Laboratory
Department of Pediatrics
University of California-San Francisco
San Francisco, California

**Joshua Murphy, MD**
St. Louis Children's Hospital
Washington University School of Medicine
St. Louis, Missouri

**Mark Osten, MD**
Department of Medicine
Division of Cardiology
University Health Network
Toronto General Division
Toronto, Ontario, Canada

**Igor F. Palacios, MD**
Director, Knight Catheterization Laboratory
Director, Interventional Cardiology
Institute for Heart, Vascular, and Stroke Care
Massachusetts General Hospital
Harvard Medical School
Boston, Massachusetts

**Dhaval Parekh, MD**
Associate Chief
Pediatric Cardiology
Children's Hospital, Los Angeles
Los Angeles, California

**Mitul Patel, MD**
Assistant Professor of Medicine
Sulpizio Cardiovascular Center
University of California-San Diego
San Diego, California

**Wesley R. Pedersen, MD**
Medical Director, Structural & Valvular Heart Disease Program
Minneapolis Heart Institute
Abbott Northwestern Hospital
Minneapolis, Minnesota

**Jeffrey J. Popma, MD**
Director, Interventional Cardiology Clinical Services
Beth Israel Deaconess Medical Center
Boston, Massachusetts

**Robert A. Quaife, MD**
Associate Professor of Medicine and Radiology
Director, Advanced Cardiac Imaging
University of Colorado, Denver
Anschutz Medical Campus
Aurora, Colorado

**Nicolas T. Ramzi, MD**
St. Louis Children's Hospital
Washington University School of Medicine
St. Louis, Missouri

**Mark Reisman, MD**
Swedish Heart & Vascular Institute
Swedish Medical Center
Seattle, Washington

**Jason H. Rogers, MD**
Associate Clinical Professor
Director, Cardiovascular Research Unit
Director, Interventional Cardiology
Department of Cardiovascular Medicine
University of California-Davis Medical Center
Sacramento, California

**Ernesto E. Salcedo, MD**
Professor of Medicine
Director of Echocardiography
University of Colorado, Denver
Anschutz Medical Campus
Aurora, Colorado

**Shabana Shahanavaz, MD**
Assitant Professor
Department of Pediatrics
Washington University
St. Louis, Missouri

**Horst Sievert, MD**
Assistant Professor
CardioVascular Center
Frankfurt, Germany

**Gagan D. Singh, MD**
Clinical Fellow
Division of Cardiovascular Medicine
University of California-Davis Medical Center
Sacramento, California

**Harsimran S. Singh, MD, MSc**
Assistant Professor of Medicine
Department of Internal Medicine
Weill Cornell Medical College-New York Presbyterian Hospital
New York, New York

**Jeffrey A. Southard, MD**
Associate Clinical Professor
Director, Transcatheter Aortic Valve Replacement Program
Division of Cardiovascular Medicine
University of California-Davis Medical Center
Sacramento, California

**James Stewart, MD**
Andreas Gruentzig Cardiovascular Center
Division of Cardiology
Emory University Hospital
Atlanta, Georgia

**Vinod Thourani, MD**
Division of Cardiothoracic Surgery
Emory University Hospital
Atlanta, Georgia

**E. Murat Tuzcu, MD**
Cleveland Clinic
Cleveland, Ohio

**Laura Vaskelyte, MD**
Assistant Professor
CardioVascular Center
Frankfurt, Germany

**John G. Webb, MD**
St. Paul's Hospital
Vancouver, British Columbia, Canada

**Khung Keong Yeo, MBBS**
Department of Cardiology
National Heart Centre Singapore
Singapore;
Department of Cardiovascular Medicine
University of California-Davis Medical Center
Sacramento, California

**Alan Zajarias, MD**
Assistant Professor of Medicine
Division of Cardiovascular Diseases
Washington University School of Medicine
St. Louis, Missouri

# 序

结构性心脏病介入治疗方法的创立是心血管病治疗发展史上一个具有里程碑意义的事件，它不但使手术变得微创、简便、安全，而且使不少既往外科手术也无法解决的疾病，如今却能通过微创方式得以解决。

所谓结构性心脏病，是心脏和大血管解剖结构方面的畸形和病变的总称。由于存在解剖结构改变，传统上只能靠外科手术矫正，然而介入治疗却颠覆了这一概念，尤其是上世纪末记忆合金封堵器的成功研制，使许多先天性心脏缺损可以通过介入方式获得治愈。由于微创和安全的特性，介入治疗技术很快在全球获得推广。

随着介入治疗经验的积累，许多获得性结构性心脏病介入治疗也取得了长足进展，如心肌梗死后室间隔穿孔、瓣周漏、室壁瘤等，目前均可通过介入方式达到治愈的目的。

结构性心脏病另一个引人注目的进展是经皮瓣膜成形术和置换术。随着社会的发展，人类寿命明显延长，老年性退行性瓣膜病变已成为常见病。许多老年人却由于各种原因无法承受外科手术，或者已经受多次心脏外科手术、无法再次手术，而经皮瓣膜成形术和置换术为此类患者的治疗带来了新的希望，相信会成为结构性心脏病下一个治疗热点。

由于结构性心脏病病种繁多，介入操作方式各异，而且大部分技术均为新兴技术，这使得介入治疗充满了挑战。在我国，虽然先天性心脏病封堵术和狭窄性瓣膜病成形术已经全面推广，但目前主要集中开展于少数大型医疗中心；而经皮瓣膜成形术和置换术、左心耳封堵术等介入治疗，在我国则是刚刚起步，尚需进行漫长的探索，以待逐渐成熟。

由于内容繁多，加上诸多操作尚处于探索阶段，目前鲜有完整介绍结构性心脏病介入治疗的专著供大家学习、参考与借鉴。《成人结构性心脏病介入治疗》系由 John M. Lasala 和 Jason H. Rogers 等国际知名专家撰写，内容十分丰富，几乎囊括目前所有结构性心脏病的介入治疗；全书不仅详细介绍了结构性心脏病介入治疗操作流程、患者评估和各种操作细节与注意事项，而且还对结构性心脏病影像学评估、专家培训、未来发展方向等均进行了详细描述，是从事结构性心脏病介入治疗工作者的必备之书。

沈阳军区总医院全军心血管病研究所先心病内科是我国唯一长期以先天性和瓣膜性心脏病为治疗对象的特色科室，在国内久负盛名。所有翻译人员均是长期从事结构性心脏病介入治疗的资深专家，不仅在介入治疗方面操作经验丰富，对结构性心脏病的解剖结构及血流动力学方面也均有独到的见解。读之发现，译者既准确表达了著者的观点，又使本书具有较强的可读性，相信有志于从事本专业的同行能从中收益良多，故乐为此序。

**韩雅玲**

中国工程院院士
全军心血管病研究所所长
全军心血管内科专业委员会主任委员
沈阳军区总医院荣誉院长

2015 年 7 月 16 日

# 译者前言

结构性心脏病是新近心血管领域出现的一个新型亚专业，是指因心脏和大血管解剖结构异常所导致的疾病，主要包括先天性心脏病和瓣膜性心脏病两种疾病；此外，心肌病、心肌梗死后室间隔穿孔、室壁瘤、瘢痕心肌和心包疾病也在结构性心脏病的范畴。虽然这些疾病早已被人认识，但是真正将这些疾病冠以统一称谓为一医学术语，则是近 10 年新作的定义。

近年来，结构性心脏病介入治疗取得了突飞猛进的发展，从早期经皮球囊瓣膜成形术，到上世纪末先天性分流性缺损封堵术，再到近 10 年发展起来的经导管瓣膜植入术和左心耳封堵术等，每一次发展，都颠覆了人们继往的治疗观念，每一次发展，都使成千上万的患者从革新的技术中获益。由于这三次革命性进展，许多过去只能外科手术治疗的心脏血管疾病目前采取很简单的微创方式就能得到有效治疗；由于这三次革命性进展，许多过去连外科手术也束手无策的疾病如今采用简单的微创方式能够将其治愈。鉴于结构性心脏病介入治疗发展迅猛，2005 年，德国法兰克福的 Horst Sievert 教授首先提出“结构性心脏病”这一术语并迅即被同行认可，2006 年美国经导管心脏血管治疗会议首次将“结构性心脏病”作为专题独立举办相关会议。

虽然结构性心脏病介入治疗取得了突飞猛进的发展，但是它毕竟是一门新兴学科，加上内容繁多，几乎每个方面都仍处于探索之中。例如，该专业包括哪些内容、每项介入技术怎样进行规范化操作、术前怎样进行标准化评估、如何选择患者、从事该专业的医生应该怎样培训、用什么标准判断医生培训是否合格等等，目前均没有统一标准。这也使得本专业风险更大，各方面要求更高。

在我国，经皮球囊瓣膜成形术已成为许多单位的常规操作，先天性分流缺损封堵术也获得了全面推广。然而，由于各方面原因，经导管瓣膜植入术和左心耳封堵术等近几年发展起来的结构性心脏病新型介入治疗技术发展缓慢。更令人遗憾的是，国内目前也没有真正意义上结构性心脏病介入治疗专著以供从事该领域事业的人员参考和查阅。《成人结构性心脏病介入治疗》一书系 John M. Lasala 和 Jason H. Rogers 率领数十位国际知名专家撰写而成。全书共有 23 章，从基本概念到具体每项介入治疗技术，从术前评估到术中具体操作和术后随访，均对结构性心脏病介入治疗进行了全面介绍，内容新颖，介绍详尽，是一本不可多得的好书；既可作为初学者的入门书籍，也可给介入治疗专家参考备用。

鉴于该专著对结构性心脏病介入治疗具有重要指导意义和参考价值，我们在作者的同意后，现将该专著译为中文，以飨读者，希望有志于从事结构性心脏病介入治疗的医务人员能从本书中获益。诚然，本书涉及的许多内容尚在探索之中，而且大部分操作以循证为基础，翻译之时为力求准确，我们甚至查阅参考文献的原文进行研判，尽管如此，错误仍将在所难免。如有不当之处，尚请读者不吝批评指正，则既不负原著作者多年之呕心沥血，又有助于我们今后进一步学习提高。愿本书能成为我国结构性心脏病专业人士的必读参考书。

朱鲜阳

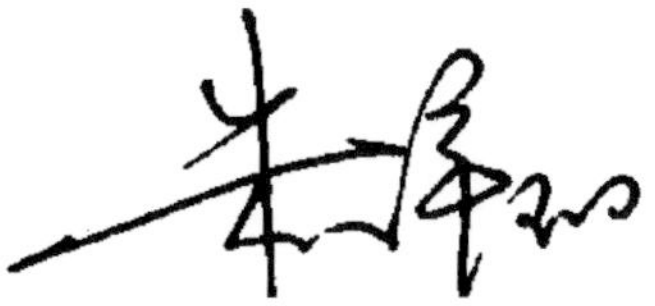

沈阳军区总医院全军心血管病研究所副所长

沈阳军区总医院先心病内科主任

# 原书前言

在过去的十年里，随着成人结构性心脏病介入治疗的发展，介入心脏病学正经历着一场伟大的复兴。虽然冠状动脉和周围血管病介入治疗的进展很多，但无可争辩的是，新近最引人注目、最显著的创新性进展发生于结构性心脏病领域。首先在20世纪80年代，经皮球囊主动脉瓣和二尖瓣成形术获得广泛推广，随后，90年代又取得重大进展，各种封堵器材问世与影像学技术飞速发展；而自2000年以来，各种新技术爆发性涌现，左心耳封堵术、经皮二尖瓣关闭不全修复术、经导管主动脉瓣植入术等纷纷问世。这些新技术的创新性应用、结构性心脏疾病理解的深入，以及术前和术中影像学技术的显著进步等等，都大大地推动了这一新领域的发展。

《成人结构性心脏病介入治疗》第1版共有23章，内容涵盖相关领域众多话题。每一章节都力求纳入背景介绍、临床表现、诊断结果等内容，并特别强调患者选择和介入治疗适应证，重点关注实际操作步骤、设备应用、操作技巧与诀窍，详细讨论并发症及相应处理。为了将这些具有高度视觉化和三维特性的内容阐述清楚，书中附加了许多图像材料。

相信对于所有从事结构性心脏病治疗的医务人员，无论是心血管咨询专家、心血管影像学专家、培训医生、介入心脏病学新秀，还是结构性心脏病介入治疗专家，本书都会成为他们的必备之物。更难得的是，书中许多信息都很难从业已发表的文献中获取，许多有关“怎么办”的内容也无法从别处寻得。

最后，对来自全世界各地参与撰写本书的朋友、同事和专家表示诚挚感谢，没有他们的努力，本书不可能完成；感谢Elsevier专业人员，尤其是Angela Rufino，Dolores Meloni，Louis Forgione，Mike Carcel和Heather Krehling等，在编撰本书中所提供的帮助；感谢我们的家人付出的关爱、支持和鼓舞。

John M. Lasala
Jason H. Rogers

# 致　谢

谨以此书

献给我们的患者，他们的勇气和认可激励着这些新型介入技术的发展。

献给我们的家人，感谢他们所给予的无价的支持和鼓励。

献给我们的同道，友谊让我们不倦探索、不断创新。

# 目　录

# 第一章

# 新兴的专业——成人结构性心脏病

# Chapter 1 The Growing Specialty of Adult Structural Heart Disease

TED E. FELDMAN 著

张端珍 译 朱鲜阳 审校

相对而言，结构性心脏病（structural heart disease，SHD）和心血管介入治疗是一个新兴领域。虽然其中某些介入操作在多年以前便已成为整个介入治疗学的一部分，但从未凝聚为一门独立的学科。分流封堵术、瓣膜修复术和瓣膜置换术，这些新型导管技术的问世，使成人结构性心脏病在介入心脏病学领域创立了一个亚专科。在过去，这些介入操作中的许多项目均是由儿科医生来完成的，将这些介入操作应用于成人并将其改编为成人心血管介入治疗项目则还是近几年的发展。

目前结构性心脏病介入治疗还没有统一的培训大纲，甚至该领域包括哪些内容、每项操作具体如何实施、实习医生通过怎样的培训才能成为该领域的执业医生，都没有明文规定。如同介入心脏病学中其他每一项重大发展一样，初始阶段总是有一个学习过程，必须通过临床实践与临床试验来积累经验；与冠状动脉疾病刚开始开展血管成形术和支架植入术那个年代不同，结构性心脏病在介入治疗方面已积累大量操作经验，可为介入操作培训提供许多范例。

本章主要介绍结构性心脏病领域的基本知识，掌握新操作技术、切实可行的学习方法，并探讨这些新型治疗方法将对今后的介入治疗带来怎样的影响。

## 1.1 结构性心脏病介入基础课程

因结构性心脏病介入治疗正在发展之中，故难以确定其基础理论范围。本专业横跨许多学科，包括儿科和成人介入心脏病学、心血管内科和心胸外科学、血管外科学和介入放射学等。理论上，从上述专业转行至本专业的任何人，其所需掌握的基础知识均完全相同，但实际上，各自所需学习的新知识差别巨大，这不仅取决于操作者以前的临床经验和所从事的专业领域，更与操作者打算今后从事哪些介入治疗项目有关。首先在起步阶段，各自的经验便不相同。专门从事成人介入的心脏病学专家可能会有大量的诊断性心导管检查知识，甚至还可能有主动脉瓣狭窄的经皮球囊主动脉瓣成形术（balloon aortic valvuloplasty，BAV）操作经验，对他们而言，只有进一步学习经导管主动脉瓣膜置换术（transcatheter aortic valve replacement，TAVR）或经导管主动脉瓣植入术（transcatheter aortic valve implantation，TAVI）方面的基础知识和技能才能提高其水平。相反，在有关大型鞘管的插入、撤除和相关并发症处理等必备导管技能学习方面，拥有丰富的腹主动脉支架术经验的医生而言便显得非常简单，而没有使用过大型鞘管的冠状动脉介入医生则可能需要与他人合作或进行额外的经验积累方能得心应手。对成人先天性心脏病外科手术修复后进一步如何处理，则更需要特定的专业背景知识方能应对，很明显，在这方面经过培训的儿科介入医师更为合适。

目前，结构性心脏病介入治疗尚无统一标准，也无统一的培训大纲。心血管造影和介入协会虽然已经出版了一套有关结构性心脏病介入治疗的核心课程[1-4]，这套课程也很容易被培训大纲所采纳，但它更适于作为已经有介入治疗经验且对介入治疗领域感兴趣者的操作指南。结构性心脏病介入治疗分为简单操作和复杂操作两部分（框 1-1 和框 1-2），这种分类有助于按照操作者经验确定先进行哪种操作。

影像学检查已成为结构性心脏病介入治疗基础知识的重要组成部分。很显然，术前检查确定患者能否进行瓣膜和结构方面的介入治疗与介入操作本身同等重要。对许多介入医生而言，如何合理解释计算机化断层显像（computed tomography，CT）、磁共振成像以及心脏和血管方面的检查结果是一项必须学习的新技能，而积累这方面的经验是开展结构性心脏病介入治疗新项目中非常重要的一环。在结构性心脏病领域，必须既能看懂经胸、经食管和心腔内超声心动图检查结果，又懂得如何操作这些检查工具。在大多数结构性心脏病介入导管室，室内都长期额外配备专供超声心动图显像的显示器[5]。虽然很多介入心脏病学专家在影像学方面有很深的造诣，但同样也有很多人在这方面知识非常贫乏。经皮二尖瓣修补术以及心脏内分流性缺损封堵术等操作对超声心动图的高度依赖，使得人们更需要学习这方面的技能。虽然有关超声图像采集技巧的课程早就存在，但将这种影像学技术用于指导介入操作还是导管室所独有的，而且它还要求操作者学习越来越多的专业背景知识。

**框 1-1**

**获得性结构性心脏病介入治疗**

**简单操作**
房间隔穿刺左心导管检查术
成人球囊主动脉瓣膜成形术
室间隔化学消融术

**复杂操作**
经心尖心室穿刺术
成人球囊二尖瓣或三尖瓣成形术
球囊心包造口术
左心耳隔离术
心肌梗死后室间隔缺损封堵术
瓣周漏封堵术
假性室壁瘤封堵术
血管内漏封堵术
主动脉假性动脉瘤封堵术
经导管主动脉瓣植入术
经导管二尖瓣修补或植入术
心房颤动（房颤）消融术后肺静脉支架植入术

**框 1-2**

**成人先天性心血管疾病介入治疗**

**简单操作**
卵圆孔未闭封堵术
简单型房间隔缺损封堵术
动脉导管未闭封堵术
球囊肺动脉瓣成形术

**复杂操作**
复杂型房间隔缺损封堵术
先天性、外科修补术后残余分流、肌型或膜周部室间隔缺损封堵术
冠状动脉瘘、肺血管畸形、主肺动脉侧支血管封堵术
肺动脉分支狭窄血管成形术和支架植入术
主动脉缩窄成形术和支架植入术
肺静脉血管成形术和支架植入术
外科管道、板障和自体移植血管成形术和支架植入术
房间隔和 Fontan 开窗术后血管成形术和支架植入术
经导管肺动脉瓣植入术

## 1.2 结构性心脏病介入技能培训

怎样获取基本操作技能？由于介入操作项目繁多，既包括新型操作，也包括正在推广的介入操作，使该问题大大复杂化。主动脉瓣介入治疗、二尖瓣介入治疗、分流封堵术和左心耳封堵术，其基本操作技能各不相同，但显然彼此之间又密切相通。很明显，在这些领域曾有过诊断性心导管操作经验将非常有帮助。如果术者曾经从事过 BAV，则显而易见，这对其尽快进入 TAVR 领域非常有利。对于与左心房相关的介入操作，包括所有针对二尖瓣的介入治疗、瓣周漏封堵术和左心耳封堵等，房间隔穿刺是一项基本技能。

在专科医生的培训计划中，很少进行房间隔穿刺术授课，大多数心脏病介入治疗执业医生也没有

经过该项技术的培训或者是没有相关操作经验。房间隔穿刺术作为不同的介入治疗乃至新型介入操作中的一个步骤，掌握这种操作技能的方法都差不多。目前已有多个课程讲授房间隔穿刺术，额外进行模拟训练也有帮助。

当新设备被批准用于临床后，相关的介入操作便需要进行培训和推广，这对掌握这种新型操作技能非常有帮助。虽然在国家和国际会议上进行现场操作演示饱受争议，但对学习者而言却价值无比，它非常有助于学习者观摩如何进行相关操作。这种横向学习因代理商在世界各地不断传授而变得更加方便，而且这种交流与现场演示的作用并非视频录像所能取代。

进军特殊介入操作领域最好的办法之一就是参与临床试验，试验过程可以给你提供训练机会和进军该介入领域的机会，从某种意义上来说，此时该竞技场对所有人都是平等相待，没有谁比别人更有经验[6]。

对许多新型器材进行临床试验前，有一个重要的培训，那便是模拟操作。现有不少公司研制了模拟设备，它能让培训人员练习新型介入操作，在一定程度上还能教他们体验整个操作过程。器材的准备和使用细节都非常容易融合至模拟培训项目中，术中如何灵活应变制定相应操作策略以及在整个操作过程中怎样对患者进行相关处理，也可以整合至模拟训练项目之中。在这方面，一个相对新型的发展便是有人以纯软件为平台制作了一个模拟器，它可供培训人员练习经皮二尖瓣修复术。模拟器可以显示X线透视、超声心动图和三维解剖图像，在进行不同手术操作时，所有这些图像可以同步移动（图 1-1）。

这种用软件平台开发的模拟训练器非常有用，培训人员将其带回家中，只要他们愿意，随时都可以打开笔记本电脑进行练习。相反，传统的模拟器有许多硬件设备，使用场合明显有限。某些基本技能，如房间隔穿刺术，也可以采用模拟器教学。

与其他结构性心脏病介入医生合作也是行之有效的方法。许多中心有儿科介入心脏病医师，他们掌握了所有结构性心脏病介入治疗的基本操作方法，并且大量从事其中的很多介入操作，只是操作对象是儿科患者而已，而成人结构性心脏病介入操作基本技能和整个操作过程与儿童并无差异。

结构性心脏病介入培训内容目前尚无统一趋势。在某些中心，结构性心脏病培训在整个介入治疗专科医生培训中所占比重越来越大。结构性心脏病介入培训也存在诸多难题，许多培训计划只能侧重于其中一两个介入治疗项目，例如，某些培训项目花大量时间培训主动脉瓣和外周血管介入，而另一些则重点讲授分流封堵术或者大血管支架植入术。因此，在一个培训计划中将包罗万象的结构性心脏病介入操作一并传授是非同寻常的，何况在介入项目数量与每个项目培训时间之间如何把握一个度也困难多多。要知道，在经皮冠状动脉介入治疗（percutaneous coronary intervention，PCI）培训中，每个人需进行 250 例次 PCI 操作方算达标[7-8]。

如果以操作数量作为获得资格证书的标准，并将这种标准应用于结构性心脏病介入治疗培训中，鉴于结构性心脏病介入治疗本身比 PCI 复杂得多，因此理论上操作数量必须更多方可从培训中获得足够的专业知识，但由于结构性心脏病介入治疗患者远少于冠状动脉和外周血管病，很显然这样行不通。人们普遍认为，一个单位或者个人的介入操作数量与临床治疗效果之间存在明显关系，这种认识显然与现实更有些脱节。其实，这种量效关系也不总是非常明确，以外科旁路手术即冠状动脉旁路移植术（coronary artery bypass graft，CABG）为例，有一个广为引用的报道便是，手术数量仅与 CABG 手术效果中度相关，因此，并不能用手术数量作为评价 CABG 外科手术质量好坏的标准[9]。

一篇有关审核死亡患者医疗保险索赔额度的文章，曾对 6 种心血管病和 8 种癌症介入手术进行了调查。研究人员得出结论是“医疗保险患者选择手术量大的医院进行……介入治疗，其手术操作死亡风险明显降低”，但同时他们也注意到，“在所有这 14 种介入手术中，虽然死亡率随着介入手术量的增加而降低，但手术量的相对重要性差异巨大，在手术量非常低的医院和手术量非常高的医院之间，某些介入操作校正死亡率差别可达 12%，而有一些则仅差 0.2%。例如，在手术量非常低的医院和手术量非常高的医院之间，主动脉瓣或二尖瓣置换术校正死亡率差距大于 5%，而 CABG 差别小于 2%，四肢血管旁路手术则差别更小[10]。

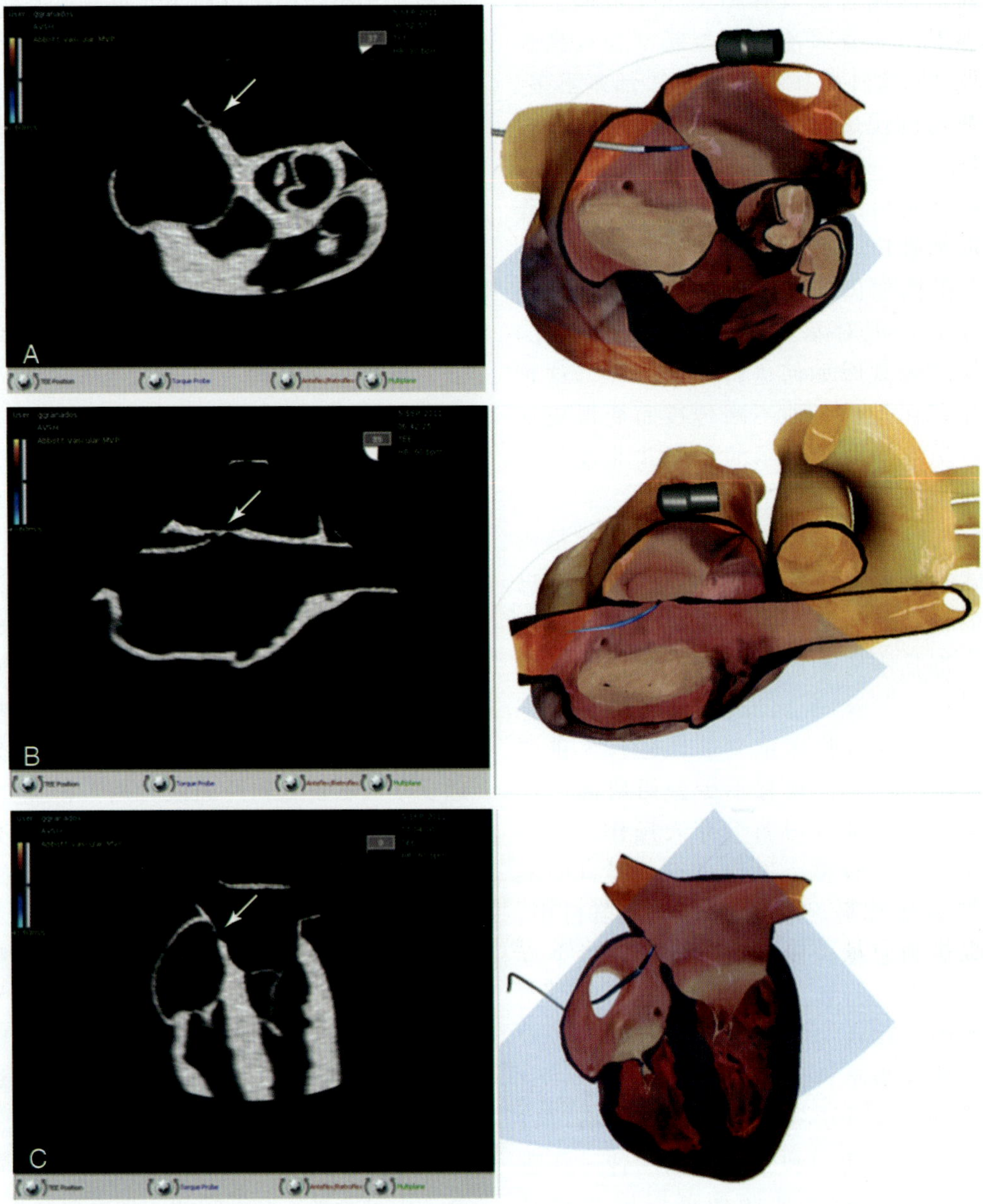


图 1-1　**A.** 在软件平台上开发的模拟器能将超声心动图图像和三维解剖透视图同时显示，而且在练习不同的手术时，这些图像会同步移动；该图为经食管超声心动图（TEE）短轴切面图像，用于指导房间隔穿刺，以便实施后续的经皮二尖瓣修复术；箭头指的是房间隔穿刺针头顶住房间隔后形成的突起，短轴切面可识别所穿刺处的前后位置。**B.** TEE 上、下腔静脉图像，可显示房间隔穿刺所处的上下位置；与图 **A** 一样，右侧为与超声同一平面的三维透视图。**C.** TEE 四腔切面显示房间隔穿刺处与二尖瓣平面之间的垂直距离

## 1.3　多学科团队和科室间合作

业已证明组建一个团队开展这些复杂介入手术，可以提高临床效果[11]。结构性心脏病所需的多学科团队（multidisciplinary team，MDT）绝不能仅局限于心血管病介入治疗专家和心胸外科医师之间，而且，除医生个人之间的合作外，还要纳入多个科室进行协作。为了加强对心脏瓣膜疾病患者的全面护理，手术时心脏外科医生必须在场，这不仅仅是为可能出现的急诊手术做准备，更重要的是提高术前评估水平，做好手术决策，并且作为整个手术方案的一部分，确定患者需在该中心进行哪些术中和术

后处理。对于经皮介入手术，虽然不需要心脏外科医师直接参与操作，但他们的作用仍然非常重要，心脏外科医师既可以成为患者的主心骨，也往往是患者咨询的对象。在所有这些器材测试中，外科医生都是开展这些科学研究不可或缺的一份子。与介入医生比较，外科医生更加熟悉外科手术的处理准则，在评估高危患者能否选择介入手术以替代外科手术时也往往能严格把关。

介入手术之后，对这群患者进行长期随访也是一个 MDT 合作过程。在这些瓣膜介入治疗中，许多是新技术，术后注册登记必不可少，因此组建一个研究团队也是重要的一环。

对于没有结构性心脏病介入治疗经验的单位，MDT 也能为介入治疗提供一些前期操作技术，如主动脉瓣狭窄患者植入心室辅助装置和经心尖入径等。

## 1.4 设施设备

任何计划开展结构性心脏病介入治疗项目的医院都必须拥有完整的基础设备，包括专门的心导管室或镶嵌治疗手术室。传统手术室仍使用移动的或者独立的 C 形臂 X 线机器，这显然不能为结构性心脏病介入治疗提供高质量图像。如果开展 TAVR 手术，身边还必须随时配备急症股动脉-股动脉旁路灌注设备。由于常常在血管内或心脏内植入器材，故有必要对心导管室工作人员重新培训，使导管室和介入操作无菌条件达到手术室标准，但同时又必须让他们意识到，心导管室环境与手术室并不相同。由于许多介入操作是在全身麻醉下实施，因此在手术苏醒区和重症监护室必须配备曾经从事过心脏外科手术并且护理经验丰富的工作人员。此外，出现周围血管重大并发症时，能够立即找到血管外科医生和外周血管介入治疗专家前来紧急处理也是必备条件之一。

由于结构性心脏病介入治疗项目繁多，故必须配备一系列可自己支配的仪器设备。心腔内超声心动图绝对有必要配备，在心导管室专门配备配有操控台和一次性图像传感器的超声仪器非常重要，三维超声也已成为导管室的最新标准配置。

尽管在任何需使用心腔内超声心动图的情况下，均可用经食管超声心动图替代，但经食管超声心动图检查通常需要全身麻醉，结构性心脏病介入治疗时镇静程度也需要相应加深，这使操作更加复杂化，而使用心腔内超声心动图则简单得多。

一次性器材费用相当高。假定每个房间隔缺损（atrial septal defect，ASD）封堵器为 5000 美元以上，那么一个单位要配置一整套 ASD 封堵器材（封堵器自 4mm 至 38mm 型号全部配齐）的话需要投入资金达几十万美元。考虑到还需使用血管塞、动脉导管未闭封堵器和室间隔缺损封堵器等，而且有时还需多个品牌同时使用，器材费用很容易直线飙升。此外，结构性心脏病介入所需传送鞘和导丝的种类与规格也远远超过了冠状动脉介入，比如，传送鞘大小从 10F 到 24F 不等，有时甚至更大。而更恐怖的是，一个经皮心脏瓣膜的价格便超过 3 万美元。

## 1.5 前景

全球 TAVR 手术量的迅速增加为结构性心脏病介入量的增长带来了美好的远景，有关结构性心脏病介入量的前景需在掌握整个领域潜力的基础上进行预测。在美国，每年 PCI 手术数量接近 100 万例，这些操作由 8000 名以上有执照的心血管介入医师完成。瓣膜病介入治疗数量则明显不同，美国每年外科主动脉瓣置换术总数约 7 万例，二尖瓣修复术和置换术之和与之相近，其他结构性心脏病的介入治疗量明显少于 PCI。由于卵圆孔未闭封堵术缺少明确的适应证，结构性心脏病领域又减少了成千上万例介入治疗手术，这些患者本来因隐源性卒中而可实施卵圆孔未闭封堵术。

以上种种使得局势豁然明朗，那便是，结构性心脏病介入量将稳步增长，但即使累计在一起，总体数量也无法与冠状动脉介入治疗并驾齐驱。对结构性心脏病介入医生个人而言，介入数量会相当大，这从近年来医疗保险人群 BAV 数量不断增加这一简单事实即可获得印证。很明显，在 TAVR 利好的激励下，人们重新认识到，瓣膜成形术对许多老年主动脉瓣狭窄患者而言仍是一种行之有效的姑息手术，而这些患者以前认为只适合外科手术而不适于 TAVR，这使得近年来 BAV 手术量逐年增加（图 1-2）。

结构性心脏病新型介入治疗降低了患者的死亡率，改善了患者的生活质量，导致介入数量不断增加。全球 TAVR 数量迅速增长并不仅仅是因为手术器材和手术方式新颖，最主要的还在于这种手术能

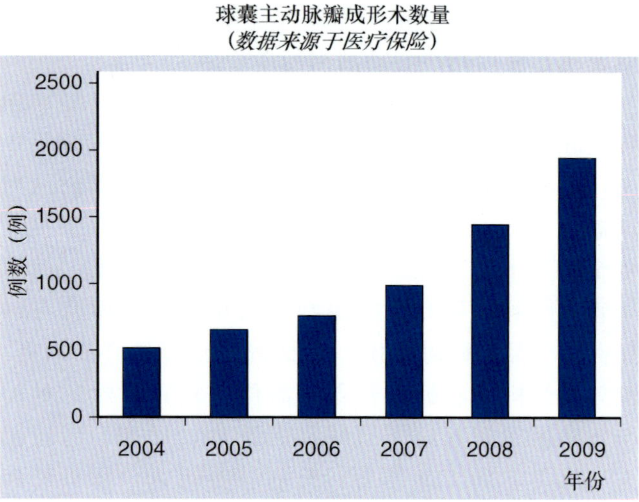


**图 1-2** 自从 2008 年以来，球囊主动脉瓣成形术的数量稳步上升，这清楚表明，人们对经导管主动脉瓣植入术甚至是整个结构性心脏病介入治疗，兴趣都明显增加

显著降低患者死亡率，并大大改善患者生活质量。二尖瓣反流介入治疗数量上升缓慢，很大程度上反映了该病治疗的复杂性。决定结构性心脏病介入治疗数量，也即介入手术最终能否实施的主要因素是费用报销问题，TAVR 被批准之后，医疗保险和医疗补助服务中心便立即发出医疗保险覆盖全国的通知，这显然会给执业医生带来巨大压力，因为有试验数据支持，他们必须决定患者实施这种操作，而且超适应证使用也会给他们带来巨大压力。

另一个典型例子便是卵圆孔未闭封堵术随机化试验，它清楚表明，循证的、以随机化试验确立的标准将作为今后整个结构性心脏病介入治疗患者的入选标准，这有可能成为今后整个导管介入治疗领域的发展模式，包括主动脉瓣和二尖瓣疾病介入治疗、分流关闭术和左心耳封堵术等。

## 1.6 聚焦结构性心脏病介入治疗的进展

结构性心脏病介入治疗业已出现的一个显著特点便是所有这些操作均需要花费术者大量的时间和精力。由于大多数结构性心脏病介入治疗还处于试验阶段，筛选患者入组时条件非常严格。大部分前来进行评估的患者已经做了许多检查，如经胸和经食管超声心动图、CT 扫描和心血管造影，等等。为了确定患者是否适合这种新型介入治疗，术者必须对所有这些检查结果进行全面检阅，评估患者临床特点，这比典型的甚至高度复杂的冠状动脉介入操作所消耗的时间和精力都多得多。雪上加霜的是，除了这些必须消耗的时间之外，各个中心的影像存储程序还不兼容。本作者也常常碰到这种尴尬事情，即光盘上的影像学资料用好几台电脑都无法打开。虽然在医学界存在数字影像与通讯标准，但这都被各式各样所谓的专利虚拟影像学格式弄乱了，他们用这种虚拟格式制作光盘给本单位以外的人使用。

使用每一种不同类型的封堵器进行介入治疗都需要进一步学习各种专业知识，使得“结构性心脏病介入治疗成为一种全天候工作”。为了评估患者是否适于 TAVR 手术，我们弄懂了怎样阅读不同部门的 CT 造影成像，为了检测左心耳大小和形态，我们学会了怎样对左心房 CT 图像进行三维重建，为了评估 ASD 是否适合封堵术，我们学会了怎样使用心腔内和经食管超声，所有这些都是结构性心脏病介入治疗必须拥有的技能，而且必须把它们融入到日常工作中去。介入治疗成功后，术后随访评估还需要花费许多时间，不过这也有助于提高自己的专业水平，要想在这个全新而又快速发展的领域里取得成功，这也是必需的。

## 1.7 总结

在这个快速发展的结构性心脏病介入治疗领域开展一个新项目是一个长期工程，需要投入大量的人力和物力，掌握海量的新知识和新技能，拥有一个 MDT，这些都仅是基本组成元素。专业背景不同，开展结构性心脏病项目的路径也不同，在瓣膜病方面具有丰富经验的成人心脏病专家就不要遵循冠心病治疗医生的培训模式；与之相似，对于没有介入操作经验的外科医生，其所需培训内容也完全不同。作为一个新兴领域，它没有明确的训练要求和捷径，在这个新兴治疗领域里，既充满了挑战，也充满了机遇。

## 参考文献

1. Ruiz CE, Feldman TE, Hijazi ZM, et al: Interventional fellowship in structural and congenital heart disease for adults: core curriculum, *Catheter Cardiovasc Interv* E90-E105, 2010.
2. Ruiz CE, Feldman RE, Hijazi ZM, et al: Interventional fellowship in structural and congenital heart disease for adults. JACC *Cardiovasc Interv* 3:el–e15, 2010.

3. Herrmann HC, Baxter S, Ruiz CE, et al: Results of the society of cardiac angiography and interventions survey of physicians and training directors on procedures for structural and valvular heart disease, *Catheter Cardiovasc Interv* 76(4):E106–E110, 2010.
4. Feldman T, Ruiz CE, Hijazi Z: The SCAI Structural Heart Disease Council: toward addressing training, credentialing, and guidelines for structural heart disease intervention, *Catheter Cardiovasc Interv* 76(4):E87–E89, 2010.
5. Feldman T: The increasing importance of echocardiographic guidance for structural heart intervention, *Catheter Cardiovasc Interv* 75:1141–1142, 2010.
6. Feldman T: Learning curve for transcatheter aortic valve replacement (TAVR), *Catheter Cardiovasc Interv* 78:985–986, 2011.
7. Hirshfeld JW Jr, Banas JS Jr, Brundage BH, et al: ACC training statement on recommendations for the structure of an optimal adult interventional cardiology training program: a report of the ACC task force on clinical expert consensus documents, *J Am Coll Cardiol* 34:2141–2147, 1999.
8. Pepine CJ, Babb JD, Brinker JA, et al: Guidelines for training in adult cardiovascular medicine. Core Cardiology Training Symposium (COCATS). Task Force 3: training in cardiac catheterization and interventional cardiology, *J Am Coll Cardiol* 25:14–16, 1995.
9. Petersen ED, Coombs LP, DeLong ER, et al: Procedure volume as a marker of quality for CABG surgery, JAMA 291:195–201, 2004.
10. Birkmeyer JD, Siewers AE, Finlayson EV, et al: Hospital volume and surgical mortality in the United States, *N Engl J Med* 346(15):1128–1137, 2002.
11. Neily J, Mills PD, Young-Xu Y, Carney BT, et al: Association between implementation of a medical team training program and surgical mortality, JAMA 304:1693–1700, 2010.

第二章

# 结构性心脏病影像学

# Chapter 2 Imaging in Structural Heart Disease

STACEY D. CLEGG · ERNESTO E. SALCEDO ·
ROBERT A. QUAIFE · JOHN D. CARROLL 著

仇俊玲 译 张端珍 审校

经导管治疗先天性或非先天性心脏结构性疾病范围日趋扩大，病变日趋复杂。结构性心脏病（structural heart disease，SHD）介入治疗的持续发展也迎来了影像学技术的进展，使治疗结果日趋圆满。SHD介入治疗尤其需要理解组织结构立体形态和软组织显影方面的解剖关系，为完成将组织结构立体化这项复杂工作，人们必须引入超声心动图和最近开始应用的心脏计算机化断层显像（computed tomography，CT）及心脏磁共振成像（cardiac magnetic resonance，CMR）等影像学技术。影像学现已成为SHD介入治疗必不可少的一部分，包括术前评估、患者选择、术中指导、手术效果检测以及长期随访，均不可或缺。为使SHD介入治疗成功，不仅需要复杂的影像学技术，还需要多个不同影像学领域的专业知识，而且这些技术必须能直接应用于导管室。本章主要讨论SHD介入治疗常用影像学技术，以及如何将这些技术与现代心导管室融为一体。

## 2.1 影像学技术

SHD介入专家不仅需要熟悉各种现有影像学技术，同时还需要对这些影像学技术优缺点了然于心。SHD最基本的影像学技术包括X线透视检查和血管造影术，超声心动图［包括二维（2D）和三维（3D）经胸超声心动图（transthoracic echocardiography，TTE），心腔内超声心动图（intracardiac echocardiography，ICE）和经食管超声心动图（transesophageal echocardiography，TEE）］、心脏CT和CMR等，其优缺点参见表2-1。SHD介入治疗的特殊性使每种影像学技术均具有各自的重要性，其中许多介入治疗需行多模式影像学检查。随着影像学技术的不断发展，更多多模式成像技术和杂交成像技术将相继问世，这些技术将集对X线的熟知、对封堵器材卓越的显示功能以及3D-TEE、CT和CMR的软组织精确显像功能于一身。

## 2.2 导管室影像学技术的特殊性

### 设备

心导管室问世于20世纪70年代，当时X线检查还是常规检查中唯一的影像学检查。目前，C形臂X线血管造影机仍是大多数心导管介入室的主要设备。尽管X线透视机仍是所有导管室的关键元件，但现代化导管室必须考虑将其他影像学工具纳入其中。SHD介入操作常需实时影像学监测与指导，如TEE、ICE和CT实时显像等。血管内超声检查、血

表 2-1
结构性心脏病不同显像模式优缺点

| 显像模式 | 优点 | 缺点 | 术前（进导管室前） | 术中（导管室内） | 术后（导管室内） |
| --- | --- | --- | --- | --- | --- |
| X线血管造影 | 可显示各种操作器材<br>介入科医生非常熟悉 | 仅有2D<br>软组织显影<br>暴露于射线下 | + | ++++ | ++++ |
| 2D/3D TTE | 无创，便宜<br>多普勒可检测血流动力学指标<br>可用于长期随访 | 受导管室空间和消毒限制，术中使用受限 | ++++ | + | + |
| 2D-TEE | 易与导管室融为一体<br>空间分辨率<br>多普勒可检测血流动力学指标 | 有创<br>可能需要全身麻醉 | +++ | ++++ | +++ |
| 3D-TEE | 易与导管室融为一体<br>可显示解剖结构与软组织 | 有创<br>可能需要全身麻醉<br>需有专业技能 | +++ | ++++ | ++++ |
| ICE | 易与导管室融为一体<br>空间分辨率<br>无需全身麻醉 | 有创<br>需增加穿刺点<br>需有专业技能 | + | ++++ | +++ |
| CT | 清晰显示结构特征 | 难以纳入导管室<br>需有专业技能 | +++ | + | − |
| CMR/QCMR | 清晰显示结构特征<br>血流动力学特点<br>可检测分流和反流病变 | 难以纳入导管室<br>费用高<br>需有专业技能 | +++ | − | − |

注 2D：二维，3D：三维，CMR：心脏磁共振成像，CT：计算机化断层显像，ICE：血管内超声心动图，TEE：经食管超声心动图，TTE：经胸超声心动图，QCMR：定量心脏磁共振

流储备分数测定，以及在某种程度上ICE这些“即插即用”式的便利设计使之俨然成为透视系统的一部分，然而，在其他影像学组件方面，如TEE、CT和CMR等，情况却并非如此。因此，现代化心导管室必须足够宽敞，足以容纳额外的设备，足以容纳介入治疗和麻醉人员团队，足以容纳超声心动图检查人员与超声学专家团队，乃至X线C形臂被迫安装于操作台头端上方，而操作台其他地方被超声检查人员和麻醉师所占用，成为他们为了各自的任务而靠近患者的通道。房间往往十分拥挤，各个团队成员甚至没有足够的视野观察显示器。设计未来的SHD介入实验室时，其他影像的显像仪组建必须与X线显像仪同等对待，不能厚此薄彼[1]。

理想的SHD导管室和杂交手术室至少需要800平方英尺（约74.3m²）。监视器应当足够大，能够移动，为介入操作者和超声检查人员（往往站在操作台对侧）提供宽敞的可视化区域；同时，监视器应能以超高分辨率显示众多输入数据。随着各种先进影像学技术的集成化发展，如将术前CT和CMR图像输入系统，导管室应该有足够多的工作站并且有相应的软件支持。最后必须有一个图像归档集成系统，它可将多个影像学检查工具中的图像片段剪辑合成为完整“病例”，以供术后检阅[1-2]。

## 工作人员，核心技术与培训

除设备外，还需考虑本机构人员的专业知识问题。与诊断性阅图相比，介入治疗时的阅图并将图像进行诠释完全是另一回事。介入治疗前的评估侧重于患者筛选，介入治疗器材大小选择，所用器材是否合适，以及操作过程中相应的对策。例如，房间隔缺损（atrial septal defect，ASD）封堵术前，TEE检查并非仅仅为了诊断ASD，同时还需要注意

缺损的大小，缺损与周围结构的相互关系和距离远近，缺损是否有足够的边缘供封堵器固定之用。在常规诊断性检查中，所有这些特定参数均未必记录。有一个由超声心动图操作人员，影像学专家和放射学专家组成、并且对 SHD 介入治疗非常感兴趣的团队是介入治疗成功的关键。

介入心脏病专家对图像的广泛应用，也会改变介入治疗科医生今后的培训模式。介入心脏病专家必须能够读懂各种图像，包括某些先进检查方法的图像——也许介入心脏病专家并未进行过这些先进检查方法的正规培训。作者建议，应将 SHD 介入培训扩大范围，将影像学课程也纳入其内，至少应纳入 ICE 和 TEE［包括实时（RT）3D-TEE］等培训项目。对一个将影像学和导管检查成功融为一体的实验室具体要求参见框 2-1。

**框 2-1**

**SHD 导管室影像设备配置注意事项**

**设备**

房间足够大

- 必须能容纳影像设备和其他人员（超声心动图专家，超声操作人员，麻醉人员）

监测与显示

- 监视器必须能同时被影像人员和操作人员看见
- 监视器必须足够大，能够同时显示不同图像（如透视和超声心动图图像）

集成显像学设备

- 埋藏式经血管路径 US、ICE、TTE 和 TEE 显像
- 床旁控制

计算机影像工作站

影像存档与系统集成

机构要求

- 必须有 CT、CMR 显像和先进超声心动图性能

预计能升级至下一代影像学系统（例如：螺旋 C 形臂 CT，更大的显示系统，多模式联合显像）

**人员**

懂得 SHD 介入治疗的专业影像学团队

具有超声心动图、CT 和 CMR 显像专业知识的多学科团队

核心知识与经验

- 越来越依赖影像学
- 介入心脏病学培训经常缺乏复杂 SHD 介入治疗所必需的影像学培训
- SHD 介入影像学在内容和重点方面均与诊断影像学不同

CMR：心脏磁共振成像，CT：计算机化断层显像，ICE：血管内超声心动图，SHD：结构性心脏病，TEE：经食管超声心动图，TTE：经胸超声心动图，US：超声

## 2.3 影像学在 SHD 介入治疗中的作用

影像学在 SHD 介入治疗中的作用可分为三个部分：①术前治疗计划制订和患者选择；②术中的影像学指导；③术后疗效检测与长期随访评估。

### 术前检查

术前制订治疗计划常需对各种影像学诊断结果进行研究，研究重点主要集中在介入操作方面，包括病变类型、血管路径、操作策略和可能要用到的特殊设备等。对各种复杂瓣膜病的介入治疗而言，术前影像学检查非常关键，它关系到患者选择是否正确和介入治疗能否成功。术前影像学检查包括 CT、CMR 和超声心动图等，几乎每位进行心脏结构评估的患者在介入治疗前，甚至包括术前诊断，均需进行一些影像学检查。术前影像学检查的重要作用将在本章的多个实例中重点论述。

### 术中指导

术中指导是指将影像学检查工具带入导管室并主动利用其影像指导导管操作、介入器材定位与释放，并对并发症即刻进行评估。尽管 X 线透视在术中具有重要指导作用，如能将金属器材、导丝和植入装置显影，但因不能将软组织和心腔清晰显影，从而使 X 线透视在 SHD 介入操作中作用受限。

术中显影工具务必轻便，不干扰导管室其他设施，最重要的是既能实时显像，又能根据操作要求变换图像。随着 ICE 成为导管室操作最为熟悉的指导工具，影像学监测任务基本上由超声心动图来完成，2D-TEE 和应用越来越多的 RT 3D-TEE 已成为复杂 SHD 介入治疗备受欢迎的显像工具。目前，大部分常见 SHD 介入治疗已采用 RT 3D-TEE 指导[3-6]，它既能分辨软组织，又能迅速更换切面图像并重新定位，根据图像量身定做，进行最佳指导[7]。

影像学在房间隔穿刺术中的指导作用参见图 2-1。房间隔穿刺术问世于 50 年前，最初由 Ross、Braunwald 和 Morrow 提出[8]。一直以来，该手术通常在单独 X 线透视指导下完成，而无需附加其他昂贵的影像学指导设备，然而，无论加用 ICE、2D-TEE 还是 RT

3D-TEE进行指导，均能使房间隔充分显影，从而操作起来更有信心，也更加安全。房间隔可从多个切面显影，小心穿刺卵圆窝处即可，该处是房间隔的最薄区域，超声非常容易显示。将Brockenbrough穿刺针从上腔静脉回拉至右心房，超声便可直接显示穿刺部位，同时压力监测也可证实穿刺针是否已成功穿过房间隔进入左心房。随着二尖瓣复杂介入治疗的出现，房间隔穿刺要求日趋增高，除了安全性之外，对穿刺点也要讲究策略。图2-2显示的是二尖瓣钳夹（Abbott Vascular Structural Heart，Menlo Park，Calif.）术时穿刺房间隔步骤，调整钳夹输送系统，使之正好与二尖瓣口垂直，这一步非常关键；同时也要求输送系统在左心房有充分的操作空间。因此，要点是穿刺房间隔标准穿刺部位偏后、偏上的房间隔。

尽管影像学指导常与实时显像技术紧密相关，CT这种非实时显像技术在术中的重要性却日趋突出；其优势在于能很好地显示软组织特征并提供完整视野的图像，但其不足之处在于存在心脏运动产生的伪影，并且需以心电图（ECG）门控方式采集图像。复杂介入操作时，术前CT图像可用于制订初步操作方案，这些CT图像可以定向旋转、用以模仿C形臂投影，能够对透视角度做出预案，起到影像指导的作用。图2-3举例说明的是如何采用TrueView软件（Phillips Medical，Andover，Mass.）为二尖瓣瓣周漏封堵术拟订术中操作方案。方框位置初步拟订为最佳视角，它为引导导管穿过二尖瓣瓣周漏创建了一个路线图。将这些数据输入心血管造影系统并与透视配准后，操作时CT图像将随着C形臂的旋转而旋转，从而提供实时影像学指导。该技术不仅可以减少辐射时间和造影剂剂量，还可以提高手术成功率。用于术中监测的影像学技术参见表2-2。随着对操作的安全性和操作者的自信心日趋重视，这些技术的问世使得人们对SHD介入治疗方法的运用有了根本性的变化。

## 术后评估

术后评估往往在导管室内介入治疗后即刻开始，评估内容包括植入器材配置是否适合，是否出现早期并发症如心脏破裂、心包积液和器材栓塞等。几乎

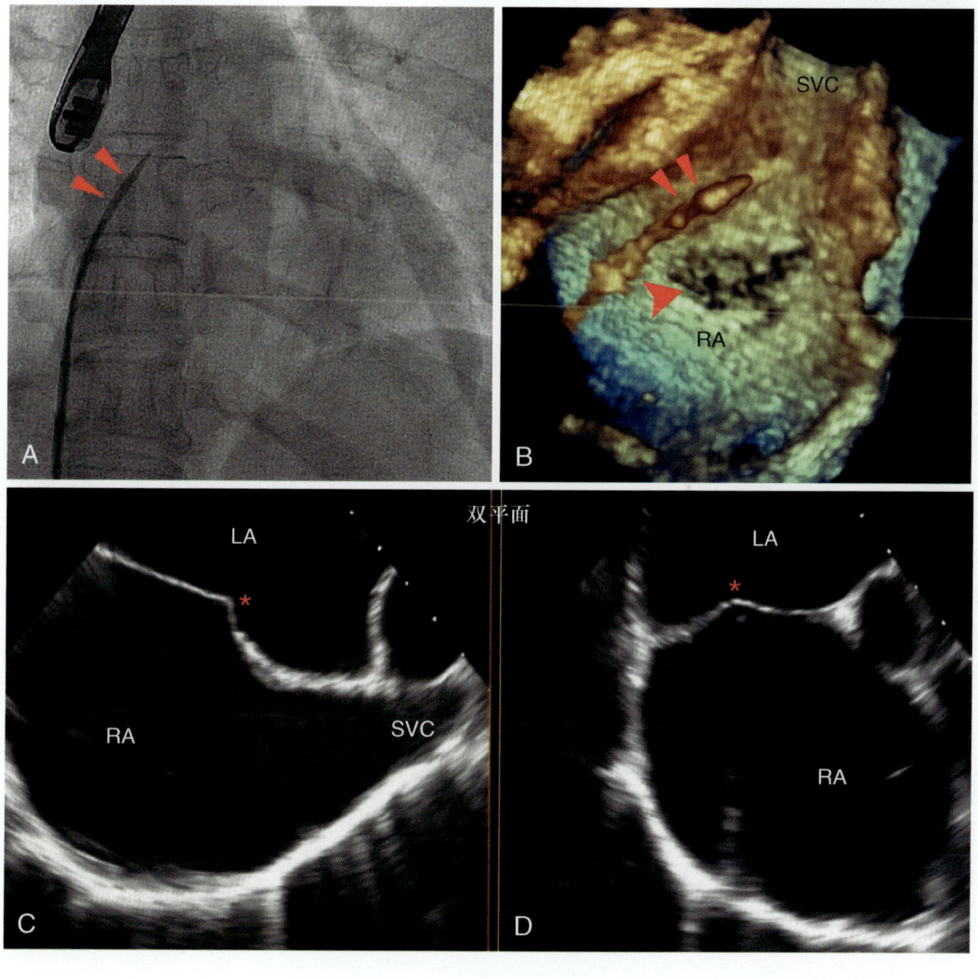


**图2-1　房间隔穿刺术影像学指导**

**A.** 房间隔穿刺术透视图像。在前后位透视下，将穿刺针（双箭头所示）自上腔静脉（SVC）回撤至右心房（RA）。结合手感和透视定位进行房间隔穿刺。**B.** 穿刺时RT 3D-TEE图像。穿刺针位于右心房（双箭头），钝性箭头指的是卵圆孔（房间隔最薄之处）。由于回声失落，卵圆孔经常表现出房间隔缺损特征。**C和D.** 房间隔穿刺时双平面TEE显示的双腔切面（**C**）和食管中段四腔切面（**D**）图像。导管顶起的房间隔之处（*所示）为穿刺之处。LA：左心房

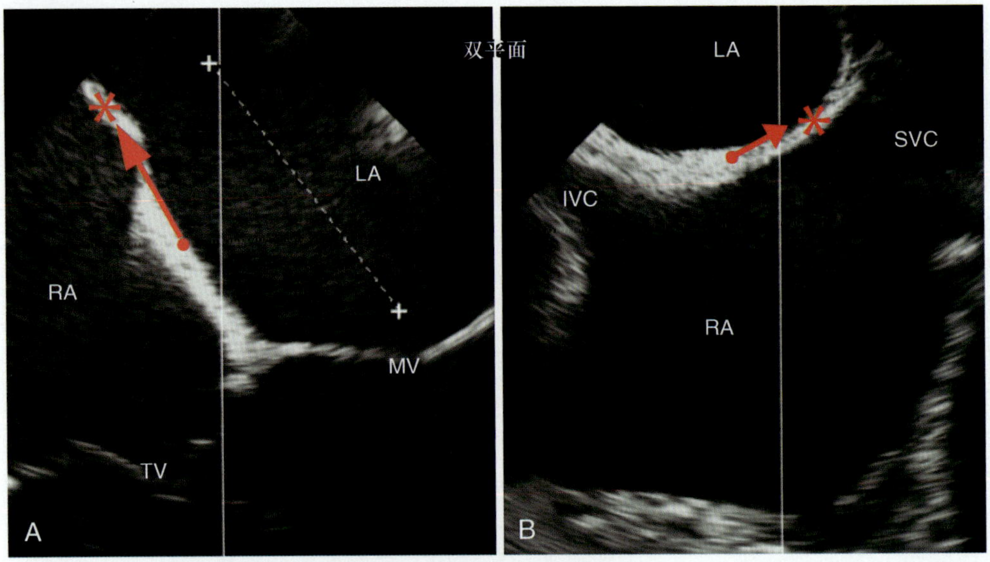


**图 2-2　二尖瓣钳夹术房间隔穿刺技巧**

双平面 2D-TEE 房间隔图像，可见食管中段四腔切面（**A**）和相应的双腔切面（**B**）房间隔形态。红色箭头指的是理想穿刺点（*），这与标准穿刺点（•）不同，前者在左心房内有更大操作空间，左心房内前后位增加的操作空间见图 **A**（白虚线）。IVC：下腔静脉，MV：二尖瓣，LA：左心房，RA：右心房，SVC：上腔静脉，TV：三尖瓣

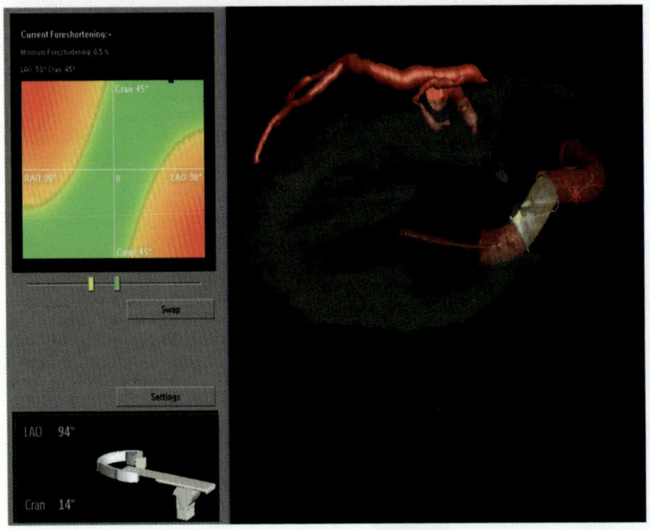


**图 2-3　心脏 CT 融合显像对介入操作的术中指导作用**

将 CT 造影（CTA）数据集与中线数据进行图像融合，为经导管二尖瓣瓣周漏封堵术选择最佳透视切面预先做出规划。术中旋转图像数据可为术者提供类似 3D 图像的视觉图像。如需选择理想操作透视图像，防止操作区域与周围组织结构重叠（如本例选择左前斜 94°＋向头 14°），可对透视角度进行预设。本例中，冠状动脉左前降支位于顶部（红色）作为参考和定向，将瓣周漏突出显示为黄色，预定的封堵术操作路径便得以显示。术中也可同时使用实时 TEE 指导导丝定位。这种影像学联合指导策略可为术前和术中提供最大限度可视化技术，有助于顺利完成各种操作任务

所有患者长期随访均需行常规经胸超声心动图检查，CT 可用于评估术后残余瓣周漏。CMR 仅在复杂 SHD 介入治疗后随访时才有必要使用。需要注意的是，术后部分患者 CMR 检查会因植入器材而出现伪影和假象，导致 CMR 使用受限。

## 2.4　检查工具选择

选择何种影像学检查工具主要取决于介入治疗方案、治疗机构现有设备和专业技术水平；多数情形下能够充分满足手术客观需要且适宜的检查方式不止一种，具体选择什么方式取决于当地个人习惯。在此我们罗列了 SHD 介入治疗最常见影像学检查方式，并举例说明各自的作用，每种显像方式均有其优缺点。本书所述及的主要介入治疗方式参见表 2-3，并将最佳影像学检查方式附于其后。

### X 线透视及心血管造影

尽管人们关注新型显像技术，X 线透视和血管造影在每次 SHD 介入治疗中仍不可或缺。X 线透视的优势在于它不仅提供了一个广阔的操作视野，还能将各种操作器材清晰显示，包括采用不透 X 线材质制作的各种导管和导丝，使用含碘造影剂便可进行血管荧光电影照相术。所有这些均具有实时显像特点，其缺点在于仅为二维显像，无法指导三维空间操作（如进行心腔三维显示等），导致在 SHD 中应用受限。有辐射、需要造影剂等缺点也使 X 线透视和心血管造影在某些人群中无法使用。

#### 血管封堵术

对任何心脏病介入治疗专家而言，X 线透视是最

表 2-2

图像导航——ICE、RT 3D-TEE 和心脏 CT 比较

| | ICE | RT 3D-TEE | 心脏 CT |
|---|---|---|---|
| 费用 | 昂贵<br>导管为一次性 | 大部分中心配置<br>工作人员增加，操作时间延长 | 昂贵，需要术前扫描或配置可旋转 C 形臂 CT<br>需特殊设备将 CT 导入，并在导管室进行整合 |
| 安全性 | 需要增加穿刺点，存在潜在并发症 | 需要全身麻醉或中度镇静 | 电离辐射增加 |
| 操作者专业技能 | 必须术者操作并诠释图像 | 需有 SHD 和 RT 3D-TEE 专业知识的超声团队 | 需增加操作人员，并且要有高年资心脏影像学专家 |
| 与导管室兼容性 | 好，通常为导管室固有设备 | 一般，需要增加人员、设备和空间 | 一般/差；需要额外软件，并且体积庞大 |
| 人员配置 | 介入操作团队 | 介入操作团队，超声心动图团队，麻醉团队 | 介入操作团队，有/无高年资心脏影像专业团队 |
| 图像指导性能 | 优；仅有二维图像 | 优；包含三维图像，能全面显示复杂结构 | 一般/良好；能显示软组织轮廓，图像质量受心脏和呼吸运动影响；在导管室内尚不可行前瞻性门控采集 |
| 多普勒性能 | 优 | 一般 | 不能进行血流动力学检测 |
| 介入操作复杂程度 | 轻微复杂操作；PFO 和简单 ASD 封堵术 | 复杂；复杂先天性和瓣膜性 SHD 介入操作 | 复杂；偏向于大血管（C 形臂 CT 用于不活动心脏结构的显像）介入或瓣膜病介入术前心电图门控 CT 检查<br>除非与透视配准，否则图像不能实时更新和处理 |

ASD：房间隔缺损，CT：计算机化断层显像，ECG：心电图，ICE：血管内超声心动图，PFO：卵圆孔未闭，RT 3D-TEE：实时三维经食管超声心动图，SHD：结构性心脏病

为熟悉的显像方式，SHD 专家必须认识到在所有介入操作中均使用不透 X 线的介入器械和导丝。血管封堵术可能仅用血管造影和 X 线透视即可，如冠状动脉瘘、动脉导管未闭或肺动静脉畸形等先天或后天血管畸形封堵术等。对于冠状动脉瘘，需进行全面血管造影，以便清楚显示冠状动脉瘘近端扩张血管和瘘口大小。图 2-4 显示的是，常规诊断性造影发现某患者存在一巨大冠状动脉肺动脉瘘；在 X 线透视下，采用顺行法植入弹簧圈方式将其成功关闭。

### 酒精间隔消融术

心血管造影常常必须配合其他显像方式共同指导介入操作，这在肥厚型心肌病酒精间隔消融术（Alcohol Septal Ablation，ASA）中表现尤为明显，血管造影必须与超声心动图相结合方可正确定位室间隔消融靶点，并避免并发症发生。常规血管造影需特别注意前降支的间隔支显影情况，介入心脏病专家的操作对象是供应肥厚室间隔梗阻段心肌的间隔支。在注入酒精前，术者先用球囊导管完全阻塞间隔支动脉，然后通过球囊导管注入搅拌的盐水作为超声造影剂（我们导管室采用的是鸡尾酒式配方，内有稀释的造影剂，少量的血红素和空气）。将这种搅拌后的盐水注入后，TTE 或 TEE 可以更加清晰地显示靶血管供血的室间隔段。通过实时检测造影剂的分布，可以检测靶血管在室间隔的供血位置与范围，同时观察右心室侧心肌和乳头肌是否存在增强迹象，从而防止发生透壁性心肌梗死和严重二尖瓣反流（mitral regurgitation，MR）等并发症。图 2-5 显示的是某个患者同时存在三支大间隔支，每支均注射盐水行造影检测。确定靶血管之后，通过球囊导管将 100%的乙醇注入靶血管进行化学消融。此时，超声心动图应实时监测跨左心室流出道（left ventricular outflow tract，LVOT）压力阶差变化和二尖瓣收缩期前向运动幅度减少程度，也应连续监测左心室是否出现新的室壁运动异常和明显 MR，后者提示酒精可能被注入另一支血管；此外，出现三度房室传导阻滞伴心脏停搏也通常由超声心动图医师最先发现，甚至在心脏节律变化之前即被发现。

## 超声心动图

在 SHD 介入治疗中，有四种超声心动图模式需

表 2-3

结构性心脏病显像模式

| 操作名称 | X 线透视 | TEE | ICE | CT | CMR | 注意事项 |
|---|---|---|---|---|---|---|
| **瓣膜病介入治疗** | | | | | | |
| 经房间隔介入 | ++++ | ++++ | ++++ | − | − | |
| 球囊主动脉瓣或肺动脉瓣成形术 | ++++ | + | − | − | − | |
| 经导管肺动脉瓣植入术 | ++++ | + | − | ++ | ++ | CT 或 CMR 对术前和术后评估有价值 |
| 球囊二尖瓣成形术 | ++++ | ++++ | ++ | − | − | 影像学指导以 3D-TEE 更佳 |
| MitraClip | +++ | ++++ | − | − | − | 必须用 2D-TEE 和 3D-TEE 对操作和封堵器释放进行指导 |
| 经导管主动脉瓣植入术 | ++++ | ++++ | − | ++++ | ++++ | 术前用 CT、TTE 和 TEE 筛选患者，术中 2D-TEE 和 3D-TEE 指导操作 |
| 二尖瓣和主动脉瓣瓣周漏封堵术 | ++++ | ++++ | − | ++++ | ++++ | 术前 CT 制订方案，术中影像指导以 3D-TEE 更佳 |
| **结构性心脏病介入治疗** | | | | | | |
| PFO 封堵术 | ++++ | + | ++++ | − | − | 在方便性和有效性方面 ICE 通常均优于 TEE |
| ASD 封堵术 | ++++ | ++++ | ++++ | − | − | 如解剖结构复杂或 TEE 显示不清，术前可行 CT 或 CMR 检查 |
| VSD 封堵术 | ++++ | ++++ | | ++++ | ++++ | 术前做 CT 或 CMR 以制订策略，术中用 2D-TEE 和 3D-TEE 指导操作 |
| PDA 封堵术 | ++++ | − | − | ++ | ++ | 术前单用超声即可，超声显示不清的成年患者可行 CT 和 CMR 检查 |
| 冠状动脉瘘，PVM | ++++ | − | − | ++ | ++ | 术前 TTE 造影可检测分流<br>术前可用 CT 或 CMR 判断 PVM 位置、数目和大小，有助于制订操作方案 |
| **其他介入治疗** | | | | | | |
| 室间隔酒精消融术 | ++++ | ++++ | + | − | ++++ | 术中 TEE 造影指导操作<br>术前和术后行 CMR 评估 |
| LAA 封堵术 | ++++ | +++ | +++ | − | − | RT 3D-TEE 指导操作效果更佳 |

注 2D：二维，3D：三维，ASD：房间隔缺损，CMR：心脏磁共振成像，CT：计算机化断层显像，ICE：心腔内超声心动图，LAA：左心耳，PDA：动脉导管未闭，PFO：卵圆孔未闭，PVM：肺血管畸形，RT 3D-TEE：实时三维经食管超声心动图，TEE：经食管超声心动图，TTE：经胸超声心动图，VSD：室间隔缺损

要讨论，分别是：①ICE；②2D-TTE；③2D-TEE；④RT 3D-TEE。经胸超声心动图在 SHD 介入治疗中使用相对受限，原因在于超声机器体积庞大，而导管室空间有限；C 形臂紧靠患者，妨碍超声心动图操作人员操作；与在超声检查室患者可以左侧卧位不同，在导管室患者通常采取平卧位，因此不能采集最理想切面的图像。虽然也可用于经皮球囊主动脉瓣成形术后主动脉瓣反流监测和经皮球囊二尖瓣成形术效果检测，但在本专著所有作者的导管室，经胸超声心动图仅用于肥厚型心肌病酒精消融术时确定消融区域（图 2-5）。其他超声心动图检测模式均有各自的优缺点，这将在后面的段落详细分析。

对于 SHD 而言，超声心动图无论在哪方面讲都是最主要的影像学检查方式，包括术前评估、术中指导和术后随访等；它在指导操作方面功能尤其强大，不但能进行实时图像采集，而且便于携带，无需造影剂，也无辐射，因此操作相对安全。

## 心腔内超声心动图

ICE 是术中唯一无需其他影像人员参与而完全由介入心脏病学专家掌控的检查模式，故介入治疗专家必须能够自己采集图像、解决疑难，并解释图像。最

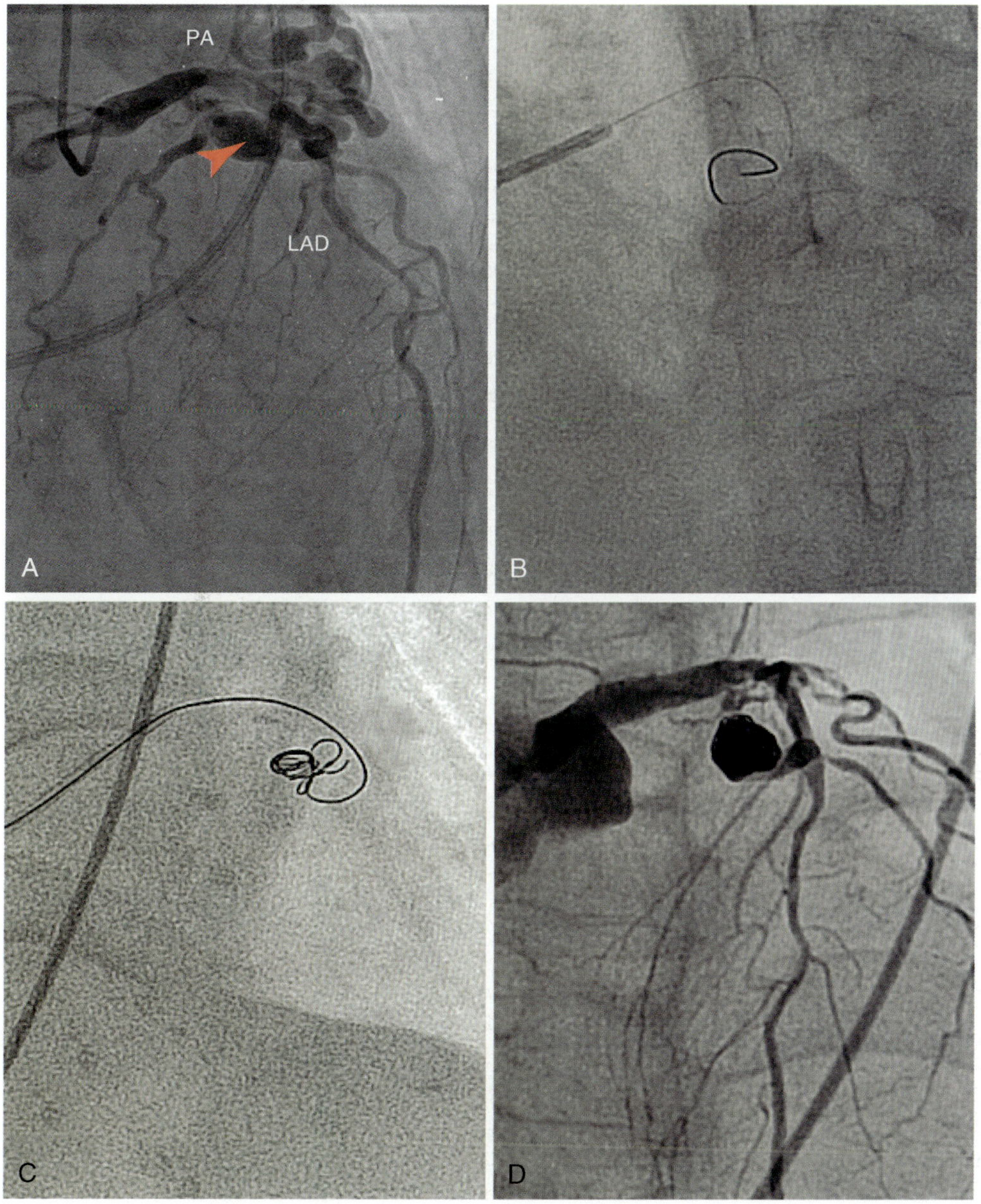


**图 2-4　冠状动脉瘘封堵术**

**A.** 冠状动脉造影显示冠状动脉瘘起源于前降支，中间呈海绵状（红色箭头）扩大，回流至肺动脉（PA）；联合透视和血管造影将不透 X 射线的弹簧圈顺行送至冠状动脉瘘灌注血管（**B** 和 **C**）；**D.** 造影显示冠状动脉瘘彻底关闭。LAD：左冠状动脉前降支

常用 ICE 导管为 8～10F，相控传感器频率为 4.5～10MHz。其探测深度通常为 10～20cm，故非常适合对靠近探头的组织结构进行介入操作指导，如 ASD 和卵圆孔未闭（patent foramen ovale，PFO）封堵术等，但对距离较远的结构（如左心耳）则显得力不从心。ICE 导管通常自股静脉送入，置于右心房，并以此位置作为参考。操纵导管使其在右心房或右心室内旋转、弯曲，可获得诊断和引导操作所需切面。操作者操作其他导丝和装置时，探头位置可以被锁定，从而集中显示介入治疗所需的特定结构和操作区域。ICE 优点在于它具有良好的时空分辨率，具有多普勒功能，为便携式嵌入式设备，可与导管室融为一体。与 TEE 不同，它无需全身麻醉，可将费用和操作时间降至最低限度，但可能需要增加血管穿刺点，并且 ICE 导管是非常昂贵的一次性耗材。与 RT 3D-TEE 具有广角视野不同，第一代具有三维成像功能的 ICE 只能建立一个视角很窄的三维图像。

## 卵圆孔未闭封堵术

在我们科罗拉多大学附属医院，ICE 通常用来指导 PFO 封堵，偶尔也用于单纯 ASD 封堵；现已证实，它也可用于许多其他 SHD 介入治疗，如二尖瓣狭窄球囊成形术、电生理射频消融术和左心耳封堵术等[9-10]。研究显示，在 ASD 和 PFO 封堵术中，ICE 和 TEE 一样有效，却无需全身麻醉和增加人手[11]。由于绝大多数封堵器盘面都能固定足够的原发隔和继发隔而无需

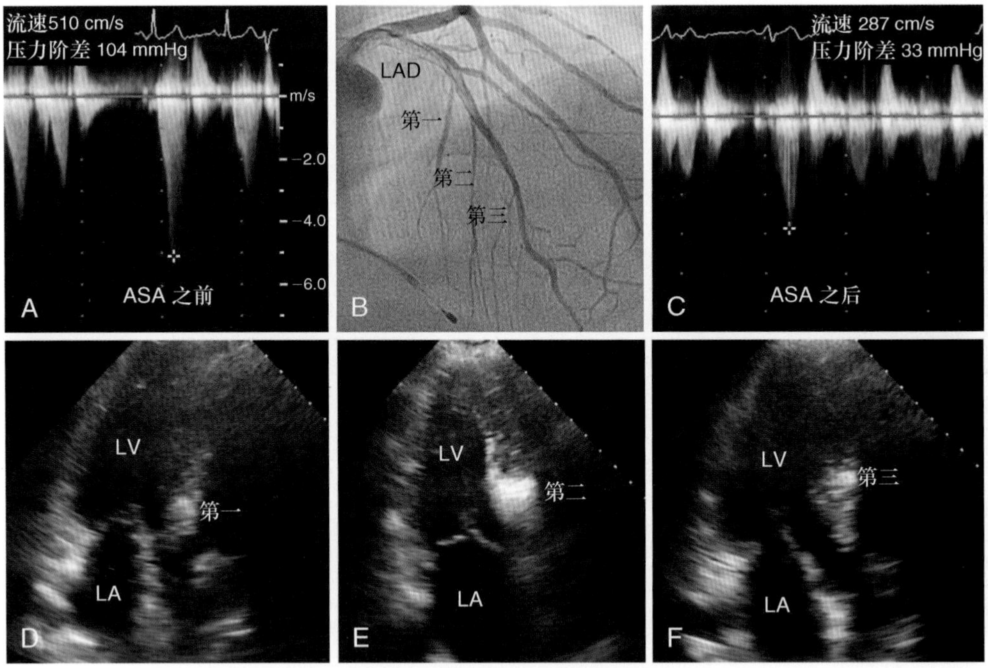


**图 2-5 肥厚型心肌病酒精间隔消融术（ASA）**

**A** 和 **C.** ASA 前和 ASA 后室性期前收缩（PVC）后左心室流出道压力阶差，术后压力阶差自 100mmHg 降至 30mmHg。**B.** 右前斜位左冠状动脉造影可清晰显示前降支第一、第二和第三间隔支。**D**、**E** 和 **F.** 对不同间隔支注射造影剂后，不同室间隔水平显影相应增强。需要注意的是，第一间隔支注射造影剂后（**D**）显影增强部位位于靠近膜部间隔处，因此认为对其实施消融术不适当，对第三间隔支注射造影剂后（**F**）显影增强部位偏下，超过了二尖瓣收缩期前移（SAM）顶点。**E.** 对第二间隔支注射造影剂后，显影增强部位正好位于 SAM 水平，故可进行酒精消融。LAD：左冠状动脉前降支；LA：左心房；LV：左心室

担心边缘不足问题，PFO 封堵术使用 ICE 更合适。PFO 封堵术无需全身麻醉即可操作，虽有报道认为仅用 X 线透视即可成功实施 PFO 封堵术[12]，然而 PFO 解剖形态变化多端，卵圆孔的大小、继发隔的厚度、是否合并房间隔膨出瘤、卵圆孔隧道的长度，均各不相同。所有这些解剖学变异都可能影响封堵装置的固定[13]，而且采用超声心动图进行指导，无论是 ICE 还是 TEE，都是标准的操作流程。如何在 ICE 指导下进行 PFO 封堵术操作参见图 2-6。图像显示，在 PFO 封堵术中，超声心动图对封堵器大小选择和检测卵圆孔是否完全闭合均具有重要作用。

## 经食管超声心动图

许多 SHD 患者介入治疗需行全身麻醉，正因如此，TEE 成为指导 SHD 介入治疗的影像工具之一，此外，它也是术前制订治疗方案和明确诊断的辅助工具。通常，TEE 图像质量佳，但也有不足之处，如视野相对较窄，对导管、导丝和植入装置的显影变化不定，有时甚至不显影。在大多数 SHD 介入治疗中，TEE 通常比 ICE 更受欢迎，其原因在于 TEE 图像质量更好，而且 2D-TEE 和 RT 3D-TEE 在封堵装置选择、操作指导、封堵器释放和术后并发症评估方面的安全性和有效性已获公认[3,5-6,14]。

新型矩阵排列型 TEE 探头可以在双平面 2D-TEE 和 RT 3D-TEE 之间进行切换，并支持四种不同的采集模式，分别为窄切面（实况 3D）模式、宽切面聚焦（3D 放大）模式，大切面（最大容量）模式和 2D 双平面同步（X 平面）模式。3D-TEE 的不同采集模式罗列于表 2-4。2D 双平面模式空间分辨率高，并可提供彩色多普勒模式，这在大多数情况下至关重要。实况 3D 模式采集的窄切面图像相当于 2D-TEE 图像。实况 3D 放大模式可提供一个放大的锥形图，重点观察位置较浅的感兴趣区。在操控导管和植入装置时，这种显像模式对显示心腔内特殊结构尤其有用，例如，左心房方向透视下的二尖瓣（相当于外科医师角度），房间隔和左心耳都能清晰显影。采集的图像可以旋转和倾斜以获取最佳视角透视图，但对 3D 超声图像需进行系统化研究，对感兴趣区进行连贯而全面的分析，以免在介入操作时因图像旋转与倾斜而“迷失在 3D 世界中”[15-16]。

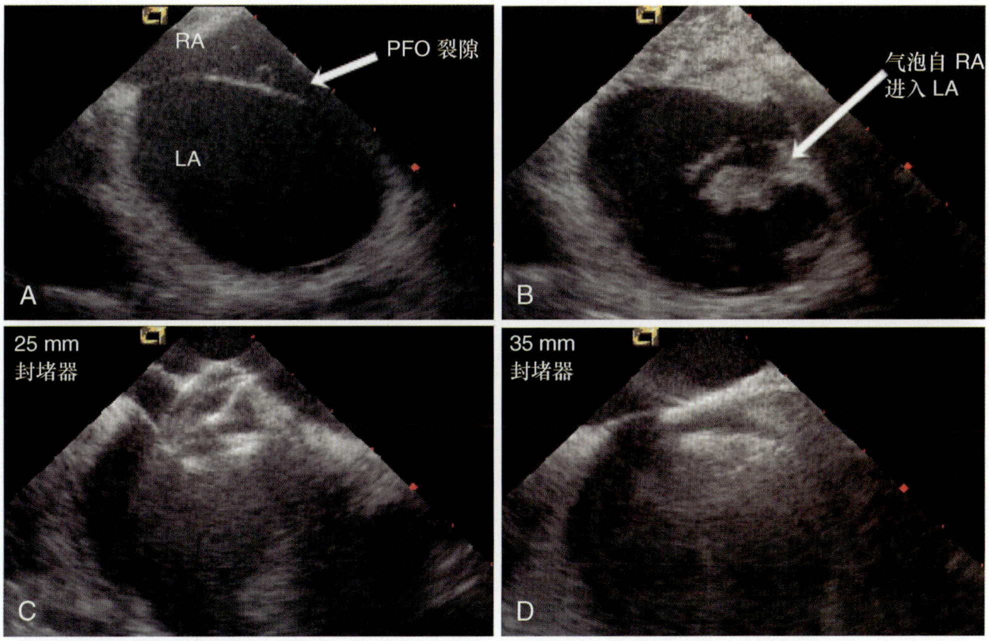


**图 2-6 ICE 对 PFO 封堵术的指导作用**

**A.** ICE 显像可见一大型 PFO，因较薄的原发隔与继发隔贴合不严而出现开放。**B.** 注射搅拌的盐水可见气泡经 PFO 自右心房（RA）进入左心房（LA）。**C.** 植入 25mm Amplatzer PFO 封堵器，但推压推送杆发现，封堵器右心房盘面脱落至 PFO 隧道中。D：植入 35mm 封堵器，封堵器牢固夹在厚实的继发隔上，位置稳定，PFO 成功关闭

## 房间隔缺损封堵术

对具有血流动力学重要性的继发孔 ASD 而言，经导管封堵术已成为其标准治疗，而且手术成功率非常高[17-18]。拟行封堵术的患者术前必须进行全方位的影像学检查，检测缺损大小、缺损边缘条件以及与缺损邻近结构（如主动脉瓣和冠状静脉窦）的关系。此外，术前务必除外其他可能合并的先天缺损，如静脉窦型 ASD 和部分性肺静脉异位引流，有时需行 TEE 或 CMR 方可明确。

缺损大小可以从两个垂直平面（双房切面和食管四腔切面）用 2D-TEE 测量。术中可用测量球囊进一步证实缺损大小，需要提醒的是，此时椭圆形缺损将转换成圆形。球囊充盈之后，可用彩色多普勒检测过房间隔的血流是否完全消失。多项研究显示，RT 3D-TEE 指导 ASD 封堵术可行性和实用性良好，其测量结果与 2D-TEE 和球囊所测结果相关性良好[14,19]。图 2-7 显示的是 2D-TEE 和 RT 3D-TEE

**表 2-4**

**3D-TEE 显像模式及其在 SHD 介入治疗中的应用**

| 数据集 | 商品名* | 大小 | 实时 | 时间分辨率 | 空间分辨率 | 彩色多普勒 | 在 SHD 介入治疗中的应用 |
|---|---|---|---|---|---|---|---|
| 大扇区 | 全容积 | 二维图像深度可达 90°×90° | 否 | ++++ | + | 有 | 因需心电图门控和离线处理，不适于影像学指导<br>有助于制订术前方案：测量 LV 大小与功能 |
| 窄扇区 | 实况 3D | 二维图像深度可达 60°×30° | 是 | ++++ | ++ | 有 | 指导导管和器材操作<br>模拟二维图像，有助于检查 MV 结构、LVOT 和 AoV |
| 宽扇区聚焦 | 实况 3D 放大 | 不同高度大小可自 20°×20°至 85°×85° | 是 | + | ++++ | 无 | 指导导管和器材操作<br>详细了解解剖结构<br>指导 MV、LAA、房间隔和肺静脉操作 |
| 同时双平面 | X 平面 | 两平面互相垂直 | 是 | +++ | +++ | 有 | 指导导管和器材操作<br>多普勒评估跨瓣压力阶差和分流<br>指导房间隔穿刺，指导 MV、LAA、房间隔和 AoV 操作 |

3D：三维，AoV：主动脉瓣，ECG：心电图，LAA：左心耳，LV：左心室，LVOT：左心室流出道，MV：二尖瓣，SHD：结构性心脏病，TEE：经食管超声心动图

* Philips Medical Systems，Andover，Mass.

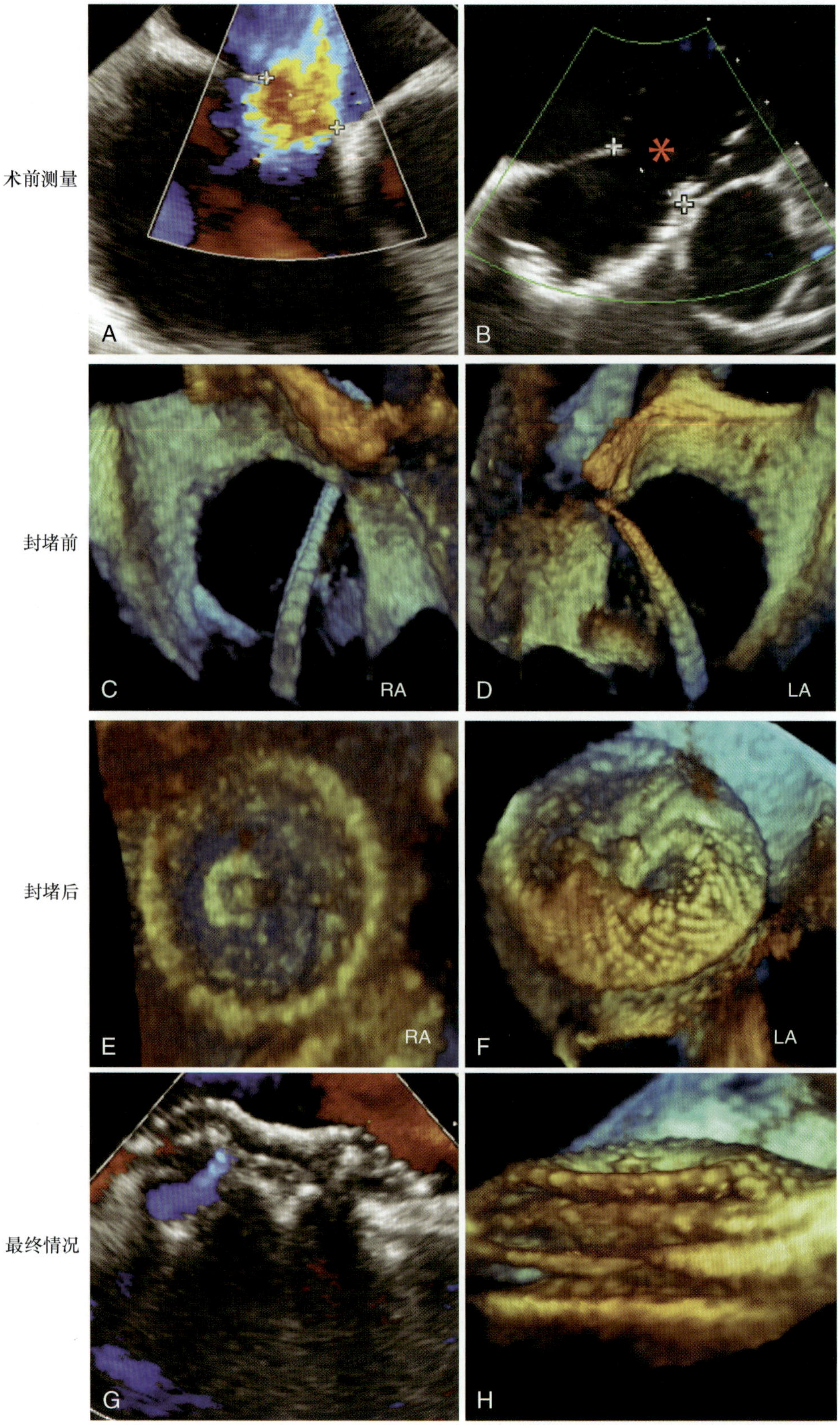


**图 2-7 ASD 封堵术**

2D-TEE 和 RT 3D-TEE 在继发孔 ASD 封堵术中指导作用。**A** 和 **B.** 测量缺损大小。**A.** 2D-TEE 彩色多普勒超声显示房间隔上存在缺损并有左向右分流。**B.** 将测量球囊穿过缺损，充盈球囊，当彩色多普勒证实过房间隔分流消失后，测量球囊腰部直径（*），也可采用 RT 3D-TEE 测量缺损正面图像进一步证实。**C** 和 **D.** 缺损右心房（RA）侧和左心房（LA）侧正面图像（导丝正穿过缺损）。**E** 和 **F.** Amplatzer ASD 封堵器覆盖缺损后 RA 侧和 LA 侧正面图像，继之用 2D（**G**）和 3D（**H**）显像证实封堵器的最后位置，多普勒超声显示无血流穿过房间隔，有足够多的边缘组织被封堵器夹住

在继发孔 ASD 封堵术中的应用，封堵术所用封堵器为 Amplatzer 封堵器（St. Jude Medical，St. Paul，Minn.）。从图像可见，真正呈圆形的 ASD 非常少见，3D-TEE 不仅可观察缺损形状，还可从左、右心房两侧显示房间隔，缺损直径测量也非常容易，缺损边缘条件则可通过翻看冻结图像确定。注意，

在封堵器释放之前，务必查看封堵器是否会损害周围结构，是否存在残余分流。

## 经皮球囊二尖瓣成形术

二尖瓣术前检查和介入操作中均需要制订复杂而全面的影像学方案。二尖瓣介入治疗通常需要联合多种操作技术并逐步推进，需先行房间隔穿刺，然后在左心房操作，最后才能实施二尖瓣介入治疗。

需根据临床和超声心动图评估结果确定是否可行球囊二尖瓣成形术，患者必须符合 Wilkins 评分显示瓣膜条件良好，没有明显的 MR 和 LAA 血栓形成。若患者瓣膜条件良好，球囊二尖瓣成形术在透视下即可安全实施，然而，增加其他影像工具对每一步操作均有帮助，包括房间隔穿刺、操作导管通过二尖瓣瓣口、避开 LAA、使导管与二尖瓣同轴等。术后需立即检测跨二尖瓣压力阶差和 MR 程度，术者尚需查看瓣膜联合处成功撕裂的证据。一旦出现严重并发症，如急性重度 MR、心包积液和 ASD 明显残余分流，应立即停止手术。经 TEE 指导球囊二尖瓣成形术步骤参见图 2-8。

## 二尖瓣关闭不全对端吻合术（Mitra Clip 治疗术，二尖瓣钳夹术）

与二尖瓣狭窄不同，MR 病理学和生理学发病机制更加复杂。就在不久前，MR 有创治疗仍仅限于外科瓣膜修复或替换术；随着新型介入技术的问世，对外科开胸手术具有高风险的患者，外科医生如今也向患者推荐介入治疗。二尖瓣钳夹术模仿的

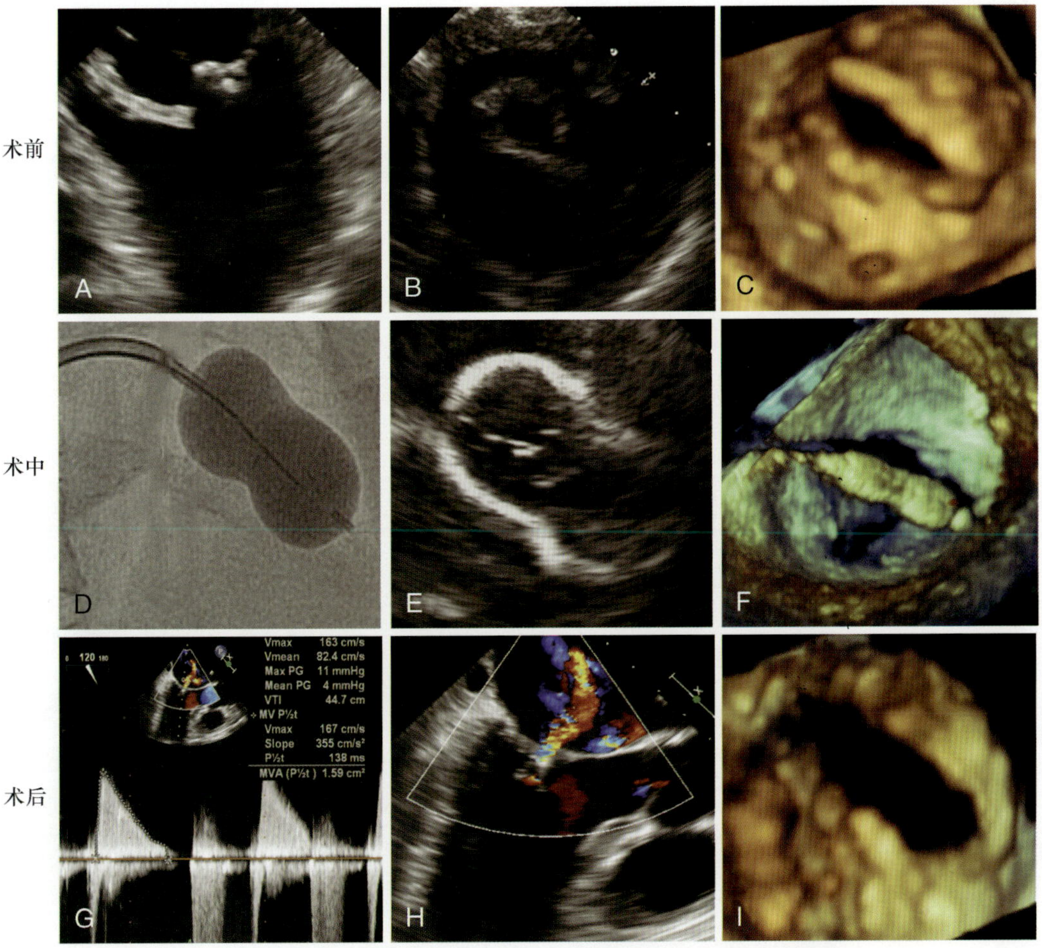


**图 2-8　球囊二尖瓣成形术**

**A 和 B.** 二尖瓣 2D-TEE 检测示二尖瓣瓣叶增厚、联合处融合。**C.** 3D-TEE 二尖瓣短轴切面图像。**D、E 和 F.** 术中采用三种不同显像模式指导 Inoue 球囊在二尖瓣口内操作；**D** 为透视，**E** 和 **F** 分别为 2D-TEE 和 3D-TEE 显像。与其他两种方法不同，RT 3D-TEE 可以指导球囊导管准确垂直对准瓣膜平面。**G、H 和 I.** 术后评估，分别采用多普勒测量二尖瓣压力阶差（PG）、检测二尖瓣狭窄程度（**G**），彩色多普勒检测是否存在明显反流（**H**），3D 显像观察联合处是否撕裂（**I**）

是外科 Alfieri 技术，即将二尖瓣前叶和后叶中间扇形对合处夹住，从而创建一个典型的“双孔”型二尖瓣[20-21]。EVEREST Ⅰ期和Ⅱ期临床研究显示，对于高危患者，这种介入治疗操作安全，与传统的外科手术效果相似[21-22]。

在二尖瓣钳夹术中，TEE 是最重要的影像工具。与其他介入治疗不同，二尖瓣钳夹术使用超声心动图实时显像指导操作至为关键，而且超声工作人员和介入专家之间的交流必须言语清晰。每一步操作要进行哪些切面显像术前最好都做好预案[23]，从房间隔穿刺开始即需影像学指导。如前所述（图 2-2），为使左心房内各种操作具有足够空间，最佳穿刺点应在房间隔后上方（位于二尖瓣瓣叶参考平面上方 3.5～4.0cm 处）。瓣膜钳最佳放置位置为二尖瓣反流束中央并且其双臂与瓣膜联合线垂直。通常将经食管超声探头置于食管中部，采用左心室流出道切面指导瓣膜钳前后位定位，采用瓣膜联合线切面进行内外侧位定位，同时进行双平面显像效果尤佳。在瓣膜钳释放前和释放后可用多普勒超声观察残余 MR 程度以及是否存在二尖瓣狭窄。如需置入第二个瓣膜钳，可采用与第一个瓣膜钳相同的视角进行前后、内外定位。

二尖瓣钳夹术中，将 RT 3D-TEE 与 2D-TEE 结合指导效果更佳[6]，同时从左心房和左心室两侧进行二尖瓣 3D 超声显像更有利于指导操作，这样既能将瓣膜钳准确置于二尖瓣扇形对合处中央，又能清楚显示瓣膜钳双臂是否与瓣膜联合线垂直。由于不需在大脑内将两个不同平面图像整合成立体图像，3D 显像使介入和超声人员之间更容易沟通。在 Mitra Clip（二尖瓣钳夹）治疗术中，如何使用 2D 和 3D-TEE 监测参见图 2-9。

## 左心耳封堵术

心房颤动是最常见的心律失常，在年龄超过 75 岁的患者中，心房颤动发生率达 10%以上，此类患者脑卒中风险增大可能与 LAA 血栓形成有关[24]。

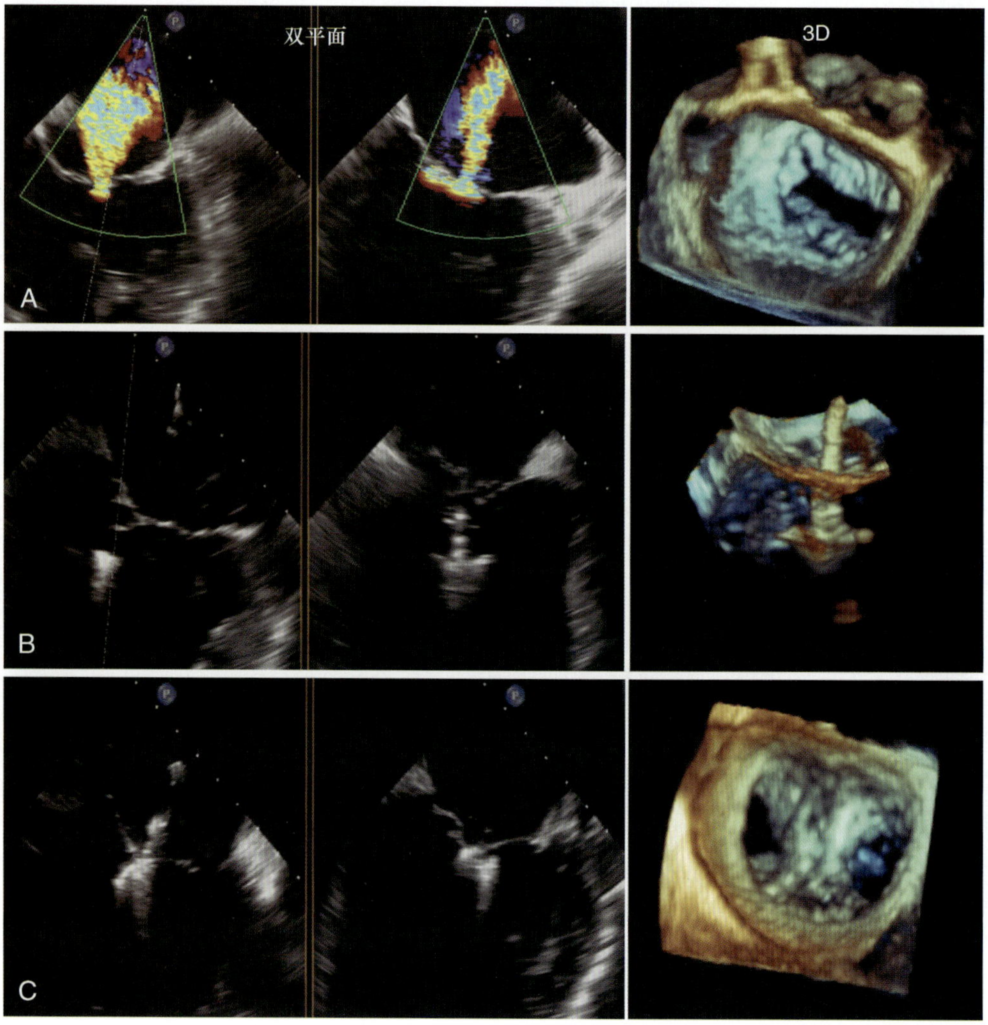


**图 2-9 MitraClip 治疗术** RT 3D-TEE 下的经皮二尖瓣 MitraClip 修复术步骤。**A.** 术前图像，左侧为双平面图像，右侧为 3D 图像。**B.** 将 MitraClip 置于二尖瓣下方的双平面和 3D-TEE 图像，左心室流出道位于左侧而联合处位于右侧。**C.** 成功夹闭瓣膜后钳夹所在位置良好，3D-TEE 显示的是左心房侧图像，可见二尖瓣口呈典型的双孔状

虽然口服抗凝药物可以减少脑卒中发生，但患者经常抗凝剂用量不足，而且老年人使用抗凝药物存在较高风险。对他们而言，LAA 封堵术不失为预防脑卒中的另一良好选择。包括 WATCHMAN 封堵器（Atritech，Plymouth，Minn）和 Amplatzer 心耳塞在内，现已有多种左心耳封堵器可供选择。术前需行 TEE 检查除外 LAA 血栓，观察左心房是否增大，以及是否合并瓣膜病变，如二尖瓣狭窄；同时务必注意 LAA 分叶数目、大小与形状。为选择封堵器型号，需从两个相互垂直的角度测量 LAA。释放封堵器后，务必行超声心动图检查，观察左心耳是否撕裂引起心包积液，左心耳内是否持续存在血流信号，封堵器是否脱落导致栓塞。如何选择 Amplatzer 心耳塞并植入 LAA 参见图 2-10。LAA 封堵术通常使用 RT 3D-TEE，以术前 CT 测量值为对照进行比较显示，以 RT 3D-TEE 测量值选择封堵器比 2D-TEE 更为准确[25-26]。

## 心脏计算机化断层显像

与超声心动图相比，心脏多排 CT（MDCT）的优势在于不仅视野完整，而且显示心内结构时空间分辨率更高。使用双源 CT 后，可使用多期相造影剂注射器，同时 CT 扫描器机架旋转时间显著增快，使 CT 图像时间分辨率明显改善，通过心电图门控和心率控制可防止因心脏运动而产生伪影。心电图门控技术有两种，分别为前瞻性和回顾性门控。前瞻性心电图门控采集通过 ECG 确定采集时间，仅在短短的一个 R-R 间期内进行扫描。这种门控扫描的优点是辐射暴露时间短，但缺点是一旦出现心律失常，采集就会遇到麻烦，而此类患者心律失常却非常常见。回顾性心电图门控采集要求对若干个心动周期的 R-R 间期进行持续性扫描。由于在整个采集过程中扫描均处于开启状态，故使用这种方式接受辐射较多，但采集的图像可重复性更好。无论采用哪种门控技术，要想获得高质量的心脏 CT 图像，更依赖的手段是将心率减慢，通常通过使用 β 受体阻滞药使心率降至约 60 次/分而达到目的[27-28]。

SHD 介入时通常要求是动态 CT 图像，这使得图像必须具有最高的空间和时间分辨率。此外，多平面和三维立体重建对 SHD 介入尤其有用，它有助于显示各种重要的空间结构和解剖关系；最具代表

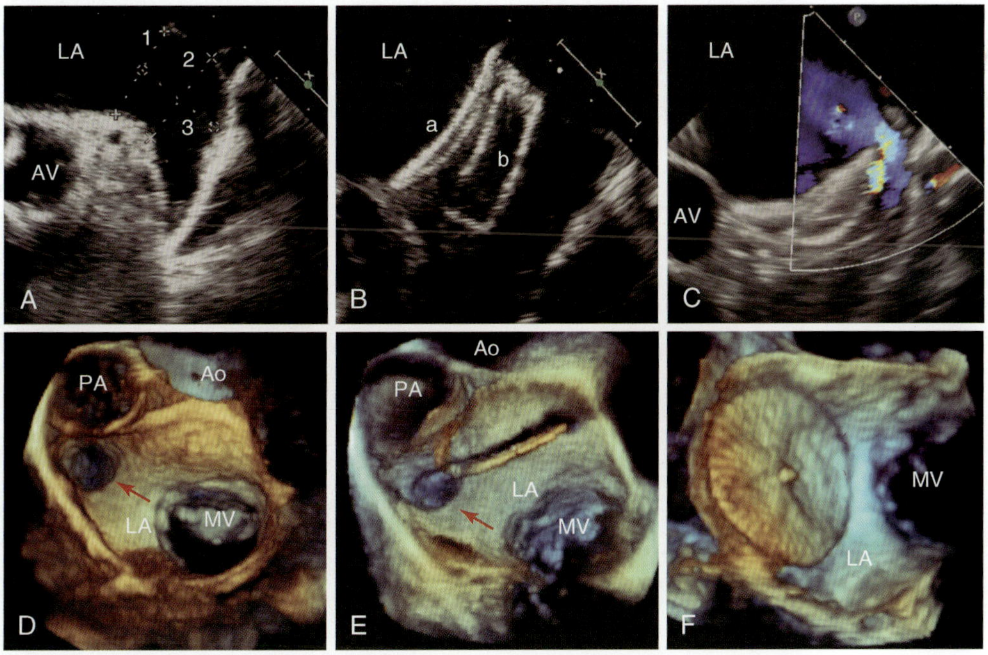


**图 2-10 左心耳（LAA）封堵术**

经皮 LAA 封堵术 2D-TEE 和 3D-TEE 图像。**A.** LAA 主要测量指标，包括 LAA 开口直径（1），LAA 颈部直径（2）和颈部深度（3）。**B.** 展开封堵器，使盘面正对左心房（LA），而圆柱正对 LAA。**C.** 封堵器展开后彩色多普勒检查存在少量残余分流。**D.** RT 3D-TTE 从外科医生角度显示的 LA 图像，可清晰显示 LAA 开口（红色箭头）与二尖瓣（MV）、肺动脉（PA）和主动脉（Ao）之间的关系。**E.** 将输送导管导入 LAA。**F.** 释放封堵器后从 LA 面显像可见封堵器盘面将 LAA 口彻底覆盖

性的便是将回顾性心电图门控 MDCT 图像进行多相位重建后用于复杂缺损评估和拟订 SHD 介入治疗方案。造影剂注射方案必须根据缺陷类型制订。例如，MDCT 使用三期相造影方案在探测 ASD、室间隔缺损和动脉导管未闭分流方向具有一定作用[29]。将临床相关信息告知影像学医师非常重要，有助于制订最佳 CT 扫描方案。

在 SHD 介入治疗中，通常以其他影像学（如超声心动图）指导为主，而 MDCT 为辅。CT 在 SHD 介入治疗多模式成像中的作用将在多模式影像学章节中讨论。在经导管主动脉瓣置换术（transcatheter aortic valve replacement，TAVR）中，MDCT 迅速成为确定主动脉瓣周围结构的金标准，在明确 ASD、动脉导管未闭、室间隔缺损、主动脉缩窄和肺动脉狭窄等先天性心脏病的复杂解剖关系方面，MDCT 也非常有用。术前心脏 CT 检查对制订手术操作方案的意义将在“瓣周漏封堵术”部分（见下）以举例形式进行讨论。

## 瓣周漏封堵术

瓣周漏发生于主动脉瓣和二尖瓣置换术后，常系术后缝合处开裂所致，可导致明显的瓣膜反流、溶血和心力衰竭（心衰）。此类患者再次行外科瓣膜修补或置换术往往风险很高，经皮封堵术是二次开胸手术的替代方案。尽管瓣周漏也可能发生于 TAVR 术后，但对此种瓣周漏如何封堵目前仍认识不多。

术前 MDCT 显像有助于明确瓣周漏解剖结构、制订封堵方案。由于封堵术操作复杂，这样做既可缩短手术时间，又可减少辐射量。图 2-11 所示为一大型二尖瓣瓣周漏病例术前多平面和三维重建图像。从图像可见，植入的机械瓣可引起明显伪影，因此重建核心或滤波器必须将清晰度调至最大，增加瓣膜周围部位的空间分辨率，以便精准判断瓣周漏。为显示瓣周漏形状和位置，更多时候需要使用非标准平面进行成像。超声心动图如何指导瓣周漏封堵见图 2-12。

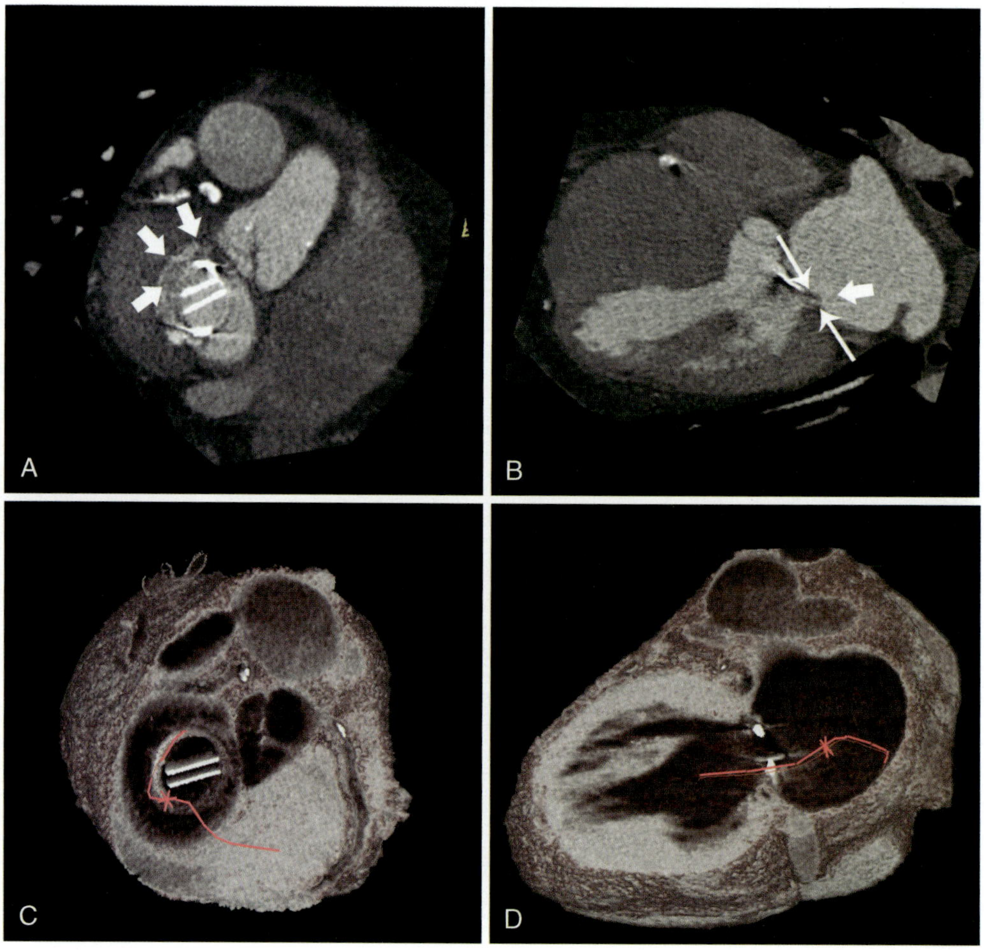


**图 2-11　心脏 CT 在二尖瓣置换术后瓣周漏封堵术中的作用**

门控 CTA 显像可见二尖瓣为人工瓣膜，合并瓣周漏（呈新月状缺损，见图 **A** 和 **B** 箭头）。在下面一排的图像为容积 3D 显示经导管瓣周漏封堵术预定路径，**C** 为左心房透视图，可见操作路径位于侧面，**D** 为侧面透视图。红线描述的是自房间隔通过瓣周漏进入左心室的介入操作路径

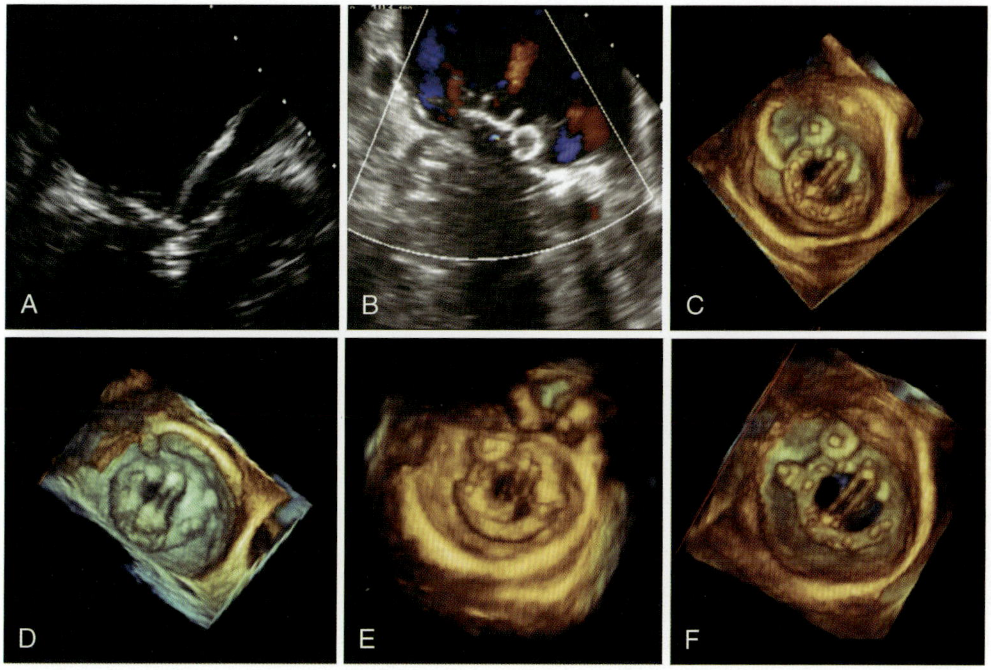


**图 2-12　TEE 在二尖瓣替换术后瓣周漏封堵术中的作用**
将血管塞植入二尖瓣瓣周漏，**A 和 B.** 平面二维超声图像，将第一个封堵器植入瓣周漏但仍与推送杆连接（**A**），释放后（**B**）显示瓣周漏减少。**C 和 D.** 显示在 3D-TEE 指导下自左心房将导丝通过瓣周漏，此时图 **C** 显示第一个血管塞位于 12 点位置。**E 和 F.** 植入两个血管塞后的图像

## 心脏磁共振成像

与心脏 CT 相似，CMR 不仅能提供大视野，而且具有良好的空间和时间分辨率。在 SHD 领域，CMR 在儿科复杂先天性心脏病方面应用更为广泛。相对于心脏 CT，CMR 的优势在于它能通过相差采集法对分流和反流情况进行量化，并可获得心室射血分数。CMR 不存在电离辐射，对幼儿和生育期妇女而言，这也是一个重要考虑。此外，对先天性心脏病患者而言，各种影像学检查可能要伴随其一生，反复的 CT 检查则不太受青睐。磁共振成像（magnetic resonance imaging，MRI）存在特定的限制，相对禁忌证包括植入除颤器和起搏器，禁忌证为严重肾功能不全，此时使用含钆造影剂可导致肾纤维化。

CMR 尚未成为介入操作黄金时间指导工具。可指导 SHD 介入操作的实时 MRI 业已问世，并已用于指导某些孤立性病变的介入操作[30]，但费用昂贵，安全性尚未充分评估。然而，MRI 确实可以准确区分各种复杂解剖结构，并可用于诊断各种 ASD 和其他复杂分流性病变，明确其病变特征，制订治疗方案。

CMR 原图像序列可以分为亮血电影、特异性暗血组织、相位速度敏感、MR 血管造影和延迟增强造影等种类。与心脏 CT 相似，为提高质量图像，MRI 也需进行心脏门控采集，并控制呼吸运动。将亮血成像做成电影，可显示心脏运动和瓣膜功能。暗血序列只能在单个心脏时相采集，亮者为软组织，暗者为含血液腔室，如心室、心房和血管腔等。相差序列可以通过计算从运动旋转和静止旋转的相位位移而用于计算血流速度、反流量和分流量。MR 造影可以使用含钆造影剂，也可不使用。MR 造影通常采用非心电图门控方式扫描，主要用于大血管和肺血管床评估。如患者禁忌使用含钆造影剂，可用无造影剂的 T2 加权方式替代。MR 造影序列是唯一可以通过后期处理转化为多平面和三维的图像序列，它对制订 SHD 介入治疗方案往往非常关键。延迟钆增强图像是指造影剂第二次通过时的 T1 图像，大致是在给予含钆造影剂后 10～30min。瘢痕区域、炎症或感染会降低对比度，冲淡与正常心肌之间的差别[28,31]。

### 肥厚型心肌病心脏磁共振检查

在本章前面章节已详细讨论肥厚型心肌病室间隔酒精消融如何进行影像学指导，但经常使用 CMR 进行术前评估和术后疗效检测，它不仅可以准确测量心室壁厚度、二尖瓣在收缩期前移幅度，也可以检测流出道梗阻严重程度。钆延迟增强图像亦可判断左心室纤维化程度，从而对心脏性猝死风险进行评估。在室间隔消融术后，CMR 可评估手术效果，包括心肌梗死面积、室间隔消退程度和左心室流出

道大小等，并可计算跨流出道压力阶差，从而将室间隔消融效果进行量化。图 2-13 显示的是室间隔酒精消融术前和术后钆延迟增强 CMR 显像。为保证室间隔具有足够的时间进行重构，MRI 应在术后 3～6 个月复查，通常室间隔将随着时间的延长而进行性消退[32-33]。

## 多模式综合显像

尽管某些影像学工具在特定的 SHD 介入治疗中具有独特的优势，但介入心脏病学专家日益依赖多模式显像，对患者选择和术前制订介入方案时尤为明显。应用这种多模式显像的最好例证便是经导管瓣膜植入术，目前已全面用于瓣周漏封堵术、复杂 ASD 封堵术和其他各种复杂分流性病变的介入治疗。

### 经导管主动脉瓣置换术

随着爱德华兹 SAPIEN（Edwards Lifesciences，Irvine，Calif.）经导管植入性瓣膜装置在 2011 年 11 月的上市和美敦力 CoreValve（Medtronic CV）瓣膜装置投入临床试验，可在常规工作的基础上实施此项介入操作的设备数量骤然增多。术前患者选择要求非常严格，应在全面评估的基础上——确定患者存在症状严重的主动脉瓣狭窄（aortic stenosis，AS），而且患者无法承受外科手术或存在手术禁忌证，方可考虑 TAVR。重度 AS 的定义是跨主动脉瓣压力阶差＞40mmHg 或射流速度峰值＞4m/s。TTE 检查通常非常容易获取这些参数，故而成为评估的第一步。常规 TTE 即可检测左心室大小和功能，辅以多普勒超声即可测量跨主动脉瓣压力阶差，检测是否存在其他瓣膜病变，如重度主动脉瓣关闭不全，或者合并二尖瓣关闭不全和狭窄。超声心动图检查时，不仅要认真测量跨瓣压力阶差，还要仔细辨别主动脉瓣钙化严重程度与钙化范围、钙化是否蔓延至左心室流出道，同时准确测量主动脉瓣环大小，观察左心室流出道和升主动脉形状。

为确保将瓣膜导入到主动脉瓣环并且定位准确，术前需对主动脉瓣周围结构与周围血管床进行细致而全面的检查；大多数患者需进行 TTE（更多时候为 TEE）、心脏 CT 造影（CT angiography，CTA）、冠状动脉造影、主动脉和周围血管造影等检查。TAVR 术前进行患者选择时需行哪些影像学检查参

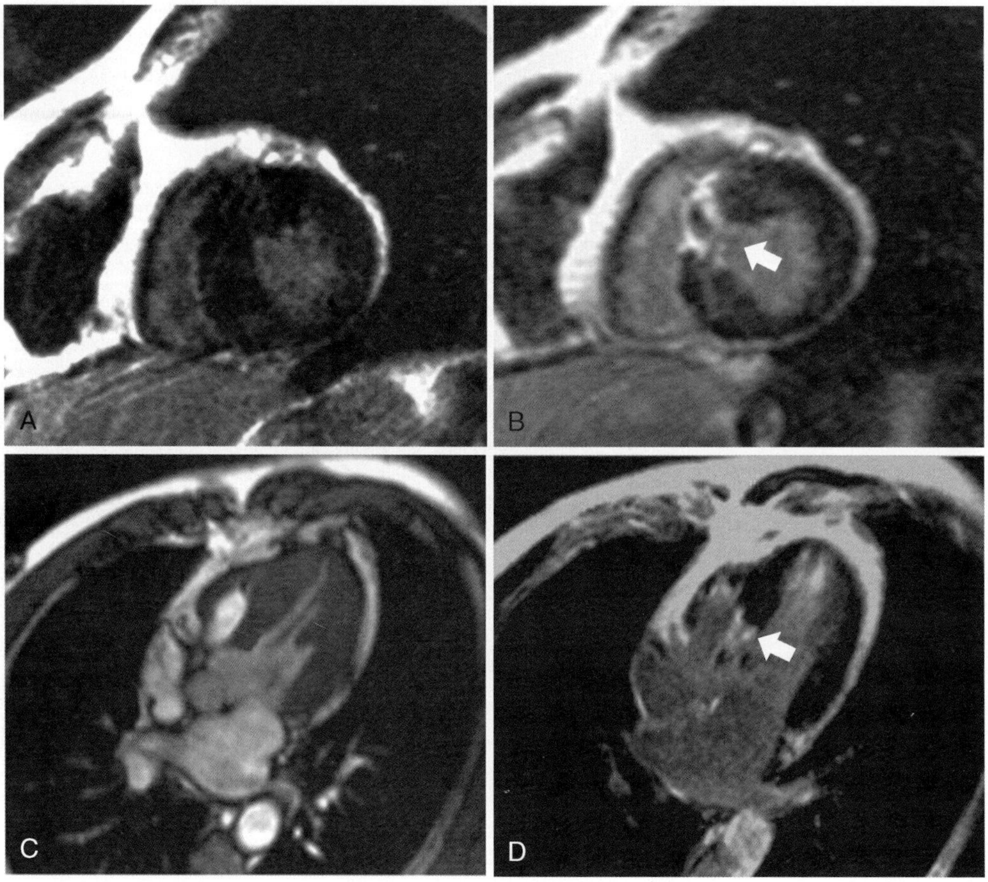


**图 2-13　肥厚型心肌病 CMR**
左侧（**A** 和 **C**）为术前 CMR 图像，右侧（**B** 和 **D**）为室间隔酒精消融术后图像，上图为短轴切面图像，下图为 4 腔切面图像。箭头示前间隔近端心肌在消融术后造影剂增强效应延迟

见图 2-14。术前根据这些影像学检查进行患者选择并拟订操作方案是手术成功的关键，也能准确预测术后可能出现哪些并发症，如急性主动脉瓣反流、血管穿刺部位并发症和植入装置栓塞等[34,36]。

完成超声心动图初步检查之后，便需将注意力转移至 TAVR 特殊测量方法上来。超声心动图主要测量主动脉瓣环大小，但这只是初步测量，TTE 可能低估瓣膜大小，而 TEE 或 CTA 测量更为准确。测量主动脉瓣环的最佳方式仍有争议，而且测量方法不同，所测结果也不同，但在关键时刻，TEE 仍是确定植入瓣膜大小的最基本手段[37]。如何通过影像学方法准确测量主动脉瓣环参见图 2-15。采用 TTE 从短轴切面观察瓣环，同时使用双平面显像从中心将主动脉瓣切开，从而在相应于 120°的主动脉流出道切面测量瓣环最大直径。应从主动脉瓣瓣叶一侧的附着点到另一侧附着点进行测量，但存在主动脉瓣钙化时，因钙化回声阴影，确认附着点非常困难。CT 测量主动脉瓣方法见图 2-15 和图 2-16。近来也有些研究探讨如何使用主动脉瓣环 CT 显像指导 TAVR。由于存在钙化，超声心动图产生回声阴影，加上二维显像不能将椭圆形的主动脉瓣充分显影，TEE 在估测瓣膜大小方面准确性欠佳（图 2-16）。瓣环测量至为关键，低估其大小可能导致严重瓣周漏，而高估则可能导致瓣环撕裂[38-39]。CT 可能会成为今后瓣环测量的金标准，当然，与 TEE 相结合则可能提供更多信息。

心脏 CTA 可提供许多血管解剖学细节特征，如主动脉根部大小、窦管交界处直径、Valsalva 窦和升主动脉形态以及主动脉瓣平面的角度大小等。此外，还必须从冠状切面测量自瓣环到冠状动脉左主干的距离和左冠状窦长度，观察左冠状窦是否钙化，从而评估在植入主动脉瓣过程中是否存在堵塞左主干入口风险（图 2-14E）。具体测量方法因植入主动脉瓣类型不同而不同[34,36]。

目前这一代经皮主动脉瓣置入的输送装置仍比较粗大，因此还需对穿刺处血管进行彻底检查。一般而言，采用股动脉径路时，必须评估它能否容纳 24F 输送系统。CTA 非常关键，它能提供髂动脉横

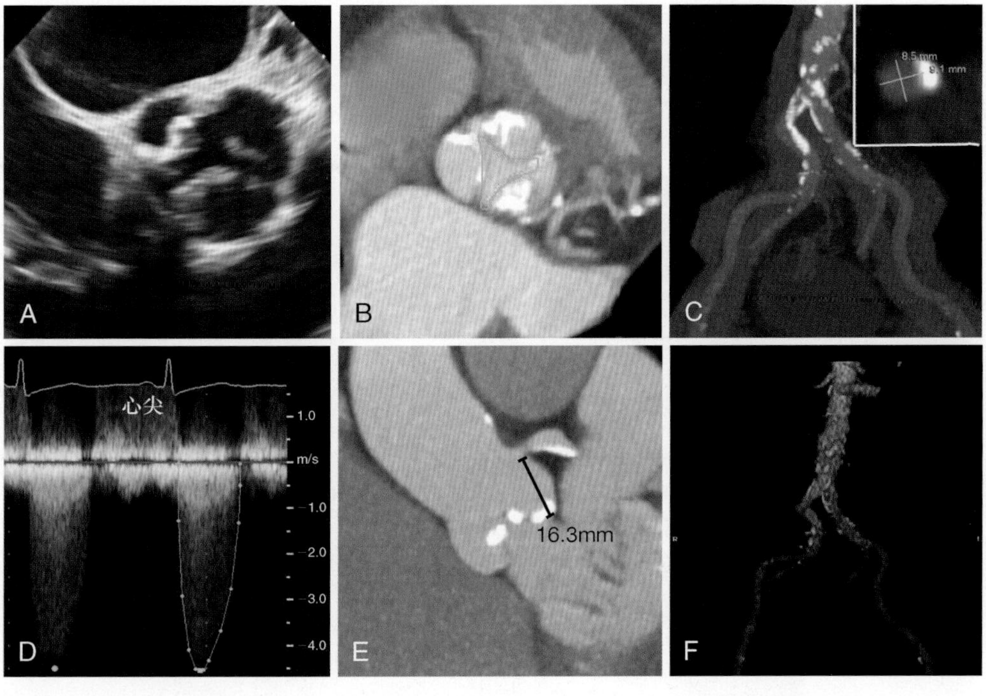


**图 2-14 多模式显像在 TAVR 中的作用，术前选择患者时需行 TEE、TTE 和 MDCT 显像检查**

**A** 和 **D**. 短轴切面主动脉瓣的 2D-TEE 图像，需仔细观察瓣膜大小与钙化程度。多普勒超声测量跨主动脉瓣压力阶差示重度主动脉瓣狭窄（**D**），射流峰值速度达 4m/s。**B** 和 **E**. 主动脉瓣短轴切面（**B**）和主动脉瓣周围结构冠状切面（**E**）的 MDCT 图像，图像显示如何严格测量自主动脉瓣环至冠状动脉左主干开口之间的距离，相较于 TEE，MDCT 更能准确显示钙化斑块。**C** 和 **F**. 周围血管 MDCT 图像。需测量整个血管的轴向距离和横断面大小（**C**），确定最小血管内径；主-髂动脉三维重建图像（**F**）需要注意血管迂曲和钙化程度，它会影响鞘管送入

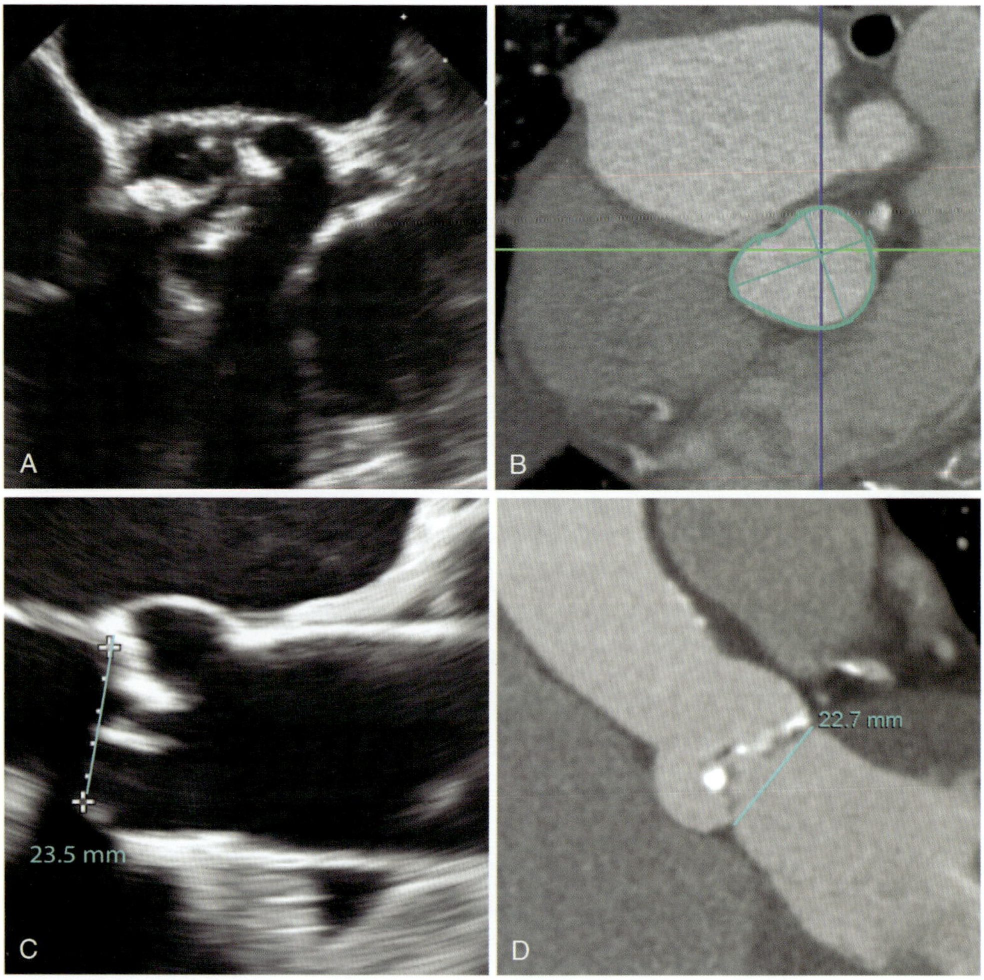


**图 2-15 主动脉瓣环显像**

可分别采用 TEE 和 MDCT 测量。准确测量主动脉瓣环可采用 2D-TEE 双平面图像，将主动脉瓣在短轴切面一分为二（**A**），从而确保在主动脉流出道 120° 切面测量其最大直径（**C**）。测量需从瓣叶插入处一侧附着点到另一侧附着点。**B** 为相应的短轴切面 MDCT 图像，已画出瓣环面积测量轮廓，测量 MDCT 瓣环面积可用于瓣膜型号选择。**D.** 冠状切面测量主动脉瓣和瓣环方法。主动脉瓣结构的 TTE 和 MDCT 图像都可用于对瓣膜型号进行精确选择

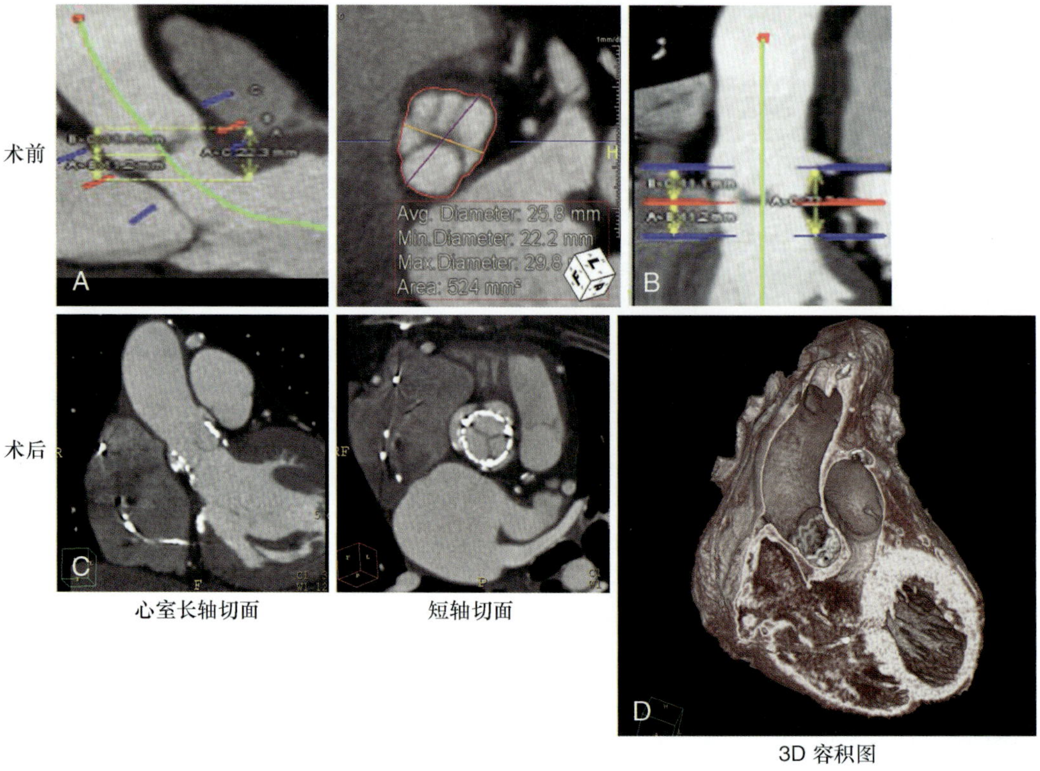


**图 2-16 MDCT 在 TAVR 中的作用**

成功实施经皮主动脉瓣置入术所需主要测量指标显示于图 **A** 和 **B**。需要注意的是，左心室流出道为椭圆形，有长轴和短轴之分（**A**），应将其平均值作为正确选择瓣膜型号的依据。需测量左冠状窦和左冠瓣瓣叶长度，防止瓣膜植入过程中突然堵塞冠状动脉开口（**B**）。**C.** 成功植入 Edwards SAPIEN 主动脉瓣后的两幅 MDCT 图像。**D.** 三维容积呈现图。瓣膜的支架部分骑跨于瓣环之上

断面图像，测量最小血管直径，明确血管钙化和扭曲程度。作者的经验是，周围血管条件差是无法使用股动脉径路的主要原因。但愿随着输送系统越来越细，或者随着经心尖或经主动脉路径的开展，以后不需要进行这种排除性检查。术前需行哪些必不可少的影像学检查以及每项检查的主要目的总结于表 2-5。

## 2.5 未来的方向

### 二维-三维（2D-3D）超声心动图和X线透视配准系统

影像学在指导介入治疗方面的最新进展不仅仅表现为多模式显像的出现，还包括各种集成和联合显像方式的问世。近来人们已经开发出一种先进的X线-超声引导系统原型，它可以将X线图像与超声图像进行配准。在2D-3D图像配准运算的基础上，以X线图像进行定向，可将3D-TEE探头与X线C形臂进行配准[40]。当3D-TEE探头开启实时图像采集后，将同时从三个不同角度显示感兴趣区的三维解剖结构，包括超声图像、C形臂透视图像及其垂直图像。随着C形臂的移动，3D-TEE图像也会随之更新，依据投照角度进行显影。介入心脏病学专家可以进行图像剪切，设置标志，给予图像定向，制订指导方案。设置特殊标志，使之同时在超声和X线图像显示，这样操作者更容易在脑海中将两种模式融为一体。研究发现，这种技术对指导复杂介入操作非常有用，如瓣周漏封堵术和二尖瓣钳夹术等[41]。图 2-17 详细描述了这种指导系统在二尖瓣钳夹术中的应用，为C形臂透视图和操作区同时显示，而且在X线透视和超声心动图图像上均有标识显示“靶点”所在位置。

### C形臂计算机化断层扫描术

实时CT扫描在导管室介入治疗中用处不大，一是心脏和呼吸运动产生伪影，二是它需进行心电图门控操作。然而，新型C形臂CT系统可以将平板C形臂当作CT扫描器使用，如同CT投影一样进行非心电图门控图像采集。市场上已有多种旋转型C形臂CT扫描系统，主要用于神经放射学和外周血管介入治疗导管室；目前，这种技术逐渐被用于心导管室[42]。

C形臂旋转扫描需注入造影剂，待心腔充盈造影剂后采集，它也可将软组织增强显影，继而可将采集图像与X线透视图像整合，从而进行实时影像学指导（图 2-18）。在肺动脉瓣膜Melody（Medtronic CV）植入术中，操作开始时，C形臂CT扫描主要

**表 2-5**

**TAVR 术前影像学评估**

| 检查模式 | 解剖学评估 | SAPIEN | CoreValve | 目的 |
|---|---|---|---|---|
| 主动脉造影 | 主动脉大小，主动脉瓣平面 | × | × | 人工瓣膜大小<br>确定瓣膜展开最佳角度 |
| 髂股动脉造影 | 迂曲、钙化、MLD | × | × | 是否适于穿刺 |
| TTE | 瓣环大小 | × | × | 人工瓣膜大小 |
| TEE | 瓣环大小 | × | × | 人工瓣膜大小 |
| | 钙化范围 | × | × | 大块非对称钙化斑块会影响瓣膜固定，压迫冠状动脉开口 |
| 心脏 CTA | 瓣环大小 | × | × | 人工瓣膜大小 |
| | 窦管交界处直径 | | × | 评估植入瓣膜脱落（栓塞）风险大小 |
| | 主动脉窦直径 | | × | 评估压迫冠状动脉开口风险大小 |
| | 升主动脉 | × | × | 是否存在钙化和血栓 |
| | 主动脉瓣环至左主干开口 | × | × | 评估压迫冠状动脉开口风险大小 |
| | 室间隔厚度 | × | × | 室间隔突起会影响瓣膜固定 |
| | 主动脉瓣平面 | × | × | 确定瓣膜展开最佳角度 |
| 周围血管 CTA | 迂曲、钙化、MLD | × | × | 是否适于穿刺<br>测量 MLD 横断面 |

CTA：计算机化断层造影，MLD：最小管腔直径，TAVR：经导管主动脉瓣植入术，TEE：经食管超声心动图，TTE：经胸超声心动图

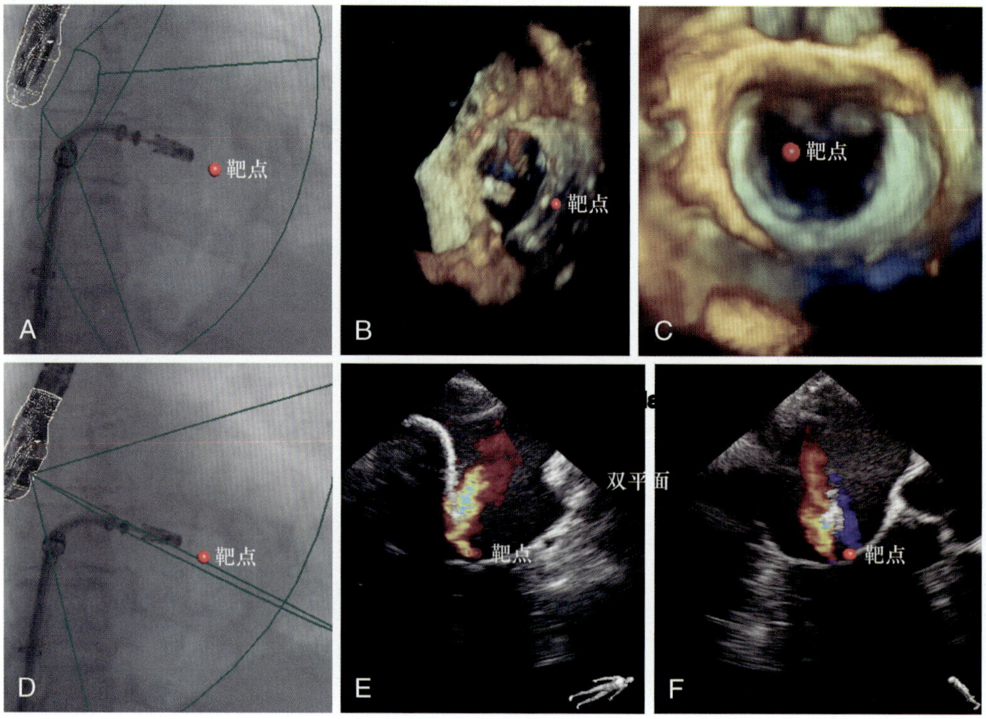


图 2-17　X 线-超声集成导航系统

**A.** 在二尖瓣钳夹术中将 X 线和超声心动图进行 2D-3D 配准。注意 TEE 探头图像，探头图像的形状和方向会随着实际 TEE 探头的形状和方向的变化而变化，这有利于超声图像与 X 线球管之间的角度相适应。**B.** 随着二尖瓣钳夹逐渐对准二尖瓣口，超声心动图图像也逐渐向右前斜投照位倾斜。**C.** 同时显示的二尖瓣正面图像，这为二尖瓣（靶点）提供了第二个切面图像。标识的特性是术者可以在 TEE 图像上标记靶点，同时在透视显示屏上显示（可在所有显示器上出现）。**D、E 和 F.** 术者将 3D-TEE 图像切换为二维双平面，并将钳夹对准有靶点标记的反流束

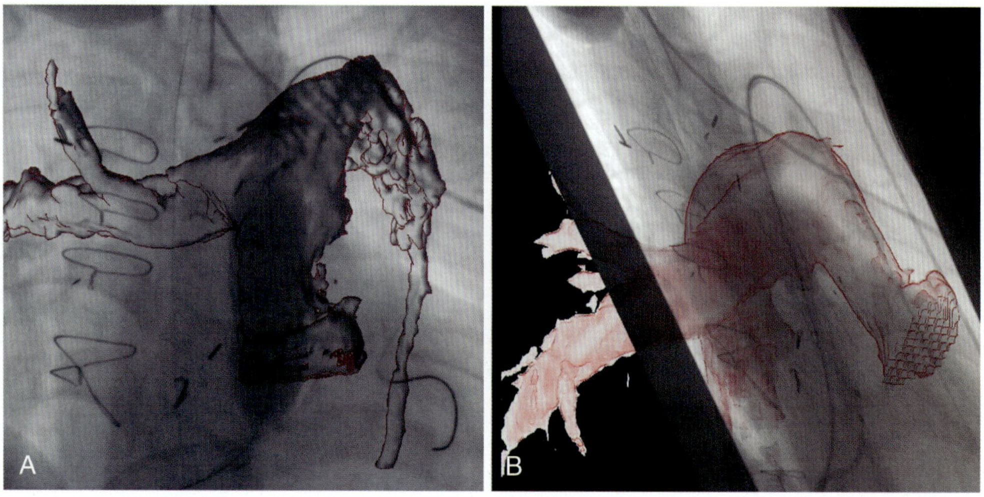


图 2-18　C 形臂 CT

C 形臂螺旋 CT 通过注射造影剂后定时采集可创建肺动脉三维轮廓图，这对肺动脉瓣反流患者行肺动脉瓣植入术具有指导作用。将这种三维 CT 图像与透视进行配准，图像便随 C 形臂移动而移动。**A.** 展开 Melody 瓣膜。**B.** 将三维图像旋转以便进行图像指导。可以看到二维透视图像与三维 CT 图像同时移动（Dr. Thomas Fagan 和 Dr. Joseph Kay 惠赠）

集中于肺动脉主干处，然后与X线透视图像进行配准，指导瓣膜放置。肺动脉和大血管受心脏运动影响小，更适于非心电图门控扫描。由于存在心脏运动伪影，该技术目前尚难以用于指导心腔内介入操作，如何应用正在探索之中。

## 2.6 总结

SHD影像学领域内容繁多，本章难以涵盖所有操作，仅进行提纲挈领性论述，以便大家了解这些检查方式以及各自的优缺点。如何选择最佳影像学检查方式取决于介入治疗方案，各自的专业水平，操作者的自信与所受培训程度，以及当地的经济条件。术前进行影像学综合评估是正确选择患者和确定术中操作策略的第一步，X线透视和超声心动图是指导SHD介入操作的主要影像学工具，但CT、MRI以及与X线透视进行配准的联合显像模式正迅速发展，为心导管室带来更多的多模式显像方式。

## 参考文献


1. Chen SJ, Hansgen AR, Carroll JD: The future cardiac catheterization laboratory, *Cardiol Clin* 27:541–548, 2009.
2. Carroll JD, Mack M: Facilities: the structural heart disease interventional lab and the hybrid operating room. In Carroll JD WJ, editor: *Structural heart disease interventions*, Philadelphia, 2012, Lippincott, Williams and Wilkins, pp 9–26.
3. Balzer J, Kelm M, Kühl HP: Real-time three-dimensional transoesophageal echocardiography for guidance of noncoronary interventions in the catheter laboratory, *Eur J Echocardiogr* 10:341–349, 2009.
4. Balzer J, Kühl H, Rassaf T, et al: Real-time transesophageal three-dimensional echocardiography for guidance of percutaneous cardiac interventions: first experience, *Clin Res Cardiol* 97:565–574, 2008.
5. Eng MH, Salcedo EE, Quaife RA, et al: Implementation of real time three-dimensional transesophageal echocardiography in percutaneous mitral balloon valvuloplasty and structural heart disease interventions, *Echocardiography* 26:958–966, 2009.
6. Altiok E, Becker M, Hamada S, et al: Real-time 3D TEE allows optimized guidance of percutaneous edge-to-edge repair of the mitral valve, *JACC Cardiovasc Imaging* 3:1196–1198, 2010.
7. Hudson PA, Eng MH, Kim MS, et al: A comparison of echocardiographic modalities to guide structural heart disease interventions, *J Interv Cardiol* 21:535–546, 2008.
8. Ross J Jr, Braunwald E, Morrow AG: Transseptal left heart catheterization: a new diagnostic method, *Prog Cardiovasc Dis* 2:315–318, 1960.
9. Green NE, Hansgen AR, Carroll JD: Initial clinical experience with intracardiac echocardiography in guiding balloon mitral valvuloplasty: technique, safety, utility, and limitations, *Catheter Cardiovasc Interv* 63:385–394, 2004.
10. Kim SS, Hijazi ZM, Lang RM, et al: The use of intracardiac echocardiography and other intracardiac imaging tools to guide noncoronary cardiac interventions, *J Am Coll Cardiol* 53(23):2117–2128, 2009.
11. Hijazi Z, Wang Z, Cao Q, et al: Transcatheter closure of atrial septal defects and patent foramen ovale under intracardiac echocardiographic guidance: feasibility and comparison with transesophageal echocardiography, *Catheter Cardiovasc Interv* 52:194–199, 2001.
12. Varma C, Benson LN, Warr MR, et al: Clinical outcomes of patent foramen ovale closure for paradoxical emboli without echocardiographic guidance, *Catheter Cardiovasc Interv* 62:519–525, 2004.
13. Carroll JD: PFO anatomy: 3D characterization and device performance, *Catheter Cardiovasc Interv* 71:229–230, 2008.
14. Taniguchi M, Akagi T, Watanabe N, et al: Application of real-time three-dimensional transesophageal echocardiography using a matrix array probe for transcatheter closure of atrial septal defect, *J Am Soc Echocardiogr* 22:1114–1120, 2009.
15. Salcedo EE, Quaife RA, Seres T, et al: A framework for systematic characterization of the mitral valve by real-time three-dimensional transesophageal echocardiography, *J Am Soc Echocardiogr* 22:1087–1099, 2009.
16. Hung J, Lang R, Flachskampf F, et al: 3D echocardiography: a review of the current status and future directions, *J Am Soc Echocardiogr* 20:213–233, 2007.
17. Warnes CA, Williams RG, Bashore TM, et al: ACC/AHA 2008 Guidelines for the Management of Adults with Congenital Heart Disease: a report of the American College of Cardiology/American Heart Association Task Force on Practice Guidelines (writing committee to develop guidelines on the management of adults with congenital heart disease), *Circulation* 118:e714–e833, 2008.
18. Du ZD, Hijazi ZM, Kleinman CS, et al: Comparison between transcatheter and surgical closure of secundum atrial septal defect in children and adults: results of a multicenter nonrandomized trial, *J Am Coll Cardiol* 39:1836–1844, 2002.
19. Lodato JA, Cao QL, Weinert L, et al: Feasibility of real-time three-dimensional transoesophageal echocardiography for guidance of percutaneous atrial septal defect closure, *Eur J Echocardiogr* 10:543–548, 2009.
20. Maisano F, Torracca L, Oppizzi M, et al: The edge-to-edge technique: a simplified method to correct mitral insufficiency, *Eur J Cardiothorac Surg* 13:240–245, 1998. discussion 5–6.
21. Feldman T, Wasserman HS, Herrmann HC, et al: Percutaneous mitral valve repair using the edge-to-edge technique: six-month results of the EVEREST Phase I Clinical Trial, *J Am Coll Cardiol* 46:2134–2140, 2005.
22. Feldman T, Foster E, Glower DD, et al: Percutaneous repair or surgery for mitral regurgitation, *N Engl J Med* 364:1395–1406, 2011.
23. Silvestry FE, Rodriguez LL, Herrmann HC, et al: Echocardiographic guidance and assessment of percutaneous repair for mitral regurgitation with the Evalve MitraClip: lessons learned from EVEREST I, *J Am Soc Echocardiogr* 20:1131–1140, 2007.
24. Stoddard MF, Dawkins PR, Prince CR, Ammash NM: Left atrial appendage thrombus is not uncommon in patients with acute atrial fibrillation and a recent embolic event: a transesophageal echocardiographic study, *J Am Coll Cardiol* 25:452–459, 1995.
25. Shah SJ, Bardo DM, Sugeng L, et al: Real-time three-dimensional transesophageal echocardiography of the left atrial appendage: initial experience in the clinical setting, *J Am Soc Echocardiogr* 21:1362–1368, 2008.
26. Nucifora G, Faletra FF, Regoli F, et al: Evaluation of the left atrial appendage with real-time 3-dimensional transesophageal echocardiography: implications for catheter-based left atrial appendage closure, *Circ Cardiovasc Imaging* 4:514–523, 2011.
27. Flohr TG, Schoepf UJ, Ohnesorge BM: Chasing the heart: new developments for cardiac CT, *J Thorac Imaging* 22:4–16, 2007.
28. Quaife R, Carroll J: Cardiac CT and MRI in patient assessment and procedural guidance in structural heart disease interventions. In Carroll J, Webb J, editors: *Structural heart disease interventions*, Philadelphia, 2012, Lippincott, Williams and Wilkins.
29. Funabashi N, Asano M, Sekine T, et al: Direction, location, and size of shunt flow in congenital heart disease evaluated by ECG-gated multislice computed tomography, *Int J Cardiol* 112:399–404, 2006.
30. Krueger J, Ewert P, Yilmaz S, et al: Magnetic resonance imaging–guided balloon angioplasty of coarctation of the aorta, *Circulation* 113:1093–1100, 2006.
31. Chan FP: MR and CT imaging of the pediatric patient with structural heart disease, *Semin Thorac Cardiovasc Surg Pediatr Card Surg Annu*99–105, 2009.
32. van Dockum WG, Beek AM, ten Cate FJ, et al: Early onset and progression of left ventricular remodeling after alcohol septal ablation in hypertrophic obstructive cardiomyopathy, *Circulation* 111:2503–2508, 2005.

33. Valeti US, Nishimura RA, Holmes DR, et al: Comparison of surgical septal myectomy and alcohol septal ablation with cardiac magnetic resonance imaging in patients with hypertrophic obstructive cardiomyopathy, *J Am Coll Cardiol* 49:350–357, 2007.
34. Piazza N, de Jaegere P, Schultz C, et al: Anatomy of the aortic valvar complex and its implications for transcatheter implantation of the aortic valve, *Circ Cardiovasc Interv* 1:74–81, 2008.
35. Schoenhagen P, Kapadia SR, Halliburton SS, et al: Computed tomography evaluation for transcatheter aortic valve implantation (TAVI): imaging of the aortic root and iliac arteries, *J Cardiovasc Comput Tomogr* 5:293–300, 2011.
36. Tops LF, Wood DA, Delgado V, et al: Noninvasive evaluation of the aortic root with multislice computed tomography, *JACC Cardiovasc Imaging* 1:321–330, 2008.
37. Tzikas A, Schultz CJ, Piazza N, et al: Assessment of the aortic annulus by multislice computed tomography, contrast aortography, and transthoracic echocardiography in patients referred for transcatheter aortic valve implantation, *Catheter Cardiovasc Interv* 77:868–875, 2011.
38. Willson AB, Webb JG, LaBounty TM, et al: 3-Dimensional aortic annular assessment by multidetector computed tomography predicts moderate or severe paravalvular regurgitation after transcatheter aortic valve replacement, *J Am Coll Cardiol* 59(14):1287–1294, 2012.
39. Jilaihawi H, Kashif M, Fontana G, et al: Cross-sectional computed tomographic assessment improves accuracy of aortic annular sizing for transcatheter aortic valve replacement and reduces the incidence of paravalvular aortic regurgitation, *J Am Coll Cardiol* 59(14):1275–1286, 2012.
40. Gao G, Penney G, Ma Y, et al: Registration of 3D transesophageal echocardiography to x-ray fluoroscopy using image-based probe tracking, *Med Image Anal* 16:38–49, 2012.
41. Clegg S, Chen J, Salcedo E, et al: Integrated 3D echo-x-ray image guidance for structural heart interventions. American College of Cardiology 61st Annual Scientific Sessions, March 24-27, 2012, Chicago.
42. Wallace MJ, Kuo MD, Glaiberman C, et al: Three-dimensional C-arm cone-beam CT: applications in the interventional suite, *J Vasc Interv Radiol* 19:799–813, 2008.

第三章

# 结构性心脏病介入治疗的血管路径

# Chapter 3 Vascular Access for Structural Heart Disease

JAMES STEWART • VASILIS BABALIAROS • CHETHAN DEVIREDDY
VINOD THOURANI • SAMEER GAFOOR

赵明 译 王琦光 朱鲜阳 校

结构性心脏病介入治疗前需仔细规划。影像学信息是介入手术成功的基础，特别是确定介入治疗是否可行与能否成功。关键步骤是选择合适的手术路径，以最大可能地到达心脏缺损部位，并为输送鞘管与介入装置提供充分的通路。本章侧重于讨论结构性心脏病介入治疗的血管入径和闭合，包括动脉与静脉路径。

## 3.1 动脉路径

动脉路径（arterial access）的最新研究热点主要与经皮主动脉瓣植入术（transcatheter aortic valve replacement，TAVR）的不良事件有关，与主动脉瘤腔内修复术（endovascular aneurysm repair，EVAR）的装置相似，使用 16F 到 24F 输送鞘管经股动脉逆行送到心脏瓣膜处。在 TAVR 早期，经股动脉路径时，通常采用股动脉切开，术后再缝合，这种方法明显增加了血管并发症的发病率和致死率[1]。更小尺寸的鞘管、先进的介入操作技巧，以及经皮闭合装置促进 TAVR 以及其他结构性心脏病介入技术的发展。微创技术为以后介入手术的发展提供了技术保证，如果正确应用可以大大减少手术时间，降低术后死亡率，并且在某些情况下可避免使用全身麻醉。安全实施 TAVR 前，需正确地选择合适患者，准确的操作技术以及术后患者的管理都非常重要。

## 3.2 患者筛选

TAVR 手术成功的第一步是确定哪些患者适合经股动脉路径实施。高体重指数（BMI）或体表面积，高鞘管与股动脉比值（sheath femoral artery ratio，SFAR），股动脉钙化，外周动脉疾病以及经验不足的操作者，均与血管并发症发生率高以及预后差相关[2-5]。通过就诊时临床病史采集可知某些特定的患者情况，如 BMI 与主要外周动脉疾病，但是影像学检查对于评估特定血管的大小、钙化及迂曲程度至关重要。

股动脉和髂动脉血管影像学评价可通过有创血管造影、平扫和增强计算机化断层显像（CT）、磁共振（MRI）造影及血管内超声（intravascular ultrasound，IVUS）进行。虽然尚无专家共识规定 TAVR 前应进行哪些影像学检查，但有共识认为应该至少采用两种方式进行评估。在美国佐治亚州亚特兰大市埃默里大学医院，所有患者都需做双侧下肢血管造影和胸部、腹部及骨盆 CT 平扫，通过数字减影和带有标记的猪尾导管（图 3-1）来完成血管造影，可确定血管有无狭窄、迂曲，有无动脉瘤并测量管腔的真实直径。有些中心建议使用旋转血管造影，但常规的前后位血管造影即可明确双下肢是否存在钙化并对血管直径进行测量。CT 也有助于确认

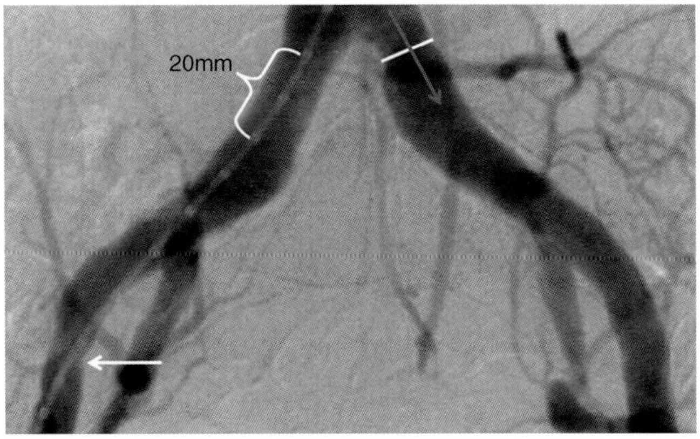


**图 3-1　血管造影中准确测量技术**

下肢血管造影运用的是数字剪影技术，将相关区域图像放大，用猪尾导管上超过两个标记（括弧处）定标，测量标记的前缘到前缘，或后缘到后缘距离，测量两侧髂总动脉、髂外动脉（白色箭头）、股动脉最窄处直径，确保测量方向（白线）与血流方向恰好垂直（灰色箭头）

血管直径的大小，主要是增加判断血管钙化位置和程度的基本信息（图 3-2 和 3-3）。因此不需要常规进行增强对比检查，肾功能较好的患者可用增强 CT，通过三维成像进一步确定血管内径大小。目前也有人使用 MR 血管造影，但其分辨率不如 CT 和有创性血管造影检查。IVUS 已用于确定血管腔大小，但如果血管迂曲就会影响测量结果。

选择患者时要注意股动脉能否通过鞘管/输送系统。非钙化血管可以拉伸 1mm 而无破裂，但不除外血管夹层。SFAR 超过 1.05 会导致并发症和死亡率增加。周围有钙化的血管犹如钢管，拉伸血管超出比例就会破裂。周围无钙化的血管可以允许输送鞘管拉拽，特别是血管高度迂曲时，如髂外血管。如果髂外动脉钙化和 SFAR 超过 1.0，则该患者不适合经股动脉进入。经股动脉路径的患者中髂总动脉钙化很常见；SFAR 不超过 1.0 的患者髂总动脉通常较直，

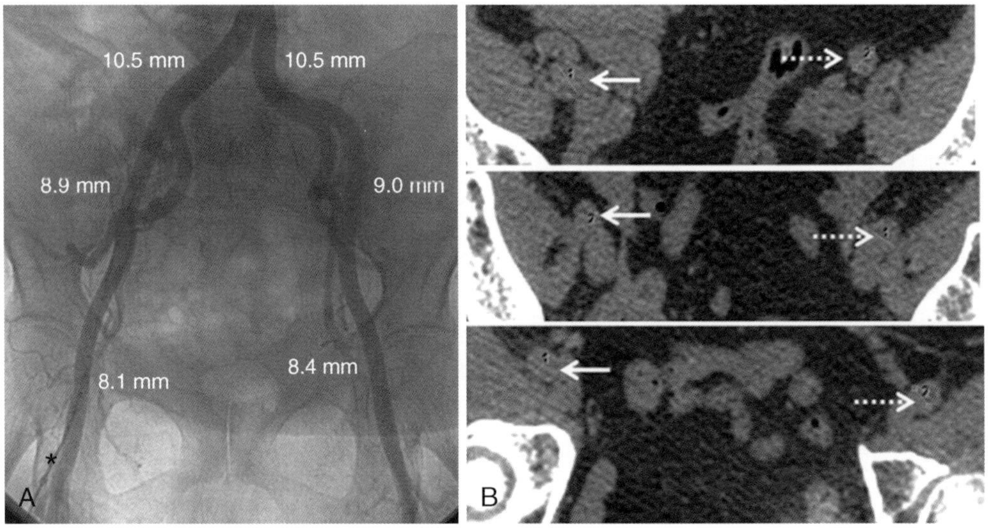


**图 3-2　主动脉瓣环直径 21mm（为较小的经导管心脏瓣膜）的患者，用于经导管主动脉瓣植入的良好髂-股动脉通路**

**A.** 血管造影图像显示血管内径、迂曲程度及准确的测量方法，用猪尾导管标记（星号）作为精确的校准刻度。**B.** 沿中轴切面 CT 平扫成像，从髂动脉至股动脉 1mm 切面扫描，右侧（实线）和左侧（虚线）均显示管腔内无钙化。左侧鞘管与股动脉比值为 0.83 适合于 18F 输送系统，22F 输送系统要求鞘管与股动脉比值约为 1.0

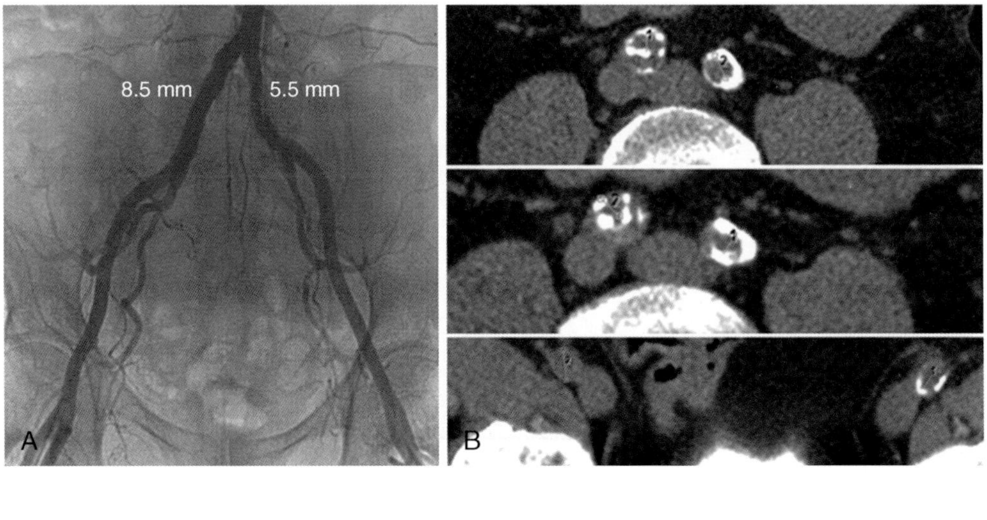


**图 3-3　不适于股动脉路径的经导管主动脉瓣植入**

**A.** 下肢血管造影图像显示左侧髂总动脉明显狭窄，右侧髂总动脉直径合适，可以通过 18F 到 22F 输送鞘。**B.** 沿着中轴切面平扫 CT 成像显示右侧髂总动脉有一圆形慢性钙化灶，而血管造影却不明显；真正的管腔直径约 5mm，显示出运用两种不同的成像技术在制订术前计划方面的重要性。此患者通过经心尖途径进行 TAVR

无明显不良后果发生。

血管造影和 CT 平扫通常可以提供最佳的一侧血管用于穿刺并提示股总动脉的最佳穿刺点。股总动脉穿刺点应选择无钙化处，即使穿刺部位高些，可于腹股沟韧带远端、血管汇入盆腔之前进行穿刺。对于超过 100kg 的患者，在股总动脉处或附近有瘢痕形成或穿刺针进入腹股沟韧带下方部位血管者，应考虑外科手术切开。术前准备中，应仔细检查髂外动脉或髂总动脉，以防股动脉路径建立失败时需要经髂血管通路进入的情况。特殊情况下，通过腹股沟切口髂外动脉/髂总动脉建立涤纶管道吻合术，通过外置管道插入鞘管。在任何动脉分支中，18F、22F、24F 输送鞘管的最小直径分别为 6mm、7mm、8mm[6]。此外，这些患者也可以考虑经心尖、主动脉或锁骨下路径进行手术。

## 3.3 技术说明

进入股总动脉路径：①血管前壁穿刺，②非钙化位点处穿刺，③合适的鞘管插入，④选择可压迫或包扎的近段血管。这四点对于成功进行经皮 TAVR 非常重要。满足这四条标准，仅能在很短的区段进行股动脉穿刺，通过股动脉超声或股、髂血管造影可以定位穿刺点。在埃默里大学医院，血管造影技术已经很成熟（图 3-4）。首先选取股动脉，插入 6F 鞘管，置入 JR4 导管到主动脉远端，位于对侧髂总动脉开口处，将图像增强器定位在对侧股骨头，注射造影剂后通过数字减影血管成像，在 X 线透视屏幕上显示出造影剂充盈的髂股动脉。

作者愿意使用微穿刺系统进行穿刺。针头越小，操作越顺利，因为血管钙化或致密纤维化/瘢痕会使针头偏转。确保刺破的是血管前壁柔软部分，穿错位置后撤出针头不会有严重后果。在腹股沟韧带下方穿刺很重要，如果刺破韧带，扩张路径的建立及经皮封堵可能不会成功。同样重要的是，浅角度进入血管，以减少血管损伤。如果从皮肤到血管的距离大于穿刺针长度，则需要改变进针角度。如果穿刺进入路径太长，可能导致经皮封堵失败。

血管穿刺成功后即导入微穿刺导丝，并做 1cm 皮肤切口以建立大口径输送鞘管的通道。此过程先选用 8F 和 10F 的扩张器。扩张后，将血管用两个经皮缝合装置进行预封闭（Abbott Laboratories，Abbott Park，Ill）。这些缝线彼此间保持较小角度（10 点和 2 点的位置），注意不要过早拉紧缝线或拧结（图 3-5）。对于较大鞘管，一些中心采用在其他两个缝合点之间（12 点钟位置）预置第三个 Perclose ProGlide 装置。所有缝合线的末端用止血钳夹在一起，并用纱布包裹隐藏至手术结束。

预置最后一个 Perclose ProGlide 装置后，于血管内置入 Amplatz 加硬导丝（Cook Medical，Bloomington，Ind.），使用附带有各种型号 THV 穿刺鞘的亲水涂层扩张器对血管进行连续扩张。在 X 透视屏幕上密切观察扩张器前进的情况，轻柔旋转，如果扩张器不易送入，应注意不能用力过猛，否则有血管破裂的危险。罕见的情况下，对髂总动脉或髂外动脉存在的局灶性狭窄，或直径大但有钙化及迂曲病变的髂总动脉或髂外血管，可能需要先行球囊血管成形术，再用最大扩张器进行扩张（图 3-6）。将支架提前置入髂动脉内既没有必要，也不可取，因为支架在鞘管放置的过

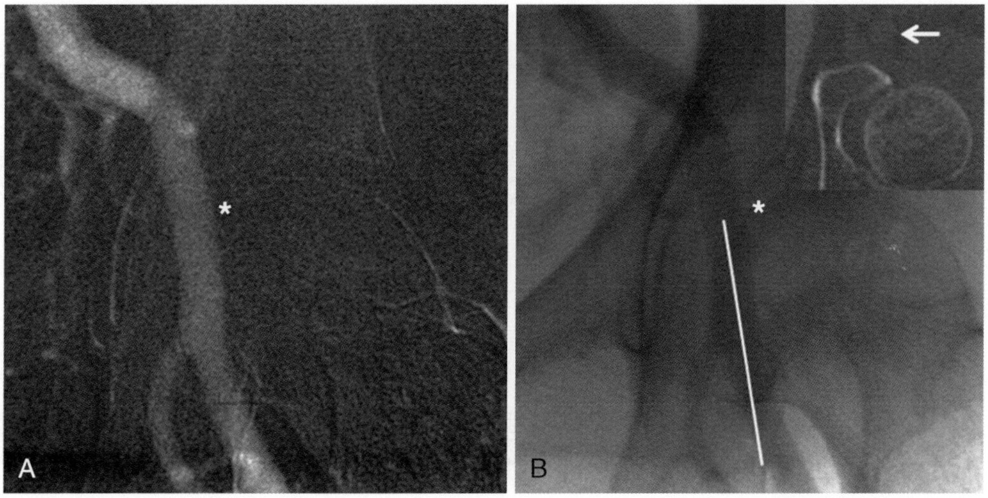


**图 3-4 股总动脉路径显像**

**A.** X 线成像。**B.** 显示进入血管腔的正确穿刺位置（星号标识）位于骨盆及腹股沟韧带边缘下方且没有钙化狭窄处（嵌入 CT 图像中的白色箭头）。穿刺针从表浅角度平行进入股总动脉的正确路径（白线标识）保证穿刺仅刺入血管前壁，对血管损伤较小

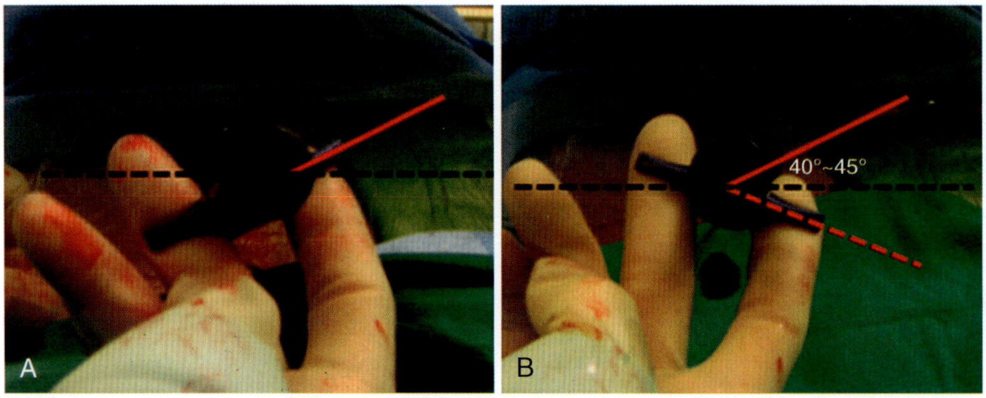


图 3-5　使用 Perclose ProGlide 血管缝合器

A. 使用第 1 个血管缝合器时，手柄逆时针旋转至与水平方向（黑色虚线标识）大约 20°的位置（红色实线，大约 2 点位置）。B. 使用第 2 个血管缝合器，其手柄顺时针旋转至与水平方向（黑色虚线标识）呈 20°（红色虚线，大约 10 点位置）。40°～45°既能止血，又不会引起血管狭窄及闭塞。少数患者或许使用第 3 个血管缝合器置于 12 点的位置

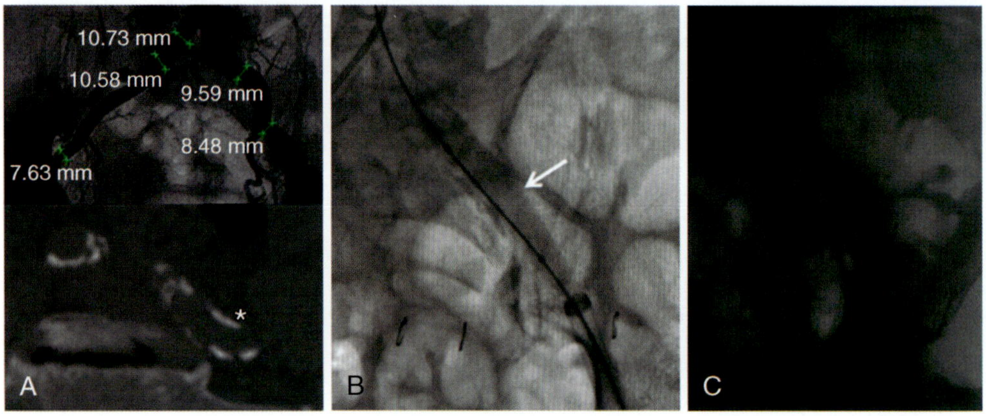


图 3-6　术前血管造影

A. 显示左侧血管内径足以适合插入髂外动脉比率为 0.97 的 22F 鞘管，但是髂总动脉比较迂曲，有严重钙化（星号标识）。B. 箭头标识左侧髂总动脉不能通过较大的扩张器，通过同侧髂外动脉逆行球囊血管成形术。血管钙化灶破碎，迂曲伸直后足以通过 22F 鞘管。C. 鞘管拔除后行血管造影未见血管并发症

程中有移位的风险。在放置鞘管前，应先使用与所放置鞘管外径相同的扩张器进行扩张。当鞘管排空气体和冲洗后，可用缝合线来固定大鞘管。

一旦 TAVR 成功，安全地拔除鞘管需要至少两位术者的配合。将导丝置入鞘管中，送鞘管进入血管，此时，导丝类型不是那么重要，作者常规使用 0.035 英寸（0.89mm）的 J 形交换导丝。拔除鞘管时，需要一位术者压迫血管以防止出血，而另一位术者拉紧 Perclose ProGlide 缝合线，于动脉切开处拉紧缝线。所有缝合线均被拉紧时，应从对侧行髂总动脉造影。大多数患者使用 18F 以上鞘管时均需要植入第 3 个 Perclose ProGlide 缝合器，多在血管造影后放置。极少数情况下，需要经对侧血管送入球囊至髂外动脉，对引起血流减少的管腔应进行逆行球囊血管成形术。

## 3.4　术后处理

血管造影后做术后处理。最后的 Perclose ProGlide 缝合器（device）放置后，未发现血管损伤，可给予鱼精蛋白中和抗凝。若存在血管损伤，通过同侧血管腔内操作进行修复（图 3-7）。血管腔内修复术（endovascular repair）同时行外科缝合往往可使患者免于较大的血管外科手术（表 3-1）。如果谨慎选择经股动脉行 TAVR 手术的患者，仅有不到 5%需进行任何类型的血管干预。

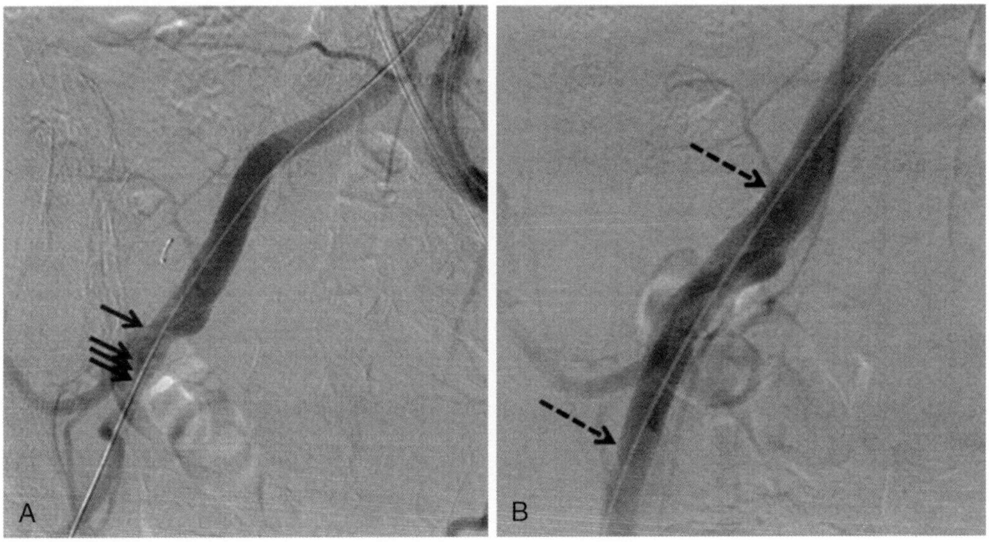


**图 3-7** **A.** 从右侧血管完成经皮导管主动脉瓣植入术后血管造影显示动脉夹层（实线箭头），髂外动脉远端无血流。**B.** 经同侧血管成功植入自膨胀支架（两个虚线箭头之间）进行修复，近端至远端血流完全恢复

**表 3-1**

**经皮导管主动脉瓣植入术后血管并发症及其治疗**

| 非血流限制性夹层 | 避免中和抗凝 |
|---|---|
| 髂总或髂外动脉血流受限 | 外周支架植入 |
| 股动脉的血流受限 | 开放式外科修补 |
| 血管破裂 | 近端采用 Coda 球囊和覆膜支架植入术或开放式血管外科手术修复<br>髂内动脉可能需要经皮栓塞预防血液渗入盆腔 |

Coda：Cook Medical，Bloomington，Ind.

患者用弹力绷带加压固定穿刺部位后送回重症监护病房，需要卧床 4h 以上，全麻药物无作用后可允许患者坐位，后期出现假性动脉瘤和感染概率较小。并发症的处理与所在医院的治疗护理标准有关。

## 3.5 静脉通路

结构性心脏病经皮介入治疗通常需要经静脉系统路径（静脉通路，venous access）置入大口径鞘管（达 24F）。例如经导管肺动脉瓣植入术，用 Melody 瓣膜（Medtronic，Minneapolis Minn.，22F）或 Edwards SAPIEN 瓣膜（Edwards Lifesciences，Irvine Calif.，22F 和 24F）。标准方式采用股静脉路径，先于皮下建立通道，再扩张切口以容纳输送鞘管。静脉闭合以及大口径鞘管移除比建立通路更容易出现问题。可采用人工压迫，但要求一直压迫到抗凝作用消失，延长压迫时间以及长时间术后卧床休息。目前没有专用静脉闭合装置，现存以栓子和缝线介导的动脉闭合装置，例如 Angio-Seal（St. Jude Medical，St. Paul，Minn.）和 Perclose ProGlide，已有学者作了相关描述[7-8]。由于静脉壁薄，回拉感觉不明显，低压血流难以发现，使得在静脉放置这些装置要比在动脉更困难。不调整缝线角度的双 Perclose ProGlide 血管缝合器预置技术已产生良好效果（均在 12 点钟位置）。其他术者所用的 10 点和 2 点位置也具有良好的效果。在一些患者中，临时皮下“8 字形”缝合可用于拔除鞘管时达到即刻止血的效果。这种技术在静脉切开处两侧使用缝合针进行两次皮下缝合，然后在拔除鞘管时打结，可使皮下组织拉紧，有效地在上方压迫静脉，从而达到无堵塞和血栓形成的情况下立即止血的效果[9]。这种技术可以安全地应用于任何浅静脉通路，如颈内或锁骨下静脉。

已进行多次介入操作的成年先天性心脏病患者，股静脉可能已经堵塞。这种情况下，只要所选择的血管路径和导管操作能达到目标区域，经颈内或锁骨下静脉路径是可行的。如果必须选用股静脉通路，已堵塞血管可以用支持 4F～5F 扩张器的 0.014～0.018 英寸（0.036～0.046cm）导丝通过堵塞的静脉来重建通路。由于静脉侧支循环通常进入髂血管系统或下腔静脉，可以掩盖真正的股静脉，需要在后前位和侧位手推造影剂以明确静脉堵塞情况，通过扩张器重复手推造影剂观察操作进程直至血液流入近端未堵闭的静脉，然后将导丝和扩张器通过闭塞段，插入超过闭塞段长度的鞘管。可先通过此鞘管进行事先规划操作，然后在操作完成后，在股静脉堵闭处植入支架。

这种方法使超过 85%的股静脉长期开放[10]。另外一种经肝静脉路径的方法多见于小儿患者[11]，对于成年患者在没有其他静脉可以选择时，这一路径作为“最后手段”。经肝静脉路径如何止血尚存疑问。

## 3.6 经心尖路径

极少数情况下，患者可能没有合适的血管路径进行经导管结构性心脏病手术操作，而直接左心室路径最为合适（如二尖瓣瓣周漏封堵、左心室假性室壁瘤封堵、左室流出道或肺静脉电生理学介入操作）。心脏外科医生很容易完成胸廓侧开口，但是，对于大口径鞘管心室插管术这一技能，许多心脏外科医生没有经验［例如，经心尖路径（transapical access）TAVR 术］。外科经心尖路径 TAVR 超出本章讨论范围。对于 16F 鞘管的心室插管术应当由心外科医生和心内科医生共同完成。

对一些患者，经皮经心尖路径入左心室可能是一种选择。该技术近来被报道在靠近左心室心尖处通过详细的 CT 造影成像联合透视引导，避开冠状动脉和肺组织进行穿刺[12]。在埃默里大学医院，血管造影术用于定位冠状动脉，超声心动图用于选择穿刺路径（图 3-8）。通过置入小鞘管到大鞘管，以及运用包括弹簧圈、Amplatzer 封堵器（St. Jude Medical，St. Paul，Minn.）等在内的环形装置进行压迫，可成功地闭合经心尖路径穿刺处。对于以往曾行多次心脏手术的患者，尤其是以往曾行侧开口手术患者，拔除鞘管后很少发生出血问题。对于其他患者，拔除鞘管后也许会出现不可预料的后果，可能需要胸腔引流、输血以及中和抗凝。一项小型研究报道，经心尖二尖瓣瓣周漏封堵术后，出血并发症高达 50%[13]。

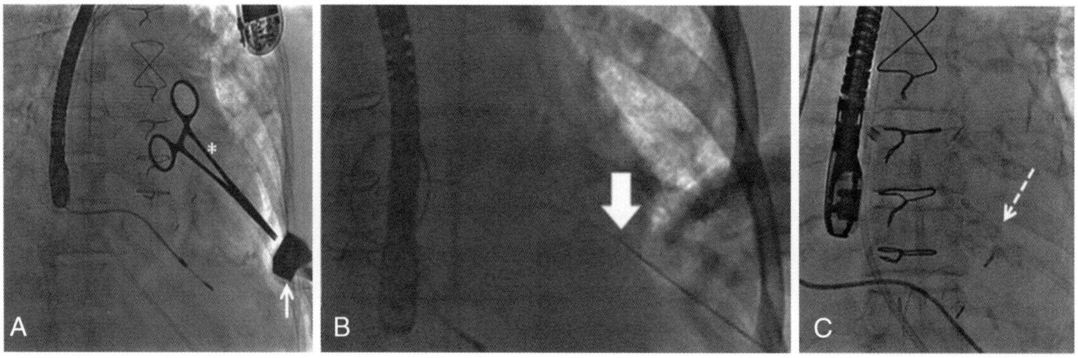


**图 3-8 血管造影与经胸超声心动图联合成像** **A.** 用止血钳在透视引导下经皮经心尖路径（星号标识），选择一靠近心尖处皮肤穿刺的最佳位置，恰好避开上一肋骨的下方血管结构，用经胸超声心动图（实线箭头）引导以避开肺组织进入心室路径。**B.** 用一枚微穿刺针和导丝试探性进入左心室（宽箭头，**A** 和 **C** 图片患者不同）。**C.** 一旦穿刺成功，采用 8F 鞘管（虚线箭头）以传送 10mm 肌部室间隔缺损封堵器。这例患者使用 8F Angio-Seal 装置成功闭合心尖穿刺处，无出血并发症

## 3.7 小结

结构性心脏病血管路径选择策略始终在术前进行讨论。所需要的影像学方法通常由合适的血管路径所决定，并常常取决于介入治疗能否成功。尽管外科手术路径和闭合术被认为是治疗的金标准，但 95%的经皮介入治疗技术已迅速展开。未来，专用器械的发展将简化经皮大口径封堵手术过程，当然，经皮经心尖穿刺路径也将成为器械使用中的一部分。

## 参考文献


1. Webb JG, Chandavimol M, Thompson CR, et al: Percutaneous aortic valve implantation retrograde from the femoral artery, *Circulation* 113:842–850, 2006.
2. Hayashida K, LeFevre T, Morice MC, et al: Transfemoral aortic valve implantation: new criteria to predict vascular complications, JACC *Cardiovasc Interv* 4:851–858, 2011.
3. Toggweiler S, Gurvitch R, Leipsic J, et al: Percutaneous aortic valve replacement: vascular outcomes with a fully percutaneous procedure, JACC *Cardiovasc Interv* 59:113–118, 2012.
4. Tchetche D, Dumonteil N, Sauguet A, et al: Thirty-day outcome and vascular complications after transarterial aortic valve implantation using both Edwards SAPIEN and Medtronic CoreValve bioprostheses in a mixed population, *EuroIntervention* 5:659–665, 2010.
5. Ducrocq G, Francis F, Serfaty JM, et al: Vascular complications of transfemoral aortic valve implantation with the Edwards SAPIEN prosthesis: incidence and impact on outcome, *EuroIntervention* 5:666–672, 2010.
6. Eltchaninoff H, Kerkeni M, Zajarias A, et al: Aortoiliac angiogra-

phy as a screening tool in selecting patients for transfemoral aortic valve implantation with the Edwards SAPIEN bioprosthesis, *EuroIntervention* 119:3009–3016, 2009.

7. Shaw JA, Dewire E, Alan N, et al: Use of suture-mediated vascular closure devices for the management of femoral vein access after transcatheter procedures, *Catheter Cardiovasc Interv* 63:439–443, 2004.
8. Coto HA, Zhao D, et al: Closure of the femoral vein puncture site after transcatheter procedures using Angio-Seal, *Catheter Cardiovasc Interv* 55:16–19, 2002.
9. Cilingiroglu M, Feldman T, Zhao D, et al: Technique of temporary subcutaneous "figure-of-eight" sutures to achieve hemostasis after removal of large-caliber femoral venous sheaths, *Catheter Cardiovasc Interv* 78:155–160, 2011.
10. Ing FF, Fagan TE, Grifka RG, et al: Reconstruction of stenotic or occluded iliofemoral veins and inferior vena cava using intravascular stents: reestablishing access for future cardiac catheterization and cardiac surgery, *J Am Coll Cardiol* 37:251–257, 2001.
11. Shim D, Lloyd TR, Beekman RH: Transhepatic therapeutic cardiac catheterization: a new option for the pediatric interventionalist, *Catheter Cardiovasc Interv* 47:41–45, 1999.
12. Jelnin V, Dudiy Y, Ruiz C, et al: Clinical experience with percutaneous left ventricular transapical access for interventions in structural heart defects, *JACC Cardiovasc Interv* 4:868–874, 2011.
13. Nietlispach F, Johnson M, Moss R, et al: Transcatheter closure of paravalvular defects using a purpose-specific occluder, *JACC Cardiovasc Interv* 3:759–765, 2010.

# 第四章

# 房间隔穿刺术

# Chapter 4 Transseptal Heart Catheterization

KHUNG KEONG YEO・JASON H. ROGERS・REGINALD I. LOW 著

王 勃 译 张端珍 审校

## 4.1 房间隔穿刺术的重要性

房间隔穿刺术始于 1959 年[1]，由 Ross、Braunwald 和 Morrow 首先提出，并沿用至今。但后来应用有些减少，主要用于诊断和经皮球囊二尖瓣成形术（percutaneous balloon mitral valvuloplasty，PBMV）。近年来，随着复杂结构性心脏病介入治疗和电生理射频消融技术的发展，房间隔穿刺术的应用再次增多[2-4]。在结构性心脏病介入治疗这个竞技场，房间隔穿刺术经常是众多介入操作能否取得成功的关键性第一步，这包括 PBMV、长隧道型卵圆孔未闭（patent foramen ovale，PFO）封堵术、房间隔造口术、左心耳封堵术、经皮二尖瓣修复术（如二尖瓣钳夹术）、二尖瓣瓣周漏封堵术等，以及许多正在探索的二尖瓣修复或置换术等。

在某些介入操作中，房间隔穿刺术之所以重要，主要是为了进入左心房（left atrium，LA），如二尖瓣狭窄行 PBMV。对有经验的操作者而言，如果穿刺点位置并不十分重要，以透视标志进行盲穿便很容易成功，但某些介入操作对穿刺点位置要求非常严格，它可能关系到整个操作的安全性，如房间隔造口术，或者关系到整个操作能否取得最后成功，如二尖瓣钳夹术和左心耳封堵术等。如穿刺点位置对操作成功与否至关重要，则必须使用实时超声心动图进行监测。

## 4.2 设备

使用标准设备，可使房间隔穿刺术顺利进行，这些设备包括 Mullins 鞘管、扩张器和 Brockenbrough 穿刺针（Medtronic，Santa Rosa，Calif.）等（图 4-1）。目前则有更多器材可供选用，术者也可根据当地情况选用其他类型鞘管、扩张器和穿刺针，如 BRK 穿刺针和 SL 穿刺鞘（St. Jude Medical，St. Paul，Minn.）等（图 4-2，4-3）。PBMV 也需要借用某些特殊器材，如“卷曲型”左心房导丝（TORAYGUIDE Guidewire，Toray Industries，美国），它可在 LA 内提供牢固的支撑作用。

总体而言，作者推荐使用 SL-0 鞘管和扩张器，或者 Mullins 鞘管加 BRK 穿刺针。SL-0 鞘管的角度更适合于将导丝导入左上肺静脉（left upper pulmonary vein，LUPV）。Mullins 鞘也很常用，尤其适合于需绕大弯方可进入二尖瓣的患者。选择何种导管主要取决于患者解剖特点、术式及术者偏好。譬如，Mullins 鞘管非常适合于存在 PFO 或者 LA 增大的患者。穿刺术中另一个操作差异是，某些术者仅用 BRK 扩张器和穿刺针，不用鞘管。Agilis NxT 可控导引导管（St. Jude Medical，St. Paul，Minn.）是一种特殊导管，其弯曲度可调节，故对解剖结构复杂者尤为适合。

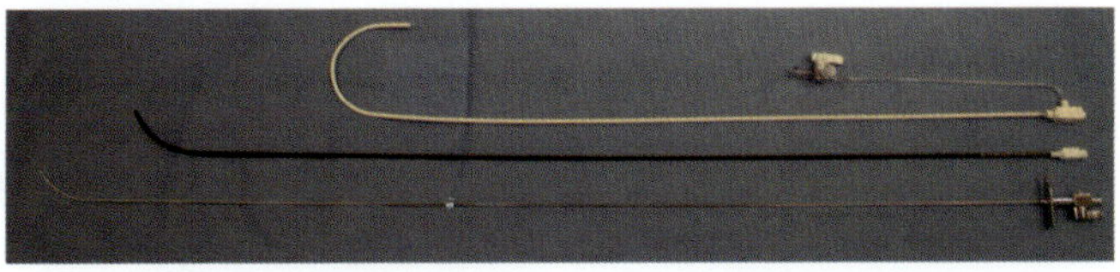

**图 4-1　房间隔穿刺系统组件**

由上至下依次为 Mullins 穿刺鞘，扩张鞘和穿刺针

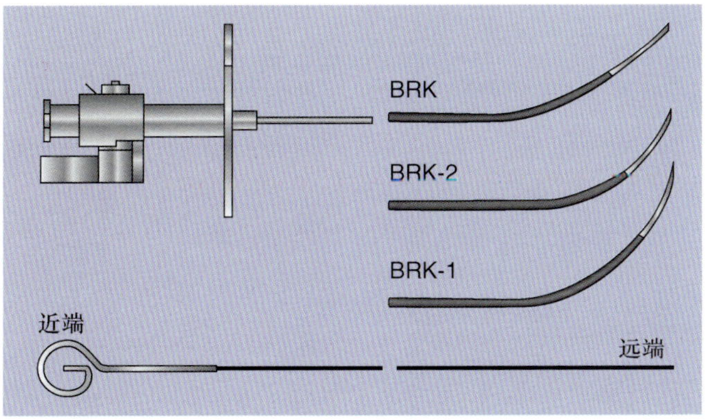


**1. 弯度选择：**

有三种弯度，两种用于成人（BRK 和 BRK-1），两种用于儿童（BRK 和 BRK-2）

**2. 长度不同：**

成人有三种（71，89，98cm），儿童一种（56cm）

98cm 穿刺针专为 St. Jude Medical Agilis NxT 可控导引鞘设计

**图 4-2　房间隔穿刺针和穿刺导管种类**（St. Jude Medical，St. Paul，Minn. 惠赠）

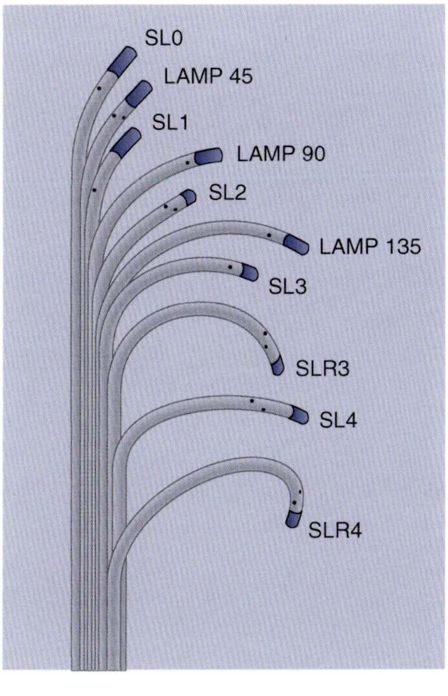


**图 4-3　不同房间隔穿刺导管**

具有不同弯度和顶部形状，这些导管通常用 8F 和 8.5F 穿刺鞘即可（St. Jude Medical，St. Paul，Minn 惠赠）

## 透视下房间隔穿刺术

透视下房间隔穿刺术常用于 PBMV 和其他穿刺点无需非常精确的介入手术，人们已描述多种穿刺技巧。更先进的影像学技术的问世，如经食管超声心动图（transesophageal echocardiography，TEE）和心腔内超声心动图（intracardiac echocardiography，ICE）等，使得透视（如右心房造影）的使用率日趋减少。然而，考虑到运用这些新技术的费用问题，发展中国家 PBMV 更为多见，故懂得如何在透视下采用不同技巧成功进行房间隔穿刺术非常重要。

## 进入卵圆窝的落空感

房间隔穿刺术常采用右股静脉，虽然也可使用左股静脉，但通常角度并不合适，故尽量不用。将 0.032 英寸（0.81mm）导丝自下腔静脉（inferior vena cava，IVC）送至上腔静脉（superior vena cava，SVC）后，将右股静脉鞘管交换为穿刺鞘和扩张器（如 Mullins 鞘和 SL-0 导管），并将穿刺鞘送至 SVC。同时，术者也可在升主动脉放置一猪尾导管以标记透视下的主动脉位置（图 4-4），这有助于识别主动脉，指导术者穿刺时避开主动脉（侧位透视可明显区分）。将穿刺针仔细冲洗后与压力感受器相连，许多术者会用盐水持续缓慢冲洗穿刺针，防止空气进入穿刺系统。冲刷使小量盐水自鞘管末端流出，若使用超声心动图指导，流出过程有助于显影。然后，将穿刺针送至穿刺鞘末端，术者此时务必小心，确保针头距离穿刺鞘出口至少 1cm 的距离。为做到这一点，并防止穿刺针滑动，术者需右手手掌紧握穿刺针，同时拇指和示指抓住鞘管与扩张器（图 4-5）。穿刺针和鞘管方向必须统一，这可通过将穿刺针柄的金属箭头与穿刺鞘的侧面连接管方向相匹配而达到（图 4-6）。术者务必确保穿刺针不会因疏忽而滑动，然后将穿刺针、穿刺鞘及扩张器视为一个整体握住，自 SVC 慢慢向下拉至房间隔处，这样也可使针尖和扩张器出口保持稳定的安全距离。如患者解剖结构正常或基本正常，当将穿刺系统向足部方向下拉时，一旦穿刺鞘由卵圆窝边缘进入卵圆窝时，会有落空感。这种落空感可以感知，有时还可在透视下看见。

此时，术者可小心将针头送出鞘管，穿刺房间隔（图 4-7）。将穿刺针及鞘管轻轻用力向前推送，穿刺针便可轻而易举进入 LA。在某些患者，当向前施压时，穿刺针会向头部滑动，导致原来的穿刺点

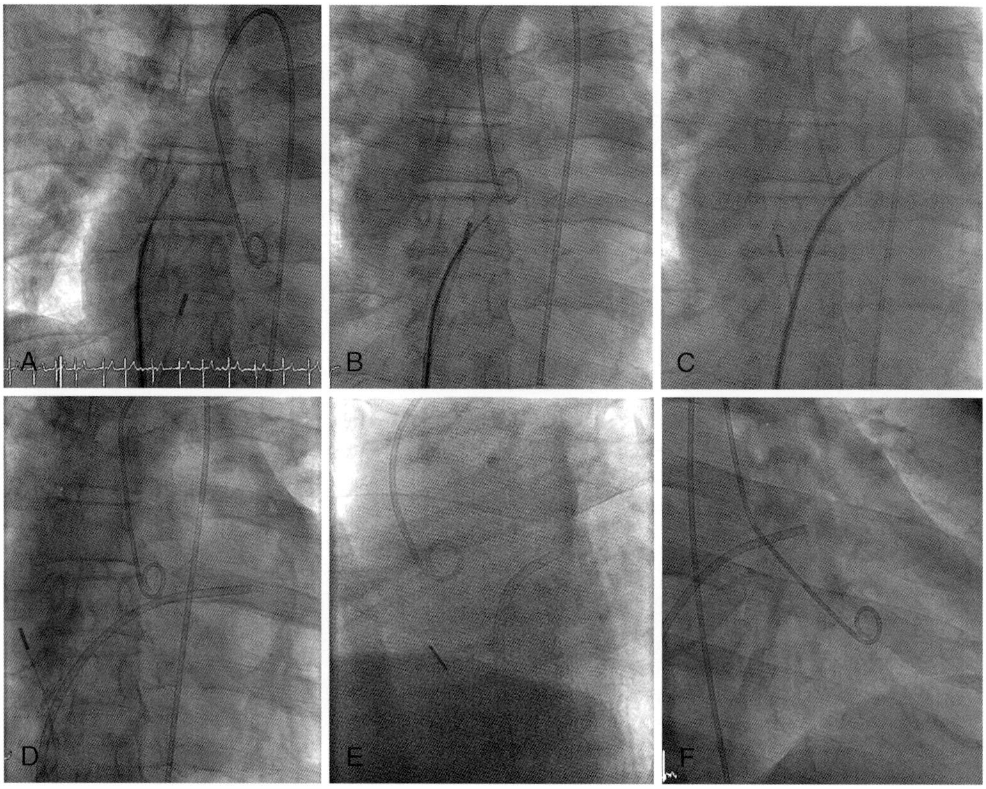


**图 4-4　前后位（AP）透视下房间隔穿刺图**

**A.** 将猪尾导管置于主动脉根部，穿刺鞘置于 SVC，ICE 导管置于 RA。**B.** 回拉穿刺鞘至 RA，顶住卵圆窝，前送穿刺针。**C.** 将穿刺鞘和扩张鞘沿穿刺针送入 LA。**D.** 撤出扩张器和穿刺针，将穿刺鞘留在 LA。**E.** 侧位透视显示穿刺鞘自主动脉后面穿过房间隔。**F.** 右前斜位（RAO）示穿刺鞘位于 LA，猪尾导管位于左心室（LV）

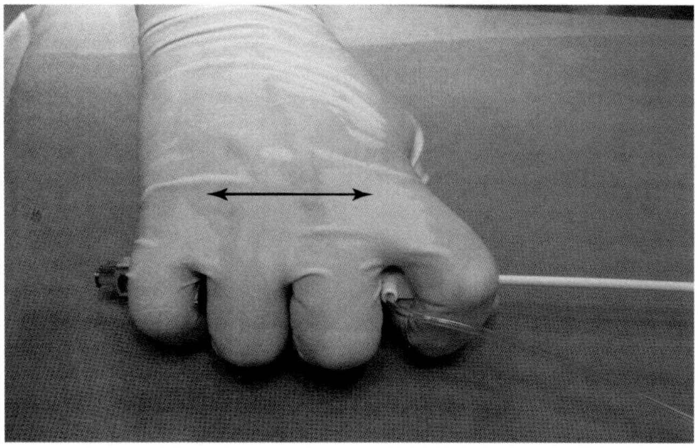

**图 4-5　手握穿刺系统技巧**

将整个系统握于手中，使之统一活动。鞘和扩张器用示指和拇指抓住，而穿刺针用其他手指抓住，这样可保证穿刺针与鞘之间关系稳定（箭头），防止穿刺针无端滑动

丢失。如果出现这种情况，有必要取出穿刺针重新塑形，使其能更紧靠房间隔。此外，Brockenbrough 穿刺针自带内芯也有助于将穿刺针固定于房间隔上，向前施压时可维持系统稳定性（图 4-8）。穿刺针进入 LA 后，压力传感器将显示 LA 压力波形。当然，术者不希望看到主动脉压力波形，这表示误穿了主动脉。也可通过回抽血液证实，如果血液鲜红，压力波形也支持，则表示穿刺针已进入 LA。需要告诫大家的是，如果感觉穿刺针已穿过房间隔，但没有波形或波形顿挫，千万不要往导管内推注液体，这表示穿刺针/导管系统存在血栓，冲入 LA 可致脑卒中，此时需轻轻回抽吸出血栓。不出现压力波形也可能系穿刺针穿入 LA 壁、心包腔或其他软组织结构所致，如无法确定穿刺针位置，绝对不能前送穿刺鞘，而应将整套穿刺工具撤回右心房（right atrium，RA）。有时明显感觉穿刺针已进入 LA，却无压力波形，多系房间隔柔软或存在房间隔膨出瘤所致。虽然透视显示穿刺针已经进入 LA 深处，其实穿刺针尚未穿破那柔软的房间隔。这种情况下，术前仔细检查超声心动图有助于判断房间隔是否柔软并发现膨出瘤，术中采用 TEE 指导可消除疑虑并提高操作安全性。

穿过房间隔后，穿刺针通常指向后方，故需稍稍逆时针旋转，使穿刺针偏离 LA 后壁。先将扩张器和鞘管沿着穿刺针小心向前推送，然后沿着扩张器仅推送鞘管，使鞘管恰好进入 LA（图 4-9）。最后，移除穿刺针和扩张器，小心回抽鞘管并仔细冲洗。如回抽困难，需考虑是否存在血栓或鞘管贴靠 LA 壁。如果是后者，可将鞘管顺时针或逆时针旋转，使之向后或向前移动，离开 LA 壁。

根据不同手术，可将 0.035 英寸（0.89mm）加硬导丝，如 Amplatz 超硬导丝（St. Jude Medical，St.

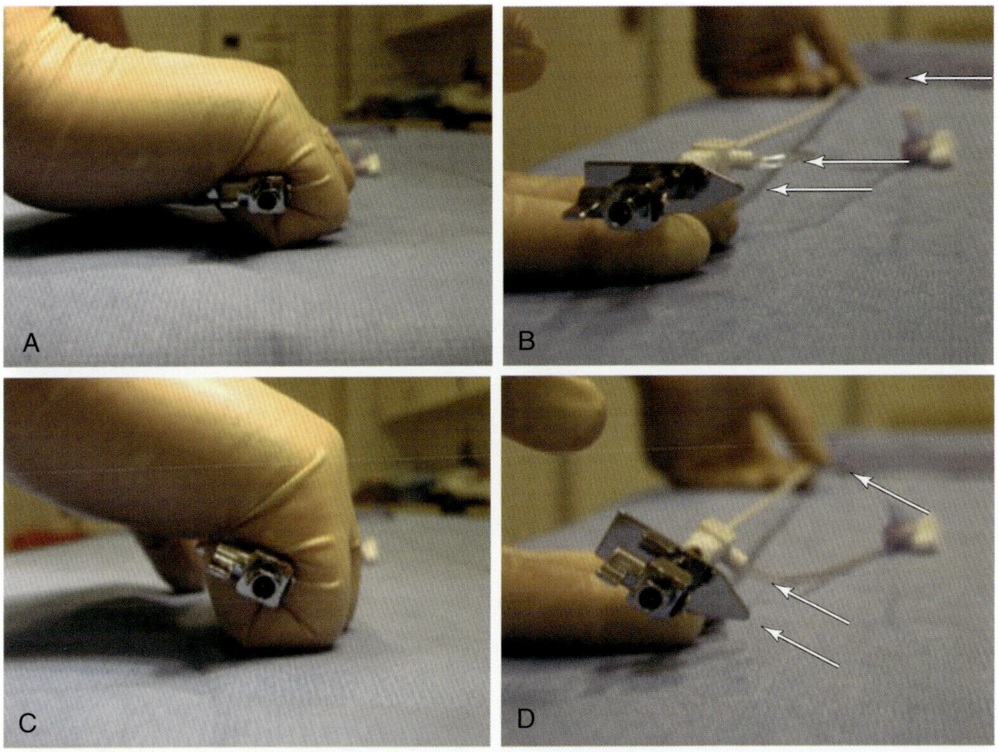


**图 4-6　通过旋转手柄使穿刺针和鞘一体活动**

穿刺针箭头方向应与穿刺鞘侧面连接管保持一致，这样便与穿刺鞘前端弯曲方向相同（箭头）。**A** 和 **B.** 系统在水平方向（3 点钟）位置。**C** 和 **D.** 系统指向 4 点钟方向（箭头），这是大多数心脏结构正常的房间隔最佳穿刺角度，但需要注意的是，穿刺角度将随 RA 或 LA 的扩大而改变

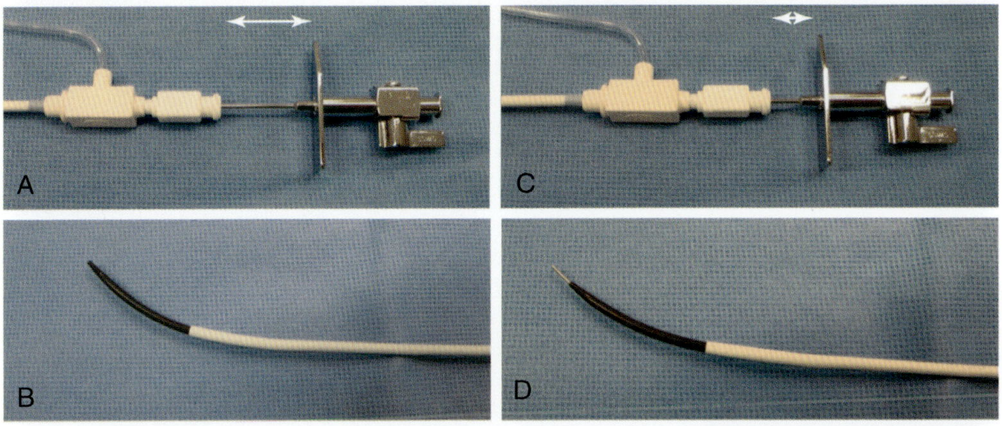


**图 4-7　穿刺针前送方法**

**A** 和 **B.** 将穿刺针送入穿刺鞘扩张器内后针柄与扩张器的关系（箭头）。**C** 和 **D.** 穿刺针略向前送至扩张器外后针柄与扩张器之间的距离缩小（箭头）

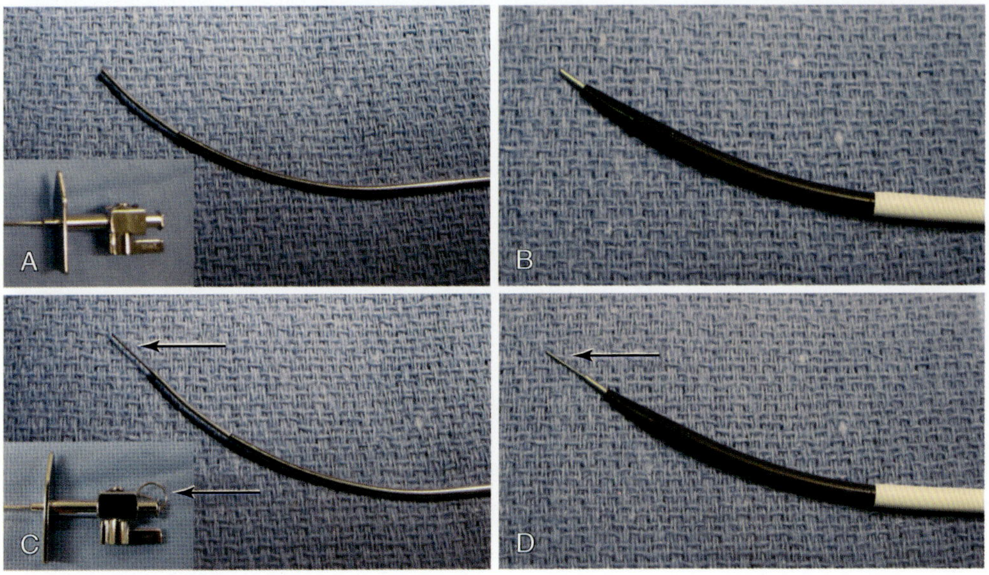


**图 4-8　用微导丝内芯协助房间隔穿刺**

在某些患者，当向前用力时，穿刺针可能滑脱，导致无法在预定部位穿刺，此时可用导丝内芯“贴”在房间隔上，以便将穿刺针固定于某一位点，为穿刺针前送保持稳定。**A.** 单纯穿刺针与针柄。**B.** 单纯将穿刺针送至扩张器之外。**C.** 导丝内芯送入穿刺针后和针柄情形（导丝内芯见箭头所示）。**D.** 将穿刺针和导丝内芯一同送至扩张器之外情形

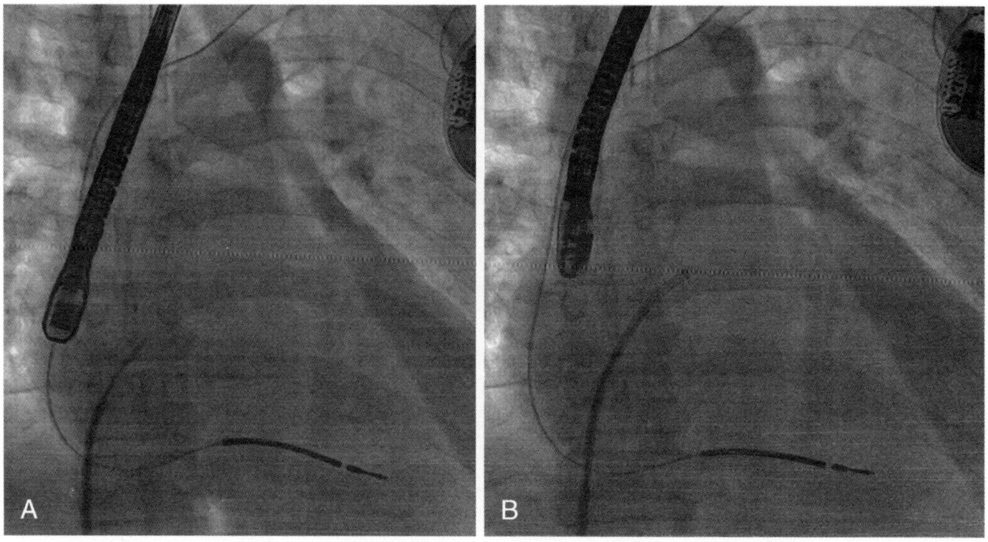


**图 4-9** **A.** 穿刺针位于房间隔。**B.** 穿刺完成，鞘已穿过房间隔，穿刺针和扩张器已撤至鞘内

Paul，Minn.），送至左上肺静脉（LUPV）作为送入释放系统和器材的过渡（图 4-10），有时也可通过穿刺鞘送入 6F 或 7F 多功能导管协助导丝进入左上肺静脉。

## 4.3 房间隔冲洗 /染色方法

某些术者推荐采用冲洗法（也叫染色法）来识别房间隔[5]，这需与其他透视穿刺技术一同进行。操作方法为对着房间隔注射造影剂，侧位透视显示的垂直染色部分为房间隔上部，房间隔卵圆窝处呈幕状隆起，可见造影剂呈三角形突出。这种技术仅在没有超声心动图指导时使用。

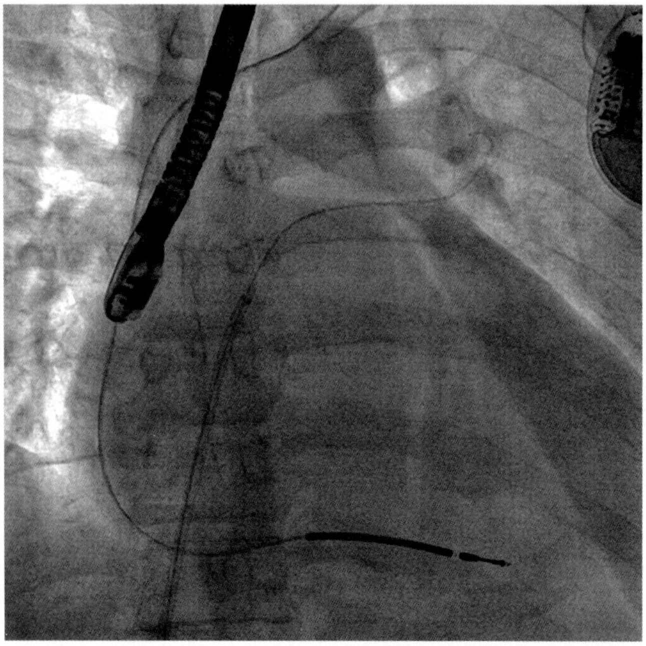

**图 4-10** 穿刺成功后将穿刺针和鞘穿过房间隔，并将导丝送至左上肺静脉

### 透视标志

在 TEE 和 ICE 问世之前，只有依靠透视下各种标志进行房间隔穿刺，例如，进行右心房造影，在 X 线透视检查静止图像上画虚线，将猪尾导管置于升主动脉，识别三尖瓣、冠状窦、主动脉三者之间相互位置关系，这样做的主要目的是穿刺时避开位于前面的主动脉（图 4-11）。猪尾导管有助于术者避开主动脉，侧位透视有助于判断穿刺针前后走向，这一点现在仍然有用，尤其是在没有其他影像学工具指导时。然而，对复杂结构心脏病介入操作而言（如二尖瓣钳夹术和房间隔造口术），或者穿刺房间隔存在高风险（如曾行二尖瓣外科手术和房间隔修补术），作者认为，此时 TEE 或 ICE 指导必不可少。单纯透视下进行房间隔穿刺，对不能承受任何血流动力学障碍的患者来说存在一定危险，也难以精确定位穿刺点。值得一提的是，电生理医生在穿刺房间隔时还有更多标记方法，例如，将导管放置于冠状窦，从而标出 LA 游离壁边缘轮廓，或者将导管置于希氏束（HIS 束）处，作为房间隔前缘的标识。对于单纯透视下房间隔穿刺技巧，许多文献已进行详尽描述，在此不再赘述。

### 房间隔穿刺

穿刺困难的发生并不少见，可能系由房间隔增厚和纤维化，或存在膨出瘤和 PFO 所致。此时，单独透视指导穿刺会感觉非常难，因为透视显示，导管和穿

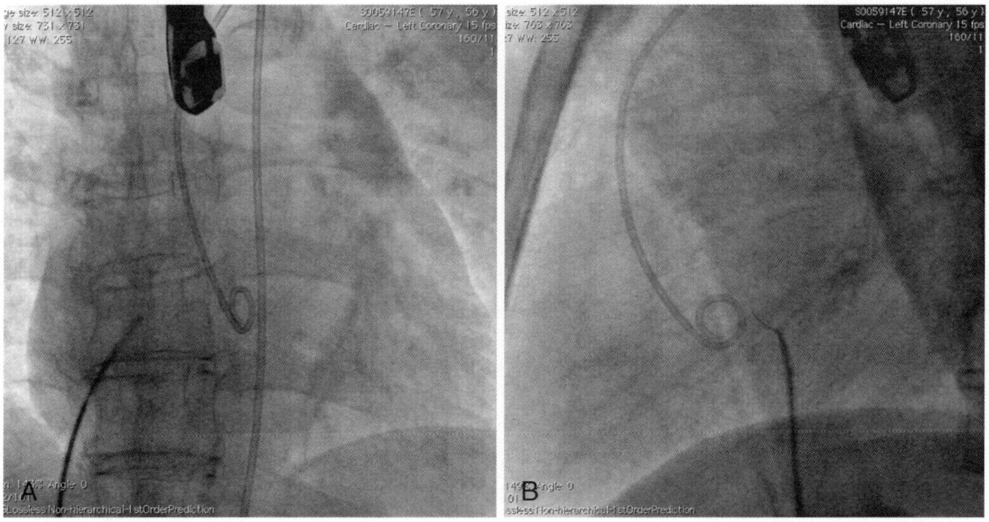

图 4-11 **A.** 将猪尾导管置于升主动脉，穿刺针/鞘置于房间隔上（前后位）。穿刺针方向正确（假设患者心脏大小正常）。**B.** 侧位透视示猪尾导管位于穿刺针之前，但穿刺针位置有点太靠前

刺针明明已经穿刺成功，实则不然。如以超声心动图为指导，则能更好地显示导管/穿刺针与房间隔之间的关系。此时，术者可以耐心"贴靠"导管/穿刺针，直至其突然穿过房间隔，并随着每次心跳而连续活动。此外，术者也可使用 0.014 英寸（0.36mm）导丝硬端或 Brockenbrough 探针穿刺，其硬度通常足以刺破房间隔（图 4-8），然后对穿刺针逐渐施压便足以穿过房间隔。也有术者曾通过电热设备采用射频（Radiofrequency，RF）打孔方式穿刺房间隔，如 Bovie 射频仪（Bovie Medical Corporation，Clearwater，Fla.）。当穿刺鞘和穿刺针位于卵圆窝时，将穿刺针送至扩张器顶端，然后将单电极发热探针设为切割模式，输出功率为 15～40W，并与穿刺针金属手柄接触 1～2s[6-9]。现已有房间隔穿刺专用 RF 穿刺针可供使用，如 NRG RF 房间隔穿刺针（transseptal needle）（Baylis Medical，Quebec，Canada）。与电生理标准 RF 消融术相比，Baylis 系统能量更低（5W *vs.* 35～50W），时间更短（1s *vs.* 60～90s），但电压更高（150～180V *vs.* 30～50V），其活动端也更小而消融导管更长、更粗。这种设备对穿刺偏软或偏厚的房间隔非常有用（图 4-12）。

## MitraClip 治疗术中的房间隔穿刺术

相对于其他操作，在 MitraClip（二尖瓣钳夹）治疗术中，房间隔穿刺术的作用更为关键，它决定了导引导管相对于二尖瓣瓣叶联合处平面的高度和位置，并对钳夹释放系统（CDS）和导引导管的操控性具有重要影响。欲想恰当置入钳夹，必须先将顶端装载 MitraClip 的 CDS 导入二尖瓣。由于房间隔穿刺术在 MitraClip 治疗术中非常重要，包括穿刺点的选择与评价等每一步操作通常都有重要学习价值。

对 MitraClip 治疗术而言，穿刺点位置不理想将使 LA 内各种后续操作非常困难。穿刺点太靠前，导引导管将过于靠近主动脉等重要解剖结构；太靠后则导引导管直接指向 LA 后壁。穿刺点距离瓣叶联合处平面太高，可致 CDS 和钳夹因高度不够而难以抵达瓣膜，无法抓取瓣叶；太低则可致 CDS 回撤困难，无法抓住瓣叶。

穿刺位置欠佳也会限制 MitraClip 系统移动范围。例如，穿刺太靠前会出现"主动脉拥抱"局面，导致 CDS 几乎与主动脉平行，使之难以与二尖瓣垂直。

# 4.4 步步为营：房间隔穿刺基本技巧

下面将一步一步详细介绍 MitraClip 治疗术中房间隔穿刺技巧，而整个 MitraClip 治疗术过程将在本书第 11 章详尽描述。前已述及，房间隔穿刺术非常关键，为获最佳穿刺点，值得投入时间和精力去反复揣摩。穿刺右股静脉之后，透视下将 0.032 英寸（0.81mm）导丝送至 SVC，将股静脉鞘交换为房间隔穿刺鞘（transseptal sheath，如 Mullins 和 SL-0 鞘）和扩张器，并送至 SVC。移除导丝，透视下将穿刺针送至穿刺鞘远端（通常止于扩张器远端约 1cm 处）。在透视和 TEE 指导下，将鞘和穿刺针小心、缓慢撤至 SVC 与 RA 交界处（图 4-4）。

此后几乎完全依靠 TEE 指导进行操作。首先是腔静脉切面，该切面可进行穿刺点上下方向定位（图 4-13）。在常规Ⅱ型 EVEREST 操作中，该切面的理想穿刺点为正中略偏上（图 4-13 至 4-15），此时需

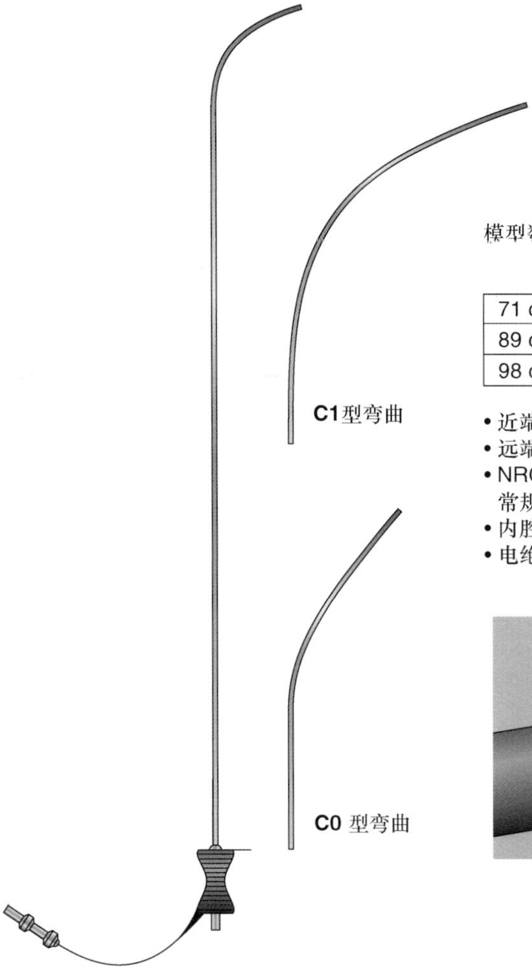


模型数据

| | C0 型弯曲 | C1型弯曲 |
|---|---|---|
| 71 cm | NRG-71-C0 | NRG-71-C1 |
| 89 cm | NRG-89-C0 | NRG-89-C1 |
| 98 cm | NRG-98-C0 | NRG-98-C1 |

- 近端规格：18Ga
- 远端规格：21Ga
- NRG RF房间隔穿刺针弯曲度与其他常规穿刺针相似
- 内腔用于液体注射和压力波形测量
- 电绝缘体

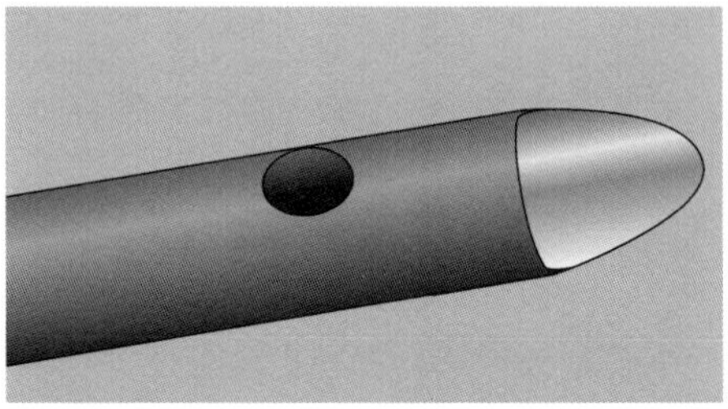

内腔用于液体注射和压力波形测量

**图 4-12** Baylis 房间隔穿刺系统

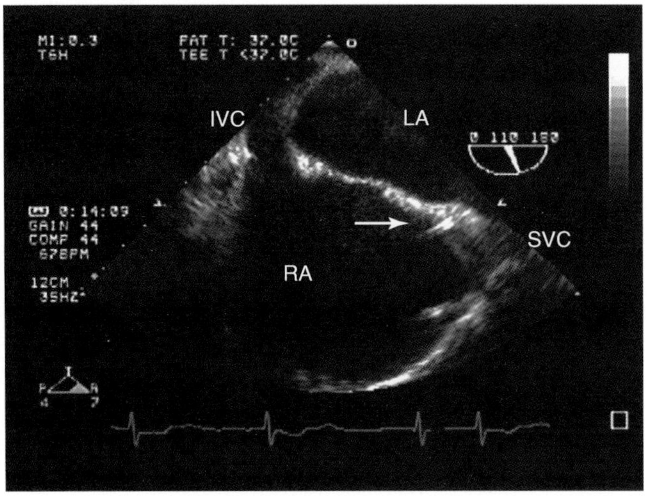


**图 4-13 TEE 双腔切面显示，将房间隔扩张器自 SVC 缓慢回拉至 SVC 与 RA 连接处（箭头）**

IVC：下腔静脉，LA：左心房，RA：右心房，SVC：上腔静脉（获 Springer Science＋Business Media 允许，引自 Atlas of Percutaneous Edge-to-Edge Mitral Valve Repair. Chapter 3. Transseptal Puncture，Yeo，Rogers and Low. Jan 2013.）

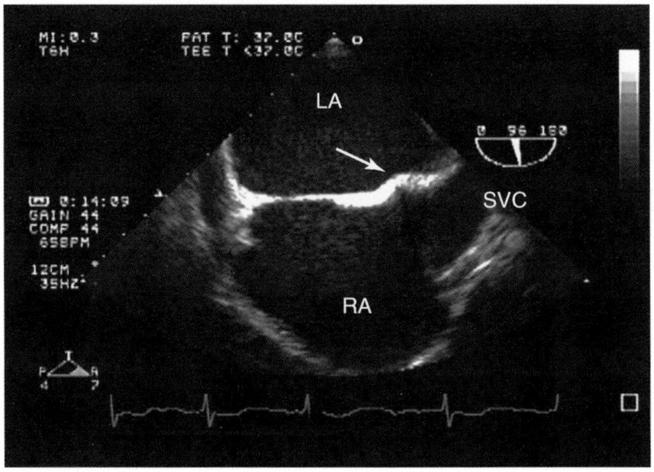


**图 4-14 双腔切面示扩张器现位于继发隔处（箭头所指为扩张器顶起部位）**

LA：左心房，RA：右心房，SVC：上腔静脉（获 Springer Science＋Business Media 允许，引自 Atlas of Percutaneous Edge-to-Edge Mitral Valve Repair. Chapter 3. Transseptal Puncture，Yeo，Rogers and Low. Jan 2013.）

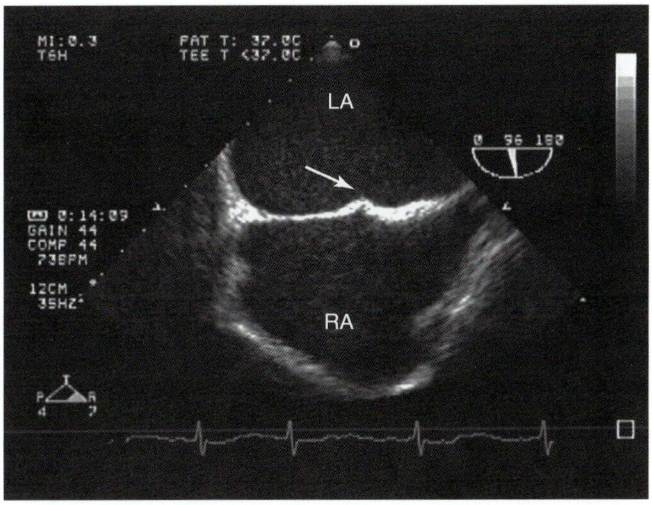


**图 4-15　双腔切面示扩张器现位于卵圆窝边缘（箭头）**

LA：左心房，RA：右心房（获 Springer Science＋Business Media 允许，引自 Atlas of Percutaneous Edge-to-Edge Mitral Valve Repair. Chapter 3. Transseptal Puncture，Yeo，Rogers and Low. Jan 2013.）

用鞘管扩张器顶起房间隔（图 4-16）。至此，超声医生将 TEE 切换至大动脉短轴切面，进行房间隔穿刺点前后定位。欲想穿刺针和穿刺鞘向后移动，可顺时针旋转；向前移动，则逆时针旋转。理想穿刺点为中线略偏后（图 4-17）。有时，无论顺时针或逆时

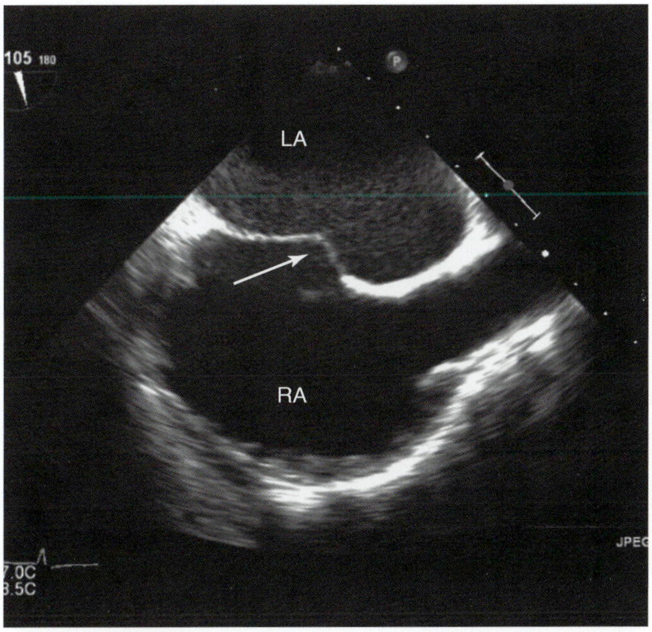


**图 4-16　双腔切面示扩张器（箭头）将卵圆窝正中央（原发隔）顶起**

LA：[illegible] RA：右心房（获 Springer Science＋Business Media 允[illegible]引自 Atlas of Percutaneous Edge-to-Edge Mitral Valve Repair. [illegible]hapter 3. Transseptal Puncture，Yeo，Rogers and Low. Jan 2013.）

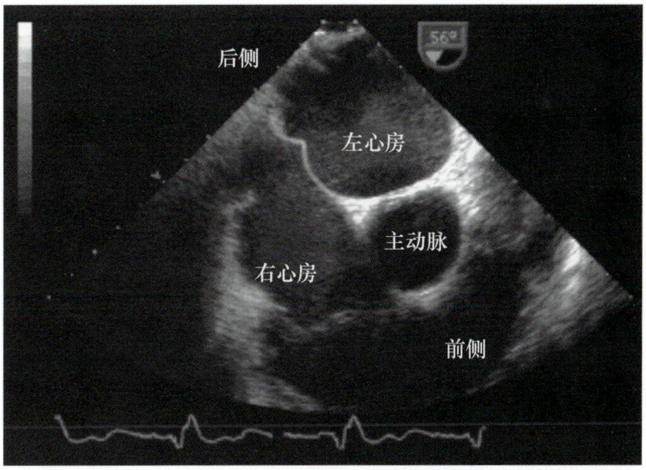


**图 4-17　主动脉水平短轴切面**

扩张器应避开主动脉，如果穿刺位置理想，在本切面穿刺针应将房间隔正中央略偏后处顶起。如顶起部位太靠前，则可能穿刺主动脉，而且，如果穿刺靠前，操控时可能会被主动脉绊住，从而很难将 MitraClip 垂直送至二尖瓣平面（Abbott Vascular 惠赠。2013 版权属于 Abbott 实验室，版权所有，不许翻印）

针旋转鞘管，都只能使鞘管顶端以顶起位置为轴心旋转而不能移动，这与扩张器顶入房间隔太深有关，故此时应轻轻回拽导管使其与房间隔脱离，方可再进行定位。同样的方法也适用于前后方向调整鞘管位置，即将导管前推或回撤。

第二个切面是四腔或五腔切面，该切面可测量房间隔顶起处至二尖瓣的垂直高度，高度应在 3.5～4.5cm 之间（图 4-18），可用二尖瓣瓣环平面，也可以二尖瓣瓣叶接合处作为二尖瓣垂线参考点。对于二尖瓣脱垂患者，以二尖瓣瓣环为参考点测量其高度更为合理，而功能性二尖瓣反流（mitral regurgitation，MR）患者由于瓣叶活动受限，联合处位置更低，推荐以瓣叶联合处为测量参考点。

当在某个切面操纵穿刺针/鞘管进行位置调整时，最重要的一点便是确保它在其他切面没有出现不适当移位。例如，卵圆窝为椭圆形，将鞘往后移动实际上也会向下移动，因此，穿刺前术者应同时行两个正交切面 TEE 检测，确保穿刺点在两个切面中均位于恰当位置。

一旦采用如前所述方法确定穿刺点后，便可进行穿刺，将穿刺针向前推至略为超出扩张器顶端，轻轻向前施压即可。此处操作的关键是不要仓促行事，用力过猛可致穿刺针自预定穿刺点滑脱。穿刺针应该与压力传感器相连，以便通过压力波形变化确定穿刺针是否已进入 LA。通常，穿刺针穿过房间

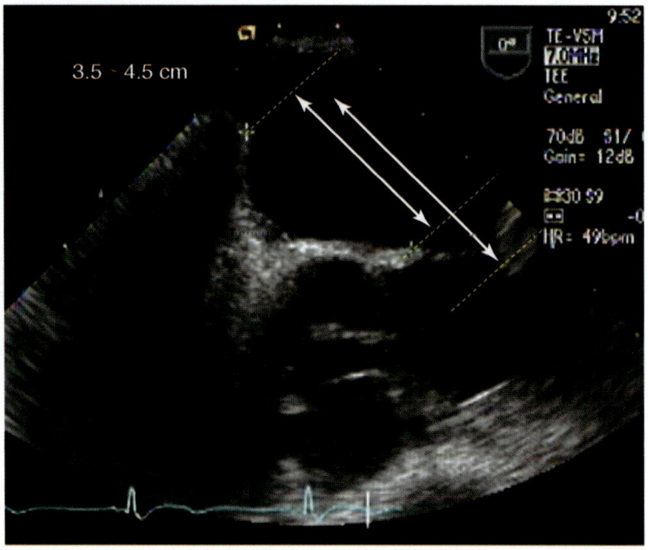


**图 4-18　四腔或五腔切面**

该切面用于测量二尖瓣上的“高度”，即从顶起部位（短箭头）至二尖瓣瓣环的垂直距离，有些术者选择二尖瓣瓣叶联合点（长箭头）作为参考点；不管怎样，通常可接受的距离为 3.5～4.5cm，具体取决于 MR 性质（Abbott Vascular 惠赠，图像略作调整，2013 版权属于 Abbott 实验室，版权所有，不许翻印）

隔时会有轻微“突破”感。一旦针尖进入 LA，应将穿刺针和鞘管稍作逆时针旋转，以免发生意外，误穿 LA 后壁。此外，超声心动图医生也能为穿刺针和鞘管所在位置提供反馈意见。然后，先将扩张器和鞘管沿穿刺针送入 LA，再固定穿刺针和扩张器单送鞘管。移除穿刺针和扩张器，小心回抽穿刺鞘后，用盐水冲洗，防止空气进入和血栓形成。

穿刺成功并且穿刺鞘或导引导管通过房间隔之后，静脉推注肝素，使活化凝血时间（activated clotting time，ACT）≥250s。将 0.035 英寸 Amplatz 超硬导丝（也可用 0.035 英寸短头加硬导丝或短头导丝）在透视下送至左上肺静脉（图 4-10）。短头导丝的优点是加硬部分更长，更有利于支撑，但穿孔风险也更大。有时需将穿刺鞘送入嵌套导管，如多功能导管，将导丝导入左上肺静脉。通常此时开始由超声心动图医师对左心耳进行实时监测，一旦导丝进入左心耳，应提醒术者立即停止前送，同时也告诉术者导丝是否已进入肺静脉，这一步对防止并发症非常有用也非常重要。

最后，小心移去穿刺鞘，将导丝保留于左上肺静脉。用 16F 或 18F 扩张鞘扩张股静脉，将 MitraClip 导引导管和旋转扩张器缓慢送至 RA 并顶住房间隔，轻轻用力使旋转扩张器穿过房间隔。这一步的操作要点是轻柔而沉稳，强力推进会撕裂房间隔，术后房间隔水平出现明显分流。极个别情况下，房间隔偏厚可致扩张器难以通过，有报道认为，此时也可先行球囊房间隔造口术。

导引导管和扩张器通过房间隔之后，先将扩张器撤至导管内，然后再撤导丝，最后将扩张器和导丝从导引导管内一同移除。移除扩张器和导丝时，在导丝从扩张器撤出之前，术者应同时轻轻抽吸，这非常重要，如果导丝露在扩张器外回撤，将因导丝直接穿过导引导管而损坏其止血阀。

## 4.5　特殊条件下的穿刺术

### 卵圆孔开放时的穿刺

存在 PFO 可使房间隔穿刺更加困难。如果穿刺目的仅为进入 LA，比如 PFO 封堵术和二尖瓣成形术，经 PFO 穿过房间隔无可厚非。然而复杂结构性心脏病介入治疗，如 MitraClip 治疗术，则不建议经 PFO 进入 LA。PFO 隧道不固定，其位置相对所需穿刺点而言也并不理想。例如，PFO 可使穿刺针向上偏移，如穿刺针和导引导管经 PFO 进入 LA，则将明显悬挂于二尖瓣平面之上，导致无法操作（图 4-19 至 4-21）。

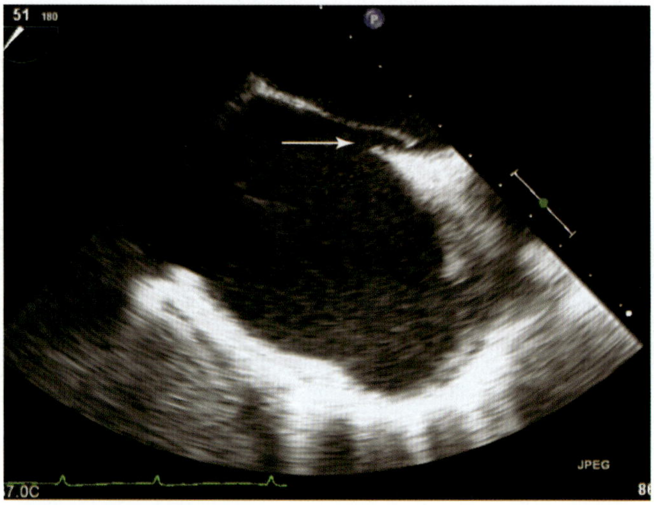

**图 4-19　术前超声示存在 PFO（箭头）**（获 Springer Science＋Business Media 允许，引自 Atlas of Percutaneous Edge-to-Edge Mitral Valve Repair. Chapter 3. Transseptal Puncture，Yeo，Rogers and Low. Jan 2013.）

对于 MitraClip 治疗术和左心耳封堵术，应尽量避开 PFO，另行穿刺。然而，事情并非总是这么简单，存在 PFO 和房间隔膨出瘤时，扩张器和穿刺针有时很难在房间隔上找到着力点。即使确认穿刺点位置合适，由于无法顶住房间隔，穿刺针前送时也容易滑脱（图 4-21）。这种情况下，与穿刺针包装在一起的内芯也许可派上用场，将其由穿刺针内送至房间隔处，可加强固定，使穿刺得以实施（图 4-8）。

另一种获得足够支撑力的方法是加大穿刺鞘弯曲度。例如，将 SR-0 或 SL-0 导管替换为 Mullins 鞘，便可加大角度，有利于"抓牢"房间隔（图 4-22 和 4-23）。同样，应使用弯曲度更大的穿刺针，如 BRK-1 穿刺针，而不是用 BRK 穿刺针。此外，也可在穿刺前用手将穿刺针轻轻塑形，在穿刺针 IVC-RA 连接处轻微弯曲可增加扩张器对房间隔的横向推力。

总之，在穿刺前确定是否存在 PFO 非常重要。在某些情况下，PFO 对操作并无大碍，但对诸如房

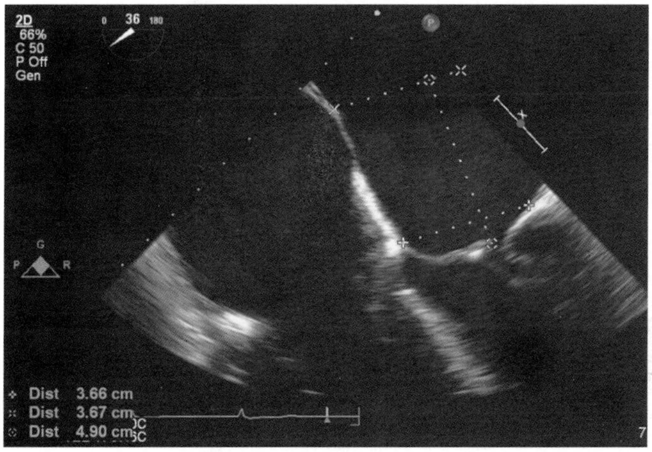


**图 4-20** PFO 使穿刺针偏移，导致穿刺位置过高（获 Springer Science＋Business Media 允许，引自 Atlas of Percutaneous Edge-to-Edge Mitral Valve Repair. Chapter 3. Transseptal Puncture, Yeo, Rogers and Low. Jan 2013.）

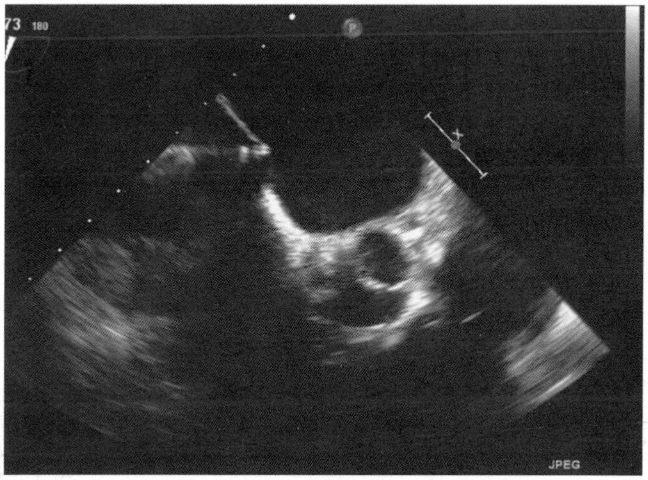


**图 4-22 尝试偏离 PFO 穿刺房间隔**

本例中，术者将穿刺针再次轻轻塑形，做成所需角度，使穿刺位点更为靠后（获 Springer Science＋Business Media 允许，引自 Atlas of Percutaneous Edge-to-Edge Mitral Valve Repair. Chapter 3. Transseptal Puncture, Yeo, Rogers and Low. Jan 2013.）

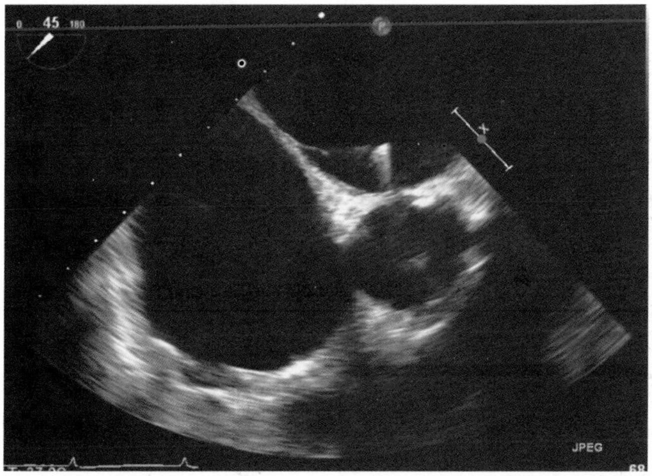


**图 4-21 穿刺针经 PFO 进入 LA**（获 Springer Science＋Business Media 允许，引自 Atlas of Percutaneous Edge-to-Edge Mitral Valve Repair. Chapter 3. Transseptal Puncture, Yeo, Rogers and Low. Jan 2013.）

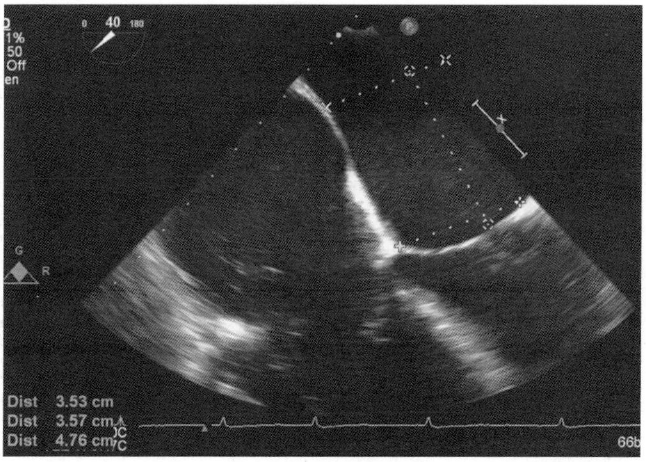


**图 4-23** 新穿刺点为 4.76cm，不如原先穿刺位置高（获 Springer Science＋Business Media 允许，引自 Atlas of Percutaneous Edge-to-Edge Mitral Valve Repair. Chapter 3. Transseptal Puncture, Yeo, Rogers and Low. Jan 2013.）

间隔缺损（atrial septal defect，ASD）封堵术、MitraClip治疗术和左心耳封堵术等患者，精确定位便非常重要。对PFO位置，其隧道长度与大小，是否合并房间隔膨出瘤等均应特别注意。如需精确定位穿刺点，务必使用TEE或ICE指导。

## 存在房间隔缺损时的穿刺术

如果仅是为了进入LA，存在ASD正好可免去房间隔穿刺。然而，如果要求穿刺点定位精确，如MitraClip治疗术，ASD的存在将使术者对穿刺位置的选择严重受限，进而影响器械的可操作性，影响的程度取决于ASD大小、位置，单个还是多发缺损。非常小的ASD通常无所谓，但如果ASD中等以上大小且位置欠佳，则在首选位置穿刺可导致房间隔撕裂，造成巨大左向右分流。

如ASD位置合适，理论上可利用该缺损实施左心耳封堵术和MitraClip治疗术，但术者必须清楚，由于无法使用穿刺针将房间隔顶起，故无法确定操作器材位置是否适当；而且，在MitraClip治疗术中，需用高超操作技巧将CDS一次性置入LA。

## 存在房间隔膨出瘤时的穿刺术

房间隔穿刺术可因存在膨出瘤而使操作复杂化，此时很难在柔软的房间隔上找到支撑点，并难以在透视下判断穿刺针需进入多深，有时看起来穿刺针已明显进入LA，但其实仍在RA。经验不丰富者此时如过度用力或反复操作房间隔穿刺针，有引起穿孔等并发症的可能。这种情况下，各种显像工具非常有用，术者可籍此辨认穿刺针顶住房间隔的程度，在穿刺时，穿刺针会明显将房间隔膨出瘤顶起，TEE也会助长术者操作信心。最后，轻轻向前施压，即可安全刺破房间隔。尽管已经进入LA，膨出瘤的存在也会使某些后续操作复杂化，比如MitraClip治疗术，因膨出瘤过长，22F MitraClip导引导管顶端将很难通过房间隔，有时顶起的房间隔甚至可抵达肺静脉口。可以想象，如果没有超声心动图指导，做这种手术将会非常困难，并可能导致失败或引起并发症。

### 心腔内超声心动图的作用

ICE在指导房间隔穿刺方面是非常有用的工具，其在穿刺术中的作用已有报道[10-11]。人们发现ICE技术前景诱人，使用它后无需再用可导致清醒状态患者明显不适的TEE；无需超声科医生，术者即可直接操作。ICE也可指导特殊情况下的房间隔穿刺，如严重脊柱后凸和食管裂孔疝等，此时即使是TEE也不能充分显示房间隔。其不足之处在于：仅有二维成像功能，目前缺乏多平面显像功能；切面视野小，透视深度受限；要求有高超的专业技能，而这在日常工作中很难获得。与TEE恰好相反，后者由于广泛应用于临床，掌握的人可能很多。对于诸如MitraClip吻合术之类的复杂结构性心脏病介入操作，在穿刺房间隔之后，ICE并不能替代TEE指导后续操作。目前ICE并不能对操作和检查评估所需的所有切面进行采集，加上无三维成像能力，故并不推荐在MitraClip治疗术中全程使用ICE进行指导。

## 房间隔造口术中的房间隔穿刺术

重度肺动脉高压患者晚期，其右心系统压力可接近或等同于体循环压力，患者可出现心排血量降低、右心压力与容量负荷过重等症状，一部分是由左心室充盈严重不足导致的。房间隔造口术（atrial septostomy）作为一种姑息性手术，有助于缓解低心排血量所致症状。通过人为制造ASD造成右向左分流可使左心室充盈增加，但其代价是体循环氧饱和度降低。严重肺动脉高压晚期，RA常常增大并压迫LA，致使LA和RA严重变形，房间隔穿刺将非常困难并且十分危险。尽管RA造影也可描绘RA边界，超声心动图指导效果更佳。LA可因RA压迫而成条带状（图4-24），可以预见，穿刺一旦出错，便有可能误穿心房壁或主动脉壁。使用ICE指导，可清晰显示LA和RA，也可清晰显示房间隔和穿刺针。房间隔穿刺术的透视和ICE影像见图4-25和4-26，此时，ICE尤其有用，因为与TEE不同，其显像不受呼吸影响，而此类患者肺储备量常常非常低下。

## 卵圆孔未闭封堵术中的房间隔穿刺术

某些患者PFO隧道很长或呈折叠状，并且无法缩短，导致封堵器难以充分展开与固定。有报道认为，此时可采用穿刺房间隔方式实施PFO封堵术[12]，即在卵圆孔的原发隔边缘穿刺一小孔，然后送入输送鞘管并释放封堵器。如病例选择合适，采用这种技巧可使原发隔与继发隔有效叠合，关闭右向左分流（见图4-27）。

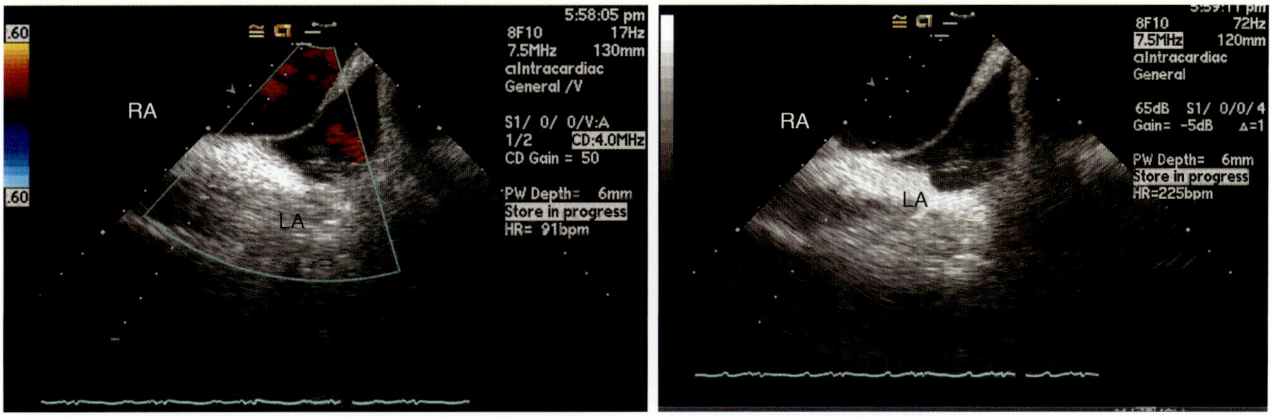


图 4-24 ICE 示左心房（LA）被右心房（RA）压迫成条带状

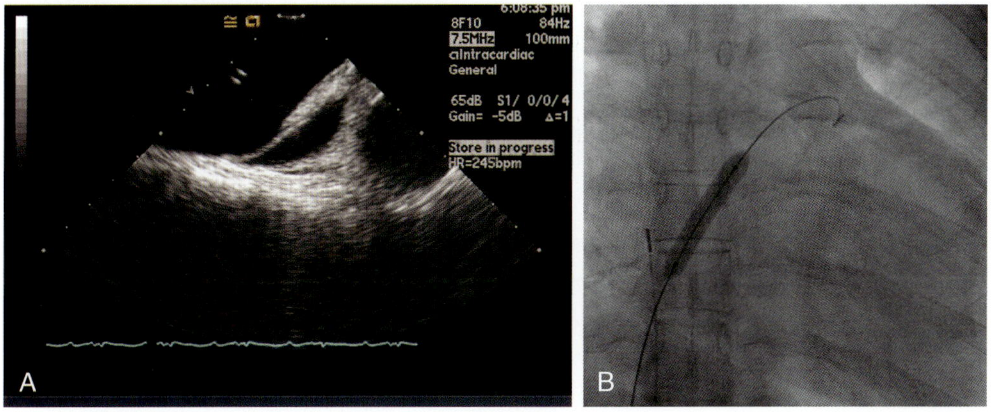


图 4-25 房间隔造口术时 ICE（A）和透视（B）下的房间隔造口术

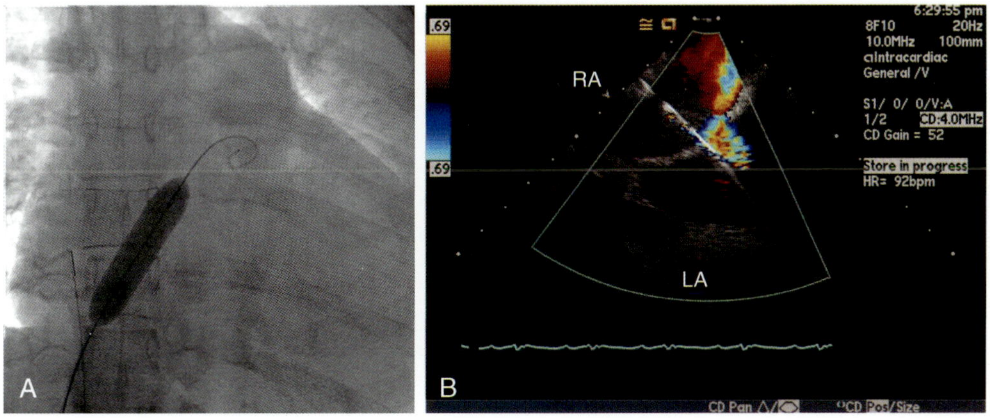


图 4-26 A. 透视下用大球囊扩张房间隔。B. 新制造的 ASD 出现右向左分流，0.035 英寸导丝仍留在新造的缺损中。LA：左心房；RA：右心房

## 房间隔穿刺位置

临床情况、适应证、操作方案不同，穿刺最佳位置也不同，术者应根据情况相应调整。不同介入操作推荐的穿刺点已简明扼要总结于图 4-28。一般而言，MitraClip 治疗术理想穿刺点为卵圆窝稍偏上偏后，从而保证与二尖瓣联合处有足够垂直距离（约 3.5～4.5cm），而左心耳封堵术理想穿刺点为卵圆窝略偏后偏下，总之，两者均应尽量避免穿过 PFO。瓣周漏封堵术理想穿刺点取决于瓣周漏所在位置，术者需要全面考虑弯曲程度、操作轨道，用何种导引导管及鞘管等问题。瓣周漏位置靠前者，穿刺点应更偏后，而位于两侧者穿刺点需更偏上。此外，LA 大小也会影响穿刺点定位。

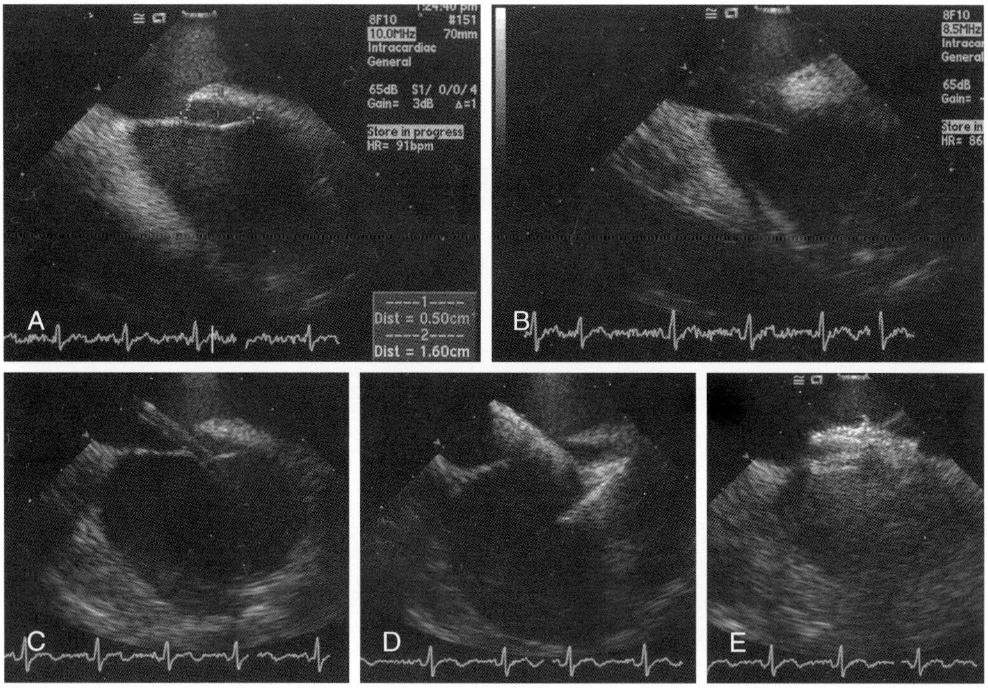


**图 4-27　在心腔内超声心动图指导下穿刺房间隔，然后行卵圆孔未闭封堵术**

**A.** 长隧道型 PFO（16mm）。**B.** 用穿刺针在其边缘顶起原发隔。**C.** 穿刺之后置于释放鞘。**D.** 展开封堵器左心房盘面。**E.** 将左、右心房盘面均展开并从推送杆释放后的封堵器最终形状

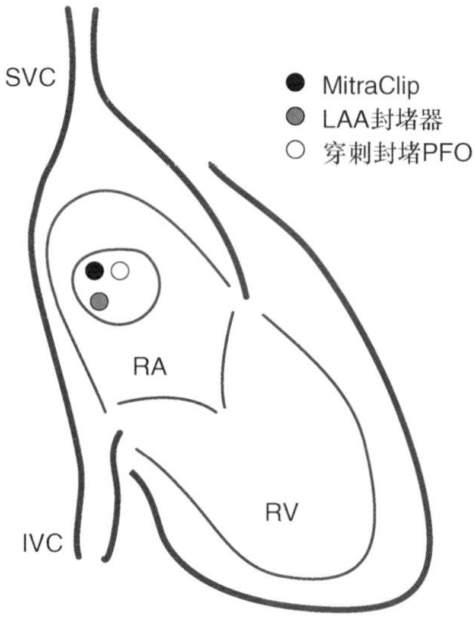


**图 4-28　不同患者其房间隔形状不同、不同手术其房间隔穿刺位点不同**

操作成功的基本要素在于熟悉本章所述技术，术中使用各种影像监测，并具有各种介入操作所必备的解剖学知识。图中所示为不同介入操作房间隔的最佳穿刺位点（IVC：下腔静脉，LAA：左心耳，PFO：卵圆孔未闭，RA：右心房，SVC：上腔静脉）

## 4.6　总结

对结构性心脏病介入医生而言，房间隔穿刺术是一项非常关键的技术。如何安全而高效进行房间隔穿刺取决于介入操作类型、患者解剖结构、以及是否有 TEE 和 ICE 进行指导。如解剖结构正常或基本正常，且操作对穿刺点位置要求不严格，经验丰富者单用 X 线透视指导即可穿刺成功。然而，如果心房或房间隔变形，操作复杂，或者是新手操作，则强烈推荐在透视基础上加用超声心动图（TEE 或 ICE）指导。进行 MitraClip 治疗术、左心耳封堵术和房间隔造口术等操作时，必须使用超声心动图进行指导。穿刺时需逐步推进，条理清楚，并耐心细致。对 MitraClip 治疗术等复杂结构性心脏病介入手术，穿刺点位置选择适当不仅可以减少手术操作时间，还能提高手术成功率。

## 参考文献


1. Ross J Jr, Braunwald E, Morrow AG: Transseptal left atrial puncture; new technique for the measurement of left atrial pressure in man, *Am J Cardiol* 3:653–655, 1959.
2. Babaliaros VC, Green JT, Lerakis S, et al: Emerging applications for transseptal left heart catheterization old techniques for new procedures, *J Am Coll Cardiol* 51:2116–2122, 2008.
3. Schwagten B, Jordaens L, Rivero-Ayerza M, et al: A randomized comparison of transseptal and transaortic approaches for magnetically guided ablation of left-sided accessory pathways, *Pacing Clin Electrophysiol* 33:1298–1303, 2010.
4. Linker NJ, Fitzpatrick AP: The transseptal approach for ablation of cardiac arrhythmias: experience of 104 procedures, *Heart* 79:379–382, 1998.
5. Hung JS: Atrial septal puncture technique in percutaneous transvenous mitral commissurotomy: mitral valvuloplasty using the Inoue balloon catheter technique, *Cathet Cardiovasc Diagn* 26:275–284, 1992.

6. Knecht S, Jais P, Nault I, et al: Radiofrequency puncture of the fossa ovalis for resistant transseptal access, *Circ Arrhythm Electrophysiol* 1:169–174, 2008.
7. Bidart C, Vaseghi M, Cesario DA, et al: Radiofrequency current delivery via transseptal needle to facilitate septal puncture, *Heart Rhythm* 4:1573–1576, 2007.
8. McWilliams MJ, Tchou P: The use of a standard radiofrequency energy delivery system to facilitate transseptal puncture, *J Cardiovasc Electrophysiol* 20:238–240, 2009.
9. Capulzini L, Paparella G, Sorgente A, et al: Feasibility, safety, and outcome of a challenging transseptal puncture facilitated by radiofrequency energy delivery: a prospective single-centre study, *Europace* 12:662–667, 2010.
10. Shalganov TN, Paprika D, Borbas S, et al: Preventing complicated transseptal puncture with intracardiac echocardiography: case report, *Cardiovasc Ultrasound* 3:5, 2005.
11. Morton JB, Kalman JM: Intracardiac echocardiographic anatomy for the interventional electrophysiologist, *J Interv Card Electrophysiol* 13(Suppl 1):11–16, 2005.
12. Ruiz CE, Alboliras ET, Pophal SG: The puncture technique: a new method for transcatheter closure of PFO, *Catheter Cardiovasc Interv* 53:369–372, 2001.

# 第五章

# 球囊主动脉瓣和肺动脉瓣成形术

# Chapter 5　Aortic and Pulmonic Balloon Valvuloplasty

WESLEY R. PEDERSEN • IRVIN F. GOLDENBERG •
ITSIK BEN-DOR • TED E. FELDMAN 著
王建铭　译　王琦光　朱鲜阳　审校

## 5.1　球囊主动脉瓣成形术

1986 年 Cribier 医生首次报道了球囊主动脉瓣成形术（balloon aortic valvuloplasty，BAV），用于治疗重度主动脉瓣狭窄（aortic stenosis，AS），一种常见的老年病[1]。初步临床经验表明该技术具有可行性和可接受的安全性，并在一定程度上能够改善瓣膜病变情况。尽管瓣膜病变仅部分得到改善，但患者可在临床症状上显著获益，使得该技术最初获得心血管介入医师的热烈支持。然而，随后发现该技术 1 年内再狭窄发生率较高，使得对该技术的支持程度很快下降。大样本临床研究表明 5～9 个月内再狭窄发生率为 40%～80%，尽管患者可从 BAV 中获益但生存率并未得到改善[2-5]。再狭窄 6～9 个月后可再次出现临床症状，因此对于疗效持久性期望不高的老年患者仍可在 BAV 术后获益，整体生活质量（overall quality of life，QOL）的提高可持续 1～1.5 年[4]。

### 背景

钙化性主动脉瓣狭窄是成年人最常见的原发性心脏瓣膜疾病。年龄超过 75 岁的老年人群中，中至重度 AS 发生率约为 4.6%[6]。外科主动脉瓣置换术（aortic valve replacement，AVR）尽管在 80～90 岁人群中受到限制，但仍是所有年龄组患者的首选治疗方法。8 项针对超过 80 岁患者的回顾性研究显示 AVR 术后 30 天死亡率为 9.2%，AVR 联合冠状动脉搭桥术死亡率为 20.9%[7]。经导管主动脉瓣置换术（transcatheter aortic valve replacement，TAVR），亦称经导管主动脉瓣植入术（transcatheter aortic valve implantation，TAVI）对于外科手术高危的高龄患者，扩大了瓣膜置换治疗的适应证。TAVR 与 BAV 相比，提供了更持久地改善 AS 症状的方法，但若干原因使 BAV 仍日益增多地开展。在最大注册中心（即，美国国家心肺血液研究所［National Heart，Lung，and Blood Institute，NHLBI］），20 世纪 80 年代末的研究结果表明，BAV 对于年龄接近 80 岁的患者在症状改善方面具有显著的局限性，主要与再狭窄并存。早期临床研究中也有报道（即 NHLBI 研究占 25%；表 5-1）BAV 的并发症发生率较高[4,8]。

自 2000 年以来，由于 BAV 技术在高危患者姑息治疗中地位的确立，即其可满足 TAVR 术前预扩张的需求，以及存在复杂基础疾病患者 TAVR 术前对 AS 的评估，使得 BAV 技术再度受到关注。此外，因技术进步，BAV 获得广泛应用。最近的一系列临床研究更关注其预后改善和并发症减少情况（表 5-2）[9]。

表 5-1

NHLBI BAV 注册研究[4,8]

| 人口统计和结果[4] | | 瓣膜成形术后 24h 内并发症[8] | |
|---|---|---|---|
| 入组年份 | 1987—89 | 并发症 | n（%） |
| 入组数量 | 674 | 死亡 | 17（3） |
| 入组中心 | 24 | 严重并发症患者 | 167（25） |
| 平均年龄 | 78 岁 | **并发症类型** | |
| 女性 | 377（56%） | 血流动力学 | |
| CAD | 248（43%） | 持续低血压 | 51（8） |
| 未知 | 97（15%） | 需要 CPR | 26（4） |
| **表现** | | 肺水肿 | 19（3） |
| CHF NYHA Ⅲ或Ⅳ级 | 76% | 心脏压塞 | 10（1） |
| 心绞痛Ⅲ或Ⅳ级 | 23% | 使用 IABP | 11（2） |
| 昏厥或昏厥前期 | 34% | 主动脉瓣关闭不全 | 6（1） |
| **不宜手术** | **80%** | 心源性休克 | 15（2） |
| **平均压力阶差（术中）** | **平均** | 神经并发症 | |
| 基础 | 55mmHg | 局灶神经系统意外 | 13（2） |
| 瓣膜成形术后 | 29mmHg | 呼吸并发症 | |
| **平均瓣口面积（术中）** | | 气管插管 | 28（4） |
| 基线 | 0.5cm² | 心律失常 | |
| 瓣膜成形术后 | 0.8cm² | 需要治疗 | 64（10） |
| **随访（超声心动图）** | **N=182** | 持续性束支传导阻滞 | 34（5） |
| 平均压力阶差基础 | 49mmHg | AV 传导阻滞需要起搏器 | 30（4） |
| 压力阶差（平均或峰值） | 平均 | VT，VF 需要电复律 | 18（3） |
| 瓣膜成形术后 | 38mmHg | 血管 | |
| 6 个月随访 | 43mmHg | 血管手术 | 33（5） |
| **瓣膜面积** | | 体循环栓塞 | 11（2） |
| 基础 | 0.57cm² | 需要输血 | 136（20） |
| 瓣膜成形术后 | 0.78cm² | 缺血 | |
| 6 个月随访 | 0.65cm² | 急性心肌梗死 | 10（1） |
| **症状改善** | **1 年 75%** | 其他严重并发症 | |
| **全因病死率** | | 肺动脉穿孔 | 1（0.1） |
| 手术 | 3% | 急性管形坏死 | 1（0.1） |
| 住院到出院期间 | 10% | | |
| 30 天 | 14% | | |
| 1 年 | 45% | | |
| 2 年 | 65% | | |
| 3 年 | 77% | | |

AV，房室；CAD，冠状动脉粥样硬化性心脏病（冠心病）；CHF，充血性心力衰竭；CPR，心肺复苏；IABP，主动脉球囊反搏；NHLBI，国家心肺血液研究所；NYHA，纽约心脏病协会；VF，心室颤动（室颤）；VT，室性心动过速。

## 瓣膜组织病理学和球囊主动脉瓣成形术机制

钙化性 AS 的特征是瓣叶厚度增加，钙化，瓣叶活动度降低，通常在接合部无融合。近期研究表明，钙化性 AS 是组织病理学退变或其他不明因素所致。目前公认其机制复杂，病理过程具有动脉粥样硬化病变特征，以及类似骨形成的生物矿化特征[10]。

BAV 技术对狭窄主动脉瓣的病理生理影响知之甚少，可能多种机制参与[11]。首先，球囊扩张致使钙化结节撕裂，构建连接点[12]，并沿所创建的裂隙化平面填充胶原基质，提高瓣叶的活动度和瓣叶开闭能力。在非风湿病患者中，融合瓣叶分离并不常见，

表 5-2

始于 2000 年的两组美国大型 BAV 注册研究经验[9]

| | 华盛顿医院中心 2000.1—2009.12 | 明尼阿波利斯心脏研究所 2003.6—2012.2 |
|---|---|---|
| **Ⅰ.人口统计** | | |
| 患者数 | 262 | 332 |
| 手术量 | 301 | 412 |
| 年龄(岁) | 81.7±9.8 | 85.5±6.6 |
| STS 评分>10(%) | 69.1 | 42.7 |
| 女性 | 145(55.3%) | 186(56.0%) |
| 冠状动脉疾病 | 168(64.1%) | 184(55.4%) |
| **Ⅱ.BAVs 患者** | | |
| 患者总数 | 262 | 332 |
| 单次 BAV 患者 | 223(85.1%) | 252(75.9%) |
| 2 次 BAVs 患者 | 29(11.0%) | 53(16.0%) |
| 3 次 BAVs 患者 | 8(3.1%) | 25(7.5%) |
| 4 次 BAVs 患者 | 2(0.8%) | 2(0.6%) |
| **Ⅲ.A. 手术数据** | | |
| 球囊直径(mm) | 22.9±1.9 | 23.9±1.2 |
| 扩张次数 | 1.7±0.9 | 3.2±1.5 |
| **Ⅲ.B. 同时 BAV 与 PCI** | | |
| **总数** | **52(17.2%)** | **56(17.0%)** |
| PCI 1 支血管 | 44(84.6%) | 37(66.1%) |
| PCI 2 支血管 | 6(11.6%) | 15(26.8%) |
| PCI 3 支血管 | 2(3.8%) | 4(7.1%) |
| **Ⅳ.术中血流动力学** | | |
| BAV 前平均压力阶差(mmHg) | 46.3±19.7 | 49.8±16.7 |
| BAV 后平均压力阶差(mmHg) | 21.4±12.4 | 25.2±10.4 |
| BAV 前 AVA($cm^2$) | 0.58±0.3 | 0.64±0.2 |
| BAV 后 AVA($cm^2$) | 0.96±0.3 | N/A |
| **Ⅴ.超声心动图** | | |
| BAV 前平均压力阶差(mmHg) | 42.0±13.9 | 43.55±13.71 |
| BAV 后平均压力阶差(mmHg) | 31.9±11.8 | 26.78±11.18 |
| BAV 前 AVA($cm^2$) | 0.68±0.15 | 0.61±0.16 |
| BAV 后 AVA($cm^2$) | 0.87±0.19 | 0.84±0.30 |
| BAV 前 LVEF(%) | 45.4±18.4 | 43.81±12.84 |
| BAV 后 LVEF(%) | 47.0±18.0 | 45.74±9.09 |
| BAV 前 AR 程度 | 0.8±0.7 | 1.1±0.8 |
| BAV 后 AR 程度 | 1.0±0.7 | 0.9±0.6 |
| BAV 前 MR 程度 | 1.5±1.2 | 2.4±0.8 |
| BAV 后 MR 程度 | 1.4±1.0 | 2.2±1.0 |
| **Ⅵ.严重不良事件** | | |
| 术中死亡 | 5(1.6%) | 9(2.2%) |
| 卒中 | 6(1.99%) | 5(1.2%) |
| 冠脉阻塞 | 2(0.66%) | 1(0.2%) |
| 急症需干预 | 低血压需要 PCR,气管插管,心脏复律 5(1.6%) | 气管插管 7(2.11%)<br>心脏复律 6(1.81%)<br>急诊 IABPs5(1.5%) |
| 心包填塞 | 1(0.3%) | 2(0.5%) |
| TPM | N/A | 2(0.5%) |
| PPM | 3(0.99%) | 2(0.5%) |
| 血管并发症 | 21(6.9%)需要任何干预 | 3(0.7%)需要手术干预 |

AR,主动脉瓣反流;AVA,主动脉瓣面积;BAV,球囊主动脉瓣成形术;CPR,心肺复苏;IABP,主动脉球囊反搏;LVEF,左室射血分数;MR,二尖瓣反流;PCI,经皮冠脉介入;PPM,永久起搏器;STS,胸外科协会;TPM,临时起搏器

相邻主动脉瓣环和钙化的主动脉根部的顺应性和伸展性增加[13]。

再狭窄一般认为在瓣叶损伤处形成瘢痕组织（丰富的成纤维细胞、毛细血管和炎性浸润）[14]。异位骨化（骨形成）在另外一些临床研究中报道[15]。瓣膜弹性成分的反弹作用，可能会导致数小时或数天内的早期瓣膜再狭窄。

## 患者选择

目前美国心脏病学会/美国心脏协会（ACC/AHA）指南于框5-1中列出[16]。在过去的5～10年中BAV手术量大幅增加有以下两个主要原因。

首先，是认识到存在合并症的老年患者数量增加，即使可从AVR中获得显著缓解，但手术风险大或不适合于外科手术。多项已发表的研究结果均表明BAV可使NYHA心功能从Ⅲ/Ⅵ级降到Ⅰ/Ⅱ级[8,17-19]。BAVs临床研究证明其在复发性AS患者中应用是安全有效的，提供长期改善QOL的机会。在一般情况下，预期患者至少可以获益6个月以上，术者才考虑施行BAV。在某些情况下，预期时间较短，在上次干预后再次行球囊扩张，可能为选择更大的球囊尺寸提供了机会。虽然未经证实，一些研究的作者提示生存率方面也会获益[17,20]。随着技术进步，不适合传统手术AVR或TAVR的有症状AS患者，除了单纯药物治疗还可应用BAV姑息治疗。

其次，由于外科手术风险大而选择TAVR治疗患者，应用BAV不仅是基本的预扩张治疗，有报道证实该技术施行对于TAVR治疗成功也起到过渡作用[21]。在一项研究中，病情开始极不稳定的患者先行BAV治疗后间隔（59±57）天可成功接受TAVR治疗。然而，对于BAV治疗的过渡作用需要进一步研究。许多患有严重AS患者同时合并有其他疾病（如重度肺部疾病），BAV对于改善症状有明显作用。“诊断性”BAV可以评估AS的严重程度和性质，如果主动脉瓣重度狭窄，BAV后可行TAVR治疗。在当前TAVR时代，可单独行BAV的适应证见于框5-2明尼阿波利斯心脏研究所（MHI）的成人心脏病学实践。

**框 5-1**

**2006 ACC/AHA 指南**

**球囊主动脉瓣成形术**

*Ⅱb级*

1. 对于AS所致血流动力学不稳定且行AVR手术风险高的患者，在治疗方面BAV起到通向外科手术的过渡作用，具有合理性。（证据水平：C）
2. BAV对于合并严重并发症而不能接受AVR治疗的成人AS患者具有合理性（证据水平：C）

*Ⅲ级*

BAV不推荐作为成人AS患者AVR的替代治疗；一些无瓣膜钙化的年轻患者可能例外

ACC，美国心脏病学会；AHA，美国心脏协会；AS，主动脉瓣狭窄；AVR，主动脉瓣置换术（外科）

## 技术

BAV可以使用两种不同的方法进行，文献中有详尽的描述[22-24]。常用的方法是逆行主动脉途径。患者动脉条件差，仅在无法从动脉入路时采用顺行途径技术，将在以下讨论中略述（图5-1）。

## 逆行途径

### 患者准备和入路

在MHI超过50%患者入院后选择性地进行BAVs。术前患者服用325mg阿司匹林。在进入心导管室前需建立大外周静脉（IV）静脉通道和留置导尿管，特别是在术后需利尿的患者。导管室内患者血流动力学不稳定或左心室射血分数（LVEF）<30%需准备主动脉内球囊反搏（IABP）装置。除颤电极安置于不会干涉影像的胸前区。使用咪达唑仑和芬太尼静注麻醉下进行手术。

**框 5-2**

**TAVR时代，MHI成人心脏病学实践，单独BAV治疗适应证**

**不适合最终行TAVR或AVR的有症状AS患者**

继发合并症手术高风险和（或）虚弱，加上以下任何一项：

1. 预期寿命有限（<2年）
2. 心脏或血管解剖不适于TAVR
3. 抗血小板治疗有继发出血风险

**TAVR或AVR的过渡治疗**

1. 重度AS和潜在因素（如，肺部疾病）所致有症状患者的“诊断”性BAV
2. 明显心功能不全，肾前性灌注不足或其他器官系统功能障碍、可能经BAV治疗可逆转的患者
3. 非心脏手术高风险且无法选择
4. TAVR前需行高危PCI患者（BAV+PCI联合）
5. 急性不稳定患者

AS，主动脉瓣狭窄；AVR，外科主动脉瓣置换术；BAV，球囊瓣膜成形术；MHI，明尼阿波利斯心脏研究所；PCI，经皮冠脉介入；TAVR，经皮主动脉瓣置换术

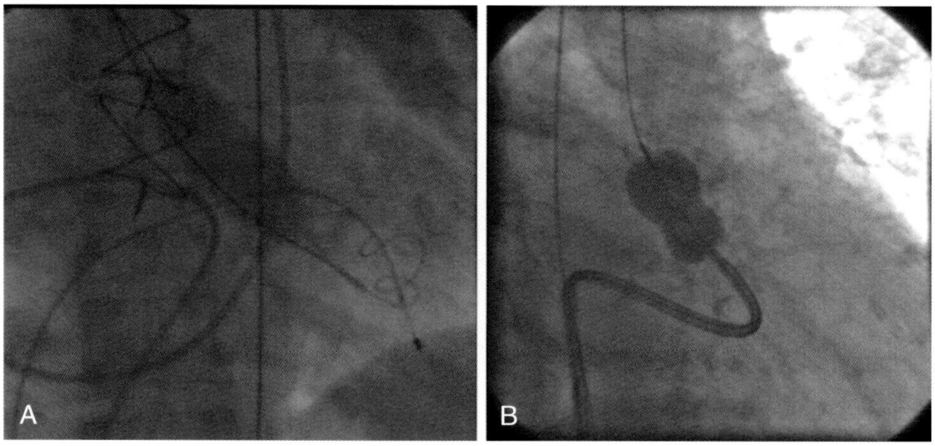


图 5-1 A. 逆行经动脉路径，使用标准球囊扩张；B. 顺行穿间隔途径应用 Inoue 球囊扩张（Toray，New York，N. Y.）

左、右腹股沟均需准备，最常使用右侧股动脉、股静脉为入路。局部麻醉下置入 6F 股动脉鞘和 8F 股静脉鞘，仔细确保经股动脉前壁进入。注射造影剂确认股动脉路径，穿刺位点使用两个 6F ProGlide 装置拟缝合动脉穿刺入口（Abbott Vascular，Abbott Park，Ill.）[25]。缝线呈 90°角度相继在 10 点和 2 点位置展开并通过 Kelly 夹牵出。根据球囊类型和大小交换 10F～12F 鞘管。或者使用 10F Prostar 鞘管交换（Abbott Vascular，Abbott Park，Ill.）。给予患者 70U/kg 普通肝素，使活化凝血时间（ACT）达到 250～300s。

## 术中诊断评估

BAV 术前最重要的是需行冠状动脉造影术（coronary angiography），以排除冠状动脉左主干狭窄。左冠状动脉主干狭窄，如果解剖条件允许，应在 BAV 前置入支架。其他临床相关严重病变可在 BAV 后作为合并症处理。参见冠状动脉支架置入术和 BAV 联合治疗。

应用 Swan-Ganz 导管（Edwards Lifescience，Inc.，Irvine，Calif.）行右心导管检查（right heart catheterization）。采用热稀释法，通过心排血量变化，使用 Gorlin 公式估算 Fick 排血量来计算主动脉瓣口面积（aortic valve area，AVA）。行左心导管检查，使用双腔猪尾导管同时测量左心室和主动脉压力来估算跨瓣压力阶差。应在升主动脉测量主动脉压，以避免外周动脉采样时经常出现的动脉压力放大和动脉波形延迟。决定治疗策略时，与主动脉瓣口面积相比应当更加重视主动脉瓣指数（aortic valve index）。大量研究证实，采用主动脉瓣口面积评估将低估狭窄严重程度。通常瓣膜指数＞0.6cm$^2$/m$^2$ 被认为是重度狭窄。

## 跨主动脉瓣及导丝定位

患者接受 BAV 过程中，在输送系统跨越主动脉瓣前将被肝素化。重要的是尝试跨瓣时，常规每隔 2 分钟用肝素生理盐水擦拭导丝和冲洗导管。虽然在导管选择上因人而异，大多数术者使用 6F Amplatz 诊断用导管（AL；Cordis Corporation；Bridgewater，N. J.），引导直头导丝到达左心室。AL-1 导管一直是首选；然而，AL-2 导管结构较适合主动脉根部和瓣膜呈垂直角度的患者[24]。作者更多选择左前斜位 20°～40°造影来尝试跨过主动脉瓣。当 2～3 个无造影剂心动周期过后，捕捉影像来确定收缩期瓣叶分离的准确位置。然后将导管在收缩期血流中定位并通过透视下可视化导管头端来确认定位位置。用直头导丝的软端在瓣叶分离处探试瓣膜，一般需要顺时针和逆时针旋转导管以进入瓣孔的正位平面。一旦跨瓣后，尝试将导丝置入心室腔中间位置，在该位置处将透视影像切换到右前斜位，使导丝导管进一步定位（图 5-2，A～E）。直头导丝固定后导管进入到左心室，避免粗暴地将导管头端和导丝伸入心尖部或心包部位，易造成心脏穿孔。导管在移除导丝后固定于左心室腔中部，允许 AL 导管弯曲宽头逆行指向主动脉瓣，经 AL 导管交换 0.035 英寸（0.89mm）J 头导丝，将导丝做成较大环状较易固定在左心室前部、心尖部和下部。使用双腔猪尾导管通过交换导丝进入左心室，同时记录左心室压和升主动脉压获得平均跨瓣压差。

## 快速心室起搏

快速心室起搏在跨主动脉瓣球囊扩张过程中，确保位置的稳定性具有重要的作用。球囊推进中每搏输出量的递减，可有效降低球囊被挤压回主动脉

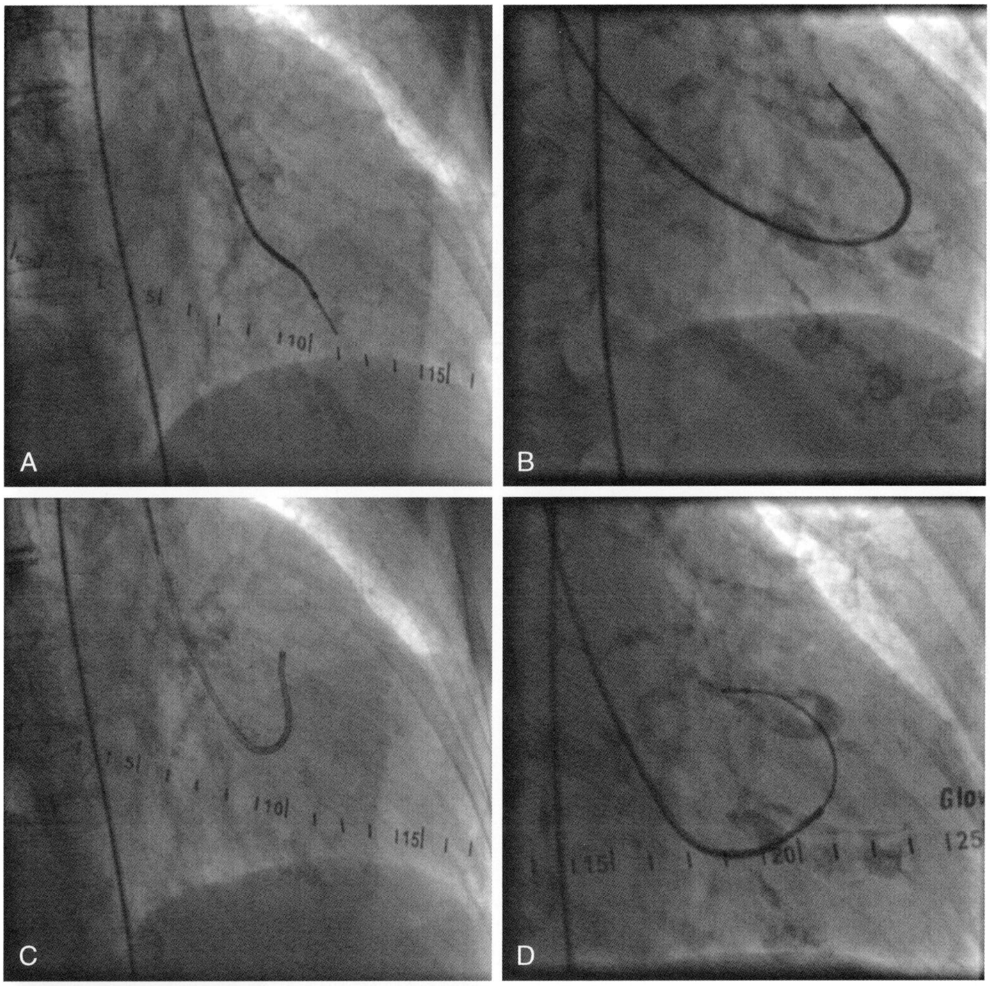


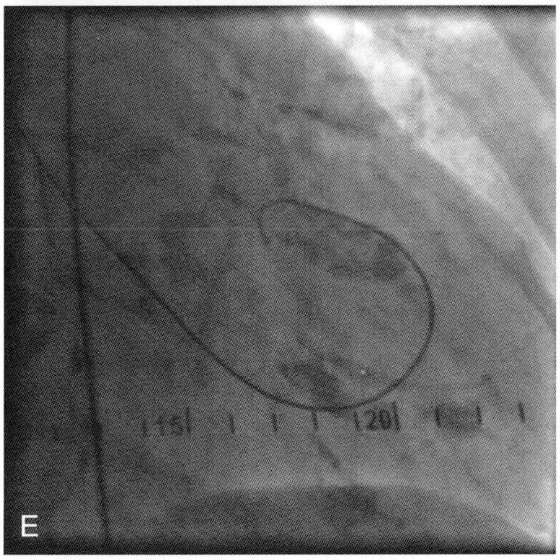


**图 5-2** **A.** Amplatz 诊断性导管及直头导丝置于左心室腔中部。**B.** 移除直头导丝时 Amplatz 导管头端逆行朝向主动脉瓣。**C.** 移除直头导丝后将 Amplatz 导管置于左心室腔中部。**D.** 0.035 英寸（0.89mm）交换导丝置于左心室，撤出 Amplatz 导管。**E.** 安置双腔猪尾导管前，0.035 英寸交换导丝经左心室前壁和后壁褶成较大弧度成环状

的可能性。双极起搏导线经由股静脉鞘在右心室定位，确定稳定的起搏阈值。有报道一些术者使用体外起搏器，用鳄鱼夹直接与左心室导丝和皮肤相连接成功快速起搏而不需经静脉起搏。短暂快速起搏频率为 180～220 次/分，确保 1∶1 或 2∶1 无间断起搏。这种快速起搏频率需要保证收缩期血压下降低于 50mmHg（图 5-3）。有严重左心室收缩功能障碍的患者，起搏频率在 180 次/分常常会导致血压明显下降。起搏时间应持续在 1 分钟，以避免引起严重 LVEF 下降和低血压时间延长。高速起搏指令只能通过起搏器终端与心房（非心室）连接而发出，必要时备用 60 次/分限速程序控制起搏。

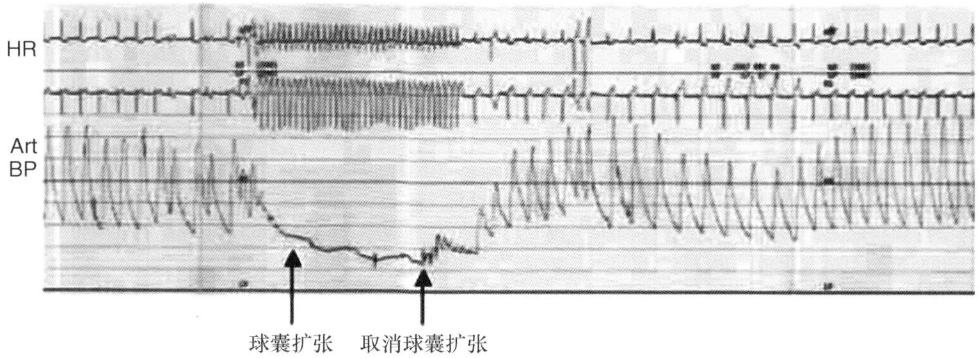


**图 5-3** 快速心室起搏（Art，动脉；BP，血压；HR，心率）

## 球囊的选择、定位与扩张

作者通过交换 0.035 英寸（0.89mm）Amplatz 加硬导丝进行球囊瓣膜成形术。在交换加硬导丝前通过双腔猪尾导管（或其他诊断性导管）到达左心室，使用手指尖或盾性器械使导丝末端塑形成较宽大的半环状（图 5-4）。左心室内径较大则需要更宽大的半环状弯曲。弯曲从导丝较硬部分向较软过渡部分的远端开始，应避免潜在的导丝弯曲角度急性转折致使左心室壁穿孔。右前斜位透视下，将导丝送入左心室，并由预置猪尾导管辅助下，可以较容易地使导丝到达左心室前部，心尖部和下部。保持远端导丝的弯曲度非常重要，可避免球囊扩张时左心室穿孔，而这种情况通常发生在球囊扩张过程中远端导丝头端呈弯曲锐角，指向心尖或下壁时出现（图 5-5，A 和 B）。

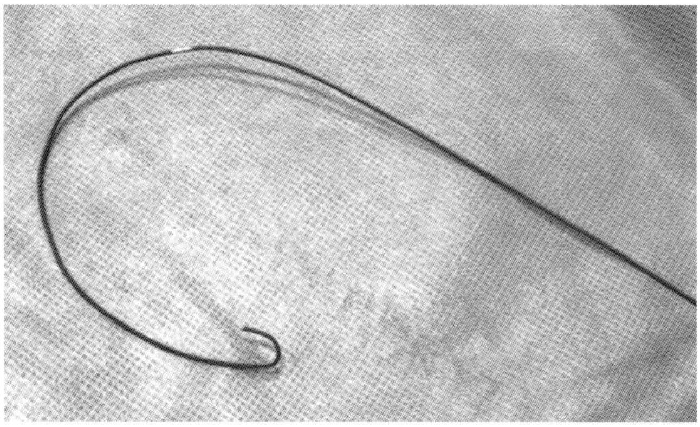

**图 5-4** Amplatz 加硬导丝经手塑形用于 BAV

与 TAVR 前球囊预扩张相比，单纯 BAV 在球囊大小选择上直径稍大。作者选用 4cm 非常规主动脉球囊［如 Z-Med and Z-Med Ⅱ（B. Braun Interventional Systems，Bethlehem，Pa.）］，单纯 BAV 治疗中选择与瓣环直径比例为 1∶1 的球囊开始扩张，而 TAVR 前预扩张时要选择小于瓣环 1～2mm 直径的球囊。Maxi LD 球囊（Cordis Corporation，Bridgewater，N. J.）使用率也很高；长度有 4cm 或 6cm 可选，球囊限定最大扩张压力约为 5～6atm，可压缩在比 Z-Med 球囊尺寸更小的输送鞘（8F～12F）中。柔顺性更好的球囊［如 Tyshak Ⅱ（B. Braun Interventional Systems，Bethlehem，Pa.）］输送鞘尺

**图 5-5** **A.** 球囊扩张过程中导丝的正确定位；**B.** 球囊扩张过程中导丝的错误定位，导致加硬导丝经左心室尖时呈锯齿状

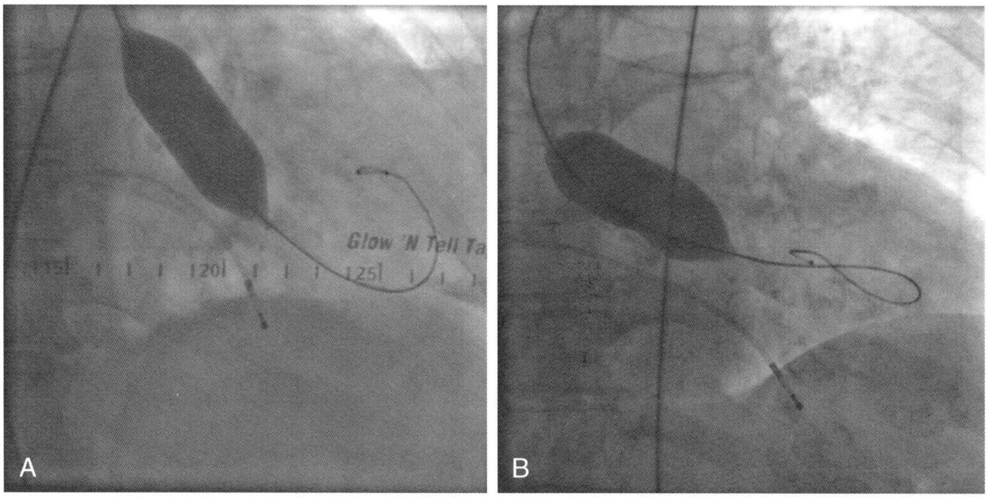

寸更小，可选择 8F～10F 鞘管。柔顺性越好的球囊越难以预测扩张直径，术者需认真选择。此外，最大限定扩张压力仅 2 atm 或更少。在快速心室起搏时，使用这些圆柱型主动脉球囊，也会发生顺向移位进入升主动脉。因此，选择球囊的直径比所测量的窦管交界处直径小 1～2mm 就非常重要。在球囊扩张/排空时，扩张所用造影剂需稀释至 1：8 或 1：10，以使黏度最小化。术者使用 60ml 一次性手持式塑料注射器注入稀释的造影剂。大多数充盈球囊需 20～30ml 稀释造影剂。10ml 注射器连接球囊注射口三通上的侧面，来实现快速充盈或增加膨胀容积。跨瓣后未扩张球囊标记定位后，开始快速心室起搏。确认 1：1 起搏及收缩期血压＜50mmHg 后，由其他术者或技师尽可能地以最快速度扩张球囊。第一术者握住球囊导管轴柄，在透视下维持球囊中央位置稳定在瓣膜处（图 5-6）。在排空球囊前需充分扩张 2～3s。通过股动脉鞘侧连接监测动脉压力。球囊扩张后，尽可能地以最快速度抽回球囊中稀释造影剂，并将球囊撤回主动脉。球囊内大部分稀释造影剂被抽回时再停止起搏器。单纯 BAV 治疗时，单个球囊扩张不超过 2～3 次。而后，直到动脉压回到基础值前不再进行球囊扩张。必要时推注 100～200μ 去氧肾上腺素维持收缩期血压在 100mmHg 以上。如果球囊在瓣膜处难以直接扩张，加快起搏心率，维持 1：1 起搏可能有助于解决这一问题。

每次扩张后，用双腔猪尾导管交换球囊导管，并重复测量跨主动脉瓣压力阶差。如果未达到血流动力学目标，在患者病情稳定情况下应用大 1mm 直径的球囊进行再次扩张。在 MHI 医疗中心 90％以上用于 BAV 中的球囊直径范围为 22～25mm。

## 术中评估和目标

最初主观血流动力学评估，通常出现明显的左心室收缩压降低及主动脉压力增加（图 5-7，A 和 B 分别示 BAV 术前和 BAV 术后压力阶差）。此外，该动脉波形延迟上升减慢，表明更快地加速到收缩压峰值。目标平均跨瓣压力阶差降低 50％。需要重复测量心排血量来确定 AVA 评估效果。理想状态下，术中瓣口面积应该增加 40％到 50％或更多。

主动脉舒张压的明显下降，特别是伴随着左心室舒张末压的升高，强烈地提示急性重度主动脉瓣关闭不全（aortic insufficiency，AI）（图 5-8，A 和 B）。严重情况下，主动脉舒张压与左心室舒张末期压力阶差＜10mmHg，患者无法耐受 AI，可很快导

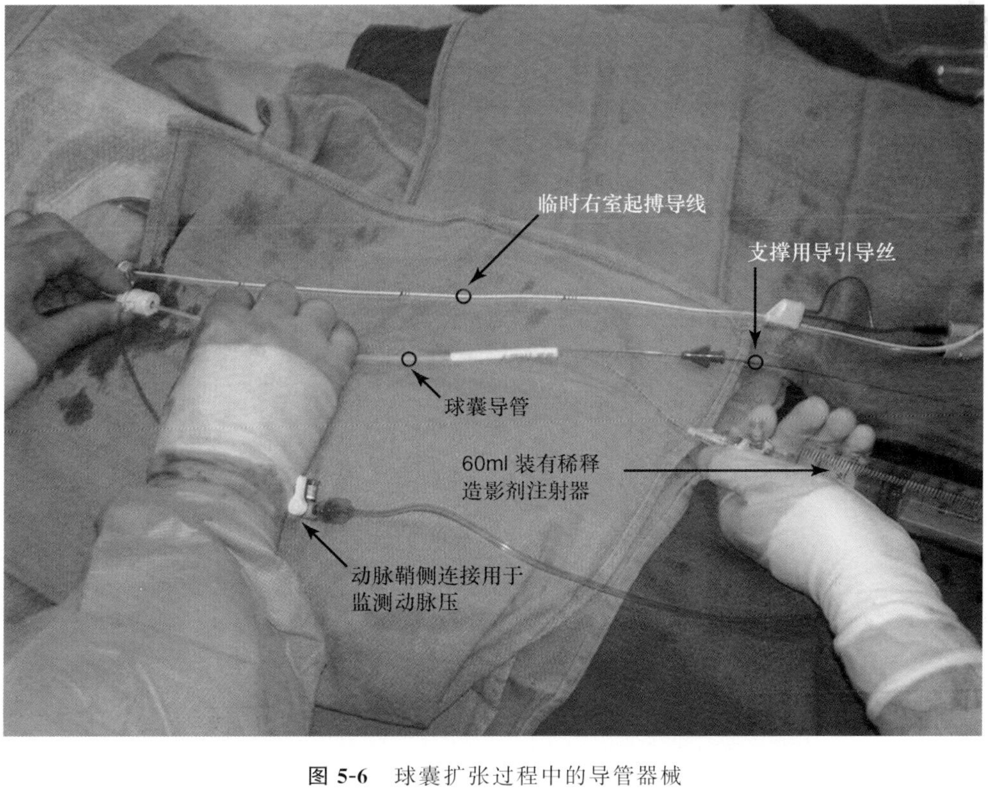


**图 5-6** 球囊扩张过程中的导管器械

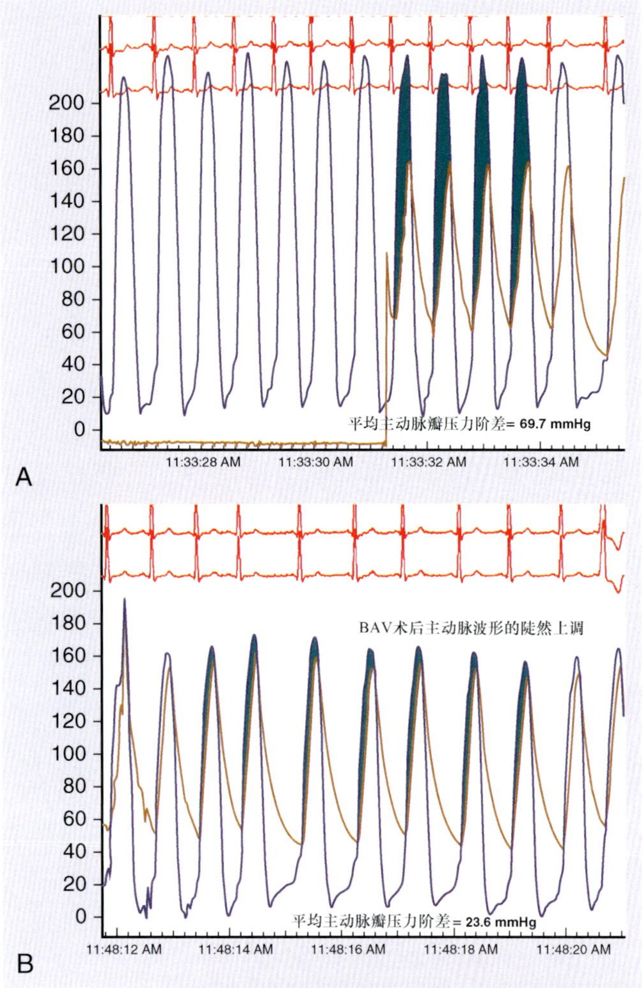


**图 5-7 A.** BAV 术前同时记录主动脉压力和左心室压力，**B.** BAV 术后同时记录主动脉压力和左心室压力

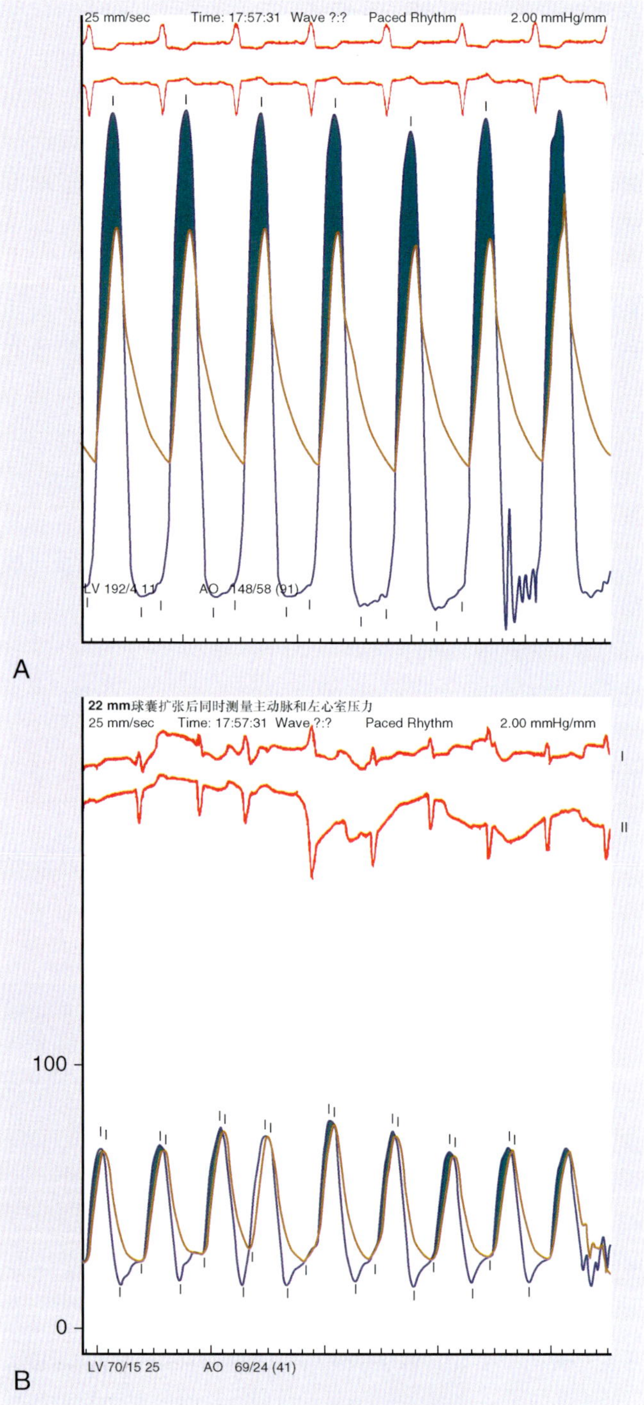


**图 5-8 A.** 双腔猪尾导管同时测量升主动脉（AO）与左心室（LV）压力曲线基线；注意球囊成形术前重度跨主动脉瓣压力阶差。**B.** 单球囊扩张后，患者血流动力学改变。重复同时升主动脉与左心室压力测定表明跨主动脉瓣收缩期压力阶差显著减少；然而，左室舒张末期压和主动脉舒张压是相等的，为新发严重 AI 特征

致心源性休克。在 MHI 医疗中心，BAV 后并非常规进行主动脉造影；当患者血流动力学不稳定，需急诊进行经胸超声心动图。

## 术中并发症和处理

与 BAV 相关的手术并发症包括死亡、卒中和血管并发症。随着 BAV 技术进步，术中死亡率在过去 10 年间较低。多项临床研究显示死亡率为 1%～3%[9,17,19,26-28]。年龄或胸外科学会（STS）评分对死亡率的影响甚小[29]。尸检也无法获知确切死因。血流动力学方面，灾难性事件包括主动脉根部和瓣环离断，瓣叶撕脱伴 AI，左心室穿孔，严重的左心功能不全，还有右心导管致肺动脉出血。报道的卒中发生率约为 1%～2%，确切栓塞来源尚不清楚[17,26-28]。术中应用颈动脉保护装置可在一定范围内防止卒中发生。操作过程中，栓塞性物质可能来源于升主动脉和主动脉弓或主动脉瓣。BAV 术后 AI 发生率约为 1%～2%[9,17,26-27]，严重左心室增大患者中

难以耐受新出现的重度AI。重度AI可用临时快速起搏来限制舒张期反流。此外，因瓣环部分缓冲作用，严重的AI有时数小时后可得以改善。

因早期缺乏统一认识，回顾性研究相关报道较少，使血管并发症表现多样。血管路径并发症，现在被瓣膜学术研究组织明确定义并分成两大类：①主要血管并发症；②次要血管并发症[29]。严重的血管并发症包括：致死，需要输血量大于4个单位和需手术修复，或有不可逆的脏器损伤。需要手术干预的并发症发生率至少为5%[8,26]，需手术修复的血管并发症随器械改进而大大减少，研究显示BAV术后血管并发症发生率仅为1%[25]。

BAV后即刻出现长期或顽固性低血压，潜在的原因包括：

1. 急性左心室收缩功能衰竭（特别是左心室射血分数<30%）

2. 左心室穿孔（left ventricular perforation）伴压塞

3. 主动脉瓣环剥离（aortic valve annulus dissection）或动脉近端撕裂（伴或不伴心包压塞）。

4. 瓣叶撕脱（valve leaflet avulsion）或严重的AI

5. 急性重度二尖瓣关闭不全（球囊损伤或留置的指引导丝致二尖瓣装置断裂）

6. 腹膜后血肿（retroperitoneum hematoma）或血肿扩大

7. 迷走反射致低血压

8. 球囊介导的房室传导损伤致缓慢性心律失常

9. 导丝定位，快速心室起搏或缺血时间过长导致持续性室性心律失常

10. 呼吸暂停（respiratory ischemia）

病因通常可以迅速地通过心脏节律、动脉和静脉压力曲线与急诊经胸超声心动图来确定。建议行BAV时在导管室预置便携式超声心动图机，发现紧急情况后便于采取有效干预措施。许多高龄不适合外科手术患者，术前须告知患者及家属必要时需急诊开胸或其他救命手段并取得知情同意，故不应追究医师责任。

BAV出现完全房室传导阻滞需要植入永久起搏器的概率很低，术中植入率<1.5%，比近期TAVR研究报道更低。在MHI医疗中心连续观察76例行BAV患者，没有因使用大尺寸球囊和多次扩张而需要植入永久起搏器的报道[30]。研究中球囊平均最大直径为（23.6±0.1）mm，球囊平均最大直径/左心室流出道（LVOT）直径比为1.2±0.1，平均球囊充放次数为3.9±2.3。其中5例患者出现新的传导异常（表5-3）[30]。新出现的传导异常与球囊扩张次数有关，但与球囊大小或球囊/LVOT比值无关。

## 路径管理

在拔除大管径动脉鞘前，静脉用鱼精蛋白中和肝素。也可选择采用小剂量肼苯哒嗪或硝酸甘油维持体动脉血压低于150mmHg。如果采用预留缝合线方法，可通过指引导丝拔除鞘管，于动脉切开处交替打结缝线止血后撤出导丝。患者卧床休息3～4h。如果使用人工压迫止血法，要求ACT小于140s后方可拔除动脉鞘，然后压迫40min，患者卧床休息4～6h。

## 出院后或术后管理

BAV术后当天，仔细检查动脉路径入口。进行心电图、肾功能和血红蛋白检查。所有BAV术后（出院前）患者均行经胸超声心动图重新测量LVEF，主动脉瓣尺寸，以及瓣口面积和AI程度。平均主动脉瓣直径通常比术中测量大5～10mm。球囊扩张后左心室短暂受损，瓣膜狭窄状态改善，左心室收缩功能获得提升。

**表 5-3**

**明尼阿波利斯心脏研究所BAV术后新出现的AV传导异常***

| N=76 | 最大球囊内径（mm） | 最小球囊/LVOT直径比 | 球囊扩张次数 |
|---|---|---|---|
| 无新发AV传导异常 n=71（93.4%） | 23.6±0.1 | 1.2±0.1 | 3.9±2.3 |
| 术后新发AV传导异常 n=5（6.6%） | 23.6±0.2 | 1.2±0.1 | 6.4±3.2（*P*=0.02，no new vs. new AV abnormalities） |
| 永久性AV阻滞，n=1（1.3%） | 25 | 1.3 | 5 |
| 左束支传导阻滞，n=3（3.9%） | 22.7±0.1 | 1.2±0.1 | 7.7±3.8（*P*=0.008） |
| 完全性AV传导阻滞，n=1（1.3%） | 25 | 1.3 | 4 |

Pedersen W，Dang M，Krueger D，et al：Intra and post procedural outcomes in severe aortic stenosis patients with left ventricular ejection fractions <20% undergoing balloon valvuloplasty，Abstract. *Catheter Cardiovasc Interv* 2011；77（Suppl）：S136-S137.

AV，房室；BAV，球囊主动脉瓣成形术；LVOT，左心室流出道；MHI，明尼阿波利斯心脏研究所

* 无永久起搏的植入患者系列登记

患者通常在BAV术后第二天出院，住院期间MHI医疗中心的医生通常对失代偿性心脏衰竭患者利尿治疗，并进一步调整门诊用药。通常术后开始静注呋塞米（速尿）实现持续的尿量（即净容量排出1000～2000ml/d）。利尿效果通过监测肾功能和心房钠尿肽（BNP）来实现。患者在尿量达到要求后出院。患者的主治医生应该在3～5天后重复评估患者状态。保持患者病情平稳，需要通过超声心动图和化验BNP对患者随访3～6个月。或者，如果考虑手术或TAVR治疗，要求在术后4～6周安排随访检查。

## 顺行法

经股动脉顺行途径，通过穿刺间隔至左心，建立循环轨道传送球囊，技术操作比逆行途径复杂（图5-9）。其主要优点是可以避免在病变的外周动脉置放更大直径的输送鞘。静脉输送系统则降低了出血或缺血并发症。此外，非随机研究显示应用Inoue球囊系统（Toray，New York，N. Y.）顺行途径可获得更有效的瓣膜扩张。远端哑铃形球囊可使瓣叶最大限度扩张至主动脉根部Valsalva窦（主动脉窦，aortic root sinuses of valsalva）部结合位点。研究报道显示顺行途径Inoue球囊扩张，比使用标准的主动脉球囊逆行途径可获得多于20%的瓣口面积[22]。

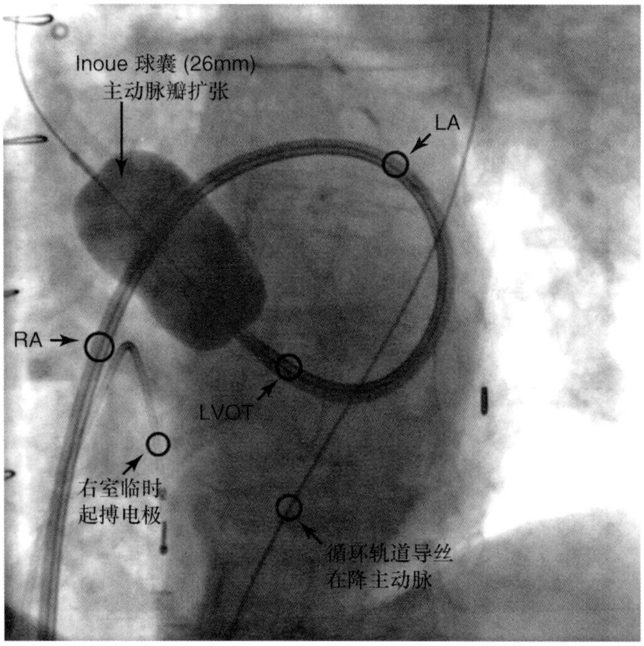


**图5-9** 应用Inoue球囊顺行BAV（LA，左心房；LVOT，左心室流出道；RA，右心房；RV，右心室）

置入6F股动脉鞘管，送入猪尾导管至升主动脉。经14F静脉鞘管用Mullins输送鞘和穿刺针（St. Jude Medical，St. Paul，Minn.）进行房间隔穿刺。7F球囊导管通过Mullins输送鞘管顺行跨过二尖瓣。然后，同时测量左心室和主动脉压力阶差，0.032英寸亲水导丝通过7F球囊导管，顺行跨过主动脉瓣进入降主动脉。交换0.032英寸Amplatz 360cm超硬导丝，在股动脉侧抓捕，建立Inoue球囊安全输送轨道。导丝在左心室中保持较大的圆环状态非常重要。如果导丝在二尖瓣和主动脉瓣之间呈直线状态，会出现重度二尖瓣反流，血流动力学急性受损，并会出现二尖瓣不可逆损伤。

撤出Mullins输送鞘和7F球囊导管。采用26mm Inoue球囊（或标准主动脉瓣球囊）经导丝通过14F静脉鞘管。依次选用直径24mm～26mm直径球囊扩张主动脉瓣，使压力阶差有效降低。

经导丝轨道撤出球囊导管，重新交换置入Mullins输送鞘，5F猪尾导管通过输送鞘进入升主动脉。该导丝必须通过有保护性覆盖作用的猪尾导管撤回，防止通过主动脉瓣或二尖瓣时造成“切割机样”或“拉锯”效应。导丝经从猪尾导管撤出后，将该猪尾导管送回到左心室，测量最终平均主动脉瓣压力阶差并记录。

## 临床结果

### 死亡率

BAV是一种主要的姑息治疗方法。可以和单纯药物治疗一样延长存活时间至手术换瓣。对于有症状的主动脉瓣狭窄患者，药物治疗1年存活率为60%，在453例临床研究中5年存活率为32%[31]。在最近一项262例无法手术治疗的主动脉瓣狭窄患者的临床研究中，患者有多种并发症，平均年龄（81.7±9.8）岁，1年死亡率近50%[9]。这些患者手术风险很高，STS手术死亡率评分为（13.3±6.7）%，EuroSCORE评分为45.6±21.6。与预期结果相符，将BAV作为过渡到手术换瓣或TAVR的措施，结果要比单独BAV好（如181天中位随访时间，死亡率为25% *vs.* 52.9%）。BAV术后生存率低的相关因素包括AVA小于1cm$^2$，NYHA心功能4级，肾功能不全和肺动脉高压。在NHLBI注册研究中，生存率降低的相关因素包括左心室功能不全，心排血量降低，以及恶病质[8]。NHLBI注册的BAV术后临床研究674例患者，平均年龄78岁，存活率第一年为55%，第二年为35%，第三年为23%[8]。经验更丰富的单中心研究报道，148例大于

80 岁的患者，13 个月时死亡率为 27%[26]。MHI 医疗中心 332 例患者的平均年龄比 NHLBI 注册中心的平均年龄大，为（85.5±6.6）岁，第 1 年和第 3 年生存率分别为 56%和 25%。相较之下，同时行 TAVR 效果更佳，单独 BAV 术后远期死亡率高。在 MHI 医疗中心行 BAV 的 Kaplan-Meier 生存分析曲线如图 5-10 示。Ben-Dor 等在华盛顿医院通过 BAV 手术过渡到 TAVR 或外科手术如图 5-11 所示[9]。

## 球囊主动脉瓣成形术后瓣口面积和压力阶差

已有文献报道，术中心导管检查或出院前 1～2 天超声心动图测量 BAV 术后平均主动脉瓣压力阶差变化和主动脉瓣口面积变化情况。表 5-4 中列出不同研究中超声心动图和心导管检查的结果[8,9,32]。尽管 BAV 术后心导管检查显示平均压力阶差显著降低，瓣口面积增加，作者仍认为最可靠和最相关的临床数据来自于术后 24～48h 稳定状态下超声心动图结果[32]。术中血流动力学（有创）平均压力阶差降低 25～30mmHg，AVA 增加 0.30～0.50cm²[8,9,17,26,33]。

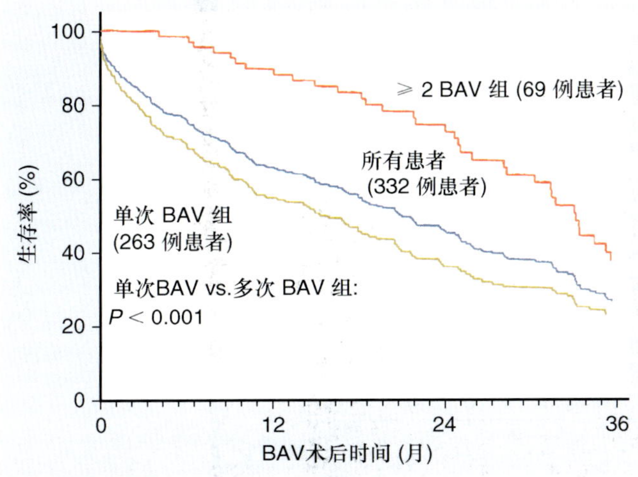


**图 5-10** MHI 医疗中心临床研究估测 Kaplan-Meier 生存分析曲线

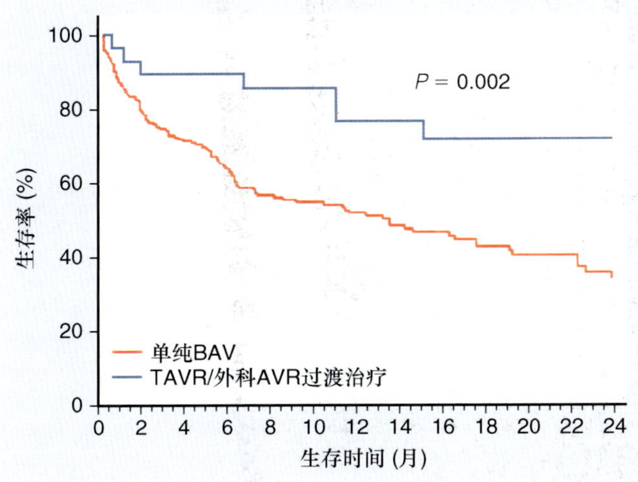


**图 5-11** BAV 与 BAV 作为 TAVR 或外科 AVR 过渡治疗患者的 Kaplan-Meier 生存分析曲线对比（BAV，球囊主动脉瓣成形术；TAVR，经导管主动脉瓣置换术；AVR，主动脉瓣置换术）

根据超声心动图检查数据，平均 AV 压力阶差增加 10～15mmHg，AVA 降低 0.20～0.30cm²。作者认为术后 24～48h 稳定状态下超声心动图的变化最具相关性，应该成为标准结果。影响 BAV 术后的因素包括瓣膜病理状态、术前瓣膜狭窄严重程度、钙化程度，以及选择的球囊直径大小。

## 心功能分级

BAV 术后 QOL 指标，如 NYHA 心功能分级和再住院情况明显改善。心功能分级改善唯一预测因素是术前较高的基础心功能分级[4]。80%～90%接受 BAV 的患者 NYHA 心功能分级为Ⅲ～Ⅳ级，绝大多数改善到Ⅰ～Ⅱ级[4]。一组 90 岁老年患者 BAV 术后心功能分级从 3.4 转为 1.8[19]。尽管 1 年后 80%的患者出现再狭窄，但症状持续改善 1～1.5 年[5]。此外，BAV 再次出现症状后可以再次进行，无其他的并发症风险[17]。尽管在生存率获益方面还不确切，一次介入治疗后再次行 BAV，有益于 QOL 的延长。

## 其他观点

根据作者经验，手术高风险及 NYHA 心功能Ⅲ～Ⅳ级的高龄患者，无法延长预期寿命。只是在探索可以提高患者生活质量，减少并发症的治疗措施。从患者的角度来看，BAV 效果很好，卒中的危险和其他严重不可逆的并发症可限制在 1%～2%。对 1 或 2 年后再狭窄患者再次行 BAV，手术风险并未因此而增加，患者也易于接受。

# 特殊临床条件下 BAV

## 需行非心脏外科手术患者的球囊主动脉瓣成形术

重度 AS 需行大的非心脏外科手术的患者，通常首选外科 AVR，特别是症状明显的患者。两项研究表明对于必须接受外科手术但术前状态不适合进行 AVR 治疗的患者，非心脏手术治疗的风险可以接受[34]。尽管证实在重大非心脏手术前实施 BAV 治疗

表 5-4

早期超声心动图与有创主动脉瓣血流动力学对比（BAV 术前到 BAV 术后）

| | NHLBI 注册研究[4,8] | 华盛顿医疗中心[9] | MHI |
|---|---|---|---|
| 患者数 | 674 | 262 | 332 |
| 年龄（岁） | 78±9 | 81.7±9.8 | 85.5±6.6 |
| **超声心动图** | | | |
| AV 基础平均压力阶差（mmHg） | 49±16 | 42.0±13.9 | 43.6±13.7 |
| BAV 术后 AV 平均压力阶差 | 38±14 | 31.9±11.8 | 26.8±11.2 |
| 基础 AVA（$cm^2$） | 0.57±0.21 | 0.68±0.15 | 0.61±0.16 |
| BAV 术后 AVA | 0.78±0.31 | 0.87±0.19 | 0.84±0.30 |
| 基础 LVEF（%） | 48±19 | 45.4±18.4 | 43.8±12.8 |
| BAV 术后 LVEF | N/A | 47.0±18.0 | 45.7±9.1 |
| **有创** | | | |
| AV 基础平均压力阶差（mmHg） | 55±21 | 46.3±19.7 | 46.4±17.7 |
| BAV 术后 AV 平均压力阶差 | 29±13 | 21.4±12.4 | 24.2±9.1 |
| 基础 AVA（$cm^2$） | 0.5±0.2 | 0.58±0.3 | 0.64±0.2 |
| BAV 术后 LVEF | 0.8±0.3 | 0.96±0.3 | N/A |
| **超声和有创对比的初步结果（Δ=BAV 术前 24h 到术后 72h）** | | | |
| ΔAV 平均压力阶差（有创）* | 26mmHg | 25mmHg | 22mmHg |
| ΔAV 平均压力阶差（超声） | 11mmHg | 10mmHg | 16mmHg |
| ΔAVA（有创） | 0.30$cm^2$ | 0.38$cm^2$ | N/A |
| ΔAVA（超声） | 0.21$cm^2$ | 0.19$cm^2$ | 0.23$cm^2$ |

AV，主动脉瓣；AVA，主动脉瓣面积；BAV，球囊主动脉瓣成形术；gr，压力阶差；LVEF，左室射血分数；MHI，明尼阿波利斯心脏研究所；N/A，无数据；NHLBI，美国心肺血液研究所

* 有创测量平均压力阶差和 AVA 比超声心动图测量值更大

安全[35-36]，但对于无心功能不全或血流动力学稳定的患者没有必要进行 BAV 治疗。

对于血流动力学不稳定，明显充血性心力衰竭和肺水肿，严重的左心功能不全，以及基础 NYHA 心功能Ⅲ或Ⅳ级的患者，术前 BAV 已成为 MHI 医疗中心推荐作法。至少在围手术期可应用 Swan-Ganz 导管对这些患者进行监测。预期严重失血的手术，如肝移植，即使患者无任何症状，也强烈推荐术前进行 BAV 治疗。

## 妊娠患者球囊主动脉瓣成形术

重度 AS 增加母体和胎儿的风险。一项研究中，49 例孕妇的新生儿并发症发生率为 25%[37]。包括无症状患者，40% 重度 AS 孕妇会出现并发症[38]。最常见的并发症是加重心功能不全。多数重度 AS 患者可用药物缓解症状。药物治疗无效时，BAV 是有效治疗，可作为备选治疗方案[39]。孕期瓣膜手术死亡率与非妊娠患者类似，胎儿死亡率为 12%～20%[40-42]。应注意年轻 AS 患者多以先天性或风湿性为病因，BAV 术后效果会更好更持久。

## 先天性主动脉瓣狭窄（congenital aortic stenosis）的球囊主动脉瓣成形术

深入讨论处理先天性 AS 超出本章范围，偶有二叶主动脉瓣畸形患者，也很少由成人介入心脏病专家治疗。通常考虑到瓣叶逐年破坏增加的可能性，对于 BAV 处理先天性主动脉二瓣畸形（congenital bicuspid valve）应持保守态度。此外，有症状二叶主动脉瓣狭窄较为常见，对于 50 岁以上的患者，外科 AVR 手术仍是最佳治疗方案[43]。

儿科心脏病介入医生已经预见，AS 新生儿、婴儿、幼儿的 BAV 技术发展迅速。手术技术的改良可使血管穿刺点并发症最小化，增强了球囊稳定性，以及使术后平均压力阶差和主动脉瓣关闭不全得以改善。美国最大的随访研究表明，509 例患者中位随访时间大于 9.3 年。不需主动脉瓣再干预的 5 年生存率为 72%，10 年为 54%，20 年为 27%[44]。

AHA 发出的关于先天性 AS 行 BAV 治疗指南包括以下一级推荐[45]：

（1）新生儿伴重度 AS，伴有依赖性动脉导管未闭，可忽略跨主动脉瓣压力阶差。

（2）婴儿和儿童心室功能不全，可忽略跨主动

脉瓣压力阶差。

(3) 心导管检查测量儿童静息收缩期压力阶差峰值≥50mmHg。

(4) 心导管检查测量儿童静息收缩期压力阶差峰值≥40mmHg，静息或运动时有心绞痛或晕厥或心电图有缺血性 ST-T 波改变。

## 主动脉瓣再狭窄（aortic valve restenosis）后重复主动脉瓣球囊成形术

当前 TAVR 可选择应用在 BAV 术后效果较佳的患者中，且患者更易接受相对确切治疗，多次 BAV 治疗策略正在逐渐消失。尽管如此，过去 10 年间在多个导管室多次 BAV 治疗证实，该治疗方法是安全有效的。较多临床研究表明，除了进行 3 次以上 BAV 治疗的患者，术后 AI 发生率较高，而其他并发症发生率均较低。AI 的发生尚不明确是否与球囊尺寸过大有关。研究发现多次 BAV 后，AVA 的增幅缩小（比较数据见表 5-5）[9,15,17]。

一项研究提示[17]第 1 次和第 2 次 BAV 后可显著增加 AVA（分别为 0.59cm² 和 0.56cm²）。另外两项研究提示两次 BAV 后 AVA 的增幅显著下降[9,15]。

关于球囊大小、扩张次数、诊断方法的细节尚不明确。更重要的是其后的 BAV 术后症状缓解的持久性不明确。共同经验表明多次 BAV 术后症状缓解持续时间变短，但对于很多患者而言，3 到 4 次的 BAV 治疗也是可行的。在 MHI 医疗中心，如果症状缓解期小于 6 个月，通常不再重复 BAV 治疗。

## 严重左室功能不全患者的球囊主动脉瓣成形术

重度 AS 患者伴有充血性心力衰竭（congestive heart failure）和进行性左心功能不全时，其预后较差，AVR 的风险较高[46-49]。NHLBI 注册研究中，674 例接受 BAV 的轻度、中度和严重左心功能不全患者，1 年生存率分别是 59%，50% 和 26%。另外一项研究，55 例 LVEF<40% 的患者，接受 BAV 后平均 LVEF 从（29±7)% 提高到（34±9)%，1 月、6 月、12 月的生存率分别是 47%，41% 和 36%[50]。多巴酚丁胺收缩储备试验（dobutamine contractile reserve）（即通过每搏输出量增加≥20%）证实患者 AVR 术后死亡率降低，但无法预测术后 LVEF 的改善情况[51-52]。

对于 LVEF≤20% 无法接受手术或 TAVR 治疗的极高危患者，最佳处理方式尚未知晓。BAV 对这类患者的治疗风险和 LVEF 改善情况无确切结论。如果在 LVEF 改善方面的效果得到确认，BAV 的诊断可以起到向 TAVR 或外科 AVR 治疗的过渡作用。如果有可能，对于绝大多数低心排量-低压力阶差的重度 AS 患者，可于术前通过超声心动图行多巴酚丁胺试验来确认诊断。

回顾分析 MHI 医疗中心从 2005 年 1 月到 2010 年 12 月的 BAV 数据库资料，BAV 术前有 16 例患者 LVEF<20%[53]。这 16 例患者平均年龄为（83.1±10.5）岁，平均 LVEF 为（16.0±2.7)%；43.8% 合并冠心病，16 例患者均为 NYHA 心功能分级Ⅳ级。术中血流动力学监测，平均动脉压（85±12.1）mmHg，肺动脉压（25.7±5.9）mmHg，心指数为（1.7±0.4）L/min/m²。术中平均行（3.3±1.4）次扩张，最大球囊扩张直径为（23.6±1.4）mm。其中 15 例患者根据术后超声心动图检查结果分为两组。组 1 共 8 例（术后 LVEF<20%），组 2 共 7 例（术后 LVEF≥20%），术前和术后超声心动图检查结果分别见表 5-6 和图 5-12（术后 7 天内超声心动图）。

**表 5-5**

**比较第一次和再次 BAV 有创血流动力学数据 AVA 改善差异**

| | 西奈山医院研究[17] | 华盛顿医院心脏中心[9] | 芝加哥大学 |
|---|---|---|---|
| 患者数量 | 212 | 262 | 85 |
| BAV 数量 | 282 | 301 | 96 |
| 年龄（岁） | 82±8 | 81.7±9.8 | 82±6 |
| AVA 测量方法 | 有创（Gorlin） | 有创（Gorlin） | 有创（Gorlin） |
| 基础 AVA（cm²） | 0.4±0.19 | 0.58±0.3 | 0.63±0.23 |
| 第 1 次 BAV 术后 AVA（cm²） | 1.2±0.3 | 0.96±0.3 | 1.09±0.32 |
| 第 1 次 BAV 后 ΔAVA（cm²） | 0.59 | 0.41 | 0.45±0.17 |
| 第 2 次 BAV 后 AVA（cm²） | 0.56 | 0.28 | 0.20±0.13 |

AVA，主动脉瓣口面积；ΔAVA，AVA 在 BAV 术前与 BAV 术后改善情况；BAV，球囊主动脉瓣成形术

表 5-6

**基线 LVEF＜20%患者 MHI 的 BAV 经验[30]**

| 术前术后超声心动图发现 | 所有患者（16） | 组 1* EF＜20%（8） | 组 2+ EF≥20%（7） | P 值 |
|---|---|---|---|---|
| 术前 LVEF（%） | 16±2.7 | 14.4±2.7 | 17.4±1.6 | 0.021 |
| 术后 LVEF（%） | 20.8±4.8 | 17.1±2.2 | 25.0±3.2 | ＜0.001 |
| ΔLVEF | 5.00±3.5 | 2.75±2.4 | 7.57±2.7 | ＜0.001 |
| 术前平均 AV 压力阶差（mmHg） | 33.1±10.0 | 35.4±10.2 | 31.5±10.0 | 0.48 |
| 术后平均 AV 压力阶差（mmHg） | 24.2±11.7 | 21.9±6.5 | 27.2±15.7 | 0.4 |
| 术前 AVA（$cm^2$） | 0.59±0.16 | 0.60±0.12 | 0.60±0.21 | 0.94 |
| 术后 AVA（$cm^2$） | 0.85±0.22 | 0.80±0.21 | 0.92±0.23 | 0.31 |
| AVA 增加百分比（$cm^2$） | 45.3±34.6 | 29.3±20.7 | 66.7±39.3 | 0.039 |
| ΔAVA≥0.2$cm^2$ 患者（%） | 10（66.7%） | 3（37.5%） | 7（100%） | 0.026 |

AV，主动脉瓣；AVA，主动脉瓣面积；BAV，球囊主动脉瓣成形术；ΔAVA，BAV 术前到术后主动脉瓣面积增加值；EF，射血分数；LVEF，左室射血分数；MHI，明尼阿波利斯心脏研究所

* 组 1＝BAV 术后 LVEF 仍＜20%

\+ 组 2＝BAV 术后 LVEF 改善≥20%

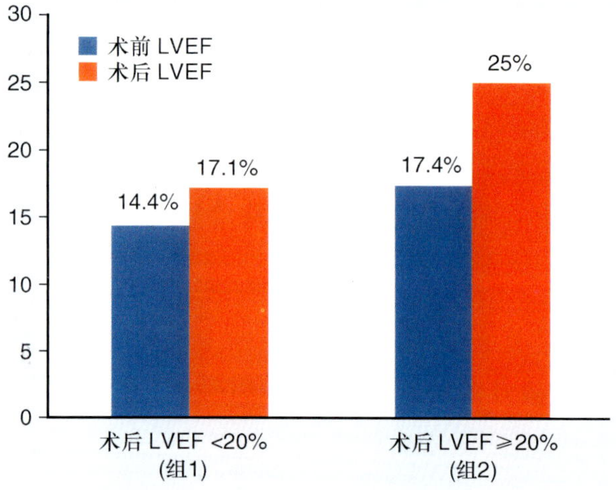


**图 5-12** MHI 数据库中 BAV 术前与术后 LVEFs 对比

术后 LVEF≥20%的相关因素包括：

（1）无冠心病（CAD）（$P$＝0.041）。

（2）术前 LVEF 较高［(14.4±2.7)%和（17.4±1.6)%］（$P$＝0.02）

（3）BAV 术后 AVA 增加 0.2$cm^2$ 或更多（$P$＝0.026）

尽管 4 例患者（25%）在住院期间死亡，但术中无死亡。12 例患者（75%）需要静脉注射去氧肾上腺素和多巴胺来维持收缩期血压在 90mmHg 以上。2 例患者需要紧急 IABPs 辅助应对术后低血压。总体上，BAV 术中死亡率很低。需准备经静脉输入的正性肌力药和血管活性药，还需准备 IABP 在导管室以备急用。虽然 LVEF 改善有限，但约 50%患者可以达到 20%或更多［(25.0±3.2)%］，之后这组患者可能优先选择外科 AVR 或 TAVR。

## 球囊主动脉瓣成形术在人工瓣膜狭窄（bioprosthetic valve aortic stenosis）中应用

尽管瓣中瓣技术对于人工瓣膜退化衰败后的效果较好，但单独 BAV 对于人工瓣膜退化衰败后的治疗效果缺乏大规模的临床数据，其并发症发生率和结果仍不清楚，预期与非手术治疗相似。

一项初期 BAV 技术报道，BAV 术后外科手术取出狭窄的人工瓣膜。实验室中 3atm 扩张 20mm 直径球囊结果提示需警惕在体内的不良反应，包括瓣叶撕裂、穿孔和钙化结节的移位。这些研究强烈提示术者应避免在人工瓣膜假体中运用 BAV 技术[54]。也有病例报道 BAV 术后，瓣膜平均压力阶差降低和心功能改善[55-57]。

至少有两例报道人工瓣膜 BAV 后，急性重度 AI 引起血流动力学受损，以死亡或手术换瓣为结局[57-58]。在 MHI 医疗中心，3 例人工瓣膜施行 BAV，短期效果好、无并发症发生。球囊直径比报道的特定型号和尺寸的人工瓣膜内径小 1mm。这些数据可见参考文献[59]。

## 球囊成形术在主动脉瓣关闭不全患者中的应用

对于合并 AI 的主动脉瓣狭窄患者，BAV 并非禁忌。这与存在中度二尖瓣反流不同（例如，二尖瓣狭窄患者行二尖瓣成形术）。重度 AI 作为 BAV 的并发症很少见（<2.0%），一旦出现，结果是灾难性的。因此，对于合并中度 AI，BAV 被认为是不合适的治疗方案。由于重度 AI 作为 BAV 的禁忌证，缺乏合并重度 AI 患者的 BAV 治疗经验，但 MHI 医疗中心的经验是不限制使用 BAV 治疗。对于有些存在 2 级或 3 级 AI 患者，实际上由于 BAV 术后瓣叶活动度增加，术后 AI 水平反而会下降。最近报道了 73 例中到重度 AI 患者的 BAV 临床效果研究[60]。BAV 术后，AI 程度改善或未变化 65 例（89%），加重 8 例（11%）。仅有 1 例患者死于急性重度 AI。5 例患者，在导管室内出现重度 AI。重度 AI 出现的原因常常是加硬导丝致使操控猪尾导管时的力量增加，引起瓣叶在开放位置的变形、移位。需注意术者主要使用的扩张球囊直径为 20mm（98%），仅有 3 例球囊直径增加到 23mm。

## 球囊主动脉成形术和冠脉介入术同期进行

50%有症状的主动脉瓣狭窄患者都合并有冠心病（CAD）。对于重度 AS 患者，PCI 处理仅限于急性冠脉综合征（acute coronary syndroms）。病情平稳而不适于外科 AVR 并冠脉搭桥的患者，处理方法正在探索中。早期行姑息 BAV 治疗，如果存在冠心病症状，可再行 PCI 介入治疗。未处理 CAD 而行 AVR 的患者死亡率较高[61]。对于重度 AS 患者，仅行 TAVR 治疗而不处理 CAD 的结局尚不明确。

一项 17 例患者同期进行冠脉支架和 BAV 治疗的研究，其死亡率，心肌梗死、卒中或出血等并发症的发生率为 0%[62]。在 MHI 医疗中心，56 例 BAV 和 PCI 患者，仅有 1 例术中出现 MI，无死亡患者；37 例（66%）患者行单支血管支架，15 例患者（27%）行双支血管支架，4 例患者（7%）需要 3 支血管支架。在狭窄区域介入治疗最大化，复合性损伤通常可以避免。尽管冠脉支架植入术在 BAV 治疗前进行，但这一治疗策略已逐渐向先行 BAV 治疗再行冠脉支架植入术而改变。这样，可以减少短暂血流停止使冠脉支架发生病变导致血流动力学迅速恶化的风险。另外最近发表的临床研究报道了同时进行 BAV 和 PCI 治疗的 52 例患者（17.2%行 BAV），无不良事件发生[9]。

BAV 成为患者行 PCI 和可能经评估最后要行 TAVR 的桥梁。再评估的 1～3 个月期间，患者可以行外科 AVR 或 TAVR。需要前瞻性临床试验来证实同时行 BAV 和 PCI 作为过渡措施以对比外科 AVR 或 TAVR 前仅行 PCI 的优劣。在 254 例重度 AS 患者中仅行 PCI 是安全有效的，30 天死亡率为 4.3%[63]。可是，当 LVEF≤30%时，PCI 后 30 天的死亡率为 5.4%，而 LVEF>30%时死亡率为 1.2%（$P<0.001$）。提出疑问是，BAV 同时行 PCI 是否对严重左心功能衰竭患者更加安全。总之，作者会同时在重度或失代偿的心功能不全，以及左心室收缩功能严重减低的患者中行 BAV。

## 球囊主动脉瓣成形术作为主动脉瓣置换术的过渡

有严重症状不适合外科 AVR 或 TAVR 的 AS 患者，可行 BAV，保留后续外科手术或经导管瓣膜置换的观念直至临床症状得到足够的改善。BAV 后接受外科瓣膜置换术的远期病死率显著改善[9]。目前许多研究证实 BAV 作为 TAVR 的过渡是安全的[18,21,33,64-66]。可是没有随机临床试验，证实比直接 TAVR 更有益处。BAV 治疗可作为预期 TAVR 过渡的病情包括：①严重的左心功能衰竭；②极度虚弱；③血流动力学不稳定；④症状原因不明（如，心源性还是肺源性无法明确）；⑤需行 PCI 治疗；⑥严重的二尖瓣反流；⑦严重的肺动脉高压；⑧在 TAVR 前需要再次评估（如，可能的癌症）。

## 作为经导管主动脉瓣植入预扩张的球囊主动脉瓣成形术

BAV 在 TAVR 中作为预扩张瓣膜的手段，可增加经导管瓣膜置入的可行性。预扩张球囊直径往往比瓣环直径约小 2mm，可降低灾难性创伤概率。此外，BAV 也可降低冠脉闭塞的可能性，并确认瓣环大小。将猪尾导管置于主动脉瓣根部，球囊扩张同时造影，确认冠脉充盈缺损基础，预判患者是否存在器械植入后冠脉闭塞的风险。如果证实存在冠脉闭塞，终止 TAVR 或于术前预留导丝以备急诊冠脉支架植入。球囊尺寸应与植入瓣膜尺寸一致。

至少有两种方法通过 BAV 协助 TAVR 选择支架瓣膜大小。第一种方法，当已知球囊扩张尺寸进行主动脉根部造影，观察造影剂反流到左心室情况。如果造影剂反流至左心室，提示球囊直径过小[24]。第二种方法，先后用压力计测量球囊压力。在无菌操作台，扩张球囊达到 2 atm 内压，记录扩张容量。运用卡尺确认球囊直径。球囊内压释放后置入患者主动脉瓣，再次用同样容量扩张。如果记录到 2 atm，球囊直径小于瓣环直径。此外，如果球囊内压超过 2 atm（如，增加的球囊内压），球囊直径达到或超过瓣环大小[67]。

## 球囊主动脉瓣成形术的未来展望

目前 BAV 所用球囊不是专门为这种复杂病变解剖设计的，也没被美国 FDA 批准。此外，目前导丝必须由术者塑形，以防止左心室穿孔。为使经验较少的介入医生和外科医生更广泛的接受，亟需特定设计的器械。术者相信特定几何形状的专用球囊（如，沙漏状球囊）有望做到：①球囊精准定位和稳定固定放置；②扩展的瓣叶达到扩张的主动脉窦获得更大的 AVA；③提高窄腰球囊安全性，降低瓣环损伤（图 5-13）。运用根部固定方法，将主动脉窦管接合部离断可能性降到最低。额外的球囊重复扩张应该适用于特定的情况（如，单独 BAV 相对于预扩张）。导丝的多种塑形使其在左心室操作时更安全稳定，降低左心室穿孔的可能性。

# 5.2 球囊肺动脉瓣成形术

## 瓣膜病理和作用机制

95％肺动脉瓣狭窄（Pulmonic valve stenosis，PS）病因为先天性，80％单独发生。肿瘤性或风湿性瓣膜病很少引起 PS，绝不孤立出现。先天性 PS 是典型的三叶瓣伴瓣叶交界处融合。受限的瓣叶在收缩期凸起为其特征性表现且很少钙化。融合、非融合、二叶瓣并不常见。先天性瓣膜发育不良包括瓣叶增厚，瓣环发育不良也较少见。发育不良的瓣叶在球囊肺动脉瓣成形术（balloon pulmonic valvuloplasty）后，肺动脉压力阶差降低较少。对于绝大多数先天性 PS，瓣膜扩张的机制是分开融合瓣叶，因此如瓣叶发育不良，其瓣叶没有融合，治疗效果较差。

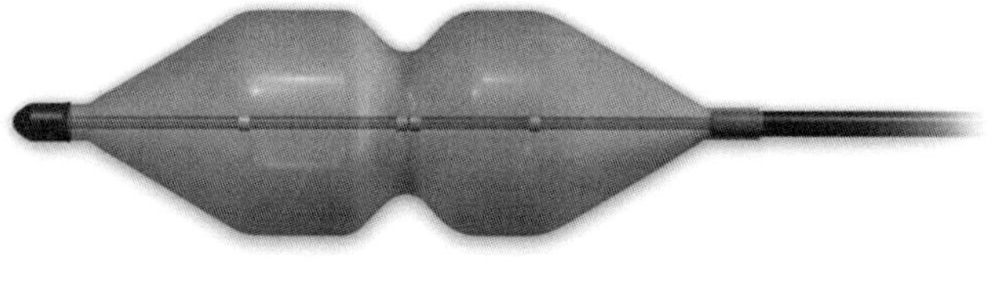

图 5-13 “沙漏”形主动脉瓣成形术球囊，球囊腰部固定直径减小，用以防止瓣环过度扩张

## 诊断

推荐 TTE 用于 PS 的初诊和随访。超声心动图通常可以看到典型的收缩期瓣膜凸起。狭窄的严重程度可由收缩期瓣膜压力阶差进行量化。在瓣膜的有创检查中，Gorlin 公式不用来确定瓣口面积。典型的 PS 仅由压力阶差来决定。心脏核磁影像（CMR）对于区分瓣环下狭窄或瓣叶上狭窄均有效。此外，CMR 也用来衡量相关畸形，如漏斗部肥大、肺动脉瘤样改变，或肺动脉狭窄。作者也采用 CMR 影像来测量肺动脉瓣环（pulmonic valve annulus）直径协助选择球囊大小。不推荐心导管检查用于诊断，仅在球囊成形术中进行评估。最重要的指标是跨肺动脉瓣压力阶差和右心房压。Gorlin 公式有一些问题，随着肺动脉瓣狭窄程度变化，瓣口面积估算值的准确性未能提升[68]。

## 患者选择

2008 年 ACC/AHA 瓣膜疾病指南中提及了球囊肺动脉瓣成形术（balloon pulmonic valvuloplasty，BPV）的指征，见（框 5-3）[69]。MHI 医疗中心遵循指南，使其成为成人介入治疗实践的一部分。

**框 5-3**

**2008 年修订的 ACC/AHA 心脏瓣膜疾病治疗指南**

**球囊肺动脉瓣狭窄成形术适应证**

*Ⅰ级*

1. BVP 推荐用于青少年和青年 PS 患者，伴有劳力性呼吸困难、心绞痛、晕厥，心导管检查右心室至肺动脉收缩期压力阶差＞30mmHg（证据级别：C)。
2. BVP 推荐用于青少年和青年 PS 患者，无症状，心导管检查右心室至肺动脉收缩期压力阶差＞40mmHg（证据级别：C)。

*Ⅱb 级*

1. 对于青少年和青年 PS 患者，无症状，心导管检查右心室至肺动脉收缩期压力阶差在 30～39mmHg，行 BVP 合理（证据级别：C)。

*Ⅲ级*

3. 对于青少年和青年 PS 患者，无症状，心导管检查右心室至肺动脉收缩期压力阶差＜30mmHg，不推荐行 BVP（证据级别：C)。

BVP，球囊肺动脉瓣成形术；PS，肺动脉瓣狭窄；ACC，美国心脏病学会；AHA，美国心脏病协会；RV，右心室运动实验有助于确定患者是否真正存有相关症状，如果患者运动耐力明显受限。PS患者伴瓣叶发育不良，尽管压力阶差仅有轻度降低，BPV仍是首选。与其他先天性肺动脉瓣损伤不同，瓣膜发育不良时所选择的球囊直径应是瓣环直径的1.4～1.5倍[70]。

## 操作技术

患者轻度镇静下，在标准心导管室进行BPV。所有患者用阿司匹林和肝素预处理维持手术过程中ACT 200～250s。术者在右侧股动脉置入5F动脉鞘，在右侧股静脉置入8F静脉鞘。应用Swan-Ganz导管进行标准的诊断性右心导管检查。小心操纵Swan-Ganz导管通过肺动脉瓣，获得收缩期的压力阶差。如果球囊头端加速通过右心室流出道（RVOT），无法获得肺动脉瓣下准确持续的波形，术者在肺动脉瓣下立即置入第二根导管（6F多功能导管），与肺动脉位置的Swan-Ganz导管同时测压。Berman造影导管置入到右心室尖部。球囊扩张后，在左前斜10°～15°加头位20°～30°和侧位双向平板造影。作者通常使用35ml造影剂，以25ml/s速度进行造影。右心室造影用于确认梗阻位置，以及在双向相交造影平面下，测量肺动脉瓣环直径（图5-14，A～D）。

用12F鞘交换股静脉鞘。使用5F～6F多功能导管或诊断性右冠导管，0.035英寸（0.89mm）J头导丝送至右心室，跨越肺动脉瓣后，导管要送达肺动脉分支的远处部位以增强导丝稳定性。用0.035英寸（0.89mm）Amplatz加硬或超硬导丝交换J头导

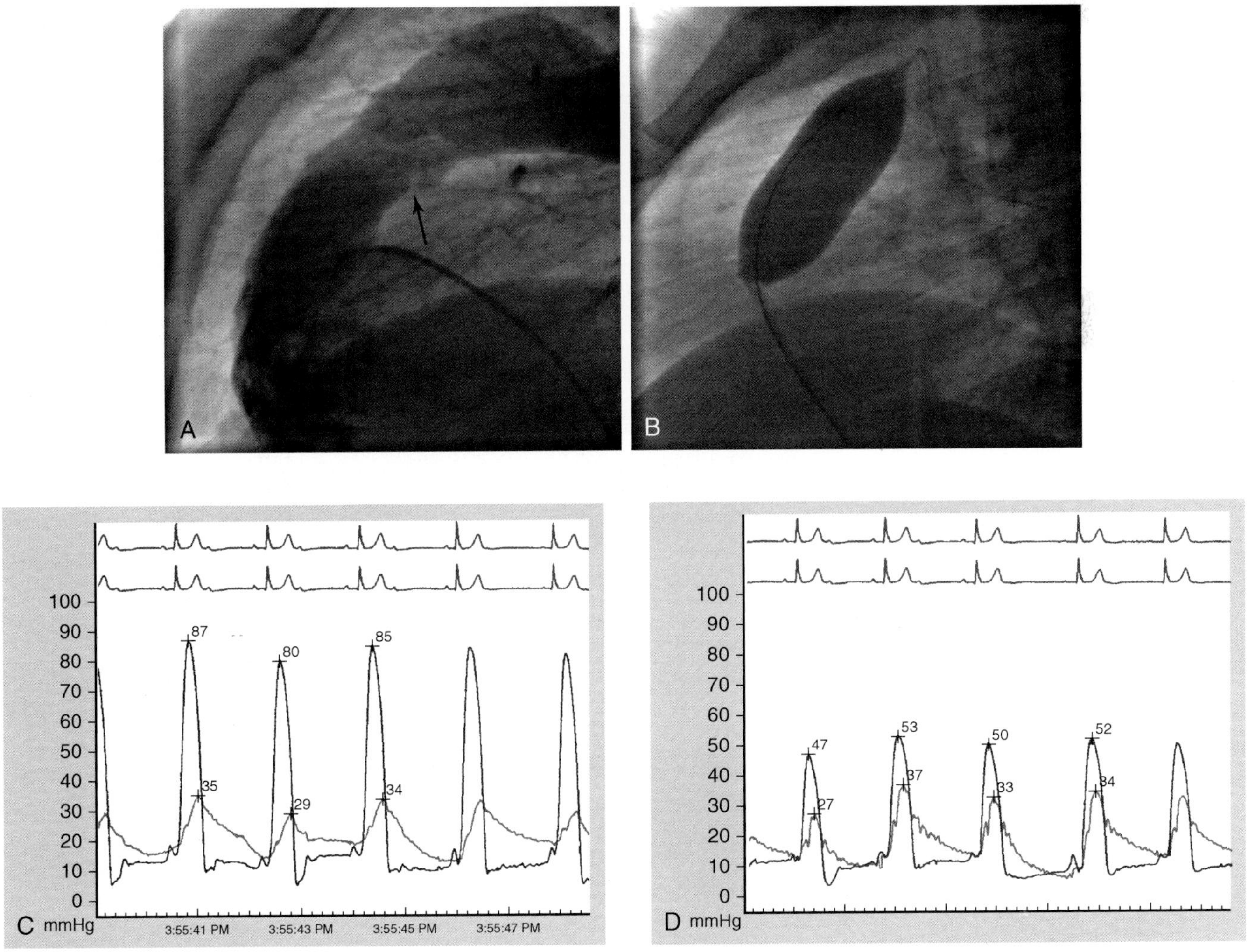


**图5-14** **A.** 右心室侧位造影。箭头指示肺动脉瓣叶位置。**B.** 跨肺动脉瓣行BPV。**C.** 跨肺动脉瓣同时测量右心室和肺动脉收缩期压力阶差，压力阶差为51.33mmHg。**D.** BPV后跨肺动脉瓣压力阶差为17.75mmHg

丝，通过导丝实施 BPV。

## 球囊选择

目前有多种类型球囊用于 BPV，常用的球囊有 Tyshak Ⅱ，Z-Med，和 Z-MedⅡ球囊。Tyshak Ⅱ球囊的优势在于尺寸小，由于顺应性更好，预期的扩张直径更小。基于这一原因，推荐选择顺应性小的 Z-Med 球囊。推荐球囊/瓣环直径比为 1.2～1.4，长期随访研究表明，当球囊/瓣环直径为 1.3 或更大时，远期肺动脉瓣反流发生率较高[71-73]。近期研究，推荐球囊/瓣环比值为 1.2 到 1.25[74]。作者所用球囊长度为 4cm，尽管一些术者应用 6cm 长的球囊可获得更长的扩张区域，但易引起三尖瓣装置（tricuspid valve apparatus）的急性损伤。在成人组，大尺寸静脉鞘没有禁忌，随着大尺寸球囊的应用，无须同时应用两个球囊扩张。此外，双球囊成形术并没有显示出优势[75-76]。尽管如此，如果同时运用两个球囊进行扩张，以下公式可用来计算有效球囊扩张直径：$0.82(D_1+D_2)$，$D_1$ 和 $D_2$ 分别为两个球囊的直径。通过图 5-15 所示可以得到双球囊有效扩张的直径。

## 球囊肺动脉瓣膜成形术

选用合适的瓣膜成形术球囊导管，通过加硬导丝送至跨肺动脉瓣处，放置在侧位右心室造影图像参考标记处。参考标记包括肋骨、软组织密度和导管体部。将 1∶8 稀释后的造影剂注入球囊，记录完

| 双球囊技术有效扩张直径 (mm) | | | | | | | | | | | | | | | | | | | | | |
|---|---|---|---|---|---|---|---|---|---|---|---|---|---|---|---|---|---|---|---|---|---|
| 5 | 6 | 7 | 8 | 9 | 10 | 11 | 12 | 13 | 14 | 15 | 16 | 17 | 18 | 19 | 20 | 21 | 22 | 23 | 24 | 25 | |
| 8.2 | 9.0 | 9.9 | 10.7 | 11.6 | 12.5 | 13.5 | 14.4 | 15.3 | 16.2 | 17.2 | 18.1 | 19.1 | 20.0 | 21.0 | 21.9 | 22.9 | 23.9 | 24.8 | 25.8 | 26.8 | 5 |
| | 9.8 | 10.7 | 11.5 | 12.4 | 13.3 | 14.1 | 15.1 | 16.0 | 16.9 | 17.8 | 18.7 | 19.7 | 20.6 | 21.6 | 22.5 | 23.5 | 24.4 | 25.4 | 26.5 | 27.3 | 6 |
| | | 11.5 | 12.3 | 13.1 | 14.0 | 14.9 | 15.8 | 16.7 | 17.6 | 18.5 | 19.4 | 20.3 | 21.2 | 22.1 | 23.0 | 23.9 | 24.8 | 25.7 | 26.6 | 27.8 | 7 |
| | | | 13.1 | 13.9 | 14.8 | 15.6 | 16.5 | 17.4 | 18.5 | 19.2 | 20.1 | 21.0 | 21.9 | 22.8 | 23.7 | 24.7 | 25.6 | 26.5 | 27.5 | 28.4 | 8 |
| | | | | 14.7 | 15.6 | 16.4 | 17.3 | 18.1 | 19.0 | 19.9 | 20.8 | 21.7 | 22.6 | 23.5 | 24.4 | 25.3 | 26.2 | 27.1 | 28.0 | 29.0 | 9 |
| | | | | | 16.4 | 17.2 | 18.0 | 18.9 | 19.7 | 20.6 | 21.5 | 22.4 | 23.3 | 24.2 | 25.1 | 26.0 | 26.9 | 27.2 | 28.8 | 29.7 | 10 |
| | | | | | | 18.0 | 18.8 | 19.7 | 20.5 | 21.4 | 22.2 | 23.1 | 24.0 | 24.9 | 25.8 | 26.7 | 27.6 | 28.5 | 29.4 | 30.3 | 11 |
| | | | | | | | 19.6 | 20.5 | 21.3 | 22.1 | 23.0 | 23.9 | 24.7 | 25.6 | 26.5 | 27.4 | 28.3 | 29.2 | 30.1 | 31.0 | 12 |
| | | | | | | | | 21.3 | 22.1 | 22.9 | 23.8 | 24.6 | 25.5 | 26.4 | 27.2 | 28.1 | 29.0 | 29.9 | 30.8 | 31.7 | 13 |
| | | | | | | | | | 22.9 | 23.7 | 24.6 | 25.4 | 26.3 | 27.1 | 28.0 | 28.9 | 29.7 | 30.6 | 31.5 | 32.4 | 14 |
| | | | | | | | | | | 24.5 | 25.4 | 26.2 | 27.0 | 27.9 | 28.8 | 29.6 | 30.5 | 31.4 | 32.2 | 33.1 | 15 |
| | | | | | | | | | | | 26.2 | 27.0 | 27.8 | 28.7 | 29.5 | 30.4 | 31.2 | 32.1 | 33.0 | 33.9 | 16 |
| | | | | | | | | | | | | 27.8 | 28.6 | 29.5 | 30.3 | 31.2 | 32.0 | 32.9 | 33.7 | 34.6 | 17 |
| | | | | | | | | | | | | | 29.5 | 30.3 | 31.1 | 32.0 | 32.8 | 33.6 | 34.5 | 35.4 | 18 |
| | | | | | | | | | | | | | | 31.1 | 31.9 | 32.7 | 33.6 | 34.4 | 35.3 | 36.1 | 19 |
| | | | | | | | | | | | | | | | 32.7 | 33.6 | 34.4 | 35.2 | 36.1 | 36.9 | 20 |
| | | | | | | | | | | | | | | | | 34.4 | 35.2 | 36.0 | 36.9 | 37.7 | 21 |
| | | | | | | | | | | | | | | | | | 36.0 | 36.8 | 37.5 | 38.5 | 22 |
| | | | | | | | | | | | | | | | | | | 37.6 | 38.5 | 39.3 | 23 |
| | | | | | | | | | | | | | | | | | | | 39.3 | 40.1 | 24 |
| | | | | | | | | | | | | | | | | | | | | 40.9 | 25 |

图 5-15 双球囊有效扩张直径图表

全扩张后的球囊腰部。一般进行两次扩张。如果保持扩张的球囊在瓣膜中央比较困难，以 180～220 次/分的起搏频率快速起搏右心室可改善这一问题。作者使用 60ml 一次性注射器进行球囊扩张，使用 5F 右股动脉鞘随时监测体动脉压力。

术后重新测量跨肺动脉瓣压力阶差（pressure gradient across the pulmonary valve）和心排血量，以确保下降的压力阶差不是继发于心排血量下降。如果出现继发于右心室流出道梗阻（RVOT obstruction）所致的持续性低血压，认真记录从肺动脉到右心室的压力和心排血量，给予去氧肾上腺素和β受体阻滞药。β受体阻滞药（β-blockers）负性肌力效应能减轻收缩力，从而减轻右心室流出道的梗阻情况。右心室侧位造影还能够协助记录动态右心室流出道梗阻情况（图 5-14，A）。继发性右心室流出道肌肉肥厚这一现像，随着时间推移通常可以逐渐消退[77]。在高达 30%的患者中会出现漏斗部压力阶差变化，更可能发生在年长患者和术前梗阻更严重的患者[78]。

BPV 理想的治疗结果是收缩期压力阶差＜30mmHg。预期结果未出现时，可采用较前大 1～2mm 直径的球囊反复进行瓣膜成形术。术中备有便携式超声心动图机，以满足持续低血压状态下紧急影像学检查的需求，以发挥快速监视并发症的作用，如动态右心室流出道阻塞，肺动脉瓣或三尖瓣关闭不全或心包积液。

通过心电遥测观察患者 12h 以上，次日出院前行超声心动图检查。于 6 至 12 个月重复超声心动图检查。

## 结果：结果和并发症

在青少年和成人患者中，BPV 很好的即刻和长期治疗效果而使其成为首选治疗，避免了外科手术干预。跨肺动脉瓣压力阶差通常较术前减少了 2/3。临床研究的血流动力学结果见表 5-7。22 家医疗中心关于先天性异常的瓣膜成形术和血管成形术（VACA）的注册研究，纳入了 533 例行 BPV 治疗的患者，平均年龄 3.7 岁（1 天～55 岁），报道 BPV 术后长期效果的独立预测因素[79]。包括：①研究时间间隔；②瓣环直径；③术后肺动脉压力阶差；④非发育不良型瓣膜球囊/瓣环比值。

BPV 的并发症较少。VACA 注册研究报道手术死亡率 0.24%，822 例手术中主要并发症发生率 0.35%。右束支传导阻滞，完全房室传导阻滞，心脏停搏，三尖瓣附属装置撕裂，肺动脉和瓣膜撕裂，右心室穿孔伴心包压塞均有报道但罕见。残余肺动脉瓣关闭不全（pulmonary insufficiency，PI）也会存在，在大多数病例中并不显著。远期随访 PI 的预测因素是低龄行球囊瓣膜成形术，球囊/瓣环比值 1.3 及以上。两项成人长期随访研究结果见表 5-7，没有病例发生再狭窄或明显的 PI[80-82]。

**表 5-7**

**青少年/成年患者球囊肺动脉瓣成形术后血流动力学结果**

| | 例数 | 年龄（岁） | 术前峰值压力阶差（mmHg） | 术后（mmHg） | 长期效果（mmHg） | 临床结果 |
|---|---|---|---|---|---|---|
| Sievert H，et al.[79] | 24 | 39（17～12） | 92±36 | 43±19 | N/A | |
| Teupe CH，et al.[80] | 14 | 41±14（19～65） | 82±29 | 37±14 | 31±7（平均 *f/u* 6.5 年；随访时长 4.5～9 年） | 无再狭窄<br>13/14 患者无症状<br>无“明显”PI |
| Chen C，et al.[81] | 53 | 26±11（13～55） | 91±46 | 38±32 | 19±8（平均 *f/u* 6.9±3.1 年；随访时长 0.2～9.8 年） | 无再狭窄<br>NYHA 心功能分级从术前 1.9±0.9 到术后 1.0<br>无“明显”PI |

f/u，随访；N/A，无数据；NYHA，纽约心脏协会；PI，肺动脉瓣关闭不全

# 参考文献


1. Cribier A, Savin T, Saondi N, et al: Percutaneous transluminal valvuloplasty of acquired aortic stenosis in elderly patients: an alternative to valve replacement? *Lancet* 1:63–67, 1986.
2. Safian RD, Berman AD, Driver DJ, et al: Balloon aortic valvuloplasty in 170 consecutive patients, *N Engl J Med* 319:125–130, 1988.
3. O'Neill WW: Mansfield Scientific Aortic Valvuloplasty Registry Investigators. Predictors of long-term survival after percutaneous aortic valvuloplasty registry, *J Am Coll Cardiol* 17:193–198, 1991.
4. Otto CM, Mickel MC, Kennedy JW, et al: Three-year outcome after balloon aortic valvuloplasty: insights into prognosis of valvular aortic stenosis, *Circulation* 89:642–650, 1994.
5. Rahimtoola S: Catheter balloon valvuloplasty for severe calcific aortic stenosis: a limited role, *J Am Coll Cardiol* 23(5):1076–1078, 1994.
6. Nkomo VT, Gardin JM, Skelton TN, et al: Burden of valvular heart disease: a population-based study, *Lancet* 368(9540):1005–1011, 1996.
7. Springs DC, Forfar JC: How should we manage symptomatic aortic stenosis in the patient who is 80 or older? *Br Heart J* 74:481–484, 1995.
8. NHLBI Balloon Valvuloplasty Registry Participants: Percutaneous balloon aortic valvuloplasty: acute and 30 day follow-up results in 674 patients from NHLBI balloon valvuloplasty registry, *Circulation* 84:2383–2397, 1991.
9. Ben-Dor I, Pichard AD, Satler LF, et al: Complications and outcomes of balloon aortic valvuloplasty in high-risk or inoperable patients, *JACC Cardiovasc Interv* 3(11):1150–1156, 2010.
10. Mohler ER III, Gannon F, Reynolds C, et al: Bone formation and inflammation in cardiac valves, *Circulation* 103:1522–1528, 2001.
11. Letac B, Gerber L, Koning R: Insight in the mechanism of balloon aortic valvuloplasty of stenosis, *Am J Cardiol* 62:1241–1247, 1988.
12. McKay RG, Safian RD, Lock JE, et al: Balloon dilatation of calcific aortic stenosis in elderly patients: post mortem, intraoperative, and percutaneous valvuloplasty studies, *Circulation* 74:119–125, 1986.
13. Hura H, Pedersen WR, Ladich E, et al: Percutaneous balloon aortic valvuloplasty revisited: time for a renaissance? *Circulation* 115:e334–e338, 2007.
14. van den Brand M, Essed CE, Di Mario C, et al: Histological changes in the aortic valve after balloon dilatation: evidence for a delayed healing process, *Br Heart J* 67:445–449, 1992.
15. Feldman T, Galgov S, Carroll JD: Restenosis following successful balloon valvuloplasty: bone formation in aortic valve leaflets, *Catheter Cardiovasc Diagn* 29:1–7, 1993.
16. Bonnow RO, Carabello BA, Chatterjee K, et al: American Heart Association Task Force on Practice Guideline (Writing committee to revise the 1998 guidelines for the management of patients with valvular heart disease). ACC/AHA 2006 guidelines for the management of patients with valvular heart disease: a report of the American College of Cardiology/American Heart Association Task Force on practice guidelines developed in collaboration with the Society of Cardiovascular Anesthesiologists endorsed by the Society for Cardiovascular Angiography and Interventions and the Society of Thoracic Surgeons, *J Am Coll Cardiol* 48:e1–148, 2006. Section 6.1.3.
17. Agarwal A, Kini AS, Attandi S, et al: Results of repeat balloon valvuloplasty for treatment of aortic stenosis in patients aged 59 to 104 years, *Am J Cardiol* 95:43–47, 2005.
18. Ussia GP, Capadanno D, Barbanti M, et al: Balloon aortic valvuloplasty for severe aortic stenosis as a bridge to high-risk transcatheter aortic valve implantation, *J Invasive Cardiol* 22:161–166, 2010.
19. Pedersen WR, Klaassen PJ, Boisjolie CR, et al: Feasibility of transcatheter intervention for severe aortic stenosis in patients >90 years of age: aortic valvuloplasty revisited, *Catheter Cardiovasc Interv* 70:149–154, 2007.
20. Rajani R, Buxton W, Haworth P, et al: Prognostic benefit of transcatheter aortic valve implantation compared with medical therapy in patients with inoperable aortic stenosis, *Catheter Cardiovasc Interv* 75:1121–1126, 2010.
21. Hamid T, Eichöffer J, Clarke B, et al: Aortic balloon valvuloplasty: is there still a role in high risk patients in the era of percutaneous aortic valve replacement? *J Interv Cardiol* 34(4):358–361, 2010.
22. Sakada Y, Syed Z, Salinger MH, et al: Percutaneous balloon aortic valvuloplasty: antegrade transseptal vs. conventional retrograde transarterial approach, *Catheter Cardiovasc Interv* 64:314–321, 2005.
23. Feldman T: Balloon aortic valvuloplasty: current techniques and clinical utility. In Huber C, Feldman T, editors: *Transcatheter valve therapies*, New York, 2010, Informa Healthcare, pp 40–57.
24. Cribier A, Eltechaninoff H: Preimplantation percutaneous aortic balloon valvotomy (retrograde approach). In Serryus P, Piazza N, Cribiera A, et al, editors: *Transcatheter aortic valve implantation: tips and tricks to avoid failure*, New York, 2010, Informa Healthcare, pp 161–170.
25. Solomon LW, Fusman B, Jolly N, et al: Percutaneous suture closure for management of large French size arterial puncture in aortic valvuloplasty, *J Invasc Cardiol* 13:592–596, 2001.
26. Eltchaninoff H, Cribier A, Tron C, et al: Balloon aortic valvuloplasty in elderly patients at high risk for surgery or inoperable. Immediate and mid-term results, *Eur Heart J* 16:1079–1084, 1995.
27. Agatiello C, Altchaninoff H, Tron C, et al: Balloon aortic valvuloplasty in the adult: immediate results and in-hospital complications in the latest series of 141 consecutive patients at the University Hospital of Rouen (2002-2005), *Arch Mal Coeur Vaiss* 99(3):195–200, 2006.
28. Anderson M, Schwartz RS, Pedersen C, et al: Severity of aortic stenosis, not STS score, predicts procedural mortality in elderly patients undergoing balloon aortic valvuloplasty, *Cardiovasc Revasc Med* 10:207, 2009. abstract.
29. Leon MB, Piazza N, Nikolsky E, et al: Standardized endpoint definitions for transcatheter aortic valve implantation clinical trials: a consensus report from the Valve Academic Research Consortium, *J Am Coll Cardiol* 57(3):253–269, 2011.
30. Pedersen W, Krueger D, Dang M, et al: Incidence of atrioventricular conduction abnormalities following balloon aortic valvuloplasty, *Catheter Cardiovasc Interv* 77(Suppl):S137–S138, 2011.
31. Yaradarajan P, Kapoor N, Bansal RC, et al: Clinical profile and natural history of 453 nonsurgically managed patients with severe aortic stenosis, *Ann Thorac Surg* 82:2111–2115, 2006.
32. Nishimura RA, Holmes DR Jr, Reeder GS, et al: Doppler evaluation of results of percutaneous aortic balloon valvuloplasty in calcific aortic stenosis, *Circulation* 78:791–799, 1998.
33. Shareghi S, Rasouli L, Shavelle DM, et al: Current results of balloon aortic valvuloplasty in high-risk patients, *J Invasive Cardiol* 19(1):1–5, 2007.
34. Raymer K, Yang H: Patients with aortic stenosis: cardiac complications in noncardiac surgery, *Can J Anaesth* 45:855–859, 1998.
35. Torsher LC, Shub C, Rettke SR, et al: Risk of patients with severe aortic stenosis undergoing noncardiac surgery, *Am J Cardiol* 81:448–452, 1998.
36. Roth RB, Palacios IF, Block PC: Percutaneous aortic balloon valvuloplasty: its role in the management of patients with aortic stenosis requiring major noncardiac surgery, *J Am Coll Cardiol* 13(5): 1039–1041, 1989.
37. Siu SC, Sermer M, Colman JM, et al: Prospective multicenter study of pregnancy outcomes in women with heart disease, *Circulation* 104:515–521, 2001.
38. Silversides CK, Colman JM, Sermer M, et al: Early and intermediate-term outcomes of pregnancy with congenital aortic stenosis, *Am J Cardiol* 91:1386–1389, 2003.
39. Banning AP, Pearson JF, Hall RJ: Role of balloon dilatation of the aortic valve in pregnant patients with severe aortic stenosis, *Br Heart J* 70:544–545, 1993.
40. Mahli A, Izdes S, Coskun D: Cardiac operations during pregnancy: review of factors influencing fetal outcome, *Ann Thorac Surg* 69:1622–1626, 2000.
41. Pomini F, Mercogliano D, Cavaletti C, et al: Cardiopulmonary bypass in pregnancy, *Ann Thorac Surg* 61:259–268, 1996.
42. Parry AJ, Westaby S: Cardiopulmonary bypass during pregnancy, *Ann Thorac Surg* 61:1865–1869, 1996.
43. Roberts WC, Ko JM: Frequency of unicuspid, bicuspid and tricuspid aortic valves by decade in adults having aortic valve replacement for isolated aortic stenosis, *Circulation* 111:920–925, 2005.
44. Brown DW, Dipilato AE, Chong EC, et al: Sudden unexpected death after balloon valvuloplasty for congenital aortic stenosis, *J Am Coll Cardiol* 56:1939–1946, 2010.
45. Feltes TF, Bacha E, Beekman RH 3rd, et al: American Heart Association Congenital Cardiac Defects Committee of the Council on Car-

diovascular Disease in the Young, Council on Clinical Cardiology, Council on Cardiovascular Radiology and Intervention. Indications for cardiac catheterization and intervention in pediatric cardiac disease: a scientific statement from the American Heart Association, *Circulation* 123:2607–2652, 2011.

46. Carabello BA, Green LH, Grossman W, et al: Hemodynamic determinants of prognosis of aortic valve replacement in critical aortic stenosis and advanced congestive heart failure, *Circulation* 62:42–48, 1980.
47. Kennedy JW, Doces J, Steward DH: Left ventricular function before and following aortic valve replacement, *Circulation* 56:944–950, 1977.
48. Smith N, McAnulty JH, Rahimtoola SH: Severe aortic stenosis with impaired left ventricular function and clinical heart failure: results of valve replacement, *Circulation* 58:255–264, 1978.
49. Connolly HM, Oh JK, Orzulak TA, et al: Aortic valve replacement for aortic stenosis with severe left ventricular dysfunction: prognostic indicators, *Circulation* 95:2395–2400, 1997.
50. Berland J, Cribier A, Savin T, et al: Percutaneous balloon valvuloplasty in patients with severe aortic stenosis and low ejection fraction: immediate results and 1-year follow-up, *Circulation* 79:1189–1196, 1989.
51. Quere JP, Monin JL, Levy F, et al: Influence of preoperative left ventricular contractile reserve on postoperative ejection fraction in low-gradient aortic stenosis, *Circulation* 113:1738–1744, 2006.
52. Clavel MA, Fuchs C, Burwash JG, et al: Predictors of outcomes in low-flow, low-gradient aortic stenosis: results of the multicenter TOPAS Study, *Circulation* 118(Suppl 14):S234–S242, 2008.
53. Pedersen W, Dang M, Krueger D, et al: Intra- and postprocedural outcomes in severe aortic stenosis patients with left ventricular ejection fractions <20% undergoing balloon valvuloplasty, *Catheter Cardiovasc Interv* 77(Suppl):S136–S137, 2011.
54. Waller BF, McKay C, Van Tassel J, et al: Catheter balloon valvuloplasty of stenotic porcine bioprosthetic valves. Part II. Mechanisms, complications, and recommendations for clinical use, *Clin Cardiol* 14:764–772, 1991.
55. Dejam A, Hokinson M, Laham R: Repeated successful balloon valvuloplasty of a bioprosthetic aortic valve in a nonagenarian, *Catheter Cardiovasc Interv* 77:589–592, 2011.
56. Orbe LC, Sobrino N, Maté I, et al: Effectiveness of balloon percutaneous valvuloplasty for stenotic bioprosthetic valves in different positions, *Am J Cardiol* 68(17):1719–1721, 1991.
57. McKay CR, Waller BF, Hong R, et al: Problems encountered with catheter balloon valvuloplasty of bioprosthetic aortic valves, *Am Heart J* 115:463–465, 1988.
58. Kirwan C, Richardson G, Rothman MT: Is there a role for balloon valvuloplasty in patients with stenotic aortic bioprosthetic valves? *Catheter Cardiovasc Interv* 63:251–253, 2004.
59. Piazza N, Bleiziffer S, Brockmann G, et al: Transcatheter aortic valve implantation for failing surgical aortic bioprosthetic valve: from concept to clinical application and evaluation. Part I, *JACC Cardiovasc Interv* 4(7):721–732, 2011.
60. Saia F, Marrozzini C, Ciuca C, et al: Is balloon aortic valvuloplasty safe in patients with significant aortic valve regurgitation? *Catheter Cardiovasc Interv* 79(2):315–321, 2012.
61. Mullany CJ, Elveback LR, Frye RL, et al: Coronary artery disease and its management: influence or survival in patients undergoing aortic valve replacement, *J Am Coll Cardiol* 10:66–72, 1987.
62. Pedersen W, Klassen P, Pedersen C, et al: Comparison of outcomes in high risk patients >70 years of age with aortic valvuloplasty and percutaneous coronary intervention versus aortic valvuloplasty alone, *Am J Cardiol* 101:1309–1314, 2006.
63. Goel SS, Agarwal S, Tuscu M, et al: Percutaneous coronary intervention in patients with severe aortic stenosis. Implications for TAVR, *Circulation* 125:1005–1013, 2012.
64. Kapadia SR, Goel SS, Yuksel U, et al: Lessons learned from balloon aortic valvuloplasty experience from the pre-transcatheter aortic valve implantation era, *J Interv Cardiol* 23(5):499–508, 2010.
65. Tissot C-M, Attias D, Himbert D, et al: Reappraisal of percutaneous aortic balloon valvuloplasty as a preliminary treatment strategy in the transcatheter aortic valve implantation era, *EuroIntervention* 7(1):49–56, 2011.
66. Saia F, Marrozzini C, Moretti C, et al: The role of percutaneous balloon aortic valvuloplasty as a bridge for transcatheter aortic valve implantation, *EuroIntervention* 7(6):723–729, 2011.
67. Babaliros V, Junagadhwalla Z, Lerakis S, et al: Use of balloon aortic valvuloplasty to size the aortic annulus before implantation of a balloon-expandable transcatheter heart valve, *JACC Cardiovasc Interv* 3:1114–1118, 2010.
68. Ellison RC, Freedom RM, Keane JF, et al: Indirect assessment of severity in pulmonary stenosis, *Circulation* 56(I):114–120, 1977.
69. Bonnow RO, Carabello BA, Chatterjee K, et al: ACC/AHA Practice Guideline: 2008 focused update incorporated into the ACC/AHA 2006 Guidelines for the Management of Patients with Valvular Heart Disease, *J Am Coll Cardiol* 52:1–142, 2008.
70. Rao PS: Balloon dilatation in infants and children with dysplastic pulmonary valves. Short-term and intermediate-term results, *Am Heart J* 116:1168–1173, 1998.
71. Rao PS, Galal O, Patnana M, et al: Results of three-to-ten-year follow-up of balloon dilatation of the pulmonary valve, *Heart* 80: 591–595, 1998.
72. Rao PS: Long-term follow-up results after balloon dilatation of pulmonary stenosis, aortic stenosis and coarctation of the aorta: a review, *Prog Cardiovasc Dis* 42:59–74, 1999.
73. Garty Y, Veldman G, Lee K, et al: Late outcomes after pulmonary valve balloon dilatation in neonates, infants and children, *J Invasive Cardiol* 17:318–322, 2005.
74. Rao PS: Percutaneous balloon pulmonary valvuloplasty: state of the art, *Catheter Cardiovasc Interv* 69:747–763, 2007.
75. Rao PS, Fawzy ME: Double balloon technique for percutaneous balloon pulmonary valvuloplasty: comparison with single balloon technique, *J Interv Cardiol* 1:257–262, 1988.
76. Rao PS: Balloon pulmonary valvuloplasty: a review, *Clin Cardiol* 12:55–72, 1989.
77. Fontes VF, Esteves CA, Eduardo J, et al: Regression of infundibular hypertrophy after pulmonary valvotomy for pulmonic stenosis, *Am J Cardiol* 62:977–979, 1988.
78. Thapar MK, Rao PS: Significance of infundibular obstruction following balloon valvuloplasty for valvar pulmonic stenosis, *Am Heart J* 118:99–103, 1989.
79. McCrindle B: Independent predictors of long-term results after balloon pulmonary valvuloplasty: Valvuloplasty and Angiography of Congenital Anomalies (VACA) registry investigators, *Circulation* 89:1751–1759, 1994.
80. Sievert H, Kober G, Bussman WD, et al: Long-term results of percutaneous pulmonary valvuloplasty in adults, *Eur Heart J* 10:712–717, 1989.
81. Teupe CH, Burger W, Schräder R, et al: Late (five to nine years) follow-up after balloon dilation of valvular pulmonary stenosis in adults, *Am J Cardiol* 80:240–242, 1996.
82. Chen C, Cheng TO, Huang T, et al: Percutaneous balloon valvuloplasty for pulmonic stenosis in adolescents and adults, *N Engl J Med* 335:21–25, 1996.

# 第六章

# 经导管主动脉瓣植入：Edwards SAPIEN 瓣膜

## Chapter 6 Transcatheter Aortic Valve Replacement: Edwards SAPIEN Valve

ALAN ZAJARIAS · ALAIN CRIBIER 著

肖家旺 译 张端珍 审校

在发达国家，主动脉瓣狭窄（aortic stenosis，AS）仍是成人最常见的获得性瓣膜性心脏病（acquired valvular heart disease），发病率随年龄增长而增加[1]。正如 Ross 与 Brauwald 所述，AS 出现症状后自然预后非常差[2]，即使采取药物治疗，其 1 年和 5 年生存率也仅为 60% 和 32%[3]。对有症状患者而言，如欲缓解症状，提高存活率，唯一有效办法便是主动脉瓣置换术（aortic valve replacement，AVR）。如条件理想，外科 AVR 手术死亡率约 4%[4]，但手术死亡率与术后并发症发生率随年龄增长而增加，并且，如为外科急诊手术，或者术前合并冠状动脉病变（coronary artery disease，CAD）、左心室功能差、肾功能不全、肺部疾病与糖尿病等，手术风险亦显著增加[5-6]。由于上述原因，约 1/3 的患者不适于外科手术[7]。经导管主动脉瓣置换术（transcatheter aortic valve replacement，TAVR）亦称经导管主动脉瓣植入术（transcatheter aortic valve implantation，TAVI），为这部分不宜外科手术的患者开启了治疗之窗，此类患者传统 AVR 的手术死亡风险远远大于其获益。

以导管为介导进行瓣膜病治疗这一概念可追溯至上世纪 70 年代，方法来源于主动脉瓣关闭不全（aortic insufficiency，AI）实验室操作。1989 年 Henning-Rud Andersen 首次将一种自制模型植入猪主动脉[8-10]，该模型为一球囊扩张型带瓣支架，支架用手工制作成网状，内有猪心瓣膜，然后包埋于导管之内。Andersen 等设计的实验模型问世于 90 年代早期，但后来并未应用于人体[11-14]。2000 年，Philip Bonhoeffer 研制了一种带瓣支架（stented valve），系将牛颈静脉置入铂—铱合金支架内制成，并成功植入羊肺动脉[15]，同年，Bonhoeffer 率先将这种装置植入人体右心室—肺动脉管道内（right ventricle-to-plumorrary artery conduit）[16]，掀开了经导管瓣膜植入术序幕。

2002 年 Alain Cribier 首次描述了 TAVR 技术[17]，瓣膜由马心包制作，并将其缝合于球囊扩张型不锈钢金属支架之上。最初采用顺行法操作，均为严重 AS 患者，病情严重但不具备外科手术适应证而实施本操作[17-20]。因可引起中至重度主动脉瓣关闭不全，出现瓣膜脱落，而且操作复杂，推广一度受阻。随着技术的改进和瓣膜制作方法的改良，之前所面临的缺陷得以逐步解决：①采取大瓣膜植入法，即植入相对于主动脉瓣环直径更大的瓣膜，使得瓣周反流减少，第二代瓣膜直径甚至可达 26mm；②证实以瓣叶插入处的主动脉瓣环横向直径为参考直径选择瓣膜最为合适；③认识到需有标识用于瓣膜定位，这样可降低瓣膜栓塞（脱落）（valve embolization）风险。使用末端手控转向导管（Retrofex catheter；Edwards LifeSciences，Irvine，Calif.）通过主动脉弓（aortic arch）可防止损伤血管壁，并有助于将导丝固定位于主动脉瓣接合处中央，方便了逆向瓣膜释放法（retrograde approach）的开展。输送鞘管的改良也减少了血管并发症的发生，因鞘管长度增加，输送导管/瓣膜可直接送至降主动脉，降低了血管损伤风险[21]。美国（REVIVAL Ⅱ 研究）、欧盟（REVIVEⅡ研究）和加拿大（加拿大特殊径路研究）多中心注册研究均以主动脉瓣口面积<0.8cm² 和预测手术死亡率非常高［欧洲心脏病手术危险性评估（cardiac operative risk evaluation）系统评分（Euro SCORE）>20%］的患者为研究对象，进行有效性和安全性评估。为改善瓣膜长效性能，新型瓣膜进行了如下改良：使用牛心包制作瓣膜，加长瓣膜下缘以减少瓣周反流发生率，给予抗钙化处理，最终形成目前应用的人工心脏瓣膜（图 6-1）。据 Webb 等[21]报道，采用逆行法行主动脉瓣植入术，早期手术成功率仅为 78%，但完成 25 例操作后，手术成功率可增至 96%，这表明存在重要的学习曲线[22]。术后 30 天死亡率为 12%，明显低于预期死亡率 28%。中期随访检查未发现人工瓣膜退变、移位、再狭窄和中央型瓣膜关闭不全，术后 1 个月 3 例患者出现中度瓣周漏。大多数患者瓣周型 AI 程度轻微、无临床意义，并且在整个随访过程中病情稳定。这一结果使得 SAPIEN 瓣膜于 2007 年秋获欧洲批准并上市。

动脉内径小、血管扭曲（vessel tortuosity）与钙化仍然是逆行法主要限制因素，于是对这类患者开始考虑采用经心尖（transapical approach，TA）路径。从最初动物试验至早期人体研究的结果，该路径前景均被看好[23-24]。Lichtenstein 等首次报道了 TA 路径植入主动脉瓣结果，他们共对 7 例高危 AS 患者实施手术，所有患者均成功植入瓣膜，无一死亡；与逆行法结果相同，患者跨瓣压力阶差与主动脉瓣口面积均显著改善。术后 30 天死亡率低于预期死亡率（14% *vs.* 35%）[25]。多中心经验交流显示，采用该创新性路径的操作日趋增多。Walther 等报道成功率可达 93.2%[26]，反而比传统 TAR 高 6.8%。

随着手术操作更加精细和患者选择更为恰当，手术成功率日趋增高。经导管主动脉瓣植入术研究（PARTNER）为首项针对因风险过高而无法外科手术的患者开展的 TAVR 临床随机试验，该试验的顺利完成确立了 TAVR 在 AS 治疗中的地位。根据目前研究结果，TAVR 有望肩负起一项重任，即为已往无法手术的患者提供一个治疗选项，并为严重 AS 和人工瓣膜功能不全患者提供一项革命性治疗技术。

下面将分章节介绍 TAVR 患者选择、操作技巧、血管入路与并发症处理，并综述有关 TAVR 的最新文献结果。

## 6.1 经导管主动脉瓣植入术患者选择

在美国，经股动脉（TF）路径为第一个批准用于 TAVR 的血管入路，治疗对象为两个不同外科医师均认为存在手术禁忌证的重症 AS 患者。在美国以外国家，对外科手术风险高的重度 AS 患者实施 TAVR 的各种设备——无论是 TA 路径还是其他路径设备，均已上市，美国 FDA 也于 2012 年批准应用。患者选择对于操作与临床成功率至关重要，下面将详细探讨。

### 危险分层

高风险手术患者系指预计手术死亡率在上十分位数以上的或术后 30 天死亡率大于 15%的患者。外科手术风险常用胸外科协会死亡风险预测（Society of Thoracic Surgery Predicted Risk of Mortality，STS-PROM）

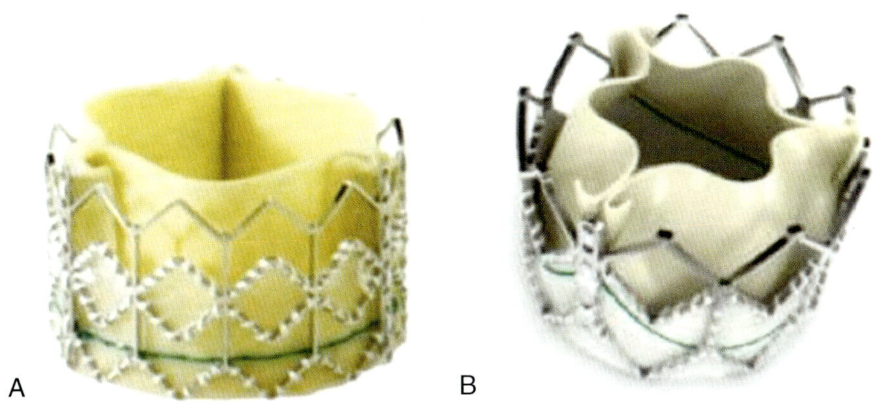

**图 6-1 Edwards 瓣膜**

**A.** Edwards SAPIEN 瓣膜，系将牛心包制成三个瓣叶后附着于球囊扩张型不锈钢支架上而成，植入后支架位于冠状动脉之下。正电子发射断层（PET）裙边包绕位于心室侧 1/3 的瓣膜以减少瓣周反流。**B.** 第二代 SAPIEN XT 瓣膜，将牛心包瓣叶重新设计后，附于钴铬合金支架上，这种设计能减少瓣膜体积，并且裙边更长，从而最大限速减少瓣周反流评分表与 EuroSCORE 评分表估测。EuroSCORE 评分可靠性已在瓣膜植入术患者中得以验证[27-28]，但总是高估手术死亡率[29-30]。STS-PROM 评分系统源于 STS 数据库——一个临床结果自愿注册系统，可估测瓣膜病和心脏非瓣膜病外科术后死亡率、并发症发生率和肾衰竭风险，以及术后住院时间[31]。业已表明，该评分系统虽低估心脏外科真实死亡率，却能更准确反映高危患者 AVR 手术死亡率和术后 30 天死亡率[32]。

STS-PROM 与 EuroSCORE 评分为量化手术风险提供了客观依据。这些评分系统虽然全面，但不包括某些使手术复杂化和使手术死亡率增加的特殊情况，如曾行纵膈放射治疗、胸主动脉严重钙化（陶瓷样主动脉，porcelain aorta）、胸壁解剖结构异常、纵膈炎病史、肝硬化或恶液质等。此外，这种评分方法系从手术患者推演而来，故对无外科手术适应证的患者应用价值有限。临床判断与患者自理水平均为主观性参数，虽然影响心脏外科预后，但难以量化[33]。为获最佳治疗效果，TAVR 仍宜审慎。

## 6.2 患者筛选

所有 TAVR 患者术前均需行以下评估：

1. 超声心动图筛选　记录 AS 严重程度，除外其他瓣膜严重病变，观察瓣膜解剖与钙化分布状况，测量主动脉瓣环直径与左心室功能。务必注意左心室流出道水平室间隔是否向外突出，它会妨碍瓣膜支架展开。

2. 左、右心导管检查　明确是否存在肺高压，是否合并 CAD，在瓣膜植入术前这可能需要先行处理。

3. 主动脉造影　明确瓣膜定位时图像增强器的正确方位，检测主动脉弓处是否存在各种妨碍手术操作的潜在因素。

4. 以髂股动脉为终点的胸腹部计算机化断层（computed tomography，CT）血管造影　明确主动脉解剖、血管内径、钙化与迂曲程度。

### 血管入路筛选

经筛选确认患者适于 TAVR 后，需进一步确定瓣膜植入路径。植入 Edwards SAPIEN 瓣膜（Edwards Lifesciences，Irvine，Calif.）有 TA 和 TF 两条入路可供选择，两者成功率与并发症发生率相仿。是否选择 TF 入路取决于血管迂曲和钙化程度，以及股动脉、髂外动脉与髂总动脉内径。存在腹主动脉瘤（abdominal aortic aneurysms）或者腹主动脉手术病史宜选择 TA 或锁骨下动脉作为入路。业已证实，血管并发症与死亡率明显相关，而正确筛选患者可防止血管并发症发生[34]。如两种入路均可，患者也非常适于 TAVR，则选择入路时更不可忽视其安全性。

血管造影为入路选择提供了一种合适的筛选工具[35]，但无法提供血管解剖详细情况。外鞘直径与股动脉最小管腔直径比值≥1.05 预示重大血管并发症发生率和术后 30 天死亡率会增加[36-37]。可通过将导丝插入髂动脉的方式观察血管能否被拉直，如插入加硬导丝后，血管仍然明显迂曲，则 TA 路径更为可取。多层计算机断层扫描血管造影（MSCTA）可精确测量血管钙化程度、范围与位置，此外，三维血管重建与横断面显像可准确测量管腔直径。管腔最小直径与管腔最窄部分血管长度是决定选择何种入路的主要因素。虽然 MSCTA 效果更好，但如患者存在慢性肾功能不全，不能使用全量造影剂，则只能经动脉弹丸式注射小剂量造影剂[38]，或不注射造影剂直接行 CT 检查，然后选择合适图像进行必要的测量。血管内超声为一种有创检测方法，虽可测量动脉直径，但因图像倾斜，测量结果不可靠。

第一代 Edwards SAPIEN 瓣膜需 22F 和 24F 输送鞘释放，故要求血管腔直径至少在 7mm 和 8mm 以上；新型 Edwards SAPIEN XT 瓣膜需使用 18F 或 19F 输送鞘，要求血管腔直径在 6mm 与 6.5mm 之间（见表 6-1）。必须特别注意主动脉—髂动脉分叉处与髂内、外动脉分叉处情况，此两处往往容易出现血管并发症。

### 主动脉瓣环直径与瓣膜大小选择

主动脉瓣环直径可采用经胸超声心动图（transthoracic echocardiogram，TTE）、经食管超声心动图（transesophageal echocardiogram，TEE）、血管造影、多层计算机断层扫描（multislice computed tomography，MSCT）和磁共振（magnetic resonance

**表 6-1**

**动脉路径经导管主动脉瓣植入术对血管大小要求**

| 瓣膜直径 | 输送鞘 | 动脉最小直径 |
|---|---|---|
| **SAPIEN** | | |
| 23mm | 22F | 7mm |
| 26mm | 24F | 8mm |
| **SAPIEN XT** | | |
| 23mm | 18F | 6mm |
| 26mm | 19F | 6.5mm |

imaging，MRI）等多种影像学方法测量，需于收缩中期在瓣叶的嵌入水平测量瓣环直径。由于没有缝合环，为确保瓣膜稳定并减少 AI，植入瓣膜需较主动脉瓣环大 5%～30%。主动脉瓣环并非圆形，故平面图像可能低估其大小。MSCT 可提供瓣环与主动脉根部冠状面、矢状面与轴位图像，可以测量其最小与最大直径、瓣环周长与面积[39-40]。尽管 TTE 和 TEE 是测量瓣环大小最常用方式，但随着瓣环测量方式日趋统一，MSCT 将成为首要测量方式（见表 6-2）。

### 冠状动脉疾病

与无 CAD 相比，合并 CAD 患者手术死亡风险评分更高，手术并发症更多。在 TAVR 前，推荐暂不顾及小分支血管病变，而仅对供应大面积心肌的血管给予再血管化治疗（revascularization）[41-43]。再血管化治疗时机仍有争议，PARTNER 试验要求再血管化治疗与瓣膜植入术之间间隔 30 天以上。如涉及心肌面积大，则再血管化治疗通常应在 TAVR 之前进行。两者也可按先再血管化治疗、后 TAVR 顺序于同一台手术完成，或者再血管化治疗后数天再行 TAVR，这样可以减少单次射线与造影剂剂量，并尽量降低其他并发症。

### 脑血管疾病

TAVR 患者多为老年人，易合并多种疾病，如 CAD、周围血管疾病、高血压病、脑卒中前兆或者短暂性脑缺血发作（transient ischemic attacks，TIA）等，故 AVR 更容易诱发脑血管事件。升主动脉和主动脉弓严重粥样硬化，主动脉瓣大面积钙化和易碎斑块均为 TAVR 患者出现神经系统并发症的危险因素。高风险患者尚需行颈动脉多普勒超声检查，如发现影响血流或具有高危特征的病变，应于 TAVR 术前进行相应处理。

### 慢性阻塞性肺疾病

严重肺部疾病和重度 AS 均表现为呼吸困难。必须强调的是，如严重慢性阻塞性肺疾病与 AS 同时并存，TAVR 改善呼吸困难症状作用有限。同时，出现心力衰竭症状可能会误诊为慢性阻塞性肺疾病（chronic obstructive pulmonary disease，COPD）恶化或加重，故 TAVR 术后应仔细甄别引起症状的原因，这样临床效果更佳。

## 6.3 Edwards SAPIEN 瓣膜

Edwards SAPIEN 瓣膜由生物瓣膜、球囊导管（上附生物瓣）、Retroflex 导管与压制工具组成。

### Edwards SAPIEN 瓣膜

Edwards SAPIEN 瓣膜（图 6-1）系牛心包制作，为三叶结构，内附于球囊扩张型不锈钢支架之上。为防止瓣膜钙化与功能衰退过快，瓣膜已事先进行相应预处理。位于心室侧的那半部分支架用纤维袖套覆盖，从而限制支架扩张并减少瓣周反流。由于没有缝合瓣环，为确保瓣膜植入后能固定牢靠，所选瓣膜直径应大于主动脉瓣环。目前临床上两种瓣膜规格，分别为 23mm 和 26mm。体外模拟测试显示，瓣膜使用寿命在 10 年以上。与相应型号的外科瓣膜相比，SAPIEN 瓣膜有效瓣口面积更大，而对血流动力学影响更小，但瓣周反流发生率更高[44]。

新一代瓣膜装置，即 Edwards SAPIEN XT 瓣膜，系由钴—铬合金制成，已在欧洲上市，其径向力量与前一代相同，但瓣膜体积更小，该瓣膜有 20mm、23mm、26mm 与 29mm 四种规格。目前正在进行 PARTNER Ⅱ试验，评价该瓣膜是否可行（图 6-1）。

### 球囊导管

瓣膜需装载于定制的球囊导管之上释放。球囊长 30mm，大小与瓣膜规格相匹配。为便于通过自体主动脉瓣口，球囊导管末端设计成鼻椎体状（图 6-2），充盈后形态发生变化，可防止充盈过程中发生位移。

### 压制工具

压制工具（见图 6-2）的作用是以手工方式将经导管心脏瓣膜（transcatheter heart valve，THV）从扩张状态进行对称性压缩，使之尽量缩小以便释放。可用测量环校准球囊充盈直径，使之与所需直径相等，并测定注射器生理盐水/造影剂混合物容积，从而获知瓣膜释放时充盈球囊所需液体量。

### RETROFLEX 导引导管与 ASCENDRA 释放系统

Retroflex 导管顶端可转向，通过旋转手柄上的

表 6-2

接受 Edwards SAPIEN 瓣膜 TAVI 患者术前和术后随访特征

| 研究名称 | 患者数目 | 年龄（岁） | EuroSCORE 逻辑评分（%） | STS 评分（%） | 手术成功率 | 术前 AVA（$cm^2$） | 术后 AVA（$cm^2$） |
|---|---|---|---|---|---|---|---|
| Canada | 339 | 81±8 | NR | 9.8 | 93.3% | 0.63±0.17 | 1.55±0.41 |
| Source | 1038 | 81.2 | 27.4 | NR | 93.8 | 0.59 | 1.7 |
| Partner | 358 | 83.1±8 | 26.4±17.2 | 11.6±6 | 96.6 | 0.6±0.2 | 1.5±0.5 |

AVA：主动脉瓣面积；LVEF：左心室射血分数；NR：未报告；NYHA：纽约心脏协会分级；TAVI：经导管主动脉瓣植入术。

调控器改变导管方向，以便 THV 逆行通过主动脉弓（图 6-2）[45]。该导管主要用于指导瓣膜输送鞘管通过动脉系统，绕过主动脉弓，穿过主动脉瓣口，同时减少对沿途血管的损伤。Retroflex 导管在瓣膜通过

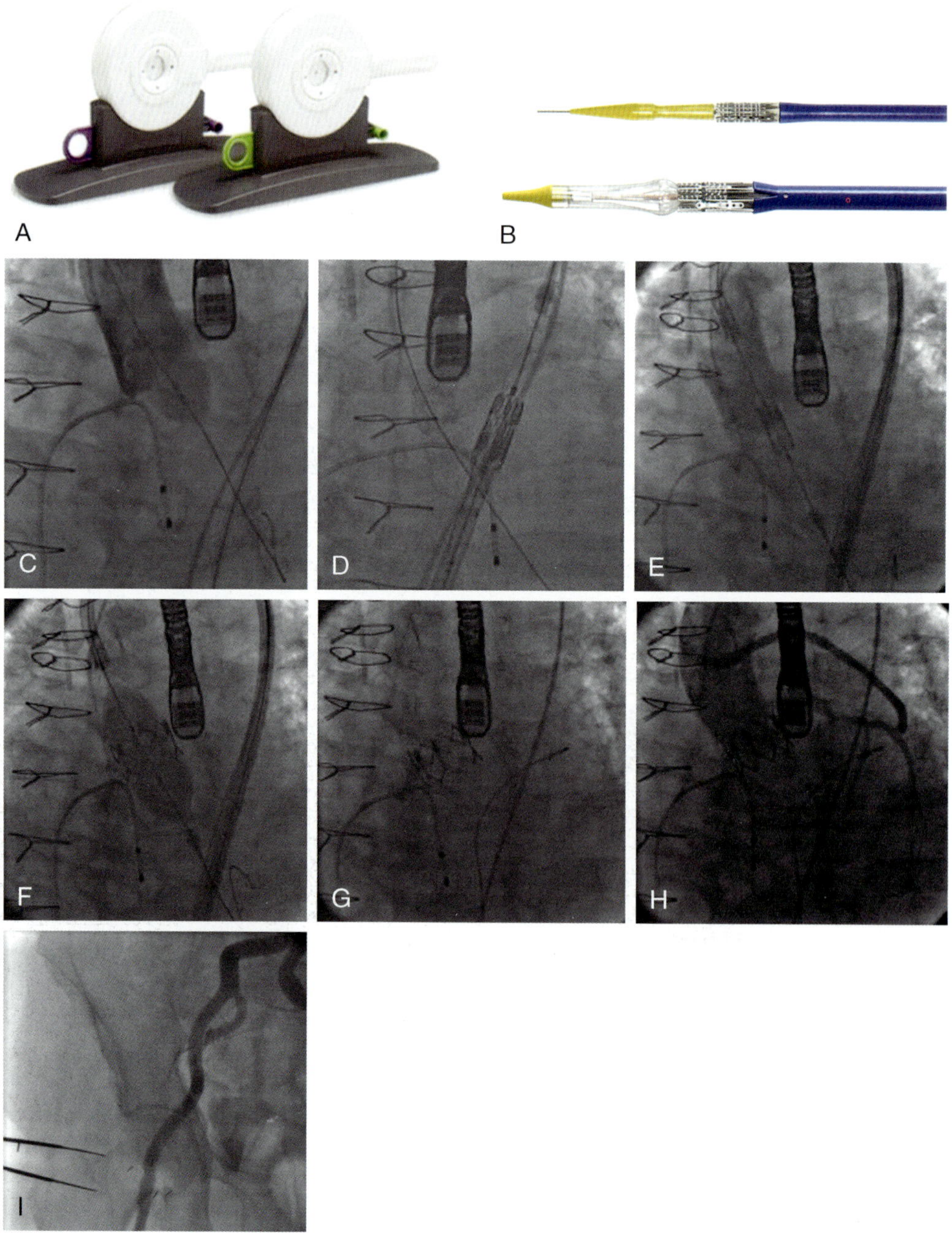


**图 6-2** 为实施股动脉路径经导管主动脉植入术（TAVR）（**A**），需将 SAPIEN 瓣膜压制后附着于释放导管之上（**B**），并采用使三个冠状窦位于同一平面的切面进行主动脉瓣上造影。**C.** 先行球囊主动脉瓣成形术（BAV），以便瓣膜定位。**D.** 从降主动脉送入释放导管。**E.** 调节 Retroflex 导管，使之通过主动脉弓后顺利通过瓣口，然后通过超声或造影证实瓣膜置放位置正确。**F.** 快速心室起搏（RVP）后展开瓣膜。**G** 和 **H.** 主动脉造影证实瓣膜位置适当，无主动脉瓣关闭不全，对自体冠状动脉（**G**）和旁路血管（**H**）无影响。**I.** 撤出释放鞘后进行髂动脉造影证实无血管并发症

| 术前平均压力阶差（mmHg） | 术后平均压力阶差（mmHg） | 术前 NYHA Ⅲ/Ⅳ比例（%） | 术后 NYHA Ⅲ/Ⅳ比例（%） | 术前 LVEF（%） | 术后 LVEF（%） | 1 年存活率（%） |
|---|---|---|---|---|---|---|
| 46±17 | 10±4 | 90.9 | NR | 55±14 | NR | 76 |
| 53.5 | 3.95 | 79.2 | 10 | NR | NR | NR |
| 44.5±15.7 | 11±6.9 | 92 | 16.7 | 53.9 | 57.2 | 69.3 |

钙化、狭窄的自体主动脉瓣口时对植入瓣膜有支撑作用，并使之位于瓣口中心，该系统也有助于使瓣膜精确定位于主动脉瓣环。Novoflex 导管（Edwards Lifesciences，Irvine，Calif.）是新一代导管，可在其内将 Eswards SAPIEN XT 瓣膜装载于球囊之上，从而显著减小输送鞘管大小。

Ascendra 输送系统（Edwards Lifesciences，Irvine，Calif.）系一输送导管，供锁骨下动脉路径使用（图 6-3）。该导管可提高瓣膜定向能力，使操作更为简单。

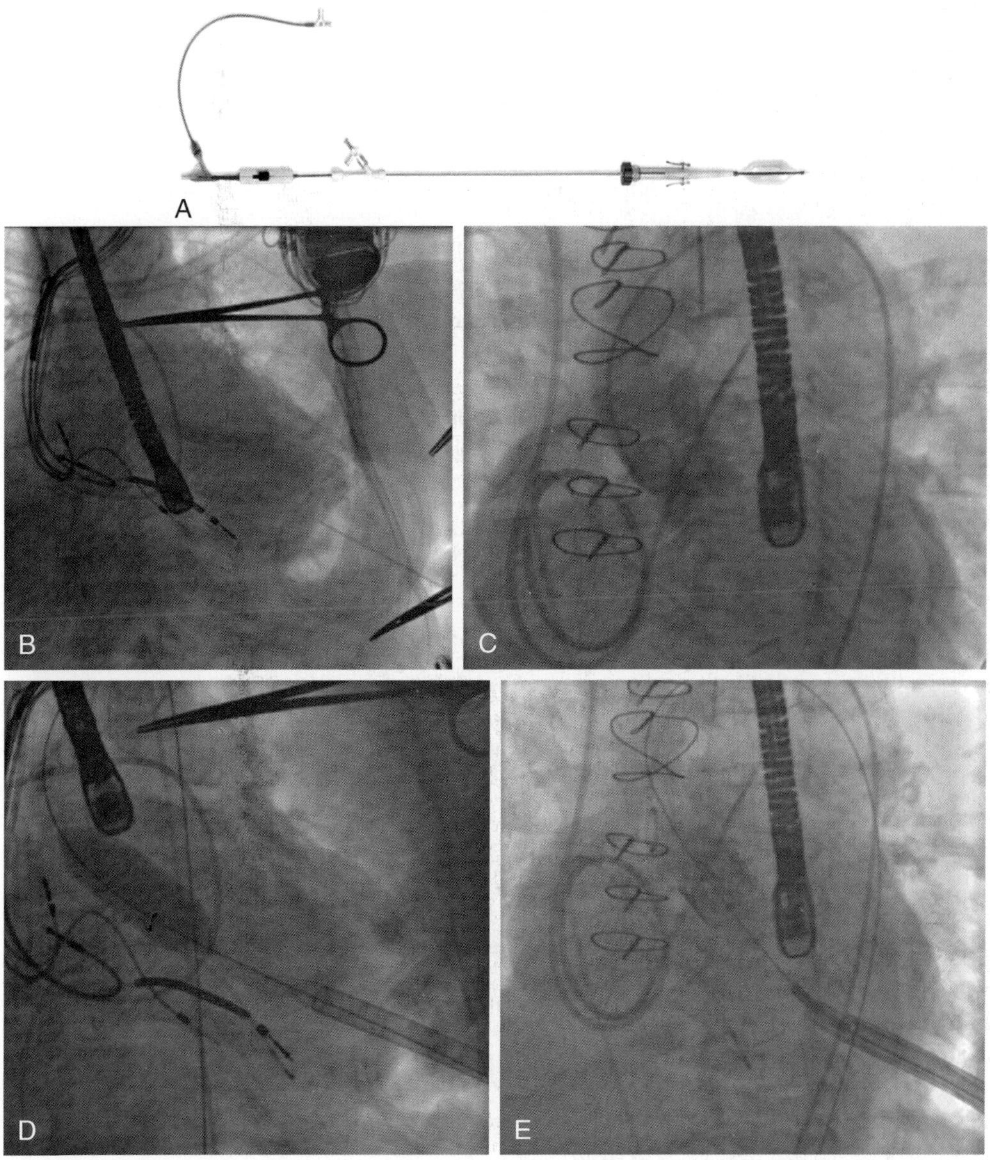


**图 6-3 经心尖路径释放 SAPIEN 瓣膜**

**A.** Ascendra 释放系统。**B.** 先行侧位胸部切开术，暴露心脏后在穿刺处行荷包缝合，然后将穿刺针置于左心室（LV）心尖部标记操作轨道。**C.** 通过主动脉造影使主动脉窦位于同一平面，然后将释放鞘插入 LV 腔。**D.** 在快速心室起搏（RVP）时行球囊瓣膜成形术。**E.** 将植入瓣膜送至合适位置，在 RVP 时展开

## 血管鞘

THV 装置与转向导引导管需先插入一亲水涂层血管鞘内，为减少血管并发症，特将此鞘加长至 25cm，可抵达腹主动脉。SAPIEN 瓣膜使用 TF 输送系统时，植入 23mm 和 26mm 瓣膜需分别使用 22F 和 24F 血管鞘，而随着 SAPIEN XT 和 Novoflex 的问世，输送鞘管可分别降至 18F 与 19F。该鞘管配备止血机制，可减少失血。23mm THV 所用装载鞘内、外径分别为 6mm（18F）与 7.2mm（21.6F），而 26mm THV 装载鞘内、外径则分别为 6.3mm（19F）与 7.5mm（22.5F）。现已研制出一种新型血管鞘，叫 eSheath 鞘管（Edwards Lifescience，Irvine，Calif.），该鞘存在动态扩张机制，当 Novofex 系统通过时可暂时扩张，通过后再回缩至原状。植入 23mm THV 可使用内、外径分别为 5.3mm（16F）与 6.6mm（20F）的 eSheath 鞘，而 26mm THV 则需使用内、外径分别为 6mm（18F）与 7.2mm（21F～22F）eSheath 鞘。

经心尖（TA）路径释放鞘更短，直径 26F，顶端容易弯曲，置于左心室（left ventricle，LV）内可减少对 LV 的损伤。

# 6.4 经股动脉瓣膜植入术

## 手术室设备

TF-TAVR 可在心导管室或者杂交手术室进行，前提是手术室需有固定的 X 线透视系统，该系统可提供高质量图像，并储存图像以供标测。需有足够空间，以便术者顺心开展工作，循环辅助装置可随时移动。如出现并发症，体外循环机器可随时进入手术间；处理外周血管或冠状动脉并发症的设备应存放于手术间，并可随时使用（图 6-2）。

## 麻醉

可于全身麻醉[46-47]或镇静状态下进行。术中如需行 TEE 检查，则全身麻醉更好，否则，镇静并局部麻醉即可。手术全程应行持续有创血流动力学监测。

## 预防感染与抗栓治疗

为降低植入瓣膜感染风险，需采取措施防止感染，术中需按当地常规给予抗生素。术前 24 小时给予阿司匹林 325mg 与氯吡格雷 300mg。

## 动、静脉入路

在同侧穿刺股动、静脉，股动脉送入 5F～6F 猪尾导管进行主动脉造影，股静脉用于快速心室起搏（RVP）。对侧股动脉可穿刺，也可行外科切开术。如为经皮穿刺，需用两个血管缝合器（10F Prostar；Abbott Vascular，Abbott Park. Ⅲ.）进行缝合预处理；若行外科切开术，由于固定血管后直视下插入穿刺鞘非常容易，无需完全分离股总动脉，仅暴露其前侧即可。

## 主动脉造影

升主动脉造影时应调整投照角度，使主动脉瓣位于同一直线，并与增强器垂直。为减少术中造影剂与辐射量，最好先行 CT 血管造影或冠状动脉造影确定最佳投照角度。

## 临时起搏

临时起搏电极经静脉置于右心室。测试之后，进行 RVP，起搏心率为 180～220 次/分（BPM）。

如起搏不稳定，应考虑通过 Mullins 鞘插入电极。

## 穿过主动脉瓣

给予肝素抗凝使活化凝血时间（activated clotting time，ACT）达到治疗范围（>300s）后，使用 Amplatz AL-2 导管与直头导丝穿过自体主动脉瓣口，然后将导丝交换为已预先塑形的 0.035 英寸 Amplatz 超硬导丝，将导丝远端固定于 LV，撤出导管，测量主动脉与心室压，计算主动脉瓣口面积。

## 送入输送鞘

将导丝卷曲于 LV 心尖部后，去除 8F 动脉鞘。逐渐加大动脉扩张器（从 16F 至 25F）扩张股动脉与髂动脉，然后插入输送鞘并将其置于降主动脉。如血管迂曲严重，为尽量减少并发症，需先插入导丝予以支撑，方可再送入输送鞘。

## 球囊主动脉瓣成形术

TAVR 前，需先在 RVP 状态下行球囊主动脉瓣成形术（balloon aortic valvuloplasty，BAV）。植入

23mm 和 26mm SAPIEN 瓣膜需分别使用 20mm 和 23mm Rextroflex 球囊（Edwards LifeSciences，Orvine，Calif）。由于 BAV 可能引起严重 AI，导致血流动力学不稳定，故应在 BAV 前将植入瓣膜准备就绪。

## 送入并展开瓣膜

将 SAPIEN 瓣膜与输送系统沿 Ampltaz 超硬导丝插入血管鞘，至主动脉弓处开启 Rextroflex 导管定向装置，使之安全通过主动脉弓直达升主动脉。将管球移至预定角度使主动脉瓣环垂直显影于显示器，将瓣膜送入主动脉瓣口，保持瓣膜跨心室/主动脉比值为 60%～40%。主动脉造影（如有，同时行 TEE 检查）证实位置适当后，行 RVP，然后展开瓣膜。需证实 RVP 致体循环血压已达最低限度，然后维持于该水平，方可展开瓣膜。球囊扩张应持续 3～5s 方可回吸，撤出球囊导管时，应停止 RVP，以免牵拉植入瓣膜。通常 RVP 持续时间不宜超过 15s。将释放系统拉直后撤出，测量跨主动脉瓣压力阶差，行主动脉造影和超声心动图检查，观察有无瓣周漏。如瓣周 AI 明显，可用同一球囊再次扩张，但需增加 1～2ml 液体。

由于 SAPIEN XT 瓣膜已经装载并完全压缩于输送系统内，故释放时需多几步。鞘管插入后，需将 Novoflex 导管送至降主动脉，待至主动脉较平直部位，需操控导管将瓣膜调直并装载于球囊之上，然后开启 Rextroflex 导管定向装置使瓣膜通过主动脉弓，到达预定位置，在 RVP 状态下释放瓣膜。撤回输送系统时务必将 Novoflex 导管解脱，以免损伤血管。

## 移除动脉鞘管，关闭动脉入路口

需在严密监测血压的条件下移除动脉鞘管，同时需将猪尾导管置于髂动脉分支水平行造影检查。如血压骤然下降或见造影剂外渗，提示血管破裂，需立即妥善处理，可植入覆膜支架，也可外科修补。在动脉修补之前，可紧急送入大鞘管填塞破裂血管和（或）用大型球囊堵闭髂动脉或腹主动脉。发生血管破裂或造影剂外渗时，推荐使用覆膜支架，裸支架主要用于存在夹层但无渗出，或渗出部位存在大型分支血管之时，然后外科缝合切开处或用预置缝合器闭合穿刺点。

如果采用经皮方式闭合穿刺点，建议从对侧送入导丝至股浅动脉，以便出现血管并发症时，导管等器材可快速送至该处。建议先插入一血管球囊，堵闭髂动脉，这样有助于大鞘插入处止血[48]。确定血流止住之后再回吸球囊，撤出球囊导管。最后进行血管造影观察管腔是否通畅，血管壁有无损伤。

## 经心尖路径

瓣膜释放步骤与 TF 入路相似，故仅阐述不同之处（图 6-3）[25]。股动脉与股静脉均需穿刺，以便进行主动脉根部造影和 RVP，方法同前。在左侧胸部行小切口切开术，逐层分离直至 LV 心尖显露。在 TEE 指导下，选择心尖—侧壁部位心肌预行荷包缝合。给予肝素抗凝使 ACT 达到治疗范围后，直接穿刺 LV 并插入 7F 或 8F 鞘管。在 Judkins 右冠导管（JR）指引下，送入 0.035 英寸 J 形导丝，经主动脉瓣进入降主动脉。为防止送入输送鞘时引起并发症，导丝必须游离于乳头肌和二尖瓣腱索结构之外。导管至降主动脉后，将其交换为加硬导丝，如 0.035 英寸 Amplatz 超硬导丝（Boston Scientific，Minneapolis，Minn），并移除 JR 导管。将鞘管交换为 26F 输送鞘，并插入 LV 腔 3～4cm。在 RVP 下，用 20mm Retroflex 球囊行 BAV。将 Ascendra 输送系统送入鞘内，排尽空气后，将瓣膜/导管组合系统送至主动脉位置，保持主动脉/心室瓣膜各半。TEE 与血管造影证实位置适当后，开始 RVP 并嘱患者屏住呼吸，当血压降至最低点时，释放瓣膜，然后回吸球囊并将其移除。TEE 检查评估 AI 程度与瓣膜位置后，撤出心室内鞘管。

如果瓣膜需再扩张，继续操作便可。如无需进一步处理，在 RVP 状态下移除输送鞘管，修补穿刺部位，终止抗凝，关闭胸部切口，留置引流。

经主动脉入路需穿刺升主动脉，PARTNER Ⅱ 试验正在对该入路进行评估。

## 血管入路处理

采用 TF 入路时，为成功植入主动脉瓣并避免血管并发症，选择恰当的穿刺点是关键。如何选择动脉穿刺点从以下几点着手：①管腔最大；②穿刺点血管钙化程度最低；③血管迂曲程度最小；④穿刺最容易进行。如需使用更大输送系统，建议行外科切开术暴露血管，并在适当位置用血管环控制穿刺点近心端和远心端，然后触摸血管，选择合适的穿刺部位，并注意鞘管插入处附近是否存在动脉粥样硬化斑块。先用标准的 Seldinger 技术插入一小鞘（5F～7F），然后送入支持导丝，如 Amplatz 加硬导丝和 Lundequist 导丝（Cook Medical，Bloomington，Ind.）等，协助进行动脉扩张并拉直迂曲血管。很重要的一点是，为避免鞘管亲水性涂层与血管内皮发生粘连，应尽量缩短鞘管留置时间，防止鞘管移除过程中诱发并发症。

在插入 22F 或 24F 鞘管过程中，务必看清鞘管插入点标识是否进入血管，尤其应该注意血管扩张器与鞘管过渡处，在鞘管插入过程中，此处有可能被血管壁"卡住"。如果外鞘无法顺利插入，可用同等型号 Cook 鞘（Cook Medical，Bloomington，Ind.）进行预扩张，这有助于扩张器与外鞘管之间顺利过渡。

新型鞘管尺寸越来越小，这样更有利于使用预置闭合系统[48]。用超声选择血管穿刺点，也可自对侧腹股沟将猪尾导管置于预定穿刺处。穿刺成功之后，将两个 ProGlide 闭合装置（Abbott Medical，Abbott Park，Ⅲ.）成 90°角放置。在保留导丝基础上，插入 8F 血管鞘，如前所述通过主动脉瓣并行瓣膜植入术。将对侧血管鞘交换为 45cm 长、7F Flexor 鞘管（Cook Medical，Bloomington，Ind.），横过主髂动脉分叉处，然后送入 0.018 英寸导丝并留置在股浅动脉内。瓣膜置换术后，沿 0.018 英寸导丝送入一与髂动脉管腔相等的周围血管成形术球囊导管。球囊到达髂外动脉后，移除输送鞘管，同时充盈球囊，阻止血液流向髂动脉和股动脉远端。将预置关闭系统的组结系牢，止血成功后回吸球囊，确认是否已完全止血。

再次行血管造影，观察血流是否通畅，有无造影剂外渗。如发现血管并发症，如夹层、内膜撕脱、血流中断等，则有必要进行经皮或直视下处理。在血管穿孔、破裂、内膜撕脱等情况下，立即用球囊堵闭主动脉可挽救患者生命。

## 治疗效果

重度 AS 患者 TAVR 效果令人鼓舞。大部分数据来自 Edwards SAPIEN 瓣膜上市后注册登记研究和一项随机、多中心临床试验。随着 TAVR 领域的扩大，很显然有必要用标准方法来对这项新技术的安全性和有效性进行评估，为此，目前成立了瓣膜学术研究组织（VARC）[49]，其目标如下：①统一制定可反映安全性与有效性的临床终点。②在瓣膜相关临床试验中将终点的定义标准化。

下面简要介绍关于 Edwards SAPIEN 瓣膜的最重要试验与注册登记数据。

### 美国的 PARTNER 试验（Placement of AoRTic TraNscathetER Valve）

PARTNER 试验是第一个关于 THV 的前瞻性、随机、多中心临床试验。主要由心脏外科与心血管内科专家组成的心脏瓣膜团队进行患者评估与筛选，以确定患者是否符合入选标准。试验由两个单独的队列组成，均为有症状的严重 AS 患者。

1. 队列 A[5]所纳入患者预测外科手术死亡率比较高（STS 风险评分＞10％），然后 1∶1 随机分配至 AVR 组（外科瓣膜替换术）与 TAVR 组（应用 Edwards SAPIEN 瓣膜支架）。

2. 队列 B[51]所纳入患者不适于外科手术，预计生存寿命超过 1 年，然后随机分配至内科保守治疗组（包括 BAV）与 TAVR 组（应用 Edwards SAPIEN 瓣膜支架）。

（1）队列 A

对于可手术但风险高的患者，从 1 年全因死亡率来看，TAVR 效果并不劣于外科 AVR（24％ *vs.* 27％；等效性检测 $P=0.001$），但 TAVR 组术后 30 天（5.5％ *vs.* 2.4％，$P=0.04$）和 1 年（8.3％ *vs.* 4.3％，$P=0.04$）脑卒中与 TIA 发生率更高[50]。术后 1 年随访显示，两种治疗方法患者生活质量均明显改善[51]。TF 路径行 TAVR 者术后 1 月生活质量较外科 AVR 组改善更明显，而术后 6 月与 1 年两组效果相似。对于仅适于锁骨下动脉路径行 TAVR 者，术后任何时候与外科 AVR 比较均无优势，术后 1 月与 6 月随访显示外科组患者生活质量改善更为明显。

（2）队列 B

TAVR 组患者预后更好，全因死亡率（30.7％ *vs.* 50.7％，$P<0.001$），心血管死亡率（19.6％ *vs.* 41.9％，$P<0.001$），再住院率（22.3％ *vs.* 44.1％，$P<0.001$），以及死亡与再住院组成的复合终点事件发生率（42.5％ *vs.* 71.6％，$P<0.001$）均低于保守治疗。随访期间未见人工瓣膜退化或者再狭窄发生。TAVR 组患者心力衰竭症状更轻，但重大血管并发症（16.2％ *vs.* 1.1％，$P<0.001$），大出血（22.3％ *vs.* 11.2％，$P<0.001$）和重大卒中事件（5.0％ *vs.* 1.1％，$P=0.06$）发生率均高于保守治

疗[52]。不适合 AVR 的严重 AS 患者，TAVR 应该成为新的标准治疗选项，其生存优势可持续至术后 2 年[53]。与对照组比较，TAVR 术后 30 天与 1 年生活质量明显改善[54]，从成本效益来看似乎很划算[55]。

## Canadian Edwards 注册研究

在加拿大，Edwards SAPIEN 注册登记研究自 2005 年至 2009 年共有 6 个中心参与，纳入 339 例存在外科手术高风险的严重 AS 患者，分别行 TA-TAVR（50.4%）和 TF-TAVR（49.6%）[56]。手术成功率为 93.3%，术后 30 天死亡率 10.4%。平均随访 8 个月，总死亡率为 22%。围手术期脓毒症、需血流动力学支持、慢性肾病与慢性阻塞性肺疾病是晚期导致死亡的独立预测因素，而与手术路径无关。陶瓷样主动脉患者和身体虚弱患者的早期预后与整个队列相似，陶瓷样主动脉患者术后 1 年随访显示存活率更高（表 6-3）。

## SOURCE 注册研究

欧洲 Edwards SAPIEN 主动脉生物瓣植入效果（SOURCE）注册研究，全欧洲共 32 个中心参加，相继纳入 1123 例患者行 TAVR，这些中心今后还将参与上市后监测工作，另外招募了 72 所之前没有 Edwards SAPIEN 瓣膜植入经验的中心进行系统培训。手术成功率 93.8%，术后 30 天死亡率 6.3%[57]，单中心经验显示术后 30 天死亡率可低至 3.6%[58]。术后 30 天心功能显著改善（术前 NYHA Ⅰ/Ⅱ级者仅占 19%，术后 30 天达 86%；$P<0.001$）。术后 224 天平均生存率为 74%。

随访期间症状持续改善，未发现瓣膜结构退化、AI 进展和再狭窄证据。有了初步经验之后，并发症发生率不断降低：TF 路径者重大血管并发症发生率 8%，心包填塞 4%，永久起搏器植入 4.4%，感染 2.4%，脑卒中 5.3%（表 6-3）。TA 组虽然血管损伤发生率更少，但是死亡率更高。

与 TF 组比较，TA 组术后 30 天与 1 年死亡率更高，但这可能系选择偏倚所致。TA 组患者往往年龄更大，合并症更多，EuroSCORE 评分更高。此外，经 TA 手术创伤更大，学习曲线更为陡峭。目前，TF 路径已默认为瓣膜植入术常规方法，仅有 TF 路径不适合方考虑 TA 路径。对患者非随机化处理后比较显示，高危患者外科 AVR 与 TA-TAVR 手术死亡率和术后 1 年存活率相似，但后者重症监护室（intensive care unit，ICU）治疗时间和机械通气持续时间更短[59-60]。总体而言，TA 路径是 TF 路径的一种有效补充，许多患者由于存在周围血管病，不适合 TF 路径；高达 70%的患者不具备外科手术条件，仍然得不到治疗[56]。

## FRANCE 注册研究

2009 年 11 月，19 个地区的法国主动脉 CoreValve 和 Edwards 瓣膜（FRANCE）注册研究结果发布，该研究人群基本特征与欧洲的 PARTNER 注册研究相似，植入的瓣膜包括 Edwards SAPIEN 与 Medtronic CoreValve（Medtronic，Luxembourg）[61]。所有患者均为重度 AS，瓣口面积小于 $0.6cm^2/m^2$，NHYA 评分 >2，外科手术风险高 EuroSCORE 评分>20%（STS >10%）或禁忌外科手术。植入 Edwards SAPIEN 瓣膜者，TF 路径占 39%，锁骨下动脉路径占 29%；使用 Corevalve 瓣膜者 TF 路径占 27%，锁骨下动脉路径占 5%。手术成功率为 97%。重大并发症包括术后 30 天死亡、脑卒中、血管并发症与超过 1 单位输血的发

**表 6-3**

**接受 Edwards SAPIEN 瓣膜 TAVI 患者特征与并发症**

| 研究名称 | 手术死亡率（%） | 术后 30 天死亡率（%） | 瓣中瓣比例（%） | 专科行开胸 AVR 比例（%） | AI>2+（%） | 重大 CVA/TIA（%） | 重大血管并发症（%） | MI | 急性肾损伤（%） | 起搏器（%） | 大出血（%） |
|---|---|---|---|---|---|---|---|---|---|---|---|
| Canada TF | 1.8 | 9.5 | 2.4 | 1.2 | 6 | 0.6 | 13.1 | 0.6 | 1.8 | 3.6 | NR |
| Canada TA | 1.7 | 11.3 | 2.8 | 2.3 | 6 | 0.6 | 13 | 1.7 | 3.4 | 6.2 | NR |
| Source TA | NR | 10.3 | 0.03 | 3.5 | 2.3 | 2.6 | 2.4 | 0.6 | 7.1 | 7 | 9.9 |
| Source TF | NR | 6.3 | 0.006 | 1.7 | 1.5 | 2.4 | 10.6 | 0.6 | 1.3 | 7 | 8.9 |
| PARTNER | 1.1 | 5 | 1.7 | 0 | 12 | 5/0 | 16.2 | 0 | 1.1 | 3.4 | 16.8 |

AI：主动脉瓣关闭不全；AVR：主动脉瓣置换术；NR：未报告；PARTNER：主动脉经导管瓣膜植入术；TAVI：经导管主动脉瓣植入术；TA：经心尖；TF：经股动脉

生率分别为13%、4%、7%与21%。

两组患者在死亡率、脑卒中和血管并发症发生率上均无显著差异。Euro-SCORE逻辑评分偏高，NHYA心功能分级Ⅲ或Ⅳ级，TA-TAVR以及瓣周AI均导致生存率降低[62]。

## 6.5 特殊患者的TAVR

### 外科生物瓣替换术后失效

因生物瓣退化需要再次行主动脉瓣外科置换术者，手术死亡率从2%至30%不等，危险性取决于患者的合并症情况与临床状态[63-65]。经导管植入人工瓣膜，即瓣中瓣（Vavle-in-Vavle，VIV）技术，可使生物瓣功能不全（狭窄或者关闭不全）缓解。了解外科生物瓣膜（surgical bioprosthetic valves）的尺寸、结构与型号对选择瓣膜至关重要[66]。懂得瓣膜失效机制，明白如何在X线透视下辨认缝合环，以及掌握测量失效瓣膜内径方法，是VIV植入术三项基本要求。无论是带支架瓣膜还是无支架瓣膜，失效之后均有采用VIV技术成功植入Edwards SAPIEN THV瓣膜的报道[67]，但其跨瓣压力阶差似乎要比自体AS植入THV高。

### 二叶主动脉瓣

虽然先天性和获得性二叶主动脉瓣狭窄被认为是TAVR禁忌证，但目前也有在高危患者身上成功实施TAVR的个案报道[68-70]。有趣的是，与三叶主动脉瓣狭窄相比，二叶主动脉瓣狭窄患者瓣环通常更大，而且呈偏心分布[71-72]，因此强烈建议根据三维图像测量结果选择经导管主动脉瓣型号。

### 外科手术风险较低的患者

TAVR初衷是为没有其他治疗办法的患者开拓一种治疗方法。随着TAVR安全性和有效性的提高以及操作的日趋熟练，对那些初步评估外科手术风险较低的患者进行TAVR手术也越来越多。与高危患者相比，低危患者术后临床效果更佳[73]。由于尚无有效证据支持这种做法，故这种治疗仍仅限于临床试验层面。目前也有些研究，如PARTNER Ⅱ试验和外科AVR、经导管主动脉瓣植入术比较（SURTAVI）试验，正在对有重度AS但仅中度风险的患者实施TAVR进行评估。

## 6.6 并发症

### 心脏并发症

#### 心脏传导阻滞与心律失常

TAVR术后传导异常比较常见。据估测，TA路径术后心房颤动发生率约12%。使用Edwards SAPIEN瓣膜实施TAVR者可出现以下传导异常：①完全性心脏传导阻滞需安装起搏器，发生率5.7%；②左束支传导阻滞，发生率12%；③一度房室传导阻滞，发生率15%[74]。术前存在右束支传导阻滞是术后需要安装起搏器的原因之一。与组织损伤相关的传导异常通常为一过性异常，但如果存在室间隔心肌细胞坏死，则新出现的房室传导阻滞很可能进行性加重[75-76]。如果使用CoreValve瓣膜支架系统，其插入LV腔的深度和主动脉瓣环偏小均与完全性房室传导阻滞有关[77]。

与TAVR相关的致死性心律失常（如心室颤动和室性心动过速）发生率可达4%[21]。

#### 心脏穿孔（cardiac perforation）

据报道TAVR手术心脏穿孔发生率为2%～4%[78]，与临时起搏电极和加硬导丝刺伤心室壁有关。心肌肥厚导致LV腔小（常见于老年女性），支撑导丝在LV成形不佳或者位置欠妥均可增加心脏穿孔风险，术中TEE很容易发现出现心包积液（pericardial effusion）（见图6-4）。

#### 重度主动脉瓣关闭不全

重度AI非常罕见，根据病因可分为膜性与瓣周反流两种。导丝引起的膜性（中心性）AI最为常见，但移除导丝后反流便会消失。因人工瓣膜功能不全或者自体瓣叶干扰人工瓣膜而导致反流十分罕见，此时可在原先植入的瓣膜内重新植入新的瓣膜（图6-5）。瓣周反流的原因如下：①瓣膜大小选择不适合；②释放位置异常；③支架扩张不完全。如果支架扩张不充分或者支架位置异常者，可在原来的基础上谨慎增加1～2ml液体进行再扩张，但是必须保证球囊位于瓣膜中央。由于支架仅有一个裙边，它不允许进一步扩张，用更大的球囊再次扩张将会使支架的主动脉部分呈喇叭状，并改变心室部分支架的结构，加重AI。如果瓣膜置放位置不当，植入新的瓣膜或者将其套在人工瓣膜上可降低

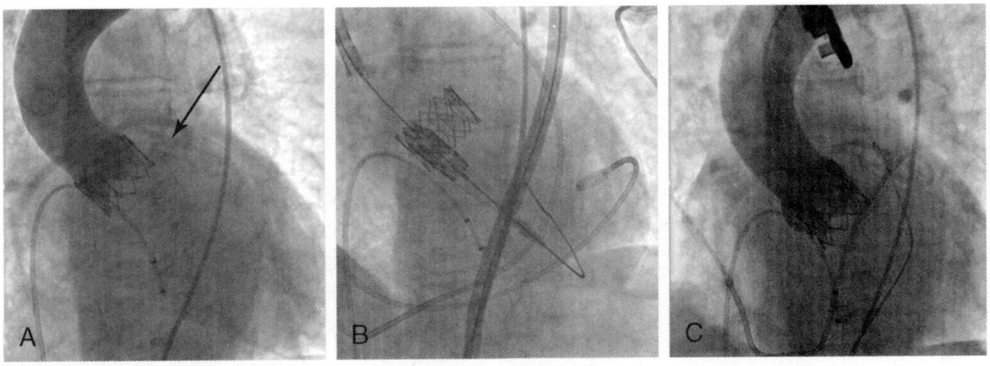


**图 6-4** 对一重度主动脉瓣狭窄的 92 岁女性行经导管主动脉瓣植入术，瓣环直径 21mm，植入 26mm SAPIEN XT 瓣膜。**A.** 植入瓣膜后，患者出现胸痛，血压进行性下降，主动脉造影时瓣环撕裂（箭头）。**B.** 紧急心包穿刺缓解心包填塞，但积液再次增加。**C.** 结果，再植入一个瓣膜“塞住这个洞”，重复造影示主动脉与心包之间交通消失

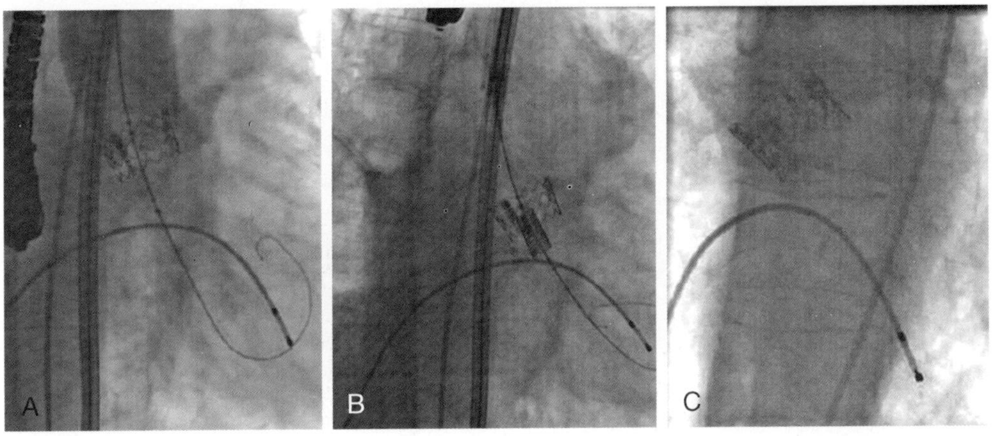


**图 6-5 对一重度主动脉瓣狭窄的 85 岁男性实施经导管主动脉瓣植入术**
瓣环直径 20.6mm，植入 23mm SAPIEN XT 瓣膜。**A.** 造影检测示瓣膜植入位置过高（太偏向主动脉），并合并明显瓣周漏。**B.** 再取一瓣膜置于该瓣膜之下以固定该瓣膜并矫正瓣周漏。**C.** 造影检测示无主动脉反流，瓣膜固定牢靠

AI 程度。存在 AI 者临床效果差，因此应尽量减小反流。

## 瓣膜栓塞

瓣膜栓塞主要是由于瓣膜置放位置不当、低估人工瓣膜大小和 RVP 时不慎牵扯瓣膜所致。瓣膜脱落至 LV 腔会导致致命性后果。如果栓塞至主动脉，在瓣膜固定在主动脉远端之前，千万不要撤出穿过人工瓣膜的导丝，这样可防止瓣膜旋转。将球囊导管置于瓣膜近心端后，将瓣膜往回拉，拉至左锁骨下动脉起始处之后直至支架能充分展开为止。将脱落瓣膜固定后，找出出现并发症的根本原因，在主动脉瓣处重新植入新的瓣膜。如果在瓣膜未固定之前移除导丝，瓣膜可能出现翻转，导致血流受阻。除非能够通过植入支架或外科手术方式重新开通瓣膜，否则也将导致致命性后果。瓣膜栓塞后建议行主动脉造影排除主动脉夹层的可能（图 6-6）。

## 冠状动脉堵塞

SAPIEN 瓣膜放置在冠状动脉之下，不宜遮挡冠状动脉开口或者妨碍今后经皮冠状动脉再血管化治疗[79]。冠状动脉堵塞发生率为 0.6%，常见于窦管结合部消失的患者，这种患者存在冠状动脉开口位置异常[58]。筛查患者时，应常规进行 CT 造影并测量冠状动脉口与主动脉瓣环之间的距离。如果患者已行冠状动脉旁路手术，则即使可能堵塞也无关紧要。一旦出现梗阻，需紧急进行经皮再血管化治疗。

## 血管并发症

血管并发症发生率为 6.6%。TF 路径血管并发症更多（8% *vs.* 3.6%）[57]，但 TA 路径血管并发症更致命。血管并发症包括夹层、血管穿孔、血管撕裂。预防优于治疗，进行血管筛选，正确测量血管腔直径，观察血管壁有无钙化，这些均非常重要。虽然出现血管并发症之后，早期死亡率很高，但是随着操作经验的积累，对发生血管并发症准备充分后，死亡率便会降低。血管并发症往往发生于鞘管插入困难或者鞘管置放时间过长者，鞘管放置太久会使其表面与血管内皮发生粘连（图 6-7 与 6-8）。血

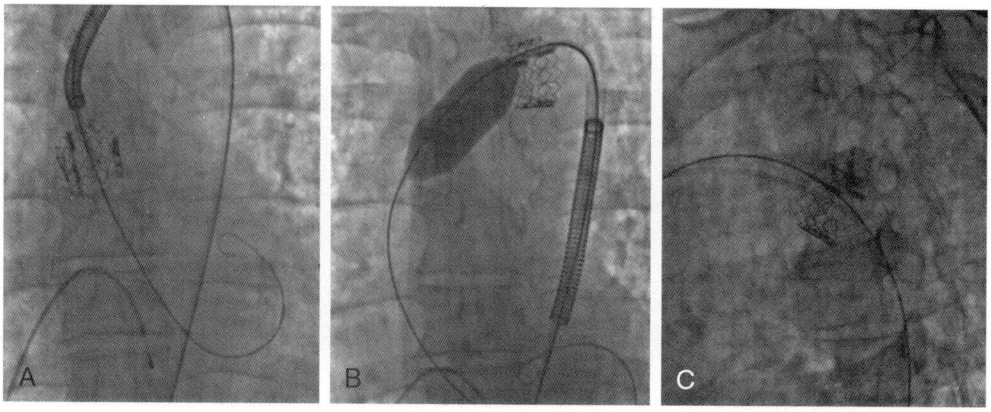


**图 6-6** 对一重度主动脉瓣狭窄的 84 岁男性实施经导管主动脉瓣植入术，瓣环直径 20mm，植入 23mm SAPIEN 瓣膜。**A.** 打开之后，瓣膜脱落至主动脉。**B.** 将球囊送至瓣膜近心端后充盈球囊。**C.** 充盈球囊之后，将瓣膜回拉至降主动脉并将其固定于左锁骨下动脉开口远心端。然后重新送入一新瓣膜至主动脉瓣处

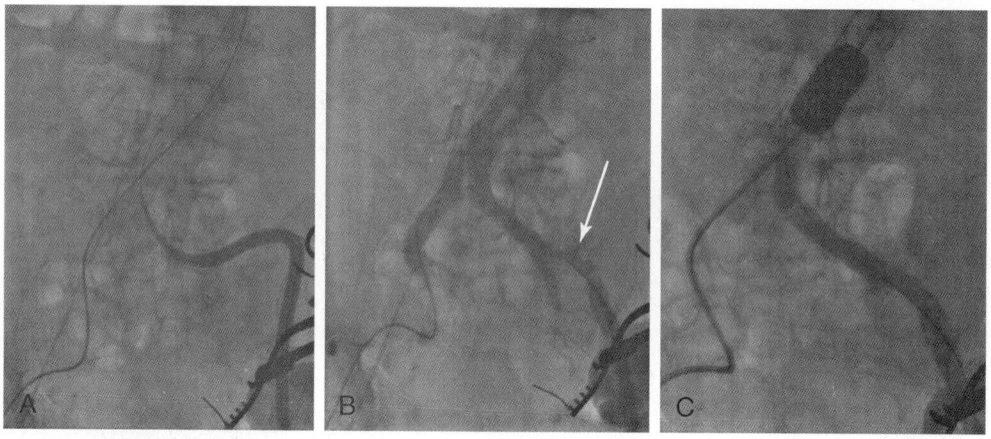


**图 6-7** 对一重度主动脉瓣狭窄的 85 岁男性实施经导管主动脉瓣植入术，瓣环直径 24mm，计划从股动脉路径置入 26mm SAPIEN 瓣膜。**A.** 由于髂动脉迂曲，先送入 Lunderquist 导丝，并对髂动脉进行一系列扩张。**B.** 用 25F 扩张鞘扩张之后，造影示髂动脉破裂，造影剂外渗（箭头）。**C.** 将一球囊送至主动脉远心端阻断远端血流，以便植入覆膜支架

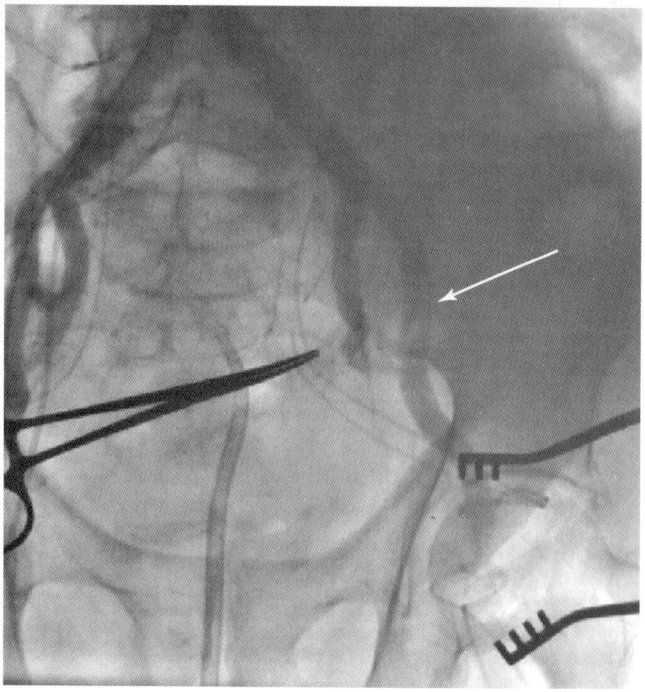

**图 6-8** 对一重度主动脉瓣狭窄的 89 岁男性植入 26mm SAPIEN 瓣膜。植入瓣膜后降主动脉远心端造影示外髂动脉（鞘管插入部位）存在一对血流无影响的逆向夹层（箭头）。采取保守治疗后，多普勒超声随访显示动脉血流正常

管并发症很容易识别，表现为血压突然下降。插入球囊阻断主动脉血流，可尽量减小出血并维持患者稳定。自体瓣膜预扩张不当、推送人工瓣膜过于用力，瓣膜脱落后试图抓捕，均可能引起主动脉根部夹层。主动脉瓣环撕裂可见于主动脉根部严重钙化患者，防止瓣环撕裂的方法是避免使用超大的人工瓣膜。

## 非心脏并发症

### 肾功能不全（renal dysfunction）

TAVR 术后急性肾损伤较常见，发生率 12%～28%，1.4%的患者可能病情加重，需进行肾置换治疗。高血压（OR=4.66）、慢性阻塞性肺疾病（OR=2.64）、围手术期输血（OR=3.47）与术前存在肾脏疾病均为术后急性肾损伤的重要危险因素[80-81]。急性肾损伤与术后死亡率相关（28% *vs.* 7%）[82-84]。与外科手术相比，TAVR 术后急性肾损伤发生率更低（9.2% *vs.* 25%），需要透析治疗的患者更少（2.5% *vs.* 8.7%）[85]。

### 脑卒中（stroke）

TAVR 术后有临床意义的脑卒中发生率为 2.5%～6%[86-89]，PARTNER 试验中 TAVR 组脑血管事件（包括脑血管意外和 TIA）发生率是外科手术组的 2 倍。术后 24 小时内脑卒中发生率最高，另有 1/3～1/2 脑血管事件发生于术后第 2 天至 30 天。由于操作不触及主动脉弓，最初人们推测 TA 路径脑血管事件发生率会更低，但结果却不然，两种路径脑血管事件发生率相似[87]。最近，MRI 检测显示，TAVR 患者亚临床灌注异常更为常见[88-89]。将瓣膜自主动脉瓣送至 LV 时，在瓣膜通过主动脉弓的过程中，以及 BAV 和瓣膜植入过程中，脑栓塞均可能发生。最近人们正在对 TAVR 过程中是否使用脑栓塞保护装置进行相关评估[90,91]。抗血小板治疗不是 TAVR 的标准治疗，对这种患者也不适当。

## 6.7 总结

业已证明，在严格筛选患者的前提下，对有症状的重度 AS 患者而言，TAVR 是一种有效治疗方法。随着导管设计的不断改进，输送系统越来越小，释放方法越来越简单，手术操作的安全性也越来越高。目前，PARTNER Ⅱ 试验正在进行，其研究目的主要是评价外科手术风险更低的患者与二叶主动脉瓣退行性变患者是否适于 TAVR 治疗，该试验结果很可能扩大 TAVR 治疗适应证。总之，TAVR 效果令人鼓舞，前景充满希望。

## 参考文献


1. Lindroos M, Kupari M, Heikkila J, et al: Prevalence of aortic valve abnormalities in the elderly: an echocardiographic study of a random population sample, *J Am Coll Cardiol* 21:1220–1225, 1993.
2. Ross JJR, Braunwald E: Aortic Stenosis, *Circulation* 38(1Suppl):61–67, 1968.
3. Varadarajan P, Kapoor N, Bansal RC, et al: Clinical profile and natural history of 453 nonsurgically managed patients with severe aortic stenosis, *Ann Thorac Surg* 82:2111–2115, 2006.
4. Edwards FH, Peterson ED, Coombs LP, et al: Prediction of operative mortality after valve replacement surgery, *J Am Coll Cardiol* 37:885–892, 2001.
5. Society of Thoracic Surgeons, STS National Database, STS U.S. Cardiac Surgery Database: *Aortic valve replacement patients: preoperative risk variables*. Chicago, 1997, Society of Thoracic Surgeons. 2000.
6. Otto C: Valvular aortic stenosis: disease severity and timing of intervention, *J Am Coll Cardiol* 47:2141–2151, 2006.
7. Iung B, Baron G, Butchart EG, et al: A prospective survey of patients with valvular heart disease in Europe: The Euro Heart Survey on Valvular Heart Disease, *Eur Heart J* 24:1231–1243, 2003.
8. Davies H: Catheter-mounted valve for temporary relief of aortic insufficiency, *Lancet* 285:250, 1965.
9. Moulopoulos SD, Anthopoulos L, Stamatelopoulos S, et al: Catheter-mounted aortic valves, *Ann Thorac Surg* 11:423–430, 1971.
10. Phillips SJ, Ciborski M, Freed PS, et al: A temporary catheter-tip aortic valve: hemodynamic effects on experimental acute aortic insufficiency, *Ann Thorac Surg* 21:134–137, 1976.
11. Andersen HR, Knudsen LL, Hasenkam JM: Transluminal implantation of artificial heart valves: description of a new expandable aortic valve and initial results with implantation by catheter technique in closed chest pigs, *Eur Heart J* 13:704–708, 1992.
12. Moazami N, Bessler M, Argenziano M, et al: Transluminal aortic valve placement: a feasibility study with a newly designed collapsible aortic valve, ASAIO J 42:M381–M385, 1996.
13. Pavcnik D, Wright KC, Wallace S: Development and initial experimental evaluation of a prosthetic aortic valve for transcatheter placement: work in progress, *Radiology* 183:151–154, 1992.
14. Sochman J, Peregrin JH, Rocek M, et al: Percutaneous transcatheter one-step mechanical aortic disc valve prosthesis implantation: a preliminary feasibility study in swine, *Cardiovasc Intervent Radiol* 29:114–119, 2006.
15. Bonhoeffer P, Boudjemline Y, Saliba Z, et al: Transcatheter implantation of a bovine valve in pulmonary position: a lamb study, *Circulation* 102:813–816, 2000.
16. Bonhoeffer P, Boudjemline Y, Saliba Z, et al: Percutaneous replacement of pulmonary valve in a right-ventricle to pulmonary-artery prosthetic conduit with valve dysfunction, *Lancet* 356:1403–1405, 2000.
17. Cribier A, Eltchaninoff H, Bash A, et al: Percutaneous transcatheter implantation of an aortic valve prosthesis for calcific aortic stenosis: first human case description, *Circulation* 106:3006–3008, 2002.
18. Cribier A, Eltchaninoff H, Tron C, et al: Early experience with percutaneous transcatheter implantation of heart valve prosthesis for the treatment of end-stage inoperable patients with calcific aortic stenosis, *J Am Coll Cardiol* 43:698–703, 2004.
19. Bauer F, Eltchaninoff H, Tron C, et al: Acute improvement in global and regional left ventricular systolic function after percutaneous heart valve implantation in patients with symptomatic aortic stenosis, *Circulation* 110:1473–1476, 2004.
20. Cribier A, Eltchaninoff H, Tron C, et al: Treatment of calcific aortic stenosis with the percutaneous heart valve, *J Am Coll Cardiol* 47(6):1214–1223, 2006.
21. Webb JG, Chandavimol M, Thompson CR, et al: Percutaneous aortic valve implantation retrograde from the femoral artery, *Circulation* 113:842–850, 2006.
22. Webb JG, Pasupati S, Humphries K, et al: Percutaneous aortic valve replacement in selected high risk patients with aortic stenosis, *Circulation* 116:755–763, 2007.
23. Lichtenstein SV, Cheung A, Ye J, et al: Transapical transcatheter aortic valve implantation in humans: initial clinical experience, *Circulation* 114:591–596, 2006.
24. Dewey TM, Walther T, Doss M, et al: Transapical aortic valve implantation: an animal feasibility study, *Ann Thorac Surg* 82:110–116, 2006.
25. Ye J, Cheung A, Lichtenstein AV, et al: Six month outcome of transapical aortic valve implantation in the initial seven patients, *Euro J Cardiothorac Surg* 31:16–21, 2007.
26. Walther T, Simon P, Dewey T, et al: Transapical minimally invasive aortic valve implantation. Multicenter experience, *Circulation* 116(suppl I), 2007. I-240-I-24.
27. Collart F, Feier H, Kerbaul F, et al: Valvular surgery in octogenarians: operative risk factors, evaluation of EuroSCORE and long term results, *Eur J Cardiothorac Surg* 27:276–280, 2005.
28. Roques F, Michel P, Goldstone AR, et al: The logistic EuroSCORE, *Eur Heart J* 24:882–883, 2003.
29. Pinna-Pintor P, Bobbio M, Colangelo S, et al: Inaccuracy of four coronary risk adjusted models to predict mortality in individual patients, *Eur J Cardiothorac Surg* 21:199–204, 2002.
30. Gossi EA, Schwartz CF, Yu PJ, et al: High risk aortic valve replacement: are the outcomes as bad as predicted? *Ann Thorac Surg* 85:102–107, 2008.
31. Shroyer AL, Coombs LP, Peterson E, et al: The Society of Thoracic Surgeons: 30-day operative mortality and morbidity risk models, *Ann Thorac Surg* 75:1856–1865, 2003.

32. Dewey TM, Brown D, Ryan W, et al: Reliability of risk algorithms in predicting early and late operative outcomes in high risk patients undergoing aortic valve replacement, *J Thorac Cardiovasc Surg* 135:180–187, 2008.
33. Piazza N, Wenaweser P, Van Gameren M, et al: Relationship between the logistic EuroSCORE and the Society of Thoracic Surgeons Predicted Risk of Mortality score in patients implanted with the CoreValve Revalving System—a Bern Rotterdam study, *Am Heart J* 159:323–329, 2010.
34. Masson JB, Kovac J, Schuler G, et al: Transcatheter aortic valve implantation: a review of the nature, management, and avoidance of procedural complications, *JACC Cardiovasc Interv* 2:811–820, 2009.
35. Eltchaninoff E, Kerkeni M, Zajarias A, et al: Aortoiliac angiography as a screening tool in selecting patients for transfemoral aortic valve implantation with Edwards SAPIEN bioprosthesis, *EuroIntervention* 5:438–442, 2009.
36. Hayashida K, Lefevre T, Chevalier B, et al: Transfemoral aortic valve implantation: new criteria to predict vascular complications, *JACC Cardiovasc Interv* 4:851–858, 2011.
37. Piazza N, Serruys PW, Lange R: Getting safely in and out of a transcatheter aortic valve implantation procedure vascular complications according to the valvular academic research consortium criteria, *JACC Cardiovasc Interv* 4:859–860, 2011.
38. Joshi SB, Mendoza DD, Steinberg DH, et al: Ultra–low-dose intra-arterial contrast injection for iliofemoral computed tomographic angiography, *JACC Cardiovasc Imaging* 2:1404, 2009.
39. Ng AC, Yiu KH, Ewe SH, et al: Influence of left ventricular geometry and function on aortic annular dimensions as assessed with multidetector row computed tomography: implications for transcatheter aortic valve implantation, *Eur Heart J* 32:2806–2813, 2011.
40. Schultz C, Moelker A, Tzikas A, et al: The use of MSCT for the evaluation of the aortic root before transcutaneous aortic valve implantation: the Rotterdam approach, *EuroIntervention* 6:505–511, 2010.
41. Masson JB, Lee M, Boone RH, et al: Impact of coronary artery disease on outcomes after transcatheter aortic valve implantation, *Catheter Cardiovasc Interv* 76:165–173, 2010.
42. Wenaweser P, Pilgrim T, Guerios E, et al: Impact of coronary artery disease and percutaneous coronary intervention on outcomes in patients with severe aortic stenosis undergoing transcatheter aortic valve implantation, *EuroIntervention* 7:541–548, 2011.
43. Dewey TM, Brown DL, Herbert MA, et al: Effect of concomitant coronary artery disease on procedural and late outcomes of transcatheter aortic valve implantation, *Ann Thorac Surg* 89:758–776, 2010.
44. Clavel MA, Webb JG, Pibarot P, et al: Comparison of the hemodynamic performance of percutaneous and surgical bioprosthesis for the treatment of severe aortic stenosis, *J Am Coll Cardiol* 53:1883–1891, 2009.
45. Covello RD, Ruggeri L, Landoni G, et al: Anesthetic management for percutaneous aortic valve implantation: an overview of worldwide experience, *Minerva Anestesiol* 76:100–108, 2010.
46. Motloch LJ, Rottlaender D, Reda S, et al: Local versus general anesthesia for transfemoral aortic valve implantation, *Clin Res Cardiol* 101:45-53, 2011.
47. Covello RD, Landoni G, Zangrillo A: Anesthetic management of transcatheter aortic valve implantation, *Curr Opin Anaesthesiol* 24:417–425, 2011.
48. Sharp AS, Michev F, Taramasso M, et al: A new technique for vascular access management in transcatheter aortic valve implantation, *Catheter Cardiovasc Interv* 75:784–793, 2010.
49. Leon MB, Piazza N, Nikolsky E, et al: Standardized endpoint definitions for transcatheter aortic valve implantation clinical trials: a consensus report from the Valve Academic Research Consortium, *Eur Heart J* 32:205–217, 2011.
50. Smith CR, Leon MB, Mack MJ, et al: Transcatheter versus surgical aortic-valve replacement in high-risk patients, *N Engl J Med* 364:2187–2198, 2011.
51. Reynolds MR, Magnuson EA, Wang K, et al: Health-related quality of life after transcatheter or surgical aortic valve replacement in high risk patients with severe aortic stenosis, *J Am Coll Cardiol* 60:548–558, 2012.
52. Leon MB, Smith CR, Mack M, et al: Transcatheter aortic-valve implantation for aortic stenosis in patients who cannot undergo surgery, *N Engl J Med* 363:1597–1607, 2010.
53. Makkar RR, Fontana GP, Jilaihaiwi H, et al: Transcatheter aortic valve replacement for inoperable severe aortic stenosis, *N Engl J Med* 366:1696–1704, 2012.
54. Reynolds MR, Magnuson EA, Lei Y, et al: Health-related quality of life after transcatheter aortic valve replacement in inoperable patients with severe aortic stenosis, *Circulation* 124:1964–1972, 2011.
55. Reynolds MR, Magnuson EA, Wang K, et al: Cost effectiveness of transcatheter aortic valve replacement compared with standard care among inoperable patients with severe aortic stenosis: results from the placement of aortic transcatheter valves (PARTNER) trial (cohort B), *Circulation* 125:1102–1109, 2012.
56. Rodes-Cabau J, Dumont E, Dela Rochelliere R, et al: Feasibility and initial results of percutaneous aortic valve implantation including selection of the transfemoral or transapical approach in patients with severe aortic stenosis, *Am J Cardiol* 102:1240–1246, 2008.
57. Thomas M, Schymik G, Walther T, et al: Thirty-day results of the SAPIEN aortic bioprosthesis European Outcome (SOURCE) Registry: a European registry of transcatheter aortic valve implantation using the Edwards SAPIEN valve, *Circulation* 122:62–69, 2010.
58. Webb JG, Altwegg L, Boone RH, et al: Transcatheter aortic valve implantation: impact on clinical and valve-related outcomes, *Circulation* 119:3009–3016, 2009.
59. Walther T, Schuler G, Borger MA, et al: Transapical aortic valve implantation in 100 consecutive patients: comparison to propensity-matched conventional aortic valve replacement, *Eur Heart J* 31:1398–1403, 2010.
60. Zierer A, Wimmer-Greinecer G, Martens S, et al: Is transapical aortic valve implantation really less invasive than minimally invasive aortic valve replacement? *J Thorac Cardiovasc Surg* 138:1067–1072, 2009.
61. Eltchaninoff H, Pratt A, Gilard M, et al: Transcatheter aortic valve implantation: early results of the FRANCE (French Aortic National CoreValve Edwards) Registry, *Eur Heart J* 32:191–197, 2011.
62. Gilard M, Eltchaninoff H, Iung B, et al: Registry of transcatheter aortic valve implantation in high risk patients, *N Engl J Med* 366:1705–1715, 2012.
63. Jamieson WR, Burr LH, Miyagishima RT, et al: Reoperation for bioprosthetic aortic structural failure: risk assessment, *Eur J Cardiothorac Surg* 24:873–878, 2003.
64. Vogt PR, Brunner-LaRocca H, Sidler P, et al: Reoperative surgery for degenerated aortic bioprostheses: predictors for emergency surgery and reoperative mortality, *Eur J Cardiothorac Surg* 17:134–139, 2000.
65. Christiansen S, Schmid M, Autschbach R: Perioperative risk of redo aortic valve replacement, *Ann Thorac Cardiovasc Surg* 15:105–110, 2009.
66. Piazza N, Bleiziffer S, Brockmann G, et al: Transcatheter aortic valve implantation for failing surgical aortic bioprosthetic valve: from concept to clinical application and evaluation. Part 1, *JACC Cardiovasc Interv* 4:721–732, 2011.
67. Piazza N, Bleiziffer S, Brockmann G, et al: Transcatheter aortic valve implantation for failing surgical aortic bioprosthetic valve: from concept to clinical application and evaluation. Part 2, *JACC Cardiovasc Interv* 4:733–742, 2011.
68. Kochman J, Huczek Z, Koltowski L, et al: Transcatheter implantation of an aortic valve prosthesis in a female patient with severe bicuspid aortic stenosis, *Eur Heart J* 33:112, 2012.
69. Ferrari E, Locca D, Sulzer C, et al: Successful transapical aortic valve implantation in a congenital bicuspid aortic valve, *Ann Thorac Surg* 90:630–632, 2010.
70. Wijesinghe N, Ye J, Rodes-Cabau J, et al: Transcatheter aortic valve implantation in patients with bicuspid aortic valve stenosis, *JACC Cardiovasc Interv* 3:1122–1125, 2010.
71. Unsworth B, Malik I, Mikhail GW: Recognising bicuspid aortic stenosis in patients referred for transcatheter aortic valve implantation: routine screening with three-dimensional transoesophageal echocardiography, *Heart (British Cardiac Society)* 96:645, 2010.
72. Delgado V, Tops LF, Schuijf JD, et al: Successful deployment of a transcatheter aortic valve in bicuspid aortic stenosis: role of imaging with multislice computed tomography, *Circ Cardiovasc Imaging* 2:e12–e13, 2009.
73. Lange R, Bleiziffer S, Mazzitelli D, et al: Improvements in transcatheter aortic valve implantation outcomes in lower surgical risk patients: a glimpse into the future, *J Am Coll Cardiol* 59:280-287, 2011.
74. Sinhal A, Altwegg L, Pasupati S, et al: Atrioventricular block after transcatheter balloon expandable aortic valve implantation, *JACC Cardiovasc Interv* 1:305–309, 2008.
75. Godin M, Eltchaninoff H, Furuta A, et al: Frequency of conduction

disturbances after transcatheter implantation of an Edwards SAPIEN aortic valve prosthesis, *Am J Cardiol* 106:707–712, 2010.
76. Gutierrez M, Rodes-Cabau J, Bagur R, et al: Electrocardiographic changes and clinical outcomes after transapical aortic valve implantation, *Am Heart J* 158:302–308, 2009.
77. Bleiziffer S, Ruge H, Horer J, et al: Predictors for new onset complete heart block after transcatheter aortic valve implantation, *JACC Cardiovasc Interv* 5:524–530, 2010.
78. Lange R, Bleiziffer S, Piazza N, et al: Incidence and treatment of procedural cardiovascular complications associated with transarterial and transapical interventional aortic valve implantation in 412 consecutive patients, *Eur J Cardiothorac Surg* 40:1105–1113, 2011.
79. Zajarias A, Eltchaninoff H, Cribier A: Successful coronary intervention after percutaneous aortic valve replacement, *Catheter Cardiovasc Interv* 69:522–524, 2007.
80. Nuis RJ, Piazza N, Van Mieghem NM, et al: In-hospital complications after transcatheter aortic valve implantation revisited according to the valve academic research consortium definitions, *Catheter Cardiovasc Interv* 78:457–467, 2011.
81. Nuis RJ, Van Mieghem NM, Tzikas A, et al: Frequency, determinants, and prognostic effects of acute kidney injury and red blood cell transfusion in patients undergoing transcatheter aortic valve implantation, *Catheter Cardiovasc Interv* 77:881–889, 2011.
82. Bagur R, Webb JG, Nietlispach F, et al: Acute kidney injury following transcatheter aortic valve implantation: predictive factors, prognostic value, and comparison with surgical aortic valve replacement, *Eur Heart J* 31:865–874, 2010.
83. Sinning JM, Ghanem A, Steinhauser H, et al: Renal function as predictor of mortality in patients after percutaneous transcatheter aortic valve implantation, *JACC Cardiovasc Interv* 3:1141–1149, 2010.
84. Tamburino C, Capodanno D, Ramondo A, et al: Incidence and predictors of early and late mortality after transcatheter aortic valve implantation in 663 patients with severe aortic stenosis, *Circulation* 123:299–308, 2011.
85. Arregger F, Wenaweser P, Hellige GJ, et al: Risk of acute kidney injury in patients with severe aortic valve stenosis undergoing transcatheter valve replacement, *Nephrol Dial Transplant* 24:2175–2179, 2009.
86. Tay EL, Gurvitch R, Wijesinghe N, et al: A high-risk period for cerebrovascular events exists after transcatheter aortic valve implantation, *JACC Cardiovasc Interv* 4:1290–1297, 2011.
87. Astarci P, Glineur D, Kefer J, et al: Magnetic resonance imaging evaluation of cerebral embolization during percutaneous aortic valve implantation: comparison of transfemoral and transapical approaches using Edwards SAPIENS valve, *Eur J Cardiothorac Surg* 40:475–479, 2011.
88. Kahlert P, Knipp SC, Schlamann M, et al: Silent and apparent cerebral ischemia after percutaneous transfemoral aortic valve implantation: a diffusion-weighted magnetic resonance imaging study, *Circulation* 121:870–878, 2010.
89. Ghanem W, Muller A, Nahle CP, et al: Risk and fate of cerebral embolism after transfemoral aortic valve implantation, *J Am Coll Cardiol* 55:1427–1432, 2010.
90. Nietlispach F, Wijesinghe N, Gurvitch R, et al: An embolic deflection device for aortic valve interventions, *JACC Cardiovasc Interv* 3:1133–1138, 2010.
91. Macdonald S: New embolic protection devices: a review, *J Cardiovasc Surg* 52:821–827, 2011.

第七章

# 自膨式 CoreValve 瓣膜经导管主动脉瓣植入术

# Chapter 7 Self-Expanding Transcatheter Aortic Valve Replacement Using the CoreValve Transcatheter Heart Valve

JEFFREY J. POPMA • DAVID A. BURKE 著

肖家旺 译 张端珍 校

## 7.1 要点

- 使用自膨式美敦力 CoreValve 瓣膜置换系统（Medtronic，Maple Grove，Minn.）经导管进行心脏瓣膜（transcatheter heart valve，THV）植入以来，经导管主动脉瓣置换术（transcatheter aortic valve replacement，TAVR），亦称为经导管主动脉瓣植入术（transcatheter aortic valve implantation，TAVI），为不适于行外科主动脉瓣置换术（surgical aortic valve replacement，SAVR）的患者提供了一种全新治疗方法。
- CoreValve 瓣膜设计独特，能自我适应主动脉瓣瓣环偏心性结构。支架很长，瓣膜采用猪心包制作，体积小，位于瓣环之上。同时，镍钛合金支架与左心室—主动脉贴合部位长，可承受更大的压力，存在限制区和流出道区，前者可防止遮挡冠状动脉，后者保证瓣膜定向开放，提供最大血流量。
- 术前采用超声心动图和多层计算机断层扫描（multidetector computed tomography，MDCT）检查有助于筛选患者并确定 CoreValve THV 理想尺寸。如患者髂股动脉不适于操作，可采用经锁骨下动脉或直接经主动脉路径。
- CoreValve 瓣膜植入要点包括：CoreValve 支架在主动脉瓣环下长度不应超过 6mm；术后应行超声心动图检查、血流动力学检测和主动脉造影以评估瓣周反流情况；监测心脏传导系统有无异常。
- TAVR 并发症包括脑卒中、传导系统异常、瓣周反流和血管并发症，术前制订周详的手术方案，确定最佳植入技巧可减少并发症发生。

主动脉瓣狭窄是发达国家最常见的瓣膜病[1]，对多数有症状的主动脉瓣狭窄患者而言，均推荐 SAVR[1-2]。外科手术风险高低通常通过全面临床病史采集和体格检查进行判定，然后采用胸外科协会死亡风险预测评分（STS-PROM 评分）预测术后 30 天死亡率[3]或者其他评分系统对手术效果进行量化评估。许多临床和解剖因素使患者不适合行 SAVR，这包括主动脉瓣钙化[4-5]（图 7-1，A～F），左内乳动脉（left internal mammary artery，LIMA）穿过胸骨正中线至对

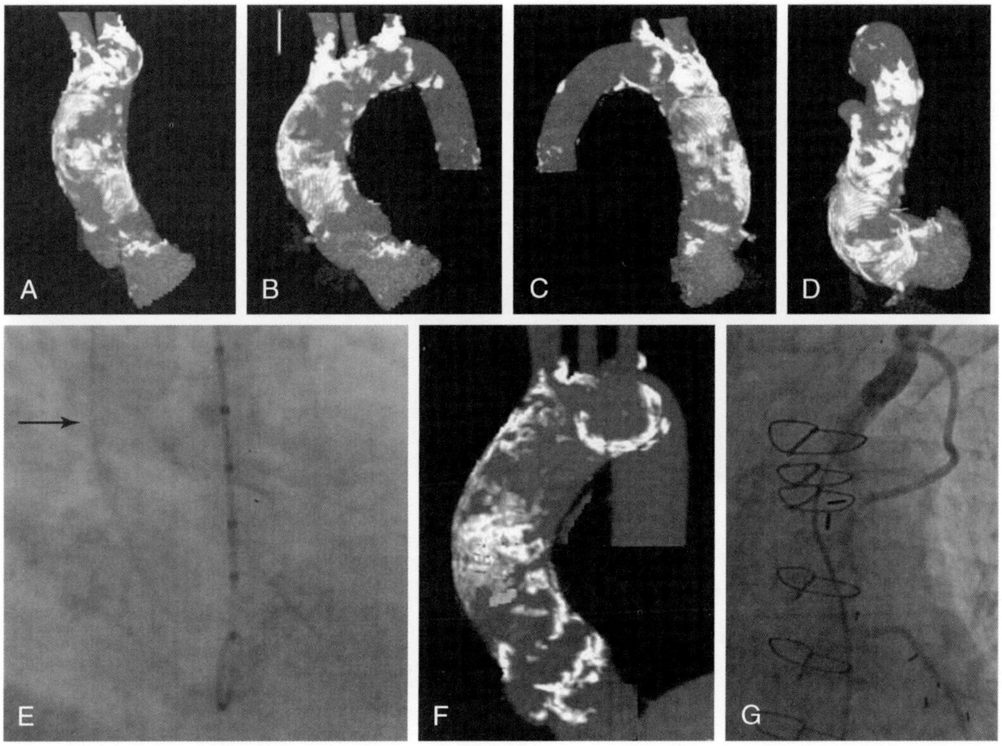


**图 7-1 陶瓷样主动脉和纵隔障碍**

**A～D.** 主动脉根部螺旋 CT 显示升主动脉弥漫性钙化，导致外科主动脉瓣植入术无法横行钳闭升主动脉。**E.** 主动脉根部造影示主动脉根部存在高度钙化影（箭头）。**F.** 另一例主动脉高度钙化患者。**G.** 左内乳动脉在胸骨后横行，使患者无法再次进行外科手术

侧形成纵隔障碍（图 7-1，G），严重肺和肝疾病，恶液质和肾衰竭[6-10]。对于因存在潜在合并症而不适合 SAVR 或 SAVR 风险高的患者，TAVR 已成为他们缓解症状和延长寿命的替代治疗方法[11-15]。据报道，采用 CoreValve 行 TAVR 后 3 年，患者病情持续改善[16]。

## 7.2 CoreValve 瓣膜植入系统

18F 美敦力 CoreValve 瓣膜植入系统是一种 THV，包括以下部件：自膨式镍钛合金支架，内附三叶猪心包所制瓣膜，18F 输送鞘和瓣膜装载系统（图 7-2）。镍钛合金支架为三段式设计，每段径向和环向应力均不同。流入段径向扩张力较高，可使支架牢牢固定于主动脉瓣环，同时支架还可与非圆环状的主动脉瓣环进行部分吻合。限制段位于支架中心，环向应力很高，具有抗压缩和防变形能力，这一点至关重要，因为内有“瓣环上”猪心包瓣叶。该段为凹陷性设计，植入后不会靠近冠状动脉口，可保证冠状动脉血流通畅。支架流出段用于使支架与主动脉保持平行，保证血流顺利通过瓣膜。

之所以选择猪心包作为瓣膜，是因为其体积较牛心包小，而且使用寿命长。支架每个网格长 8mm，网格之间相互连接（图 7-3）。支架置于输送鞘内时，

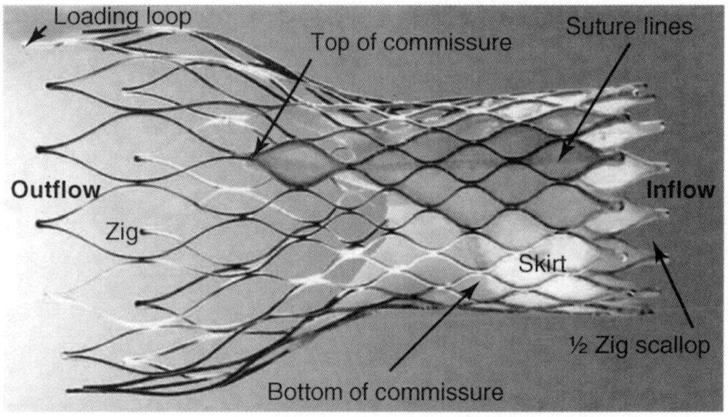


**Figure 7-2 CoreValve ReValving System.** The CoreValve transcatheter heart valve frame is comprised of a series of staggered nitinol zigs (or cells) that are 8 mm in length at the level of the inflow. The inflow portion of the frame provides radial expansive strength at the annulus to secure its location within the left ventricular outflow tract and aortic annulus. There is a 12-mm skirt that is constructed of porcine pericardium that prevents leaking around the valve frame. The central (or constrained) portion of the frame contains the trileaflet porcine pericardial valve and allows access to the coronary arteries. The leaflet commissures are longer than standard surgical valves to distribute the diastolic load along the length of the valve rather than at its posts. (*Reproduced from Michiels, R. CoreValve ReValving system for percutaneous aortic valve replacement. In Serruys PW, Piazza N, Cribier A, et al., editors.* Transcatheter aortic valve implantation: tips and tricks to avoid failure, *New York: Informa Healthcase, 2010*, with permission).

注：图 7-2 作者仅授权在英文版本中使用，故而沿用英文。

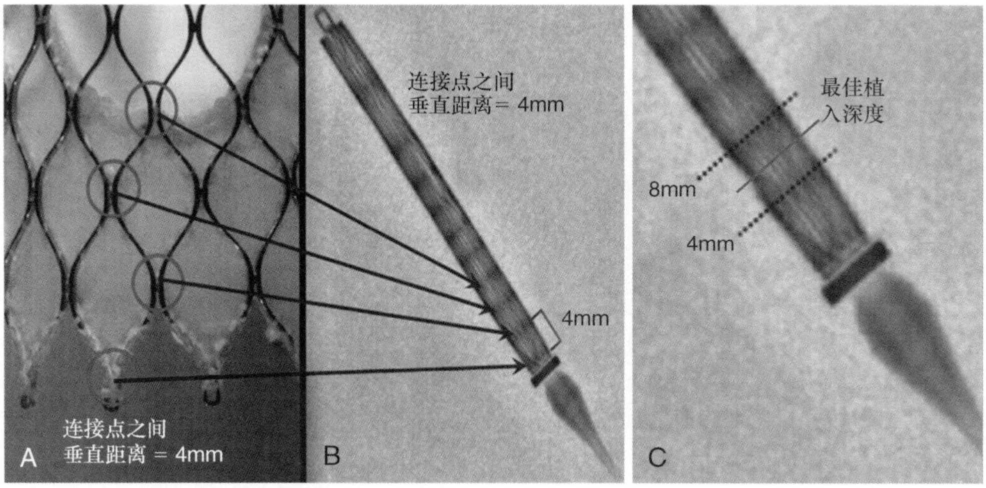


**图 7-3 CoreValve 支架放大图**
**A.** 流入段网格长 8mm，连接点之间错开的垂直距离为 4mm。**B.** 将其装载于释放鞘后，每 4mm 出现一条不透 X 射线带。**C.** 保护膜远端不透 X 射线标识可为瓣膜植入深度提供指导，最佳深度为 Valsalva 窦（主动脉窦）的无冠状窦下 4～6mm

连接点之间距离为 4mm，输送鞘管回撤时，透视下可显影，便于支架定位。CoreValve THV 最佳定位点为支架深入主动脉瓣环下 4～6mm。目前有 23mm（适于主动脉瓣环直径 18～20mm 者）、26mm（适于主动脉瓣环直径 20～23mm 者）、29mm（适于主动脉瓣环直径 24～27mm 者）和 31mm（适于主动脉瓣环直径 26～29mm 者）四种瓣膜规格（图 7-4）。

## 7.3 心脏团队

对复杂主动脉瓣病变的检测和处理需要多学科通力协作，这种协作对“心脏团队”的发展起着决定性作用（表 7-1）[17-18]。心脏团队需由心脏外科医师、介入心脏病专家、心脏麻醉专家、影像学专家、心脏电生理学家、神经内科医师、心力衰竭专科医师和老年病学医师等人员组成[19]。复杂血管入路与 TAVR 术后血管并发症的处理可能还需要血管外科医师参与。护理工作可为术前与术后提供重要支持，也能协调 TAVR 术后门诊随访工作。

心脏团队的主要目标是，在患者风险评估中通力协作，使术前与术后处理更加便捷。在美国，对心脏外科术后 30 天死亡率进行评估的主要工具是 STS-PROM 评分系统[3]。虽然它仍然是 SAVR 风险评估的主要组成部分，但其他影响术后结果既往未被纳入 STS-PROM 评分系统的因素也需补充进去。这些危险因素称为 STS 附加因素，已成为“CoreValve 美国中枢试验”风险评估中的一部分，纳入的风险因素包括主动脉瓣钙化、肺动脉高压、肝疾病、胸廓畸形、纵隔障碍、严重慢性阻塞性肺疾病、家庭氧疗或持续气道正压通气（continuous positive airway pressure，CPAP）和恶液质状态［体重指数（body mass index，BMI）＜ 21kg/m$^2$、白蛋白＜ 3.3mg/dL、无法离开轮椅生活、生活不能自理］等。

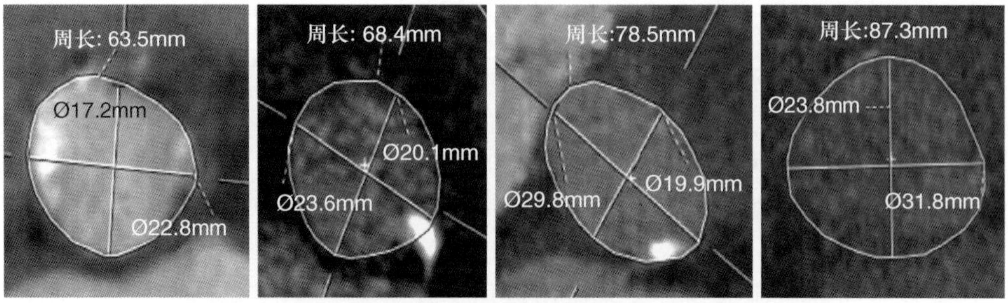


**图 7-4 多探头计算机断层测量周长对选择主动脉瓣的指导作用**
测量周长之后可指导选择不同型号的 CoreValve 瓣膜（自 23 至 31mm 不等）。瓣膜周长系通过测量支架流入段而获得，以比瓣环周长大 10%～20% 最为理想

| 瓣膜尺寸（mm） | 23 | 26 | 29 | 31 |
|---|---|---|---|---|
| 瓣环周长（mm） | 63.5 | 68.4 | 78.5 | 87.3 |
| 瓣膜周长（mm） | 72.2 | 81.6 | 91.1 | 97.3 |
| 增大比例（%） | 12 | 16 | 14 | 10 |

表 7-1
经导管主动脉瓣植入术多学科团队

| | 术前评估 | 术中操作 | 术后监护 |
|---|---|---|---|
| **植入术核心团队** | | | |
| 心外科医师 | 外科手术风险评估<br>血流动力学评估<br>血管评估 | 经心尖或直接主动脉路径 TAVR 植入术 | 术后管理 |
| 心脏介入治疗专家 | 药物风险评估<br>血流动力学评估<br>无创性检查<br>血管评估 | TAVR 植入术 | 术后管理 |
| 心脏麻醉学 | 麻醉风险 | 镇静<br>全身麻醉<br>经食管超声 | 术后 ICU 管理 |
| **影像学专家** | | | |
| 超声心动图 | 瓣环大小<br>双心室和瓣膜功能 | 经胸或经食管超声心动图 | 术后瓣膜功能 |
| CT 造影 | 主动脉瓣环大小<br>主动脉根部和窦评估<br>锁骨下和髂部血管评估 | | |
| 心脏 MRI | 肾疾病忌用造影剂者主动脉瓣环和根部评估 | | |
| **技术支持** | | | |
| 电生理学 | 提示 AV 阻滞时，采用 EPS 行传导系统评估 | | 永久起搏器植入术（必要时） |
| 神经病学 | 神经科检查 | | 神经科检查 |
| 心力衰竭 | 收缩和舒张功能检查 | | 心力衰竭管理 |
| 肺部疾病 | 严重肺部疾病术前评估 | | 术后呼吸机和门诊管理 |
| 老年病学 | 痴呆和虚弱程度评估<br>药物治疗方案审核 | | 药物治疗 |
| 血管外科 | 血管评估 | 复杂病例血管入路 | 并发症处理 |
| **护理工作** | | | |
| 患者管理 | 个案统筹安排 | | 康复评估 |

AV：房室；CT：计算机化断层扫描；EPS：电生理设备；ICU：重症监护室；MRI：磁共振；TAVR：经导管主动脉瓣植入术

最近一些多学科指南已经强调心脏团队的重要性，并制订了结构性心脏病心脏团队的培训标准[20-21]。

## 患者选择

在美国，患者纳入对 CoreValve THV 和 Edwards SAPIEN 球囊扩张型 THV（Edwards Lifesciences，Irvine，Calif.）进行相关评估的调控试验前必须满足严格的风险评估标准[11-12]。所有患者均需有主动脉瓣狭窄症状和纽约心脏协会（New York Heart Association，NYHA）心功能Ⅱ级及以上心力衰竭症状。“不能手术”或者说“极高危”是指两名心脏外科医生评估后都认为 SAVR 术后 30 天内死亡风险和不可逆并发症发生率均大于 50%[11]，而“高危”是指 SAVR 风险巨大，估测术后 30 天死亡率≥15%[12]。通常这些患者 STS-PROM 评分均在 8 分以上，并且存在引起外科手术死亡率增加的其他因素。

在美国，纳入临床试验的超声心动图标准为主动脉瓣口面积小于 0.8cm²（或者指数≤0.5cm²），并且静息状态下平均跨瓣压力阶差大于 40mmHg 或跨瓣峰值速度大于 4m/s。如左心功能减低，可在超声心动图检测时输注多巴酚丁胺将压力阶差加大，或在心导管检查时检测[11-12]。自 CoreValve 瓣膜上市以后，该标准在美国以外国家被进一步放宽，主动脉瓣口面积<1.0cm² 即可，而对跨主动脉瓣压力阶差和射流速度不再设限。美国临床试验排除标准如下[11-12]：左心室射血分数（left ventricular ejection fraction，LVEF）显著降低（<20%）；

左心室流出道压力阶差系由基底部室间隔肥厚引起；严重二尖瓣反流；主动脉瓣狭窄伴压力阶差低，心排血量低且无收缩功能储备；植入生物瓣失效。

美国以外的国家对 CoreValve THV 临床应用范围进行了扩展，纳入许多存在其他亚病种的患者，这包括主动脉生物瓣失效[22-23]、左心室功能减低[24]、主动脉瓣反流[25]，主动脉瓣狭窄伴跨主动脉瓣压力阶差低、血流速度低[26-27]，重度二尖瓣反流[28]，二叶主动脉瓣[29]和合并潜在冠状动脉疾病[30]等。

## 解剖学标准

CoreValve THV 设计本身要求术前对主动脉瓣周围结构进行详细的影像学评估，最常用的便是 MDCT（表 7-2）。准确而可靠地测量主动脉瓣环对决定使用哪种规格的瓣膜至关重要，也能减少瓣周反流（图 7-5）[31]。由于主动脉瓣环呈偏心性几何形状，相关分析显示，单纯采用二维超声心动图测量将普遍低估瓣环大小[32-34]。MDCT 在测量主动脉瓣环长轴和短轴直径、瓣口面积与周长时更为准确[32,35-36]，故在美国使用 CoreValve THV 时，广泛使用 MDCT 测量瓣环大小。THV 选择过大，瓣膜严重钙化，可导致瓣环撕裂[37-38]。经食管超声心动图三维图像也可对主动脉瓣环进行准确评估[39]。

主动脉瓣环直径小于 18mm 或者大于 29mm 的患者无法使用目前这一代 CoreValve 瓣膜治疗（表 7-3）。为防止堵塞冠状动脉口，主动脉窦也必须要有足够的

**表 7-2**

**CoreValve 经导管心脏瓣膜植入术解剖学标准**

| 诊断结果 | 无创 | | 造影 | | | | 选择标准 | |
|---|---|---|---|---|---|---|---|---|
| | 超声 | CT/MRI | LV | 主动脉根部 | CAG | 血管 | 推荐 | 不推荐 |
| 左心室肥厚 | × | | | | | | ≤1.6cm | ≥1.7cm |
| 心房或心室血栓 | × | | | | | | 无 | 有 |
| 主动脉瓣下狭窄 | × | | | | | | 无 | 有 |
| LVEF | × | | × | | | | ≥20% | <20%，有储备 |
| 二尖瓣反流 | × | | | | × | | ≤2 级 | >2 级 |
| 冠状动脉疾病 | | × | | | × | | 无，中段>70% | 近段>70% |
| 主动脉弓角度 | | × | | × | × | | 径向角度大 | 角度锐利 |
| 主动脉—心室间角度 | | × | | × | | | <70° | >70° |
| 穿刺血管直径 | | × | | | | × | ≥6cm | <6cm |
| 主动脉或血管疾病 | | × | | × | | × | 无或中度 | 重度 |
| **23mm CoreValve 瓣膜** | | | | | | | | |
| 瓣环直径 | | × | | | | | 18～20mm | <18mm 或>20mm |
| 主动脉窦宽度 | | × | | | × | | ≥25mm | <25mm |
| 主动脉窦高度 | | × | | | × | | ≥15mm | <15mm |
| 升主动脉直径 | | × | | | × | | ≤34mm | >34mm |
| **26mm CoreValve 瓣膜** | | | | | | | | |
| 瓣环直径 | | × | | | | | 20～23mm | <20mm 或>23mm |
| 主动脉窦宽度 | | × | | | × | | ≥27mm | <27mm |
| 主动脉窦高度 | | × | | | × | | ≥15mm | <15mm |
| 升主动脉直径 | | × | | | × | | ≤40mm | >40mm |
| **29mm CoreValve 瓣膜** | | | | | | | | |
| 瓣环直径 | | × | | | | | 24～27mm | <24mm 或>27mm |
| 主动脉窦宽度 | | × | | | × | | ≥29mm | <29mm |
| 主动脉窦高度 | | × | | | × | | ≥15mm | <15mm |
| 主动脉根部直径 | | × | | | × | | ≤43mm | >43mm |
| **31mm CoreValve 瓣膜** | | | | | | | | |
| 瓣环直径 | | × | | | | | 26～29mm | <26mm 或>29mm |
| 主动脉窦宽度 | | × | | | × | | ≥29mm | <29mm |
| 主动脉窦高度 | | × | | | × | | ≥15mm | <15mm |
| 升主动脉直径 | | × | | | × | | ≤43mm | >43mm |

Ao：主动脉；CAG：冠状动脉造影；CT/MRI：计算机化断层扫描/磁共振；LV：左心室；LVEF：左心室射血分数

宽度和高度，要求如下：23mm 瓣膜，窦宽＞25mm；26mm 瓣膜，窦宽＞27mm；29mm 和 31mm 瓣膜，窦宽＞29mm（图 7-6）；同时窦高＞15mm。测量冠状动脉开口高度非常重要，它有助于理解为什么 CoreValve

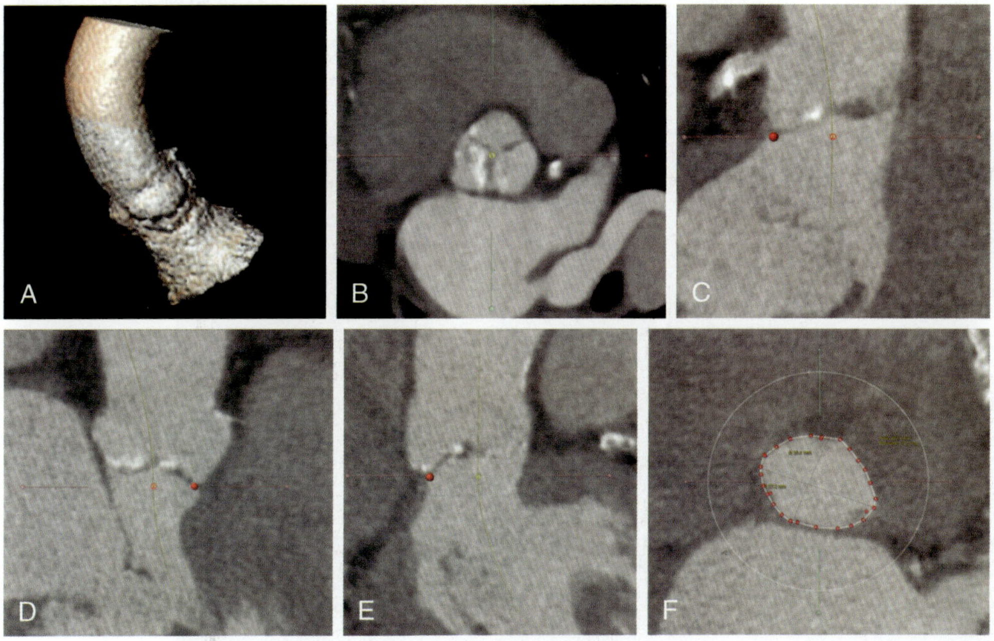


**图 7-5 多探头计算机断层测量瓣环大小方法**

**A.** 主动脉瓣周结构以左心室流出道、主动脉瓣环和升主动脉的中线为轴构成。**B.** 从中线截取的主动脉窦横断面。**C.** 左冠状窦基底部。**D.** 右冠状窦。**F.** 无冠状窦（圆点处）

**表 7-3**

**CoreValve 经导管心脏瓣膜对瓣环直径要求**

| 瓣膜型号 | 瓣环直径（mm） | 瓣环周长（mm） | 升主动脉直径（mm） |
|---|---|---|---|
| 23 | 18～20 | 56.5～62.8 | ≤34mm |
| 26 | 20～23 | 62.8～72.3 | ≤40mm |
| 29 | 23～27 | 72.3～84.8 | ≤43mm |
| 31 | 26～29 | 81.6～91.1 | ≤43mm |

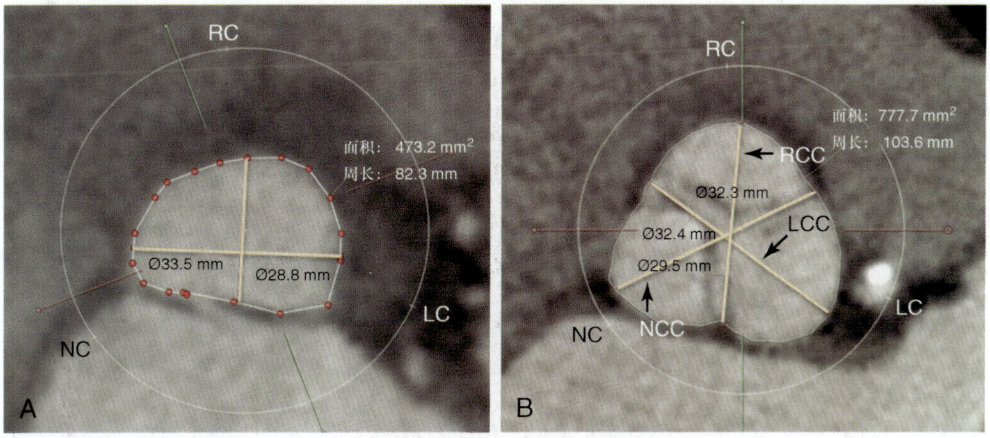


**图 7-6 多探头计算机化断层图测量主动脉瓣周结构**

**A.** 最大瓣环直径测量示意图。先画出环，然后测量最大直径以及垂直于最大直径的瓣环长度，并测量瓣环面积和周长。该图最大直径 28.8mm，垂直于最大直径的瓣环长 19.6mm，面积为 473.2mm²，周长为 82.3mm。**B.** 主动脉窦最大直径分别有三项，分别是左冠脉窦（LCC，32.4mm），右冠脉窦（RCC，29.5mm）和无冠脉窦（NCC，32.8mm）；窦部面积为 777.7mm²，周长为 103.6mm。LC：左冠状动脉，NC：无冠状动脉，RC：右冠状动脉

THV 植入过程中会出现瓣叶移位（图 7-7）。植入 26mm 瓣膜要求升主动脉直径小于 40mm，而植入 29mm 与 31mm 瓣膜，升主动脉直径则应小于 43mm（图 7-8）。其他解剖学标准包括：主动脉左心室之间角度要足够小，采用经髂股动脉与左锁骨下动脉路径者，角度需要小于 70°，采用右锁骨下动脉路径者，角度需小于 30°（图 7-9）；对主动脉瓣环钙化范围与分布情况的评估要准确可靠（图 7-10）。左冠状窦和主动脉瓣二尖瓣纤维连接高度钙化以及二尖瓣环钙化均需避免，这会导致瓣膜支架无法充分展开（图 7-11）。

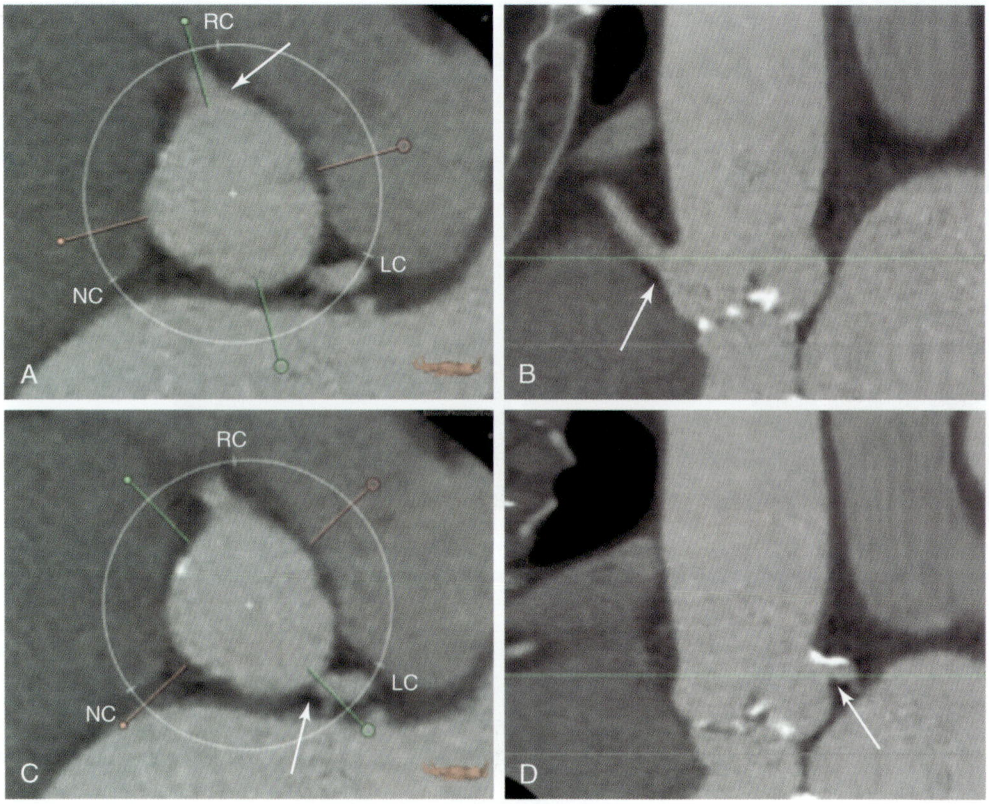


**图 7-7　冠状动脉位置**

**A.** 确定右冠状动脉（RC）位置（箭头）。**B.** 右冠状动脉位于瓣环基底处之上 18.1mm（箭头）。**C.** 确定左冠状动脉（LC）位置。**D.** 左冠状动脉位于瓣环基底处之上 15.2mm

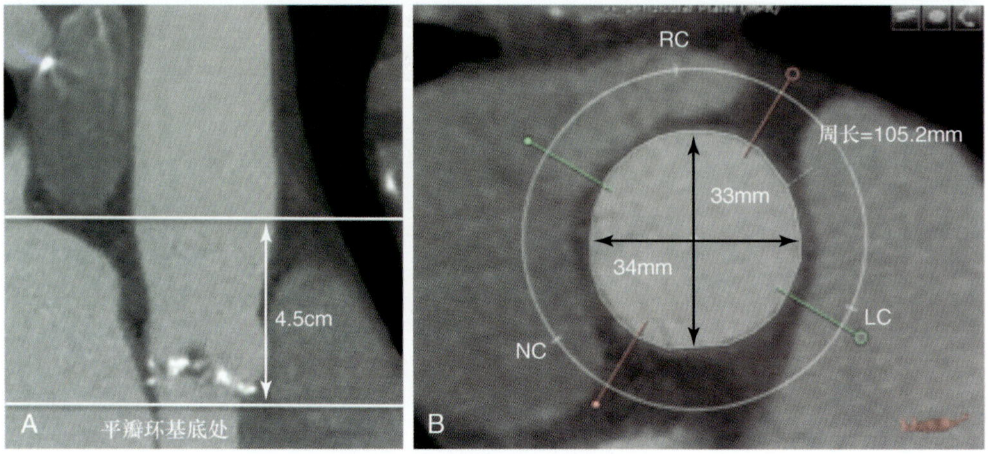


**图 7-8　主动脉主干测量**

平瓣环基底处上 4.5cm 处（**A**）测量主动脉直径，方法如图 **B**

## 血管标准

18F CoreValve 瓣膜系统需用 18F 鞘管释放，无钙化时，要求入路血管直径≥6mm，如存在严重钙化血管，则需≥7mm（图 7-12）。虽然早期研究采用主动脉造影确定患者是否适合使用 CoreValve 瓣膜，但最近已将腹部及骨盆部 MDCT 检查也纳入筛选范畴，这样可判断升主动脉、降主动脉与外周分支动脉如锁骨下动脉、髂动脉和股动脉等血管是否可满足条件[40]。

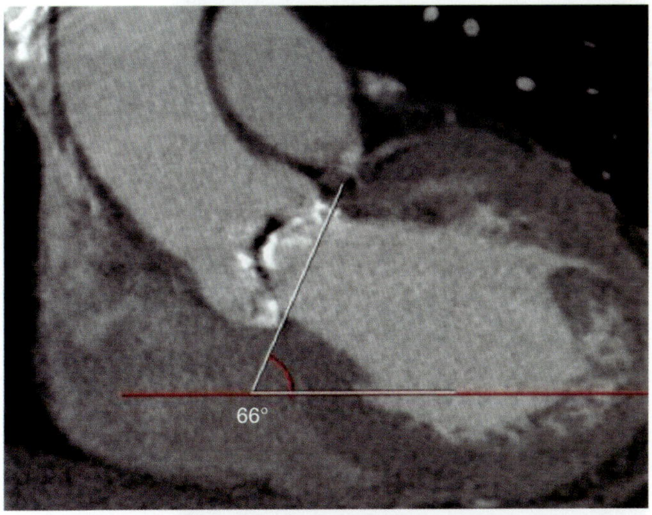


**图 7-9　主动脉—心室角度测量方法**

主动脉瓣环与水平面之间夹角为 66°

# 7.4　CoreValve 操作过程

## 术前准备

术前至少 24 小时给予阿司匹林 325mg 与氯吡格雷 300mg。与外科 AVR 相似，术前 1 小时应预防性应用抗生素。如无失代偿性心力衰竭，患者手术当日早晨应暂停 β 受体阻滞药与利尿剂。

## 手术地点

经股动脉路径 TAVR 可在心导管室或杂交手术室进行。杂交手术室的优势在于所有介入操作人员与循环支持工作人员有足够的空间，工作环境比较舒适，若出现血管与冠状动脉并发症，可与外科进行无缝连接，直接进行体外循环。

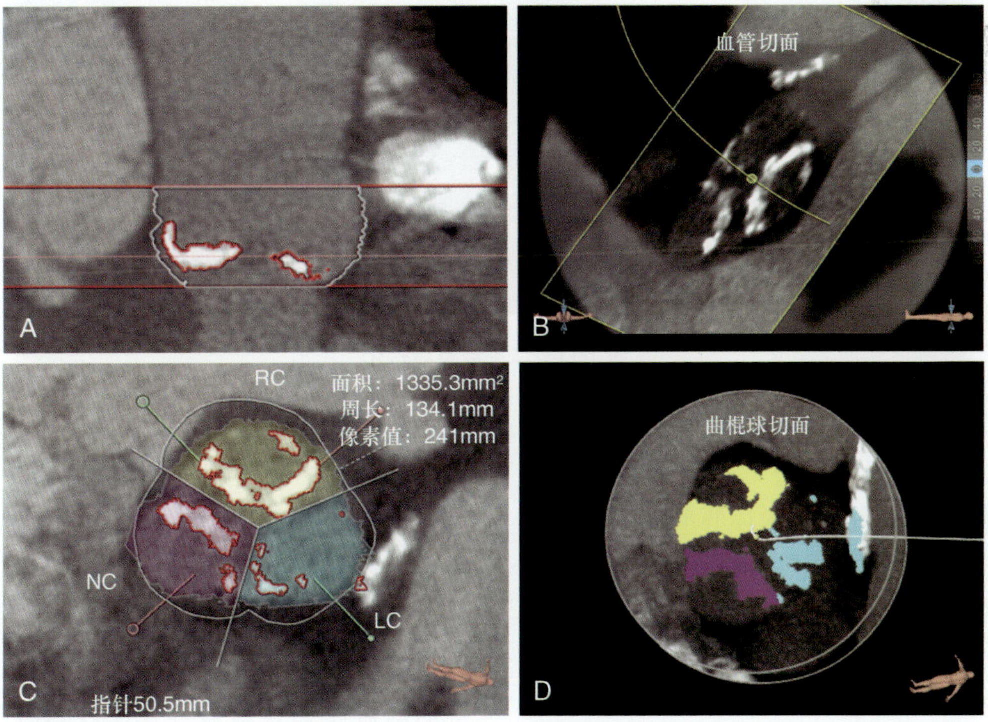


**图 7-10　主动脉瓣钙化测量**

拉伸图像示右冠状窦，无冠状窦和左冠状窦多处钙化。拉伸切面（A），血管造影叠加后（B），横断面（C）和曲棍球切面（D）可量化主动脉瓣钙化程度

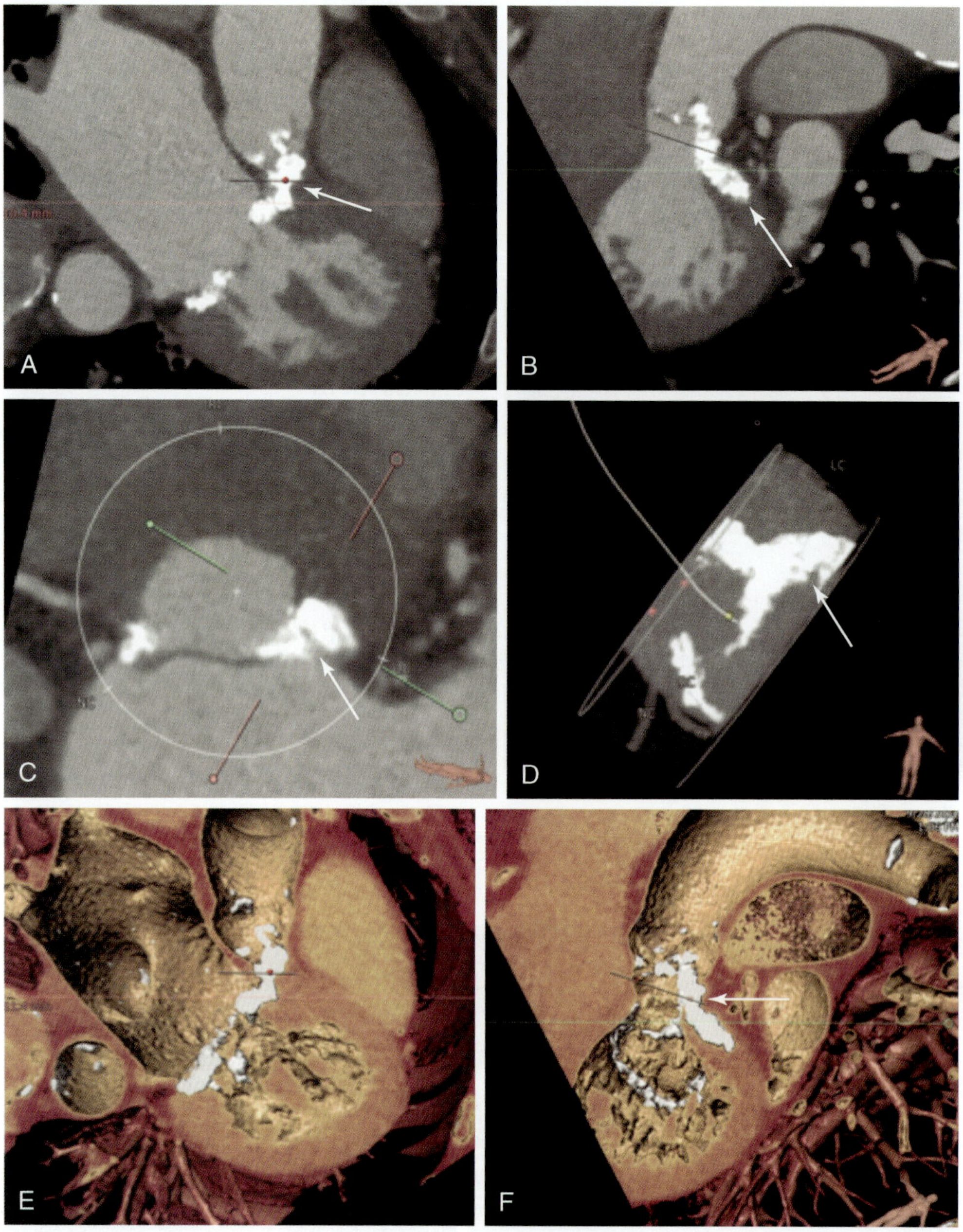


**图 7-11　二尖瓣瓣环钙化**

**A～D.** 左冠状动脉可见密集的钙化（箭头所示）。**E 和 F.** 二尖瓣容积绘制图示自左冠状动脉窦至二尖瓣瓣环密集的钙化。这种程度钙化的患者不是 CoreValve 经导管心脏瓣膜植入术最佳对象

手术可采用全身麻醉或者局部麻醉加镇静。全身麻醉的优势在于术中可行食管超声心动图监测，这样有助于瓣膜定位并可评估瓣周反流情况。

## 血管入路

通常采用一侧股总动脉与对侧股静脉方式送入 CoreValve THV。对于血管直径位于临界值和动脉广泛钙化的患者，虽然可行外科切开术，但最常用的还是采用 ProStar 或者 ProGlide 等缝合型闭合器和"预关闭"技术等进行经皮缝合术。为插入 18F 鞘管，需在选择性血管造影或血管超声引导下穿刺股总动脉一侧血管壁，血管超声有助于将穿刺点定位于股总动脉（股浅动脉与股深动脉分叉近心端），并明确血管钙化情况（这样穿刺时便可避开该部位）[41]。血管穿刺成功后，给予普通肝素或者比伐卢定，使活化凝血时间延长至 250s 以上。穿刺成功后方

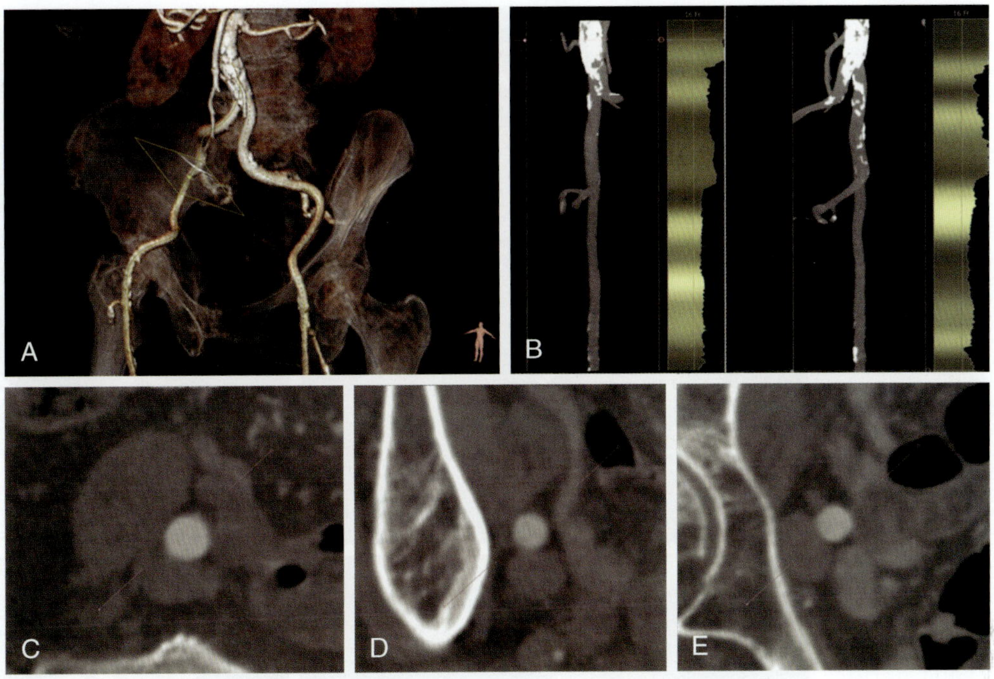


**图 7-12　多探头计算机断层周围血管入路评估**

**A.** 对髂部稍微倾斜后进行三维重建可见血管明显迂曲。**B.** 拉伸图像后将钙化斑块与血管叠加可测量最小管腔直径。以中线为轴进行重建（**C**），可测量髂总动脉，髂外动脉（**D**）和髂总动脉近心端（**E**）直径

可准备 CoreValve THV[42]。股动脉需先使用 14F～22F 血管扩张器逐步扩张，然后在透视下将 18F 鞘管送至主动脉中央。

## 植入 CoreValve 瓣膜

从对侧股动脉送入一 5F 猪尾导管至升主动脉，并将其远端置于主动脉无冠状窦作为标识。在右前斜投照位，主动脉无冠状窦显示最佳，它位于后侧。猪尾导管定位之后，旋转 C 形臂寻找最佳投照位，使三个冠状动脉窦在同一平面显示，通常以轻度左前斜位最佳。MDCT 显像有助于确定最佳投照角度，并可减少术中造影剂使用量（图 7-13）。最理想的位置为三个冠状动脉窦基底部均可同时显示。

自颈内静脉或股静脉将末端带球囊的 5F 临时起搏器电极送至右心室心尖部，测试起搏阈值和感应阈值，同时测试快速右心室起搏时的血压反应，即起搏心率达到 180 次/分时，动脉血压峰值是否小于 60mmHg。如果血压未达到预期目标，则需加大起搏频率。部分患者快速起搏后会出现心脏传导阻滞，此时，需从较低频率起搏开始，然后以 10 次/分的幅度逐渐增加，直至动脉血压峰值低于 50mmHg 为止。

在标准的 0.035 英寸 J 型导丝导引下，自 18F 鞘管送入 Amplatz-I（AL-1）造影导管并置于升主动脉 Valsalva 窦（主动脉窦）内。将导丝交换为 0.035 英寸直头导丝，通常此时更换为轻度左前斜位，使导丝通过自体主动脉瓣，然后将 AL-1 导管轻轻送入左心室。将 0.035 英寸 J 型长交换导丝自 AL-1 导管送至左心室心尖部，将 AL-1 导管交换为猪尾导管，测量跨主动脉瓣压力阶差。通过猪尾导管送入 0.035 英寸 Amplatz 超硬导丝，沿左心室内侧壁小心将其置于左心室心尖部，注意此时务必避开二尖瓣装置。为防止意外引起心肌穿孔，需将导丝加硬部分与软头之间的过渡部分进行塑形，使之卷成环状（图 7-14）。导丝在透视下必须能够显影并在操作中看清其所在位置。

## 球囊主动脉瓣成形术

必须在 CoreValve THV 准备妥当后方可行球囊主动脉瓣成形术。主动脉瓣成形术应使用短而直的非顺应性球囊导管。球囊直径应比主动脉瓣环短轴直径大概小 1mm，通常至少应在 18mm 以上，但不宜超过 25mm。

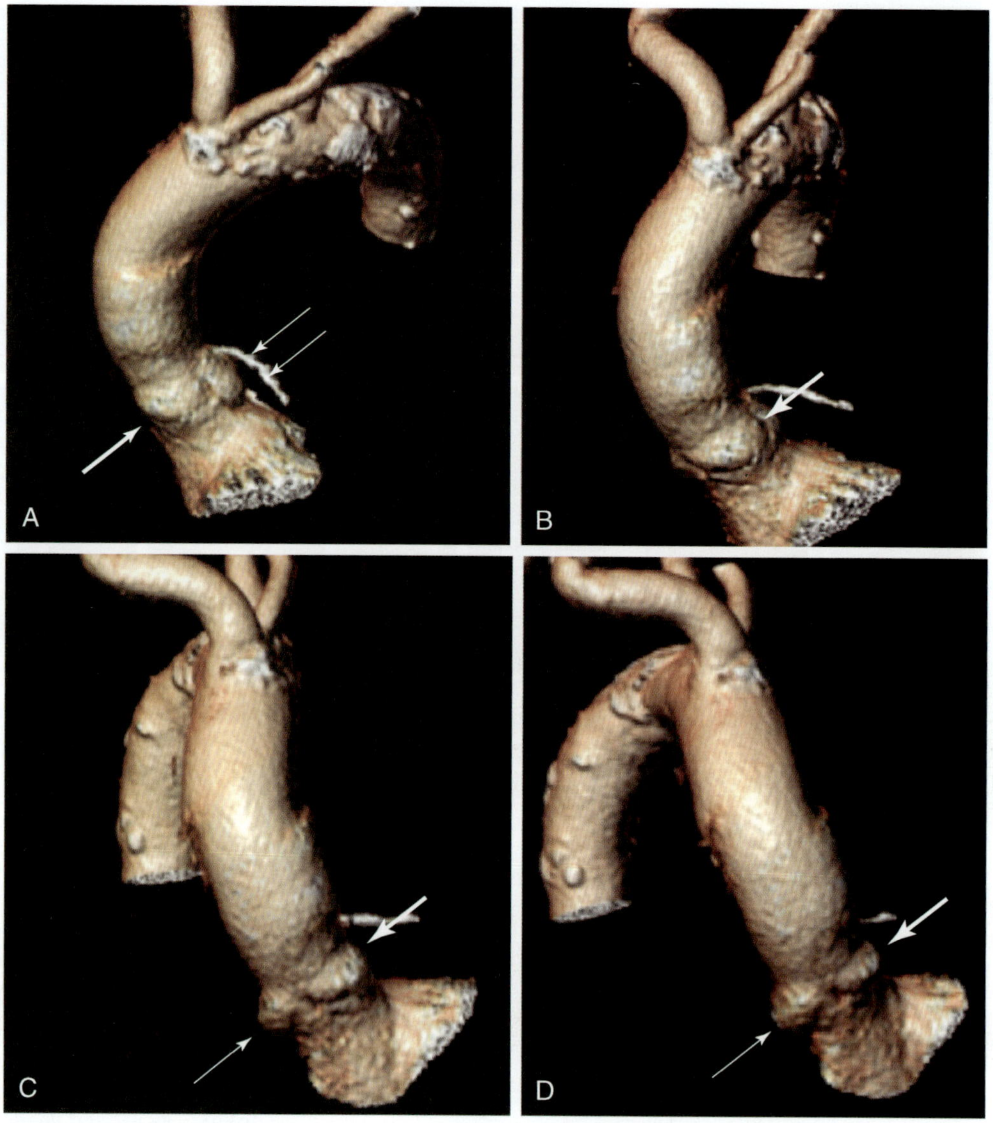


**图 7-13 经导管心脏瓣膜植入术最佳操作角度**

右冠状窦和无冠状窦可通过较大左前斜位（粗箭头为右冠状窦，双箭头为左冠状动脉）（**A**），较小左前斜位（**B**），前后位（**C**）和右前斜位（**D**）确定。右前斜位基底平面更向足移动而左前斜位略向头移动。右前斜位右冠状窦和无冠状窦分离最宽，最容易辨认（**D**）

## 瓣膜置放

主动脉瓣成形术后，沿导丝装载 CoreValve THV 释放导管，并将其送至横跨自体主动脉瓣位置。行主动脉造影，确认瓣膜平面最下缘位于主动脉无冠窦（图 7-15，A）后，将输送导管前送使之通过主动脉瓣，然后向足方向调整透视角度，使装载鞘的标志环横断面显影。

继之，将 CoreValve THV 固定，使其流入段位于主动脉瓣环（瓣环下长度不能超过 4～6mm），调整 THV，使其标识与主动脉根部垂直，而与主动脉瓣环平面平行（图 7-15，B）。证实 CoreValve THV 位置良好后，缓慢顺时针旋转位于输送导管远端的"微型旋钮"，逐渐回撤主动脉瓣中包裹瓣膜的装载鞘。需一直旋转微型旋钮至鞘管撤至位置 0 处，然后再行主动脉造影观察定位是否正确。进一步造影将瓣膜调整至最佳位置后，继续旋转微型旋钮，将鞘管回撤至位置 1 处。如继续旋转微型旋钮，将鞘管撤位置 2～3 之间，瓣膜支架的流入段将开始张开。调整瓣膜支架在主动脉瓣环下的深度，位置满意后，立即以 120 次/分的频率快速起搏以降低心排血量，同时快速旋转微型旋钮至瓣膜支架展开 2/3。对主动脉瓣反流、高血压和主动脉瓣环直径很大的患者，快速起搏尤其有用。再次造影确认 CoreValve THV 位置是否正确（图 7-15，C），如果位置合适，将猪尾导管从主动脉无冠窦撤至主动脉弓，旋转微型旋钮完全释放并展开瓣膜，然后，将装载 CoreValve 的外囊收入输送导管并撤至降主动脉。

植入 31mm 瓣膜有一些特殊要求。考虑到 31mm 的瓣膜在左心室展开时会向前移动，故植入深

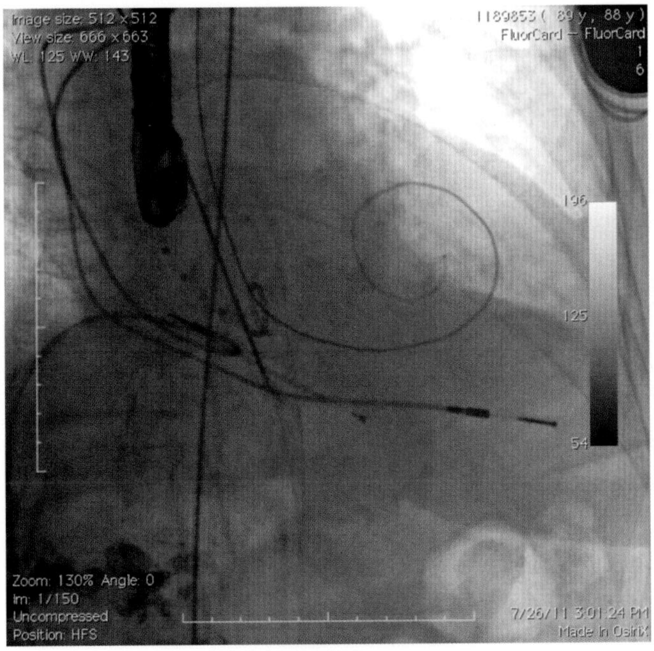


**图 7-14　导丝置于左心室图像**

将 0.035 英寸 Amplatz 加硬或超硬导丝成形后送入左心室以便其在左心室形成平滑的环形曲线

度应定为主动脉瓣环下 4mm。在将 CoreValve 支架与瓣环衔接前，应对 CoreValve THV 位置作相应调整。在展开 31mm 瓣膜前 1/3 时释放速度应非常缓慢，并需频频暂停以减轻径向冲击力。在完全展开之前，应尽量去除导丝上的张力，并轻微向前推送导管以削除导管对瓣膜施加的压力，这一点非常重要。

CoreValve 瓣膜完全展开后，将猪尾导管再次置于动脉根部造影，观察主动脉瓣反流程度（图 7-15，D），然后将猪尾导管送入左心室，记录主动脉植入瓣瓣下和瓣上压力，计算压力阶差。同时记录左心室与主动脉血流动力学参数非常重要，这样可以判断是否存在主动脉瓣反流以及反流的严重程度。

如因瓣膜支架展开不充分而出现瓣周反流，则有必要行球囊再扩张，但需审慎使用[43]。如果主动脉 THV 植入术已完成并且临床结果可以接受，应在透视下沿亲水性导丝撤出 18F 鞘管。如果存在明显血管疾病或撤出鞘管存在明显阻力，应将穿刺鞘再次插入。在移除穿刺鞘管过程中可采用导丝“交互

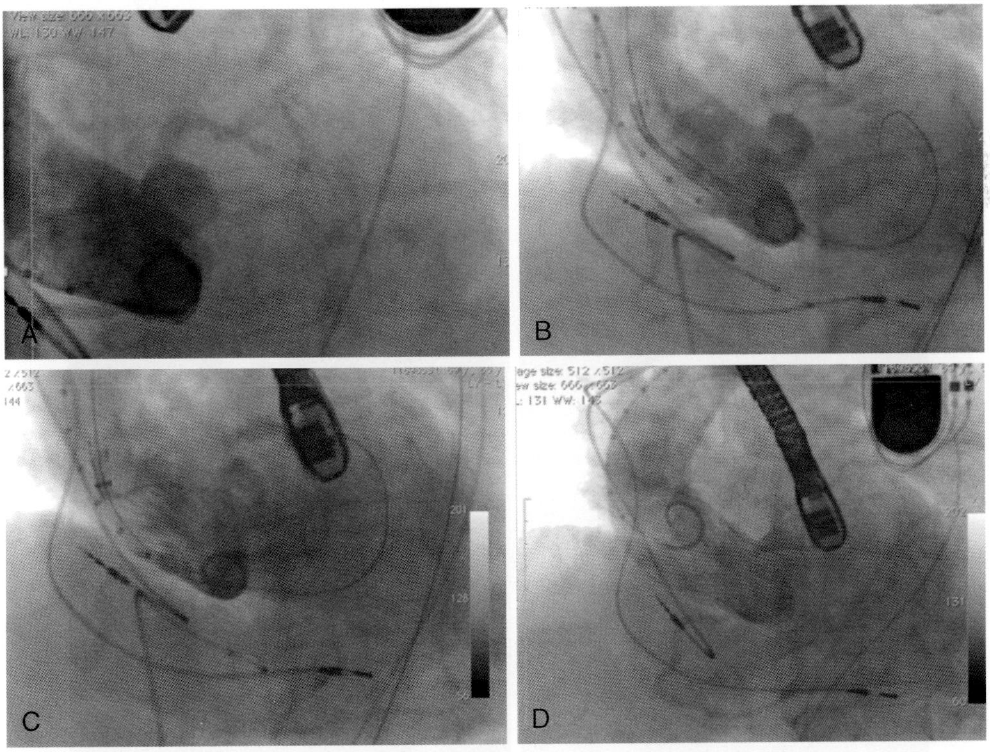


**图 7-15　CoreValve 植入术**

**A.** 将 5F 猪尾导管送至无冠状窦，使三个主动脉窦排成一条直线，并确定是 CoreValve 瓣膜释放最佳角度。**B.** 将 CoreValve 瓣膜送至主动脉瓣处，并小心将支架流入段恰好置于冠状窦之下。**C.** 缓慢回撤释放鞘，打开支架流入段，并将其固定于主动脉瓣环。一旦将鞘撤出大约 2/3，CoreValve 便开始全面发挥作用。**D.** 释放 CoreValve 支架。最后造影显示支架定位良好，无瓣周反流

替换”技术，沿导丝送入球囊堵闭髂动脉以降低动脉血压。动脉切开部位缝合修复，血管造影也有助于确定血管有无损伤。

## 临时起搏器植入

患者术后应携带临时起搏器在心血管重症监护室观察 48h，监测是否出现传导障碍。如果未见异常，再监测 72h 可予出院。临时起搏适应证将在后面讨论。

## 出院用药

术后需持续双重抗血小板治疗（阿司匹林加氯吡格雷）3 个月。如存在心房颤动或其他抗凝适应证，则需长期给予华法林，同时加用阿司匹林或氯吡格雷。由于手术对象多为老年人，术后往往存在胃肠道出血风险，故使用质子泵抑制剂可能有益。

## 髂股动脉以外血管入路

如髂股部血管无法植入 18F 穿刺鞘，则需使用其他血管入路（图 7-16）。使用锁骨下动脉（subclavian artery）和腋动脉需在锁骨下位置行外科血管切开术[44-47]，虽然既往行冠状动脉旁路手术并行 LIMA 移植术者并非绝对禁忌，但该类患者最好不要使用左锁骨下动脉作为血管入路。动脉大小要求与股动脉相同，即非钙化血管管腔直径应在 6mm 以上，钙化血管则应在 7mm 以上。自左锁骨下动脉进入主动脉瓣路径更直，角度更小，如以右锁骨下动脉为入路，则主动脉左心室角度应小于 30°。如有髂股动脉闭塞性疾病，可通过桡动脉或肱动脉插入猪尾导管进行主动脉造影。

直接经主动脉路径需行右侧胸部切开术或胸骨部分切开术，然后直视下穿刺升主动脉（图 7-17）[48-50]。升主动脉穿刺前行主动脉造影有助于选择最佳穿刺点，确保穿刺点位于主动脉瓣环上 6cm 以外，从而保证无需从动脉内移除鞘管即有足够的空间用于解脱瓣膜（图 7-18）。在直视下穿刺与置入导丝前应在升主动脉先行荷包缝合。

# 7.5 并发症

CoreValve THV 植入术后可出现一独特系列的并发症。瓣膜学术研究团体（VARC）对这些不良事件的定义进行了标准化[51]。目前在新型瓣膜研制和改善操作方法方面关注的重点是，如何降低 TAVR

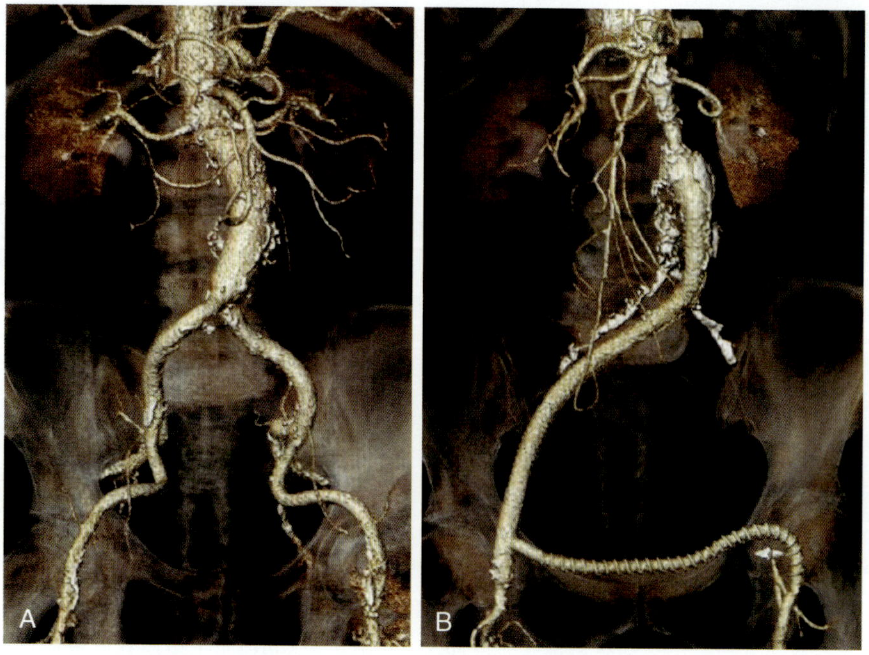


**图 7-16 无法使用髂动脉的解剖图**

患者存在腹主动脉瘤（**A**）和股动脉旁路（**B**）等异常血管结构时，禁止使用髂动脉路径操作，此类患者只能直接从主动脉路径释放 CoreValve 瓣膜

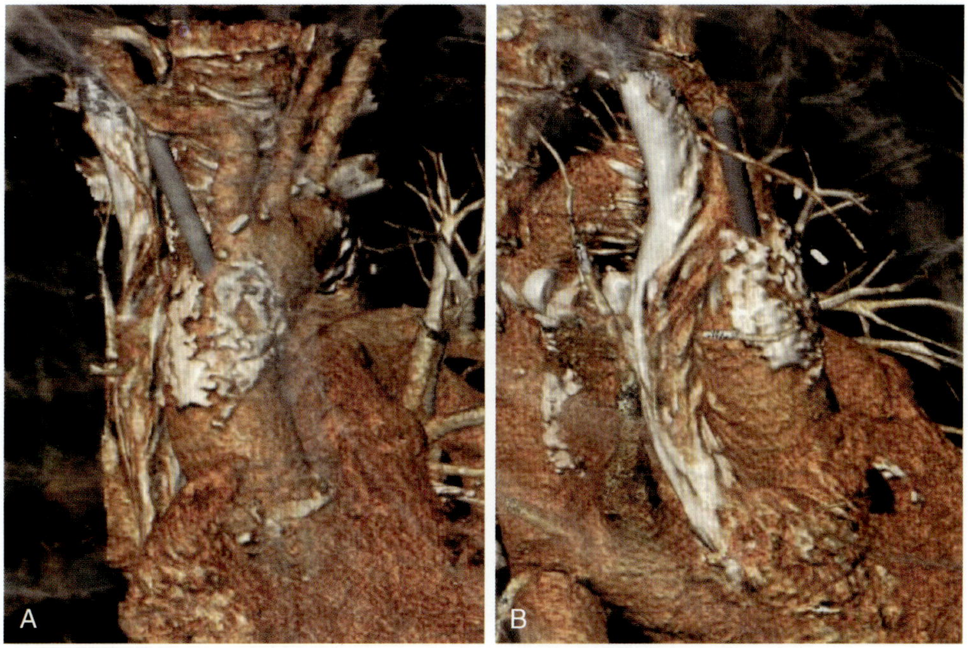


**图 7-17　计划直接从主动脉释放后所行多探头计算机断层检查**

主动脉弓角度和主动脉瓣环角度是确定右侧胸部切开（**A**）和正中胸骨切开（**B**）哪种路径最佳的依据

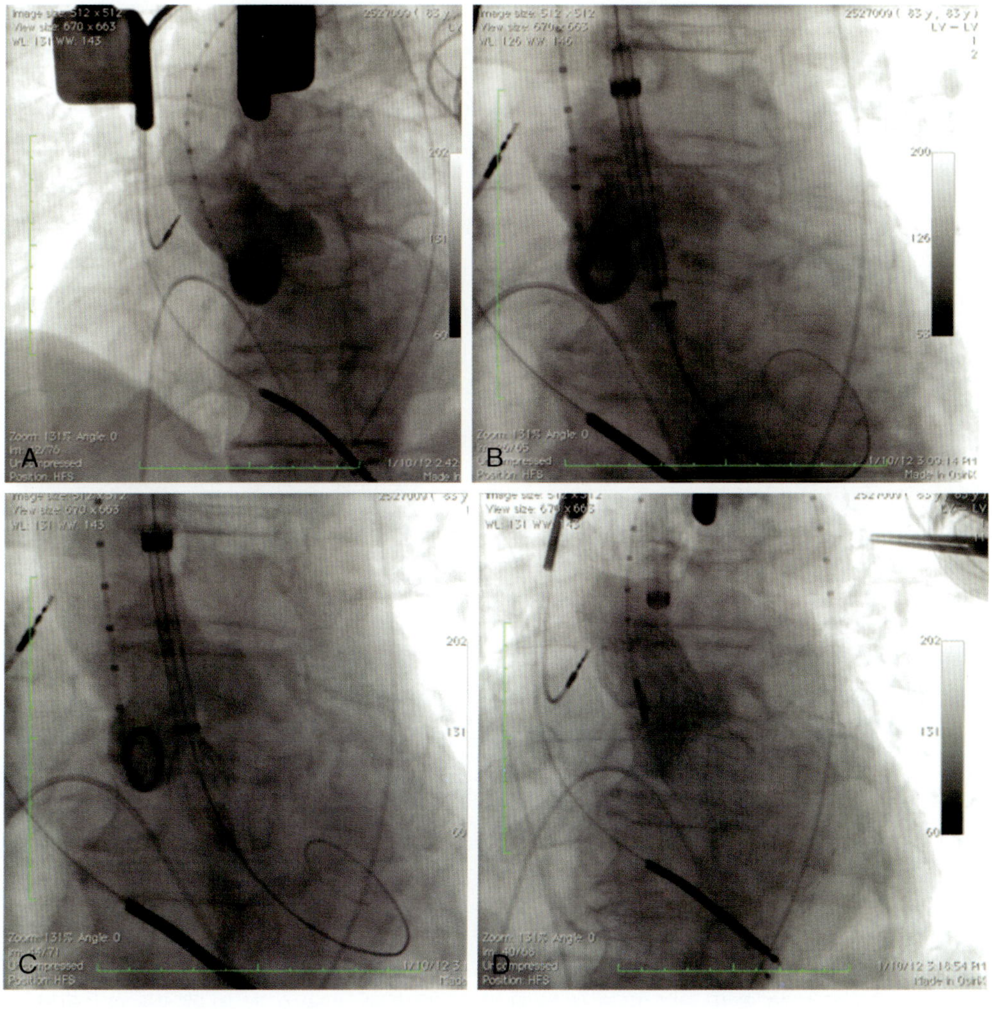


**图 7-18　直接主动脉路径瓣膜植入术**

**A.** 将 5F 猪尾导管自股动脉送入，进行主动脉造影使瓣环基底部平面呈一直线。**B.** 将 CoreValve 瓣膜小心送至主动脉瓣处，支架流入段恰好置于冠状动脉窦之下。**C.** 缓慢回撤释放鞘，打开支架流入段并使之固定于主动脉瓣环。**D.** 一旦将鞘撤出大约 2/3，CoreValve 便开始全面发挥作用。释放 CoreValv 支架。最后造影显示支架定位良好，无瓣周反流相关并发症发生率，并最终将这种技术推广应用于低风险患者。

## 脑卒中与短暂性脑缺血发作

TAVR术后一个中心议题便是瓣膜植入后如何检测并预防神经系统并发症（neurologic disturbances）。VARC将卒中定义为任何持续超过24h的神经系统缺陷或者虽然神经系统异常小于24h，但影像学检查显示存在脑部组织结构缺损[51-53]。致残性脑卒中定义为改良的Rankin评分≥2分[52]。

TAVR术后神经功能紊乱机制如下：器材经过主动脉弓与穿过自体主动脉瓣时，易碎物质脱落导致动脉栓塞；全身抗凝导致出血；心房颤动导致血栓栓塞[54-55]。约25%～50%的不良事件发生于TAVR术后[12,56]。

虽然术后即刻脑卒中总体发生率较低，约2%～4%[56-57]，术后12个月重大脑卒中事件发生率较高，约5.1%～8.4%[11-12]。对53项研究进行荟萃分析显示，在10037例实施TAVR手术的患者中，操作相关性脑卒中（发生于术后24h之内）发生率为1.5%±1.4%，但术后30天脑卒中和短暂性脑缺血发作（transient ischemic attack，TIA）发生率为3.3%±1.8%，而且大部分为重大脑卒中事件（2.9%±1.8%）[58]。TAVR术后第1年，脑卒中与TIA发生率增至5.2%±3.4%[58]。脑卒中患者术后30天死亡率是无脑卒中者3.5倍（25.5%±21.9% *vs.* 6.9%±4.2%）[58]。另有报道显示，晚期死亡率也与之相似[56]。容易出现术后脑卒中的因素如下[56,59]：反复植入瓣膜，BMI小于25kg/m$^2$，采用经心尖路径植入瓣膜，近期存在神经系统事件，晚期神经功能障碍。

除临床症状明显的脑卒中外，磁共振弥散加权显像显示，高达70%～80%的患者TAVR术后可见脑灌注异常[60]。经颅多普勒可检测TAVR术中栓塞事件发生时间，并发现大部分栓塞发生于推送主动脉瓣过程中[61]。新型栓塞保护装置已经问世，它可减少TAVR术后脑卒中和脑灌注异常发生率[62]。

## 主动脉瓣瓣周反流

TAVR术后主动脉瓣反流发生率高达25%[31,63-64]。CoreValve瓣膜TAVR术后中、重度瓣周反流发生率高达15%，并且它可导致晚期死亡率增加[24]。主动脉瓣反流（aortic regurgitation，AR）指数可通过舒张期血压（DBP）与左心室舒张末压（LVEDP）的差值除以收缩期血压（SBP）计算，即[(DBP-LVEDP)/SBP]×100，主动脉瓣反流指数＜25的患者，术后1年死亡率更高[65]。

主动脉造影，超声心动图检查，测量主动脉与左心室舒张末压等血流动力学指标可对主动脉瓣瓣周反流程度进行详细评测。如检查结果一致表明存在显著AI，则需进一步决定是否需要再次干预治疗。许多因素可致瓣周漏（paravalvular leak，PVL）发生，主要原因如下：CoreValve瓣膜支架置放位置偏低；主动脉瓣环呈偏心性改变，导致支架无法完全展开；主动脉瓣环因钙化而硬度增加[64,66]；相对于主动脉瓣环，植入瓣膜选择偏小。

若CoreValve支架展开不完全，植入后可再次行球囊瓣膜成形术；若CoreValve支架相对于主动脉瓣环位置过低，可使用圈套器收回支架，重新定位，只是存在一定的技术难度。如需行球囊扩张，推荐使用刚性大的非椎体状短球囊。球囊直径应比主动脉瓣环小1～2mm，如植入CoreValve THV直径为26mm，球囊直径不应大于25mm；植入瓣膜直径为29mm或31mm时，球囊直径均不宜超过28mm。有时，甚至需行瓣中瓣（valve-in-valve，VIV）植入术。

尽管球囊再扩张对降低主动脉瓣周反流可能有益，但终究属于附加措施，理应审慎。一项临床病例报道，在211例TAVR术中，28%的患者因存在明显PVL而行球囊再扩张，术后71%的患者主动脉瓣反流至少降低了1度，54%的患者残余主动脉瓣反流小于2度[43]。是否需要球囊再扩张取决于瓣膜钙化程度以及是否采用经股动脉路径。需行球囊再扩张的患者术后30天脑血管事件发生率更高（11.9% *vs.* 2.0%，$P=0.006$），而且大多数（83%）发生于术后24h之内[43]。

## 传导系统异常

由于传导系统靠近膜部室间隔，而左束支又靠近右冠状窦和无冠状窦连接处，TAVR术后，尤其是使用自膨式支架设计的瓣膜时，非常容易出现传导系统异常[67]。早期病例报道，左束支传导阻滞发生率可达45.8%～55%，约20%患者因出现完全性房室传导阻滞而需要植入永久起搏器[67]。7项国家注册研究进行荟萃分析显示，在2156例行TAVR

患者中，28.7%（18.5%～41.1%）术后需行永久性起搏器植入术[42]。

据报道，TAVR 术后左束支传导阻滞（left bundle branch block）发生率可达 34%，CoreValve 瓣膜和球囊扩张型瓣膜 TAVR 术后发生率分别为 51.1%和 12.0%（$P<0.001$）[68]。存在左束支传导阻滞的患者全因死亡率为 37.8%，而无左束支传导阻滞仅 24%（$P=0.002$）；预测术后全因死亡率的独立危险因素有 TAVR 所致左束支传导阻滞、慢性阻塞性肺疾病伴 LVEF≤50%和术前肾功能不全等[68]。TAVR 术后出现左束支传导阻滞的更多相关结果也即将公布。出现传导异常后，无论接受永久起搏器治疗与否，晚期死亡率并无区别[69]。需行永久起搏器植入术的重要预测因素如下：术前存在右束支传导阻滞[70]、室间隔厚度薄[18]、植入瓣膜与无冠状窦之间距离以及植入深度[18,71]。

选择何种路径植入起搏器需按照患者症状和目前适应证予以审慎判断[72]。随着瓣膜植入技术的改善，例如，球囊主动脉瓣成形术时采取措施减少损伤[73]，在 CoreValve 释放导管的协助下使瓣膜进入主动脉的位置更高，永久起搏器植入率也呈降低趋势，现已降至 20%以下[42]。

## 血管并发症

由于插入鞘管内径偏大（18F），CoreValve 瓣膜植入术中与术后均可出现血管并发症[74]，总体发生率位于 4%～13%之间。术前采用 CT 血管造影仔细筛选，应用血管超声指导血管穿刺[41]，选择其他血管入路（例如锁骨下动脉）进行操作，在避免血管并发症方面能进行更好的病例选择。此外，大多数血管并发症可采用导管技术处理[74]。

## 7.6 总结

对于不适于传统外科手术的患者而言，CoreValve 瓣膜植入系统提供了另一种有益选择。CoreValve 瓣膜设计的独特优势在于支架型号更多，瓣环直径自 18mm 至 29mm 不等；瓣膜位于瓣环之上，便于支架与偏心性瓣环结构保持一致；瓣膜采用猪心包制作，体积更小。如何改进设计以减少脑卒中、PVL、传导系统异常与血管并发症等的发生率，是未来 CoreValve 瓣膜发展的重中之重。

## 参考文献


1. Carabello BA, Paulus WJ: Aortic stenosis, *Lancet* 373(9667):956–966, 2009 Mar 14.
2. Bonow RO, Carabello BA, Chatterjee K, et al: ACC/AHA 2006 guidelines for the management of patients with valvular heart disease: a report of the American College of Cardiology/American Heart Association Task Force on Practice Guidelines (writing Committee to Revise the 1998 guidelines for the management of patients with valvular heart disease) developed in collaboration with the Society of Cardiovascular Anesthesiologists endorsed by the Society for Cardiovascular Angiography and Interventions and the Society of Thoracic Surgeons, *J Am Coll Cardiol* 48(3):e1–e148, 2006 Aug 1.
3. O'Brien S, Shahian D, Filardo G, et al: The Society of Thoracic Surgeons 2008 cardiac surgery risk models. Part 2. Isolated valve surgery, *Ann Thoracic Surg* 88:S23–S42, 2009.
4. Bittner HB, Savitt MA: Management of porcelain aorta and calcified great vessels in coronary artery bypass grafting with off-pump and no-touch technology, *Ann Thoracic Surg* 72(4):1378–1380, 2001 Oct.
5. Byrne JG, Aranki SF, Cohn LH: Aortic valve operations under deep hypothermic circulatory arrest for the porcelain aorta: "no-touch" technique, *Ann Thorac Surg* 65(5):1313–1315, 1998 May.
6. Boeken U, Schurr P, Feindt P, et al: Cardiac valve replacement in patients with end-stage renal failure: impact of prosthesis type on the early postoperative course, *Thorac Cardiovasc Surg* 58(1):23–27, 2010 Feb.
7. Boulton BJ, Kilgo P, Guyton RA, et al: Impact of preoperative renal dysfunction in patients undergoing off-pump versus on-pump coronary artery bypass, *Ann Thorac Surg* 92(2):595–601, 2011 Aug.
8. Brinkman WT, Williams WH, Guyton RA, et al: Valve replacement in patients on chronic renal dialysis: implications for valve prosthesis selection, *Ann Thorac Surg* 74(1):37–42, 2002 Jul.
9. Bloomstein LZ, Gielchinsky I, Bernstein AD, et al: Aortic valve replacement in geriatric patients: determinants of in-hospital mortality, *Ann Thorac Surg* 71(2):597–600, 2001 Feb.
10. Bose AK, Aitchison JD, Dark JH: Aortic valve replacement in octogenarians, *J Cardiothorac Surg* 2:33, 2007.
11. Leon MB, Smith CR, Mack M, et al: Transcatheter aortic-valve implantation for aortic stenosis in patients who cannot undergo surgery, *N Engl J Med* 363(17):1597–1607, 2010 Oct 21.
12. Smith CR, Leon MB, Mack MJ, et al: Transcatheter versus surgical aortic-valve replacement in high-risk patients, *N Engl J Med* 364(23):2187–2198, 2011 Jun 9.
13. Makkar RR, Fontana GP, Jilaihawi H, et al: Transcatheter aortic-valve replacement for inoperable severe aortic stenosis, *N Engl J Med* 366(18):1696–1704, 2012 Mar 26.
14. Kodali SK, Williams MR, Smith CR, et al: Two-year outcomes after transcatheter or surgical aortic-valve replacement, *N Engl J Med* 366(18):1686–1695, 2012 Mar 26.
15. Stortecky S, Schmid V, Windecker S, et al: Improvement of physical and mental health after transfemoral transcatheter aortic valve implantation, *EuroIntervention* 8(4):437–443, 2012 Aug 25.
16. Ussia GP, Barbanti M, Petronio AS, et al: Transcatheter aortic valve implantation: 3-year outcomes of self-expanding CoreValve prosthesis, *Eur Heart J* 33(8):969–978, 2012 Jan 12.
17. Holmes DR, Mack M, Kaul S, et al: 2012 ACCF/AATS/SCAI/STS expert consensus document on transcatheter aortic valve replacement, *J Am Coll Cardiol* 59(13):1200–1254, 2012 Mar 27.
18. Seipelt RG, Hanekop GG, Schoendube FA, et al: Heart team approach for transcatheter aortic valve implantation procedures complicated by coronary artery occlusion, *Interact Cardiovasc Thorac Surg* 14(4):431–433, 2012 Apr.
19. Stortecky S, Schoenenberger AW, Moser A, et al: Evaluation of multidimensional geriatric assessment as a predictor of mortality and cardiovascular events after transcatheter aortic valve implantation, *JACC Cardiovasc Interv* 5(5):489–496, 2012 May.
20. Tommaso CL, Bolman RM, Feldman T, et al: Multisociety (AATS, ACCF, SCAI, and STS) expert consensus statement: operator and institutional requirements for transcatheter valve repair and replacement. Part 1. Transcatheter aortic valve replacement,

Catheter Cardiovasc Interv 143(6):1254–1263, 2012 Mar 1. epublication.
21. Bakaeen FG, Kar B, Chu D, et al: Establishment of a transcatheter aortic valve program and heart valve team at a Veterans Affairs facility, Am J Surg 204(5):643–648, 2012 Aug 23.
22. Ong SH, Bauernschmitt R, Schuler G, et al: Short- and mid-term safety and effectiveness of transcatheter aortic valve implantation in a failing surgical aortic bioprosthesis, Eur J Cardiothorac Surg 42(2):268–276, 2012 Aug.
23. Buellesfeld L, Grube E: A permanent solution for a temporary problem: transcatheter valve-in-valve implantation for failed transcatheter aortic valve replacement, JACC Cardiovasc Interv 5(5):578–581, 2012 May.
24. Vasa-Nicotera M, Sinning JM, Chin D, et al: Impact of paravalvular leakage on outcome in patients after transcatheter aortic valve implantation, JACC Cardiovasc Interv 5(8):858–865, 2012 Aug.
25. Dumonteil N, Marcheix B, Lairez O, et al: Transcatheter aortic valve implantation for severe, noncalcified aortic regurgitation and narrow aortic root: description from a case report of a new approach to potentially avoid coronary artery obstruction, Catheter Cardiovasc Interv 82(2):E124–E127, 2013 Aug 1.
26. Lauten A, Zahn R, Horack M, et al: Transcatheter aortic valve implantation in patients with low-flow, low-gradient aortic stenosis, JACC Cardiovasc Interv 5(5):552–559, 2012 May.
27. Gotzmann M, Lindstaedt M, Bojara W, et al: Clinical outcome of transcatheter aortic valve implantation in patients with low-flow, low gradient aortic stenosis, Catheter Cardiovasc Interv 79(5):693–701, 2012 Apr 1.
28. D'Onofrio A, Gasparetto V, Napodano M, et al: Impact of preoperative mitral valve regurgitation on outcomes after transcatheter aortic valve implantation, Eur J Cardiothorac Surg 41(6):1271–1276, 2012 Jun.
29. Himbert D, Pontnau F, Messika-Zeitoun D, et al: Feasibility and outcomes of transcatheter aortic valve implantation in high-risk patients with stenotic bicuspid aortic valves, Am J Cardiol 110(6):877–883, 2012 Sep 15.
30. Genereux P, Head SJ, Van Mieghem NM, et al: Clinical outcomes after transcatheter aortic valve replacement using valve academic research consortium definitions: a weighted meta-analysis of 3519 patients from 16 studies, J Am Coll Cardiol 59(25):2317–2326, 2012 Jun 19.
31. Willson AB, Webb JG, Labounty TM, et al: Three-dimensional aortic annular assessment by multidetector computed tomography predicts moderate or severe paravalvular regurgitation after transcatheter aortic valve replacement: a multicenter retrospective analysis, J Am Coll Cardiol 59(14):1287–1294, 2012 Apr 3.
32. Jabbour A, Ismail TF, Moat N, et al: Multimodality imaging in transcatheter aortic valve implantation and postprocedural aortic regurgitation: comparison among cardiovascular magnetic resonance, cardiac computed tomography, and echocardiography, J Am Coll Cardiol 58(21):2165–2173, 2011 Nov 15.
33. Kempfert J, Van Linden A, Lehmkuhl L, et al: Aortic annulus sizing: echocardiographic versus computed tomography derived measurements in comparison with direct surgical sizing, Eur J Cardiothorac Surg 42(4):627–633, 2012 Oct.
34. Bloomfield GS, Gillam LD, Hahn RT, et al: A practical guide to multimodality imaging of transcatheter aortic valve replacement, JACC Cardiovasc Imaging 5(4):441–455, 2012 Apr.
35. Schultz CJ, Moelker A, Piazza N, et al: Three dimensional evaluation of the aortic annulus using multislice computer tomography: are manufacturer's guidelines for sizing for percutaneous aortic valve replacement helpful? Eur Heart J 31(7):849–856, 2010 Apr.
36. Jilaihawi H, Kashif M, Fontana G, et al: Cross-sectional computed tomographic assessment improves accuracy of aortic annular sizing for transcatheter aortic valve replacement and reduces the incidence of paravalvular aortic regurgitation, J Am Coll Cardiol 59(14):1275–1286, 2012 Apr 3.
37. Bapat VN, Attia RQ, Thomas M: Distribution of calcium in the ascending aorta in patients undergoing transcatheter aortic valve implantation and its relevance to the transaortic approach, JACC Cardiovasc Interv 5(5):470–476, 2012 May.
38. Pasic M, Unbehaun A, Dreysse S, et al: Rupture of the device landing zone during transcatheter aortic valve implantation: a life-threatening but treatable complication, Circ Cardiovasc Interv 5(3):424–432, 2012 Jun.
39. Tamborini G, Fusini L, Gripari P, et al: Feasibility and accuracy of 3DTEE versus CT for the evaluation of aortic valve annulus to left main ostium distance before transcatheter aortic valve implantation, JACC Cardiovasc Imaging 5(6):579–588, 2012 Jun.
40. Leipsic J, Wood D, Manders D, et al: The evolving role of MDCT in transcatheter aortic valve replacement: a radiologists' perspective, AJR Am J Roentgenol 193(3):W214–W219, 2009 Sep.
41. de Jaegere P, van Dijk L, Laborde J, et al: True percutaneous implantation of the CoreValve aortic valve prosthesis by the combined use of ultrasound guided vascular access, Prostar XL, and the TandemHeart, EuroIntervention 2:500–505, 2007.
42. Tchetche D, Modine T, Farah B, et al: Update on the need for a permanent pacemaker after transcatheter aortic valve implantation using the CoreValve(R) Accutrak system, EuroIntervention 8(5):556–562, 2012 Jun 15.
43. Nombela-Franco L, Rodes-Cabau J, DeLarochelliere R, et al: Predictive factors, efficacy, and safety of balloon post-dilation after transcatheter aortic valve implantation with a balloon-expandable valve, JACC Cardiovasc Interv 5(5):499–512, 2012 May.
44. Petronio AS, De Carlo M, Bedogni F, et al: Two-year results of CoreValve implantation through the subclavian access: a propensity-matched comparison with the femoral access, J Am Coll Cardiol 60(6):502–507, 2012 Aug 7.
45. Fraccaro C, Napodano M, Tarantini G, et al: Expanding the eligibility for transcatheter aortic valve implantation the trans-subclavian retrograde approach using: the III generation CoreValve revalving system, JACC Cardiovasc Interv 2(9):828–833, 2009 Sep.
46. Bojara W, Mumme A, Gerckens U, et al: Implantation of the CoreValve self-expanding valve prosthesis via a subclavian artery approach: a case report, Clin Res Cardiol 98(3):201–204, 2009 Mar.
47. Ruge H, Lange R, Bleiziffer S, et al: First successful aortic valve implantation with the CoreValve ReValving system via right subclavian artery access: a case report, Heart Surg Forum 11(5):E323–E324, 2008.
48. Alegria-Barrero E, Chan PH, Di Mario C, et al: Direct aortic transcatheter aortic valve implantation: a feasible approach for patients with severe peripheral vascular disease, Cardiovasc Revasc Med 13(3):201, 2012 May-Jun. e5–e7.
49. Bruschi G, De Marco F, Botta L, et al: Direct transaortic CoreValve implantation through right minithoracotomy in patients with patent coronary grafts, Ann Thorac Surg 93(4):1297–1299, 2012 Apr.
50. Bruschi G, de Marco F, Botta L, et al: Direct aortic access for transcatheter self-expanding aortic bioprosthetic valves implantation, Ann Thorac Surg 94(2):497–503, 2012 Aug.
51. Leon MB, Piazza N, Nikolsky E, et al: Standardized endpoint definitions for transcatheter aortic valve implantation clinical trials: a consensus report from the Valve Academic Research Consortium, J Am Coll Cardiol 57(3):253–269, 2011 Jan 18.
52. Leon MB, Piazza N, Nikolsky E, et al: Standardized endpoint definitions for transcatheter aortic valve implantation clinical trials: a consensus report from the Valve Academic Research Consortium, Eur Heart J 32(2):205–217, 2011 Jan.
53. Easton JD, Saver JL, Albers GW, et al: Definition and evaluation of transient ischemic attack: a scientific statement for healthcare professionals from the American Heart Association/American Stroke Association Stroke Council; Council on Cardiovascular Surgery and Anesthesia; Council on Cardiovascular Radiology and Intervention; Council on Cardiovascular Nursing; and the Interdisciplinary Council on Peripheral Vascular Disease. Stroke 40(6):2276–2293, 2009 Jun.
54. Iung B, Himbert D, Vahanian A: Atrial fibrillation following transcatheter aortic valve implantation: do we underestimate its frequency and impact? J Am Coll Cardiol 59(2):189–190, 2012 Jan 10.
55. Amat-Santos IJ, Rodes-Cabau J, Urena M, et al: Incidence, predictive factors, and prognostic value of new-onset atrial fibrillation following transcatheter aortic valve implantation, J Am Coll Cardiol 59(2):178–188, 2012 Jan 10.
56. Stortecky S, Windecker S, Pilgrim T, et al: Cerebrovascular accidents complicating transcatheter aortic valve implantation: frequency, timing and impact on outcomes, EuroIntervention 8(1):62–70, 2012 May 15.
57. Daneault B, Kirtane AJ, Kodali SK, et al: Stroke associated with surgical and transcatheter treatment of aortic stenosis: a comprehensive review, J Am Coll Cardiol 58(21):2143–2150, 2011 Nov 15.
58. Eggebrecht H, Schmermund A, Voigtlander T, et al: Risk of stroke

after transcatheter aortic valve implantation (TAVI): a meta-analysis of 10,037 published patients, *EuroIntervention* 8(1):129–138, 2012 May 15.

59. Miller DC, Blackstone EH, Mack MJ, et al: Transcatheter (TAVR) versus surgical (AVR) aortic valve replacement: occurrence, hazard, risk factors, and consequences of neurologic events in the PARTNER trial, *J Thorac Cardiovasc Surg* 143(4):832–843, 2012 Apr. e13.
60. Fairbairn TA, Mather AN, Bijsterveld P, et al: Diffusion-weighted MRI determined cerebral embolic infarction following transcatheter aortic valve implantation: assessment of predictive risk factors and the relationship to subsequent health status, *Heart* 98(1): 18–23, 2012 Jan.
61. Erdoes G, Basciani R, Huber C, et al: Transcranial Doppler-detected cerebral embolic load during transcatheter aortic valve implantation, *Eur J Cardiothorac Surg* 41(4):778–783, 2012 Apr. discussion 83–84.
62. Naber CK, Ghanem A, Abizaid AA, et al: First-in-man use of a novel embolic protection device for patients undergoing transcatheter aortic valve implantation, *EuroIntervention* 8(1):43–50, 2012 May 15.
63. Zahn R, Schiele R, Kilkowski C, et al: Correction of aortic regurgitation after transcatheter aortic valve implantation of the Medtronic CoreValve prosthesis due to a too-low implantation, using transcatheter repositioning, *J Heart Valve Dis* 20(1):64–69, 2011 Jan.
64. Yared K, Garcia-Camarero T, Fernandez-Friera L, et al: Impact of aortic regurgitation after transcatheter aortic valve implantation: results from the REVIVAL trial, *JACC Cardiovasc Imaging* 5(5): 469–477, 2012 May.
65. Sinning JM, Hammerstingl C, Vasa-Nicotera M, et al: Aortic regurgitation index defines severity of periprosthetic regurgitation and predicts outcome in patients after transcatheter aortic valve implantation, *J Am Coll Cardiol* 59(13):1134–1141, 2012 Mar 27.
66. Haensig M, Lehmkuhl L, Rastan AJ, et al: Aortic valve calcium scoring is a predictor of significant paravalvular aortic insufficiency in transapical-aortic valve implantation, *Eur J Cardiothorac Surg* 41(6):1234–1240, 2012 Jan 12.
67. Piazza N, Onuma Y, Jesserun E, et al: Early and persistent intraventricular conduction abnormalities and requirements for pacemaking after percutaneous replacement of the aortic valve, *JACC Cardiovasc Interv* 1(3):310–316, 2008 Jun.
68. Houthuizen P, Van Garsse LA, Poels TT, et al: Left bundle-branch block induced by transcatheter aortic valve implantation increases risk of death, *Circulation* 126(6):720–728, 2012 Aug 7.
69. Buellesfeld L, Stortecky S, Heg D, et al: Impact of permanent pacemaker implantation on clinical outcome among patients undergoing transcatheter aortic valve implantation, *J Am Coll Cardiol* 60(6):493–501, 2012 Aug 7.
70. Bagur R, Rodes-Cabau J, Gurvitch R, et al: Need for permanent pacemaker as a complication of transcatheter aortic valve implantation and surgical aortic valve replacement in elderly patients with severe aortic stenosis and similar baseline electrocardiographic findings, *JACC Cardiovasc Interv* 5(5):540–551, 2012 May.
71. Chorianopoulos E, Krumsdorf U, Pleger ST, et al: Improved procedural results after CoreValve implantation with the new AccuTrak delivery system, *J Interv Cardiol* 25(2):174–179, 2012 Apr.
72. De Carlo M, Giannini C, Bedogni F, et al: Safety of a conservative strategy of permanent pacemaker implantation after transcatheter aortic CoreValve implantation, *Am Heart J* 163(3):492–499, 2012 Mar.
73. Roten L, Stortecky S, Scarcia F, et al: Atrioventricular conduction after transcatheter aortic valve implantation and surgical aortic valve replacement, *J Cardiovasc Electrophysiol* 23(10):1115–1122, 2012 Apr 16.
74. Stortecky S, Wenaweser P, Diehm N, et al: Percutaneous management of vascular complications in patients undergoing transcatheter aortic valve implantation, *JACC Cardiovasc Interv* 5(5):515–524, 2012 May.

# 第八章

# 经皮肺动脉瓣植入术

# Chapter 8　Percutaneous Pulmonary Valve Implantation

HARSIMRAN S. SINGH • LEE N. BENSON • MARK OSTEN • ERIC HORLICK 著

韩秀敏　译　朱鲜阳　校

随着21世纪的科技发展，经导管瓣膜技术的问世正为心脏病治疗学翻开新的一页。经皮肺动脉瓣植入术（percutaneous pulmonary valve implantation，PPVI）斩获人类首次经皮瓣膜置换术殊荣，正被日趋增多的先天性心脏病（congenital heart disease，CHD）患者所使用。此类患者既往曾多次行外科手术，再次外科手术危险性大，而且通常不再适于外科手术。PPVI技术能尽量减少患者开胸次数，延长植入管道的使用寿命。

本章先概述肺动脉瓣病理学，包括需行外科手术或经皮肺动脉瓣置换术（pulmonary valve replacement，PVR）病理条件，继而总结PPVI最新经验，重点论述PPVI适应证、患者筛选、现有瓣膜技术、操作要领、潜在并发症，以及已报道的短期和长期疗效，最后讨论PPVI未来发展方向。

## 8.1　肺动脉瓣病理生理学

肺动脉瓣（pulmonary valve，PV）由三个半月瓣（前、右和左）组成，附于肺动脉干上。PV胚胎发育始于妊娠第5周，系间质层突起而来，并导致共同动脉干分隔[1]。与左心瓣膜病变不同，大多数PV病变与先天发育异常有关或继发于外科手术，如PV和右心室流出道（right ventricular outflow tract，RVOT）梗阻和（或）关闭不全等。

### 肺动脉狭窄

约20%～30% CHD患者存在PV或RVOT梗阻，可孤立存在，也可伴并发于其他综合征，如法洛四联症（TOF）、Noonan综合征和先天性风疹等。接近90%的孤立性肺动脉狭窄（pulmonary stenosis，PS）为瓣膜狭窄，因一个或多个瓣叶接合处融合而于收缩期呈圆顶状突出[2]，偶尔为二叶或四叶瓣，或者瓣膜发育不良，如Noonan综合征，此时几乎没有瓣膜融合，而是瓣膜增厚，瓣环小，主肺动脉（pulmonary artery，PA）短。除瓣膜病变外，梗阻可以发生于瓣下RVOT，如因肌束肥大而形成的双腔右心室，也可发生于瓣上，如Williams综合征。瓣下、瓣膜和瓣上肺动脉狭窄造影图像见图8-1。法洛四联症是最常见的紫绀型心脏病，系由于漏斗部间隔前移，导致肺动脉瓣下流出道发育不良，结果主动脉骑跨于室间隔之上，并因对合不良而导致室间隔缺损（ventricular septal defect，VSD）。

患者临床症状因PS严重程度和肺血流量灌注多少而不同，重者新生儿期即可出现不同程度右心室（right ventricular，RV）发育不良，需紧急干预处理[3]，轻者仅随时间推移而梗阻缓慢加重，最终出现PS症状[4-5]。通常跨PV压力阶差<20mmHg的患者狭窄不会随时间而进展，只有压力阶差更大者方会逐渐加重。RV收缩压增加将导致RV重构，胎儿和

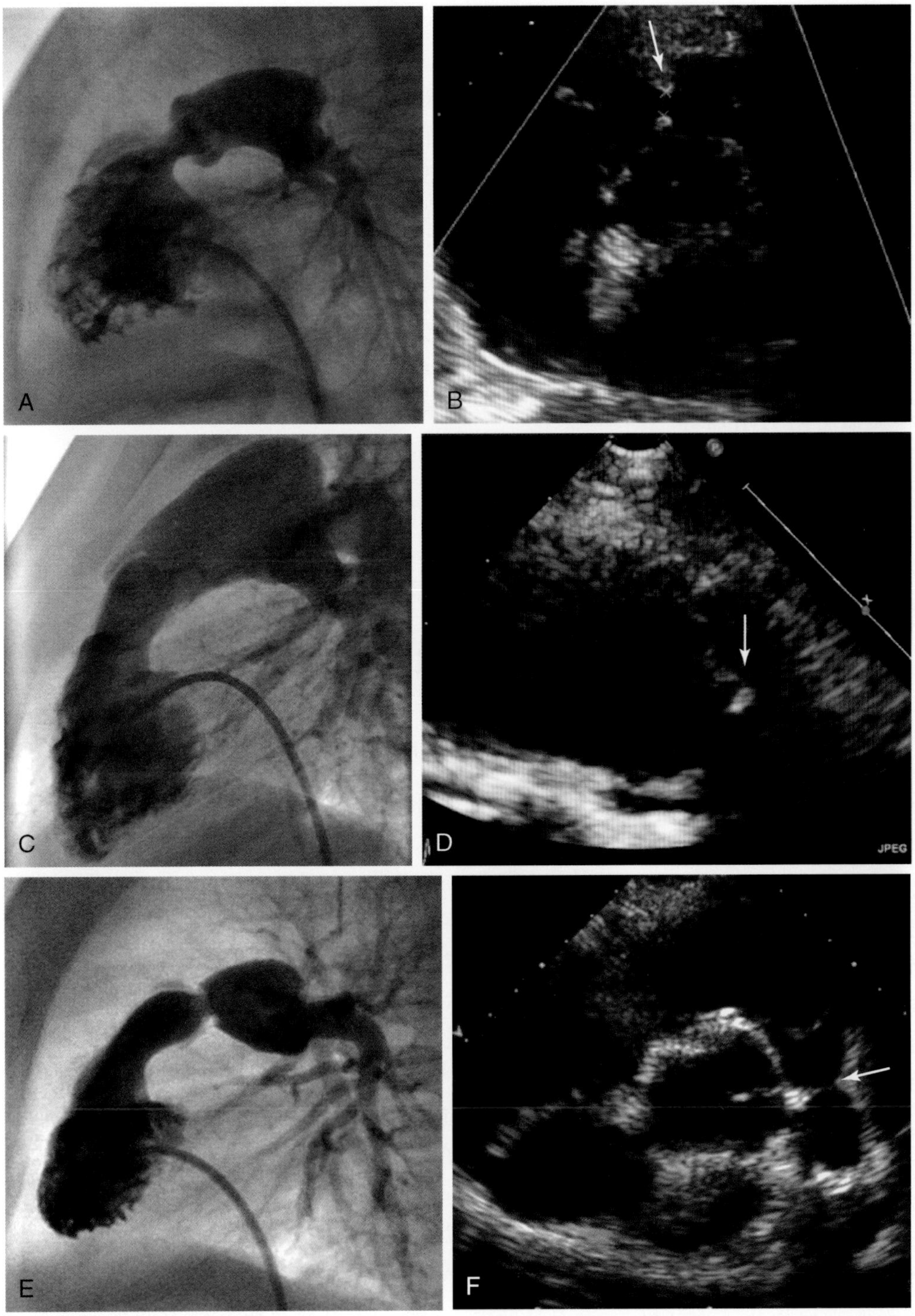


**图 8-1　肺动脉狭窄图像**

这些图像分别显示肺动脉瓣下（**A** 和 **B**），瓣膜（**C** 和 **D**）和瓣上（**E** 和 **F**）型肺动脉狭窄。**A.** 在只有轻—中度瓣膜狭窄的情况下出现 RVOT 的漏斗部狭窄（跨瓣压力阶差仅 20mmHg，而跨 RVOT 压力阶差达 30mmHg）。**B.** 经胸超声图像肺动脉瓣下狭窄（箭头）。**C.** 瓣膜型 PS。造影可见瓣尖因接合处融合而呈圆顶征，合并狭窄后 PA 扩张，但几乎看不到 RVOT 梗阻。**D.** 与之相似，严重肺动脉瓣狭窄患者经胸超声图像也可见肺动脉瓣呈圆顶状突出（箭头）。**E.** 1 例 Williams 综合征患者，造影可见肺动脉瓣上主肺动脉近心端出现一局灶性狭窄。其他切面图像还可见肺动脉分支存在多处狭窄。**F.** 经胸超声图像示外科 PA 环缩术后存在肺动脉瓣上狭窄（箭头）

新生儿即可出现心肌增生，1 个月后婴儿将出现心肌肥厚。RV 质量增加将降低其顺应性，终末期可出现 RV 扩大和功能不全。PS 晚期，临床可见运动耐力下降，室上性和室性心律失常，以及感染性心内膜炎，如伴房间交通，可出现发绀，并可致右心室瓣膜病变，如三尖瓣和肺动脉瓣关闭不全。预后和症状主要取决于梗阻严重程度[5]。

重度孤立性肺动脉瓣狭窄可行外科开胸手术，或如过去几十年那样行经皮球囊肺动脉瓣成形术，无论儿童和成人，这两种治疗方式短期和长期效果均非常出色[6-7]，但大多数瓣下、瓣上和不同水平多处梗阻的患者则需外科手术矫治。对于儿童，外科选择 PVR 时务必同时考虑其解剖的个体化特征与未来发育状况。人工瓣膜，自体移植物，带瓣或不带瓣人工管道等，均在瓣膜置换术中不同程度地使用。法洛四联症（tetralogy of Fallot，TOF）的完整修复过程通常包括减轻或完全消除瓣膜和瓣下RVOT梗阻，常需跨瓣环补片重建RVOT（尤其是有症状婴幼儿），同时闭合对合不良性室间隔缺损，于是，TOF修复术常见明显肺动脉瓣反流（pulmonary regurgitation，PR）。

## 肺动脉瓣反流

如上所述，PR通常发生于TOF修复术后，尤其是使用跨瓣补片情况下，但也见于某些孤立性病变，如继发于球囊肺动脉瓣成形术或外科切开术后，左、右PA或周围PA狭窄和肺血管阻力增加等[8]。随着时间的推移，几乎所有肺动脉植入物（包括人工瓣膜和管道）功能均会逐渐丧失，导致PR和PS，并需再次处理。

多年以来，PR对患者致病作用以及对心室功能不全的影响一直被忽视，患者能长期忍受PR也是导致这种局面的部分原因。然而，约30%患者因长期严重PR而于30～40岁出现症状[9-10]。在已进行TOF修复术的患者中，受矫正术术式影响，其RVOT、肺动脉瓣环与PA分支解剖大小差异巨大，而不同术式又对PR严重程度、RV扩张程度和症状进展存在显著影响[11]。肺动脉瓣反流量取决于PA和右心室舒张期压差，而压差大小又取决于以下因素：①RV顺应性，它与RV肥厚、硬化和纤维化程度相关；②肺动脉后负荷，包括肺血管阻力和是否存在PS；③胸腔内和气道压力变化，主要指急性病变而非慢性病变[8,12-13]。

随着时间的推移，显著PR将导致RV扩张[8,10]。结果，压力—容量血流动力学检测显示，RV容量增加而左心室（left ventricular，LV）容量降低[14]。此时，两个心室对正性肌力药物反应均减弱，表现为心排血量上升幅度降低。RV扩张和舒张期室间隔突向LV导致LV充盈不足，心室之间机械—电活动不同步也可致使两个心室功能和效率均降低[15]。RV进一步扩张加重RV功能不全，出现右心衰竭症状，并引起心源性肝硬化等并发症。三尖瓣反流可继发于瓣环扩张，它使右心容量负荷进一步增重。瓣膜反流还可致心肌电活动不同步，传导速度降低，导致心律不齐，并促诱发室性和室上性心律失常[8,16]。

长期PR和RV扩张可引起呼吸困难、疲乏、活动后心悸、晕厥、水肿、运动耐量下降和心源性猝死等临床症状[2,10,17-18]。多个观察性研究显示，PR与长期预后包括死亡率等密切相关[19]，心力衰竭或心源性猝死（sudden cardiac death）是此类患者死亡的主要原因[8]。

对于因PR和RV扩张而症状进行性加重或身体状态每况愈下的患者，做出实施PVR的决定非常容易，但对那些没有临床症状和功能状态改变的患者，如何决策并不如此简单。对于无症状患者，只有存在PR所致RV严重扩张和RV功能不全直接证据时方可行PVR，然而，目前难以确定RV扩张至何种程度则必须接受PVR。小型非随机化研究曾着眼寻找相关影像学参数作为需行外科手术的标准，并认为除正规运动耐量试验和动态心电图提供的客观证据外，也可将某些影像学参数纳入手术治疗标准[20-21]，如右心室舒张末期容积指数（RV-end diastolic volume index，RVEDVI）>（150～170）ml/$m^2$ 等。不管手术确切时间如何，大多数严重PVR早晚均需行PVR。

# 8.2 外科肺动脉瓣置换术

多年以来，外科PVR一直是治疗重度PR、自体瓣膜复合性PS和PR，以及人工瓣膜、自体移植、单叶瓣和管道失效的金标准。单纯外科PVR效果良好，围手术期死亡率很低，约1%～2%，围手术期并发症发生率可基本忽略不计[22]。外科PVR技巧取决于使用何种移植物，患者RVOT解剖特点（如去除跨瓣补片后代之以RV-PA管道还是进行生物瓣PVR），以及是否需同时进行其他外科手术（如三尖瓣成形术，肺动脉扩张术、迷宫手术和（或）室性心动过速消融术等）。也有报道认为“不停跳”即可实施PVR，但常规PVR仍需在体外循环和心脏停搏条件下进行右心室切开术。某些病例可行RV-PA异位连接，常规情况下均在正常位置植入瓣膜。大动脉右转位（D-transposition of the great arteries，D-TGA）患者RV-PA管道植入方式如图8-2所示。外科带瓣管道由同种异体移植物（取自主动脉或肺动脉）和人工生物瓣膜或牛颈静脉瓣等组成，瓣膜缝于管道之上（图8-3）。

## 移植物类型

选择何种移植物必须考虑患者年龄、发育状况、今后是否需要再次手术或介入治疗等情况。虽然早期临床经验显示，对血栓形成有高风险的患者，不适于在肺动脉瓣处植入机械瓣[23-24]，但最近有回顾

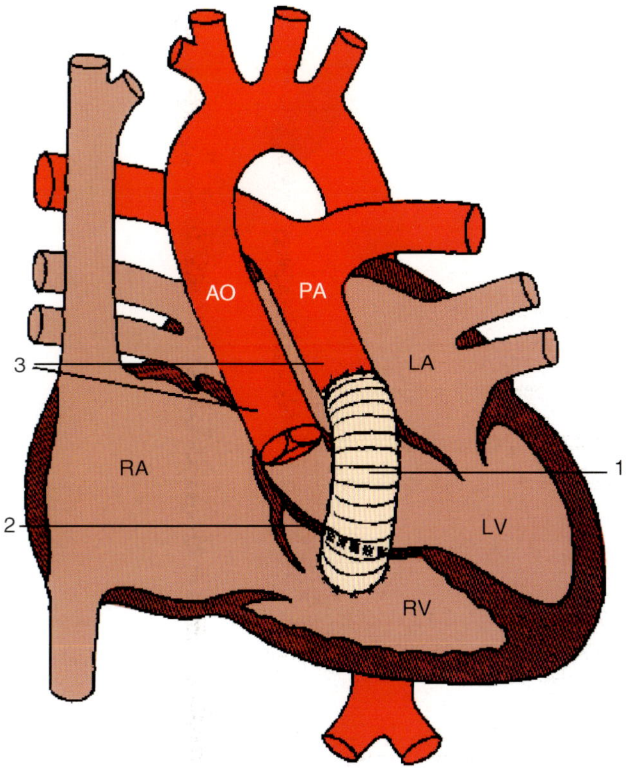


**图 8-2 D-TGA 患者实施 Rastelli 修补术时置放 RV-PA 管道示意图**

对 D-TGA（1）合并室间隔缺损和重度肺动脉狭窄或肺动脉瓣闭锁患者，除构建心腔内 LV 到主动脉隧道（2）以外，尚需置放 RV-PA 管道（3）。AO：升主动脉；LA：左心房；LV：左心室；PA：肺动脉；RA：右心房；RV：右心室（引自 Mayer，Mullins，C. Congenital heart disease：a diagrammatic atlas. New York：Alan R. Liss，1988，p. 5. 使用获 John Wiley and Sons，Inc 子公司 Wiley-Liss 允许）

性研究对此提出异议[25]。自体移植物因其直径较小，通常仅用于初步矫正儿童复杂先天性心脏病 RVOT 梗阻，如 TOF 合并肺动脉闭锁和共同动脉干等[26]。外科回顾性病例研究显示，这种移植物植入 10 年后近 50%患者出现功能障碍，但 75%～85%的患者均无需再次手术[27]。

生物瓣为异种瓣膜，由动物（猪、牛或马）心脏瓣膜或心包组织构建而成，其基本设计方式包括有支架（通常由 3 个金属柱构成缝合环）和无支架两种。目前尚无证据显示两种设计孰优孰劣，仅有一项回顾性研究显示，无支架瓣膜是术后 10 年需再次进行 PVR 的独立危险因素[22]。除此之外，该研究显示，生物瓣失效的危险因素还包括患者瓣膜植入时年龄小和对肺动脉闭锁合并室间隔缺损患者实施 PVR。外科病例研究显示，生物瓣 PVR 术后 10 年瓣膜功能障碍发生率高达 80%，但无需再次行 PVR 者达 52%～86%[22,28-29]。

单叶瓣系由外科医生根据患者解剖特点采用心包组织或聚四氟乙烯（PTFE）构建而成[30]，虽然其短期和中期效果良好，但因存在技术差异，长期寿命有待商榷[31-32]。因单叶瓣必须在手术室临时构建，故必然增加体外循环和手术时间。外科病例研究显示，虽然这种瓣膜术后 10 年有 82%的患者无需再次手术，但显著 PR 发生率可达 52%[31]。

## 移植物寿命

虽然队列研究显示，与生物瓣相比，自体移植物使用寿命更长，但缺乏前瞻性研究予以证实。瓣膜选择受地区产品供应种类限制和术者偏好影响。以儿外科 PVR 患者为对象的病例研究中，样本量的报道来源于多伦多，共植入 945 个瓣膜，植入物包括自体移植物、生物瓣（猪心瓣膜和心包制成）和生物瓣带瓣管道 3 种[33]，总体而言，术后 5 年、10 年和 15 年无需再次手术者分别为 81%、58%和 41%。将所有对象作为一个整体进行分析显示，瓣膜植入术时患者年龄小（手术年龄中位数为 6.2 岁）是瓣膜退化的危险因素；以 13～65 岁作为亚组（共 260 名患者）进行分析显示，瓣膜退化的危险因素包括植入瓣膜相对于患者型号偏小、植入血管内支架和既往瓣膜植入术次数过多等。研究同时显示，自体移植物、管道和心包所做瓣膜在使用寿命方面优于猪心瓣膜。

瓣膜退化和同种移植物管道发生功能障碍，理论上除宿主自身免疫反应外，经化学处理和冷冻保存过的瓣膜也会逐步发生钙化和纤维化。改变瓣膜保存方法，如将新鲜肺动脉瓣去细胞化，可使瓣膜使用寿命延长[34]。虽然采取了防瓣膜钙化治疗，新型瓣膜设计也重点着眼于提高瓣膜的耐用性，但外科置换瓣膜使用寿命仍然有限，多数患者在术后 5～15 年之间需再次手术。

# 8.3 经皮肺动脉瓣植入术

## 经皮肺动脉瓣植入术基本原理

低死亡率和低并发症发生率使 PVR 成为心胸外科医疗史上的传奇，然而存在手术高风险和外科手术禁忌证的患者也屡见不鲜。进行 RVOT 重建患者

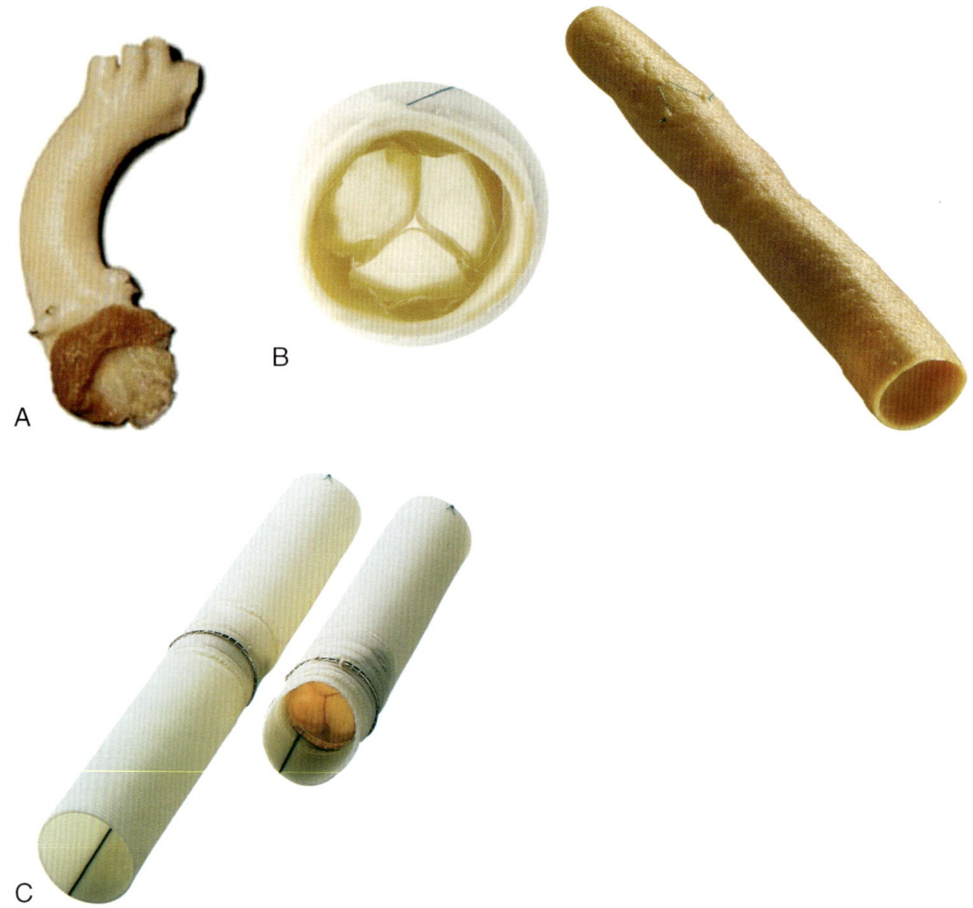


**图 8-3 肺动脉瓣置换术不同外科管道类型**

**A.** 同种生物移植物，主要来源于尸体（主动脉或肺动脉瓣）。**B.** Contegra 肺动脉带瓣管道，系动物颈静脉制作，内含三个瓣叶构成的瓣膜，与人心脏瓣膜相似，美国批准它可作为人道主义用途的医疗器材。图像显示的是 Contegra 管道内外情形。**C.** Hancock 生物带瓣管道，系将猪主动脉瓣缝于织物管道中心而成（刊登 **B** 和 **C** 获 Medtronic 允许）

可能需要多次开胸，反反复复的心脏手术可能伴其一生，第二次、第三次，甚至第四次手术，粘连、瘢痕组织和解剖结构尽毁，致使手术风险和围手术期死亡率与日俱增[35]，而每次心室切开术又使得瘢痕相关性室性心律失常风险大大增加。尤其是 RV-PA 管道或瓣膜位于紧靠胸骨之后时，重复胸骨切开术手术难度非常大。其他患者，由于受合并症限制，或者因身心问题导致术后恢复异常艰难，根本不适合外科手术。

致力于研究外科手术替代方案的动力源于人类与生俱来的愿望：降低手术风险。直觉上，患者一直想寻找的答案是，怎样才能最大限度地降低不适反应和康复时间，来解决其医疗方面的问题。然而，心脏手术仍面临窘境，包括切口疼痛、伤口愈合困难、外观不雅、康复时间长，存在体外循环相关并发症等[36]；加上许多患者接收 RVOT 重建术时年龄尚小，随着年龄增长，移植物可能失效或者因身体发育而不再匹配，因此其一生需行多次手术，使上述问题更加复杂化。对一个特定患者而言，如何在容许 RVOT 功能障碍所致有害影响和减少患者终生手术次数之间把握平衡是一项艰难的临床工作，也因此促进了微创瓣膜置换术的发展。

## 经皮肺动脉瓣植入术现状

人类花费数十年时间进行工程技术革新，方为临床研制出可充分压缩、能胜任人体瓣膜工作的人工瓣膜及其输送系统。首例人类 PPVI 开展于 2000 年，由 Philipp Bonhoeffer 博士与其同事共同完成，患者为一名 12 岁 RV-PA 管道失效男孩[37]。此后，全球数千例 PS 患者接受 PPVI 术，使用的主要是美敦力 Melody 瓣膜（Minneapolis，Minn.）。爱德华兹 SAPIEN 瓣膜（Edwards Lifesciences，Irvine，Calif.）植入术始于 2005 年，现也用于 PVR。

Melody 瓣膜及其输送系统（图 8-4）已于 2006 年在欧洲和加拿大上市，2010 年通过美国食品和药物管理局（FDA）批准。该瓣膜系统由瓣膜和支架两部分组成，瓣膜来源于牛颈静脉，支架为铂铱合金，长 28mm，直径 18mm，然后将瓣膜缝于支架之上。瓣膜需保存于戊二醇和乙醇混合液中，必须在

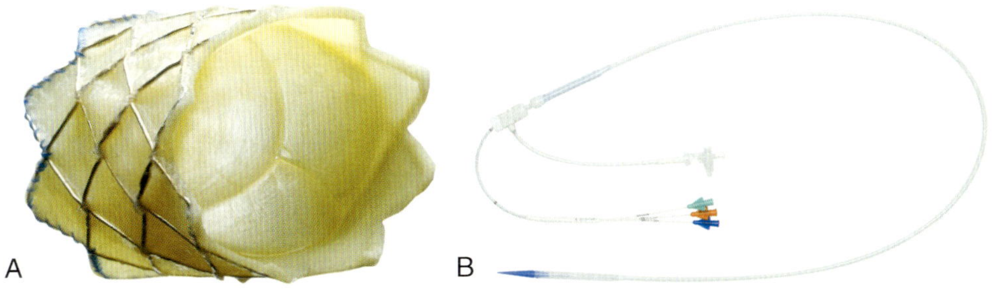


**图 8-4　Medtronic 公司 Melody 经导管肺动脉瓣与释放系统**

**A.** Medtronic 公司 Melody 瓣膜，瓣膜来源于猪颈静脉，缝于 28mm 长的铂/铱支架上。**B.** Medtronic 释放系统，大小为 22F，包括可经股静脉或颈内静脉释放 Melody 瓣膜的集成鞘管，球囊导管有 18、20 和 22mm 三种规格。绿色接口为导丝入口，橙色接口（外囊）和蓝色接口（内囊）为囊中囊的一部分，用于扩张瓣膜（图像刊登获 Medtronic 允许）

植入时取出，用手将其压制、固定于 Ensemble 球囊导管上释放。该输送系统最宽处为 22F（为球囊和瓣膜组合处），包括一个弹性外鞘和一个锥形头，后者有助于输送系统在 RVOT 急转弯进入肺动脉。扩张瓣膜的球囊导管采用“囊中囊”（BIB；NuMED Hopkinton，N. Y.）设计方式，外球囊直径分别为 18mm、20mm 和 22mm。

Edwards SAPIEN 瓣膜和 Edwards RetroFlex Ⅲ经股动脉释放系统（图 8-5）的设计初衷是用于经导管主动脉瓣植入术，并于 2011 年获得 FDA 批准[38-39]，后来才用于经导管肺动脉瓣植入术。SAPIEN 瓣膜系将牛心包缝于球囊扩张型不锈钢支架而成，现有 23mm 和 26mm 两种规格（瓣膜长度分别为 14mm 和 16mm），故与 Melody 瓣膜相比，可用于 RVOT 直径更大的患者。Melody 瓣膜与 SAPIEN 瓣膜差别参见表 8-1。SAPIEN 瓣膜采用 Carpentier Edwards 专有热固定法保存。RetroFlex Ⅲ输送系统用于经股部血管输送瓣膜，与 Ensemble 相似，为方便瓣膜释放，其头端逐渐变细，并且根据瓣膜大小，需选择 22F 或 24F 亲水性鞘管。在植入之前，SAPIEN 瓣膜必须采用 Edwards Lifesciences 公司专用压制机将其压制于长 30mm 的 Retrofex 球囊导管上。

Melody 和 SAPIEN 瓣膜及其释放系统显著区别如下：Melody 瓣膜在经过流出道进入植入部位前，一直都有鞘管保护，从而最大限度地防止在释放过程出现支架损坏和移位。在展开瓣膜之前，如有必要，还可从股静脉（femoral vein，FV）取出。SAPIEN 瓣膜直径更大，可植入 23～26mm 的管道或人工瓣膜。然而，一旦从下腔静脉（inferior vena cava，IVC）将其送出输送鞘外后，即使没有释放到位，也无法将 26mm 的瓣膜收回，只能外科手术切开后取出。

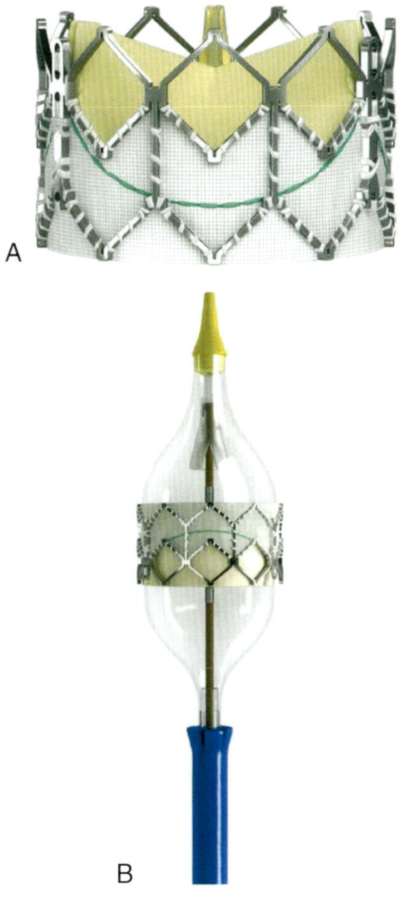


**图 8-5　Edwards 公司 SAPIEN 经导管心脏瓣膜和经股动脉释放鞘**

**A.** Edwards 公司 SAPIEN 瓣膜由猪心包瓣叶缝于球囊扩张型钴铬支架上制成，有 23mm 和 26mm 二种型号。**B.** RetroFlex-3 释放系统，为经股静脉释放导管，用于 SAPIEN 瓣膜释放（图像刊登获 Edwards Lifesciences LLC，Irvine，Calif. Edwards，Edwards Lifesciences，RetroFlex，RetroFlex Ⅱ，RetroFlex 3，Retroplegia，RF3，SAPIEN，SAPIEN Therapeutics 允许，SAPIEN XT 和 SAPIEN-3 是 Edwards Lifesciences 公司商标）

**表 8-1**

**北美洲 FDA 批准用于经皮肺动脉瓣植入术的瓣膜**

| | Melody 瓣膜 | SAPIEN 瓣膜 |
|---|---|---|
| 现有瓣膜型号 | 初始长度：28mm | 初始长度：16mm |
| | 初始直径：18mm | 初始直径：14.6 或 16mm |
| | 压缩后直径：6mm | 专用压缩机 |
| | 最终直径：16～22mm | 最终直径：21～23mm，24～26mm |
| 瓣膜类型 | 牛颈静脉 | 牛心包 |
| 球囊 | BIB：18，20，22mm | 半抗折：23 或 26mm |
| 支架类型 | Cheatham 铂支架 | 不锈钢 |
| 输送鞘型号 | 22F | 22F 或 24F（外部直径 25F 或 28F） |
| 释放导管形状 | 配套释放系统<br>鼻锥体鞘管 | Retrofex-3 系统<br>可转向鼻锥体 |

BIB：囊中囊（NuMED，Hopkinton，N. Y.）

## 适应证与患者选择

目前，PPVI 适应证与外科 PVR 相同。对于瓣膜型 PS，临床普遍接受的标准是，如有症状，RV 压力应大于体循环压力 2/3，如无症状，则应大于 3/4，方考虑手术[40-41]。如有中、重度 PR 且症状进行性加重，同时合并运动耐量下降，心律失常，RV 扩张和 RV 功能不全等，则理应进行 PV 置换术或植入术[41]。PR 可系瓣膜本身病变引起，也可继发于外科术后（如 TOF 跨瓣补片修复术后），或者因流出道重建失效和 PVR 功能障碍（包括自体移植、管道和生物瓣等）所致。随着瓣膜出现梗阻性或混合性病变，患者通常早期即可出现症状，如运动耐力下降等。如同时合并其他需要外科处理的病变，如电视下修复术，室性心律失常冰冻消融术和心房迷路手术等，则外科 PVR 仍优于 PPVI。如同时合并瓣上或瓣下型 PS，虽然个别病例也可通过经皮支架植入术后实施 PPVI 解除狭窄，但大多数需行外科手术修复。

术前仔细选择患者至关重要，而且应由多学科团队进行综合评估。虽然目前尚无通用方案进行严格筛选，但仍需全面检查以明确诊断，确定其解剖学结构是否适于行经皮瓣膜植入术（图 8-6）。通常需行以下检查：①超声心动图：测量流出道压力阶差，观察是否存在瓣下、瓣上和 PA 分支狭窄；②心脏磁共振成像（magnetic resonance imaging，MRI）：计算反流程度，对 RVOT、PV 环和 PA 进行三维重建，并对 RV 大小和功能进行量化评估；③心肺运动功能测试：可客观评价其功能储备，获取运动时间，

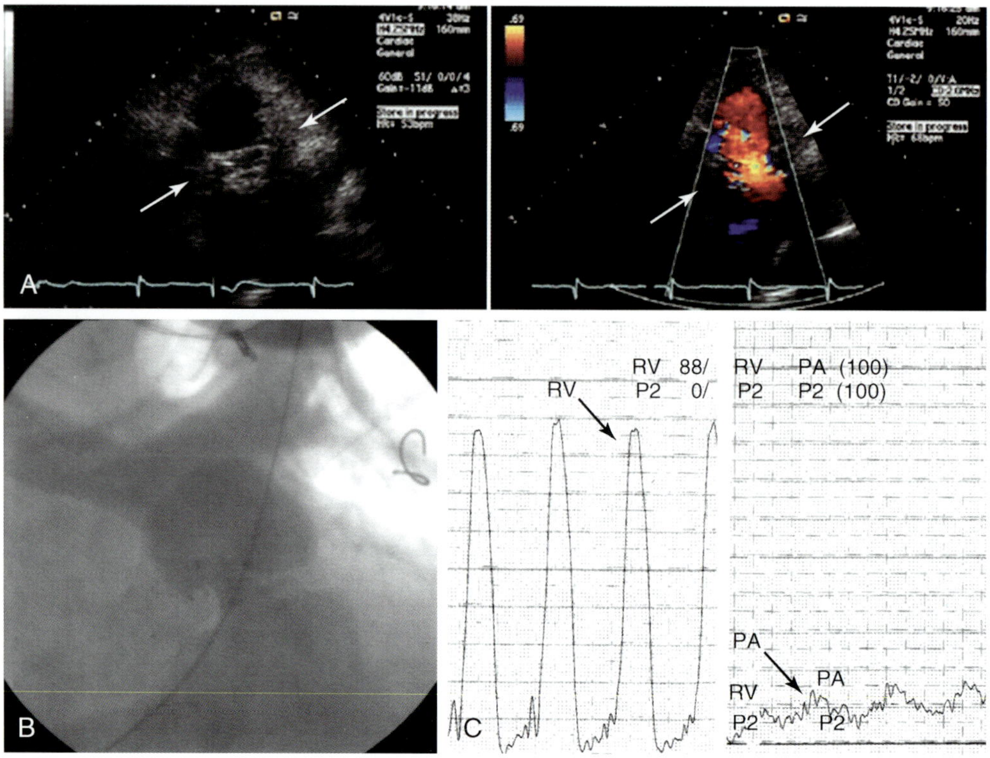


**图 8-6　拟行 PPVI 术前影像学检查**

**A.** 超声心动图：二维图像下外科置换 15 年之久的肺动脉瓣（箭头），彩色多普勒检查示肺动脉瓣出现非限制性反流（箭头）。**B.** 肺动脉造影示肺动脉扩张合并非限制性反流。**C.** 用导管同时测量右心室和肺动脉压力显示，患者存在重度肺动脉瓣狭窄，跨瓣压力阶差约 64mmHg

最大摄氧量（peak oxygen uptake，亦称为 $V_{O_2}$ 峰值），无氧阈值和每分钟通气量/二氧化碳产生率（$V_E/V_{CO_2}$）等参数；④诊断性心导管术：对血流动力学进行评估，证实大小校准后的瓣膜可以通过RVOT，适合介入治疗；⑤冠状动脉造影：球囊扩张RVOT时是否累及冠状动脉也是观察内容。

目前这一代Melody瓣膜要求RVOT、PV环和主PA近端直径在22mm以下，以免瓣叶贴附不牢，典型病例应大于16mm。将Melody瓣膜固定于24mm BIB球囊进行释放，需使用24F长鞘（Cook Medical Bloomington，Ind.），操作经验有限。Edwards SAPIEN瓣膜可用于PV环接近25mm的患者。应先在导管术中使用比较柔顺的测量球囊定量测量PV环和流出道大小，然后再选择扩张球囊。其他需要考虑的因素包括：患者体重是否足够（最小30公斤）；静脉通路（FV/IVC，颈静脉/上腔静脉）是否能够容纳大鞘管；冠状动脉是否远离管道，以免扩张管道时压迫冠状动脉。实施PPVI最理想的解剖结构为从RVOT至PA直径基本相同，主肺动脉足够长，可避免支架突入PA分叉处。如RVOT/瓣下存在明显梗阻，瓣膜植入前应先行处理，否则即使行PPVI，术后仍会存在有临床意义的跨RVOT压力阶差。

## 操作过程

虽然对任何介入治疗，术者操作有所不同，但植入术中某些原则必须遵从。PPVI基本操作过程参见框8-1和图8-7。为尽量减少患者不适，防止患者活动，PPVI应在全麻下进行。多角度造影（如有双平面投影，尽量使用）将其充分显影非常关键，一般而言，侧位和轻度右前斜（RAO）造影为显示管道的最佳切面。FV和颈内（IJ）静脉均可用于瓣膜释放。有时，相较于FV，颈内静脉路径在瓣膜定位方面更有优势，它可以形成更合适的解剖学弯度。FV路径通常更受青睐，是基于透视所在位置，麻醉需在手术台头端和术者操作偏好等的考虑。

进行右心导管检查和将加硬交换导丝置于右心系统时，应使用顶端带球囊的导管，这样可防止被三尖瓣腱索缠绕，避免后面送入大口径输送系统时受损。由于左PA方向比较直，故通常优先选择进行导丝固定，从而使输送系统能够顺利通过RVOT。由于RVOT与PA之间角度大，加上存在钙化和纤维化，使得瓣膜释放难度加大，因此必须使用0.035英寸超硬导丝。将加硬导丝置于PA远端进行固定的确会增加围手术期肺动脉出血风险，故而瓣膜释放过程中务必小心谨慎，防止导丝滑动。

**框 8-1**

**经皮肺动脉瓣植入术的基本操作步骤**

**手术前期：设备、人员和患者清单**

**全身麻醉：镇静、气管插管**

瓣膜植入术可能出现疼痛，有赖于准确定位
- 静脉穿刺鞘管径较大（22F～24F）

可使用缝合器进行预闭合处理
- Prostar XL 和 Perclose ProGlide 缝合器（Abbott Vascular，Santa Clara，Calif.）

股静脉、髂静脉和IVC支架应急设备
- 例如：Bard Fluency 支架（Bard Peripheral Vascular，Inc. Tempe，Ariz.）

5F～6F动脉穿刺鞘进行血压监测和冠状动脉内注射
- 反复冲洗导管，肝素100u/kg使ACT达到250s左右
- 术前1小时给予抗生素

**诊断性检查**

右心导管：用尖端带球囊的导管进入PA（避免损伤三尖瓣结构）
- 证实没有必须处理的PA分支和周围PA狭窄

使用末端塑形的加硬交换导丝定位
- 左PA优于右PA，更容易释放瓣膜

通过6F～7F多功能导管进行造影评估；可保持导丝远端固定不动而进行拖拽式压力测量和造影检查

**球囊预扩：根据瓣膜大小（≈22mm）选择相应非顺应性球囊充分扩张同时冠状动脉注射造影剂**
- 确保冠状动脉清晰显影并且与植入支架分开，否则冠状动脉突然受压将是PPVI致命性并发症，这本可避免

**预置支架：选择支架大小，类型和数量**
- 是否有覆膜支架；计划植入支架数目
- 后续血管造影和血流动力学评估

**植入经皮肺动脉瓣膜**
- Melody或SAPIEN瓣膜及其释放系统
- 最终血管造影和压力测量

ACT：活化凝血时间；IVC：下腔静脉；PA：肺动脉；PPVI：经皮肺动脉瓣植入术。

如上所述，评估冠状动脉是否受累非常重要，通过同时行球囊扩张管道和冠状动脉造影而检测。虽然左主干或左前降支近段因紧靠流出道而最容易受到损害，但左、右冠状动脉都有可能累及。取一非顺应性球囊，横跨肺动脉瓣后充盈球囊使其直径与植入的瓣膜直径相近，同时行多角度冠状动脉造影。对于高度钙化的管道，可采用多个直径逐渐增大的球囊，进行缓慢梯级扩张，这对降低管道破裂可能有些作用。如测试时有冠状动脉受压证据（图8-8），则不宜行PPVI。

为创建一固定平台，推荐于RVOT预置一支架。

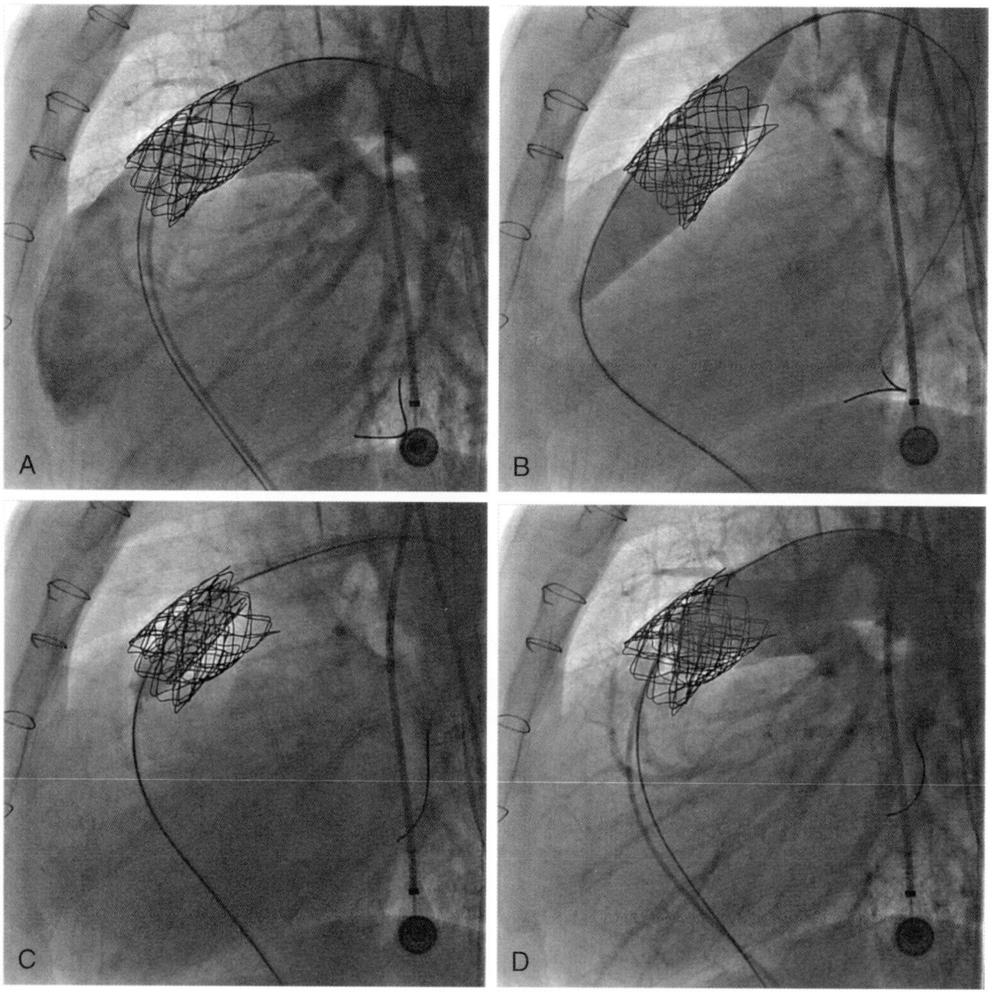


**图 8-7 PPVI 系列透视图像**
**A.** 主肺动脉造影，可见支架术后右心室—肺动脉管道非限制性肺动脉反流（PR）。**B.** 用非顺应性球囊扩张旧支架减少跨管道压力阶差。**C.** 用 22mm 球囊将 Melody 瓣膜植入管道支架内。**D.** 最后造影显示 Melody 瓣膜功能良好，无明显 PR

在自体 RVOT 或管道内实施瓣膜植入术时，使用这种构架至为关键，它可减少瓣膜径向压力，降低支架断裂发生率[42]。在 RVOT 梗阻最严重处植入支架后，也可暴露其他部位的梗阻，在瓣膜植入前，这些部分也需进行相应处理。虽然有时一个支架便可解决问题，但更多时候需植入多个支架，方可在球囊抽吸后阻止管道回缩。

金属裸支架也可使用，但覆膜支架更有优势，在准备行流出道植入术时，可发生管道破裂，而覆膜支架可覆盖其裂口。作者所在医院倾向于先植入 Cheatham 白金覆膜支架（NuMED，Hopkinton，N. Y.）为瓣膜植入术做准备。如覆膜支架不合适，也可使用 Palmaz XL 系列（Cordis Endovascular，Miami，Fla.）和 Andrastent XL 或 XXL 系列（Andramed，Reutlingen，Germany）支架。支架植入术后可能还要再扩张（使用非顺应性球囊）方可达到预期大小，此时充分扩张支架有助于防止带瓣支架释放后展开不完全。预置支架后应行血流动力学监测，即使有很小的跨流出道残余压力阶差也应记录，以供外科医生瓣膜植入术前参考。

无论是 Melody 还是 SAPIEN 瓣膜，使用之前均需确认其是否正确安装于球囊之上，方向是否正确。植入过程中，确保瓣膜定位准确、保持导管稳定至关重要。将瓣膜送至预定位置具有一定的技术难度，并且需要不断进行调整，这包括导丝重新定位，逐步加大导丝硬度，加用伴随导丝（亲水导丝）协助瓣膜通过，以及增加支架以减轻 RVOT 和 PA 的残余压力阶差或梗阻等。对于无法自静脉系统送入 Melody 瓣膜至预定位置者，也有采取杂交方式将其自 RV 剑突下植入成功的报道[43]。一旦将 Melody 瓣膜推出鞘管并置于预定位置，应继续逐步进行球囊扩张，即先充盈内囊，然后充盈外囊。如瓣膜出现滑动，应缓慢充盈球囊，以便有充足时间进行微调。SAPIEN 瓣膜采用单球囊扩张方式释放，但同样需谨慎操作并缓慢充盈，防止瓣膜滑动。有时，瓣膜植入后尚需采用释放球囊或重新送入非顺应性球囊进

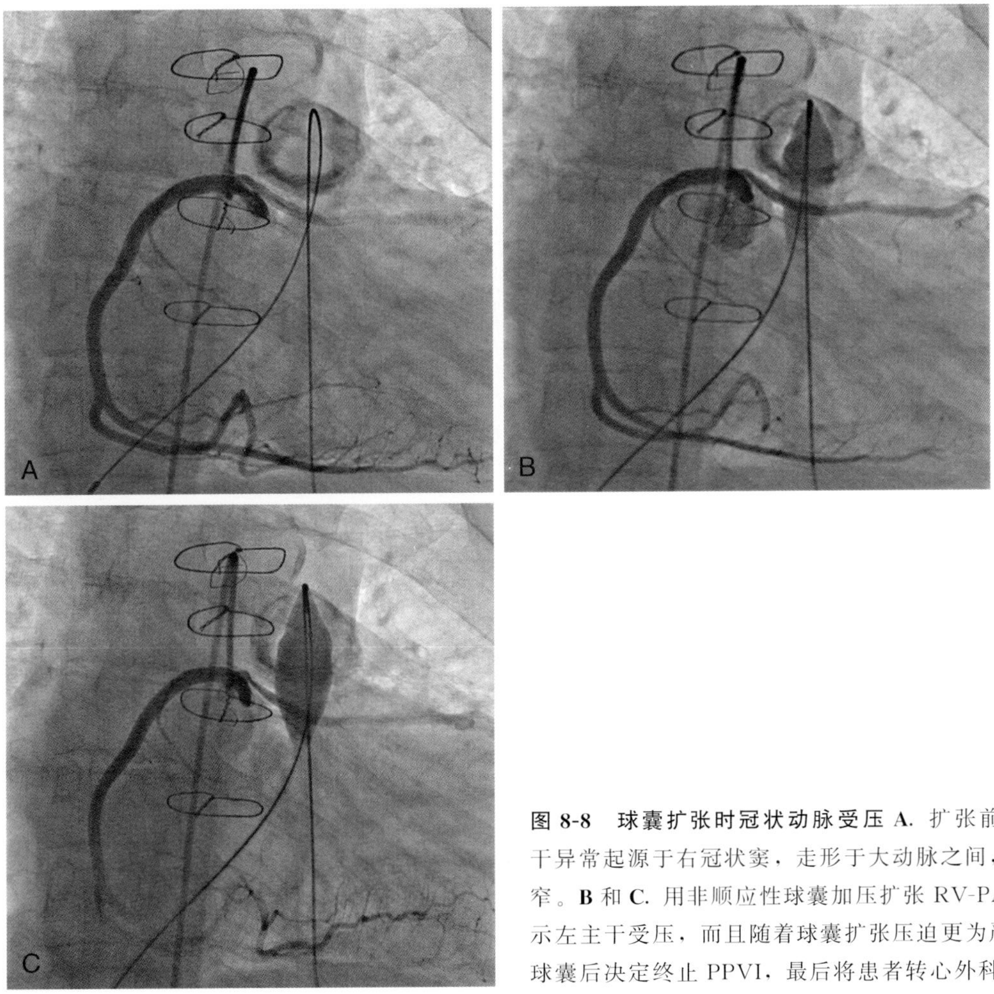


**图 8-8 球囊扩张时冠状动脉受压** A. 扩张前冠状动脉造影。造影显示左主干异常起源于右冠状窦，走形于大动脉之间，左主干和右冠状动脉开口无狭窄。B 和 C. 用非顺应性球囊加压扩张 RV-PA 管道，同时行冠状动脉造影显示左主干受压，而且随着球囊扩张压迫更为严重。鉴于压迫冠状动脉，抽空球囊后决定终止 PPVI，最后将患者转心外科行管道置换术

行再扩张。瓣膜植入后，需再行血流动力学检测和血管造影检查，评估瓣膜是否存在关闭不全，流出道是否存在残余压力阶差及其严重程度，以及流出道与 PA 是否破裂。

## 术后护理

如无并发症，通常观察 24 小时，术后次日出院。次日早晨常规行经胸超声心动图检查，检测其术后基线血流动力学。虽然某些医院术后经验性使用抗血小板药物氯吡格雷或阿司匹林治疗 3～6 个月，有些甚至要求终生服用，但这并非常规，几乎没有确切证据支持抗血小板治疗，迄今为止，也没有报道明确显示，不予抗血小板治疗会导致血栓栓塞事件。

鉴于所使用静脉鞘较粗大，无论使用闭合装置还是手动加压止血，术后通常均需卧床休息 4～5 小时。依据临床经验，患者术后 72 小时内尽量减少剧烈运动。若进行牙科手术，应加强感染性心内膜炎（endocarditis）预防，通常应建议患者先处理口腔疾病，再进行瓣膜植入术。术后随访行心脏常规检查，必要时胸部摄片或透视检查，观察是否发生支架断裂。某些国家要求对上市产品进行监测，可能会有特定随访方案和影像学检查方案。

# 8.4 经皮肺动脉瓣植入术效果

## 围手术期效果（periprocedural outcomes）

### Melody 瓣膜

Philipp Bonhoeffer 小组是瓣膜植入术发起人，2000 年便开始进行瓣膜植入术研究，经验最为丰富，只是后来越来越多机构才报道他们在瓣膜植入术方面的临床经验[44-49]。如患者筛选适当，手术成功率可高达 99%，很少出现围手术期并发症，并且随着操作者临床经验的积累，并发症发生率还可进一步降低[47,50]。美国曾开展一项"Melody 经导管肺动脉

瓣植入术研究"，系一项纳入标准严格的前瞻性、非随机化临床试验，旨在评估RVOT管道功能障碍患者瓣膜植入术的安全性，手术成功率，短期效果及5年随访效果[48-49]。该研究自2007年至2009年，从136例患者中选出124例实施PPVI，平均年龄19岁，大部分为TOF，Ross术后和大动脉转位患者。12例因存在手术禁忌证或不符合研究纳入标准而未实施PPVI，这包括管道大小和形状不适于球囊扩张、影响冠状动脉、管道狭窄程度不够等。结果显示，PPVI可使RV压力和流出道压力阶差迅速下降，RV压力和流出道压力阶差分别降低42mmHg（中位数）和12mmHg（中位数）。在124例患者中，123例没有或仅有微量PR，1例出现中度PR，平均手术操作时间均小于3小时。

### SAPIEN瓣膜

虽然对Edwards SAPIEN瓣膜和Retroflex Ⅲ输送系统均进行了前瞻性研究，并被FDA批准用于主动脉瓣植入术[38-39]，但并未注册用于肺动脉，故多为超适应证使用[51]。2011年欧洲首次将有CE标志的SAPIEN瓣膜植入肺动脉[52]，目前该瓣膜正进行一项前瞻性多中心非随机临床试验，评估其治疗RV-PA管道功能障碍所致中-重度PR（无论有无狭窄均可）的有效性与安全性，称之为COMPASSION研究（先天性肺动脉瓣关闭不全SAPIEN介入治疗多中心研究）。Ⅰ期临床结果显示，2008年至2010年共纳入36例患者，平均年龄30岁[53]，2例因管道过大而排除，剩下34例行PPVI，成功率97%。使用SAPIEN瓣膜实施PPVI可致RV压力（中位数42mmHg）和RVOT压力阶差（中位数12mmHg）迅速下降。术后造影显示，在成功实施PPVI的33例患者中，31例无PR或仅微量PR，平均手术时间略多于2小时。

## 操作和支架并发症

自2000年至2007年，对Melody瓣膜植入术初步探索显示，需紧急外科手术的急性并发症发生率为3%～4%[47,54]。PPVI导致急性血流动力学衰竭可能源于以下三方面原因：①瓣膜移位，脱落至RVOT或PA，阻断肺血流；②瓣膜扩张时压迫冠状动脉，导致缺血，血流动力学障碍和心律失常；③瓣膜断裂，导致出血。美国一项前瞻性临床研究显示，PPVI严重并发症发生率约6%，分别为冠状动脉夹层致死1例，管道破裂植入覆膜支架和急诊外科手术2例，心律失常伴有血流动力学不稳定需行心脏电复律1例，急性LV功能不全需延长气管插管1例，导丝致远端肺动脉穿孔2例（自限性和需弹簧圈栓塞各1例），FV血栓形成1例。最近报道显示，随着术者在患者选择和操作方面经验的不断积累，并发症发生率和因重大并发症而需紧急外科手术的患者比例均显著下降[45,47]。

有关采用Edwards SAPIEN行PPVI的数据非常有限[51,53]。COMPASSION Ⅰ期临床试验结果显示，7例（21%）患者发生不良事件，包括带瓣支架移位或栓塞4例（3例需外科手术取出带瓣支架，1例被撤至IVC），心律失常伴血流动力学不稳定需行心脏电复律1例，导丝致远端肺动脉自限性穿孔2例[53]。

PPVI操作过程中较常见并发症见框表8-2，下面分段讨论比较重要的不良事件。

### 压迫冠状动脉

瓣膜植入后冠状动脉突然闭塞是一项致命性并发症，如果采用无创和有创影像学手段仔细筛选患者，该并发症大都可以避免[55]。RVOT和管道相对于冠状动脉起始部的准确解剖位置，在患者之间存在巨大个体差异，具体位置取决于①房室连接和心室大动脉连接情况；②是否存在冠状动脉异常起源；③既往手术修复情况（如RV-PA管道在胸部具体位置，见图8-8）等。虽然右冠状动脉也需评估，但以冠状动脉左主干和前降支近段最容易受压。尽管无创影像学工具可以显示RVOT与冠状动脉起始部之间的解剖关系，但所有患者仍应在球囊扩张流出道的

**框 8-2**

**经皮肺动脉瓣植入术后已有报道的瓣膜和手术操作并发症**

- 死亡
- 支架断裂
- 瓣膜栓塞
- 损害冠状动脉
- 吊床效应
- 瓣膜破裂和大出血
- 瓣周漏
- 溶血
- 静脉闭塞
- 感染/心内膜炎
- 血栓栓塞
- 瓣膜失效（狭窄或反流）

同时行冠脉造影。试扩张球囊直径应与植入瓣膜时的球囊直径一致，从而检测是否存在冠状动脉血流减少、暂时性狭窄和时断时续的"挤奶"现象。以目前的技术而言，球囊试扩张时存在任何冠状动脉受累征象均不宜进行 PPVI。

## 支架断裂与脱落栓塞

支架断裂是 Melody 瓣膜植入后最常见、最让人头疼的早期并发症。Nordmeyer 等[56]分析欧洲早期瓣膜植入术支架断裂数据后，制作了一个分级系统（图 8-9）：①Ⅰ型断裂，为一处或多处单纯断裂，对瓣膜结构完整性无影响，最为常见，可见于 40%瓣膜植入术患者，不产生临床不良后果；②Ⅱ型断裂，为多处断裂，瓣膜结构完整性受损；③Ⅲ型断裂，为Ⅱ型断裂合并部分碎片脱落，并不常见。一旦出现上述并发症，需行外科瓣膜置换术或再次行 PPVI，并可导致管道早期再狭窄和瓣膜功能障碍[44]。PPVI 早期经验显示，大部分患者无需在 RVOT 预置支架。

Schievano 等根据 RVOT 不同形态，用 MRI 构建出三维模型，然后对不同支架的体内和体外断裂机制进行了研究[57-58]。结果显示，瓣膜释放后支架形状不对称者断裂风险最高，这主要是由于瓣膜与 RVOT 之间相互作用所致。虽然该模型仍需临床认证，但其采用解剖学参数来预测 PPVI 术后支架寿命的方法仍有积极意义。既往临床经验显示，对 RV-PA 管道直接行支架植入术，包括使用 Palmaz 不锈钢支架（Cordis Endovascular，Warren，N. J.）和 Palmaz Genesis 支架（Cordis Endovascular，Miami，Fla），4 年内支架断裂发生率达 40%，考虑到小型断裂难以诊断，实际情况可能仍被低估[59]。90%以上的支架断裂见于管道位于胸骨后的患者。多变量分析显示，支架类型也是断裂的独立危险因素。PPVI 术后，发生支架断裂的其他危险因素包括在自体 RVOT 植入瓣膜，RVOT 无钙化，球囊回吸后弹性回缩等[56]。

Nordemeyer 等发现[42]，在带瓣支架植入前先在 RVOT 预置支架，可将带瓣支架断裂风险降低 3 倍，

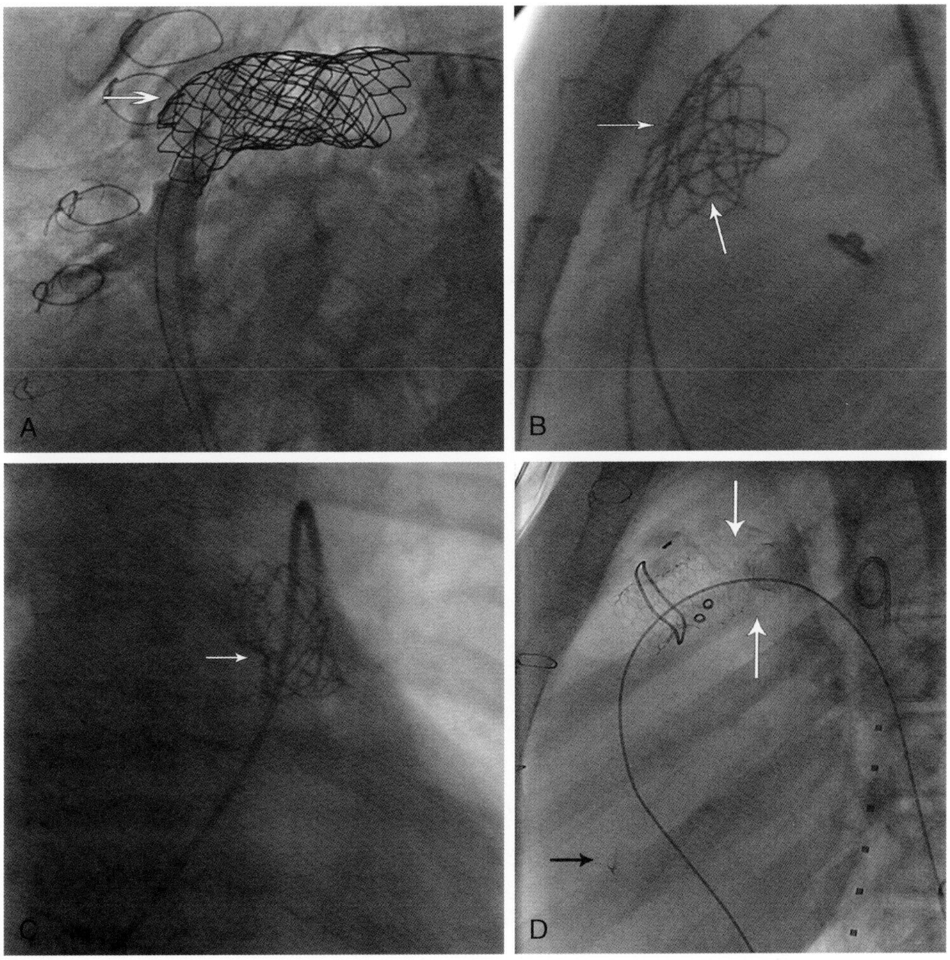


**图 8-9 支架断裂严重程度分型**

**A.** Ⅰ型：支架一个或一个以上支撑杆断裂，但未丧失支架完整性，箭头所指为多处Ⅰ型支架断裂。**B** 和 **C.** Ⅱ型：支架一个或一个以上支撑杆断裂，并丧失支架完整性。图中可见多处断裂导致支架塌陷。该患者跨支架出现明显压力阶差。**D.** Ⅲ型：支架断裂成几段或者支架栓塞。图中可见 RVOT 支架（非 Melody 瓣膜）分离、碎裂，形成Ⅲ型断裂。该分型系 Nordmeyer[56]分型法

然而，在 RVOT 预置支架和直接行 PPVI 的患者之间，该研究并没有显示出临床结果方面的差异。许多中心常规实施支架预置，并将其列为 PPVI 标准操作的一部分[60]。随访时推荐定期行 X 线摄像和（或）透视检查，观察支架有无断裂，尽早发现支架断裂并再次干预可维持管道的完整性[61]。

### 吊床效应

该现象仅见于早期 Melody 瓣膜，当时仅用缝线将 Contegra 瓣膜（Medtronic，Minneapolis，Mich.）与支架远端进行留置缝合[62]，血液可在瓣膜组织和支架之间自由穿梭，形成瓣膜梗阻假象。最近，Melody 瓣膜改进设计方式，在支架交汇处加固一道缝线，纠正了这种缺陷，让这种并发症成为历史。

### 瓣膜出鞘后脱载

这一现象仅见于 Retroflex Ⅲ输送系统释放 Edwards SAPIEN 瓣膜之时，瓣膜在 IVC 内系正常出鞘。如正试图将瓣膜经 RVOT 送至预定位置时导丝脱落，SAPIEN 瓣膜将无法自导管取出，也无法将其送至预定位置。尽管 23mm 的 SAPIEN 瓣膜可采用 26F Retroflex Ⅲ输送鞘取出，但更多时候需行外科手术自静脉取出瓣膜。还有一种办法便是，将瓣膜置于 IVC，然后以支架覆盖，从而保持 IVC 通畅[53]。

## 血流动力学和临床结果

多项前瞻性研究表明，PPVI 可有效降低 RVOT 压力阶差和 RV 压力，提供一个功能良好的 PV，防止肺动脉反流。从有创血流动力学评估和 MRI 检查来看，PPVI 治疗 RVOT 狭窄效果堪比单纯金属裸支架（BMS）植入术[63]，两种方法在降低 RVOT 压力阶差和 RV 压力方面的早期结果相似。然而，BMS 可引起无限制性 PR，在降低 RV 压力负荷的同时换来的是 RV 容量负荷的增加。PPVI 患者 RV 和 LV 有效每搏量（RV 每搏输出量减去肺动脉反流量）明显改善，而 BMS 则无变化，这也可从 PPVI 术后患者心率下降而心排血量保持稳定得以印证。随着舒张早期充盈压改善、RV 壁张力下降和室间隔运动回归正常，LV 舒张末容量也逐渐增加[64-65]。

在有选择地进行 Melody 瓣膜 PPVI 后，随访 2～3 年结果显示，其围手术期总体死亡率（＜1%）和其他严重并发症发生率均很低。据 Bonhoeffer 报道，他们早期共对 155 例患者行 PPVI，随访约 28 个月（中位数）显示，术后 10 个月和 30 个月无需再次介入治疗或外科手术的患者分别占 93%和 86%[47]。“Melody 经导管肺动脉瓣植入术研究”显示，术后 1 年和 2 年无瓣膜功能障碍的患者分别为 94%和 86%，RVOT 无需再次处理的患者分别为 95%和 88%[48]。多伦多小样本量病例分析显示，青少年 PPVI 术后 12、24 和 36 个月无需再次介入治疗处理的患者分别占 91%、80%和 80%[46]。Eicken 等也报道了自 2006 年至 2010 年在两个中心对 102 例患者实施 PPVI 的临床效果[45]。所有患者均常规预置支架，1 例患者因冠状动脉受压而死亡。随访 1 年（中位数），1 例（1%）因心内膜炎需取出瓣膜；8 例（8%）因存在残余压力阶差需再次球囊扩张，其中 4 例需行瓣中瓣（valve-in-valve，VIV）植入术。

关于支架断裂，临床病例分析显示，术后 1 年发生率有低至 5%者，也有高达 40%者，这可能与病例混杂程度，预置支架比例以及随访严格程度等有关[45,48,56,62]。Nordmeyer 等对患者平均随访 13 个月显示，支架断裂发生率为 21%，无支架断裂患者 1 年、2 年和 3 年存活率分别为 85.1%、74.5%和 69.2%[56]，大多数事件发生于术后 400 天之内。“Melody 经导管肺动脉瓣植入术研究”显示，随访 14 个月，支架断裂发生率约 22%。PPVI 使用 SAPIEN 瓣膜者远少于 Melody 瓣膜，然而，COMPASSION Ⅰ期临床试验显示，术后 6 个月无支架断裂发生[53]。随着随访时间延长和患者数量增加，这种效果能否继续保持让我们拭目以待。

所有发表结果均一致显示，PPVI 后患者纽约心功能分级明显改善[47]。以 RVOT 狭窄为主的患者和显著 PR 的患者 PPVI 后血流动力学变化存在差异[65-66]，在 RVOT 狭窄患者，RV 后负荷减轻后，心肺运动试验显示最大摄氧量等明显改善，提示 RV 功能参数和容量均明显好转，而单纯 PR 患者术后并无这种变化[66]。持续 MRI 随访检测显示，对梗阻性病变行 PPVI，RV 收缩功能改善主要发生于术后早期，1 年以后几乎不再改善[67]。

Plymen 等进行队列研究显示，与外科 PVR 术后相同，严重 PR 患者术后 QRS 间期和 $QT_c$ 离散度显著降低[68]，而 RVOT 梗阻性患者术后 QRS 间期变化并无统计学差异。迄今为止，尚无 PPVI 术后心电图指标随着临床心律失常负荷降低而改善的证据，但可以设想，随着复极逐渐同步化，电重构也会向有利方向发展。

## 8.5 PPVI 展望

虽然 PPVI 仍缺乏统一而合适的标准，但现已开始讨论是否应在疾病早期（即 RV 舒张末期容积较小时）实施 PPVI，而不是常规等到需行外科 PVR 时才进行。之所以提出这一观点，是因为介入手术围手术期风险比外科开胸手术小。有关外科 PVR 和 PPVI 效果比较，目前尚无报道，也尚未开展同期对比研究。PVR 和 PPVI 患者构成并不相同，这包括合并症情况、外科手术风险、技术难度和是否需行其他修复术等，使得两类人群不具备可比性。单纯从经济角度来看，成本模型显示，与外科 PVR 相比，每名 PPVI 患者 25 年时间内将增加大约 3000 到 7000 美元医疗费用[69]。

另一个尚需回答的关键问题是 Melody 和 SAPIEN 瓣膜的长期使用寿命问题[48]。再过几年，有望从业已发表的队列研究和其他实际工作经验中获得更长时间的随访数据。按照 FDA 的批准条件，美敦力公司尚需对 Melody 瓣膜进行两项后续研究，即医师操作专业化培训和长期风险与获益研究[70]。美敦力公司必须建立数据库，完整保留所有 Melody 瓣膜植入临床数据。“Melody 经导管肺动脉瓣植入术研究”将继续报道 150 例参与者介入治疗结果，直至 5 年随访期满[48-49]。第二项研究正在进行，该研究需重新纳入 100 例新患者以评估 PPVI 培训项目是否足够以及项目的安全性。同样，随着参与者的不断增多和随访时间的不断延长，以 Edwards SAPIEN PV 为研究对象的 COMPASSION 试验也在稳步向前推进[53]。随着患者数量的增加和随访时间的延长，人们越发关注 SAPIEN 瓣膜是否仍可将支架断裂发生率保持在低水平状态。支架断裂事件发生率降低是否会引起临床效果差异，人们也在拭目以待。还有其他几种经皮或杂交 PV 系统正在进行体外实验、动物实验或临床前期研究[71-74]。

未来的 PPVI 技术难题在于如何在已经扩张的流出道植入瓣膜，这种情况主要见于 TOF 修复术后。在初步探索 Melody 和 SAPIEN 瓣膜植入 RV-PA 管道的可行性之后，人们也开始探索如何将瓣膜植入曾行跨瓣环补片修补术的 RVOT，如瓣环直径≤22mm 可植入 Melody 瓣膜，≤26mm 则植入 SAPIEN 瓣膜[75-76]。有报道显示，如 RVOT 显著扩张，也可采用杂交手术进行修复，即在心脏不停跳状态下先行外科环缩术将 RVOT 缩小然后再行 PPVI。此外，如果患者生物瓣环直径较大，平时用于主动脉瓣植入术的 29mm SAPIEN 瓣膜，也可用于 PPVI。

动物实验业已证实，在扩张的 RVOT 植入瓣膜切实可行，可用改良的沙漏型支架使肺动脉主干和漏斗部直径更小，从而为带瓣支架置放提供一个足够狭窄的固定平台[77-78]。关于如何设计一种支架以缩小漏斗部直径，目前正在使用不同的技术手段进行研究，美敦力公司现已生产出这样一种装置，称为“自体 PV 植入物”，并开始进行人体临床研究。设计这种自膨式带瓣管道的初衷是为了能将其置入 TOF 患者的肺动脉干和自体 ROVT，否则，这些患者将因解剖结构特殊而无法采用目前的经导管瓣膜植入技术治疗。

随着时间的推移，可能更广泛使用三维模型，通过该模型评估患者是否适合 PPVI 并制订更加周密的手术方案，且解剖结构变异带来的困扰可由带瓣支架进行重新塑形而抵消，支架重塑后可使其形态与患者独特形态更加吻合[79-80]。从 MRI 数据衍生的三维快速铸模系统现已开始在实验室用于此类模型制作，使用这种三维模型，能根据患者特点定制更加符合其解剖形态的经导管瓣膜[81]。虽然目前看起来财政方面尚不支持，但作者认为，这是未来个体化治疗的终极目标之一。

## 参考文献


1. Xanthos T, Dalivigkas I, Ekmektzoglou KA: Anatomic variations of the cardiac valves and papillary muscles of the right heart, *Ital J Anat Embryol* 116:111–126, 2011.
2. Davlouros PA, Niwa K, Webb G, et al: The right ventricle in congenital heart disease, *Heart* 92(Suppl 1):i27–i38, 2006.
3. Freed MD, Rosenthal A, Bernhard WF, et al: Critical pulmonary stenosis with a diminutive right ventricle in neonates, *Circulation* 48:875–881, 1973.
4. Nugent EW, Freedom RM, Rowe RD, et al: Aneurysm of the membranous septum in ventricular septal defect, *Circulation* 56:I82–I84, 1977.
5. Hayes CJ, Gersony WM, Driscoll DJ, et al: Second natural history study of congenital heart defects: results of treatment of patients with pulmonary valvar stenosis, *Circulation* 87:I28–I37, 1993.
6. Chen CR, Cheng TO, Huang T, et al: Percutaneous balloon valvuloplasty for pulmonic stenosis in adolescents and adults, *N Engl J Med* 335:21–25, 1996.
7. Kan JS, White RI Jr, Mitchell SE, et al: Percutaneous balloon valvuloplasty: a new method for treating congenital pulmonary-valve stenosis, *N Engl J Med* 307:540–542, 1982.
8. Chaturvedi RR, Redington AN: Pulmonary regurgitation in congenital heart disease, *Heart* 93:880–889, 2007.
9. Oosterhof T, Hazekamp MG, Mulder BJ: Opportunities in pulmonary valve replacement, *Expert Rev Cardiovasc Ther* 7:1117–1122, 2009.
10. Shimazaki Y, Blackstone EH, Kirklin JW: The natural history of isolated congenital pulmonary valve incompetence: surgical implica-

tions, *Thorac Cardiovasc Surg* 32:257–259, 1984.
11. Shimazaki Y, Blackstone EH, Kirklin JW, et al: The dimensions of the right ventricular outflow tract and pulmonary arteries in tetralogy of Fallot and pulmonary stenosis, *J Thorac Cardiovasc Surg* 103:692–705, 1992.
12. Gatzoulis MA, Clark AL, Cullen S, et al: Right ventricular diastolic function 15 to 35 years after repair of tetralogy of Fallot: restrictive physiology predicts superior exercise performance, *Circulation* 91:1775–1781, 1995.
13. Chaturvedi RR, Kilner PJ, White PA, et al: Increased airway pressure and simulated branch pulmonary artery stenosis increase pulmonary regurgitation after repair of tetralogy of Fallot: real-time analysis with a conductance catheter technique, *Circulation* 95:643–649, 1997.
14. Kuehne T, Saeed M, Gleason K, et al: Effects of pulmonary insufficiency on biventricular function in the developing heart of growing swine, *Circulation* 108:2007–2013, 2003.
15. Davlouros PA, Kilner PJ, Hornung TS, et al: Right ventricular function in adults with repaired tetralogy of Fallot assessed with cardiovascular magnetic resonance imaging: detrimental role of right ventricular outflow aneurysms or akinesia and adverse right-to-left ventricular interaction, *J Am Coll Cardiol* 40:2044–2052, 2002.
16. Gray R, Greve G, Chen R, et al: Right ventricular myocardial responses to chronic pulmonary regurgitation in lambs: disturbances of activation and conduction, *Pediatr Res* 54:529–535, 2003.
17. Gatzoulis MA, Balaji S, Webber SA, et al: Risk factors for arrhythmia and sudden cardiac death late after repair of tetralogy of Fallot: a multicentre study, *Lancet* 356:975–981, 2000.
18. Therrien J, Siu SC, Harris L, et al: Impact of pulmonary valve replacement on arrhythmia propensity late after repair of tetralogy of Fallot, *Circulation* 103:2489–2494, 2001.
19. Nollert G, Fischlein T, Bouterwek S, et al: Long-term survival in patients with repair of tetralogy of Fallot: 36-year follow-up of 490 survivors of the first year after surgical repair, *J Am Coll Cardiol* 30:1374–1383, 1997.
20. Buechel ER, Dave HH, Kellenberger CJ, et al: Remodelling of the right ventricle after early pulmonary valve replacement in children with repaired tetralogy of Fallot: assessment by cardiovascular magnetic resonance, *Eur Heart J* 26:2721–2727, 2005.
21. Therrien J, Provost Y, Merchant N, et al: Optimal timing for pulmonary valve replacement in adults after tetralogy of Fallot repair, *Am J Cardiol* 95:779–782, 2005.
22. Lee C, Park CS, Lee CH, et al: Durability of bioprosthetic valves in the pulmonary position: long-term follow-up of 181 implants in patients with congenital heart disease: *J Thorac Cardiovasc Surg* 142:351–358, 2011.
23. Ilbawi MN, Lockhart CG, Idriss FS, et al: Experience with St. Jude Medical valve prosthesis in children: a word of caution regarding right-sided placement, *J Thorac Cardiovasc Surg* 93:73–79, 1987.
24. Miyamura H, Kanazawa H, Hayashi J, et al: Thrombosed St. Jude Medical valve prosthesis in the right side of the heart in patients with tetralogy of Fallot, *J Thorac Cardiovasc Surg* 94:148–150, 1987.
25. Waterbolk TW, Hoendermis ES, den Hamer IJ, et al: Pulmonary valve replacement with a mechanical prosthesis: promising results of 28 procedures in patients with congenital heart disease, *Eur J Cardiothorac Surg* 30:28–32, 2006.
26. Gulbins H, Kreuzer E, Reichart B: Homografts: a review, *Expert Rev Cardiovasc Ther* 1:533–539, 2003.
27. Oosterhof T, Meijboom FJ, Vliegen HW, et al: Long-term follow-up of homograft function after pulmonary valve replacement in patients with tetralogy of Fallot, *Eur Heart J* 27:1478–1484, 2006.
28. Discigil B, Dearani JA, Puga FJ, et al: Late pulmonary valve replacement after repair of tetralogy of Fallot, *J Thorac Cardiovasc Surg* 121:344–351, 2001.
29. Yemets IM, Williams WG, Webb GD, et al: Pulmonary valve replacement late after repair of tetralogy of Fallot, *Ann Thorac Surg* 64:526–530, 1997.
30. Turrentine MW, McCarthy RP, Vijay P, et al: Polytetrafluoroethylene monocusp valve technique for right ventricular outflow tract reconstruction, *Ann Thorac Surg* 74:2202–2205, 2002.
31. Brown JW, Ruzmetov M, Vijay P, et al: Right ventricular outflow tract reconstruction with a polytetrafluoroethylene monocusp valve: a twelve-year experience, *J Thorac Cardiovasc Surg* 133:1336–1343, 2007.
32. Turrentine MW, McCarthy RP, Vijay P, et al: PTFE monocusp valve reconstruction of the right ventricular outflow tract, *Ann Thorac Surg* 73:871–879, 2002. discussion 9–80.
33. Caldarone CA, McCrindle BW, Van Arsdell GS, et al: Independent factors associated with longevity of prosthetic pulmonary valves and valved conduits, *J Thorac Cardiovasc Surg* 120:1022–1030, 2000. discussion 31.
34. Cebotari S, Tudorache I, Ciubotaru A, et al: Use of fresh decellularized allografts for pulmonary valve replacement may reduce the reoperation rate in children and young adults: early report, *Circulation* 124:S115–S123, 2011.
35. Holst KA, Dearani JA, Burkhart HM, et al: Risk factors and early outcomes of multiple reoperations in adults with congenital heart disease, *Ann Thorac Surg* 92:122–130, 2011.
36. Singh HS, Osten M, Horlick E: Future horizons for catheter-based interventions in adult congenital and structural heart disease, *Future Cardiol* 8:203–213, 2012.
37. Bonhoeffer P, Boudjemline Y, Saliba Z, et al: Percutaneous replacement of pulmonary valve in a right-ventricle to pulmonary-artery prosthetic conduit with valve dysfunction, *Lancet* 356:1403–1405, 2000.
38. Leon MB, Smith CR, Mack M, et al: Transcatheter aortic-valve implantation for aortic stenosis in patients who cannot undergo surgery, *N Engl J Med* 363:1597–1607, 2010.
39. Smith CR, Leon MB, Mack MJ, et al: Transcatheter versus surgical aortic-valve replacement in high-risk patients, *N Engl J Med* 364:2187–2198, 2011.
40. Feltes TF, Bacha E, Beekman RH 3rd, et al. Indications for cardiac catheterization and intervention in pediatric cardiac disease: a scientific statement from the American Heart Association: *Circulation*,123:2607–2652, 2011.
41. Warnes CA, Williams RG, Bashore TM, et al: ACC/AHA 2008 guidelines for the management of adults with congenital heart disease: a report of the American College of Cardiology/American Heart Association Task Force on Practice Guidelines (writing committee to develop guidelines on the management of adults with congenital heart disease), *Circulation* 118:e714–e833, 2008.
42. Nordmeyer J, Lurz P, Khambadkone S, et al: Pre-stenting with a bare metal stent before percutaneous pulmonary valve implantation: acute and 1-year outcomes, *Heart* 97:118–123, 2010.
43. Simpson KE, Huddleston CB, Foerster S, et al: Successful subxyphoid hybrid approach for placement of a Melody percutaneous pulmonary valve, *Catheter Cardiovasc Interv* 78:108–111, 2011.
44. Khambadkone S, Coats L, Taylor A, et al: Percutaneous pulmonary valve implantation in humans: results in 59 consecutive patients, *Circulation* 112:1189–1197, 2005.
45. Eicken A, Ewert P, Hager A, et al: Percutaneous pulmonary valve implantation: two-centre experience with more than 100 patients, *Eur Heart J* 32:1260–1265, 2011.
46. Vezmar M, Chaturvedi R, Lee KJ, et al: Percutaneous pulmonary valve implantation in the young 2-year follow-up, *J Am Coll Cardiol* 3:439–448, 2010.
47. Lurz P, Coats L, Khambadkone S, et al: Percutaneous pulmonary valve implantation: impact of evolving technology and learning curve on clinical outcome, *Circulation* 117:1964–1972, 2008.
48. McElhinney DB, Hellenbrand WE, Zahn EM, et al: Short- and medium-term outcomes after transcatheter pulmonary valve placement in the expanded multicenter US melody valve trial, *Circulation* 122:507–516, 2010.
49. Zahn EM, Hellenbrand WE, Lock JE, et al: Implantation of the melody transcatheter pulmonary valve in patients with a dysfunctional right ventricular outflow tract conduit early results from the U.S. clinical trial, *J Am Coll Cardiol* 54:1722–1729, 2009.
50. Neyt M, Vinck I, Gewillig M, et al: Percutaneous pulmonary and aortic valve insertion in Belgium: going for conditional reimbursement or waiting for further evidence? *Int J Technol Assess Health Care* 25:281–289, 2009.
51. Boone RH, Webb JG, Horlick E, et al: Transcatheter pulmonary valve implantation using the Edwards SAPIEN transcatheter heart valve, *Catheter Cardiovasc Interv* 75:286–294, 2010.
52. Ewert P, Horlick E, Berger F: First implantation of the CE-marked transcatheter SAPIEN pulmonic valve in Europe, *Clin Res Cardiol* 100:85–87, 2011.
53. Kenny D, Hijazi ZM, Kar S, et al: Percutaneous implantation of the Edwards SAPIEN transcatheter heart valve for conduit failure in the

pulmonary position: early phase I results from an international multicenter clinical trial, *J Am Coll Cardiol* 58:2248–2256, 2011.

54. Kostolny M, Tsang V, Nordmeyer J, et al: Rescue surgery following percutaneous pulmonary valve implantation, *Eur J Cardiothorac Surg* 33:607–612, 2008.
55. Sridharan S, Coats L, Khambadkone S, et al: Images in cardiovascular medicine: transcatheter right ventricular outflow tract intervention: the risk to the coronary circulation, *Circulation* 113:e934–e935, 2006.
56. Nordmeyer J, Khambadkone S, Coats L, et al: Risk stratification, systematic classification, and anticipatory management strategies for stent fracture after percutaneous pulmonary valve implantation, *Circulation* 115:1392–1397, 2007.
57. Schievano S, Petrini L, Migliavacca F, et al: Finite element analysis of stent deployment: understanding stent fracture in percutaneous pulmonary valve implantation, *J Interv Cardiol* 20:546–554, 2007.
58. Schievano S, Taylor AM, Capelli C, et al: Patient specific finite element analysis results in more accurate prediction of stent fractures: application to percutaneous pulmonary valve implantation, *J Biomech* 43:687–693, 2010.
59. Peng LF, McElhinney DB, Nugent AW, et al: Endovascular stenting of obstructed right ventricle-to-pulmonary artery conduits: a 15-year experience, *Circulation* 113:2598–2605, 2006.
60. Demkow M, Biernacka EK, Spiewak M, et al: Percutaneous pulmonary valve implantation preceded by routine prestenting with a bare metal stent, *Catheter Cardiovasc Interv* 77:381–389, 2011.
61. Knirsch W, Haas NA, Lewin MA, et al: Longitudinal stent fracture 11 months after implantation in the left pulmonary artery and successful management by a stent-in-stent maneuver, *Catheter Cardiovasc Interv* 58:116–118, 2003.
62. Nordmeyer J, Coats L, Lurz P, et al: Percutaneous pulmonary valve-in-valve implantation: a successful treatment concept for early device failure, *Eur Heart J* 29:810–815, 2008.
63. Lurz P, Nordmeyer J, Muthurangu V, et al: Comparison of bare metal stenting and percutaneous pulmonary valve implantation for treatment of right ventricular outflow tract obstruction: use of an x-ray/magnetic resonance hybrid laboratory for acute physiological assessment, *Circulation* 119:2995–3001, 2009.
64. Lurz P, Puranik R, Nordmeyer J, et al: Improvement in left ventricular filling properties after relief of right ventricle to pulmonary artery conduit obstruction: contribution of septal motion and interventricular mechanical delay, *Eur Heart J* 30:2266–2274, 2009.
65. Coats L, Khambadkone S, Derrick G, et al: Physiological consequences of percutaneous pulmonary valve implantation: the different behaviour of volume- and pressure-overloaded ventricles, *Eur Heart J* 28:1886–1893, 2007.
66. Lurz P, Giardini A, Taylor AM, et al: Effect of altering pathologic right ventricular loading conditions by percutaneous pulmonary valve implantation on exercise capacity, *Am J Cardiol* 105:721–726, 2010.
67. Lurz P, Nordmeyer J, Giardini A, et al: Early versus late functional outcome after successful percutaneous pulmonary valve implantation: are the acute effects of altered right ventricular loading all we can expect? *J Am Coll Cardiol* 57:724–731, 2011.
68. Plymen CM, Bolger AP, Lurz P, et al: Electrical remodeling following percutaneous pulmonary valve implantation, *Am J Cardiol* 107:309–314, 2011.
69. Raikou M, McGuire A, Lurz P, et al: An assessment of the cost of percutaneous pulmonary valve implantation (PPVI) versus surgical pulmonary valve replacement (PVR) in patients with right ventricular outflow tract dysfunction, *J Med Econ* 14:47–52, 2011.
70. U.S. Food and Drug Administration (FDA): FDA *Approves First Percutaneous Heart Valve*, Jan. 25, 2010. Available at: http://www.fda.gov/NewsEvents/Newsroom/PressAnnouncements/ucm198597.htm. (Accessed March 15th, 2012., at http://www.fda.gov/NewsEvents/Newsroom/PressAnnouncements/ucm198597.htm.).
71. Attmann T, Jahnke T, Quaden R, et al: Advances in experimental percutaneous pulmonary valve replacement, *Ann Thorac Surg* 80:969–975, 2005.
72. Attmann T, Quaden R, Jahnke T, et al: Percutaneous pulmonary valve replacement: 3-month evaluation of self-expanding valved stents, *Ann Thorac Surg* 82:708–713, 2006.
73. Schreiber C, Horer J, Vogt M, et al: A new treatment option for pulmonary valvar insufficiency: first experiences with implantation of a self-expanding stented valve without use of cardiopulmonary bypass, *Eur J Cardiothorac Surg* 31:26–30, 2007.
74. Ruiz CE, Iemura M, Medie S, et al: Transcatheter placement of a low-profile biodegradable pulmonary valve made of small intestinal submucosa: a long-term study in a swine model, *J Thorac Cardiovasc Surg* 130:477–484, 2005.
75. Guccione P, Milanesi O, Hijazi ZM, et al: Transcatheter pulmonary valve implantation in native pulmonary outflow tract using the Edwards SAPIEN & trade; transcatheter heart valve, *Eur J Cardiothorac Surg* 41:1192–1194, 2012.
76. Thanopoulos BV, Giannakoulas G, Arampatzis CA: Percutaneous pulmonary valve implantation in the native right ventricular outflow tract, *Catheter Cardiovasc Interv* 79:427–429, 2012.
77. Mollet A, Basquin A, Stos B, et al: Off-pump replacement of the pulmonary valve in large right ventricular outflow tracts: a transcatheter approach using an intravascular infundibulum reducer, *Pediatr Res* 62:428–433, 2007.
78. Boudjemline Y, Agnoletti G, Bonnet D, et al: Percutaneous pulmonary valve replacement in a large right ventricular outflow tract: an experimental study, *J Am Coll Cardiol* 43:1082–1087, 2004.
79. Capelli C, Taylor AM, Migliavacca F, et al: Patient-specific reconstructed anatomies and computer simulations are fundamental for selecting medical device treatment: application to a new percutaneous pulmonary valve, *Philos Trans A Math Phys Eng Sci.* 368: 3027–3038, 2010.
80. Schievano S, Taylor AM, Capelli C, et al: First-in-man implantation of a novel percutaneous valve: a new approach to medical device development, *EuroIntervention* 5:745–750, 2010.
81. Schievano S, Migliavacca F, Coats L, et al: Percutaneous pulmonary valve implantation based on rapid prototyping of right ventricular outflow tract and pulmonary trunk from MR data, *Radiology* 242:490–497, 2007.

# 第九章

# 风湿性二尖瓣和三尖瓣狭窄经皮球囊瓣膜成形术

# Chapter 9 Percutaneous Balloon Valvuloplasty for Patients with Rheumatic Mitral and Tricuspid Stenosis

RONAN MARGEY • SAMMY ELMARIAH • IGOR F. PALACIOS 著

张 坡 译 朱鲜阳 审校

1982 年前，有症状的瓣膜狭窄性心脏病的传统治疗方法是外科手术[1-2]。今天，经皮球囊治疗二尖瓣、肺动脉瓣、主动脉瓣和三尖瓣狭窄已广泛开展。自从 1984 年 Inoue 等开展第一例手术以来[3]，球囊二尖瓣扩张术（balloon mitral valvuloplasty，BMV）或经皮二尖瓣成形术（percutaneous mitral valvuloplasty，PMV）已成功用于治疗有症状的风湿性二尖瓣狭窄，替代开胸或闭式二尖瓣分离技术，成为首选治疗方法[4-18]。PMV 有良好的即刻血流动力学效果，低住院并发症率，临床症状改善明显，安全有效，提供持续的临床和血流动力学改善，即刻和长期结果与外科分离术相似[19-26]，对于有症状的风湿性二尖并狭窄的患者，PMV 已成为首选的治疗方法。

## 9.1 患者筛选

选择 PMV 患者应依据症状、临床检查、二维和多普勒超声心动图发现[4,17,27-28]。PMV 通常是择期手术。不过，对于药物治疗无效的严重肺水肿和（或）心源性休克的二尖瓣狭窄患者，急诊 PMV 亦可用于挽救生命。适于 PMV 患者须有症状，纽约心脏病协会（NYHA）分级≥Ⅱ级，近期无血栓栓塞事件，左心室造影评价 MR 的 Seller 分级<2 级[29]，二维或经食管超声无左心房血栓（框表 9-1）。PMV 术前应常规进行经胸或经食管超声心动图。心房颤动（房颤）和有栓塞史患者 PMV 前需用华法林抗凝至少 3 月，INR 维持在 2～3。左心房血栓是 PMV 禁忌证，用华法林抗凝后，左心房血栓溶解者，可接受 PMV。

临床、解剖/超声心动图和血流动力学多重评分能预测 PMV 成功率和临床结果（图 9-1）[28]。来自 Massachusetts 总医院（MGH）研究显示，依据 1085 例连续患者人口学资料、超声测量指标（包括超声积分，如图 9-2 所示）和 PMV 相关变量以及长期随访结果（如死亡、二尖瓣替换、重复 PMV），推测出这一临床积分。对最初 800 例患者多变量回归分析，获得独立 PMV 成功率预测。有意义变量归纳为危险积分，预测有效性。鉴定出 6 个预测 PMV 成功率的独立因子：①年龄<55 岁；②NYHA Ⅰ级和Ⅱ级；③PMV 前二尖瓣口面积≥$1cm^2$；④PMV 前 MR 分级<2；⑤超声积分≤8；⑥男性[4,27-28]。积分依据每例患者算术平均数构建。积分越高，手术成功率越大（0/6 分手术成功率 0%，1/6 分手术成功率 39.7%，2/6 分手术成功率 54.4%，3/6 分手术成

**表 9-1**

**经皮球囊二尖瓣成形术推荐适应证**

| 当前适应证 | 分级 | 证据水平 |
|---|---|---|
| 有症状患者（NYHA Ⅱ级、Ⅲ级和Ⅳ级），中或重度 MS（MVA＜1.5cm²），瓣膜形态可进行 PMV，而无左心房血栓或中到重度 MR | Ⅰ | A |
| 无症状患者，中到重度 MS（MVA＜1.5cm²），瓣膜形态可行 PMV，肺动脉高压（PA 收缩压：静息时＞50mmHg 或运动时＞60mmHg），无左心房血栓或中到重度 MR | Ⅱa | C |
| NYHA Ⅲ级和Ⅳ级患者，中或重度 MS（MVA＜1.5cm²），瓣膜钙化僵硬，外科手术风险高，而无左心房血栓或中到重度 MR | Ⅱa | B |
| 无症状患者，中或重度 MS（MVA＜1.5cm²），瓣膜形态可行 PMV，有新近发作的房颤，而无左心房血栓或中到重度 MR | Ⅱb | B |
| NYHA Ⅲ级和Ⅳ级患者，中或重度 MS（MVA＜1.5cm²），瓣膜钙化僵硬，外科手术为低危者 | Ⅱb | C |
| 轻度二尖瓣狭窄患者 | Ⅲ | C |

NYHA：纽约心脏病协会；引美国心脏病学会（ACC）/美国心脏协会（AHA）/欧洲瓣膜性心脏病指南；MVA：二尖瓣口面积

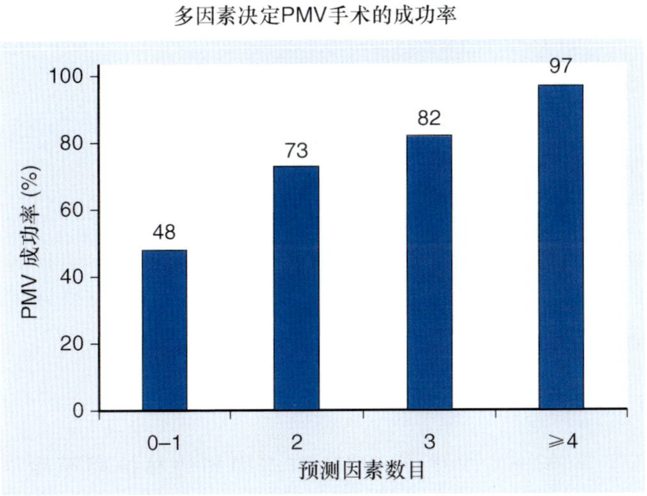


**图 9-1** 来自临床、解剖/超声心动图和血流动力学指标多因素积分有助于预测手术成功率和临床结果。PMV：经皮球囊二尖瓣成形术

功率 77.3%，4/6 分手术成功率 85.7%，5/6 分手术成功率 95%，6/6 分手术成功率 100%，$P<0.001$）。285 例连续队列研究证实，多变量积分是 PMV 成功率有意义预测因素（$P<0.001$）。新积分和超声积分比较，证实新积分更敏感、更特异（$P<0.001$）。新积分也能预测长期结果（$P<0.001$）。临床、解剖和血流动力学变量或许可公式化，有助于筛选出最合适的 PMV 患者。

## 9.2 经皮球囊二尖瓣扩张技术

PMV 患者需禁食和轻度镇静。术前应用抗生素双氯西林（500mg，口服，每 6 小时一次，共 4 次），术中应用头孢唑林（1g，静脉注射）。青霉素过敏者，改用万古霉素（1g，静脉注射）。所有仔细筛选的患者均要接受右心导管和房间隔穿刺左心导管检查。穿刺房间隔成功后，需静脉注射普通肝素（100U/kg）。超过 40 岁患者，推荐常规进行冠脉造影检查。

PMV 前后需进行血流动力学评价，测量心排血量，行左心室造影。心排血量通过热稀释法或 Fick 法测量。依据 Seller 分级法，评价瓣膜钙化程度，通过左心室造影评价 MR 严重程度，并定量分级为 0～4 级[29]。PMV 前后，需进行血氧饱和度检测，评价房间隔穿刺后左向右的分流量。

PMV 有多种技术方法。大部分操作方法需穿刺房间隔，采用凭前向法实现[15-24,26,30-32]。前向法 PMV 可采用双球囊技术完成（图 9-3，A），或更常用的单球囊实现（图 9-3，B）。单球囊通过单一静脉穿刺点和单一房间隔穿刺点或双股静脉穿刺和双房间隔穿刺完成。PMV 逆向法技术，是球囊扩张导管在右或左股动脉的交换导丝轨道上进行。该导丝来自右股静脉通过房间隔穿刺进入左心房、左心室和升主动脉，在降主动脉处用圈套器套住，建立环行轨道[31]。也可采用逆向非穿间隔技术[15]。金属心脏瓣膜扩张器（metallic valvulotome）是新设计的 PMV 技术[16]，这一装置包括两个可分开的金属圆筒，上附金属棒，用螺口固定于一次性导管远端，近端与可活动的钳子相连，握钳可使远端金属棒最大扩张至 40mm（图 9-3，C），技术操作与其他 PMV 球囊技术相同[16]，但是，器械消毒后可重复使用，减少了手术费用。

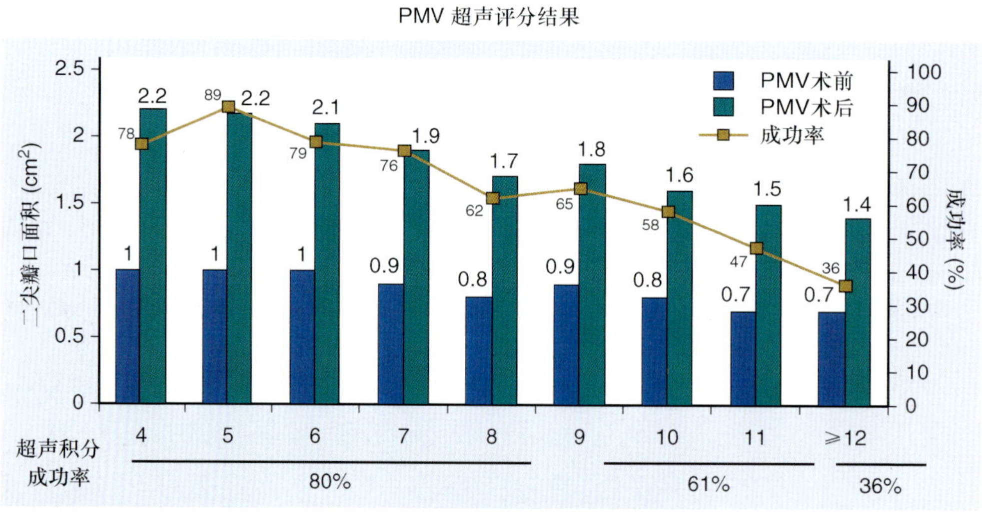


图 9-2　超声积分、PMV 前后 MVA 和 PMV 即刻成功率之间关系。

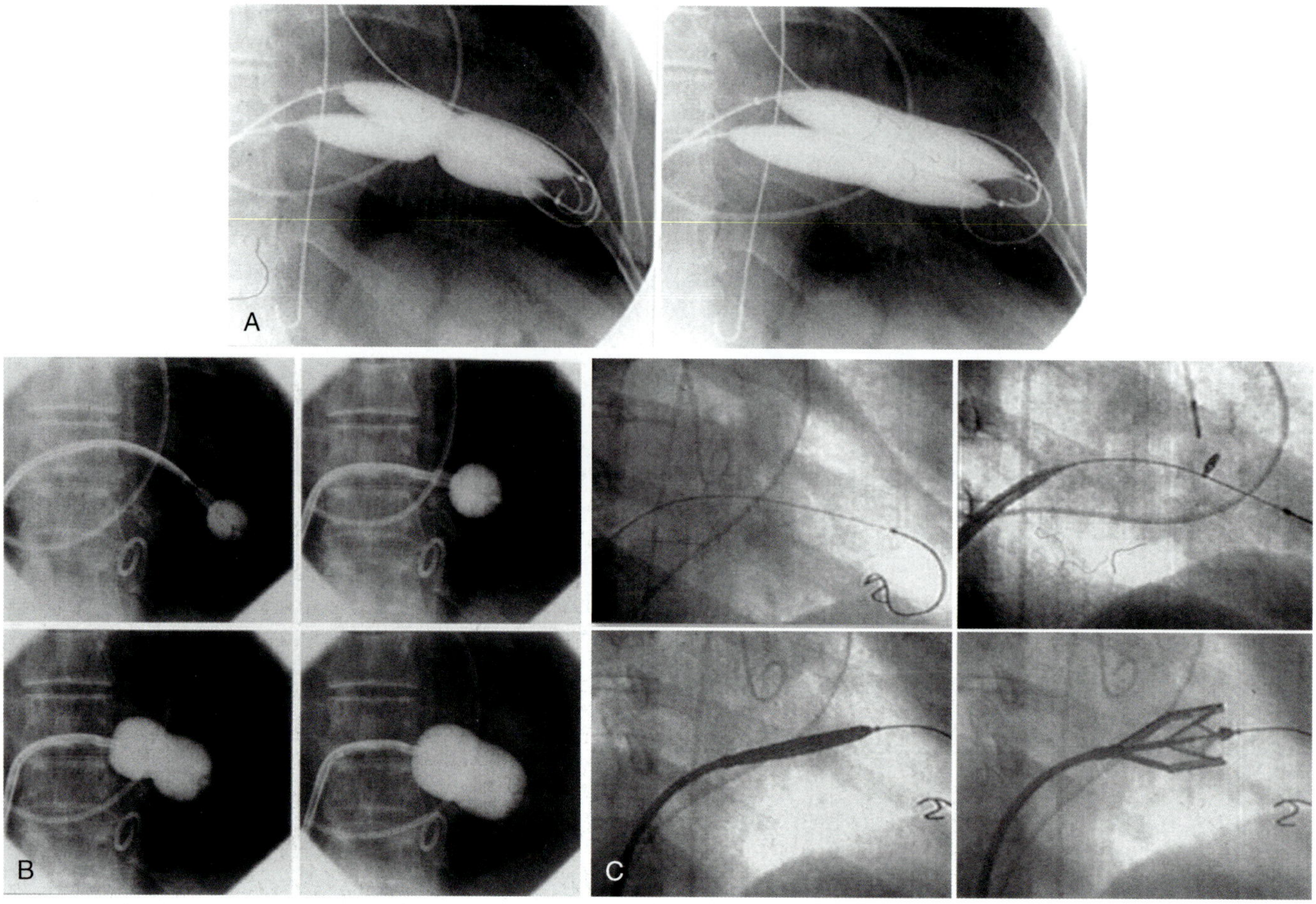


**图 9-3　各种 PMV 技术**

**A.** 双球囊技术；**B.** Inoue 球囊技术；**C.** 金属瓣膜扩张器成形术

## 前向双球囊技术

采用前向双球囊技术进行 PMV 时（图 9-3，A），需将两根 0.0038 英寸（长 260cm）特弗龙（Teflon）包覆交换导丝穿过二尖瓣→左心室→主动脉瓣→升主动脉→降主动脉[4,18-19]。这一过程中，需注意保持左心室腔内导丝形成大而平滑的曲线，以利于球囊通过。如果第 2 根导丝不能放置到降主动脉，可换用远端塑形的 0.038 英寸 Amplatzer 导丝（Cook Inc，Bloomingtom，Ind.）放置于左心室尖部。如果患者有人工主动脉瓣膜时，则可将 2 根塑形导丝均放置于左心室心尖部。充盈球囊过程中，要十分小心，避免导丝和球囊前行致心肌穿孔。双球囊导管的选择原则是［球囊扩张面积/体表面积］比值范围在 $3.1cm^2/m^2 \sim 4.0cm^2/m^2$（表 9-2）。2 个球囊导管均沿导丝前进，穿过二尖瓣口，与左心室长轴平行，充盈球囊直至凹痕消失，通常一次完成，偶尔需扩张 2 到 3 次。操作完成后撤出球囊。

## Inoue 球囊技术

Inoue 技术也常用于 PMV（图 9-3，B）[3]。Inoue 球囊是同轴双腔导管球囊，外径 12F。球囊由双层橡胶囊袋内夹一层人造网膜构成。穿刺房间隔成功后，将盘状左心房导丝送入左心房，退出穿隔导管。用 14F 扩张鞘管扩张股静脉和房间隔。球囊选择依据患者身高：

最大球囊直径（mm）=［身高(cm)/10］+10

球囊导管沿导丝前行至左心房，部分充盈球囊，在左心房导引导丝引导下，送球囊至左心室。逆时针转动导引导丝，并轻微回撤，一旦导管进入左心室，立即充盈球囊远端，并前后移动，确保球囊能自由移动，未卡在腱索之间。然后，轻微回撤导管，卡住二尖瓣口，感觉到阻力后，迅速充盈全部球囊，直至凹痕消失。球囊扩张时应该注意球囊中部凹征。回撤导管至左心房，测量跨二尖瓣压力阶差和心排血量。如需再次扩张，可重新插入左心房指引导丝，以更大的球囊容量重复上述步骤。每次扩张后，均应重新测量跨二尖瓣压力阶差和心排血量，听诊心脏杂音变化，并进行超声心动图检查。如果出现二尖瓣反流，应停止扩张。

**表 9-2**

**双球囊技术有效扩张直径（mm）**

| | 5 | 6 | 7 | 8 | 9 | 10 | 11 | 12 | 13 | 14 | 15 | 16 | 17 | 18 | 19 | 20 | 21 | 22 | 23 | 24 | 25 | |
|---|---|---|---|---|---|---|---|---|---|---|---|---|---|---|---|---|---|---|---|---|---|---|
| **5** | 8.2 | 9.0 | 9.9 | 10.7 | 11.6 | 12.5 | 13.5 | 14.4 | 15.3 | 16.2 | 17.2 | 18.1 | 19.1 | 20.0 | 21.0 | 21.9 | 22.9 | 23.9 | 24.8 | 25.8 | 26.8 | **5** |
| | **6** | 9.8 | 10.7 | 11.5 | 12.4 | 13.3 | 14.1 | 15.1 | 16.0 | 16.9 | 17.8 | 18.7 | 19.7 | 20.6 | 21.6 | 22.5 | 23.5 | 24.4 | 25.4 | 26.3 | 27.3 | **6** |
| | | **7** | 11.5 | 12.3 | 13.1 | 14.0 | 14.9 | 15.8 | 16.7 | 17.6 | 18.5 | 19.4 | 20.3 | 21.2 | 22.2 | 23.1 | 24.1 | 25.0 | 25.9 | 26.9 | 27.8 | **7** |
| | | | **8** | 13.1 | 13.9 | 14.8 | 15.8 | 16.5 | 17.4 | 18.3 | 19.2 | 20.1 | 21.0 | 21.9 | 22.8 | 23.7 | 24.7 | 25.6 | 26.5 | 27.5 | 28.4 | **8** |
| | | | | **9** | 14.7 | 15.6 | 16.4 | 17.3 | 18.1 | 19.0 | 19.9 | 20.8 | 21.7 | 22.6 | 23.5 | 24.4 | 25.3 | 26.2 | 27.2 | 28.1 | 29.0 | **9** |
| | | | | | **10** | 16.4 | 17.2 | 18.0 | 18.9 | 19.7 | 20.6 | 21.5 | 22.4 | 23.3 | 24.2 | 25.1 | 26.0 | 26.9 | 27.8 | 28.8 | 29.7 | **10** |
| | | | | | | **11** | 18.0 | 18.8 | 19.7 | 20.5 | 21.4 | 22.2 | 23.1 | 24.0 | 24.9 | 25.8 | 26.7 | 27.6 | 28.5 | 29.4 | 30.3 | **11** |
| | | | | | | | **12** | 19.8 | 20.5 | 21.3 | 22.1 | 23.0 | 23.9 | 24.7 | 25.6 | 26.5 | 27.4 | 28.3 | 29.2 | 30.1 | 31.0 | **12** |
| | | | | | | | | **13** | 21.3 | 22.1 | 22.9 | 23.8 | 24.6 | 25.5 | 26.4 | 27.2 | 28.1 | 29.0 | 29.9 | 30.8 | 31.7 | **13** |
| | | | | | | | | | **14** | 22.9 | 23.7 | 24.8 | 25.4 | 26.3 | 27.1 | 28.0 | 28.9 | 29.7 | 30.6 | 31.5 | 32.4 | **14** |
| | | | | | | | | | | **15** | 24.5 | 26.4 | 26.2 | 27.0 | 27.9 | 28.8 | 29.6 | 30.5 | 31.4 | 32.2 | 33.1 | **15** |
| | | | | | | | | | | | **16** | 20.2 | 27.0 | 27.8 | 28.7 | 29.5 | 30.4 | 31.2 | 32.1 | 33.0 | 33.9 | **16** |
| | | | | | | | | | | | | **17** | 27.8 | 28.6 | 29.5 | 30.3 | 31.2 | 32.0 | 32.9 | 33.7 | 34.11 | **17** |
| | | | | | | | | | | | | | **18** | 29.5 | 30.3 | 31.1 | 32.0 | 32.8 | 33.6 | 34.5 | 35.4 | **18** |
| | | | | | | | | | | | | | | **19** | 31.1 | 31.9 | 32.7 | 33.6 | 34.4 | 35.3 | 36.1 | **19** |
| | | | | | | | | | | | | | | | **20** | 32.7 | 33.6 | 34.4 | 35.2 | 36.1 | 36.0 | **20** |
| | | | | | | | | | | | | | | | | **21** | 34.4 | 35.2 | 36.0 | 36.9 | 37.7 | **21** |
| | | | | | | | | | | | | | | | | | **22** | 36.0 | 36.8 | 37.7 | 38.5 | **22** |
| | | | | | | | | | | | | | | | | | | **23** | 37.6 | 38.5 | 39.3 | **23** |
| | | | | | | | | | | | | | | | | | | | **24** | 39.3 | 40.1 | **24** |
| | | | | | | | | | | | | | | | | | | | | **25** | 40.9 | **25** |

该表格在两个球囊同时用于 PMV 时决定其有效扩张直径。边界数字代表单个球囊直径，中间数字代表有效扩张直径

## 球囊瓣膜成形术机制

成功的PMV是向瓣环方向撕裂融合的瓣膜交界，增加瓣口面积，这已得到病理、外科和超声研究证实[27,33]。此外，PMV能使二尖瓣叶上钙沉积碎裂，增加钙化瓣叶的弹性[33]。尽管罕见，瓣叶撕裂、心室穿孔、房间隔撕裂和腱索、二尖瓣环、乳头肌断裂偶会发生。

## 即刻结果

图9-3显示一名患者PMV后血流动力学变化。PMV降低跨二尖瓣口压力阶差、平均左心房压和平均肺动脉压力，增加二尖瓣口面积（mitral valve area，MVA）和心排血量。表9-3显示不同的研究者使用不同的PMV技术时MVA变化。多数报道PMV可将瓣口面积从1.0cm$^2$以下增至大约2.0cm$^2$[2,4,12-18,22,34]。

1986年7月至2000年7月，879例二尖瓣狭窄患者在MGH医院接受939次PMV操作[4]，如表9-4显示，PMV后二尖瓣压力阶差从（14±6）mmHg下降到（6±3）mmHg，平均心排血量从（3.9±1.1）L/min增加到（4.5±1.3）L/min，MVA从（0.9±0.3）cm$^2$增加到（1.9±0.7）cm$^2$。平均肺动脉压从（36±13）mmHg下降到（29±11）mmHg，平均左心房压从（25±7）mmHg减少到（17±7）mmHg，提示PMV术后肺血管阻力显著降低。

72%患者PMV后血流动力学获得改善，PMV ≥1.5cm$^2$，MR的Seller分级<3，28%患者结果不理想，其中8.7%患者PMV后MVA仍≤1.0cm$^2$。

**表9-3**

**PMV后MVA即刻改变**

| 作者 | 单位 | 患者数量 | 年龄 | PMV前 | PMV后 |
|---|---|---|---|---|---|
| Palacios et al. | MGH | 879 | 55±15 | 0.9±0.3 | 1.9±0.7 |
| Vahanian et al. | Tenon | 1514 | 45±15 | 1.0±0.2 | 1.9±0.3 |
| Hernández et al. | Clínico Madrid | 561 | 53±13 | 1.0±0.2 | 1.8±0.4 |
| Stefanadis et al. | Athens University | 438 | 44±11 | 1.0±0.3 | 2.1±0.5 |
| Chen et al. | Guangzhou | 4832 | 37±12 | 1.1±0.3 | 2.1±0.2 |
| NHLBI | Multicenter | 738 | 54±12 | 1.0±0.4 | 2.0±0.2 |
| Inoue et al. | Takeda | 527 | 50±10 | 1.1±0.1 | 2.0±0.1 |
| Inoue Registry | Multicenter | 1251 | 53±15 | 1.0±0.3 | 1.8±0.6 |
| Ben Farhat et al. | Fattouma | 463 | 33±12 | 1.0±0.2 | 2.2±0.4 |
| Arora et al. | GB Pan | 600 | 27±8 | 0.8±0.2 | 2.2±0.4 |
| Cribier et al. | Ruen | 153 | 36±15 | 1.0±0.2 | 2.2±0.4 |

MGH：Massachusetts总医院；NHLBI：国家心、肺和血液研究所

**图9-4 1例严重MS患者成功PMV后血流动力学变化**

PMV前（left panel）后（right panel）同步测量左心房和左心室压。同时显示计算的MVA。LA：左心房；LV：左心室；MVA：二尖瓣口面积；bpm：次/分

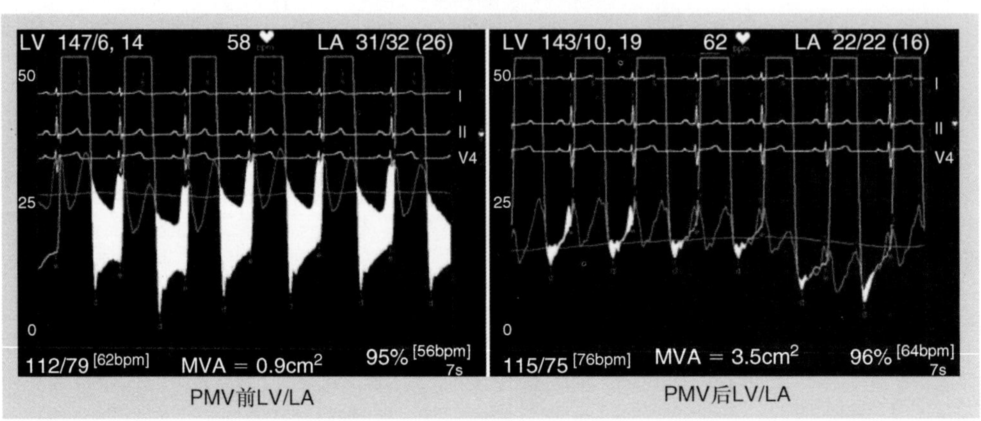

## 9.3 二尖瓣口面积增加和 PMV 成功的预测因素

单变量回归分析显示 MVA 增加与球囊直径直接与有效球囊扩张面积（EBDA）相关。而超声积分高（图 9-2）、合并房颤、X 射线透视下可见钙化、接受过外科分离手术、高龄、NYHA 心功能分级差、PBV 术前有 MR 者，MVA 增加不理想。多变量逐步回归分析显示，球囊直径（$P<0.02$）和 PMV 前超声积分低（$P<0.0001$）、无房颤（$P<0.009$）、无 MR（$P<0.03$）者，PMV 后 MVA 增加明显，为 MVA 增加的独立预测因素[4]。

单变量回归分析发现，高龄、既往 PMV 后的 MVA 增加不理想、平均肺动脉压高、男性、超声积分高、既往 PMV 后的 MR 分级 2 或 2 级以上、曾接受过外科分离手术、合并房颤、X 射线透视下可见二尖瓣钙化[4]，PMV 成功率低。

多变量逐步回归分析显示，PMV 前较大 MVA［比值比（OR）13.05，95%置信区间（CI）7.74～22.51，$P<0.001$）］、较轻的 MR（OR 3.85，95% CI 2.27～6.66，$P<0.001$）、更年轻（OR 3.33，95%CI 1.41～7.69，$P=0.006$）、无外科瓣膜分离手术史（OR 1.85，95% CI 1.20～2.86，$P=0.004$）、男性（OR 1.92，95%CI 1.19～3.13，$P=0.008$）和更低的超声心动图积分（OR 1.69，95% CI 1.18～2.44，$P=0.004$）PMV 结果更好[4]。

### 瓣膜超声心动图积分

超声心动图可精确评价风湿性二尖瓣病变严重程度。常应用 Wilkins 积分评价瓣膜解剖（图 9-2 和表 9-4）[27,35-36]。超声心动图积分是 PMV 短期和长期临床结果有力的预测因素。这一形态积分包括瓣叶僵硬度、厚度、钙化和瓣下结构损伤，积分从 0～4 分。积分越高，表示钙化越重，瓣叶越厚，动度越差，瓣下结构挛缩和钙化越重。PMV 后 MVA 增加与超声积分呈负相关。超声积分≤8 分者，PMV 效果最好。与积分>8 分者相比，积分≤8 患者，MVA 增加更明显。4 项积分中，瓣叶厚度和瓣下结构与 MVA 增加相关性最好[37]。因此，不良临床结果更可能发生在较厚的瓣叶和瓣下腱索挛缩和钙化严重的患者。

### 球囊直径和有效球囊扩张面积

MVA 增加与球囊直径直接相关。这一结果首先在一组接受二次 PMV 患者中发现。他们最初接受单球囊 PMV 后，MVA 增加至（1.2±0.2）$cm^2$。其后接受双球囊 PMV，EBDA（有效球囊扩张面积）从（3.41±0.2）$cm^2/m^2$ 增加至（4.51±0.2）$cm^2/m^2$，平均 MVA 最终达到（1.8±0.7）$cm^2$。在 MGH 接受双球囊治疗者 EBDA 增加较单球囊更明显［EBDA（6.4±0.03）$cm^2$ *vs.*（4.3±0.02）$cm^2$］[38]。双球囊技术 MVA 增加更明显［MVA 平均值（1.9±0.7）$cm^2$ *vs.*（1.4±0.1）$cm^2$］。然而，正如先前所述，仔细选择扩张球囊以获得足够大 MVA，而 MR 稍有增加或无变化。因此，选择球囊导管十分重要。

**表 9-4**

超声积分*/二尖瓣狭窄患者解剖异常程度的超声积分

| 分级 | 瓣叶活动度 | 瓣膜厚度 | 瓣膜钙化 | 瓣下厚度 |
|---|---|---|---|---|
| 0 | 正常 | 正常 | 正常 | 正常 |
| 1 | 瓣膜活动度好，仅瓣尖受限 | 瓣叶接近正常（4～5mm） | 仅一处超声回声增强 | 仅瓣下腱索结构轻微增厚 |
| 2 | 瓣叶中部和基底部活动度减少 | 瓣叶中部增厚，边缘增厚明显 | 瓣叶边缘多处回声增强 | 腱索增厚部分超过腱索长度 1/3 |
| 3 | 在舒张期，主要是瓣叶根部前向运动 | 整个瓣叶增厚（5～8mm） | 回声增强向瓣叶中部延伸 | 腱索增厚部分达到腱索远端 1/3 |
| 4 | 在舒张期，瓣叶无或仅轻微前向运动 | 所有瓣膜组织增厚（>8～10mm） | 多数瓣叶组织大量回声增强 | 所有腱索广泛增厚和缩短，向下延伸到乳头肌 |

* 最大积分分值为 16 分

## 二尖瓣钙化

PMV 即刻效果与 X 射线透视下瓣膜钙化程度呈负相关。无钙化瓣膜 PMV 后 MVA 增加更明显。没有钙化或仅有 1+X 射线透视下钙化者，PMV 后 MVA 增加较 2+、3+、4+X 射线透视下钙化者更多。相应 MVA 增加值（$cm^2$）：没有钙化者（1.1±0.6）$cm^2$，而 1+～4+依次为（0.9±0.5）$cm^2$、（0.8±0.6）$cm^2$、（0.8±0.5）$cm^2$、（0.6±0.4）$cm^2$[39]。

## 既往外科瓣膜分离术史

PMV 后 MVA 增加与既往外科分离术史呈负相关，这组患者 PMV 后仍能产生好的临床效果。154 例既往有外科分离术史者，PMV 后 MVA 增加，但小于无外科分离术史者［MVA（1.8±0.7）$cm^2$ *vs.*（1.9±0.6）$cm^2$，$P<0.05$)］。患者中超声积分≤8 者，即刻血流动力学效果满意[40]。

## 年龄

PMV 既刻效果与患者年龄直接相关。随年龄增加，临床效果降低。年龄≥65 岁者，只有不到 50% 患者获得成功的血流动力学效果[30,41]。在高龄患者中房颤、瓣膜钙化、高超声积分与年龄、PMV 效果呈负相关。

## 房颤

PMV 后 MVA 增加与房颤负相关。房颤患者 PMV 后 MVA 增加较窦性心律者少［MVA（1.7±0.6）$cm^2$ *vs.*（2.0±0.7）$cm^2$］。房颤对术后即刻血流动力学效果有不利影响，可能与这组患者高龄、超声积分≥8、NYHA 心功能分级Ⅳ级、瓣膜钙化（X 射线透视下）、既往外科分离手术史等临床特点和瓣膜形态特征有关[42]。

## PMV 前二尖瓣反流

MR 及其严重程度是 PMV 后不利临床结果的独立预测因素。PMV 后 MVA 增加与造影定量评价的 MR 呈负相关。MR 与 MVA 增加负相关，部分由于术前房颤发作频率较高、超声积分高、X 射线透视下钙化、高龄所致[28,42]。

# 9.4 并发症

表 9-5 列出几项研究报告的 PMV 并发症[4,12-18,22,34]。PMV 死亡率和致残率低于外科分离手术。总体来说，PMV 相关死亡率小于 1%。严重 MR（左心室造影 4 级）发生率 1%～5.2%，部分患者需要住院进

**表 9-5**

**PMV 并发症**

| 作者 | 患者数量 | 死亡率 | 心包填塞 | 严重 MR | 栓塞 |
|---|---|---|---|---|---|
| Palacios et al. | 879 | 0.6% | 1.0% | 3.4% | 1.8% |
| Vahanian et al. | 1514 | 0.4% | 0.3% | 3.4% | 0.3% |
| Hernández et al. | 561 | 0.4% | 0.6% | 4.5% | N/A |
| Stefanadis et al. | 438 | 0.2% | 0% | 3.4% | 0% |
| Chen et al. | 4832 | 0.1% | 0.8% | 1.4% | 0.5% |
| NHLBI | 738 | 3.0% | 4.0% | 3.0% | 3.0% |
| Inoue et al. | 527 | 0% | 1.6% | 1.9% | 0.6% |
| Inoue Registry | 1251 | 0.6% | 1.4% | 3.8% | 0.9% |
| Ben Farhat et al. | 463 | 0.4% | 0.7% | 4.6% | 2.0% |
| Arora et al. | 600 | 1.0% | 1.3% | 1.0% | 0.5% |
| Cribier et al. | 153 | 0% | 0.7% | 1.4% | 0.7% |

MR：二尖瓣反流；NHLBI：国家心、肺和血液研究所。

行二尖瓣替换手术。血栓栓塞和卒中发生率0%～3.1%，心包压塞发生率0.2%～4.6%。心包压塞可发生于房间隔穿刺过程中，心室穿孔罕见。术后即刻血氧测量判断PMV后房间隔左向右分流发生率约为3%～16%，Qp/Qs≥2仅发生于极少数病例。

有报道，严重MR（左心室造影4级）发生率约3%[28,42]，约10.1%出现MR增加≥2级（左心室造影判断），大多数患者能很好耐受这种MR增加；而且，超过50%患者在以后心导管随访中MR较出院时减轻。EBDA/体表面积，该比值是PMV后MR增加的预测因素[28,42-43]。EBDA通过标准几何公式计算（表9-2）。如果比值≤4.0cm²/m²，MR发生率更低。与双球囊相比，单球囊技术MR发生率低，但MS减轻程度也低。选择的球囊比值为3.1～4.0cm²/m²时，能获得最大MVA和最小MR。超声积分也可预测PMV后严重MR发生，这一预测与瓣叶厚度和钙化的分布是否均匀，瓣叶融合程度与是否对称，瓣下结构病变程度相关[35]（表9-6）。

血氧测量判断PMV后的房间隔左向右分流发生率约为3%～16%，缺损直径不大，大多数患者Qp/Qs<2.0。高龄、X射线透视下二尖瓣钙化、超声积分高、PMV前低心排血量及心功能NYHA分级高可预测患者PMV后出现左向右分流[44]。临床、超声、外科和血流动力学研究，PMV后左向右分流发现，大约60%患者缺损可闭合，持续左向右分流量较小（Qp/Qs<2.0），患者临床耐受好。在MGH系列中，只有1例患者随访中有左向右分流的血流动力学意义，患者接受了Clamshell封堵器关闭医源性房间交通。Desideri等报道[45]57例接受PMV患者中，61%术后即刻彩色多普勒超声检查发现房间分流，在（19±6）月（9～33月）随访期间，30%患者分流持续。使用双球囊（一个球囊导管上有两个球囊）和PMV后MVA增加较小，是PMV后随访期间房间分流（Qp/Qs>1.5）持续的独立预测因素。综上，亚适应证PMV患者或瓣膜顺应性差导致PMV后左心房压下降不理想，最可能出现持续性房间左向右分流。

**表9-6**

**超声积分*/PMV术后严重MR超声积分**

| | |
|---|---|
| Ⅰ～Ⅱ | 瓣膜增厚（每个瓣叶单独积分） |
| | 瓣叶接近正常（4～5mm）或仅一段增厚 |
| | 瓣叶均匀纤维化和（或）钙化，没有薄区域 |
| | 瓣叶不均匀纤维化和（或）钙化，薄区域轻微增厚（5～8mm） |
| | 瓣叶不均匀纤维化和（或）钙化，薄区域接近正常（4～5mm） |
| Ⅲ | 交界处钙化 |
| | 仅1处交界处钙化纤维化和（或）钙化 |
| | 两个交界处轻微钙化 |
| | 两个交界处钙化，其中1处钙化明显 |
| | 两个交界处均明显钙化 |
| Ⅳ | 瓣下病变 |
| | 仅瓣下腱索结构轻微增厚 |
| | 腱索增厚部分超过腱索长度1/3 |
| | 腱索增厚部分达到腱索远端1/3 |
| | 所有腱索广泛增厚和缩短，向下延伸到乳头肌 |

* 最大积分分值为16分

## 9.5 临床随访研究

PMV后长期随访结果是鼓舞人心的[4,22-26,30,46-60]。大多数患者临床症状改善明显，NYHA心功能分级Ⅰ到Ⅱ级。PMV后即刻和长期随访期间，持续保持症状、超声心动图和血流动力学改善。超声积分≤8分者，临床长期结果最好，一组患者如果即刻血流动力学结果优秀，远期随访中不可能出现再狭窄。而超声积分>8分者，亦可产生良好的临床结果，随访中临床症状持续改善，但血流动力学和超声随访发现，这组患者再狭窄率较高。表9-7列出了不同中心PMV患者长期随访结果。MGH住院的879例接受PMV患者，12年生存率是74%（图9-5）[4]。随访期间死亡与年龄、PMV后肺动脉高压和PMV前NYHA心功能Ⅳ级直接相关。同一组患者，12年无事件生存率（存活，无二尖瓣替换、修复或重复PMV）33%（图9-6）。Cox回归分析发现年龄［风险比（RR）1.02，CI 1.01～1.03，$P<0.0001$）］、PMV前NYHA心功能Ⅳ级（RR 1.35，CI 1.00～1.81，$P=0.05$）、二尖瓣狭窄分离术史（RR 1.50，CI 1.16～1.92，$P=0.002$）、超声积分（RR 1.31，CI 1.02～1.67，$P=0.003$）、PMV前MR≥2级（RR 1.56，CI 1.09～2.22，$P=0.02$）、PMV后MR≥3级（RR 3.54，95% CI 2.61～4.72，$P<0.0001$）、PMV后平均肺动脉压（RR 1.02，CI 1.01～1.03，$P<0.0001$）是长期随访期间发生事件的独立预测因素。

表 9-7

PMV 后临床长期随访

| 作者 | 患者数量 | 年龄 | 随访时间（年） | 生存率 | 无事件生存率 |
|---|---|---|---|---|---|
| Palacios et al. | 879 | 55 | 12 | 74% | 33% |
| Lung et al. | 1024 | 49 | 10 | 85% | 56% |
| Hernández et al. | 561 | 53 | 7 | 95% | 69% |
| Orrange et al. | 132 | 44 | 7 | 83% | 65% |
| Ben Farhat et al. | 30 | 29 | 7 | 100% | 90% |
| Stefanadis et al. | 441 | 44 | 9 | 98% | 75% |

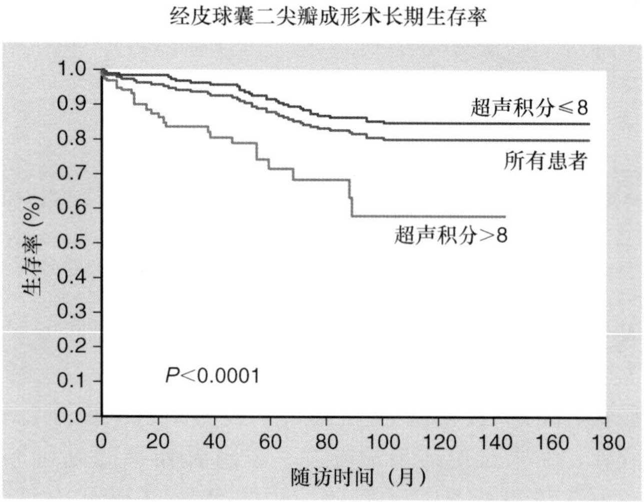


图 9-5　在 MGH 接受 PMV 的所有患者和超声积分>8 分或≤8 分 15 年生存率

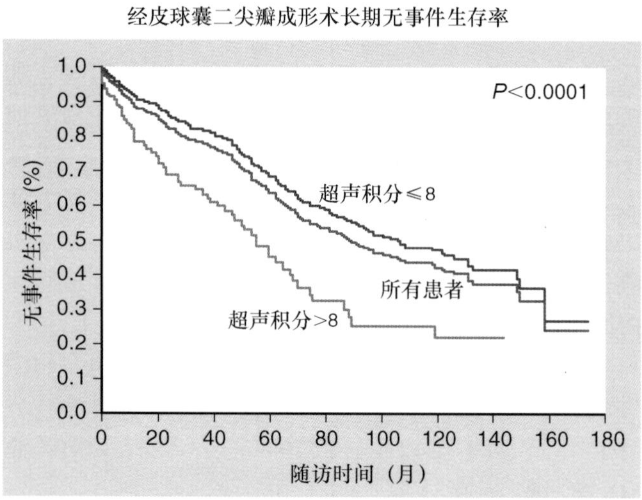


图 9-6　在 MGH 接受 PMV 的所有患者和超声积分>8 分或≤8 分 15 年无事件生存率

15 年随访期间，超声积分≤8 分者，实际生存率和无事件生存率更好，其生存率是 82%，而超声积分>8 分者，生存率仅为 57%（$P<0.0001$），对应的无事件生存率分别为 38% 和 22%（$P<0.0001$）。相似的随访结果，得到了双球囊和 Inoue 球囊技术的证实[4]。瓣膜弹性良好、窦性心律、无钙化的年轻患者，5 年无事件生存率超过 90%[4]。

随访期间心功能恶化出现较晚且主要与二尖瓣再狭窄有关[36]。通过超声评价的 7 年再狭窄率大约是 40%[36]。如再狭窄患者出现症状，可重复 PMV。目前仅小样本病例报道了重复 PMV 效果。小样本对初次成功行 PMV 数年后出现再狭窄的研究，主要狭窄机制为交界处融合，其再次扩张结果满意。

## 高龄

Tuzcu 等[30]报道 99 例年龄≥65 岁高龄患者行 PMV 的结果，46 例取得成功（MVA≥1.5cm²，MR 增加<2 级，左向右分流的 Qp/Qs<1.5）。最好的多变量成功率预测因素是联合超声积分、NYHA 心功能分级和 MVA 缩小。与 PMV 成功的患者相比，NYHA 心功能分级高、超声积分高、术前 MVA 较小的患者成功率低。超声积分低是唯一存活率独立的预测因素，无二尖瓣钙化是最强的无事件预测因素。

近来的数据显示，与年龄<75 岁者相比，年龄≥75 岁患者，术前 MVA 较小 [(0.8±0.3) cm² *vs.* (0.9±0.3) cm²，$P=0.005$]，行 PMV 成功率更低 (51% *vs.* 71.4%，$P<0.0001$)[41]。高龄患者住院死亡率更高（3.1% *vs.* 0.3%），而其他手术相关并发症（心脏压塞、严重 MR、有意义的左向右分流和栓塞）没有差别。超声积分对预测高龄患者 PMV 后血流动力学改善并不理想[30,41]。

不幸的是，没有高龄患者随机对照研究。由于患者选择和外科技术不同，在不同研究中进行 PMV

和外科手术效果对比较为困难。

## 二尖瓣钙化

X射线透视下可见的二尖瓣钙化影响PMV成功率。重度钙化（≥3级）患者，即刻血流动力学效果差，术后MVA较小，跨二尖瓣压力阶差较大。钙化和非钙化瓣膜长期随访结果不同[39]。估计2年生存率更低（80% *vs.* 99%，$P<0.0001$）。由于瓣膜钙化程度加重，存活率降低。2年无瓣膜替换率也更低（67% *vs.* 93%，$P<0.00005$）。这一发现与几项外科分离术后随访研究一致，也即伴有二尖瓣钙化的患者较无钙化患者的生存率要低[1-2,39]。

## 既往有外科瓣膜分离术史

既往有外科瓣膜分离术史患者亦可安全行PMV[40]。与无外科分离手术史者相比，这组患者即刻效果满意，4年随访远期疗效不理想，但死亡率无差异。4年随访发现，这组患者需要进行二尖瓣替换外科手术（26% *vs.* 8%）和（或）心功能Ⅲ级或Ⅳ级者（35% *vs.* 13%）高于无外科分离术史者。如果仔细筛选超声积分≤8分患者，这组患者即刻血流动力学效果和4年随访结果均满意，与无外科分离术史者无差异。

## 心房颤动

61个月的中期随访显示，心房颤动患者即刻和远期疗效均不如无心房颤动患者，心房颤动患者PMV后瓣口面积增加更少，随访中无事件生存率（存活，无二尖瓣替换、修复或重复PMV）更低（32% *vs.* 61%，$P<0.0001$）[41]。根据术前和术中症状分析，心房颤动组PMV术后长期与即刻副作用，最可能的原因是这些患者有多种因素存在。其原因是心房颤动组患者年龄更大，心功能分级多为Ⅳ级，超声积分多大于8分，X射线透视下可见瓣膜钙化，多有外科分离手术史。严重的PMV术后MR（≥3级，$P=0.0001$），超声积分>8分（$P=0.004$），PMV前心功能Ⅳ级（$P=0.046$）是长期随访期间总事件率的独立预测因素。心房颤动不应作为风湿性二尖瓣狭窄治疗的唯一决定因素。超声积分≤8分的心房颤动患者PMV后成功率高，近期和远期疗效优秀。因此，此组患者应该选择PMV。

## 肺动脉高压

肺动脉高压与PMV后即刻和远期效果呈负相关。根据PMV前即刻心导管检查计算的肺血管阻力（PVR），Chen等[46]将MGH住院的564例患者分为3组：1组包括332例（59%），PVR≤250dyne·sec/cm$^{-5}$（阻力正常或轻度升高），2组110例（19.5%），251dyne·sec/cm$^{-5}$≤PVR<400dyne·sec/cm$^{-5}$（阻力中度升高），3组122例（21.5%）PVR≥400dyne·sec/cm$^{-5}$。1组和2组患者年轻，严重心力衰竭症状少，心功能分级低，大多数超声积分≤8分，心房颤动和X射线透视下钙化均较3组少。PMV前后，PVR越高，MVA越小，心排血量越低，平均肺动脉压越高。3组的PMV即刻成功率分别为68%、56%和45%。长期随访研究显示，患者PVR越高，其存活率和无事件生存率（不适宜行二尖瓣外科手术或NYHA Ⅲ级～Ⅳ级）越低。

## 三尖瓣反流

术前三尖瓣反流程度与PMV即刻和远期成功率呈负相关。根据PMV前二维和彩色多普勒定量的MR，Sagie等[47]将MGH住院的患者分为轻、中、重3组。与轻、中度MR组相比，严重MR组患者年龄更大，NYHA心功能分级更差，超声积分>8分者更多，心房颤动比例更高，X射线透视下二尖瓣钙化更多，PMV前后的MVA也更小，随访期间，存活率和无事件生存率更低（不适宜行二尖瓣外科或NYHA Ⅲ级～Ⅳ级）。PMV后随跨二尖瓣压差降低，MR将减轻[61]。

## PMV最佳适应证

对仔细筛选的患者，PMV有极好的即刻和远期血流动力学效果。最佳适应证为①年龄≤45岁；②窦性心律；③超声积分≤8分；④既往无外科二尖瓣分离术史；⑤Seller分级法，PMV前MR≤1级。879例连续接受PMV患者，依上述标准，共有136例完全符合上述特征，这些最佳适应证患者成功率81%，院内事件率（死亡或二尖瓣替换）3.4%，12年随访期间，生存率为95%，无事件生存率为61%[4]。

## 双球囊与Inoue球囊技术

今天，Inoue球囊更为普及。关于Inoue球囊或双球囊技术哪种即刻和远期疗效更优，仍有争议。有报道[48]比较了Inoue球囊（n＝233）或双球囊（n＝659）技术差异，两组患者基线临床特征和瓣膜形态特征相似，双球囊技术PMV后MVA更大[MVA（1.94±0.72）$cm^2$ *vs.*（1.81±0.58）$cm^2$，$P=0.01$]，但成功率（71.3% *vs.* 69.1%，P＝NS）、≥3级的MR发生率、院内并发症，长期生存率和无事件生存率，两组相似。综上可知，Inoue球囊或双球囊是PMV等效技术，可依据操作者经验和习惯来选择。

## 超声心动图和血流动力学研究

随访研究显示，血流动力学失代偿和超声发现再狭窄率较低[4,30,49]。采用临床症状、二维和多普勒超声、穿房间隔左心导管方法评价远期效果显示，PMV后2年，90%患者NYHA心功能为Ⅰ或Ⅱ级[48]。由于间隔穿刺点存在左向右分流（未被血氧仪检测到），PMV后即刻，血流动力学和超声评价的MVA间经常存在不一致性[50]。Desideri等报道[45]（19±6）月（9～33月）的随访期间，超声测量的PMV后即刻MVA和随访期间MVA无差异。Inoue球囊扩张7年后，超声判断的再狭窄率（MVA≤1.5$cm^2$，同时MVA减少50%以上）为39%。术后3、5、7年，MVA减少≥0.3$cm^2$发生率分别是12%、22%、27%。再狭窄的预测因素为术后MVA<1.8$cm^2$和超声积分≥8分[45]。

## PMV与外科瓣膜分离技术

二尖瓣狭窄闭式和开式分离术后再狭窄率已广为报道[52-56]。在美国，尽管外科闭式分离术应用极少，但其他国家仍在应用这一方法。Mayo Clinic住院治疗的267例接受经心室闭式分离术的患者，10、15、20年的生存率分别为79%、67%和55%。无二尖瓣替换的生存率分别为57%、36%和24%[56]。高龄、房颤和男性是死亡的独立预测因素，二尖瓣钙化、心脏增大、MR三者，是再次二尖瓣外科手术的独立预测因素。

由于患者基线特征差异，外科手术和经皮PMV长期临床结果难以比较，大多数心脏外科包括二尖瓣形态适应PMV的年轻患者。年龄和瓣膜形态也许是美国和欧洲PMV患者更低死亡率和无事件生存率的原因[26]。

几项研究比较了瓣膜结构较好的患者，接受外科分离术和经皮PMV后即刻和远期临床效果，这些结论存在争议。总体结果是PMV更优或与外科手术相似[20-25]。Patel等[20]将45例患者随机分为外科闭式分离术或经皮PMV组，结果经皮PMV后MVA增加更多[MVA增加（2.1±0.7）$cm^2$ *vs.*（1.3±0.3）$cm^2$，$P<0.05$]。Shrivastava等[21]比较了单球囊（n＝20）、双球囊（n＝20）和外科闭式分离术（n＝20）效果，双球囊技术MVA更大，双球囊、单球囊和外科闭式分离术后MVA分别为（1.9±0.8）$cm^2$、（1.5±0.4）$cm^2$、（1.5±0.5）$cm^2$。也有几项随机研究发现3种方法术后MVA相似[21-25]。Arora报道（22±6）月平均随访期间，相同的无事件生存率[22]。Ben Farhat等采用随机对照研究比较双球囊和外科开放式及闭式分离术即刻和远期疗效，结果发现双球囊即刻和远期结果与开放式分离技术相似，优于闭式分离技术。因为开放式分离术需胸骨切开和体外循环，费用高，住院时间长，恢复期长，对于适应证的患者PMV应是治疗首要选择[28]。

## 妊娠期PMV

重度二尖瓣狭窄的妊娠女性可接受外科瓣膜分离术。考虑到麻醉和外科手术对胎儿和母亲的危险性，这一手术仅用于药物治疗无效、心功能持续恶化的患者[57-59]。对于这些患者，在妊娠20周以后，可用最小的放射剂量，安全行经皮PMV手术。考虑到重度二尖瓣狭窄女性妊娠后出现症状的风险，应在怀孕前进行PMV。

## 性别对PMV结果的影响

作者评估了1015例（女839例，男176例）连续PMV患者，与男性相比，尽管基线超声积分较低[（7.47±2.15）*vs.*（8.02±2.18），$P=0.002$]，女性手术成功率更低（69% *vs.* 83%，OR 0.44，95%CI 0.27～0.74，$P=0.002$），术后MVA更小（MVA 1.86±0.7$cm^2$ *vs.* 2.07±0.7$cm^2$，$P<0.001$）。男性和女性的手术和住院并发症没有差异，但女性PMV后即刻更可能出现严重MR（调整后

OR 2.41，95%CI 1.0～5.83，$P$=0.05）或在中位数为3.1年的随访期间，需要进行二尖瓣替换（HR 1.54，95%CI 1.03～2.3，$P$=0.037）。由此可见，与男性相比，尽管二尖瓣基线解剖特征好，女性手术成功率较低，远期随访期间，更可能需要行二尖瓣替换手术[60]。

## 9.6 总结

对于临床和解剖特征合适患者，应该首选PMV[62]。超声积分≤8分者，疗效更佳，尤其对年轻、窦性心律、没有肺动脉高压、X射线透视下没有瓣膜钙化证据的患者，这组患者即刻和长期疗效与外科分离手术相似。超声积分>8分者，PMV后仅有50%机会获得成功的血流动力学结果，长期随访不如超声积分≤8分者。超声积分≥12分者，PMV不可能产生好的即刻和远期效果，这组患者应接受外科开胸手术。如果不是外科高危患者，也可考虑行PMV手术。症状轻或没有症状的患者，或解剖特征不理想的患者，需全面平衡，权衡利弊，决定是否进行PMV。如果患者左室造影发现MR≥2级(Seller分级)，应采用外科手术治疗，术中同时行二尖瓣修复，若合并二尖瓣重度增厚、钙化和瓣下挛缩，外科手术时无法修复，可行瓣膜替换。

## 9.7 经皮球囊三尖瓣成形术

三尖瓣狭窄是少见病，常伴发于其他瓣膜疾病[62]。多年来，外科瓣膜切开和瓣膜成形是唯一适合的治疗技术[63-64]。经皮球囊成形术已成为二尖瓣狭窄常规治疗方法[61,65-66]。相似的技术可用于治疗三尖瓣狭窄[61,66-74]。三尖瓣狭窄最常见原因是风湿热，多数患者为三尖瓣反流，或反流合并狭窄。其他病因包括：先天性瓣膜闭锁或狭窄、右心房或转移肿瘤、类癌综合征（尽管类癌综合征患者三尖瓣反流更常见，亦可引起三尖瓣狭窄）和细菌性心内膜炎(特别是永久起搏器和人工瓣膜感染)[62,70,75-77]。

三尖瓣狭窄的超声特征包括瓣叶运动受限，瓣尖分离受限，瓣环直径减少，舒张期穹幕征[62]。超声可见瓣叶增厚，但增厚程度和钙化较风湿性二尖瓣狭窄轻。多普勒显示舒张期跨瓣血流速度加快，血流紊乱，压力减半时间曲线延长。瓣口面积<1.0cm$^2$为重度三尖瓣狭窄。仔细评价三尖瓣反流程度至关重要，有助于决定是否可行球囊扩张[62]。

如患者存在静脉压力升高，静脉淤血症状和体征，需行球囊扩张手术。跨瓣压差≥3mmHg，瓣口面积≤1.5cm$^2$属于严重但可治疗的狭窄，中度及中度以上三尖瓣反流是球囊扩张禁忌证，但是，中度三尖瓣反流患者行球囊扩张有少数病例成功了。肿瘤、赘生物和血栓是瓣膜成形术的禁忌证[62,70,73-74,78]。

经皮球囊三尖瓣成形术经验较少。瓣口面积一般增加约1～2cm$^2$。尽管存在部分残余狭窄，球囊成形术能有效减少跨瓣压差，降低右房压力[66,73-74]。

经皮球囊三尖瓣成形术有效且手术死亡率低。如果应用利尿剂、血管紧张素转化酶（ACE）抑制药或血管紧张素受体拮抗剂不能控制症状，患者应接受球囊成形术[73-74]。如球囊扩张不能打开狭窄瓣口，可行外科切开补救手术[62]。

## 9.8 经皮球囊二尖瓣成形操作技术

### 一般考虑

- PMV通常在轻—中度清醒镇静条件下进行。
- 术中通常应用超声心动图评价基线瓣膜特征和每次扩张后MR程度。
- 作者经验是在PMV前24h内进行食管超声检查，评估Wilkins瓣膜积分、MR程度，除外左心房（尤其是左心耳）血栓。
- 如存在左心耳血栓，华法林抗凝治疗4～8周(严格控制INR）后行PMV。
- 穿刺前1～2h预防性应用抗生素，静脉注射(IV.）头孢唑林1～2g。如青霉素过敏，改用万古霉素1g，静脉注射时间大于1h。
- 所有拟行PMV患者需进行右心导管和穿房间隔左心导管检查。
- 作者经验性用5F鞘管穿刺右股动脉，8F鞘管穿刺右股静脉，同时放置另一支7F静脉鞘管，进行右心导管检查。
- 房间隔穿刺是PMV第一步，也是最重要一步。
- 穿刺房间隔成功后，静脉注射普通肝素(100U/kg）抗凝。

- 年龄超过 40 岁患者，同时进行冠脉造影检查。
- PMV 前后常规进行血流动力学测量、心排血量、左心室造影检查。
- 通过热稀释法和 Fick 原理测心排血量。定量二尖瓣钙化和 MR 程度（Seller 分级）。PMV 前后常规进行血氧含量测定，判断穿刺点过隔血流量。

## 房间隔穿刺

- 从右股静脉放置房间隔穿刺导管。
- 亦可通过右颈静脉、右锁骨下静脉、左股静脉穿刺房间隔，但操作困难，并发症多。
- 双 C 臂造影机最理想，从前位到侧位旋转的单 C 臂亦可使用。
- 作者使用 8F Mullins 鞘、扩张器（Medtronic，Minneapolis，Minn.，和 Cook Medical，Bloomington，Ind.）、标准 Brockenbrough 穿刺针和 Stylet（Cook Medical，Bloomington，Ind.）进行房间隔穿刺。
- 尝试穿刺房间隔之前，必须熟悉整套房间隔穿刺器材（Mullins 鞘、扩张器、Brockenbrough 穿刺针和左心房导引导丝）。
- Mullins 房间隔穿刺套件包括 59cm 长鞘管、67cm 扩张器，PMV 前应仔细观察扩张器从鞘管突出的长度（图 9-7，A）。
- Brockenbrough 针长 71cm，针柄上有一箭头指向针尖方向（图 9-7，B）。使用前，操作者应确保针是直的，箭头指向针尖方向。
- 箭头确保操作者知道穿刺针尖远端确切位置和方向。针装入扩张鞘后，在扩张鞘插头和针柄之间有 1.5～2cm 距离，操作者应清楚这一距离。
- 经右股静脉 8F 鞘管，送入 0.035 英寸 J 型导丝，经右股静脉→下腔静脉→右心房→上腔静脉，放在上腔静脉和左无名静脉连接处。
- 放置一支 5F 直头猪尾导管至主动脉右窦，并通过导管连续监测主动脉压力，每 3 分钟用肝素盐水冲洗，预防血栓堵塞。
- 透视下，Mullins 鞘和扩张器沿 J 型导丝前进至上腔静脉/左无名静脉交界处。没有导丝引导，绝不能前进鞘管，僵硬的扩张器会造成下腔静脉、上腔静脉和右心房穿孔。Mullins 鞘到位后，撤除导丝。观察鞘管回血后，用肝素盐水冲洗鞘管，预防血栓形成。

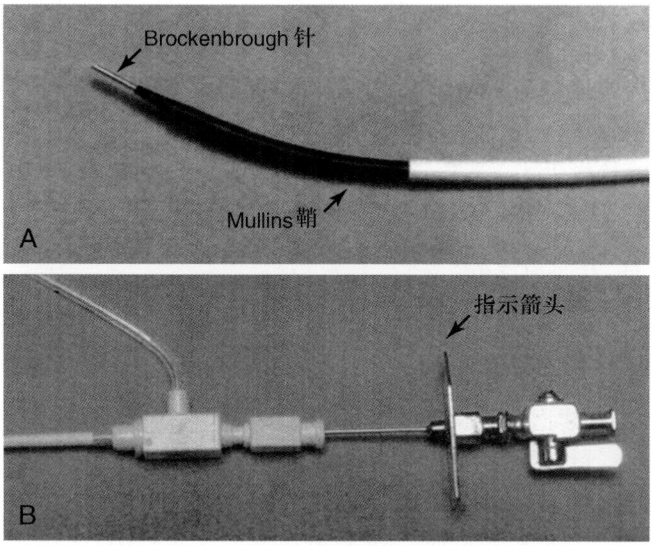


**图 9-7　Mullins 鞘和 Brockenbrough 针 A.** Mullins 鞘尖，内部为扩张器和 Brockenbrough 针，需在操作前注意三者关系，这非常重要。**B.** Brockenbrough 针柄上的指示箭头提示穿刺针远端弯曲的方向。此箭头有助于操作者掌握穿刺针远端弯曲所指方向，便于穿隔期间精确控制针的方向

- Brockenbrough 针送入扩张器前进，以针柄和扩张器之间距离作为前进参考。
- 当穿刺针进入这一位置时，针在鞘管内应能自由旋转，不要勉强旋转穿刺针，以防损坏针和扩张器。当穿刺针通过髂静脉或下腔静脉送入时，偶有阻力，尤其是穿过盆腔静脉时，这种情况下，穿刺针不应勉强向前送，撤除穿刺针，换用导引导丝和 Mullins 一同前进，通过阻力区。
- 撤出导引导丝，重新插入穿刺针，回血后用肝素盐水冲洗，并与测压仪相连，在 40～50mmHg 标尺下观察压力曲线，可避免混淆。
- 正确的装配方向至关重要。鞘管弯曲方向和穿刺针弯曲方向需保持完全一致。最初，针尖水平指向患者左侧，然后指向后前位（图 9-8，A）。顺时针旋转整个系统，直至针尖指向 4 点钟方向（患者前额为 12 点，枕部为 6 点钟），其方向向左并轻微向后。
- 在后前位 X 射线透视下，鞘管和穿刺针回撤，通过 3 个连续落空感或鞘管尖部向左边运动

（图 9-8，A，C 和 D）。这些落空感代表穿刺鞘管前端位置：进入右心房上腔静脉交界；沿升主动脉表面前进，感觉到主动脉搏动感；进入卵圆窝。侧位观察，穿刺鞘管正确位置是主动脉后下方向（通过猪尾导管标记），通常位于猪尾导管和右侧脊柱中间（图 9-8，F）[79]。

- 前送穿刺鞘管（针在鞘管内），直至达到边缘。大约 10％患者，卵圆孔开放，鞘管直接进入左心房。如无卵圆孔开放，在连续压力监测和 X 射线透视下前送穿刺针进入左心房。
- 观察压力波形变化，证实针尖自右心房进入左心房，抽血直接测血氧饱和度，进一步证实已成功穿刺房间隔。
- 如压力波形消失，注射少量造影剂有助于定位针尖位置，如造影剂在房间隔右面显影，针尖需继续向前（图 9-8，E 和 F）。造影剂显示的房间隔确实可作为反复穿刺的导向标识。
- 穿刺成功后，整个穿刺针和鞘管逆时针旋转到 3 点方向，在 X 射线透视和压力监测下仔细前送，直致扩张器进入左心房（图 9-8，G 和 H）。回撤穿刺针入扩张器内。
- 保持穿刺针位于鞘管内，避免损伤左心房壁，同时前送鞘管入左心房（图 9-8，I 和 J）。撤出穿刺针和扩张鞘管，冲洗 2 次穿刺鞘管后，连接测压管，如果鞘管进入下肺静脉，必须回撤少许，并逆时针旋转，退入左心房。
- 穿刺针进入左心房时，应小心谨慎，避免左心房穿孔（穿孔的情形可能会发生于没有压力监控也没有透视下监测时）。如果左心房压力下降，表示穿刺鞘管抵于左心房壁，进一步向前将导致穿孔或心包压塞。
- 完成穿隔左心导管后，立即静注 5000U 肝素。

## 前向 Inoue 球囊二尖瓣成形术

- Inoue 球囊是同轴双腔导管球囊，外径 12F。球囊由双层橡胶囊内夹一层人造网膜构成。术者需有准备和选择一个合适直径 Inoue 球囊的经验。
- 完成穿刺房间隔后，经穿隔鞘管送入左心房不锈钢盘状导丝，其顶端圆环置入左心房内，撤出穿隔鞘管（图 9-9）。

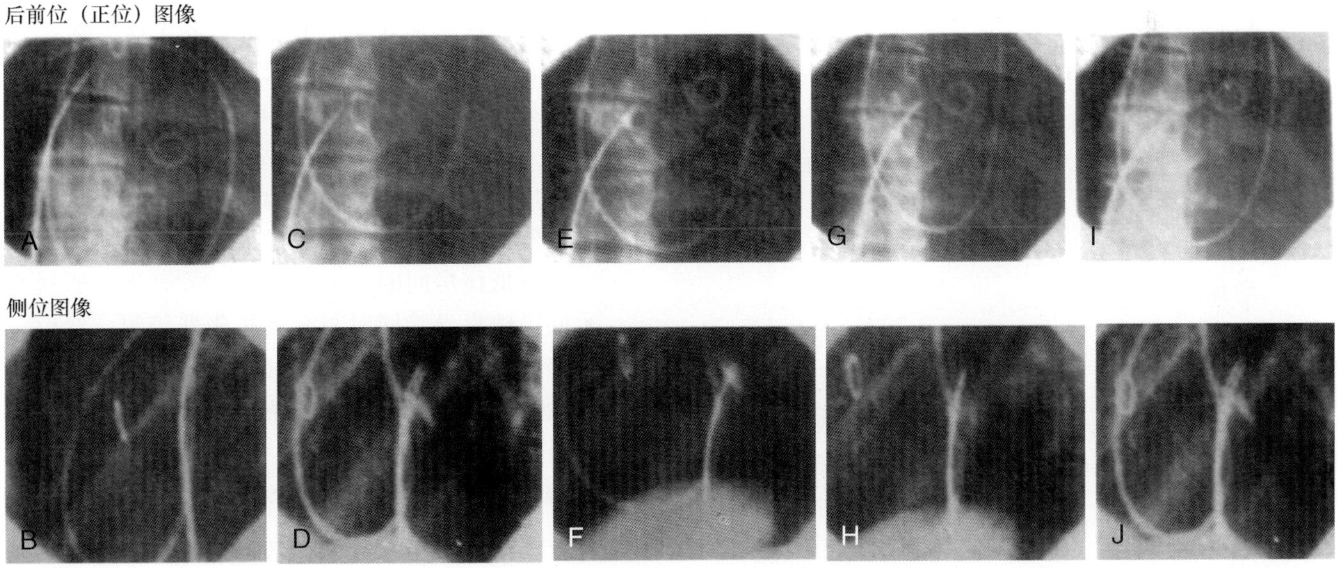


**图 9-8 后前位和侧位图像显示穿刺房间隔的每一步骤**

一支 Swan-Ganz 导管监测压力；放置猪尾导管定位主动脉右窦；沿一系列标志点回撤穿隔导管系统；侧位显示，正确的穿刺位置位于主动脉（猪尾导管标志）后下方向，通常选择猪尾导管尖端和脊柱右边界假想连线的中点方向，为证实针尖位置，可多次注射造影剂（“将房间隔纹身”）（图片引用获 Roelke M，Smith AJ，Palacios IF 许可. The technique and safety of transseptal left heart catheterization：the Massachusetts General Hospital experience with 1279 procedures. Catheter Cardiovasc Diagn 1994；32［4］：332-339.）

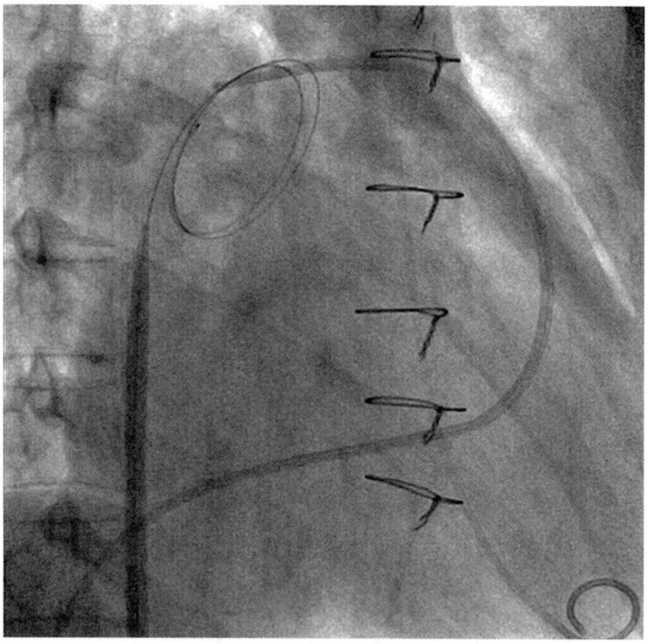

**图 9-9 X 线透视图像显示 Inoue 左心房盘状导丝位于左心房内**

14F 扩张器沿导丝前进，扩张皮肤、股静脉和房间隔穿刺点

- 沿盘状导丝送入 14F 扩张器，扩张股静脉穿刺点、股静脉和房间隔穿刺点（图 9-9）。作者经验是用扩张器反复扩张房间隔穿刺点 2 次，并旋转以充分扩张。
- 根据患者身高选择球囊导管。患者身高（cm）除以 10 后，加上 10，就是球囊直径。如 180cm 身高患者，其球囊直径为（180/10）＋10，即 28cm。根据作者经验，第一次扩张球囊直径为最佳直径减 2cm，以后每次补充 1cc 盐水或造影剂，直至达到最佳直径，或超声发现 MR 增加 1 级或以上。
- 选择合适的球囊后，用肝素盐水冲洗球囊和金属扩张管。然后，将 7∶3 盐水和造影剂混合冲洗球囊，排尽球囊和导管中的气体，关闭排气阀门和充盈阀门，并预装充盈量混合盐水和造影剂，再次充盈球囊 2 次，确保排尽气体。测量球囊最大充盈直径，确保直径为所需要的正确直径，抽出充盈剂后备用。
- 将金属扩张器送入球囊导管内并锁闭。前推球囊导管的金属柄进入球囊导管插槽中并锁闭（口诀：金属对金属，金属对塑料）。此时球囊导管准备完毕，即将进入体内。
- 沿加硬导丝送球囊导管进入右心房，直至房间隔。
- 稍微向前用力，球囊导管尖端一旦穿过房间隔，即回撤坚硬的金属扩张器，解除金属对塑料锁扣。沿金属扩张器前送球囊入左心房，金属扩张器有轨道支撑作用。
- 充盈球囊远端，插入弹性左心房导引导丝（stylet），在导引导丝帮助下，送球囊入左心室。
- 经二尖瓣环插入后，继续向前送球囊导管，并逆时针旋转左心房导引导丝，轻微回撤，将球囊进入左心室。
- 偶尔情况下，较大的左心房和不适宜的房间隔穿刺点，上述操作并不足以送球囊入左心室。
- 此时，作者习惯顺时针旋转 stylet，在肺静脉前部向后旋转球囊导管，进一步向二尖瓣环前送部分充盈球囊，轻微前后移动，将球囊送入左心室。
- 一旦球囊导管进入左心室，轻微前后移动球囊导管，确保未穿越在腱索中（图 9-9 B）。
- 轻微回撤球囊，抵住二尖瓣口，一旦感觉到阻力，迅速完全充盈球囊，并迅速排空球囊。球囊充盈期间，观察确认球囊中部有腰征。
- 回撤导管到左心房，重复测量跨二尖瓣压差和心排血量。如需进一步扩张，重新插入左心房导引导丝，加大充盈剂量，重复上述步骤。
- 停止扩张的标准是至少交界处完全分离，瓣口面积＞$1cm^2/m^2$，或瓣口面积≥$1.5m^2$，或出现 MR，或 MR 增加 25％。
- 移出球囊导管前，先充盈球囊。重新送入盘状导丝至左心房，沿球囊送入金属扩张器，回撤导管抵住房间隔。
- 回撤球囊导管同时与金属扩张器锁闭，然后一起回撤。回撤导丝入右心房，撤出球囊导管，股静脉放置 12F 和 14F 鞘管止血。

## 前向双球囊二尖瓣成形术

- 双球囊可经单一或两侧股静脉或房间隔穿刺点完成。
- 7F 球囊导管经穿隔鞘管通过二尖瓣口入左心室。
- 送入导管经主动脉瓣进入升主动脉→降主动脉。经导管送入 0.035 英寸或 0.038 英寸特弗龙包裹 260cm 长交换导丝至降主动脉，撤出导管，保留导丝。

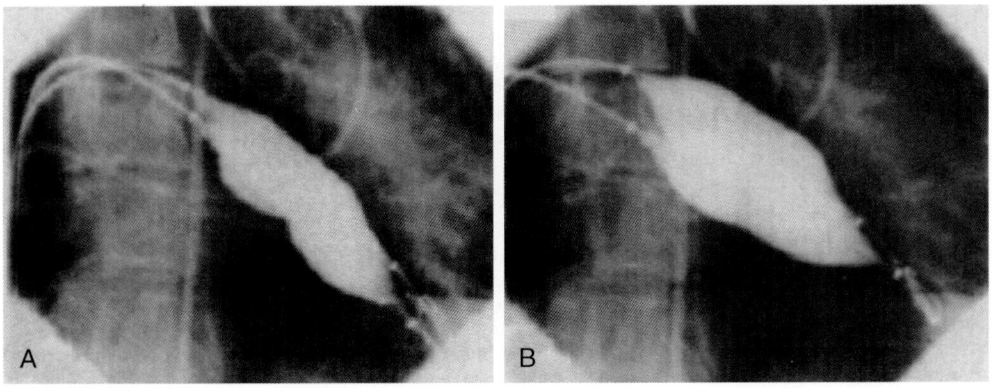


**图 9-10 后前位（正位）显示双球囊扩张三尖瓣技术 A.** 扩张早期；**B.** 扩张后期，腰征消失［图片引用获 Konugres GS，Lau FY，Ruiz CE 许可. Successful percutaneous double-balloon mitral，aortic，and tricuspid valvotomy in rheumatic trivalvular stenosis. Am Heart J 1990；119（3 Pt 1）：663-6.］

- 用 5mm 球囊扩张导管扩张房间隔。双腔导管沿同一路径送入第 2 根交换导丝，退出双腔导管，保留双导丝在降主动脉。
- 操作过程须十分小心，保持导丝在左心室内形成大弧度环形，以便送入扩张球囊。
- 依据患者体表面积选择球囊（表 9-5）。分别沿不同导丝送入球囊，穿过二尖瓣，与左心室长轴平行。
- 充盈球囊，直至二尖瓣狭窄凹征消失。
- 一般扩张 1 次即可，偶尔需扩张 2～3 次。扩张结束，撤出球囊。
- 双球囊扩张是有效的治疗方法，但需警惕导丝或球囊导管顶端至心室穿孔危险。

## 9.9 经皮球囊三尖瓣成形术

### 双球囊三尖瓣成形术

- 这一技术是采用双球囊经同一股静脉穿刺点行三尖瓣扩张，亦可用双侧股静脉穿刺。
- 7F 球囊导管经穿刺鞘管通过右心室进入肺动脉。
- 经导管送入 0.035 英寸或 0.038 英寸特弗龙包裹 260cm 长交换导丝（顶端形成弯曲状）至肺动脉，移出导管和鞘管，保留导丝在肺动脉内或右心室心尖部。
- 经双腔导管沿同一路径送入第 2 根交换导丝，退出双腔导管，保留 2 根导丝。亦可通过另一侧股静脉送入第 2 根交换导丝。
- 球囊导管选择依据是 EBDA/BSA 比率在（3.41±0.2）$cm^2/m^2$ 和（4.51±0.2）$cm^2/m^2$（表 9-2）。
- 充盈球囊直到凹征消失（见图 9-10）[80]。
- 一般扩张 1 次即可。完成扩张后，撤出球囊。

## 参考文献


1. Williams JA, Littmann D, Warren R: Experience with the surgical treatment of mitral stenosis, *N Engl J Med* 258:623–630, 1958.
2. Scannell JG, Burke JF, Saidi F, et al: Five-year follow-up study of closed mitral valvotomy, *J Thorac Cardiovasc Surg* 40:723–730, 1960.
3. Inoue K, Owaki T, Nakamura T, et al: Clinical application of transvenous mitral commissurotomy by a new balloon catheter, *J Thorac Cardiovasc Surg* 87:394–402, 1984.
4. Palacios IF, Sanchez PL, Harrell LC, et al: Which patients benefit from percutaneous mitral balloon valvuloplasty? Prevalvuloplasty and postvalvuloplasty variables that predict long-term outcome, *Circulation* 105:1465–1471, 2002.
5. Lock JE, Kalilullah M, Shrivastava S, et al: Percutaneous catheter commissurotomy in rheumatic mitral stenosis, *N Engl J Med* 313:1515–1518, 1985.
6. Al Zaibag M, Ribeiro PA, Al Kassab SA, et al: Percutaneous double balloon mitral valvotomy for rheumatic mitral stenosis, *Lancet* 1:757–761, 1986.
7. Palacios I, Block PC, Brandi S, et al: Percutaneous balloon valvotomy for patients with severe mitral stenosis, *Circulation* 75:778–784, 1987.
8. Mc Kay CR, Kawanishi DT, Rahimtoola SH: Catheter balloon valvuloplasty of the mitral valve in adults using a double balloon technique: early hemodynamic results, *JAMA* 257:1753–1761, 1987.
9. Cohen DJ, Kuntz RE, Gordon SPF, et al: Predictors of long-term outcome after percutaneous mitral valvuloplasty, *N Engl J Med* 327:1329–1335, 1991.
10. Arora R, Kalra GS, Murty GS, et al: Percutaneous transatrial mitral commissurotomy: immediate and intermediate results, *J Am Coll Cardiol* 23:1327–1332, 1994.
11. Chen CR, Cheng TO: Percutaneous balloon mitral valvuloplasty by the Inoue technique: a multicenter study of 4832 patients in China, *Am Heart J* 129:1197–1203, 1995.
12. Dean LS, Mickel M, Bonan R, et al: Four-year follow-up of patients undergoing percutaneous balloon mitral commissurotomy: a report from the National Heart, Lung, and Blood Institute Balloon Valvuloplasty Registry, *J Am Coll Cardiol* 28:1452–1457, 1996.
13. Orrange SE, Kawanishi DT, Lopez BM, et al: Actuarial outcome after catheter balloon commissurotomy in patients with mitral stenosis, *Circulation* 97:245–250, 1997.
14. Chen CR, Cheng TO, Chen JY, et al: Long-term results of percutaneous balloon mitral valvuloplasty for mitral stenosis: a follow-up study to 11 years in 202 patients, *Catheter Cardiovasc Diagn* 43:132–139, 1998.
15. Stefanadis CI, Stratos CG, Lambrou SG, et al: Retrograde nontransseptal balloon mitral valvuloplasty: immediate results and intermediate long-term outcome in 441 cases—a multicenter experience, *J Am Coll Cardiol* 32:1009–1016, 1998.
16. Cribier A, Eltchaninoff H, Koning R, et al: Percutaneous mechanical mitral commissurotomy with a newly designed metallic valvulotome: immediate results of the initial experience in 153 patients, *Circulation* 99:793–799, 1999.
17. Hernandez R, Banuelos C, Alfonso F, et al: Long-term clinical and echocardiographic follow-up after percutaneous mitral valvulo-

plasty with the Inoue balloon, *Circulation* 99:1580–1586, 1999.
18. Iung B, Garbarz E, Michaud P, et al: Late results of percutaneous mitral commissurotomy in a series of 1024 patients: analysis of late clinical deterioration: frequency, anatomic findings and predictive factors, *Circulation* 99:3272–3278, 1999.
19. Cribier A, Eltchaninoff H, Carlot R, et al: Percutaneous mechanical mitral commissurotomy with the metallic valvulotome: detailed technical aspects and overview of the results of the multicenter registry in 882 patients, *J Interv Cardiol* 13:255–262, 2000.
20. Patel JJ, Shama D, Mitha AS, et al: Balloon valvuloplasty versus closed commissurotomy for pliable mitral stenosis: a prospective hemodynamic study, *J Am Coll Cardiol* 18:1318–1322, 1991.
21. Shrivastava S, Mathur A, Dev V, et al: A comparison of immediate hemodynamic response of closed mitral commissurotomy, single-balloon, and double-balloon mitral valvuloplasty in rheumatic mitral stenosis, *J Thorac Cardiovasc Surg* 104:1264–1267, 1992.
22. Arora R, Nair M, Kalra GS, et al: Immediate and long-term results of balloon and surgical closed mitral valvotomy: a randomized comparative study, *Am Heart J* 125:1091–1094, 1993.
23. Turi ZG, Reyes VP, Raju BS, et al: Percutaneous balloon versus surgical closed commissurotomy for mitral stenosis: a prospective, randomized trial, *Circulation* 83:1179–1185, 1991.
24. Reyes VP, Raju BS, Wynne J, et al: Percutaneous balloon valvuloplasty compared with open surgical commissurotomy for mitral stenosis, *N Engl J Med* 331:961–967, 1994.
25. Ben Farhat M, Ayari M, Maatouk F, et al: Percutaneous balloon versus surgical closed and open mitral commissurotomy: seven-year follow-up results of a randomized trial, *Circulation* 97:245–250, 1998.
26. Vahanian A, Palacios IF: Percutaneous approaches to valvular disease, *Circulation* 109:1572–1579, 2004.
27. Wilkins GT, Weyman AE, Abascal VM, et al: Percutaneous balloon dilation of the mitral valve: an analysis of echocardiographic variables related to outcome and the mechanism of dilation, *Br Heart J* 60:229–308, 1988.
28. Cruz-Gonazalez I, Sanchez-Ledesma M, Sanchez PL, et al: Predicting success and long-term outcomes of percutaneous mitral valvuloplasty; a multifactorial score, *Am J Med* 122:581–589, 2009.
29. Sellers RD, Levy MJ, Amplatz K, et al: Left retrograde cardioangiography in acquired cardiac disease, *Am J Cardiol* 14:437–447, 1964.
30. Tuzcu EM, Block PC, Griffin BP, et al: Immediate and long-term outcome of percutaneous mitral valvotomy in patients 65 years and older, *Circulation* 85:963–971, 1992.
31. Babic UU, Pejcic P, Djurisic Z, et al: Percutaneous transarterial balloon valvuloplasty for mitral valve stenosis, *Am J Cardiol* 57:1101–1104, 1986.
32. Stefanadis C, Stratos C, Pitsavos C, et al: Retrograde nontransseptal balloon mitral valvuloplasty: immediate results and long term follow-up, *Circulation* 85:1760–1767, 1992.
33. Mc Kay RG, Lock JE, Safian RD, et al: Balloon dilation of mitral stenosis in adults patients: postmortem and percutaneous mitral valvuloplasty studies, *J Am Coll Cardiol* 9:723–731, 1987.
34. Herrmann HC, Lima JA, Feldman T, et al: Mechanisms and outcome of severe mitral regurgitation after Inoue balloon valvuloplasty, *J Am Coll Cardiol* 27:783–789, 1993.
35. Padial LR, Freitas N, Sagie A, et al: Echocardiography can predict which patients will develop severe mitral regurgitation after percutaneous mitral valvulotomy, *J Am Coll Cardiol* 27:1225–1231, 1996.
36. Abascal VM, O'Shea JP, Wilkins GT, et al: Prediction of successful outcome in 130 patients undergoing percutaneous balloon mitral valvotomy, *Circulation* 82:448–456, 1990.
37. Abascal VM, Wilkins GT, Choong CY, et al: Mitral regurgitation after percutaneous mitral valvuloplasty in adults: evaluation by pulsed Doppler echocardiography, *J Am Coll Cardiol* 2:257–263, 1988.
38. Herrman HC, Wilkins GT, Abascal VM, et al: Percutaneous balloon mitral valvotomy for patients with mitral stenosis: analysis of factors influencing early results, *J Thorac Cardiovasc Surg* 96:33–38, 1988.
39. Tuzcu EM, Block PC, Griffin B, et al: Percutaneous mitral balloon valvotomy in patients with calcific mitral stenosis: immediate and long term outcome, *J Am Coll Cardiol* 23:1604–1609, 1994.
40. Jang IK, Block PC, Newell JB, et al: Percutaneous mitral balloon valvotomy for recurrent mitral stenosis after surgical commissurotomy, *Am J Cardiol* 75:601–605, 1995.
41. Sanchez PL, Rodríguez-Alemparte M, Inglessis I, et al: The impact of age in the immediate and long-term outcomes of percutaneous mitral balloon valvuloplasty, *J Invasive Cardiol* 18:217–225, 2005.
42. Leon MN, Harrell LC, Simosa HF, et al: Mitral balloon valvotomy for patients with mitral stenosis in atrial fibrillation: immediate and long-term results, *J Am Coll Cardiol* 34:1145–1152, 1999.
43. Roth RB, Block PC, Palacios IF: Predictors of increased mitral regurgitation after percutaneous mitral balloon valvotomy, *Catheter Cardiovasc Diagn* 20:17–21, 1990.
44. Casale P, Block PC, O'Shea JP, et al: Atrial septal defect after percutaneous mitral balloon valvuloplasty: immediate results and follow-up, *J Am Coll Cardiol* 15:1300–1304, 1990.
45. Desideri A, Vanderperren O, Serra A, et al: Long term (9 to 33 months) echocardiographic follow-up after successful percutaneous mitral commissurotomy, *Am J Cardiol* 69:1602–1606, 1992.
46. Chen MH, Semigran M, Schwammenthal E, et al: Impact of pulmonary resistance on short and long term outcome after percutaneous mitral valvuloplasty, *Circulation*(Suppl I):1825, 1993.
47. Sagie A, Schwammenthal E, Newell JB, et al: Significant tricuspid regurgitation is a marker for adverse outcome in patients undergoing mitral balloon valvotomy, *J Am Coll Cardiol* 24:696–702, 1994.
48. Sanchez PL, Harrell LC, Salas RE, et al: Learning curve of the Inoue technique of percutaneous mitral balloon valvuloplasty, *Am J Cardiol* 88:662–667, 2001.
49. Block PC, Palacios IF, Block EH, et al: Late (two year) follow-up after percutaneous mitral balloon valvotomy, *Am J Cardiol* 69:537–541, 1992.
50. Petrossian GA, Tuzcu EM, Ziskind AA, et al: Atrial septal occlusion improves the accuracy of mitral valve area determination following percutaneous mitral balloon valvotomy, *Catheter Cardiovasc Diagn* 22:21–24, 1991.
51. John S, Bashi VV, Jairaj PS, et al: Closed mitral valvotomy: early results and long term follow up of 3724 patients, *Circulation* 68:891–896, 1983.
52. Kirklin JW: Percutaneous balloon versus surgical closed commissurotomy for mitral stenosis, *Circulation* 83:1450–1451, 1991.
53. Higgs LM, Glancy DL, O'Brien KP, et al: Mitral restenosis: an uncommon cause of recurrent symptoms following mitral commissurotomy, *Am J Cardiol* 26:34–37, 1970.
54. Glover RP, Davila JC, O'Neil TJE, et al: Does mitral stenosis recur after commissurotomy? *Circulation* 11:14–28, 1955.
55. Hickey MSJ, Blackstone EH, Kirklin JW, et al: Outcome probabilities and life history after surgical mitral commissurotomy: implications for balloon commissurotomy, *J Am Coll Cardiol* 17:29–42, 1991.
56. Rihal CS, Schaff HV, Frye RL, et al: Long-term follow-up of patients undergoing closed transventricular mitral commissurotomy: a useful surrogate for percutaneous balloon mitral valvuloplasty, *J Am Coll Cardiol* 20:781–786, 1992.
57. Palacios IF, Block PC, Wilkins GT, et al: Percutaneous mitral balloon valvotomy during pregnancy in patients with severe mitral stenosis, *Catheter Cardiovasc Diagn* 15:109–111, 1988.
58. Mangione JA, Zuliani MF, Del Castillo JM, et al: Percutaneous double balloon mitral valvuloplasty in pregnant women, *Am J Cardiol* 64:99–102, 1989.
59. Esteves CA, Munoz JS, Braga S, et al: Immediate and long-term follow-up of percutaneous balloon mitral valvuloplasty in pregnant patients with rheumatic mitral stenosis, *Am J Cardiol* 98:812–816, 2006.
60. Cruz-Gonzalez I, Jneid H, Sanchez-Ledesma M, et al: Difference in outcome among women and men after percutaneous mitral valvuloplasty, *Catheter Cardiovasc Interv* 77(1):115–120, 2011, Jan 1.
61. Bahl VK, Chandra S, Mishra S: Concurrent balloon dilation of mitral and tricuspid stenosis during pregnancy using an Inoue balloon, *Int J Cardiol* 59(2):199–202, 1997.
62. Bonow RO, Carabello BA, Chatterjee K, et al: 2008 focused update incorporated into the ACC/AHA 2006 guidelines for the management of patients with valvular heart disease: a report of the American College of Cardiology/American Heart Association task force on practice guidelines (writing committee to revise the 1998 guidelines for the management of patients with valvular heart disease). Endorsed by the society of cardiovascular anesthesiologists, society for cardiovascular angiography and interventions, and society of thoracic surgeons, *Circulation* 118:e523–e661, 2008.
63. Rizzoli G, De Perini L, Bottio T, et al: Prosthetic replacement of the tricuspid valve: Biological or mechanical? *Ann Thorac Surg* 66(6 Suppl):S62–S67, 1998.

64. Juarez Hernandez A: Is the tricuspid valve an enigma? Surgical treatment: valvuloplasty or valve change? Which prosthesis? *Arch Cardiol Mex* 71(1):73–77, 2001.
65. Cubeddu RJ, Palacios IF: Percutaneous techniques for mitral valve disease, *Cardiol Clin* 28(1):139–153, 2010, doi: 10.1016/j.ccl.2009.09.006.
66. Ashraf T, Pathan A, Kundi A: Percutaneous balloon valvuloplasty of coexisting mitral and tricuspid stenosis: single-wire, double-balloon technique, *J Invasive Cardiol* 20(4):E126–E128, 2008.
67. Boccuzzi G, Gigli N, Cian D, et al: Percutaneous transcatheter balloon valvuloplasty for severe tricuspid valve stenosis in Ebstein's anomaly, *J Cardiovasc Med (Hagerstown)* 10(6):510–515, 2009.
68. Cheng TO: Concurrent balloon valvuloplasty for combined mitral and tricuspid stenoses, *Int J Cardiol* 61(2):197, 1997.
69. Gamra H, Betbout F, Ayari M, et al: Recurrent miscarriages as an indication for percutaneous tricuspid valvuloplasty during pregnancy, *Catheter Cardiovasc Diagn* 40(3):283–286, 1997.
70. Hussain T, Knight WB, McLeod KA: Lead-induced tricuspid stenosis: successful management by balloon angioplasty, *Pacing Clin Electrophysiol* 32(1):140–142, 2009, doi: 10.1111/j.1540-8159.2009.02189.x.
71. Harle T, Kronberg K, Motz R, et al: Balloon valvuloplasty of a tricuspid valve stenosis in double balloon technique, *Clin Res Cardiol* 99(3):203–205, 2010, doi: 10.1007/s00392-009-0107-0.
72. Joseph G, Rajendiran G, Rajpal KA: Transjugular approach to concurrent mitral-aortic and mitral-tricuspid balloon valvuloplasty, *Catheter Cardiovasc Interv* 49(3):335–341, 2000.
73. Pfitzner R, Traczynski K: Early and late results of tricuspid valvuloplasty, *Acta Cardiol* 59(2):224–225, 2004.
74. Sancaktar O, Kumbasar SD, Semiz E, et al: Late results of combined percutaneous balloon valvuloplasty of mitral and tricuspid valves, *Catheter Cardiovasc Diagn* 45(3):246–250, 1998.
75. Robiolio PA, Rigolin VH, Harrison JK, et al: Predictors of outcome of tricuspid valve replacement in carcinoid heart disease, *Am J Cardiol* 75(7):485–488, 1995.
76. Moyssakis IE, Rallidis LS, Guida GF, et al: Incidence and evolution of carcinoid syndrome in the heart, *J Heart Valve Dis* 6(6):625–630, 1997.
77. Egred M, Albouaini K, Morrison WL: Images in cardiovascular medicine. Balloon valvuloplasty of a stenosed bioprosthetic tricuspid valve, *Circulation* 113(18):e745–e747, 2006, doi: 10.1161/CIRCULATIONAHA.105.568238.
78. Patel TM, Dani SI, Shah SC, et al: Tricuspid balloon valvuloplasty: a more simplified approach using Inouye balloon, *Catheter Cardiovasc Diagn* 37(1):86–88, 1996.
79. Roelke M, Smith AJ, Palacios IF: The technique and safety of transseptal left heart catheterization: the Massachusetts General Hospital experience with 1279 procedures, *Catheter Cardiovasc Diagn* 32(4):332–339, 1994.
80. Konugres GS, Lau FY, Ruiz CE: Successful percutaneous double-balloon mitral, aortic, and tricuspid valvotomy in rheumatic trivalvular stenosis, *Am Heart J* 119(3 Pt 1):663–666, 1990.

# 第十章

# 经皮穿刺路径治疗二尖瓣反流

# Chapter 10　Percutaneous Approaches for Treating Mitral Regurgitation

JASON H. ROGERS • EHRIN J. ARMSTRONG • STEVEN F. BOLLING 著

王琦光　译　朱鲜阳　审校

经皮穿刺路径治疗二尖瓣反流（mitral regurgitation，MR）在成人结构性心脏病领域中仍是最具创新，且尚未满足临床需求的重要部分。由于二尖瓣功能的复杂性和多种病理改变都需要高度个体化外科手术治疗，使得其器械开发也成为最具挑战性的领域之一。二尖瓣瓣叶的开放与闭合依靠二尖瓣瓣环、腱索、乳头肌、左心室和左心房的整体协调作用，这些结构整体被称为二尖瓣装置（图 10-1）。

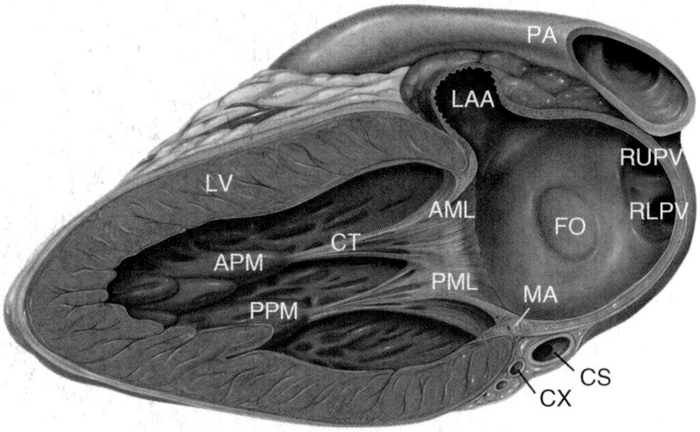


**图 10-1　二尖瓣装置**　左心室和左心房解剖切面。AML，二尖瓣前叶；APM，前乳头肌；CS，冠状静脉窦；CT，腱索；CX，冠状动脉回旋支；FO，卵圆窝；LAA，左心耳；LV，左心室；MA，二尖瓣环；PA，肺动脉；PML，二尖瓣后叶；PPM，后乳头肌；RLPV，右下肺静脉；RUPV，右上肺静脉

MR 往往病因不明，是一种表现为心脏收缩期血液从左心室反流到左心房的重要疾病。已发表的指南确立了 MR 外科手术治疗的适应证，通常包括临床症状、有左心室增大和收缩功能障碍的证据及心房颤动的患者[1-2]。指南的发布使美国一年有近 40 000 例的 MR 手术，欧洲也存在相类似的情况[3]。尽管如此，仍然难以满足大量出现 MR 相关充血性心力衰竭、伴有并发症或高手术风险的 MR 患者人群的临床需求[4-5]。由于 MR 的减轻可改善这些患者的左心室重塑与生活质量，因此在过去十年中众多经皮穿刺路径治疗 MR 的方法得以发展。本章对于现有的、刚出现就被广泛认为是 MR 重要治疗选择的新治疗方法做了介绍。

## 10.1　二尖瓣反流：病因、患病率和临床背景

MR 是由多种可能病因导致的、集中表现在二尖瓣（mitral valve，MV）收缩期反流的特异性疾病。Carpentier、Barlow 和其他学者对 MR 常见的三种类型及亚型进行了描述（图 10-2）[6-8]。退行性 MR（degenerative mitral regurgitation，DMR；Carpentier 分型Ⅱ型）可能是由于瓣叶或腱索结构异常，多见于伴

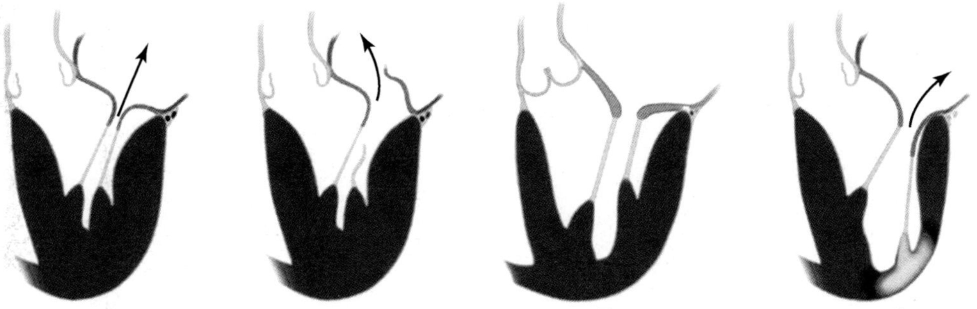


**图 10-2　二尖瓣反流 Carpentier 分类**

多种类型可在一个个体中共存。Ⅰ型：瓣叶活动正常，瓣环扩大和中央型二尖瓣反流束（MR）。Ⅱ型：瓣叶活动度过大型（瓣叶脱垂或连枷样），伴偏心型二尖瓣反流束。Ⅲa型：瓣叶收缩期和舒张期均受限，伴瓣叶和瓣下增厚/瘢痕（风湿性）。Ⅲb型：瓣叶收缩期运动受限，见于有心肌梗死病史的缺血性心肌病（缺血区域在左心室）。一个或多个瓣叶可以被“限制”在闭合平面下，从而导致 MR

有瓣膜脱垂、黏液性退行性病变的纤维弹性组织缺失或黏液样变、瓣叶延长的 Barlow 病。在刚开始诊断连枷样后叶所致严重 MR 的 10 年中，90％的患者不是死亡就是需要外科手术治疗[9]。外科 MV 修复术在改善预后和生存率上，相比 MV 瓣膜置换术效果更好，故成为 DMR 的首选治疗方法[10]。现存的多种外科 MV 修复术，包括瓣叶切除、腱索移植、使用聚四氟乙烯新建腱索、人工瓣环或瓣环环缩术[11]。包括经皮穿刺路径的瓣叶和腱索修复技术在内的新治疗方法将随后在本章加以讨论。

功能性 MR（functional mitral regurgitation，FMR；Carpentier 分型Ⅰ型或Ⅲb型）是由于潜在的左心室功能不全和瓣环扩张而导致结构正常的瓣叶关闭受损。FMR 外科手术可以改善左心室重塑及心功能分级[12]，但是否降低死亡率尚不确定[13]。即使应用现代外科瓣环成形术，高达 1/3 的 FMR 患者在术后一年内将再度发展成中度或重度 MR[14-16]。多项有关限制性瓣环环缩术后复发 MR 的预测因素已被证实，包括左心室舒张末期内径大于 65mm[17]，后叶成角≥45°[18]，MV 闭合深度≥11mm[19]。多达 50 万北美人有临床显著 MR 相关的充血性心力衰竭，但这些患者中绝大多数都未进行任何 MV 干预治疗。鉴于即使无症状重度 MR 患者具有更高的 5 年死亡率、心力衰竭和房颤发生率，对 FMR 治疗方法的改进有着显著的需求。许多将在本章进行讨论的，试图解决经皮路径治疗 FMR 的器械，主要是通过行经皮瓣膜环缩术。

从解剖和介入角度来看，治疗 MR 的技术可分为瓣叶修补术，瓣环成形术，腱索移植术，左心室重塑术和经皮 MV 置换术（表 10-1）[20]。下面将讨论每种经皮介入治疗技术的进展情况。

## 10.2　瓣叶修补术

### 二尖瓣钳夹治疗

二尖瓣钳夹（MitraClip；Abbott Vascular Structural Heart，Menlo Park，Calif.）治疗已成为 MR 患者重要的治疗选择。而有关此治疗的调查研究也印证其有效性，并推动了整个经皮 MR 修补治疗领域的发展[21]。MitraClip 治疗理论基于 Alfieri 首先提出的外科对端修补术[22]。因为有大量关于二尖瓣钳夹治疗的数据及临床经验，这种技术在本书中作为单章主题进行介绍（第十一章）。

### 其他二尖瓣叶修补技术

Cardiosolutions Percu-Pro 系统（Cardiosolution Inc.，Stoughton，Mass）是经皮放置聚氨酯—硅酮聚合物的“二尖瓣反流口占位器。”该占位器呈球囊状，占据反流的二尖瓣孔，并被固定到左室心尖部（图 10-3）。该占位器在反流口内具有“自定中心（self-center）”能力。动物研究表明，此器械不会引起任何明显的炎症反应，而且临床试验正在进行中。

Middle Peak Medical（Palo Alto，Calif）正在研究一独特的解决方案，微创或经导管植入后叶“新瓣叶”。这种方法的优点在于不管各种各样潜在性的退行性或功能性病因，其可以恢复新瓣叶与前叶的闭

表 10-1
过去和现在二尖瓣反流的经皮介入治疗方法

| 治疗目标 | 器械名称（制造商） | 作用机制 |
|---|---|---|
| 瓣叶修补 | MitraClip（Abbott） | 基于对端修补术的钳夹治疗 |
| | Percu-PRO（Cardiosolutions） | 反流口空间占位 |
| | MOBIUS（Edwards） | 基于缝合的对端修补术的缝合治疗 |
| 腱索移植 | NeoChord（NeoChord） | 人工腱索移植术 |
| 新瓣叶移植 | Middle Peak Medical | 人工瓣叶移植术 |
| 间接瓣环成形术 | CARILLON（Cardiac Dimensions） | 冠状静脉窦重塑 |
| | MONARC（Edwards） | 冠状静脉窦重塑 |
| | PTMA 装置（Viacor） | 冠状静脉窦重塑 |
| | Mitral cerclage（NIH） | 冠状静脉窦—右心房环扎术 |
| | $PS^3$ 系统（MVRx） | 经心房冠状静脉窦—房间隔缩短术 |
| 直接瓣环成形术 | Mitralign（Mitralign） | 瓣环后部放置 2×2 折叠锚 |
| | Accucinch（Guided Delivery Systems） | 二尖瓣环心室面放置折叠锚 |
| | Cardioband（Valtech） | 二尖瓣环心房侧放置折叠锚 |
| | QuantumCor（QuantumCor） | 射频消融收缩瓣环胶原组织 |
| | Millipede（Millipede） | 半硬性闭合环植入 |
| 左心室重塑 | iCoapsys（Edwards） | 经心室重塑 |
| | BACE（Mardil） | 外部心肌重塑 |
| 二尖瓣环锚 | M 型瓣膜 | 经皮经导管瓣膜修复 |
| 二尖瓣置换术 | Endovalve-Herrmann（Endovalve） | 瓣膜置换术 |
| | CardiAQ（CardiAQ） | 瓣膜置换术 |
| | Tiara（Neovasc） | 瓣膜置换术 |

PTMA：经皮经静脉二尖瓣环成形术

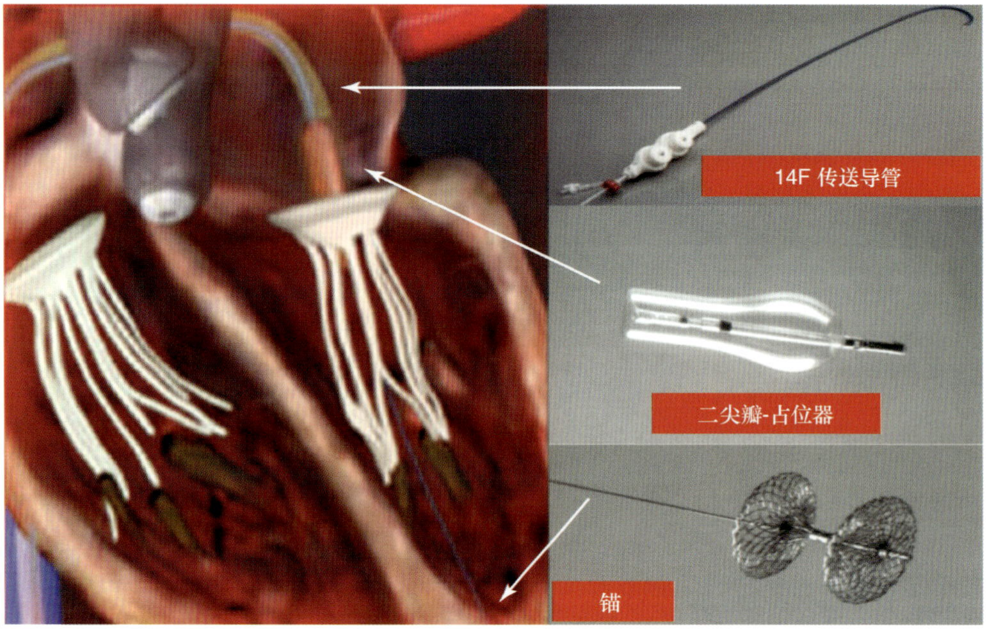


**图 10-3　Percu-Pro 系统**
空间占位的二尖瓣占位球囊像“浮标”一样填充在二尖瓣反流口，并通过系链固定于左心室心尖部。箭头所指为 14F 传送导管、二尖瓣占位器和锚

合。由于该设备仅包括这薄薄的“新叶”，因此其经导管二尖瓣置换的输送系统小得多，原来的后叶不再活动，其功能由新叶行使，故也不需要复杂的修补手段。植入物不与二尖瓣装置发生干扰，从而使心室瓣环闭合机制得到保护。本书出版时，该装置正处于临床前期开发阶段，其技术原理示意图见图 10-4。

MOBIUS 器械（Edwards Lifesciences，Irvine，Calif）是一种新型的经间隔导管系统，可凭借其抽吸能力来抓取瓣叶。一旦瓣叶被抓住，瓣叶被缝线缝合创建一个双口二尖瓣。最初人体试验中，该操作在 15 例患者中成功进行。其中 9 例患者有Ⅰ级或Ⅰ级以上的 MR 迅速减轻，6 例患者在 30 天中得到持续改善。这种器械由于在最初的研究中缺乏明显的耐久性而未再进一步研发[23]。

## 10.3 腱索移植

### NeoChord 装置

NeoChord 装置（NeoChord，Inc.，Eden Prairie，Minn.）通过经心尖路径将人工腱索植入到有脱垂或连枷样瓣叶的患者心脏中（图 10-5）。左心室心尖部通过左外侧小切口被暴露，鞘管通过心尖顶部位置到达 MV 瓣叶。在经食管超声心动图（TEE）导引下，用导管抓住瓣叶，安装人工腱索后将其固定在左心室心尖部。该装置通过一独特光纤反馈系统，以确保目标瓣叶在装置口中心位置。NeoChord 一旦被安装，术者可以通过改变腱索张力和 MV 脱垂程度来实时优化减轻 MR。在本章发表时，欧洲经心尖人工腱索（TACT）研究仍在进行中，并将针对严重的 DMR 患者进行研究。

### 瓣环成形术

外科瓣环成形术常常是 FMR 的独立治疗，也是 DMR 瓣叶修补术重要的辅助治疗。瓣环成形术重要性的概念是保持持久的长期效果，即对 MR 患者可能有必要用多种方法（如二尖瓣钳夹术和瓣环成形术）进行经导管介入治疗。

大部分经皮介入治疗的瓣环成形术都试图通过重塑冠状静脉窦（coronary sinus，CS）来间接重塑二尖瓣环。CS 走行与二尖瓣环极为接近（图 10-6）。值得注意的是，CS 并不直接位于瓣环处，而是在二尖

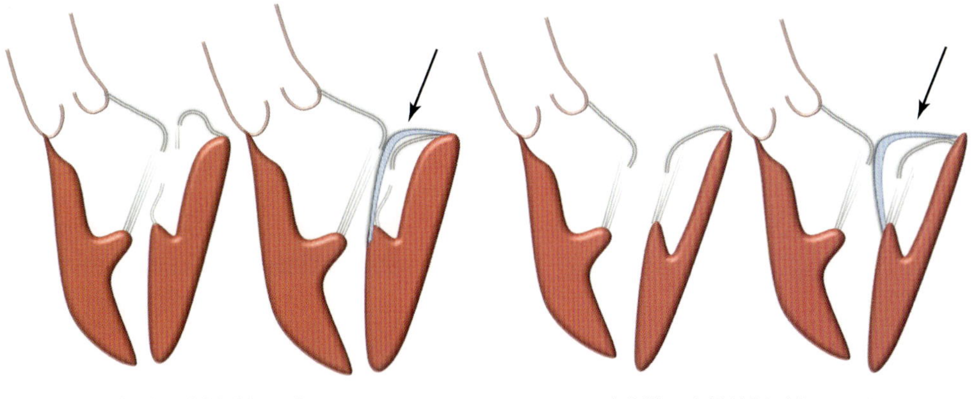


**图 10-4 Middle Peak Medical 新瓣叶**

如图箭头所示，DMR 和 FMR 患者植入新后瓣叶（蓝色）恢复瓣叶对合

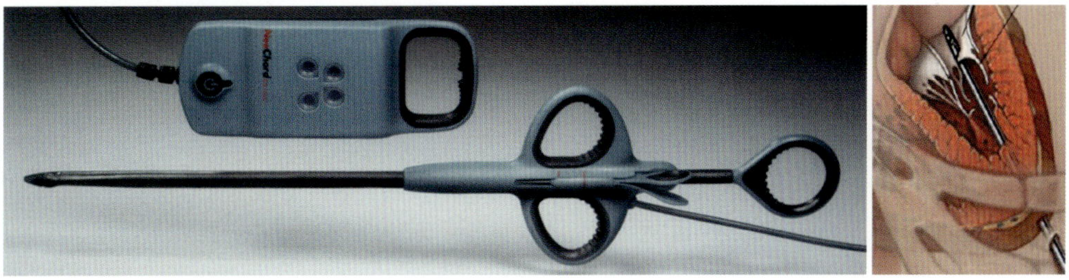

**图 10-5 NeoChord 器械（NeoChord，Inc.，Eden Prairie，Minn.）**

左图所示为 Neochord 器械，包括抓捕瓣叶导管、含有聚四氟乙烯（ePTFE）缝合系统的可交换盒和一套完整的光纤显示系统证实瓣叶被抓捕。右图所示该器械经心尖路径输送

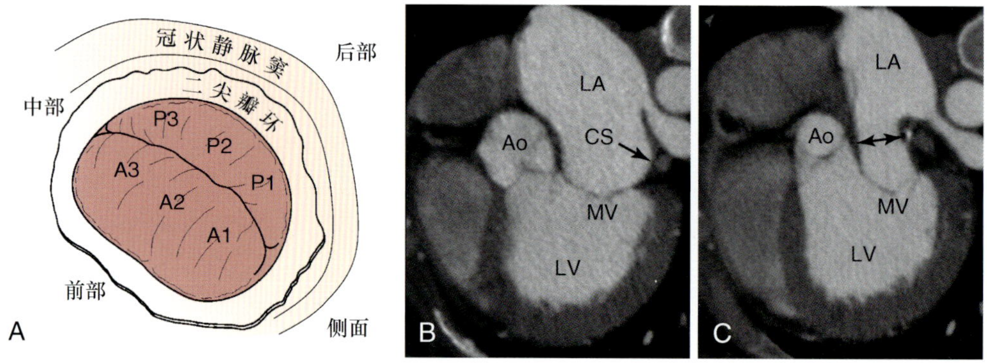


**图 10-6 经冠状静脉窦间接二尖瓣成形术**

**A.** 冠状静脉窦环绕二尖瓣环后部。**B.** 计算机断层扫描显示 FMR 患者 CS（箭头所指）与 MV 关系，注意它们不在同一平面。**C.** 放有器械的 CS 运动使 MV 上方左心房腔变窄（如双箭头所示），间接导致二尖瓣环直径减小。AO，主动脉；CS，冠状静脉窦；LA，左心房；LV，左心室；MV，二尖瓣

瓣环平面上方或对面 5～10mm 的位置[24]。任何 CS 结构的改变都会通过窦环组织的传递，减弱传递中的作用力。此外，窦环组织可随时间发生重建和再次扩张，从而使 MR 减轻的持久性降低。几种置于 CS 内的器械已被研发。这些器械中的每一种都会形成局部张力，来缩小二尖瓣环的周长和房间隔外壁（septal-lateral，SL）尺寸，进而减轻 MR。尽管这些器械相对容易使用，但由于 CS 和二尖瓣环解剖关系的多样性使其可重复有效性受到限制，而且这些器械都有压迫冠状动脉回旋支的潜在风险[25]。

其他技术如更直接的瓣环成形术，通过一系列靠近或直接作用在瓣环上的锚，将瓣环组织拉在一起（折襞）并缝合，以达到缩小二尖瓣环周长和 SL 目的。这种方法可能具有更加靠近瓣环的优点，但从工程学和操作角度来讲更具挑战性。通过完全仿照外科手术植入半硬式瓣环的技术正在研发中。

## CARDIAC DIMENSIONS CARILLON 系统

CARILLON Mitral Contour System（Cardiac Dimensions，Kirkland，Wash.）由一组螺旋自膨胀镍钛合金远心端和近心端锚与连接两端锚的镍钛合金桥组成。该器械经由右颈内静脉路径放置在 CS，如果出现定位或 MR 减轻不理想时可被很快地取回。锚被放置后，连接桥可以缩短，以便折叠瓣环后部组织并使其前移，从而缩小 SL 尺寸（图 10-7）。该器械经过多次反复设计（增加锚状凸起部分的弯曲度以防止打滑和加强其末端结构以防止断裂），此处提出的是已经过改进的 XE2（mXE2）器械。

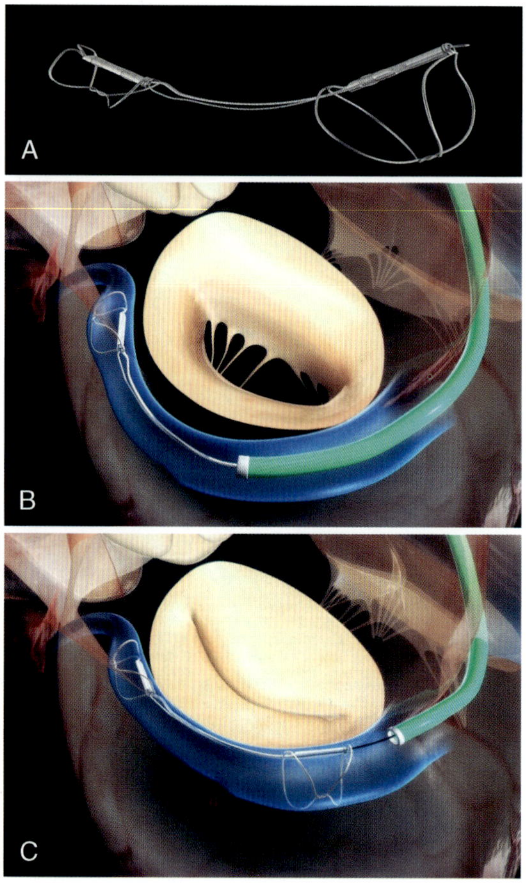


**图 10-7 Cardiac Dimensions CARILLON 系统**

mXE2 CARILLON 器械（**A**）。首先释放较小的远心端锚（**B**）并逐渐回退，继而释放近心端锚（**C**）。该装置经由右颈内静脉（图示绿色传送鞘管）植入

AMADEUS 试验是第一个以经皮 CS 介入治疗来减轻心力衰竭患者 FMR 的调查性研究[26]。该试验纳入 48 例具有明显症状、中度（或中度以上）FMR 和射血分数小于 40％的扩张型心肌病患者。对其中

30例成功植入该器械，主要安全终点为30天内发生死亡、心肌梗死或手术相关并发症。术前、术后1个月、6个月评估超声心动图FMR分级和心脏功能指标（纽约心功能分级，堪萨斯城心肌病问卷以及6分钟步行试验）。48例患者中，6例（13%）30天内发生了主要不良事件；其中1例死亡，其他不良事件包括临床上无症状性心肌梗死或CS破裂和（或）穿孔。CS损伤的早期发现使研究过程中操作技术发生改变，大大减少了不良事件的发生。尝试植入的43例患者中有36例（占84%）存在冠状动脉受压征象。若发现冠状动脉受压，CARILLON装置可以在植入前安全移除。术后6个月四次超声心动图复合参数评定，MR减少了22%～32%，30天的MR数值没有明显恶化。虽然生活质量和功能指标在后续研究中都得到了提高，但左心室大小或射血分数在术后6个月时均无明显改变。此外，随访研究中，前后二尖瓣环直径术前平均42mm，在术后6个月随访时降至37.8mm，相当于10%的直径缩短率，但没有恢复至正常。尽管存在这些限制，AMADEUS试验提供的重要证据表明：以CS为基础的介入器械可安全地用于FMR患者，能够减轻MR程度和改善生活质量。基于这些研究结果，CARILLON器械于2009年通过CE认证。

TITAN试验是一项入选53例有症状FMR患者使用CARILLON器械治疗的前瞻性非随机性研究[27]。其中36例（68%）成功接受了该器械植入，另17例未能接受植入，其中9例因为MR较轻，另外的8例是因为出现短暂性冠状动脉受压。与未植入该器械治疗的对照组相比，成功植入器械组有效地降低了MR分级，有利于左心室重构和生活质量改善。这项研究中出现了9例钢丝构件断裂的不良事件，并且与研究结果无明显相关性。在所观察的FMR患者中，仅有一例植入器械的断裂者出现反流减少。最新研发出来的CARILLON mXE2器械将用于以后的研究。X线断层扫描技术已应用到CARILLON器械研究过程中，为下一步的试验计划提供了有用的解剖学信息，但并不能有把握地预测其有效性和冠脉压迫。

## EDWARDS MONARC装置

MONARC装置（Edwards Lifesciences，Irvine，Calif）是环形的，由远端自膨胀锚、中间桥部连接和近端自膨胀锚组成。其远端锚被放置在前室间静脉附近，近端锚被放置于冠状静脉窦口附近。中间桥部连接具有形状记忆特性，其中心可溶解配件随着体温变化而耗损、使设备缩短。该装置被植入后，并不马上出现MR减轻。MR的减少一般在3～6周，这段时间内上面所述材料溶解并使装置缩短。这种延迟缩短的特性导致的对冠状动脉迟发的压迫现象，已经引起关注。第一代Viking装置（Edwards Lifesciences，Irvine，Calif）在人群中的初步试验研究显示：慢性MR得到一定改善，但5例患者中就有1例未能成功植入，4例患者中有3例在随访过程中出现桥部连接处分离或断裂[28]。第二代MONARC装置纠正了第一代所出现的问题，并进行了前瞻性非随机临床评价试验研究——Edwards Lifesciences二尖瓣关闭不全经皮二尖瓣瓣环成形术治疗系统（EVOLUTION-I和Ⅱ）。EVOLUTION I试验表明装置植入的成功率为82%（72例中59例成功），13例（18%）失败，主要原因为CS解剖结构复杂或不适当的规格尺寸，其中2例冠状动脉受压导致心肌梗死。无事件发生者试验30天和1年生存率分别为91%和82%，12个月内有50%受试者MR减轻程度在Ⅰ级（或以上）[29]。尽管最初试验取得了令人鼓舞的临床效果，但MONARC装置没有进行进一步的临床开发。

## VIACOR经皮经静脉二尖瓣瓣环成形术装置

Viacor经皮经静脉二尖瓣成形术装置（Viacor，Wilmington，Mass.）应用了CS导管，该导管最多可容纳不同长度和硬度的三根镍钛合金棒，并可以施加一向前的作用力。19例受试者接受临时“诊断性装置”的植入，通过评估MR的急性减少程度，证实了Viacor装置的安全性和可行性。该装置已被成功地植入9名受试者中。4例植入受试者由于装置移位和（或）有效性降低而随后移除该装置。进行诊断研究或植入装置的受试者中没有一例发生与手术或装置相关的永久性不良反应事件。因为MR减少有限和技术问题，已放弃该装置的进一步研究[30]。

## 其他以冠状静脉窦为治疗基础的介入装置

瓣环环缩成形术（图10-8）是一项研究性技术，

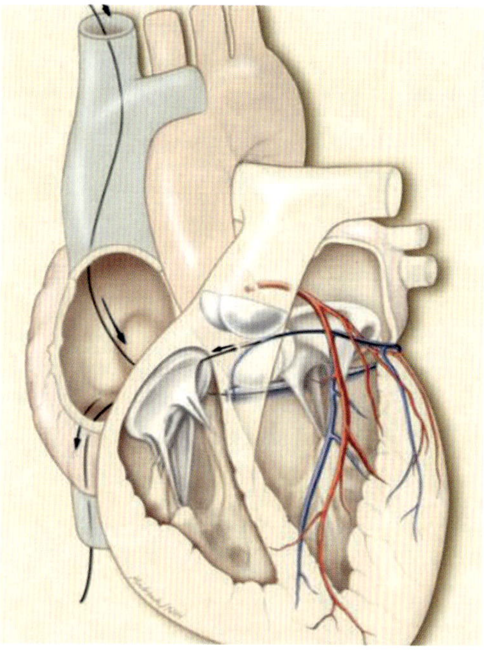

**图 10-8 瓣环环缩成形术**

用一导丝（黑色箭头）环绕二尖瓣环，增加张力来减小二尖瓣环周长和直径

通过应用磁共振成像结合透视引导下，将导丝进入右心房通过 CS，穿过基底部间隔心肌的一部分再折回到右心房，以这种方式环缩瓣环。在缺血性心肌病的猪模型中，通过拉紧导丝可减小二尖瓣瓣环使 MR 减轻。将一镍钛合金小管制作成一微型环横跨在冠状动脉上，以防止导丝压迫冠状动脉[31]。该装置仍处于临床前期研发阶段。

经皮间隔 CS 紧缩系统（$PS^3$ 系统；MVRx，Belmont，Calif）通过磁性导管（图 10-9）准确放置一个“桥”来连接 CS 和房间隔的锚。一旦建立起 CS 与房间隔之间的连接，就可以通过拉紧桥来有效缩短 SL（房间隔外侧壁）尺寸。研究人员发现，在绵羊上植入该装置后，SL 直径平均减少 24%，使急性和慢性 MR 减轻[32]。由于此种方法初见成效，在人类试验中植入了临时装置，进一步证实 MR 显著减少和良好的疗效[33]。已进行的人类永久性装置植入也证明了其安全性和中等疗效。然而，更多的研究结果尚未发表，目前正在进行该装置的改良。

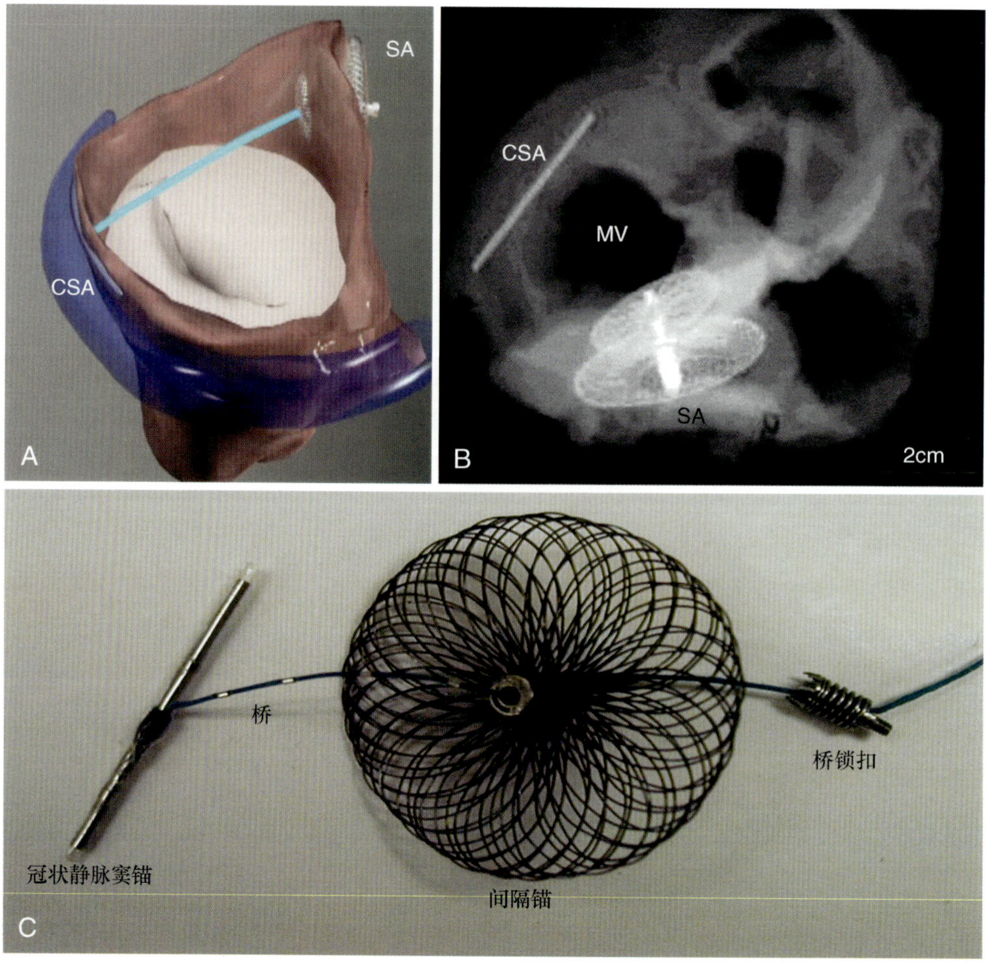


**图 10-9 经皮间隔 CS 紧缩系统（$PS^3$）操作过程**

$PS^3$ 系统通过磁性齿状导管，经冠状静脉窦（CS），同时穿刺房间隔进入左心房进行放置。**A.** $PS^3$ 系统原理示意图显示冠状静脉窦锚（CSA）和间隔锚（SA）。两锚之间通过使用缝合线桥（浅蓝色）连接，并可以拉紧连接桥而缩小间隔侧壁尺寸。**B.** 动物模型 $PS^3$ 系统 X 线影像证实 CS 和间隔锚与二尖瓣之间的关系。**C.** $PS^3$ 系统的组成

## 10.4 直接瓣环成形术

外科瓣环成形术能使二尖瓣环周长和 SL 持久性减小，目前被认为是功能性 MR 治疗的金标准。在硬性开放环和闭合环出现之前，由 Paneth 和 Burr 做的前期工作、以缝合为基础的瓣环环缩术已得到应用[34]。此技术被证实在退行性瓣膜修补和功能性 MR 治疗中可以降低 SL 直径[35-36]。但采用缝线缝合和非硬性瓣环成形术后，随着时间推移二尖瓣瓣环直径增加，两者耐久性均不如硬性二尖瓣环成形术好[16,35]。尽管如此，多种经皮路径的治疗方法正在陆续研发出来，其他各种新方法包括射频应用和经皮放置半硬性圆环的二尖瓣环成形术等。

### Mitralign 经皮瓣环成形术系统

Mitralign 经皮瓣环成形术系统（Mitralign. Tewksbury，Mass.）基于外科 MV 缝合瓣环成形术。Mitralign 手术过程通过逆行股动脉进入左心室路径完成。将可调方向的导管放置在二尖瓣后叶下方靠近瓣环组织处。一个特殊设计的导管装载着两股交叉的导丝（“双叉矛”），在短暂的射频照射下自瓣环心室面送入到左心房。这两股导丝引导着两副成对的锚钉固定于二尖瓣瓣环后部。随着导丝的拉紧，完成了节段瓣环后部成形术，并且使 MR 减轻（图 10-10）。目前这项技术正在欧洲和南美进行安全性和可行性测试。

### 引导输送系统——ACCUCINCH 系统

Accucinch 系统（Guided Delivery Systems，Santa Clara，Calif）也是基于缝合瓣环成形术的原理。该手术过程是通过逆行股动脉路径到达二尖瓣环心室面，将一个专用导管放置到二尖瓣后叶，靠近瓣膜下瓣环组织。利用这种导管，沿着二尖瓣环后部从前到后可以放置 9～12 个锚钉。然后由缝合系统将这些锚钉连接、折叠以缩短二尖瓣环周长，减轻 MR（图 10-11）。这种技术可以用来折叠左心室后壁，以改善左心室的几何形态及潜在地改善 FMR。外科手段在人体长期的植入物已经完成了，而经皮人体植入术正在开发中。

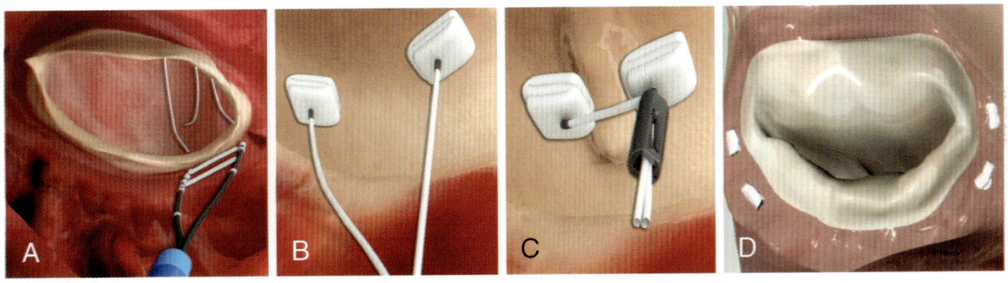


**图 10-10 Mitralign 瓣环成形术系统**

**A.** 逆行主动脉导向导管（蓝色）使“双齿状”导丝从左心室穿过二尖瓣环到左心房。**B.** 沿瓣环后部放置一对带缝合线纱布。**C.** 拉紧并锁定带缝线纱布，切断缝线。在另一部位重复该操作过程。**D.** 2×2 的环形折叠术的最终外观

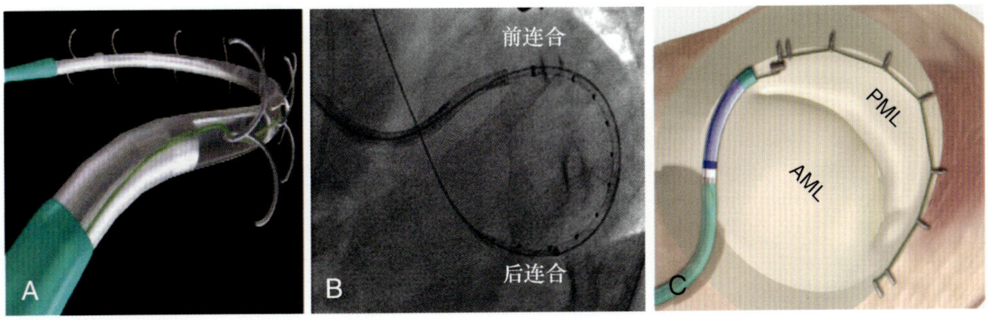


**图 10-11 Accucinch 瓣环成形术系统**

**A.** Accucinch 系统原理图，通过输送导管（绿色）将锚放置在位于二尖瓣瓣环后部正下方的左心室心肌。**B.** X 线透视图显示 Accucinc 输送系统环缩二尖瓣。**C.** 图示在二尖瓣叶下面心室肌组织中安置的锚钉。AML，二尖瓣前叶，PML，二尖瓣后叶

## QUANTUMCOR 系统

QuantumCor 系统（QuantumCor，Bothell，Wash.）基于胶原热能重塑概念。由于二尖瓣环由大量胶原组织组成，用低于消融温度的基础能量射频（RF）导管，对二尖瓣环组织加热以收缩胶原纤维，从而减少二尖瓣环周长。动物模型已经证实，在经过相应射频治疗后可以使二尖瓣环缩小，MR 减轻[37]。组织学随访研究表明，瓣环组织损伤并没有影响到心房或二尖瓣瓣叶结构的完整性。通过专用射频导管将能量施加于二尖瓣环周围的技术，其优点是不留置器材并可重复应用。此项技术在人类中的应用还未见报道。

## SUPRAANNULAR 环

Millipede 系统（Millipede，Austin，Tex.）是临床前期研发的装置，模仿外科硬性闭合环成形术。该技术经微创手术或经皮路径，通过新研发配套系统放置一个新型可膨胀圆形环，来恢复原来二尖瓣环的形状和直径。该装置可用于治疗 FMR 或作为瓣叶辅助修复技术。

Cardioband（Valtech，or Yehuda，Israel），在早期临床研究阶段，经食管超声心动图（TEE）引导下，通过经皮在二尖瓣环左心房面放置一系列螺旋形锚钉。这些锚钉通过一个套管连接在一起并可以拉紧，从而减少二尖瓣环周径。该装置系统由一嵌套式导管系统来完成传送，亦允许术者在左心房内完成多角度操作（图 10-12）。

## 10.5 心室重塑技术

iCoapsys 系统（Edwards Lifesciences，Irvine，Calif.）是一种通过经皮植入系统重塑左心室的新型技术。该操作基于外科放置 Coapsys 系统的方法，而此外科手术已被证实在术后 1 年内可使 MR 持续减少[38]。在 X 线透视和超声心动图引导下，将心包内锚定装置按照前后顺序放置在心室的心外膜表面，并通过连接导丝或锚钉缝合技术在左心室水平连接。通过拉紧锚钉缝合线来改变心室的结构形状，达到二尖瓣环直径缩小，改善了二尖瓣叶闭合程度。经过几例人体植入器械试验，由于器械的复杂性和其他技术问题，使得进一步研发被终止。尽管如此，此装置证实 MR 是一种心室性疾病，通过左心室重构可以显著有效地改善 MR。

心脏外部瓣环成形术（Basal Annuloplasty of the Cardia Externally，BACE）装置（Mardil，Morrisville，N. C.）需要小切口心脏不停搏植入。经心尖路径将一硅胶材质、带有可充气腔的束带围绕左心室放置。通过对束带装置充气加压，使心室形状改变，通过改善二尖瓣血流动力学来减轻 FMR。

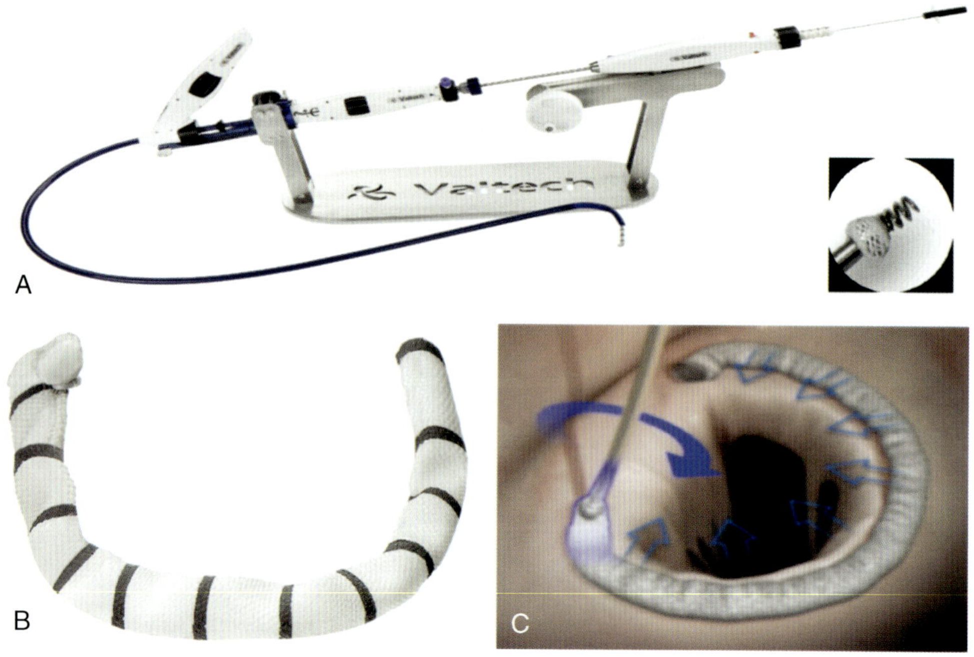


**图 10-12 Valtech Cardioband 系统**
Cardioband 一种经皮免缝合和可调节的瓣环环缩系统。**A.** 传送系统由可支撑和程控导管尖端的设备组成，导管能过房间隔在左心房内操作。在 X 线透视和超声心动图引导下将一系列螺旋状锚钉（嵌入式）放置于二尖瓣瓣环内。**B.** Cardioband 装置细节图。装置设计与套袖相似，锚在其内被传送，通过 Cardioband 装置被送至二尖瓣环。**C.** 所有锚钉固定后，绷紧瓣环成形束带以达到所要求的二尖瓣瓣环内径

## 10.6 经皮二尖瓣置换术

对于DMR通常外科二尖瓣修补术较瓣膜置换术更好，由于以下原因使经导管二尖瓣置换术非常重要。第一，一些复杂的MV病理学改变，患者不适合行经皮修复术，或需要采用多种介入技术的联合治疗。其次，与瓣膜修补术相比，经皮瓣膜置换术在MR改善方面更具有优越性，特别是要实现“零MR”的治疗目标。尤其FMR患者，瓣膜置换术则是更具吸引力的选择。缺血性MR患者手术治疗后6年内，瓣膜修补术和瓣膜置换术的死亡率并无明显的差别[39]。然而，经皮瓣膜置换术面临着诸多挑战。由于瓣周漏似乎不太能耐受，所以安全的锚定和瓣膜贴合是关键的。FMR患者常常有较大的二尖瓣环直径，研发出适合于这些患者的经导管瓣膜置换的规格型号也是必要的。

Endovalve-Herrmann 二尖瓣（Micro-Interventional Devices，Bethlehem，Pa.）是一附着到二尖瓣装置上的闭环式可折叠镍钛合金瓣膜，在释放该装置前要使瓣膜完全展开，反复定位准确。CardiAQ瓣膜（CardiAQ Valve Technologies，Irvine，Calif.）是通过间隔路径经导管输送系统传送的瓣膜。该瓣膜安装于自膨胀镍钛合金支架上，具有二尖瓣环自中心功能（图10-13），2012年在欧洲完成了第一例CardiAQ瓣膜的人体植入。Tiara瓣膜（Neovasc，Richmond，British Columbia，Canada）是自膨胀框架的二尖瓣生物瓣膜。Tiara瓣膜呈独特的“D形”，与二尖瓣口相匹配，“D形”的平侧面位于前方，以防止左心室流出道的冲击。临床前期研究工作已证实其具有安全性和可行性[40]。

除了经导管二尖瓣置换治疗MR外，对二尖瓣生物瓣膜置换后的退行性改变，经导管瓣中瓣（valve-in-valve，VIV）植入技术得到了日益广泛的应用，这一内容将在第13章中进行描述。由于左心室心尖部到二尖瓣的解剖结构有利于手术，所以大多数手术都是通过经心尖路径来完成。虽然二尖瓣瓣中瓣操作只局限于曾经行过二尖瓣置换术的患者，但这种方法的成功证明了经导管二尖瓣置换术的可行性。此外，还有其他器械正在研发中，如经皮输送锚定系统置于二尖瓣环上（M-Valve，La Jolla，Calif.）。理论上讲，一旦植入器械安全置放，即可允许一系列商业化的经导管瓣膜的临床应用。经皮封堵治疗二尖瓣瓣周漏也日益完善，此内容在第十二章中进行叙述。

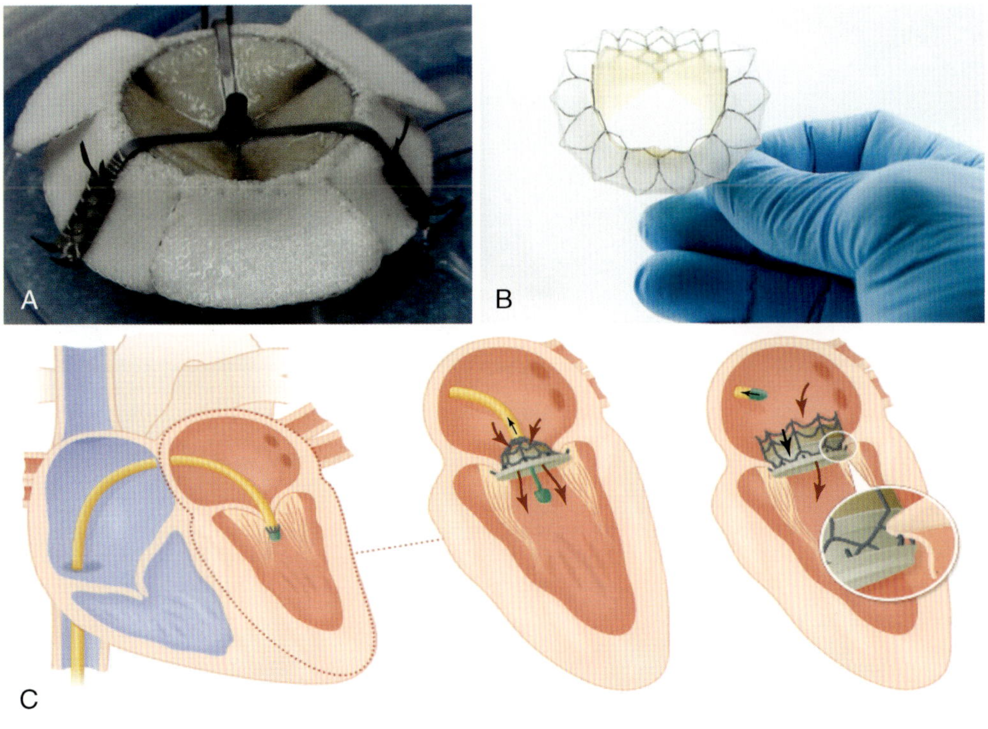


**图 10-13　经皮二尖瓣瓣膜置换术**

**A.** Proto 型 Endovalve-Herrmann 瓣膜。**B.** Tiara 瓣膜。呈独特的“D形”，可以避免左心室流出道的冲击。**C.** 经间隔路径传送带有自膨式支架的 CardiAQ 瓣膜

## 10.7 总结

介入性心脏病学已经见证经导管路径治疗二尖瓣疾病新时代的到来。无论内科还是外科，所有的器械面临的挑战，就是要证明其安全性和优质的疗效，以及与传统治疗方法相比，二尖瓣介入治疗是与其相当还是更胜一筹。介入治疗专家必须努力正确地选择适合于这些新疗法的患者，针对手术高风险的人群研发有效的技术手段，具备充分的耐心、协作和创新，不断地改进治疗策略，为这些患者提供美好的前景。

## 参考文献


1. Bonow RO, Carabello BA, Chatterjee K, et al: 2008 Focused update incorporated into the ACC/AHA 2006 guidelines for the management of patients with valvular heart disease: a report of the American College of Cardiology/American Heart Association Task Force on Practice Guidelines (Writing Committee to Revise the 1998 Guidelines for the Management of Patients With Valvular Heart Disease): endorsed by the Society of Cardiovascular Anesthesiologists, Society for Cardiovascular Angiography and Interventions, and Society of Thoracic Surgeons, *Circulation* 118(15):e523–e661, Oct 7 2008.
2. Vahanian A, Baumgartner H, Bax J, et al: Guidelines on the management of valvular heart disease: The Task Force on the Management of Valvular Heart Disease of the European Society of Cardiology, *Eur Heart J* 28(2):230–268, Jan 2007.
3. Gammie JS, O'Brien SM, Griffith BP, et al: Influence of hospital procedural volume on care process and mortality for patients undergoing elective surgery for mitral regurgitation, *Circulation* 115(7): 881–887, Feb 20 2007.
4. Mirabel M, Iung B, Baron G, et al: What are the characteristics of patients with severe, symptomatic, mitral regurgitation who are denied surgery? *Eur Heart J* 28(11):1358–1365, Jun 2007.
5. O'Brien SM, Shahian DM, Filardo G, et al: The Society of Thoracic Surgeons 2008 cardiac surgery risk models. Part 2. Isolated valve surgery, *Ann Thorac Surg* 88(1 Suppl):S23–S42, Jul 2009.
6. Carpentier A: Cardiac valve surgery: the "French correction." *J Thorac Cardiovasc Surg* 86(3):323–337, Sep 1983.
7. Adams DH, Rosenhek R, Falk V: Degenerative mitral valve regurgitation: best practice revolution, *Eur Heart J* 31(16):1958–1966, Aug 2010.
8. Barlow JB, Pocock WA: The significance of late systolic murmurs and mid-late systolic clicks, *Md State Med J* 12:76–77, Feb 1963.
9. Ling LH, Enriquez-Sarano M, Seward JB, et al: Clinical outcome of mitral regurgitation due to flail leaflet, *N Engl J Med* 335(19):1417–1423, Nov 7 1996.
10. Enriquez-Sarano M, Schaff HV, Orszulak TA, et al: Valve repair improves the outcome of surgery for mitral regurgitation: a multivariate analysis, *Circulation* 91(4):1022–1028, Feb 15 1995.
11. Seeburger J, Falk V, Borger MA, et al: Chordae replacement versus resection for repair of isolated posterior mitral leaflet prolapse: à ègalité, *Ann Thorac Surg* 87(6):1715–1720, Jun 2009.
12. Bax JJ, Braun J, Somer ST, et al: Restrictive annuloplasty and coronary revascularization in ischemic mitral regurgitation results in reverse left ventricular remodeling, *Circulation* 110(11 Suppl 1): II103–II108, Sep 14 2004.
13. Wu AH, Aaronson KD, Bolling SF, et al: Impact of mitral valve annuloplasty on mortality risk in patients with mitral regurgitation and left ventricular systolic dysfunction, *J Am Coll Cardiol* 45(3):381–387, Feb 1 2005.
14. Hung J, Papakostas L, Tahta SA, et al: Mechanism of recurrent ischemic mitral regurgitation after annuloplasty: continued LV remodeling as a moving target, *Circulation* 110(11 Suppl 1):II85–II90, Sep 14 2004.
15. Marwick TH: Restrictive annuloplasty for ischemic mitral regurgitation: too little or too much? *J Am Coll Cardiol* 51(17):1702–1703, Apr 29 2008.
16. McGee EC, Gillinov AM, Blackstone EH, et al: Recurrent mitral regurgitation after annuloplasty for functional ischemic mitral regurgitation, *J Thorac Cardiovasc Surg* 128(6):916–924, Dec 2004.
17. Braun J, van de Veire NR, Klautz RJ, et al: Restrictive mitral annuloplasty cures ischemic mitral regurgitation and heart failure, *Ann Thorac Surg* 85(2):430–436, Feb 2008, discussion 436–437.
18. Magne J, Pibarot P, Dagenais F, et al: Preoperative posterior leaflet angle accurately predicts outcome after restrictive mitral valve annuloplasty for ischemic mitral regurgitation, *Circulation* 115(6): 782–791, Feb 13 2007.
19. Calafiore AM, Gallina S, Di Mauro M, et al: Mitral valve procedure in dilated cardiomyopathy: repair or replacement? *Ann Thorac Surg* 71(4):1146–1152, Apr 2001, discussion 1152–1143.
20. Chiam PT, Ruiz CE: Percutaneous transcatheter mitral valve repair: a classification of the technology, *JACC Cardiovasc Interv* 4(1):1–13, Jan 2011.
21. Rogers JH, Franzen O: Percutaneous edge-to-edge MitraClip therapy in the management of mitral regurgitation, *Eur Heart J* 32(19):2350–2357, 2011.
22. Alfieri O, Maisano F, De Bonis M, et al: The double-orifice technique in mitral valve repair: a simple solution for complex problems, *J Thorac Cardiovasc Surg* 122(4):674–681, Oct 2001.
23. Webb JG, Maisano F, Vahanian A, et al: Percutaneous suture edge-to-edge repair of the mitral valve, *EuroIntervention* 5(1):86–89, May 2009.
24. Maselli D, Guarracino F, Chiaramonti F, et al: Percutaneous mitral annuloplasty: an anatomic study of human coronary sinus and its relation with mitral valve annulus and coronary arteries, *Circulation* 114(5):377–380, Aug 1 2006.
25. Tops LF, Van de Veire NR, Schuijf JD, et al: Noninvasive evaluation of coronary sinus anatomy and its relation to the mitral valve annulus: implications for percutaneous mitral annuloplasty, *Circulation* 115(11):1426–1432, Mar 20 2007.
26. Schofer J, Siminiak T, Haude M, et al: Percutaneous mitral annuloplasty for functional mitral regurgitation: results of the CARILLON Mitral Annuloplasty Device European Union Study, *Circulation* 120(4):326–333, Jul 28 2009.
27. Siminiak T, Wu JC, Haude M, et al: Treatment of functional mitral regurgitation by percutaneous annuloplasty: results of the TITAN Trial, *Eur J Heart Fail* 14(8):931–938, Aug 2012.
28. Webb JG, Harnek J, Munt BI, et al: Percutaneous transvenous mitral annuloplasty: initial human experience with device implantation in the coronary sinus, *Circulation* 113(6):851–855, Feb 14 2006.
29. Harnek J, Webb JG, Kuck KH, et al: Transcatheter implantation of the MONARC coronary sinus device for mitral regurgitation: 1-year results from the EVOLUTION phase I study (clinical evaluation of the Edwards Lifesciences percutaneous mitral annuloplasty system for the treatment of mitral regurgitation), *JACC Cardiovasc Interv* 4(1):115–122, Jan 2011.
30. Sack S, Kahlert P, Bilodeau L, et al: Percutaneous transvenous mitral annuloplasty: initial human experience with a novel coronary sinus implant device, *Circ Cardiovasc Interv* 2(4):277–284, Aug 2009.
31. Kim JH, Kocaturk O, Ozturk C, et al: Mitral cerclage annuloplasty, a novel transcatheter treatment for secondary mitral valve regurgitation: initial results in swine, *J Am Coll Cardiol* 54(7):638–651, Aug 11 2009.
32. Rogers JH, Macoviak JA, Rahdert DA, et al: Percutaneous septal sinus shortening. a novel procedure for the treatment of functional mitral regurgitation, *Circulation* 113(19):2329–2334, May 16 2006.
33. Palacios IF, Condado JA, Brandi S, et al: Safety and feasibility of acute percutaneous septal sinus shortening: first-in-human experience, *Catheter Cardiovasc Interv* 69(4):513–518, Mar 1 2007.
34. Burr LH, Krayenbuhl C, Sutton MS: The mitral plication suture: a new technique of mitral valve repair, *J Thorac Cardiovasc Surg* 73(4):589–595, Apr 1977.
35. Aybek T, Risteski P, Miskovic A, et al: Seven years' experience with suture annuloplasty for mitral valve repair, *J Thorac Cardiovasc Surg* 131(1):99–106, Jan 2006.
36. Nagy ZL, Bodi A, Vaszily M, et al: Five-year experience with a

suture annuloplasty for mitral valve repair, *Scand Cardiovasc* J 34(5): 528–532, Oct 2000.
37. Heuser RR, Witzel T, Dickens D, et al: Percutaneous treatment for mitral regurgitation: the QuantumCor system, J *Interv Cardiol* 21(2):178–182, Apr 2008.
38. Mishra YK, Mittal S, Jaguri P, et al: Coapsys mitral annuloplasty for chronic functional ischemic MR: 1-year results, *Ann Thorac Surg* 81(1):42–46, Jan 2006.
39. Magne J, Girerd N, Senechal M, et al: Mitral repair versus replacement for ischemic MR: comparison of short-term and long-term survival, *Circulation* 120(Suppl 11):S104–S111, Sep 15 2009.
40. Banai S, Jolicoeur EM, Schwartz M, et al: Tiara: a novel catheter-based mitral valve bioprosthesis: initial experiments and short-term pre-clinical results, J *Am Coll Cardiol* 60(15):1430–1431, Oct 9 2012.

第十一章

# 二尖瓣钳夹（MitraClip）装置和手术概述

# Chapter 11 The MitraClip Device and Procedural Overview

D. SCOTT LIM 著

王建铭 译 王琦光 朱鲜阳 审校

## 11.1 要点

- 导管介入治疗二尖瓣反流（mitral regurgitation，MR）已成为治疗退行性和功能性 MR 外科手术高危患者的一种新方式。
- MitraClip 治疗术（Abbott Vascular Structural Heart，Menlo Park，Calif.）是通过导管传送系统在二尖瓣前后瓣叶之间的适当位置植入一个“夹子”。
- 谨慎地选择二尖瓣病变患者是 MitraClip 治疗成功的最重要环节。
- MitraClip 手术的成功依赖于超声影像技术，经食管三维超声心动图检查（TEE）尤为重要。

## 11.2 背景

MR 非风湿性的病因可能是退行性瓣膜病（如二尖瓣脱垂、腱索断裂或黏液样变性），或者是功能性原因（如缺血性心肌病和继发性 MR）。而手术或经导管治疗多集中在功能性 MR 患者，心室疾病对二尖瓣影响的相关研究逐渐增加。显著 MR（3＋或 4＋）患者在人群中发生率为 0.5%[1]，美国每年新增约 250 000 例患者。对于有明显器质性 MR 患者，已证实作用于病理生理的药物治疗是无效的，并且不能延缓疾病的进展。瓣膜修复术或置换术因其有效性和风险低而依旧是标准的治疗方法[2]。然而，据估计只有约 20%明显 MR 患者接受手术治疗。因此，MR 患者，特别是存在手术风险者，他们有很大的治疗需求尚未得到满足，故此成为新兴经导管治疗技术发展的重要机遇。

## 11.3 二尖瓣反流手术方法的改变

目前，随着涉及二尖瓣瓣叶、腱索、瓣环等范围很广的多种技术的应用，MR 手术治疗已成为一种成熟的方法。手术修复 MR 中的概念也用在新兴的经导管路径治疗中。此外，二尖瓣疾病经导管瓣膜植入术的研究正在进行中。

## 11.4 MitraClip系统

对于非风湿性MR患者，这种技术是第一个在人体前试验和临床研究中获得成功的新型经皮途径的治疗方法。在二尖瓣反流口处用一个钳夹抓住瓣叶的理念，成为MitraClip最终设计标志（图11-1）[3,4]。MitraClip经皮经静脉和房间隔路径送至二尖瓣处（图11-2）。在此操作过程中，由于二尖瓣不能在X线下显像，使导管室X线透视这一传统影像模式应用受到限制。因此，手术同时需要经食管超声影像配合，二维和三维超声心动图的配合应用则更加理想（图11-3和11-4）。结合MitraClip输送系统通过机械装置进行操纵这一事实，术者在经食管超声影像方面的技能要比标准的心导管检查和导丝操作技术更为重要。

当MitraClip置于二尖瓣前、后叶的中心，连接于脱垂或连枷样瓣膜组织，减少了瓣膜关闭所需时间和力量。随着MR缓解，左心室（LV）容量随之减少，导致有益的左心室重塑[5]。从解剖看，MitraClip在两个瓣叶之间建立了一座组织桥梁，限制了房间隔侧的二尖瓣瓣环直径扩张，使修复能够持久[4]。

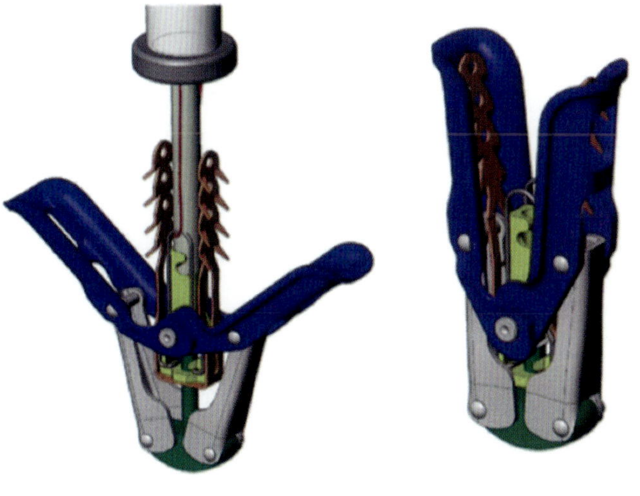

**图11-1 用于经皮二尖瓣反流修复的MitraClip示意图**

蓝色臂经机械性铰接设计，术者可以改变臂间角度。机械臂设计从二尖瓣心室面牵拉到一起。红色摩擦组件可下降到瓣叶的心房面，因此瓣叶可以夹在蓝色臂和红色摩擦组件之间。（图片来源于 *Abbott Vascular Structural Heart, Menlo Park, Calif.*）

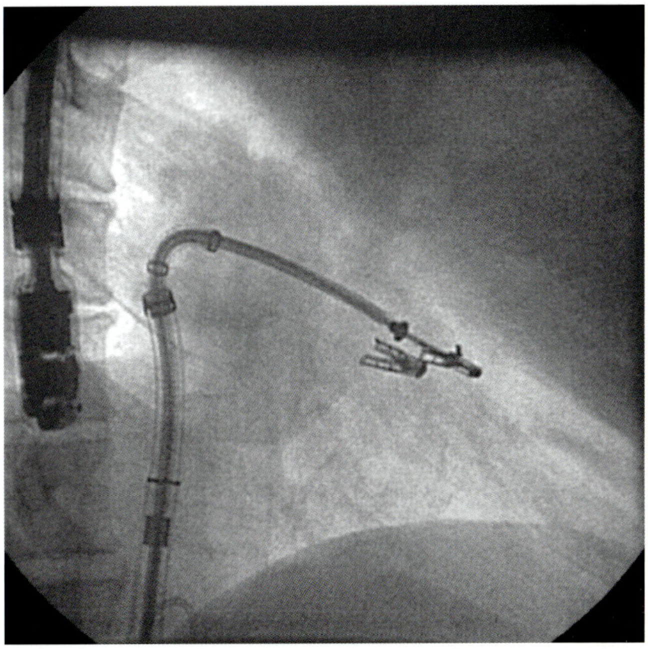

**图11-2 X线透视影像显示经静脉与房间隔途径将MitraClip送至二尖瓣**

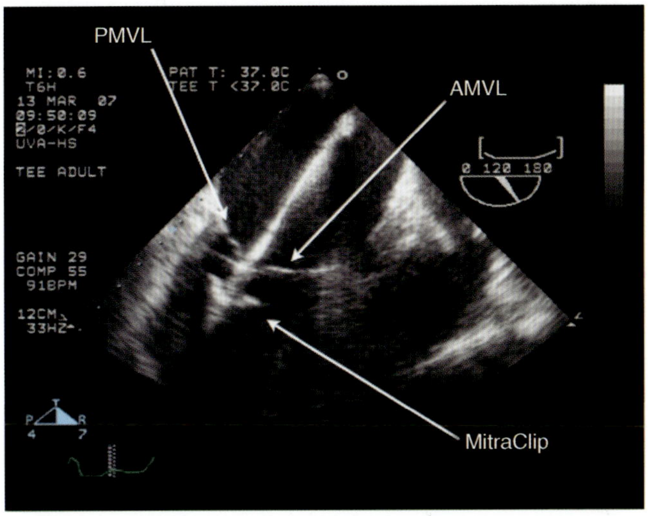


**图11-3 MitraClip二维TEE图像，显示其在二尖瓣前叶（AMVL）和后叶（PMVL）的方位**

二尖瓣三腔心切面用于MitraClip在瓣膜前后方向的定位

## 11.5 EVEREST Ⅰ和Ⅱ试验

EVEREST试验对经皮二尖瓣修复的MitraClip方法进行评估，是一项安全性和可行性注册研究，非随机化纳入55例患者[6]。EVEREST Ⅱ试验是一项关键的临床研究，279例MR 3+或4+患者被随

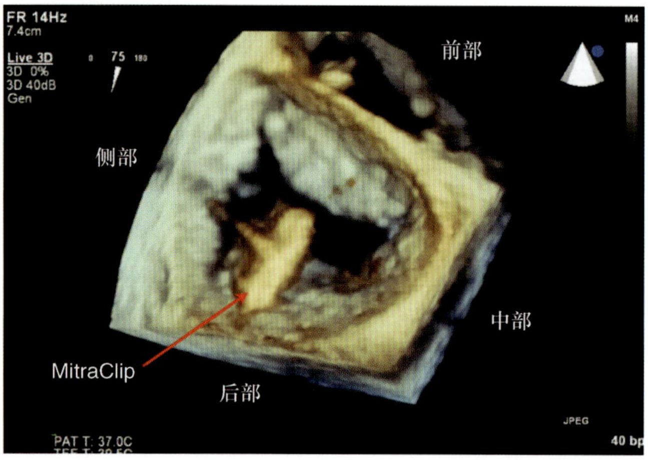


**图 11-4　MitraClip 三维 TEE 图像及其在二尖瓣的定位**

MitraClip 臂垂直于瓣膜接合线病理学位点之上，维持操作方向；房间隔在屏幕右侧，主动脉瓣大约在 12 点位置

机分配进行 MitraClip 治疗或标准外科手术治疗（二尖瓣修复或置换）[7-8]。值得注意的是，这项研究包括低中危患者与纳入 79 例无 MitraClip 治疗适应证的 EVEREST 高危组进行对比。早期的 MitraClip 非随机化研究中，手术成功率（MR 降低 2+或更少）达到了 74%，66%患者免于死亡或二尖瓣外科手术治疗，1 年内 MR 分级增加大于 2+[8]。退行性 MR（79%）或功能性（21%）MR 患者的结果相类似。同样十分重要的是试验结果表明这种新技术的初始经验具有较大的提升空间。

EVEREST Ⅱ随机临床试验纳入的候选患者为中度或重度 MR 患者。患者具有临床症状，左心室射血分数（LVEF）>25%，左心室收缩末期直径（LVESD）<55mm；或者是无症状心室功能不全（定义为 LVEF 25%～60%或 LVESD>40mm）或伴有肺动脉高压。纳入的候选患者排除同时合并其他需心脏外科手术矫治、近期急性心肌梗死（12 周内）、重度肾功能不全（肌酐>2.5mg/dl）、感染性心内膜炎、风湿性心脏病瓣膜功能障碍。此外，还排除了存在二尖瓣解剖结构问题：二尖瓣狭窄（瓣口面积<4.0cm²），严重广泛的连枷改变（宽度>15mm）以及连枷瓣膜间隙（>10mm），或瓣叶闭合不良长度（<2mm）。

与胸外科学会数据库[9]或第一次接受择期二尖瓣手术[10]的患者相比，EVEREST Ⅱ试验纳入的患者明显的年龄更大、合并症更多。这可能是因为早期经验倾向于新的经皮介入治疗方法应致力于那些缺乏外科理想手术条件的患者。这项随机试验设计以 30 天内的主要不良事件作为主要安全终点。主要有效终点是一个非劣效性假设：12 个月内无死亡、二尖瓣手术、二次手术，或 MR 分级增加 2+。其他终点包括超声心动图评估 MR 严重程度，左心室功能，NYHA 心功能分级和生存质量指数。

从主要安全终点来看，以治疗为目的的统计分析，随机进行 MitraClip 手术的患者 30 天内重大不良事件发生率为 15%，而外科手术组发生率为 48%（psup<0.0001）[7]。进一步主要不良事件如死亡、卒中、二次手术或急诊手术分析表明，在单独接受 MitraClip 手术的患者中没有出现上述情况，但在那些 MitraClip 手术治疗失败后转而接受外科手术的患者中出现了上述不良事件。因此，每一项操作分析中，评价只是针对单独器械的效果而不是一个整体的治疗策略，30 天内主要不良事件发生率低于 10%。

从主要有效终点来看，以 12 个月内无死亡、二尖瓣手术/二次手术，或 MR 分级增加 2+为标准的治疗目的分析表明，MitraClip 组手术成功率为 55%，而外科手术组成功率为 73%（pNI<0.0012）。在 24 个月时，两组主要有效率分别下降至 52%和 66%[7]。对复合终点事件进一步分析表明，MitraClip 与外科手术对照组之间在改善死亡率与治疗重度 MR 方面没有显著差异，复合终点上的差异将导致二尖瓣功能障碍后续手术结果的不同（$P<0.001$）。81% MitraClip 手术组患者可以达到 MR 减轻的目标，以及在 12 个月和 24 个月内 MR 分级维持在 2+或更少，而 97%外科手术组患者可达到这种情况，其中有 12%接受外科手术的患者实施二尖瓣置换术后而实现。虽然超声心动图在测量 MR 减少程度上存在差异，但是，24 个月时左心室内径和容积的减少结果相似，重要的是，左心室在 1 到 2 年内持续进行有益重塑。尽管 MR 显著减少上存在差异，但绝大部分接受 MitraClip 手术患者 24 个月内无症状或仅有轻微症状（98%），而外科手术组为 88%。这些明显的差异可能是由于 MitraClip 钳夹置放在瓣膜中心而致难以量化术后残余 MR 的程度所造成。

生存质量指数，由一组 36 例小样本调查研究表明，与外科手术组患者身体受损及心理评分不确定相比，接受 MtraClip 手术组患者 30 天内身体状况与心理评分均有提高。12 个月内两组生存质量指数评价均有改善。

## 11.6 EVEREST 高风险调查

EVEREST 高风险调查是美国一项独立的，针对无论是退行性（脱垂或粘连）还是功能性病因（继发于缺血性或非缺血性心肌病所致 MR）引起的重度 MR 且不具备外科手术治疗适应证患者的调查。由于外科医生支持，这项调查很快纳入了 79 例患者。EVEREST 高风险调查中大多数患者 MR 由功能性病因所引起，预计将从高危亚组中发现更多的缺血性病因患者。此外，与随机 EVEREST 调查人群相比，患者年龄更大（平均年龄超过 76 岁，68%年龄在 75 岁以上）且伴有更多症状（89% NYHA 心功能分级为Ⅲ级或Ⅳ级）。

提供的数据表明，该研究组 30 天内预测死亡率为 18%，而实际死亡率低于 8%，1 年存活率为 76%，79%幸存者 NYHA 分级为Ⅰ或Ⅱ级[11]。在类似的高危患者药物治疗组非随机比较研究中，MitraClip 组 1 年存活率为 76%，而药物治疗组为 55%（$P$=0.037），表明 MitraClip 组具有一定的治疗优势。这些数据支持那些不适合外科手术的 MR 患者，选择新型经皮介入治疗具有吸引力的这一观念。

在欧洲，随着 MitraClip 成为一种具有商业用途的治疗方式，一项收集有关 MR 患者治疗方式选择的临床与健康经济数据的非随机化调查研究正在进行中。基于医患之间的选择，患者可以选择接受 MitraClip 治疗，药物治疗或标准外科手术治疗。接受 MitraClip 治疗患者将继续是老年人（41%为 75 岁以上），同时伴有更多并发症的人群（49%合并心肌病，45%合并肾疾病，19%合并肺部疾病），以及高危人群（平均 EuroSCORE 预测死亡率为 20%）。有意义的是，与美国经验不同，87%患者为功能性病因（由潜在的缺血性或非缺血性心肌病所致 MR）和 41%患者 LVEF 在 10%～30%之间。显然，患者之所以选择该疗法是由于他们不适合外科手术。

并不是所有接受 MitraClip 经皮二尖瓣修复术的患者都会有明确的 MR 减少或良好的持久性。显然，合理选择患者所花费的时间和精力其结果决定能否得到回报。然而，那些接受 MitraClip 植入后 MR 没有明确或持续减少的患者需要接受外科手术治疗。MitraClip 植入后接受外科手术修复 MR 的率为 89%（n=20），相比之下，与 EVEREST Ⅱ中随机化手术修复组（86%，n=69）或 2007 年胸外科学会数据库数据（59%）相似。前叶或双叶病变是 MitraClip 治疗后二尖瓣置换术的一项独立预测因素，而年龄、病因或医生经验则不是其预测因素。此外，已成功完成 MitraClip 植入 5 年后患者的二尖瓣手术治疗，在这些数量较少的患者中，并没有出现随时间增加而使二尖瓣修复率降低的现象[12]。

### 技术与器械问题

MitraClip 系统设计是将 MitraClip 输送到二尖瓣瓣叶的装置，由一个可操纵指引导管，传送系统及可控手柄组成（图 11-5）。可操纵指引导管在皮肤的入口处直径为 24F，跨过房间隔部位尖端直径为 22F。手柄上控制旋钮可以控制导管尖端转向或拉直。导管放置在固定装置内，以便使其能够重复进退及旋转。房间隔穿刺后，一根直径 0.035 英寸的指引导丝被置入左心房。通过这根导丝可送入带有扩张内芯导管的可操纵指引导管。扩张内芯导管末端连接螺旋槽，利于超声心动图观察。确认可操纵指引导管进入左心房后，扩张内芯导管被移出，固定装置可确保导管的稳固性。MitraClip 和传送系统随后被送入至导管内预先留置好轨道内，确保合适方向（图 11-6）。传送系统被送入到该系统尖端不透 X 线双标记环与可操纵指引导管远端宽标记环相对齐。在此过程中，必须利用超声心动图观察 MitraClip 远端，以确保其不会穿出左心房后壁。

传送系统手柄上的两个旋钮可以操纵导管内外和前后方向，这些变向机制用于 MitraClip 同轴定位至二尖瓣，并定位于瓣叶的病变部位。

MitraClip 控制手柄调整 MitraClip 内部装置（图 11-7）。手柄本身可以进退，利于操纵 MitraClip 的导管前进或后退；通过旋转手柄来改变 MitraClip 臂杆与二尖瓣闭合线的角度，调转 MitraClip 臂杆角度时，打开臂杆锁，逆时针旋转旋钮（图 11-7，蓝色）。MitraClip 臂杆张开至 180°对于瓣叶来讲为最佳视角，接近 120°时便于进行瓣叶抓取，抓取瓣叶闭合后接近 60°。一旦确认瓣叶被完全抓取，臂杆会完全关闭。臂杆可以让钳夹缩回到心房且不会伤及二尖瓣瓣叶组织。手柄上的其他操纵杆控制各种元件（图 11-7，棕色），抓取二尖瓣瓣叶后，迅速降低到一定的空间位置，使夹闭元件和 MitraClip 臂杆夹住二尖瓣瓣叶。

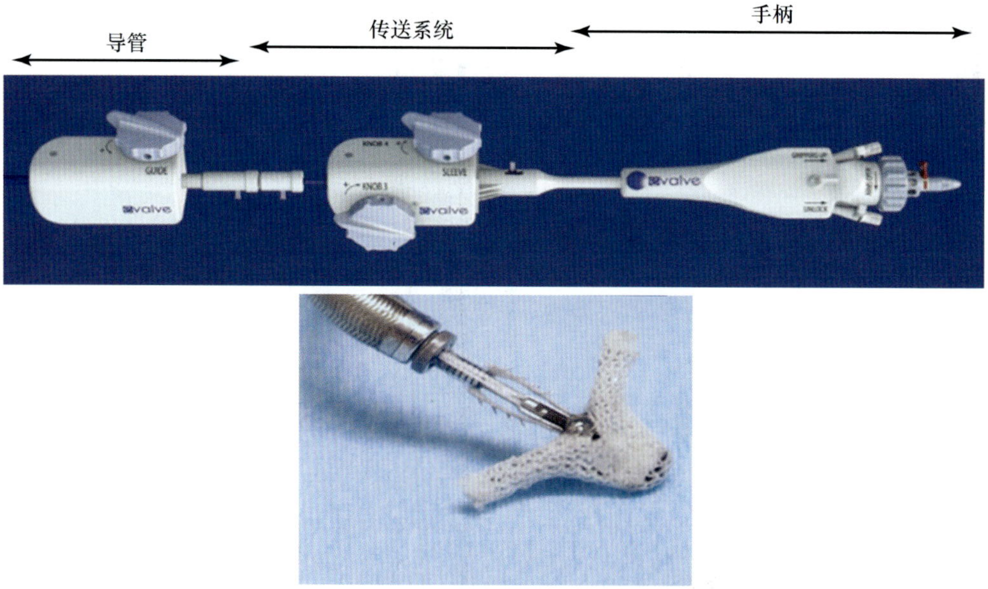


**图 11-5　MitraClip 系统的机械控制由复杂的手柄系统上的按扭和控制杆完成，确保导丝在导管长度内精准输送**

近端部分可控制和指引导管方向，24F 的导管系统用于传送带有 MitraClip 的导管到左心房。中间部分是传送系统，远端部分是控制手柄

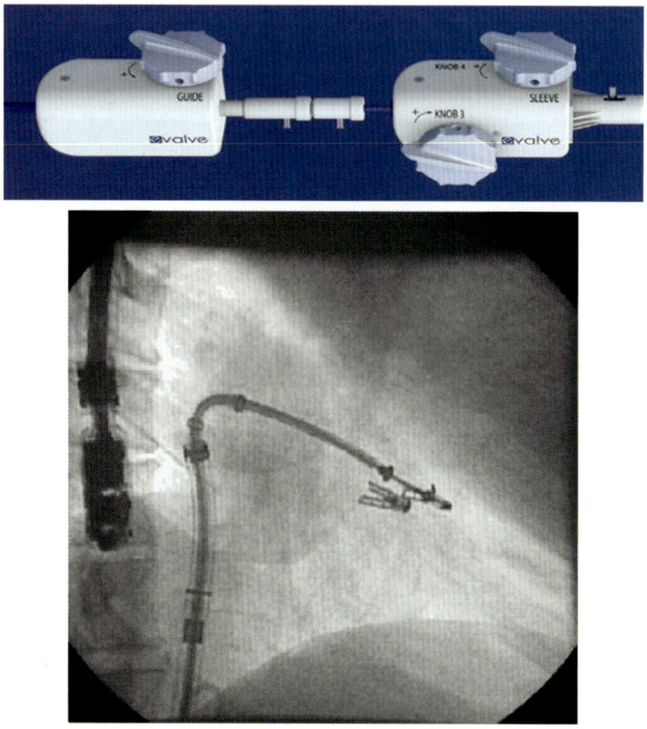


**图 11-6　传送系统与可操纵导引导管键控凹槽相匹配，顶部与侧边旋钮可控制导管前/后和内/外方向调整**

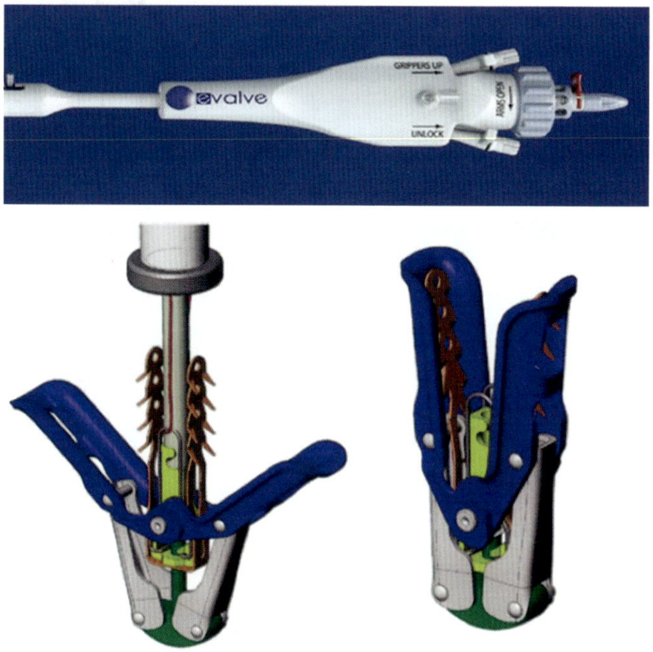


**图 11-7**　手柄控制 MitraClip 功能，旋转淡蓝色旋钮（上图）调整夹臂杆（深蓝色）的角度，夹臂杆升高和降低 MitraClip 的夹闭元件（棕色）

在 MitraClip 臂杆和夹子完全成功捕捉瓣叶后，整个系统相继去除锁线、控制轴以及夹线后与 MitraClip 分离。

## 患者的适应证选择

许多经皮二尖瓣治疗所需要的技能和技术通常不是普通心脏介入医生掌握的。因此，合理选择患者以及手术的成功需要介入、心脏超声和心脏外科医生之间的合作。

选择患者的关键是对不同病理亚型 MR（退行性和功能性）的判断。已证明对于大多数退行性 MR，熟练的外科医师直视下修复手术成功率很高、手术风险较低。重点在于如何界定哪种二尖瓣病理类型不适合修复而需要进行二尖瓣置换。同样需确定退行性病变中可能应用 MitraClip 治疗会取得成功的类型：如中央型、相对狭窄的二尖瓣脱垂，或瓣膜连枷样改变。已证实后叶病变外科手术效果更好，与此不同的是，MitraClip 治疗在前叶和后叶病变中均可获成功。尽管作者亲身经历认为接合处病变（如 P1 段连枷样改变）可以采用 MitraClip 治疗成功，但是目前尚无可供参考的临床经验报道。

对于功能性 MR，至关重要的是确定缺血性心肌病患者是否需要血运重建。同样重要但比较难决定的是，患者主要问题是泵衰竭还是 MR，这与 MitraClip 治疗能否满足患者的需要紧密相关。

经胸超声心动图（TTE）和 TEE 成像对于选择合适的患者至关重要。TTE 筛查能确定 MR 严重程度，有无二尖瓣狭窄及左心室功能情况。二尖瓣瓣口面积＜4.0m² 患者，MitraClip 术后会出现明显的二尖瓣狭窄风险。

TEE 用来判断二尖瓣反流类型。退行性病理改变包括特别宽的连枷或混合性病变（例如，接合处连枷节段限制性后叶）的患者接受 MitraClip 治疗的成功性可能不大。三维 TEE 有助于从整体上了解复杂病变结构。

总之，MitraClip 治疗还没有被认为是急救或是作为最后希望的理想堡垒。血流动力学不稳定患者不可能单纯从纠正二尖瓣反流中受益，真正的终末期患者也不能获益。

## 手术操作问题

MitraClip 手术主要依赖于 TEE，患者全身麻醉（全麻）后首先需要进行该项检查。手术过程中患者的血流动力学几乎都是相对稳定的，因此，通常不需要动脉或中央静脉监测或输液。术前需留置导尿管并在术后 24 小时拔除。由于 MR，特别是功能性 MR，受容量和全身血管阻力的动态影响，这些指标可用来评估 MitraClip 植入后二尖瓣反流的程度。禁食和全麻能人为地降低血压，在术者最后决定 MitraClip 手术之前，患者可能要接受一次大剂量去氧肾上腺素静脉注射将血压提升到正常范围。

手术过程中，预防性使用抗生素，房间隔穿刺后给予肝素提高活化凝血时间、使其超过 250s，并追加肝素剂量维持在此范围内，手术结束时，给予鱼精蛋白拮抗肝素。静脉可采用皮下缝合止血（图 11-8）。第

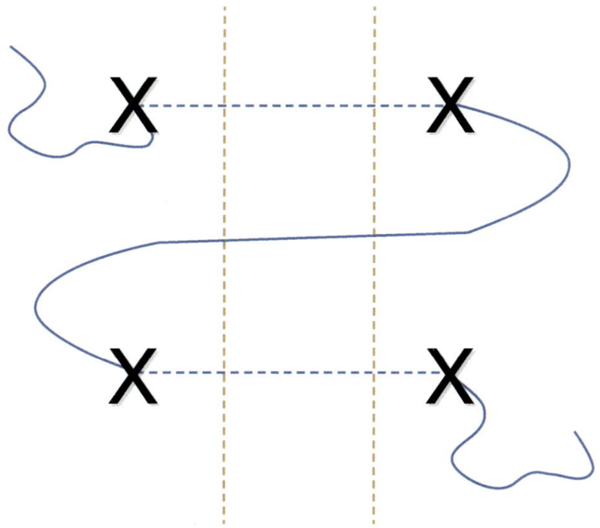


**图 11-8 “8”字缝合技术** 这种技术适用于移除 24F MitraClip 导引导管后右侧股静脉止血。橙色虚线代表静脉。蓝色线为缝合线。蓝色虚线为缝合线的皮下部分，蓝色实线表示缝合线在皮外部分。X 表示皮肤的进针位点。系紧缝线两端保持持久压迫止血，通常在次日早晨将此缝线剪断拆除

二天早晨即可拆线。其他方法包括手动压迫止血或用一个或两个 6F ProGlide 血管缝合器缝合。

房间隔穿刺是 MitraClip 手术的关键部分，与用于诊断、电生理或二尖瓣狭窄治疗的目的不同。由于 MitraClip 系统是一机械性装置，相对于二尖瓣的病变部位以及与房间隔的关系，房间隔穿刺位置必须精确。穿间隔器械从下腔静脉向上送到房间隔，穿刺方向通常是通过卵圆窝中心向前（图 11-9，虚线箭头）。然而，为使 MitraClip 系统更有效操作，需要将 MitraClip 定位在二尖瓣闭合线上，此部位常靠后。因此，穿房间隔位置通常需要靠后（图 11-9，实心箭头）。如果房间隔穿刺部位靠前，MitraClip 手术仍可进行，但导管和传送系统则需沿着复杂曲线进行，使手术时间延长。偶有心脏位置异常导致二尖瓣瓣叶靠前，穿刺卵圆窝中心也可将导管和 MitraClip 直接传送到瓣叶位置。为证实这一点，作者采用三维 TEE 引导下进行房间隔穿刺。而在实际房间隔穿刺中，使用二维 TEE（而不是使用 X 线透视）即可。首先通过双腔心（上下腔静脉）切面观测到房间隔卵圆窝的解剖图像，明确穿刺鞘管顶在房间隔卵圆窝上隆起部位的解剖关系，然后，切换到短轴切面（TEE≈45°），确定穿刺鞘管在卵圆窝隆起部位的前后关系。清楚辨认二尖瓣闭合线，在大多数情况下它位于后部。

其次，由于 MitraClip 系统是一机械装置，它必

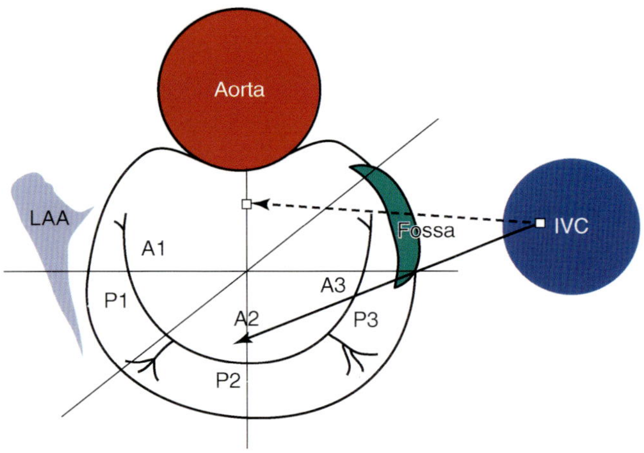


**图 11-9　房间隔穿刺位点与二尖瓣位置关系示意图**

注意，通过卵圆窝标准房间隔穿刺位点可到达左心房前部（虚线）。为将 MitraClip 系统定位在二尖瓣上，经常需要更向后的房间隔穿刺位点（实线）。（IVC，下腔静脉；LAA，左心耳；Fossa，卵圆窝；Aorta，主动脉）

须与二尖瓣病变部位有着精确距离。TEE 四腔心切面可确定房间隔穿刺鞘管的隆起位点是否在高于二尖瓣 4cm 的位置，此外，还有一要点需掌握，即病理性限制性瓣叶位于心室，而脱垂或连枷样瓣叶位于心房。

当 MitraClip 和传送系统送入左心房，可通过二维 TEE 短轴两房心和左心室长轴（LVOT）切面引导操作。操纵传送系统上的“M”旋钮调整向内、向前、向后的导管方向（逆时针或顺时针旋转指引导管）。最好从左心房后面使用三维 TEE 可以有效引导传送系统顺利通过左心房。标准的三维图像上，主动脉瓣应位于 12 点钟，而房间隔位于 3 点钟处，能最大限度地展示二尖瓣和左心房。引导 MitraClip 和传送系统在左心房内操作，三维 TEE 导引定位更为准确，使 MitraClip 臂杆与二尖瓣闭合线垂直，便于抓捕二尖瓣瓣叶，这一操作非常重要。

## 潜在并发症及处理

在 EVEREST 随机临床试验中，与 MitraClip 手术直接相关的并发症非常罕见，其安全性显著。虽然并发症可能发生在麻醉或 TEE，心脏瓣膜团队所有成员应细致谨慎以减少并发症发生。与 MitraClip 传送系统有关的是静脉入口皮肤处直径是 24F。尽管管径大，静脉血管并发症尚未见报道。然而，与房间隔穿刺相关的并发症有报道，包括心包积液和心脏填塞，这与穿破心房后壁或穿刺向前进入主动脉根部有关。超声心动图要仔细观察（依赖超声心动图而不是 X 线透视）有助于预防，并使介入医师警惕心包积液的发生。在所有左心房操作中，空气栓塞也是一种风险。这种风险可以通过仔细、反复抽吸和冲洗操纵导管及传送系统来避免，确保操纵导管和传送系统在进入体内时无气体存在，操作中若有气体征象，必须撤出导管防止出现气体栓塞。

MitraClip 系统作为机械系统也会发生故障。熟悉其部件和功能有助于解决机械故障问题。传送系统内侧转向线缆过紧（旋转 M 旋钮）超过 90 度，容易造成永久弯曲或导管嵌入将使 MitraClip 传送困难。此问题可以通过 X 线透视下观察钳夹进入心室情况加以注意。如果导管明显变形，建议更换新的系统。

所有并发症，关键在于对其发生的预见性和备有可行的解决方案。

## 11.7　小结

正如前十年冠心病介入治疗技术的应用和推广普及所引发的显著效益一样，下一个十年心脏瓣膜病的介入治疗将成为相似的热点。MitraClip 系统在此领域中迈出的第一步，并因其成功而获得关注。机械性 MitraClip 系统以及二尖瓣病理类型都存在相当的复杂性。然而，两者均可以随着时间推移而逐渐被掌握。这些新技术所带来的轰动效应使其在开始时会稍微偏离真正的实际效用，因此细致的选择患者是必要的。

## 参考文献

1. Jones EC, Devereux RB, Roman MJ, et al: Prevalence and correlates of mitral regurgitation in a population-based sample (the Strong Heart Study), *Am J Cardiol* 87(3):298–304, 2001.
2. Gammie JS, Sheng S, Griffith BP, et al: Trends in mitral valve surgery in the United States: results from the Society of Thoracic Surgeons Adult Cardiac Surgery Database, *Ann Thorac Surg* 87(5):1431–1437, 2009, discussion 1437–1439.
3. Fann JI, St Goar FG, Komtebedde J, et al: Beating heart catheter-based edge-to-edge mitral valve procedure in a porcine model: efficacy and healing response, *Circulation* 110(8):988–993, 2004.
4. St Goar FG, Fann JI, Komtebedde J, et al: Endovascular edge-to-edge mitral valve repair: short-term results in a porcine model, *Circulation* 108(16):1990–1993, 2003.
5. Herrmann HC, Kar S, Siegel R, et al: Effect of percutaneous mitral repair with the MitraClip device on mitral valve area and gradient, *EuroIntervention* 4(4):437–442, 2009.
6. Feldman T, Wasserman HS, Herrmann HC, et al: Percutaneous mitral valve repair using the edge-to-edge technique: six-month

results of the EVEREST Phase I clinical trial, *J Am Coll Cardiol* 46(11):2134–2140, 2005.
7. Feldman T, Foster E, Glower DD, et al: Percutaneous repair or surgery for mitral regurgitation, *N Engl J Med* 364(15):1395–1406, 2011.
8. Feldman T, Kar S, Rinaldi M, et al: Percutaneous mitral repair with the MitraClip system: safety and midterm durability in the initial EVEREST (Endovascular Valve Edge-to-Edge REpair Study) cohort, *J Am Coll Cardiol* 54(8):686–694, 2009.
9. STS National Database. Mitral valve repair and replacement patients. Incidence of complications summary. Society of Thoracic Surgeons, *Ann Thorac Surg* 2009.
10. Gammie JS, O'Brien SM, Griffith BP, et al: Influence of hospital procedural volume on care process and mortality for patients undergoing elective surgery for mitral regurgitation, *Circulation* 115(7):881–887, 2007.
11. Whitlow PL, et al: MitraClip therapy in the EVEREST High Risk Registry: one year results, *EuroIntervention* 4:437–442, 2008.
12. Rogers JH, Yeo KK, Carroll JD, et al: Late surgical mitral valve repair after percutaneous repair with the MitraClip system, *J Card Surg* 24(6):677–681, 2009.

# 第十二章

# 经皮瓣周漏修补术

# Chapter 12　Percutaneous Repair of Paravalvular Leaks

AMAR KRISHNASWAMY · E. MURAT TUZCU · SAMIR R. KAPADIA 著

顾俊骏　译　张端珍　校

外科机械瓣和生物瓣置换术后瓣周漏（paravalvular leak，PVL）虽不常见，但也时有发生。临床研究显示，二尖瓣置换术（mitral valve replacement，MVR）后 PVL 发生率为 2%～12%，主动脉瓣置换术（aortic valve replacement，AVR）后 PVL 发生率为 1%～5%。近年来，经导管主动脉瓣植入（transcatheter aortic valve implantation，TAVI）技术发展迅猛，但术后中-重度主动脉瓣反流（aortic regurgitation，AR）发生率高达 17%，其中大部分为瓣周型 AR（paravalvular aortic regurgitation，PAR）[1]。鉴于全世界接受瓣膜置换术的人数众多，估计每年都有许多患者出现 PVL。

大多数 PVL 患者需在瓣膜置换术一年之内接受治疗[2]，他们通常（85%）存在充血性心力衰竭（congestive heart failure，CHF）症状，溶血现象也很常见（13%～47%）[3]。机械瓣置换术后 PVL 发生率高于生物瓣，其中瓣环钙化、因感染性心内膜炎而行瓣膜置换术，以及相同位置再次瓣膜置换者，由于为植入瓣环与自身瓣环缝合不严提供了条件，PVL 发生率更高。

尽管部分患者给予药物治疗 CHF，促红细胞生成的药物合并周期性输血治疗贫血即可，但仍有许多患者病情会日趋恶化。不幸的是，PVL 再次手术不仅复发率高，再次心脏切开手术（open heart surgery，OHS）本身就存在高并发症发生率和高手术死亡率风险。而且，相对于第一次 OHS 的患者，体质虚弱的 CHF 患者本身二次手术死亡率会更高，如果因此而再次行 OHS 则更是雪上加霜。

由于以上原因，介入治疗专家对如何采用经皮方法行 PVL 修补术日趋热心。自 1992 年首次报道 PVL 经皮修补术成功后，一系列 PVL 经皮修补术研究相继报道，不仅操作成功率令人鼓舞，而且治疗效果良好[4-7]。本章将概述二尖瓣和主动脉瓣 PVL 经皮封堵术影像学检查、操作技巧、所需器材与治疗效果。经皮方式也可用于三尖瓣和生物瓣 PVL 封堵术，操作方法和器材也大同小异，故未作专门论述。

## 12.1　影像学

与所有结构性心脏病介入治疗相同，为确保手术安全与成功，术前必须进行多模式影像学检查。诊断主要依靠经胸超声心动图（transthoracic echocardiography，TTE）和经食管超声心动图（transesophageal echocardiography，TEE），而在 PVL 封堵术中，二维和三维 TEE、心脏内超声（intracardiac echocardiography，ICE），X 线透视，心血管造影，甚至最近问世的计算机断层（computed tomography，CT）-X 线透视联合显像均有可能使用。

### 术前超声心动图检查

大多数患者均是通过 TTE 做出瓣膜反流和 PVL 这一诊断。需注意的是，由于人工瓣膜的遮挡，在

TTE下，反流有时可能难以充分显示，加上PVL多为偏心性，确定反流严重程度更加困难，常规测量彩色射流束大小和等容表面积等方法可能会显著低估PVL大小。因此，当临床诊断和TTE有出入时，建议行TEE或者心血管造影进一步明确诊断。

为把导丝和封堵器送至恰当位置，经皮PVL封堵术时需明确漏口所在。术前超声心动图不仅要明确反流程度，更重要的是明确PVL确切位置，以便患者进入导管室或杂交手术室之前制订操作方案。

## 二尖瓣瓣周漏定位

为使表述一致，先将二尖瓣（mitral valve，MV）视为一个时钟盘面，漏口位置以时针位置描述（图12-1）。采用TTE检查时，以胸骨旁短轴切面最为有用，此时MV如同时钟盘面，并且很容易确定PVL开口位置（图12-2）。外科大样本临床病例分析显示，二尖瓣PVL最常见于前内侧（10～11点钟）和后外侧（5～6点钟）[3]，与之相似，介入治疗病例分析显示，二尖瓣PVL位置最常见于10～2点钟（45%）和6～10点钟位置（37%）[6]。

TEE确定PVL位置时，检查者头脑中需要有时钟盘概念。TEE不同角度MV定向方法如图12-3所示，沿瓣膜一周列举了每个角度查看MV什么部位。将TEE向头或向足移动，加上探头前后移动即可获得上述二尖瓣切面。

TEE定位PVL实例如图12-4所示，图A显示，采用120°切面可见PVL开口位于MVR前半部分；图B显示，在大动脉短轴30°切面，可见漏口正好位于AV中间，也即紧靠左冠状窦；将上述TEE切面超声束应用于MV时钟盘面即如图C所示，交叉处即PVL所在位置；图D证实PVL确实位于此处，并于该处植入Amplatzer室间隔缺损封堵器（St. Jude Medical，St. Paul，Minn.）。

## 主动脉瓣瓣周漏定位

沿着主动脉瓣四周也可进行时钟盘面定位（图

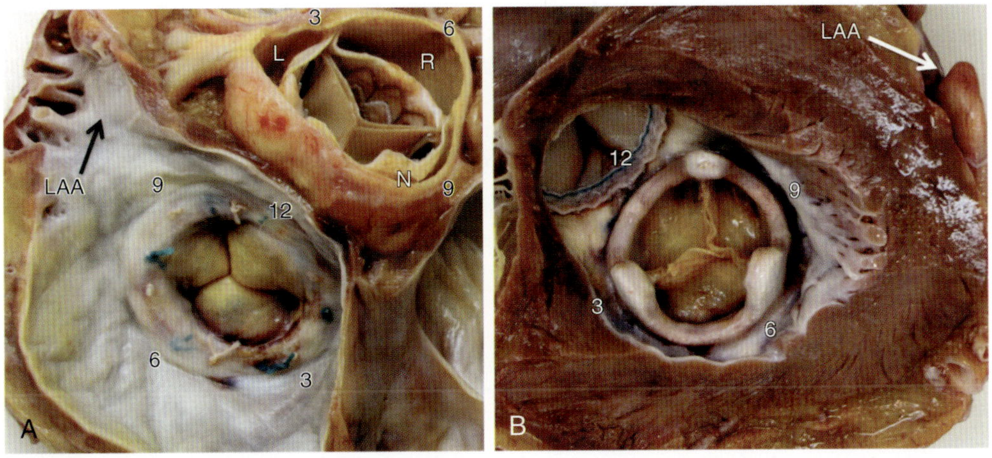


**图12-1** 二尖瓣和主动脉瓣从左心房面（**A**）和左心室面（**B**）进行钟表式定位。L：左冠状窦，LAA：左心耳，N：无冠状窦，R：右冠状窦

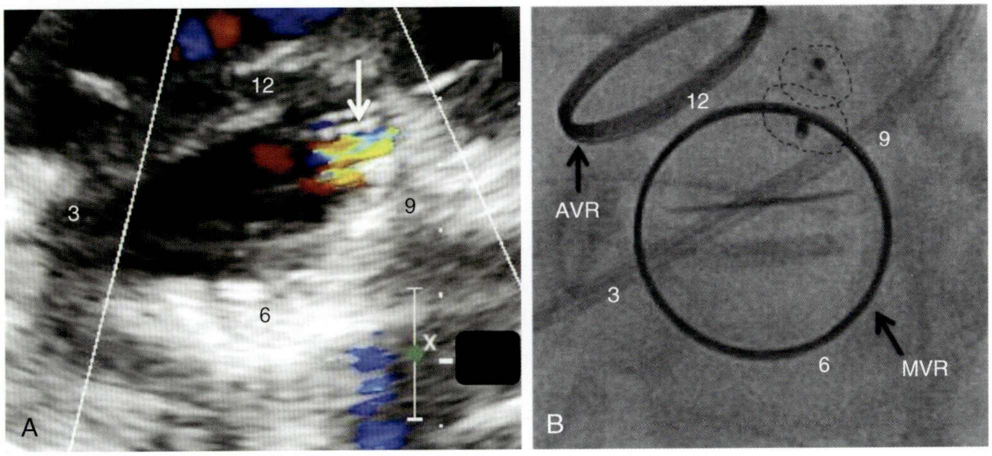


**图12-2** **A.** 二尖瓣瓣周漏（PVL）经胸超声心动图。胸骨旁短轴切面示二尖瓣10点钟处存在PVL。**B.** 接着对该患者实施了PVL封堵术，使用的是6mm Amplatzer室间隔缺损封堵器（左前斜投照位）。AVR：主动脉瓣置换术，MVR：二尖瓣置换术

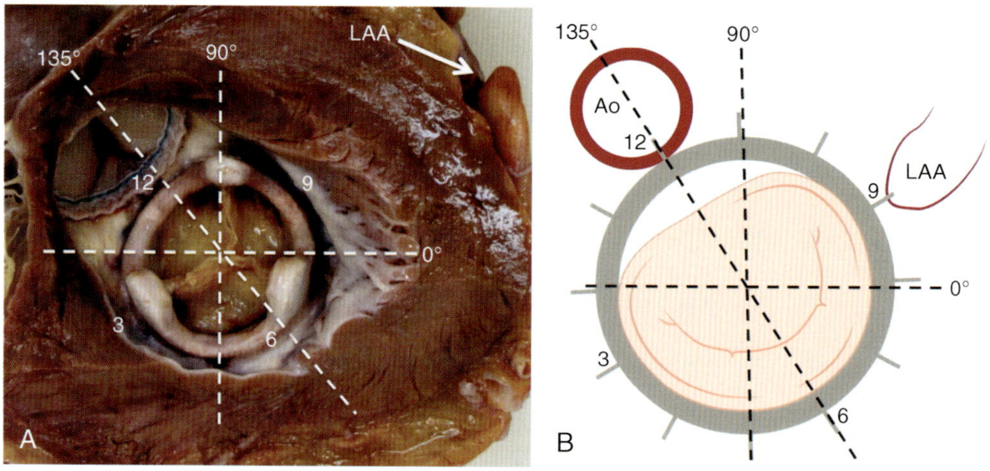


**图 12-3** 二尖瓣（MV）左心室侧图像。所示角度为经食管超声心动图探头检查切面，数字相当于从左心房面观察 MV 的钟表图数字。Ao：主动脉，LAA：左心耳

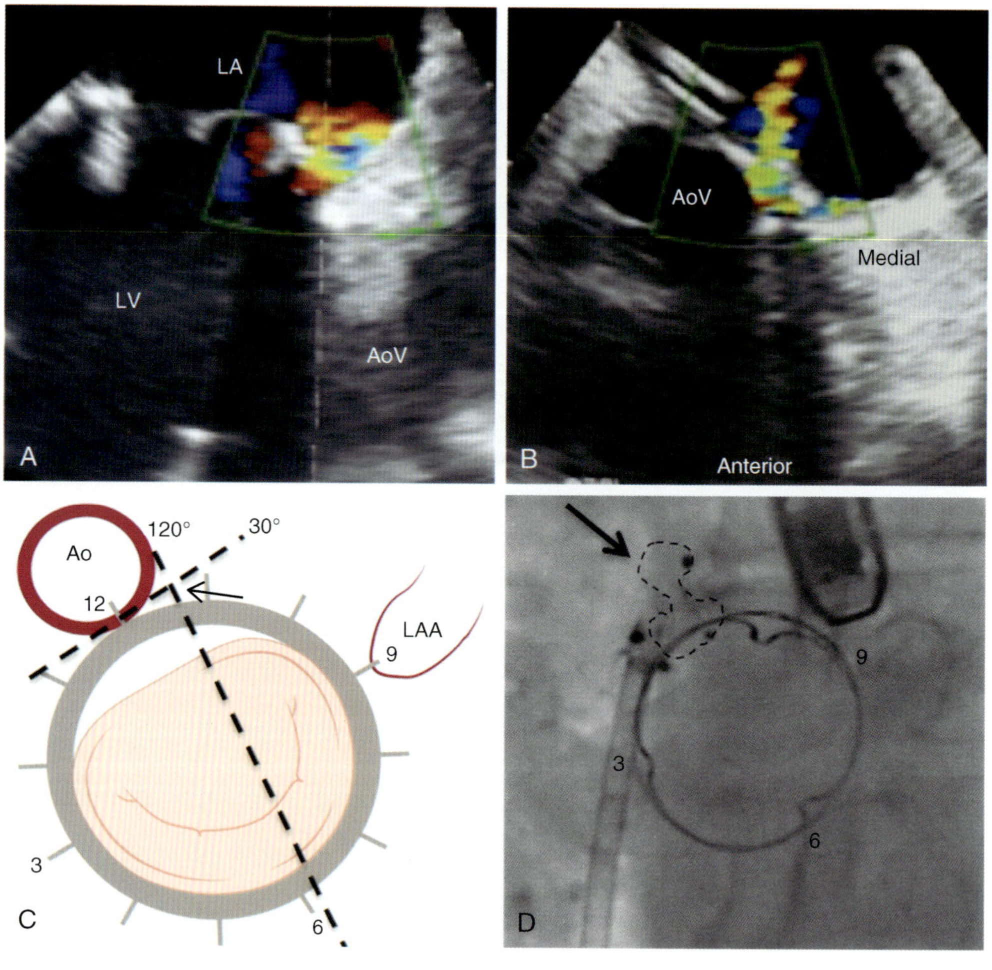


**图 12-4 经食管超声心动图（TEE）明确二尖瓣瓣周漏（PVL）位置方法**

**A.** TEE 120°切面；**B.** TEE 30°短轴切面；**C.** 将 TEE 平面显示于 MV 钟表面上（LV 面），采用十字交叉（箭头）确定 PVL 起源位置。**D.** 植入 Amplatzer 肌部室间隔缺损（VSD）封堵器（箭头），证实 PVL 位于 TEE 先前所示位置（左前斜投照位）。AoV：主动脉瓣，LA：左心房，LAA：左心耳，LV：左心室

12-1）。大样本临床病例分析显示，主动脉瓣 PVL 最常见于 7～11 点钟位置（46%），其次是 11～3 点钟位置（36%）[6]。另外，操作者也可以选择以患者自身瓣膜如右冠状窦、左冠状窦和无冠状窦为参照物进行 PVL 定位，这有助于指导术中操作并评估封堵器是否会侵犯冠状动脉。尽管 TTE 和 TEE 长轴切面有助于确定 PVL 前后位置关系，但在以冠状窦为参照物确定 PVL 位置时，仍以大动脉短轴切面最为有用（图 12-5），这个切面的位置关系也非常容易转化为主动脉根部 X 线投照位关系（图 12-6）。

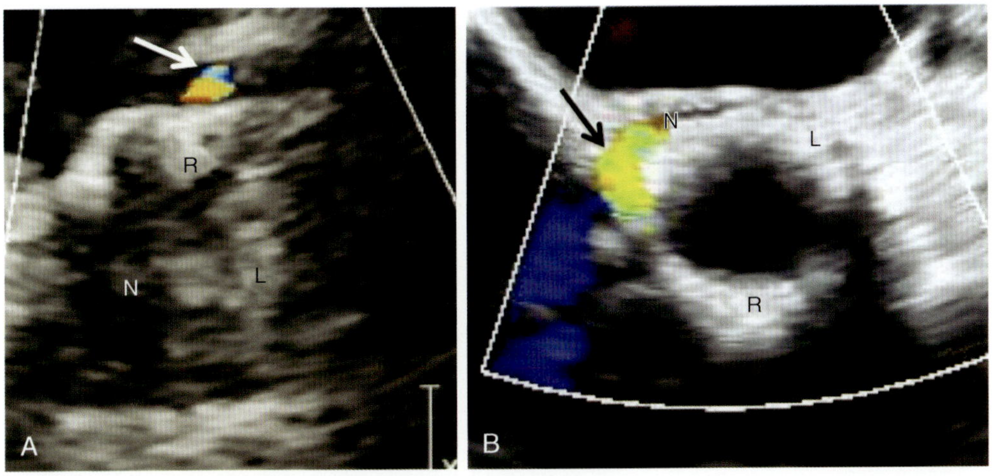


**图 12-5 主动脉瓣 PVL 定位**

A. 经胸超声心动图胸骨旁大动脉短轴切面显示，漏口位于自体右冠状窦。B. 经食管超声心动图短轴切面（45°）示漏口位于右冠状窦和无冠状窦连接处。L：自体左冠状窦，N：自体无冠状窦，R：自体右冠状窦

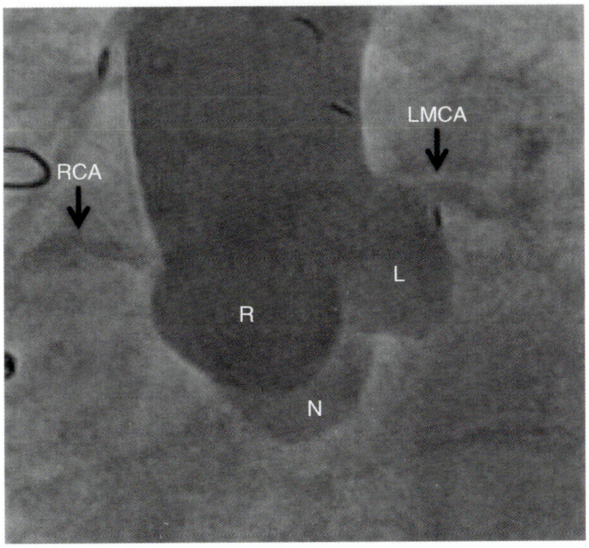


**图 12-6 左前斜位主动脉根部造影图**

L：左冠状窦，LMCA：冠状动脉左主干，N：无冠状窦，R：右冠状窦，RCA：右冠状动脉

## 术中超声心动图检查

经皮 PVL 封堵术可用 TEE 和（或）ICE 进行指导。作者在所有 PVL 封堵术中仅用局部麻醉和镇静，因此需尽量缩短 TEE 使用时间，倾向先用 ICE 指导，直至绝对必要时才使用 TEE（图 12-7）。通常，在导丝通过 PVL 之后，输送鞘通过前将 TEE 探头置于食管。在某些情况下，ICE 难以正确显示二尖瓣 PVL 位置，此时需用 TEE 指导导丝通过漏口，尤其是 PVL 位于侧面时，ICE 导管距离 PVL 非常遥远。由于房间隔（interatrial septum，IAS）穿刺常规使用 ICE 进行指导，因此在行二尖瓣 PVL 封堵术时，ICE 导管实际已经放置到位，故使用更为方便。在三尖瓣和主动脉瓣 PVL 介入治疗中，需多插入一根静脉鞘以供 ICE 导管使用。

TEE 已经成为 PVL 封堵术不可或缺的一部分，它可指导导管和导丝操作，评判手术是否成功，判断是否需要增置封堵器，并评估并发症的严重性（如封堵器是否累及瓣膜）。由于 ICE 和 TEE 均是二维成像，若导丝和导管偏离成像切面，便无法在左心房（left atrium，LA）完整显示，故而无论采用 ICE 还是 TEE，均需不断调整其显像切面。相反，实时三维 TEE 可提供高分辨率图像，几乎不用调整探头即可指导导丝和封堵器到达 PVL 位置（图 12-8）。由于并非所有探头和 TEE 机器均具有实时三维显像功能，手术开始之际务必保证相关设备均预备在旁。

## 术中透视与造影

透视显像是导管室常规设施。介入心脏病专家已习惯于在 X 线显示屏下进行导丝、导管和其他介入器材操作。在机械瓣或生物瓣膜置换术中，更需以人工瓣膜及其瓣环作指导。为让导丝通过 PVL，需使用两个相互垂直的显像平面进行观察，在每个显像平面上，导丝均必须位于恰当位置。使用双平面透视仪时，这一点非常容易做到。如无双平面透视仪，则需反复移动 C 形臂至每个角度进行观察，操作虽然笨拙，但很有必要。这在 PVL 置入封堵器后尤为重要，只有反复移动 C 形臂进行多角度观察方可确定人工瓣膜活动是否受阻。二尖瓣 PVL 封堵术中，以右前斜 30°和左前斜（left anterior oblique，LAO）向足（蜘蛛位）投照位最为有用。对于主动脉瓣 PVL，轻微 LAO 投照便可提供合适影像。

除超声心动图外，心血管造影也有助于确定 PVL

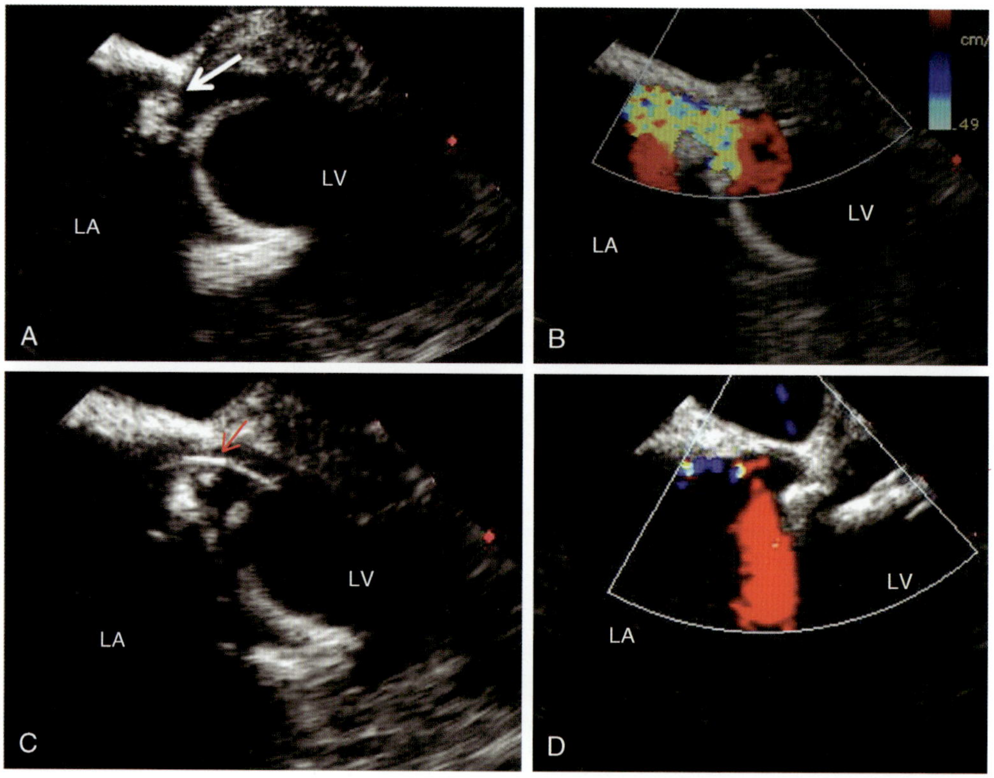


**图 12-7　心腔内超声心动图（ICE）指导二尖瓣瓣周漏（PVL）封堵术**

**A.** PVL 二维图像（箭头），**B.** PVL 彩色多普勒图像，**C.** 导丝穿过 PVL（箭头），**D.** 释放封堵器后少量二尖瓣反流。LA：左心房，LV：左心室

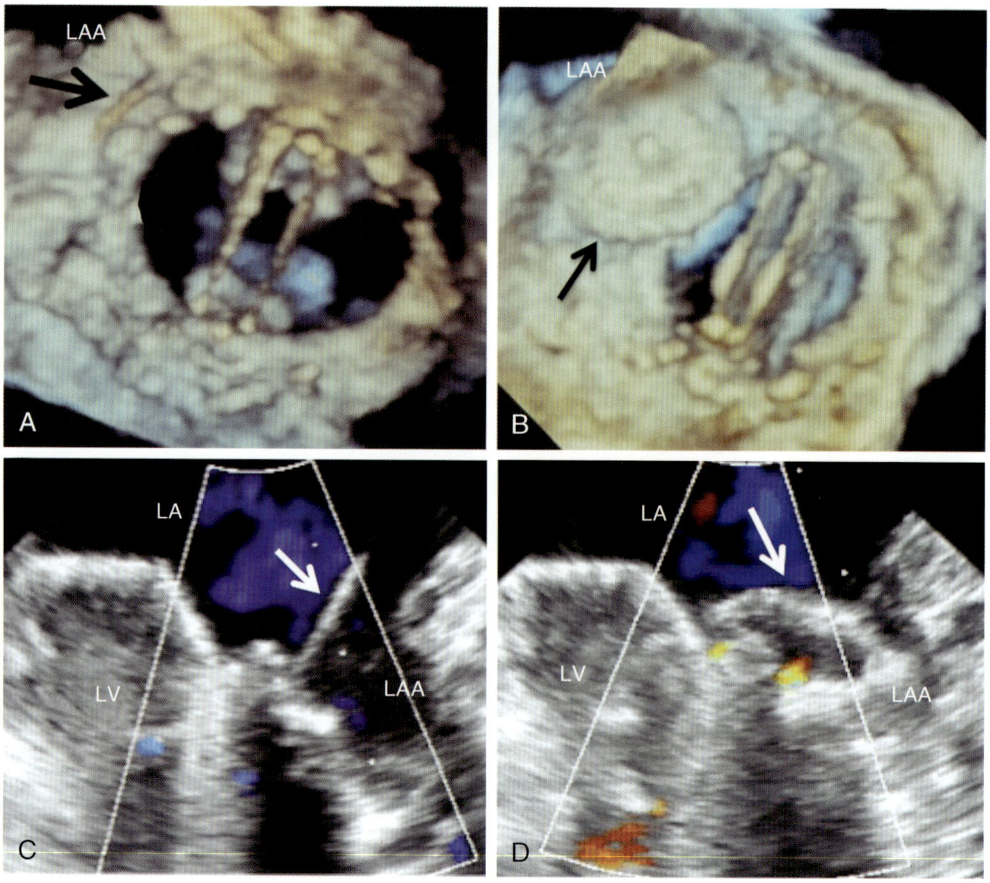


**图 12-8　经食管超声心动图（TEE）指导二尖瓣瓣周漏（PVL）封堵术**

三维 TEE（LA 面）示导丝穿过 PVL（**A**）和 Amplatzer 室间隔缺损封堵器位置［部分位于左心耳（LAA）］（**B**）；**C** 和 **D.** 采用二维 TEE 进一步证实。LA：左心房，LV：左心室

位置，指导操作（图 12-9）。然而，需行 PVL 关闭术的患者往往病情严重，常合并众多并发症，如慢性肾病等，致使心血管造影无法进行。

## 术中计算机化断层-透视联合显像

透视仅能为三维组织结构提供二维图像，操作者必须将超声心动图显示的二维和三维图像在自己脑海中形成心脏空间结构图，方可在透视下介入操作时，将导管、导丝和封堵器等送入 PVL。为在二维与三维图像之间架起一座桥梁，技术人员现已研究出一种新技术，它可将 CT 图像与实时透视图像进行叠加[8]。

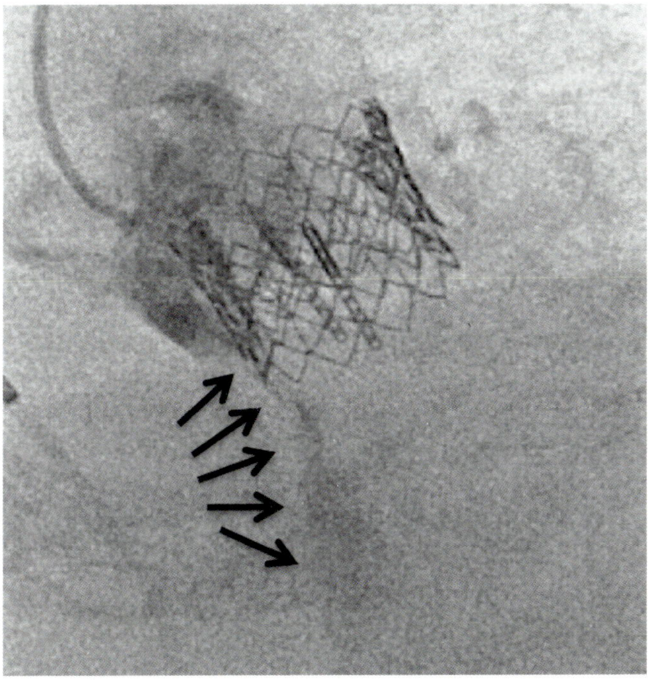

**图 12-9 经导管主动脉瓣植入术后主动脉瓣瓣周漏（PVL）的主动脉根部造影图（左前斜位）**

经食管超声心动图业已显示漏口位于右冠状窦和无冠状窦接合处，造影有助于观察 PVL（箭头）概貌，便于操控导丝通过漏口。封堵术参见图 12-16

已经详述此项联合显像技术（参见参考文献 8），概述如图 12-10 所示。简介如下：首先通过 TTE 和（或）TEE 确定 PVL 所在位置，然后在术前 CT 图像上标记 PVL，预定房间隔穿刺点位置也予以标记，以便指导穿刺针穿刺。CT 图像需标记人工瓣膜、气管和（或）其他组织结构以确保图像能正确叠加。患者一旦进入导管室，便出现一幅可以旋转的 CT 模式图（Syngo DynaCT，Siemens Healthcare，Forchheim，Germany），它主要用于确定患者方位。然后术前 CT 图像可以与 DynaCT 系统进行配准（即三维-三维融合），CT 标志便与实时透视图像叠加在一起。这种处理后的透视图像，既对指导导丝通过 PVL 非常有帮助，据说还能减少操作时间，放射线量和 TEE 监测时间。

# 12.2 瓣周漏封堵术技巧

PVL 修补术的终极目标是将导丝穿过漏口并植入封堵器。PVL 位置不同，其操作径路也不同。虽然有多种封堵器可供选择，但无一为 PVL 专用封堵器，均系借用其他缺损（如室间隔缺损）封堵器。

## 瓣周漏封堵术操作路径

对于二尖瓣 PVL，术者必须确定采用何种径路可以顺利通过 PVL，并为粗大的输送鞘提供足够的

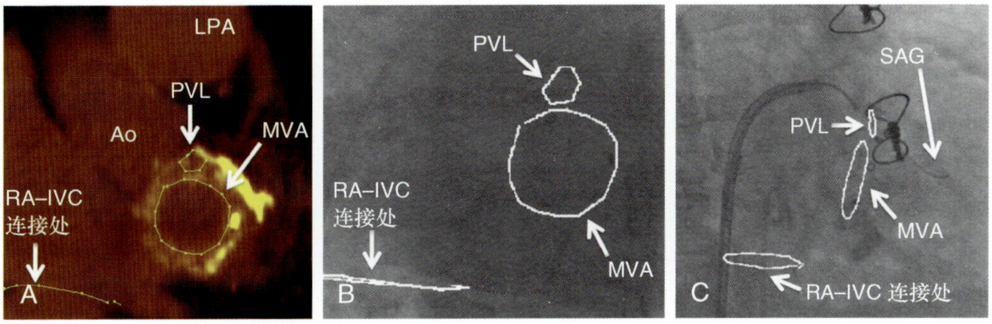


**图 12-10 将术前计算机化断层（CT）标识与实时透视图像进行融合**

**A.** 在术前 CT［左前斜位（LAO）］图像标记感兴趣区。**B.** 在导管室将 CT 标识与实时透视图像（LAO）进行叠加。**C.** PVL 标识使 SAG 导丝穿过漏口更加方便（右前斜位）。Ao：主动脉，IVC：下腔静脉，LPA：左肺动脉，MVA：二尖瓣环，PVL：瓣周漏，RA：右心房，SAG：加硬成角 Glidewire 导丝

支撑力，以便封堵器释放。二尖瓣 PVL 可采用以下操作路径：

1. 经房间隔路径　穿刺房间隔，自股静脉送入输送鞘，经 LA 穿过 PVL。如果将导丝置于左心室支撑力仍不够的话，可将导丝送至降主动脉后再送入释放鞘（图 12-11，A），如有必要，也可自股动脉送入圈套器抓捕导丝，或者经心尖部抓捕（图 12-11，B）。如经降主动脉抓捕导丝会损伤人工瓣膜，导致血流动力学不稳，或者主动脉瓣为机械瓣，则可用经心尖路径抓捕。

2. 股动脉路径　自股动脉送入导引导管经 AV 至左心室，继而导丝逆行穿过 PVL，这一步可采用 Glidewire 导丝（Terumo Medical，Somerset，NJ）甚至 0.014 英寸冠状动脉导丝实现，导丝常被反流血流“吹”过二尖瓣 PVL，然后穿刺房间隔抓捕导丝，自股静脉送入输送鞘，释放封堵器（图 12-11，C）。这种方式不可用于机械瓣 AVR 术后患者。

3. 经心尖路径　可通过心尖直接送入输送鞘，将导丝自左心室逆行穿过 PVL，然后自心尖逆行送入输送鞘释放封堵器（图 12-11，D）。为减小鞘管对心尖部的损伤，也可穿刺房间隔，抓捕导丝，自静脉顺行送入释放鞘释放封堵器（图 12-11，E）。

以上路径具体如何选择需根据患者自身情况决定。通常，经房间隔路径要优于经心尖路径，后者不仅会直接损伤 LA 顶部，从心尖直接送入输送鞘潜在并发症也较多。通常，PVL 如位于二尖瓣前面和侧面，可选择经房间隔路径。

如 PVL 位于二尖瓣后面和内侧，穿刺房间隔送入的导管将与 PVL 成锐角，自 LA 内操控导管等进入漏口将更加困难，此时经心尖路径或经主动脉路径会更适于操作。这并不是说后、内侧 PVL 不能采用经房间隔路径，而是术者务必明白，对某个特定患者而言，顺行路径不能穿过 PVL 并不意味着 PVL 封堵术彻底失败，还可尝试采用其他路径。

在某些少见情况下，患者 IAS 钙化严重，导致无法穿刺，或者穿刺后鞘管无法通过，此时可考虑将电能引入 Brockenbrough 经房间隔穿刺针协助穿刺。如果无法使用经房间隔路径，则需考虑经心尖或者逆行经股动脉路径。

对于主动脉瓣 PVL，最常用逆行股动脉路径。如果失败，可考虑经房间隔路径和经心尖路径，已行机械瓣 MVR 的患者不能使用经房间隔路径。采用经房间隔径路操作时务必小心，导丝经 IAS 进入主动脉时要避免绕成环状，这有可能损害 MV 瓣叶（导致 MR）甚至撕裂 MV。

输送鞘大小取决于操作路径和所选封堵器大小（下一段具体讨论），同时也要考虑是否同时植入多个封堵器，若是，需插入一个大型股动脉鞘（16F），它可同时容纳两个较大的输送鞘。

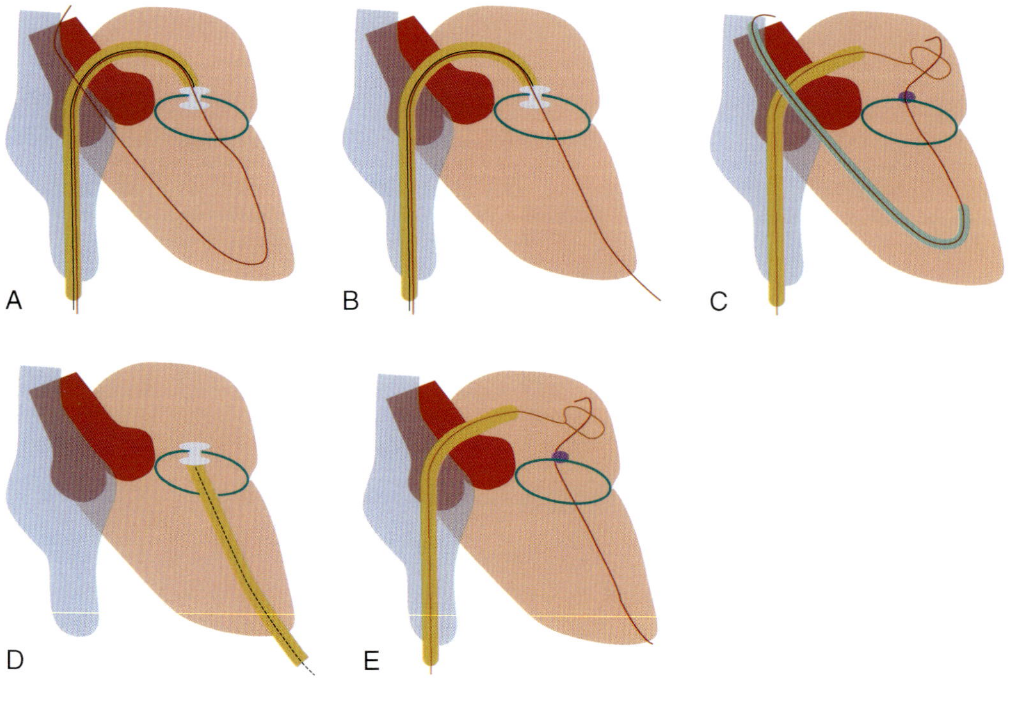


**图 12-11　二尖瓣瓣周漏封堵术操作路径**

**A.** 房间隔（TS）穿刺顺行送入导丝，经漏口进入左心室和主动脉。**B.** 经心尖（TA）穿刺送入圈套器，捕获 TS 导丝。**C.** 自左心室逆行送入导丝，从 TS 路径捕获导丝，顺行释放封堵器。**D.** 直接 TA 路径送入穿刺鞘和导丝，逆行释放封堵器。**E.** TA 路径捕获逆行送入的导丝，顺行送入封堵器（引自 Kapadia，SR.，Tuzcu，EM. Plugging holes. Circ Cardiovasc Interv 2011；4：308-310.）

## 二尖瓣瓣周漏经房间隔修补术

房间隔穿刺术已在第四章阐述。然而，对于PVL封堵术，为保证导管轻而易举进入漏口，务必仔细确定房间隔的具体穿刺点。对于二尖瓣外侧PVL，通常最合理穿刺点在IAS上部，而内侧PVL穿刺点应更低，更靠后，导管方能更直接地进入PVL（与PVL更同轴）（图12-12）。扩张IAS后，作者更愿意送入Agilis NxT可控导引导管（St. Jude Medical，St. Paul，Minn.）至LA。Agilis导管内径8.5F，头端可弯曲，有三种弯曲度可供选择，分别为小弯（16.8mm），中弯（22.4mm）和大弯（50.0mm）。作者常用中弯导管，但LA显著扩大者需用大弯导管，而内侧PVL因自IAS至PVL成明显锐角，需用小弯。有些操作者更喜欢用顶端弯曲的导引导管进行操作，如JR4，Berenstein或Hockey Stick导管等，而不用Agilis导管。

此后，沿Agilis导管将一长120cm，直径4F顶端成角的Glide导管送至LA。将这种头端成角的Glide导管与Agilis导管接合在一起，形成套筒式组合后可使指向范围显著加大，从而操控导丝穿过PVL[9]。以0.035英寸加硬成角Glidewire导丝（SAG）为首选。如果无法通过漏口，可换用0.014英寸亲水性冠状动脉导丝。一旦导丝通过漏口，需将其继续前送直至降主动脉。虽然将导丝送至降主动脉已足够牢靠，并足以支撑，但如有必要，此时也可自股动脉抓捕导丝以增强支撑力。如果术者不想让导丝进入主动脉（比如患者曾行机械瓣AVR），也可将导管送至左心室，然后根据需要将加硬超滑导丝置换为Amplatz加硬导丝（Cook Medical，Bloomington，Ind.）或Lunderquist导丝（Cook Medical），但此时操作务必小心，应将导丝做一大弯，以免损伤左心室或穿孔。

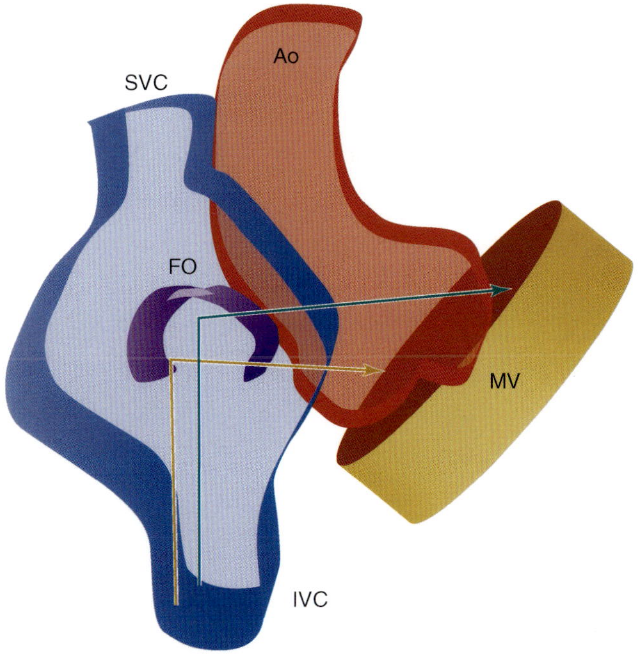


**图12-12　房间隔穿刺位置**

典型穿刺点位于卵圆窝（FO，绿线）处，可到达二尖瓣环侧面，需偏下偏后穿刺（黄线）方可到达二尖瓣环中间。Ao：主动脉，IVC：下腔静脉，MV：二尖瓣，SVC：上腔静脉（引自Yuksel UC，et al. Percutaneous closure of a posteromedial mitral paravalvular leak. Catheter Cardiovasc Interv 2011；77：281-285.）

接着，将Agilis和Glide导管一起撤出，沿位于PVL内加硬成角的导丝（SAG）送入输送鞘。输送鞘型号取决于所用封堵器大小，作者通常用8F有45°角的Amplatzer TorqVue输送系统（St. Jude Medical），但也可用6F多功能导引导管。待TorqVue系统到达左心室后，移除SAG，载入封堵器。打开LV盘面，使之贴靠于PVL的LV侧，然后展开LA盘面。继之，X线透视和超声仔细检查漏口是否依然存在，植入封堵器是否影响人工瓣膜功能（后面将继续讨论）。经房间隔路径操作过程参见图12-13。

如果一个封堵器没有完全关闭PVL，则可能需要两个或多个封堵器，具体参见图12-14。简介如下：在SAG通过漏口后，沿导丝送入Agilis或其他导管（如7F多功能导管）至左心室，接着再送入一根SAG至主动脉，此时每根导丝均可导入输送鞘。如操作者打算同时植入两个封堵器来评估瓣周漏封堵的程度，则需置入足够大的股静脉鞘（14F～20F），以便同时容纳两个输送系统。例如，可将两根6F导引导管同时穿过漏口，然后植入两个Amplatzer血管塞（AVP）。当然，术者也选择另一种方式，即送入封堵器之前先自TorqVue输送鞘送入0.014英寸导丝，然后在保留导丝情况下植入封堵器，以防需要植入另一封堵器（图12-15）。

## 主动脉瓣瓣周漏经房间隔修补术

经房间隔路径行主动脉瓣PVL封堵术的基本原则与二尖瓣PVL封堵术相同。如前所述，该法不适于机械瓣MVR后患者，并且在左心室建立导丝通路时务必小心，谨防缠绕损伤MV结构。

标准房间隔穿刺后，先采用顶端带球囊的导管

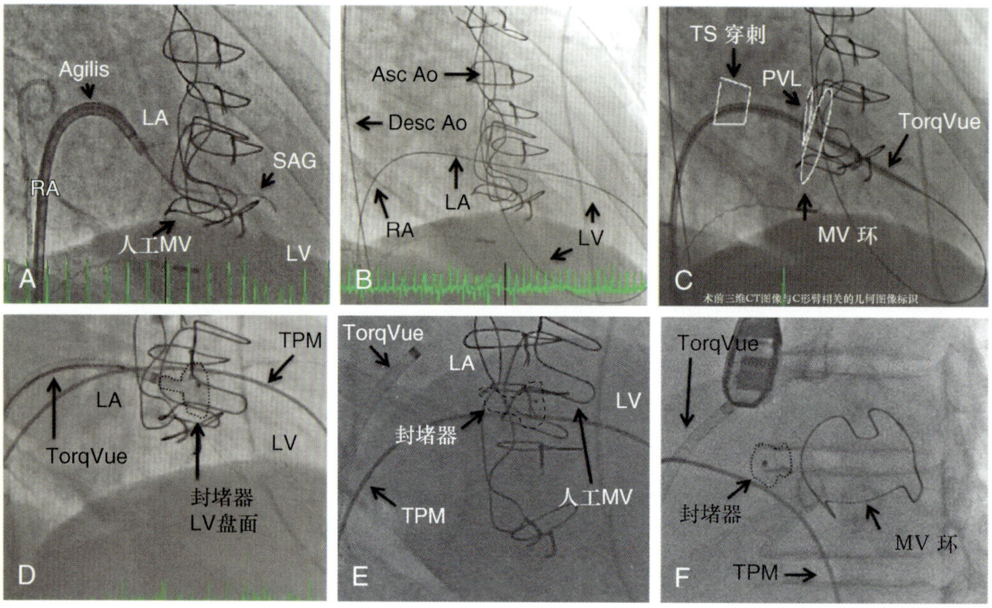


**图 12-13　TS 路径二尖瓣 PVL 修补术**

**A.** 将 Agilis 可控导管自右股静脉送入 LA，然后送入成角超滑导丝和 SAG，使之穿过漏口。**B.** 导丝进入降主动脉以提供支撑。**C.** 将 9F TorqVue 输送鞘穿过 PVL 送入左心室（DynaCT 融合技术所做标志也显示于图上）。**D.** 展开 Amplatzer 动脉导管未闭（PDA）封堵器 LV 侧盘面。**E** 和 **F.** 释放之后右前斜位（**E**）和左前斜位（**F**）封堵器位置。Asc Ao：升主动脉，Desc Ao：降主动脉，LA：左心房，LV：左心室，MV：二尖瓣，RA：右心房，PVL：瓣周漏，SAG：加硬成角导丝，TPM：临时起搏器，TS：经房间隔

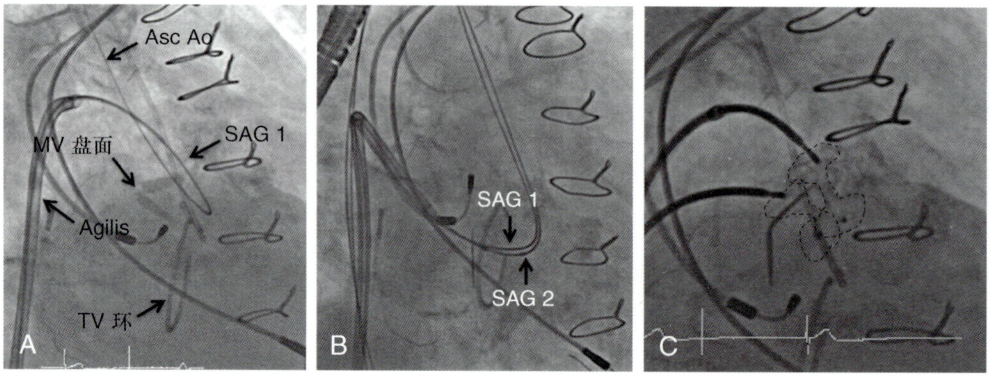


**图 12-14　大型二尖瓣瓣周漏（PVL）建立双导丝轨道，同时置入两个封堵器**

**A.** 通过 Agilis 导管送入 SAG，使之穿过 PVL 进入降主动脉。**B.** 将 Agilis 导管送至左心室，然后将第二根 SAG 送至降主动脉。**C.** 移去 Agilis 导管，沿每根导丝各送入一输送鞘，然后将两枚 Amplatzer 室间隔缺损封堵器送至漏口并依次展开。Asc Ao：升主动脉，MV：二尖瓣，SAG：加硬成角导丝，TV：三尖瓣

经 MV 漂入左心室，然后将其更换为顶端具有大角度的诊断用导管，如内乳动脉导管，并将顶端指向 AV。送入 SAG 或 0.014 英寸冠状动脉亲水导丝，穿过 PVL 进入降主动脉，自股动脉送入圈套器，抓捕导丝，拉出体外。可采用顺行或逆行方式送入输送鞘和封堵器，相对而言，逆行操作更加安全，可减少 MV 损伤。展开封堵器主动脉盘面时务必小心，千万别堵塞左、右冠状动脉开口。

## 二尖瓣瓣周漏经股动脉修补术

从股动脉路径进入 MV，必须穿过主动脉瓣，故本路径不适于机械瓣 AVR 术后患者。此外，经此路径穿过二尖瓣 PVL 非常困难，故很少使用。如选用本法，需选用成锐角导管（如内乳动脉导管）或反向弯曲导管（如 AL-1），将其置入左心室以协助导丝闯过 PVL，然后通过房间隔穿刺抓捕导丝，自股静

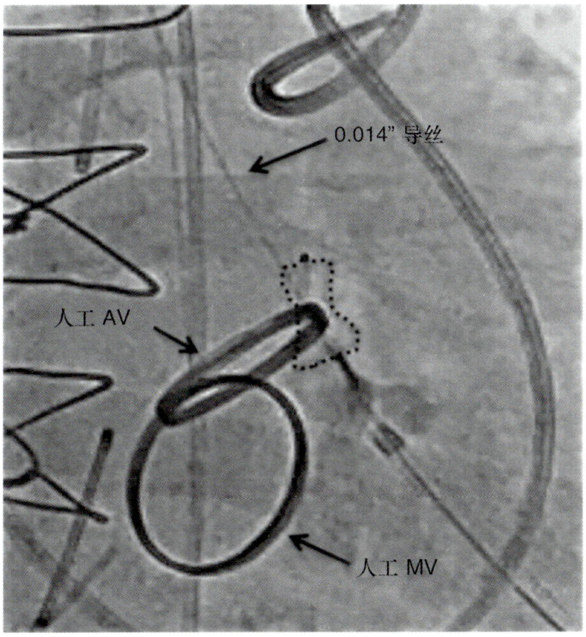


**图 12-15　展开封堵器之前 PVL 的固定**

在展开Ⅰ型 Amplatzer 血管塞封堵器之前，从输送鞘送入 0.014 英寸导丝，使之穿过主动脉瓣 PVL，以免万一需要增加封堵器完全堵闭时用。本例采用经心尖路径释放封堵器。AV：主动脉瓣，MV：二尖瓣

脉顺行送入封堵器（就像经房间隔路径一样）。

## 主动脉瓣瓣周漏经股动脉修补术

股动脉路径是主动脉瓣 PVL 修补术最常用路径（图 12-16）。宜选用容易操控的导管，如Ⅰ型 Amplatz Left（AL-1）和多功能（MP）导管等，以便操控 SAG（必要时也可选用 0.014 英寸冠状动脉导丝）通过漏口。多功能导管适合于主动脉右冠状窦和无冠状窦，而左冠状窦需用 AL-1 或 AL-2 导管，然后在左心室进行导丝交换，更换为 0.035 英寸加硬导丝以提供支撑，如 Amplatzer 超硬导丝和 Lunderquist 导丝。再次强调，需将导丝顶端制作大弯以免损伤 LV。个别情况下，导丝难以为输送鞘提供足够支撑，此时需经房间隔或经心尖抓捕导丝，建立轨道。根据漏口大小选择合适封堵器，封堵器切忌影响冠状动脉开口。审慎做法是在释放封堵器前进行冠脉造影检查，确保冠状动脉口留有余地。

## 二尖瓣瓣周漏经心尖路径修补术

如果操作技术上难度太大，导丝不能通过 PVL，或者无法穿刺房间隔，导致采用经房间隔路径无法穿过 PVL，可考虑经心尖路径。为避免心尖穿刺碰巧损伤左冠状动脉前降支（left anterior descending coronary artery，LAD），穿刺左心室心尖之前应先行左冠状动脉造影，观察其走行与位置分布。某些专家建议术前行 CT 检查，观察 LAD 走向以及与皮肤的距离，然后拟定穿刺方案[10]。

在透视指引下，用微型穿刺针穿刺 LV 心尖部，送入 5F 鞘管，用 SAG 或者 0.014 英寸亲水性冠状动脉导丝穿过 PVL，后续操作步骤取决于所选封堵器所需支撑强度。大多数情况下，只需将 SAG 远端送至肺

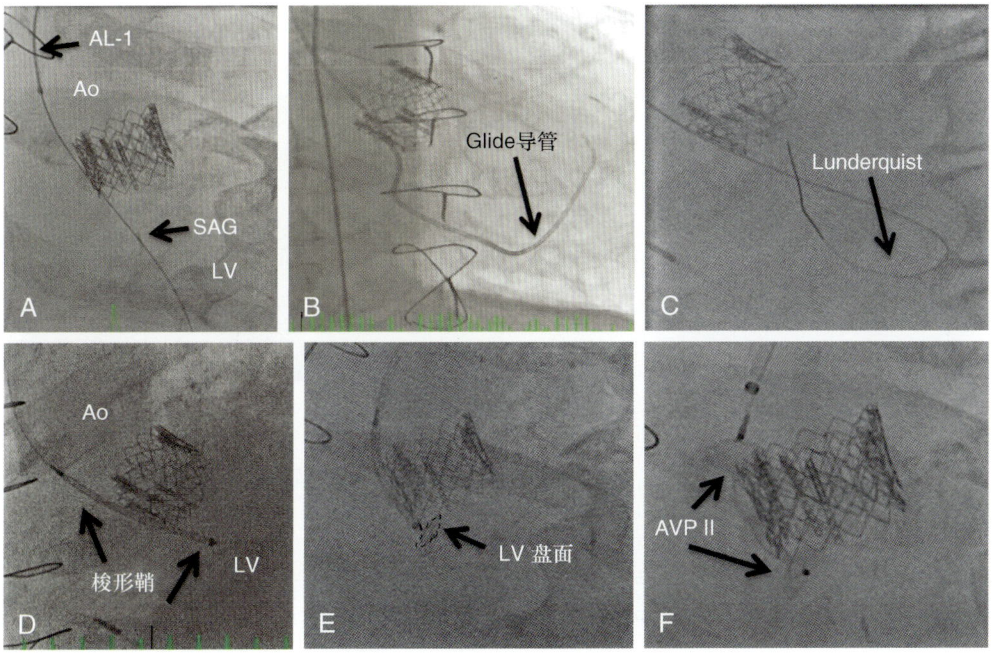


**图 12-16　经导管主动脉瓣植入术后瓣周漏逆行修补术**

**A.** 经 5F AL-1 导管送入一根 SAG，穿过漏口。**B.** 将 4F Glide 导管送至 LV。**C.** 将 Lunderquist 导丝送至 LV。**D.** 将 6F 梭形鞘送至 LV。**E.** 将Ⅱ型 Amplatzer 血管塞（AVP Ⅱ）在 LV 侧展开。**F.** 将封堵器主动脉侧展开。Ao：主动脉，LV：左心室，SAG：加硬成角导丝

静脉即可为输送鞘通过 PVL 提供足够支撑。如需更强支撑，可将 SAG 交换为硬度更大的 0.035 英寸导丝，并将其末端置于肺静脉。此外，也可穿刺房间隔，抓捕 SAG，经股静脉拉出体外，采用顺行方式送入封堵器。如需使用较大输送鞘和封堵器，该方式更值得推荐，它可尽量缩小经心尖鞘管尺寸，减少心肌损伤。

因所有患者至少曾有过一次 OHS，故常存在心包瘢痕，如果鞘管很小（6F 或以下），直接撤出鞘管即可，心尖穿刺点将自动闭合，但撤出鞘管后，在患者离开之前，需经超声心动图检查心包腔，观察积液情况。如使用大鞘管，需考虑借用其他器材关闭心尖穿刺点，如 Perclose（Abbott Vascular，Redwood City，Calif.）和 Amplatzer 动脉导管未闭封堵器等，或者直接采用外科缝合术，但这需要切开胸壁。

### 主动脉瓣瓣周漏经心尖路径修补术

如逆行路径无法通过主动脉瓣 PVL，通常紧接着便应考虑经心尖路径。操作与二尖瓣 PVL 封堵术相似，唯一差别在于，导丝通过漏口后，要么送至降主动脉，要么于主动脉抓捕后自股动脉拉出体外。如需使用大型封堵器，推荐使用逆行法，此时需用大型股动脉鞘。

## 12.3 瓣周漏修补术所用封堵器

目前尚无 PVL 专用封堵器，必须借用各种其他用途封堵器（图 12-17）。因 PVL 大小不一，许多呈新月形，故术前拟定封堵方案时，对使用何种封堵器、使用多少封堵器均务必多加思考；当然，术中根据实际情况临时改变计划也并不少见，如改变封堵器类型与数目等。如需增加封堵器以保证封堵成功，则需在第一个封堵器展开之前，在 PVL 中多置一根导丝，而且，选择封堵器时必须考虑封堵器是否会影响 PVL 近端周围组织结构，包括冠状动脉开口和机械瓣瓣叶等。

关于封堵器选择，目前并无具体标准，需考虑许多因素，具体如下：

- AVP Ⅰ是一种单纯圆柱形设计，因镍钛丝网网眼较大，内无纤维填充物，故很少使用。
- AVP Ⅱ优于 AVP Ⅰ，其圆柱两端各有一圆盘，有助于固定，镍钛丝编织更加紧密，其他优势包括可用较室间隔缺损封堵器更小的输送鞘释放，并且临床使用最多，经验丰富，但内无填充物使其封闭效果略逊一筹。
- AVP Ⅲ为方柱状，较以上两种封堵更有优势，但其型号较小，且内无填充物。
- 肌部室间隔缺损（ventricular septal defect，VSD）封堵器内有填充物，是 PVL 理想封堵器，但质地较硬，比其他封堵器更易致溶血，适于圆形 PVL。
- 房间隔缺损（atrial septal defect，ASD）封堵器也可考虑。与 VSD 封堵器相似，内有填充物，主要问题是其两边盘面都很大，可能侵犯瓣膜，尤其植入的是侧倾碟瓣机械瓣或者 PVL 位于瓣膜连接处时，更易发生。
- 动脉导管未闭（patent ductus arteriosus，PDA）

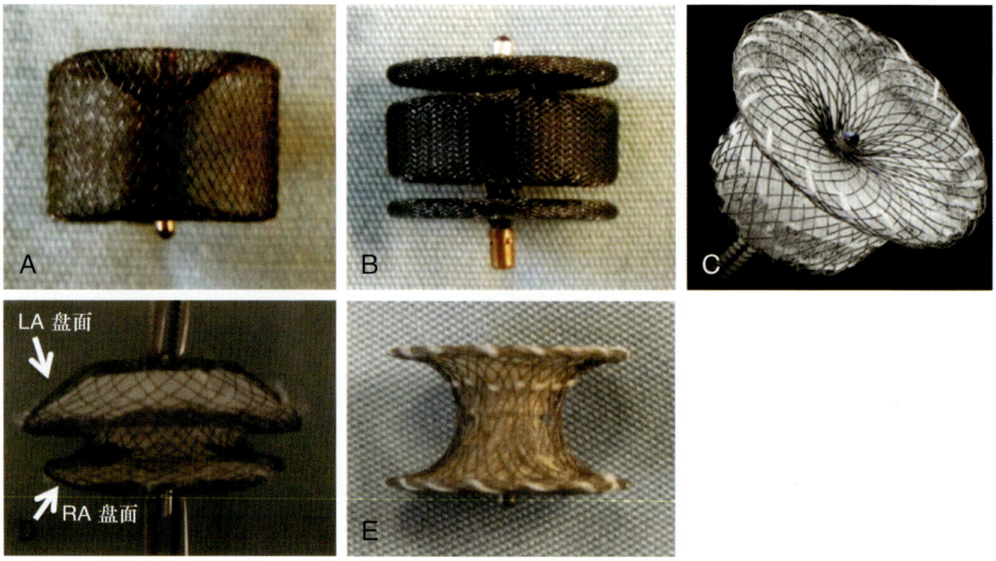


**图 12-17 PVL 封堵术所用封堵器**
**A.** Ⅰ型 Amplatzer 血管塞（AVP Ⅰ）。**B.** Ⅱ型 Amplatzer 血管塞（AVP Ⅱ）。**C.** Amplatzer 动脉导管未闭封堵器。**D.** Amplatzer 房间隔缺损封堵器。**E.** Amplatzer 肌部室间隔缺损封堵器。LA：左心房，RA：右心房

封堵器容易释放，内有填充物，非常有用，但可用型号有限。

- 目前可用封堵器型号与所需输送鞘大小参见表12-1至12-4。

表 12-1

Amplatzer 房间隔缺损封堵器及推荐输送鞘大小

| 腰部直径 | LA 盘面直径 | RA 盘面直径 | 最小输送鞘型号 |
|---|---|---|---|
| 4mm | 16mm | 12mm | 6F～7F |
| 5mm | 17mm | 13mm | 6F～7F |
| 6mm | 18mm | 14mm | 6F～7F |
| 7mm | 19mm | 15mm | 6F～7F |
| 8mm | 20mm | 16mm | 6F～7F |
| 9mm | 21mm | 17mm | 6F～7F |
| 10mm | 22mm | 18mm | 6F～7F |
| 11mm | 25mm | 21mm | 7F |
| 12mm | 26mm | 22mm | 7F |
| 13mm | 27mm | 23mm | 7F |
| 14mm | 28mm | 24mm | 7F |
| 15mm | 29mm | 25mm | 7F |
| 16mm | 30mm | 26mm | 7F |
| 17mm | 31mm | 27mm | 7F |
| 18mm | 32mm | 28mm | 8F～9F |
| 19mm | 33mm | 29mm | 8F～9F |
| 20mm | 34mm | 30mm | 8F～9F |
| 22mm | 36mm | 32mm | 9F |
| 24mm | 38mm | 34mm | 9F |
| 26mm | 40mm | 36mm | 10F |
| 28mm | 42mm | 38mm | 10F |
| 30mm | 44mm | 40mm | 10F |
| 32mm | 46mm | 42mm | 10F |
| 34mm | 50mm | 44mm | 12F |
| 36mm | 52mm | 46mm | 12F |
| 38mm | 54mm | 48mm | 12F |

LA：左心房；RA：右心房

表 12-2

Amplatzer 肌部室间隔缺损封堵器大小及推荐输送鞘大小

| 封堵器直径 | 封堵器长度 | 最小 Amplatzer TorqVue 输送鞘型号 |
|---|---|---|
| 4mm | 7mm | 5F 弯曲 180°或 6F 弯曲 45° |
| 6mm | 7mm | 6F 弯曲 45°或 180° |
| 8mm | 7mm | 6F 弯曲 45°或 180° |
| 10mm | 7mm | 6F 弯曲 45°或 180° |
| 12mm | 7mm | 7F 弯曲 45°或 180° |
| 14mm | 7mm | 8F 弯曲 45°或 180° |
| 16mm | 7mm | 8F 弯曲 45°或 180° |
| 18mm | 7mm | 9F 弯曲 45°或 180° |

表 12-3

Amplatzer Ⅰ型血管塞及推荐输送鞘大小

| 封堵器直径 | 封堵器长度 | 最小输送鞘型号 | 最小导引鞘型号 |
|---|---|---|---|
| 4mm | 7mm | 4F | 5F |
| 6mm | 7mm | 4F | 5F |
| 8mm | 7mm | 4F | 5F |
| 10mm | 7mm | 5F | 6F |
| 12mm | 8mm | 5F | 6F |
| 14mm | 8mm | 6F | 8F |
| 16mm | 8mm | 6F | 8F |

表 12-4

Amplatzer Ⅱ型血管塞及推荐输送鞘大小

| 封堵器直径 | 封堵器长度 | 最小输送鞘型号 | 最小导引鞘型号 |
|---|---|---|---|
| 3mm | 6mm | 4F | 5F |
| 4mm | 6mm | 4F | 5F |
| 6mm | 6mm | 4F | 5F |
| 8mm | 7mm | 4F | 5F |
| 10mm | 7mm | 5F | 6F |
| 12mm | 9mm | 5F | 6F |
| 14mm | 10mm | 6F | 8F |
| 16mm | 12mm | 6F | 8F |
| 18mm | 14mm | 7F | 9F |
| 20mm | 16mm | 7F | 9F |

## 12.4 瓣周漏修补术并发症

除介入治疗常见并发症如血管并发症、休克和心脏穿孔等外，PVL 封堵术需要特别提及的并发症如下：

### 完全性心脏传导阻滞

房室结位于房间隔和室间隔交界处，紧靠主动脉瓣和二尖瓣中央（位于二尖瓣 1 点至 3 点之间），故此处放置封堵器可致完全性心脏传导阻滞。图 12-13 所示患者恰好存在此并发症，这便是将 PDA 封堵器导入二尖瓣内侧 PVL 时可见临时起搏电极的原因（图 D～F）。虽然有些患者在行 PVL 修补术前已安装起搏器，但对那些未安装起搏器者，务必小心谨慎，术前务必在手边配备临时起搏电极和起搏器。

## 干扰瓣膜

鉴于目前并无PVL修补术专用封堵器，选择封堵器时不仅要考虑缺损大小，同时务必考虑缺损位置与人工瓣膜之间的相互关系。在某些位置植入封堵器（如漏口紧靠侧倾碟瓣机械瓣插入点），如果封堵器边缘明显突出（如ASD和VSD封堵器），便会有损瓣叶活动，致使瓣叶处于半开或半闭状态，导致严重反流或狭窄。为避免此类问题发生，释放封堵器之前务必通过超声心动图或透视仔细观察植入封堵器之后人工瓣膜功能，必要时需收回封堵器予以更换（图12-18）。

## 堵塞冠状动脉开口

对于主动脉瓣PVL，需考虑左主干和右冠状动脉开口与漏口距离，故需通过超声心动图大动脉短轴切面观察PVL位置，评估PVL与冠状动脉窦之间的相互关系；也可通过CT扫描测量PVL与冠状动脉窦之间的距离，确定PVL修补术是否存在堵塞冠状动脉风险。植入封堵器之后，在释放封堵器之前需行超声心动图检测，仔细观察血流动力学变化和LV室壁运动情况，有任何冠状动脉受侵害迹象均需收回封堵器。此外，也可通过输送鞘推注造影剂，观察冠状动脉显影情况，或从另一侧动脉送入猪尾导管行主动脉根部造影。

## 封堵器栓塞

封堵器栓塞比较少见，大样本病例分析显示发生率小于1%～5%[6,11]。因封堵器大小之故，鲜见脱落后栓塞于主动脉弓处各大动脉分支者。相反，封堵器要么滞留于心腔（通常为左心室），要么脱落至主动脉分叉处和下肢近端血管。大多数情况下，可经皮送入圈套器取出封堵器，也可用活检钳取，但在心腔内进行活检钳操作需慎重，以免心脏穿孔。如封堵器永久滞留于左心室，并无进一步移位迹象，也可置之不理，但随访时需行CT或超声心动图检查密切观察[6]。

## 心包积液和血胸

穿刺房间隔或者LV心尖，以及在左心室使用硬导丝操作等，均可致心包积液。PVL封堵术需使用TEE和ICE进行指导，整个操作过程中也需仔细监测心包腔，观察心包积液是否增多。自心尖撤出鞘管后，需检测是否有彩色血流信号进入心包腔，积液是否在增多。与之类似，血胸也是心尖穿刺并发症之一，故所有经心尖路径行PVL封堵术患者术后均需行胸部X线检查。

# 12.5 瓣周漏修补术临床效果

1992年，Hourihan及其同事首次对经皮PVL修补术进行了报道[4]。此后许多个案和不同样本量的病例分析纷纷报道，疗效喜人，大大激发了人们的兴趣，并使之成为再次OHS替代治疗方式[5]。在PVL修补术方面，有两组人员经验非常丰富，为PVL介入治疗提供了更为全面翔实的数据，叙述以下：

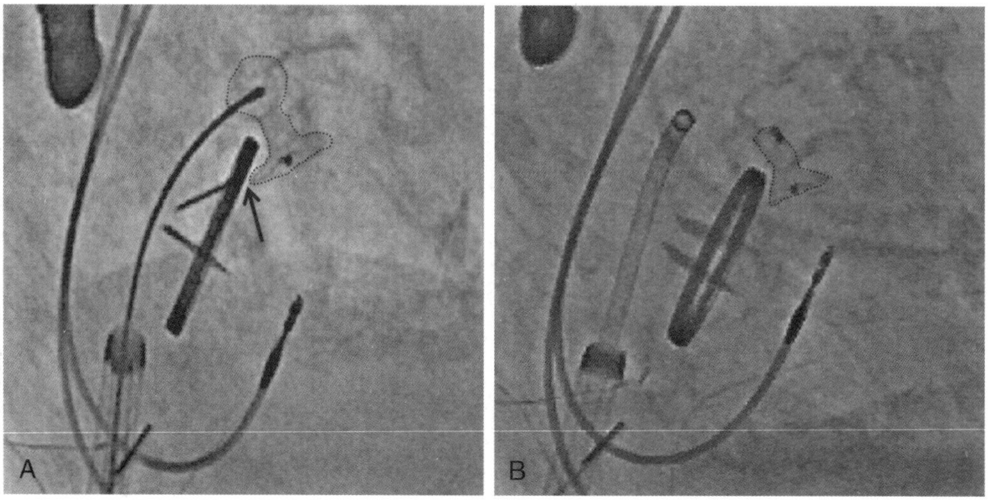


**图12-18　二尖瓣瓣周漏封堵术并发瓣膜功能不全**

**A.** Amplatzer肌部室间隔缺损封堵器干扰二尖瓣机械瓣其中一个瓣叶（箭头）开启，导致严重二尖瓣狭窄。**B.** 移除该封堵器并替换为Amplatzer动脉导管未闭封堵器后瓣膜功能恢复。

第一组人员是 Sorajja 及其同事，曾对 115 例患者实施 PVL 修补术（共有 141 处 PVL，其中 78%为二尖瓣，22%为主动脉瓣）并报道了其短期效果[11]。这些患者中，大部分（93%）存在 CHF，其中多数（69%）心功能为纽约心脏病协会分级Ⅲ级或以上，不少患者（37%）尚有溶血现象。总体手术成功率 77%（二尖瓣 PVL 成功率 76%，主动脉瓣 80%）。术后 30 天重大不良事件（死亡、心肌梗死、卒中、急诊外科手术和大出血）发生率为 8.7%，操作过程中无急性死亡病例，因封堵器干扰瓣膜但无法经皮取出而行急诊外科手术 1 例，仅 10%患者有 3 级或以上反流。封堵失败的主要原因包括封堵器释放后仍有残余分流（25 例），封堵器干扰瓣膜活动（5 例），输送鞘无法送入 PVL（2 例）和导丝无法穿过漏口（1 例）。同时，研究显示，PVL 封堵术存在明显学习曲线，平均手术时间从最多超过 160min 降至熟练后的 130min 以下。

该组人员也对 126 例患者（部分患者前已讨论）PVL 修补术的长期随访结果进行了报道，共修补 PVL 154 处[7]。术后 3 年存活率为 64%，存活率与残余反流程度无关，而更应重视存在有临床意义的 PVL 患者合并症情况。有意义的是，在所有存活者中，虽然 89 例存在 CHF，但 64 例没有或仅有轻微的劳力性呼吸困难，在 29 例溶血患者中，有 14 例存在持续溶血现象，但溶血严重程度与残余反流程度无关，仅 1 例患者术后溶血更加严重。业已发现，PVL 封堵术后仍有溶血提示预后不佳。

第二组人员是 Ruiz 及其同事，曾对 43 例患者实施 57 处 PVL 修补术，其中 10 例行两处修补术，2 例行 3 处修补术[6]。大多数为二尖瓣 PVL，手术成功率达 86%。术后 30 天全因死亡率为 5.4%，明显优于外科手术，大样本外科病例分析显示再次外科开胸手术死亡率达 6%[2]。虽然在 37 例成功实施修补术的患者中，有 13 例（35%）修补术后出现溶血或溶血进一步加重，但需促红细胞生成素治疗或输血者自 56%降至 5%。

总之，上述研究与其他个案报道显示，经皮 PVL 修补术成功率高而持久，仅有低-中度操作风险。PVL 修补术对改善 CHF 症状效果明确，但对溶血的影响尚待探讨，术前溶血与术后溶血之间的关系目前也不清楚。鉴于此类患者年龄大、合并症多、且曾不止一次进行 OHS，PVL 修补术在替代再次瓣膜置换术方面仍颇具诱惑力。

## 12.6 经导管主动脉瓣植入术的瓣周漏

随着日趋增多的大型注册研究和随机对照研究均揭示这种操作安全有效后，经导管主动脉瓣植入术（TAVI，亦称为经导管主动脉瓣置换术，TAVR）数量正以几何级数增长，目前广泛应用的瓣膜包括自膨式 CoreValve ReValving 系统（Medtronic，Minneapolis，Minn.）和球囊扩张型 Edwards SAPIEN 瓣膜（Edwards Lifesciences，Irvine，Calif.）。随着临床经验的积累，研究者也越来越熟悉瓣周反流（PAR）的后果，而 PAR 在 TAVR 术后常见。现已有许多研究让人懂得哪些因素会促进 PAR 发生以及如何在瓣膜植入术后改善 PAR。

### 经导管主动脉瓣植入术后主动脉瓣瓣周反流（PAR）发病率与后果

瓣膜选择偏小、植入主动脉瓣错位（过于偏向主动脉或左心室）、瓣叶大面积钙化等，均可导致 PAR。在经导管主动脉瓣植入（PARTNER）Ⅰ期随机对照临床试验中，Kodali 等发现，TAVR（348 例）与外科主动脉瓣置换术（351 例）总体结果相似，但术后 2 年 TAVR 患者 PAR 发生率明显高于外科（6.9% *vs.* 0.9%，$P<0.001$）[12]；Bleiziffer 等对 227 例患者实施 TAVR，使用的瓣膜为 CoreValve ReValving 和 Edwards SAPIEN，术后 2 年 PAR 发生率为 8%[13]，与上述研究结果相似。Tamburino 及其同事曾对 667 例患者采用上述两种瓣膜实施 TAVR，结果显示 PAR 发生率达 21%[14]。虽然研究对象不同，采用标准不同，PVR 发生率差异甚大，但可以肯定的是，PAR 发生率确实不低。

随着 TAVR 经验的积累，对 PAR 的意义理解也更为透彻。PARTNER Ⅰ研究显示，术后出现中-重度 PAR 是死亡的独立危险因素（相对危险度[HR] 2.11）[12]，而且，为期 2 年的随访显示，即使是轻度 PAR，其死亡率也明显增加。Tamburino 等也发现，中-重度 PAR 是死亡的独立危险因素（HR 3.8）[14]。所有上述研究以及有关报道均认为，TAVR 术中应尽量将 PAR 降至最低限度。

### 术前影像学检查对测量瓣环大小的作用

术前务必精确测量主动脉瓣环，尽可能防止植入瓣膜选择过大，从而将主动脉损伤降至最低限度，同时也要避免植入瓣膜选择过小，以免引起瓣膜脱落栓塞和PAR等并发症。诸多研究显示，与外科扩张器和多层CT（MDCT）相比，二维超声心动图，无论是TTE还是TEE，在测量椭圆形主动脉瓣环方面均准确性欠佳。由于MDCT能提供瓣环三维透视图像，许多中心已将MDCT取代超声心动图而作为测量瓣环的主要手段。

Jilaihawi及其同事对比二维超声心动图与MDCT测量瓣环效果发现，TTE、TEE和MDCT测量瓣环结果存在明显差异，分别为TTE 20.4mm，TEE 22.5mm，MDCT 21.3～27.2mm，后者因测量方法不同而数据有所不同[15]。超声心动图与MDCT测量结果不一致对拟定介入治疗方案以及手术所致PR均有重大影响。同时发现，与超声心动图相比，MDCT对TAVR后PAR是否发生更有预测价值，而且，预先使用CT对瓣膜型号选择进行指导可以减少术后PAR发生率。

## 术中减少主动脉瓣瓣周漏发生方法

尽管选择最佳型号瓣膜是减少TAVR术后PAR的根本方法，术中也存在诸多变数，瓣膜错位和瓣膜扩张不良等并不少见；鉴于此，如何尽可能避免PAR发生的措施也应运而生。

### 瓣膜展开与定位

定位和展开TAVR瓣膜务必小心谨慎。SAPIEN瓣膜通常应置于瓣环中央，即主动脉和心室各50%。大多数操作者在球囊扩张支架前进行主动脉根部造影以确保定位适当，过于偏向主动脉或心室都将导致瓣膜“裙边”封闭不严而引起PAR。

CoreValve瓣膜通常应将支架下部3～5mm置于LV流出道，过于偏向心室应抓捕后重新定位。

### 主动脉瓣植入术后再扩张

如定位良好，处理TAVR后PAR方法之一便是再次扩张植入瓣膜，这可使瓣膜支架与瓣环贴合更好，封闭更加紧密，从而减少PVR发生。在上述Tamburino报道中，约10%的患者曾行再扩张术[14]，但操作务必小心，千万不要过度扩张，以免引起瓣环损伤和植入瓣膜瓣叶对合不良而加重AR。作者通常直接在SAPIEN球囊中再加入0.5～1.5ml生理盐水进行再扩张，需行再扩张患者约占10%。目前，再扩张主要用于超声心动图和血流动力学检测显示存在中度PVL的患者。也有人认为再扩张可使围手术期脑卒中发生率增高，但尚有争议。如使用CoreValve Revalving系统，采用常规瓣膜成形术球囊进行再扩张比较合理，并且球囊需比瓣环略大。

### 经导管主动脉瓣植入术后瓣周漏瓣中瓣植入术

如果再扩张后PAR仍然非常明显并考虑PAR系瓣膜错位所致，或扩张后瓣膜中央反流增加，则需考虑再次行瓣中瓣植入术。这通常是瓣膜置放过高或者过低所致，故此时不仅要考虑PAR问题，如果还存在瓣膜脱落征象，尚需考虑如何固定瓣膜。在PARTNER Ⅰ高危外科患者队列研究中，因显著PAR而需行瓣中瓣植入术者达1.5%。再次植入SAPIEN瓣膜与首次操作相似：将导丝植入适当位置后，按实际需要展开第二个瓣膜，使之偏向于主动脉或心室，并且至少有一套支架相互重叠，但千万不要影响冠状动脉开口。

### 瓣周漏封堵术

如图12-16所示，即使采用再次扩张和瓣中瓣植入术仍有可能存在PAR，此时有必要采用封堵器关闭PAL（如上述）。导丝、输送鞘和封堵器等通过漏口时务必小心操作，不要损伤支架近端和远端支柱。不幸的是，目前尚无大样本临床病例研究报道这种情况下介入治疗效果如何，鉴于显著PAR临床后果严重，对于合适病例，仍应考虑实施封堵术。

## 12.7 总结

瓣膜置换术PVL并不少见，再次手术风险大、效果不理想，故近年来采用经皮路径关闭PVL深受人们青睐，临床疗效前景看好。随着TAVR患者的日趋增多和对术后PVL的日益关注，今后经皮PVL封堵术将更为常见。术前务必采用超声心动图等影像学技术将PVL诊断明确并制订操作方案。术中所需影像学工具包括X线透视、TEE和ICE等，近来CT-透视融合显像技术取得巨大进步，并有望为此类操作提供重要指导作用。目前，修补术尚无专门用于PVL的封堵器，因此，专用封堵器仍需进一步研制。

## 13.3 患者选择与瓣中瓣手术适应证

当外科瓣膜置换术后出现严重反流和（或）狭窄而导致瓣膜失效时，无论哪个瓣膜，均可考虑行VIV植入术，但必须排除存在明显PR的可能，因为它不会因VIV植入术而愈合。禁忌证通常包括心内膜炎和瓣膜血栓形成。由于缺乏长期使用寿命方面数据，目前VIV植入术仅限于外科手术风险极高或有手术禁忌证的患者，而且，外科瓣膜内径的大小也使经导管心脏瓣膜（THV）大小受限，故曾行小瓣膜置换术的患者必须仔细斟酌。患者需进行全面检查以选择合适的操作路径，从而保证THV植入安全而有效，此外，VIV术前也必须考虑可能影响预期寿命的并发症。

### 外科人工心脏瓣膜规格

外科瓣膜大小以mm为单位进行标记，通常与外科医生在术中所测主动脉瓣环直径相对应。需要指出的是，标记直径指的不是对VIV植入术至关重要的瓣膜内径（图13-1）。大多数情况下，标记尺寸等于人工瓣膜的支架外径，但对于无支架瓣膜而言，则是指瓣膜最大外径。麻烦的是，不同生产厂家瓣膜大小标记方法各不相同，没有统一标准，而且，即使标记尺寸（外径）相同，瓣膜类型不同，其内径也不同。

术前务必获取外科手术报告或者患者瓣膜植入记录卡，获悉人工瓣膜生产厂家、型号和标记大小（外径）等信息，然后从生产商查证其内径大小。常用外科心脏瓣膜规格范围见表13-1至13-3。用于VIV植入术的THV，其标记外径应大于或等于外科瓣膜内径。THV选择过小可导致瓣膜间反流或者瓣膜脱落，而瓣膜选择过大则THV支架无法在外科瓣膜中充分展开，从而影响血流动力学稳定性和瓣膜使用寿命。作者的经验是，THV展开不全程度在标记外径的20%以内通常可以接受[8]。选择植入瓣膜大小时，不仅要考虑外科瓣膜内径，还需考虑其失效原因，高度钙化、瓣膜狭窄和血管翳显著增生均可导致其内径缩小，此外，还需综合考虑计算机断层（CT）和超声心动图检查结果，但其准确性和可重复性尚未验证。

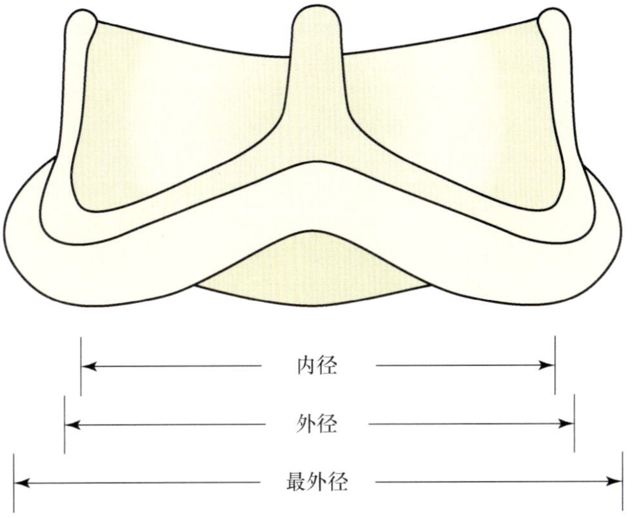


**图13-1 外科瓣膜支架示意图**

内径、外径和最外径均代表外科瓣膜的不同型号。外科医生必须确保外科瓣膜大小与自体瓣环直径一致，而进行瓣中瓣植入术的术者必须使经导管心脏瓣膜与外科瓣膜内径一致。（翻印获Elsevier允许；Gurvitch，R，Cheung，A，Ye，J，et al. Transcatheter valve-in-valve implantation for failed surgical bioprosthetic valves. J Am Coll Cardiol 58：2196-2209，2011）

## 13.4 经导管心脏瓣膜种类与瓣膜选择

经导管VIV植入术经验主要来源于Edwards SAPIEN/SAPIEN XT（Edwards Lifesciences，Irvine，Calif.），CoreValve（Medtronic，Minn.）和Melody（Medtronic，Minn.）三种瓣膜，其他新型THV操作经验有限。

1. Edwards SAPIEN和SAPIEN XT瓣膜 Edwards SAPIEN THV（图13-2）是一种球囊扩张型瓣膜，由不锈钢支架和牛心包瓣叶组成，支架入口用纺织物进行袖口样环形密封，有两种规格，外径分别为23mm和26mm。SAPIEN XT（图13-2）是第二代产品，以钴铬合金为支架，牛心包为瓣叶，有四种规格，外径分别为20mm、23mm、26mm和29mm，这些瓣膜已成功用于主动脉瓣、二尖瓣、肺动脉瓣和三尖瓣VIV植入术。与自膨式瓣膜不同，这种球囊扩张型瓣膜不仅可采用逆行路径释放，如经心尖二尖瓣置换术，还可采用顺行路径释放，如经颈静脉三尖瓣置换术。采用经动脉或经静脉路径释放时，瓣膜被压缩固定于体积较小的NovaFlex释

表 13-1
制造商提供的有关 18mm 至 23mm 外科瓣膜型号信息

| 瓣膜标记尺寸 | 瓣膜类型 | 缝合环外径（ED），mm | 支架外径（OD），mm | 支架内径（ID），mm |
|---|---|---|---|---|
| 18 | Soprano（Sorin） | 26 | 21 | 17.8 |
| 19 | Magna（Edwards Lifesciences） | 24 | 19 | 18 |
| | Perimount（Edwards Lifesciences） | 26 | 19 | 18 |
| | Mosaic（Medtronic） | 25 | 19 | 17.5 |
| | Hancock Ultra（Medtronic） | 24 | 19 | 17.5 |
| | Hancock Ⅱ（Medtronic） | N/A | N/A | N/A |
| | Mitroflow（Sorin） | 21 | 18.6 | 15.4 |
| | Trifecta（St. Jude Medical） | 24 | 19 | N/A |
| | Epic/Bicor（St. Jude Medical） | N/A | N/A | N/A |
| | Epic Supra/Bicor Supra（St. Jude Medical） | N/A | N/A | N/A |
| 20 | Soprano（Sorin） | 28 | 23 | 19.8 |
| 21 | Magna（Edwards Lifesciences） | 26 | 21 | 20 |
| | Perimount（Edwards Lifesciences） | 29 | 21 | 20 |
| | Mosaic/Hancock Ⅱ（Medtronic） | 27 | 21 | 18.5 |
| | Hancock/Hancock Ultra（Medtronic） | 26 | 21 | 18.5 |
| | Mitroflow（Sorin） | 23 | 20.7 | 17.3 |
| | Trifecta（St. Jude Medical） | 26 | 21 | N/A |
| | Epic/Bicor（St. Jude Medical） | N/A | 21 | 19 |
| | Epic Supra/Bicor Supra（St. Jude Medical） | N/A | 21 | 21 |
| 22 | Soprano（Sorin） | 30 | 25 | 21.7 |
| 23 | Magna（Edwards Lifesciences） | 28 | 23 | 22 |
| | Perimount（Edwards Lifesciences） | 31 | 23 | 22 |
| | Mosaic/Hancock Ⅱ（Medtronic） | 30 | 23 | 20.5 |
| | Hancock/Hancock Ultra（Medtronic） | 28 | 23 | 22 |
| | Mitroflow（Sorin） | 26 | 22.7 | 19 |
| | Trifecta（St. Jude Medical） | 28 | 23 | N/A |
| | Epic/Biocor（St. Jude Medical） | N/A | 23 | 21 |
| | Epic Supra/Biocor Supra（St. Jude Medical） | N/A | 23 | 23 |

重印获 Elsevier 允许：Gurvitch R，Cheung A，Ye J，et al：Transcatheter valve-in-valve implantation for failed surgical bioprosthetic valves. J Am Coll Cardiol，58：2196-2209，2011.

放导管上，并通过 18F 或者 20F 输送鞘（或者 16F 可扩张鞘）导入。

2. Medtronic CoreValve 瓣膜　CoreValve 瓣膜由自膨式镍金属支架制作，内附猪心包瓣叶（图 13-3）。有四种规格，支架外径分别为 23mm、26mm、29mm 和 31mm，这种自膨式瓣膜支架通过回撤输送鞘方式即可自动展开。该系统仅可经动脉路径逆行释放，如经股动脉、锁骨下动脉、腋动脉和主动脉等。因支架较长，不适宜用于置换二尖瓣、三尖瓣和肺动脉瓣。CoreValve 瓣膜的潜在优势在于瓣叶在支架内附着点位置较高，植入后瓣叶位于主动脉瓣环之上，故即使外科使用的是小规格瓣膜，植入该瓣膜后瓣口面积也仍然较大（参见第七章）。

3. Melody 瓣膜　Melody 瓣膜（图 13-4）系将牛颈静脉瓣缝于铂铱支架制作而成，包括 23mm、26mm、29mm 和 31mm 四种规格。瓣膜设计初衷为应用于肺循环，主要用于右心室流出道功能不全和有肺动脉瓣病变的先天性心脏病患者，但目前也用于三尖瓣[9]、主动脉瓣[10]和二尖瓣者[10]。业已证实，该瓣膜在低压环境下功能状态良好，但在高压环境中的使用寿命仍有待商榷（参见第 8 章）。

4. Inovare 瓣膜　Inovare 瓣膜（Braile Biomédica，巴西）为球囊扩张型瓣膜，由钴铬合金支架和牛心包瓣叶制作而成（图 13-5）。2011 年 11 月，巴西批准

**表 13-2**

**制造商提供的有关 24～29mm 外科瓣膜型号信息**

| 瓣膜标记尺寸 | 瓣膜类型 | 缝合环外径（ED），mm | 支架外径（OD），mm | 支架内径（ID），mm |
|---|---|---|---|---|
| 24 | Soprano（Sorin） | 32 | 27 | 23.7 |
| 25 | Magna（Edwards Lifesciences） | 28 | 23 | 22 |
| | Perimount（Edwards Lifescience） | 31 | 23 | 22 |
| | Mosaic/Hancock Ⅱ（Medtronic） | 30 | 23 | 20.5 |
| | Mosaic Ultra/Hancock Ⅰ Ultra（Medtronic） | 30 | 25 | 22.5 |
| | Mitrofow（Sorin） | 29 | 25.1 | 21 |
| | Trifecta（St. Jude Medical） | 31 | 25 | N/A |
| | Epic/Biocor（St. Jude Medical） | N/A | 25 | 23 |
| | Epic Supra（St. Jude Medical） | N/A | 25 | 25 |
| 26 | Soprano（Sorin） | 35 | 29 | 25.6 |
| 27 | Magna（Edwards Lifesciences） | 32 | 27 | 26 |
| | Perimount（Edwards Lifesciences） | 35 | 27 | 26 |
| | Mosaic/Hancock Ⅱ（Medtronic） | 36 | 27 | 24 |
| | Mosaic Ultra/Hancock Ⅱ Ultra（Medtronic） | 32 | 27 | 24 |
| | Mitrofow（Sorin） | 31 | 27.3 | 22.9 |
| | Trifecta（St. Jude Medical） | 33 | 27 | N/A |
| | Epic/Biocor（St. Jude Medical） | N/A | 27 | 27 |
| | Epic Supra（St. Jude Medical） | N/A | 27 | 27 |
| 28 | Soprano（Sorin） | 38 | 31 | 27.6 |
| 29 | Magna（Edwards Lifesciences） | 34 | 29 | 28 |
| | Perimount（Edwards Lifesciences） | 37 | 29 | 28 |
| | Mosaic/Hancock Ⅱ（Medtronic） | 39 | 29 | 26 |
| | Mosaic Ultra/Hancock Ⅱ Ultra（Medtronic） | 34 | 29 | 26 |
| | Mitrofow（Sorin） | 33 | 29.5 | 24.7 |
| | Trifecta（St. Jude Medical） | 35 | 29 | N/A |
| | Epic/Biocor（St. Jude Medical） | N/A | 29 | 27 |
| | Epic Supra（St. Jude Medical） | N/A | N/A | N/A |

重印获 Elsevier 允许：Gurvitch R，Cheung A，Ye J，et al：Transcatheter valve-in-valve implantation for failed surgical bioprosthetic valves. J Am Coll Cardiol 58：2196-2209，2011.

**表 13-3**

**制造商提供的无支架瓣膜型号信息**

| 瓣膜标记尺寸 | 瓣膜类型 | 公司 | 外径（OD），mm | 内径（ID），mm |
|---|---|---|---|---|
| 19 | Freestyle | Medtronic | 19 | 16 |
| | Prima Plus | Edwards | 19 | 16 |
| | 3F Therapeutics | ATS Medical | 19 | 17 |
| | Toronto SPV | St. Jude Medial | N/A | |
| | Pericarbon Freedom | Sorin Biomedical | 19 | 17 |
| 21 | Freestyle | Medtronic | 21 | 18 |
| | Prima Plus | Edwards | 21 | 18 |
| | 3F Therapeutics | ATS Medical | 21 | 19 |
| | Toronto SPV | St. Jude Medial | 21 | 18 |
| | Pericarbon Freedom | Sorin Biomedical | 21 | 19 |
| 23 | Freestyle | Medtronic | 23 | 20 |
| | Prima Plus | Edwards | 23 | 20 |
| | 3F Therapeutics | ATS Medical | 23 | 21 |
| | Toronto SPV | St. Jude Medial | 23 | 20 |
| | Pericarbon Freedom | Sorin Biomedical | 23 | 21 |
| 25 | Freestyle | Medtronic | 25 | 21 |
| | Prima Plus | Edwards | 25 | 21 |
| | 3F Therapeutics | ATS Medical | 25 | 23 |
| | Toronto SPV | St. Jude Medial | 25 | 21 |
| | Pericarbon Freedom | Sorin Biomedical | 25 | 23 |

重印获 Elsevier 允许：Gurvitch R，Cheung A，Ye J，et al：Transcatheter valve-in-valve implantation for failed surgical bioprosthetic valves. J Am Coll Cardiol，58：2196-2209，2011.

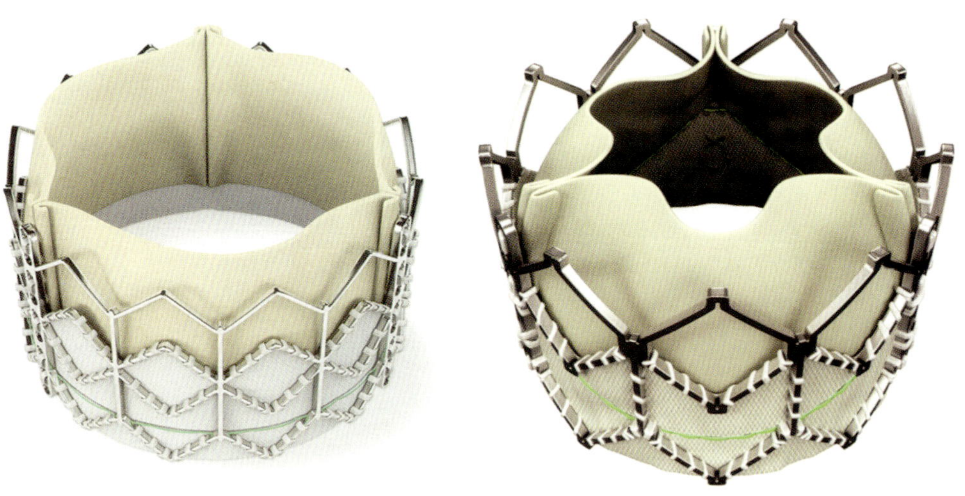

**图 13-2 球囊扩张型 Edwards SAPIEN（左）和 Edwards SAPIEN XT（右）经导管心脏瓣膜**

这种瓣膜系牛心包制作而成，可采用顺行和逆行植入路径进行瓣中瓣植入术，可植入主动脉瓣、二尖瓣、肺动脉瓣和三尖瓣处，大都需要进行快速心室起搏方可准确释放（图像刊印获 Edwards Lifesciences LLC，Irvine，Calif 允许。Edwards SAPIEN 和 Edwards SAPIEN XT 均为 Edwards Lifesciences 公司商标）

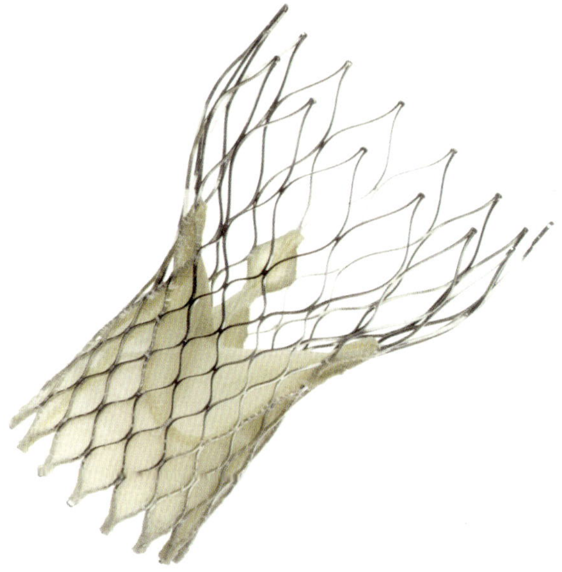

**图 13-3 CoreValve™ 系统**

CoreValve 为一种自膨式瓣膜，系镍合金与猪心包组织制作而成，是第一个可用于瓣中瓣植入术的自膨式瓣膜[18]。该瓣膜仅用于主动脉，并且只能采取逆行路径释放，如经股动脉、锁骨下动脉和直接经主动脉路径等（Medtronic，Minn. 惠赠）

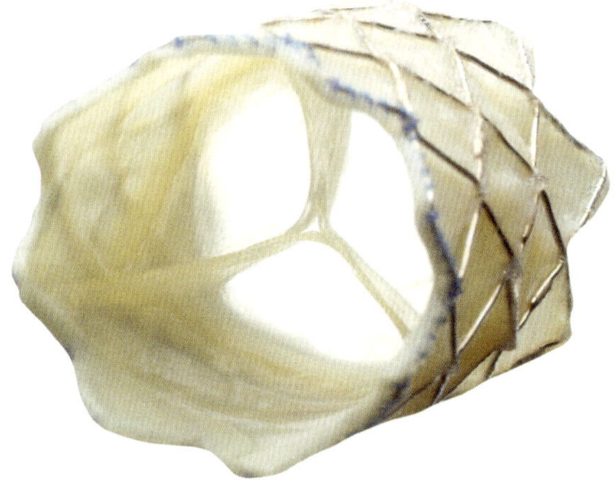

**图 13-4 Melody™ 经导管肺动脉瓣**

Melody 瓣膜是第一个用于人体的经导管瓣膜，通常用于治疗先天性心脏病患者右心室—肺动脉管道狭窄或反流，瓣膜由铂铱合金支架内附牛颈静脉瓣制作而成（Medtronic，Minn. 惠赠）

该瓣膜用于经心尖路径自体主动脉瓣置换术。目前仅可用于经心尖路径，经股动脉路径释放系统仍在研制中，VIV 操作经验非常有限[11]（与巴西 Porto Alegre 的医学博士 Valter Lima 私人沟通所得的信息）。其外形与 SAPIEN 瓣膜非常相似，但价格低廉，可作为其他产品的替代品。

## 操作路径

经导管瓣膜植入术操作路径取决于人工瓣膜植入位置和采用何种输送系统。主动脉瓣可采用损伤最小的动脉路径植入，如股动脉和腋动脉等，使用镇静剂即可，而经主动脉或经心尖路径可避免动脉损伤，并且定位方便。二尖瓣可采用经心尖路径植入，从左心室逆行，操作简单；也可采用经静脉—房间隔路径，虽然定位较麻烦，但可避免开胸和切开心室，并且可能无须全身麻醉。肺动脉瓣可采用静脉路径植入，如股静脉、颈静脉、锁骨下静脉等。三尖瓣植入术早期直接采用经心房路径，即直接穿刺右心房[12]，但最近更偏向于使用静脉路径，如股静脉、颈静脉和锁骨下静脉等。

在经导管瓣膜植入术开展早期，血管通路的建立即意味着外科血管切开术，随着经导管封堵术经验的积累，经动脉路径或静脉路径瓣膜置换术迅速变成一种单纯的介入操作，然后使用 Perclose Pro-

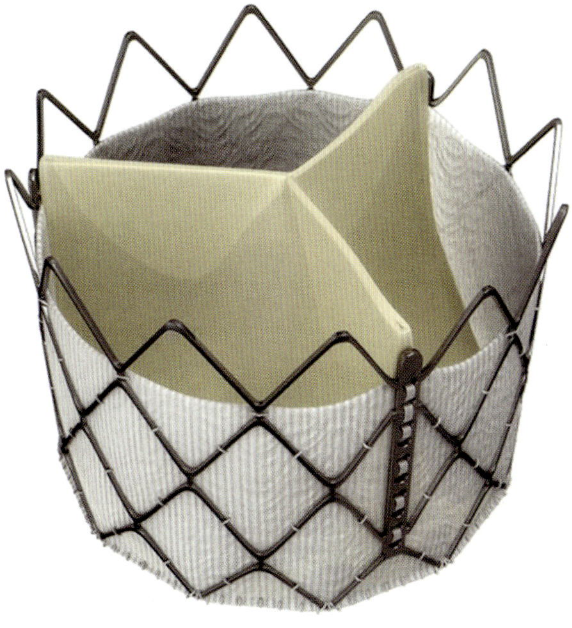

**图 13-5 Inovare Braile Biomédica 瓣膜**

系一种球囊扩张型瓣膜，由钴铬合金支架和心包瓣叶制作而成。出版本专著时已对 10 余例患者实施瓣中瓣植入术（巴西 Braile Biomédica 惠赠）

Glide 或者 ProStar devices（Abbott Vascular，Abbott Park，Ill.）等血管缝合技术即可将穿刺血管闭合。

## 瓣膜定位方法

牢固固定 THV 对防止瓣膜错位、脱落和发生瓣周漏非常重要。THV 部分支架必须与外科瓣膜缝合环重叠（图 13-6），外科瓣膜可能有支架，也可能没有，可能存在射线显影标志和瓣环，也可能完全不显影。放射线显影标志有时位于支架支柱顶端，也有时位于人工瓣膜基底部紧靠缝合环处。不管怎样，必须熟悉人工瓣膜型号、透视下形态，以及射线显影标志与缝合环的关系（图 13-7）。

为准确置放 THV，需先获取外科瓣膜同轴切面图像，即利用人工瓣膜显影成分与标识确定 C 形臂角度，获取与之垂直的切面。转动 C 形臂，直到基底环看起来像一条直线，方表明透视平面与瓣环平面垂直，是瓣膜植入最佳切面。对于无透视显影瓣环而仅在支架支柱顶端存在显影标识的人工瓣膜而言，只有三个标识排成一线方表示透视切面与之垂直。主动脉瓣通常朝向右侧，略偏前，因此 C 形臂右前斜向足或左前斜向头可获得垂直切面。二尖瓣通常朝向左前，因此 C 形臂右前斜可获得垂直切面。如果人工瓣膜透视完全不显影，则其他显影方式如经食管超声心动图对术中瓣膜定位非常关键。

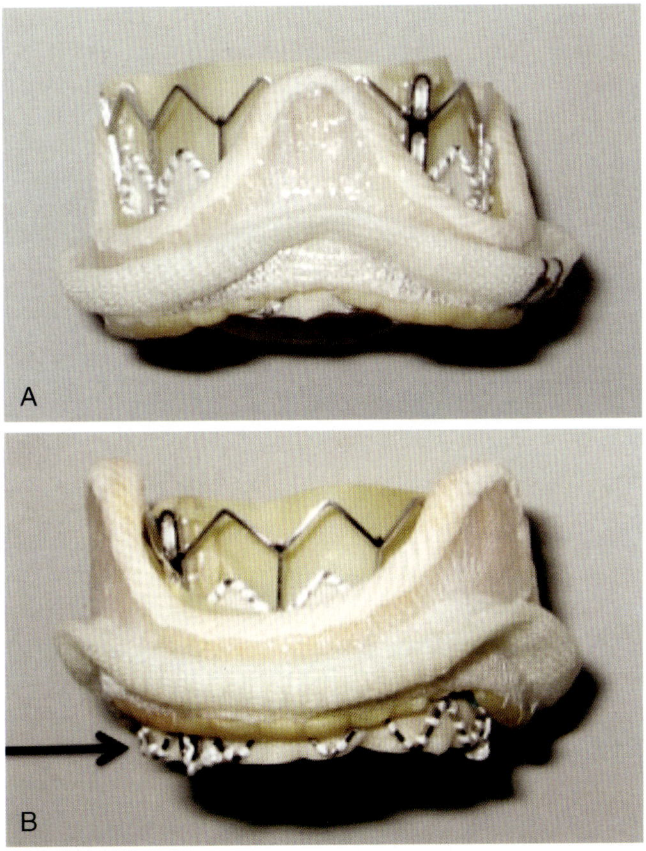


**图 13-6 经导管心脏瓣膜在外科瓣膜中的定位**

将经导管瓣膜正确定位于外科瓣膜之内是瓣中瓣植入术成功的最为重要一步。**A.** Edwards SAPIEN 瓣膜置于 Carpentier-Edwards 瓣膜内位置过高，这可导致瓣间漏或者瓣膜脱落。**B.** 正确置放位置，经导管瓣膜应坐落于外科瓣膜缝合环内（箭头）（翻印获 Elsevier 允许：Gurvitch，R，Cheung，A，Ye，J，et al：Transcatheter valve-in-valve implantation for failed surgical bioprosthetic valves. J Am Coll Cardiol，58：2196-2209，2011.）

## 支架预置

为增加径向强度，降低支架断裂风险，Melody 瓣膜植入前常先植入一金属裸支架，该技术常用于肺动脉管道介入治疗。预置支架也有助于增加瓣膜植入处强度，方便瓣膜定位，当 THV 较短时，这种方法尤为实用。在三尖瓣和肺动脉瓣区植入一较长金属裸支架，可为长度较短的 SAPIEN/XT 瓣膜植入提供置放区域。如肺动脉管道口径较小，存在破裂风险，则植入覆膜支架更为理想。

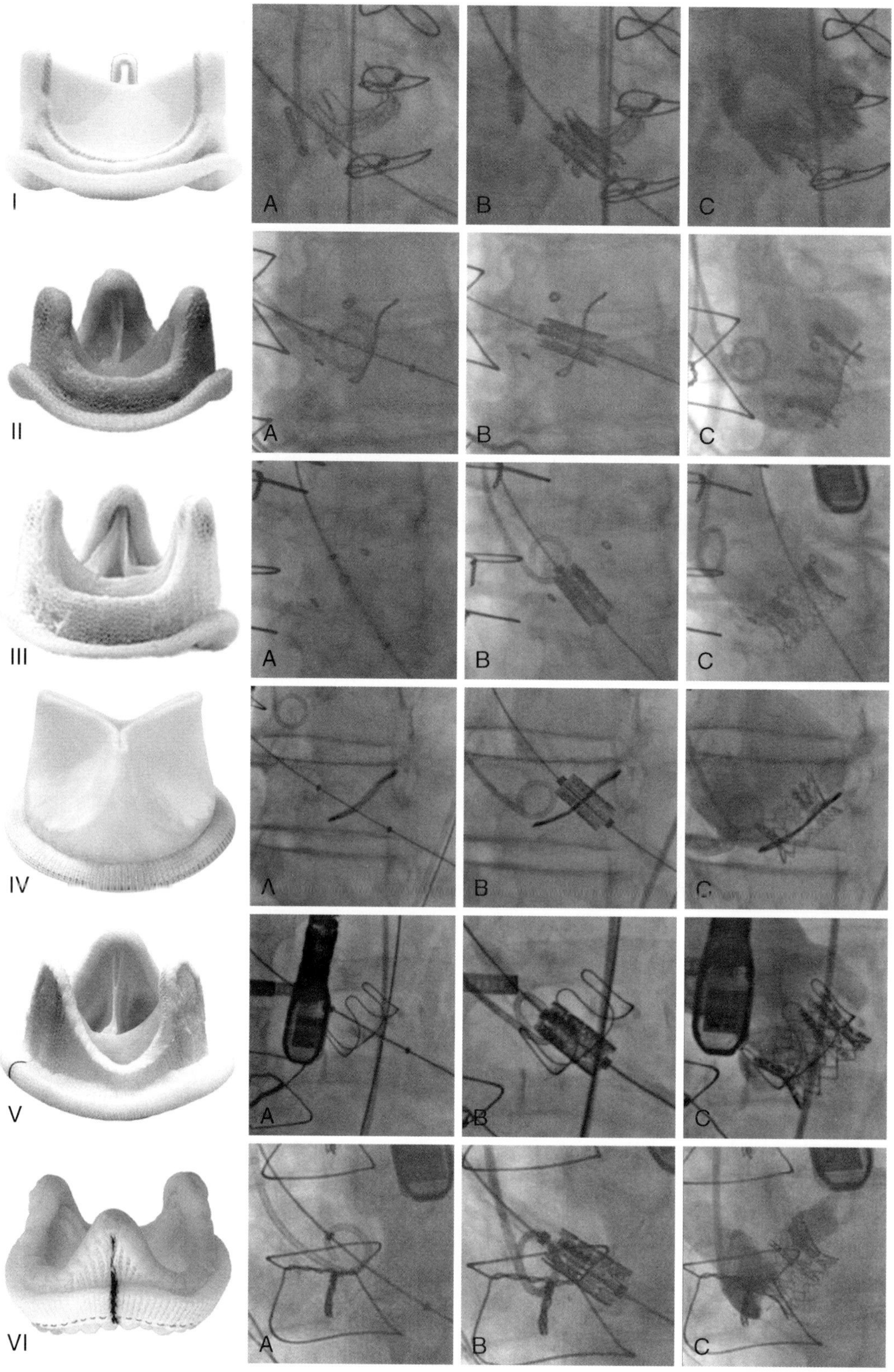


**图 13-7 人工心脏瓣膜置于主动脉瓣后在透视下的不同形状**

外科常用人工瓣膜如图Ⅰ～Ⅵ所示，置于主动脉瓣后在垂直于透视时的外形见图 **A**，经导管心脏瓣膜横跨外科人工瓣膜内尚未展开时的正确高度见图 **B**，展开后在主动脉根部造影见图 **C**。各种人工瓣膜名称如下：Ⅰ，Perimount 21mm，SAPIEN 23mm；Ⅱ，Hancock 25mm，SAPIEN 26mm；Ⅲ，Mosaic 21mm，SAPIEN 23mm；Ⅳ，Mitroflow 23mm，SAPIEN 23mm；Ⅴ，Carpentier-Edwards 25mm，SAPIEN 26mm；Ⅵ，St. Jude Medical Epic 21mm，SAPIEN 23mm（引用和翻印获 Elsevier 允许；Kempfert，J，Van Linden，A，Linke，A，et al. Transapical off-pump valve-in-valve implantation in patients with degenerated aortic xenografts. Ann Thorac Surg 89：1934—1941，2010；Gurvitch R，Cheung，A，Ye J，et al. Transcatheter valve-in-valve implantation for failed surgical bioprosthetic valves. J Am Coll Cardiol 58：2196-2209，2011）

## 快速起搏

经静脉送入起搏电极，于右心室行短暂快速起搏，使心率达160～200次/分，可有效减少经瓣膜血液流量，降低心脏运动幅度。这虽有利于THV展开，但会影响血流动力学稳定，故快速心室起搏通常用于长度较短的球囊扩张型瓣膜植入时，如Edwards SAPIEN，SAPIEN XT和Inovare，当脉压较高时，如植入主动脉瓣和二尖瓣，则更为有用，而植入更长的带自动滞留机制的自膨式THV，如CoreValve（Medtronic）和Portico valve（St. Jude Medical），虽然在个别病例快速起搏也有帮助，但通常无需快速起搏。在压力较低的右心系统，高脉压和跨瓣血流作用降低。当然，在三尖瓣和肺动脉瓣植入瓣膜时，在瓣膜展开时快速起搏也有助于降低心脏运动幅度。

## 球囊预扩张

自身瓣膜存在狭窄时，经导管瓣膜植入术前常需行球囊预扩张。与之相似，对出现狭窄的生物瓣进行预扩张也有助于器材通过与定位。然而，发生退行性变的生物瓣，往往大而脆，预扩张可引起碎片脱落栓塞，尤其是左心系统人工瓣膜，更应注意。预扩张因退行性病变而变脆的人工瓣膜也易引起瓣叶撕裂，导致严重急性关闭不全。因此，除非人工瓣膜严重狭窄或钙化，预估逆行法通过瓣口非常困难，否则尽量避免预扩张。

## 冠状动脉堵塞

当于主动脉瓣处行VIV植入术时，需评估是否存在冠状动脉堵塞风险。失效瓣膜与冠状动脉口的关系，瓣叶大小与钙化程度，窦口至瓣环距离，各窦形状，外科瓣膜特性等等，都需要考虑。大多数外科瓣膜瓣叶组织包埋于支架内，可确保瓣叶不至于移位至瓣膜支柱之外；然而，由于附于瓣膜外的心包瓣叶可向外移位，在带支架人工瓣膜内行VIV植入术时仍可出现冠状动脉堵塞，此外，在无支架人工瓣膜内行VIV植入术也可发生冠状动脉堵塞[13]。由于只要解剖条件合适，两种情况下均可成功实施VIV植入术，故术前务必对患者进行个体化评估。

## VIV植入术后血流动力学变化

虽然VIV植入术后瓣膜反流和瓣间反流少见，但需要注意的是，有时跨瓣膜压力阶差会很大。VIV植入术后THV能否充分扩张受失效人工瓣膜内径和大小相对固定的缝合环限制，扩张不完全或两种瓣膜不相匹配将导致严重血流动力学障碍[14]，因此，与自体瓣中植入人工瓣膜相比，植入VIV后跨瓣压力阶差将明显增大。在狭窄的自体主动脉瓣中植入THV大部分跨瓣压力阶差在7～10mmHg之间，而VIV术后跨主动脉瓣压力阶差平均值多在10～20mmHg，在小型外科瓣膜中植入VIV压力阶差甚至会更高。对于失去外科手术机会的患者而言尚可接受，但对可以接受外科手术而且预期寿命还很长的患者而言，则应禁止实施这种手术。尽管CoreValve VIV植入术仅用于主动脉瓣且仅限于逆行路径植入术，业已表明，其术后跨瓣压力阶差主要受瓣环上瓣膜影响。

## 瓣中瓣植入术后瓣膜反流

对自体主动脉瓣狭窄实施经导管瓣膜置换术会存在某种程度的PR，但通常程度较轻。因外科瓣膜缝合环呈环状，有助于瓣膜间紧密结合，VIV植入后PR非常少见。VIV植入术后反流可能有以下3种原因[8]：

1. PR　反流位于自体瓣膜和外科瓣膜之间，这种反流不会因VIV植入术而改善，故需考虑挑选一种合适的封堵器（如Amplatzer血管塞，St. Jude Medical，St. Paul，Minn.）实施瓣周漏封堵术[15]。

2. 瓣间反流　反流位于外科瓣膜和植入瓣膜之间。植入瓣选择偏小或外科瓣严重钙化导致形状不规则是罪魁祸首，术后对THV实施再次扩张可减轻这种反流。由于植入瓣膜与外科瓣膜均呈环形，能够紧密结合，瓣间反流非常罕见。

3. 瓣膜反流　反流位于新植入瓣膜内部。展开瓣膜之后，穿过瓣叶的导丝和输送装置可引起瓣膜反流，植入瓣膜变形和过度扩张也可导致瓣膜反流。文献显示，VIV植入术后瓣膜反流并非重要问题[2]。

# 13.5 不同部位瓣中瓣植入术注意事项

## 主动脉瓣瓣中瓣植入术

在所有瓣膜中，主动脉瓣外科手术发生率（incidence）最高，因此因主动脉瓣失效而面临VIV植入术患者也日趋增多。主动脉瓣VIV植入术注册数据参见表 13-4，该操作常用经股动脉逆行路径，无需全麻，于透视下即可实施。经心尖主动脉 VIV 植入术通过瓣膜时更为直接，定位方便，当大血管条件不佳时，它与主动脉路径均是非常有价值的备选路径，与锁骨下动脉和腋下动脉路径不同的是，两者均需胸廓切开和全身麻醉。尽管 SAPIEN/XT 和 CoreValve 瓣膜植入术长期随访数据有限，但早期效果良好。Melody 瓣膜也可用于主动脉瓣，但其在高压环境下的长期使用寿命有待探讨[10]，并且植入前必须切除部分瓣膜。如图 13-4 所示，Melody 瓣膜所有支架网眼均采用静脉血管壁组织覆盖，为让血液流入冠状窦和冠状动脉，必须人工切除一部分静脉血管壁，并在 THV 支架上造口。由于这种原因，Melody 瓣膜非常不适合用于主动脉 VIV 植入术。

## 二尖瓣瓣中瓣植入术

二尖瓣 VIV 植入术最常用经心尖逆行路径，这样可直接进入人工瓣膜，但需胸廓切开和全身麻醉。如果想避免开胸，就只能采取顺行经股静脉路径，但使用该路径并不能一步到位，需穿刺房间隔，然后进行瓣膜定位，难度很大。CoreValve 瓣膜并不适合植入二尖瓣处，对于人工瓣膜失效的患者，可考虑 Melody 瓣膜[10]，面对高压左心系统，其长期寿命有待商榷；大多数中心使用 Edwards SAPIEN 或 SAPIEN XT 瓣膜进行二尖瓣 VIV 植入术，效果令人鼓舞。二尖瓣 VIV 植入术效果参见表 13-5。

## 三尖瓣瓣中瓣植入术

与二尖瓣、主动脉瓣和肺动脉瓣相比，外科三尖瓣置换术非常罕见。三尖瓣 VIV 植入术也仅见零星个案和小样本临床病例报道（表 13-6，图 13-8）。最初采用直接经右心房路径，后被经静脉路径取代，现提倡采用颈内静脉或锁骨下静脉路径，这有助于与向上倾斜的三尖瓣直接衔接。经股静脉路径虽然可以操作，但下腔静脉和三尖瓣之间角度较大，操作有些困难。目前仅有球囊扩张型 Edwards SAPIEN、SAPIEN XT 和 Melody 瓣膜成功植入此处的报道。因将临时起搏电极置于右心室最终将被夹在 THV 和外科瓣膜之间，故三尖瓣 VIV 植入术只能在无起搏条件下操作，或起搏右心房、心包和左心室。

**表 13-4**

**主动脉瓣瓣中瓣植入术报道**

| 作者 | 瓣膜数量 | 植入 THV 名称 | 外科瓣膜 | 植入路径 | 跨瓣残余压力阶差 | 30 天存活率 |
|---|---|---|---|---|---|---|
| Khawaja 等[20] | 4 | CoreValve | CE，Mitroflow，Cryolife-O'Brien， | 3 例经股动脉<br>1 例经锁骨下动脉 | PG 30～39mmHg | 100% |
| Maroto 等[21] | 2 | Edwards SAPIEN | Hancock | 经心尖 | PG 13 and 17mmHg | 未报道 |
| Pasic 等[22] | 14 | Edwards SAPIEN | CE，Hancock，Mosaic，Freestyle，Homograft | 经心尖 | MG 13.1±6.4mmHg | 86% |
| Seiffert 等[23] | 4 | Edwards SAPIEN | Hancock，St. Jude Biocor | 经心尖 | MG 19.0±12.4mmHg | 75% |
| Kempfert 等[19] | 11 | Edwards SAPIEN | CE，Hancock，SJM Epic，Mitrofow，Mosaic，Perimount | 经心尖 | MG 11±4mmHg | 100% |
| Gotzmann 等[24] | 5 | CoreValve | Hancock，CE，Labcor Santiago | 经股动脉 | MG 16.4±3.6mmHg | 100% |
| Latib 等[25] | 17 | Edwards SAPIEN<br>SAPIEN XT | CE，SJM，Mosaic，Mitroflow，Bravo，Pericarbon，Hancock，Freestyle，Xenome dica | 16 例经股动脉<br>1 例经心尖<br>1 例经腋下 | MG 13.4±4.8mmHg | 100% |
| Webb 等[26] | 10 | Edwards SAPIEN | CE，Ionescu Shiley，Shelhigh，Freestyle，Mosaic | 8 例经心尖<br>2 例经股动脉 | MG 20.2±6.7mmHg | 100% |

CE：Carpentier-Edwards，MG：平均压力阶差，THV：经导管心脏瓣膜，PG：压力阶差峰值，SJM：St. Jude Medical

表 13-5

二尖瓣瓣中瓣植入术报道

| 作者 | 瓣膜数量 | 经导管心脏瓣膜名称 | 外科瓣膜 | 植入路径 | 跨瓣残余压力阶差 | 30 天存活率 |
|---|---|---|---|---|---|---|
| Cheung 等[27] | 11 | Edwards SAPIEN | 不同厂家 | 经心尖 | 7mmHg | 100% |
| Seiffert 等[23] | 1 | Edwards SAPIEN | Carpentier-Edwards | 经心尖 | 3mmHg | 0% |
| De Weger 等[28] | 1 | Edwards SAPIEN | Mosaic | 经心尖 | 4mmHg | 100% |
| Van Garsse 等[29] | 1 | Edwards SAPIEN | Perimount | 经心尖 | 3mmHg | 100% |
| Gaia 等[11] | 1 | Inovare Braile Biomedical | 未报道 | 经心尖 | 5mmHg | 0% |
| Hammerstingl 等[15] | 1 | SAPIEN XT 同时植入Ⅲ型 Amplatzer 血管塞行瓣周漏封堵术 | Hancock，Medtronic | 经心尖 | 未报道 | 100% |
| Himbert 等[30] | 1 | SAPIEN XT | 二尖瓣成形环 | 经股静脉经房间隔顺行法 | 8mmHg | 100% |
| Dvir 等[31] | 2 | Edwards SAPIEN | 未报道 | 经心尖 | 未报道 | 100% |
| Seiffert 等[32] | 1 | Edwards SAPIEN | Carpentier-Edwards | 经心尖 | 4mmHg | 100% |
| Montorfano 等[33] | 1 | SAPIEN XT | Carpentier-Edwards | 经股静脉经房间隔顺行法 | 3mmHg | 100% |
| Cerillo 等[34] | 3 | Edwards SAPIEN | Hancock，Perimount | 经心尖 | 4～9mmHg | 66% |

表 13-6

三尖瓣瓣中瓣植入术报道

| 作者 | 瓣膜数量 | 经导管植入心脏瓣膜名称 | 外科瓣膜 | 植入路径 | 跨瓣残余压力阶差 | 30 天存活率 |
|---|---|---|---|---|---|---|
| Hon 等[12] | 1 | Edwards SAPIEN | Mosaic | 经心房 | 4mmHg | 100% |
| Weich 等[35] | 1 | SAPIEN XT | Perimount | 经颈静脉 | 3mmHg | 100% |
| Jux 等[9] | 1 | Melody | 未报道 | 经股静脉 | 未报道 | 100% |
| Roberts 等[36] | 15 | Melody | CE，Hancock，Mosaic，Homograft，Sorin Bicarbon | 11 例经股静脉<br>4 例经颈静脉 | 3.9mmHg | 93% |
| Webb 等[26] | 1 | Edwards SAPIEN | Mosaic | 经心房 | 4mmHg | 100% |
| Cerillo 等[34] | 1 | Edwards SAPIEN | Hancock | 经颈静脉 | 9mmHg | 100% |
| Eicken 等[37] | 1 | Melody | Homograft | 经股静脉 | 2～3mmHg | 100% |
| Gewillig，等[38] | 1 | SAPIEN XT | CE | 经颈静脉 | 无压力阶差 | 100% |
| Riede 等[39] | 1 | Melody | Edwards Perimount | 经股静脉 | 未报道 | 未报道 |
| Kenny 等[40] | 1 | Edwards SAPIEN | Edwards Perimount | 经股静脉 | 未报道 | 未报道 |
| Nielsen 等[41] | 1 | Edwards SAPIEN | CE | 经心房 | 未报道 | 未报道 |
| Van Garsse 等[42] | 1 | Edwards SAPIEN | CE | 经颈静脉 | 2mmHg | 未报道 |

CE：Carpentier-Edwards

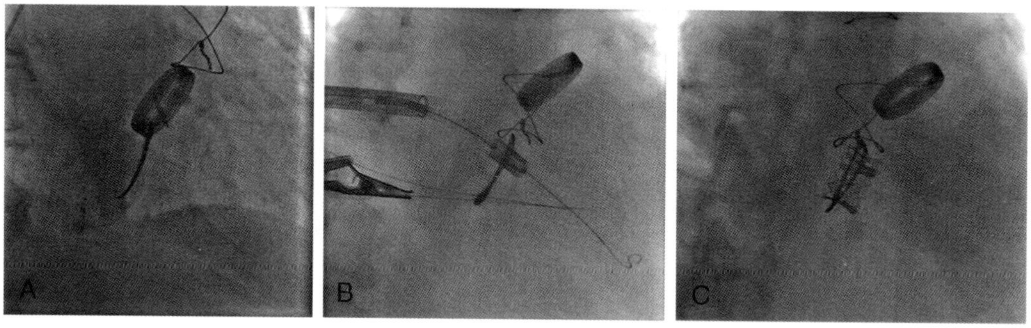


**图 13-8　三尖瓣瓣中瓣植入术**

**A.** 三尖瓣处 Mitroflow 27mm 瓣膜存在狭窄和反流。这种无支架瓣膜有一枚不透 X 线基底环，该环恰好同轴，故呈一直线，其上为二尖瓣，可见一双叶机械瓣。**B.** 直接经右心房路径（右胸小切口）植入 26mm 的 Edwards SAPIEN 瓣膜。**C.** 瓣膜释放后在透视下的形状（翻印获 Elsevier 允许：Gurvitch，R，Cheung，A，Ye，J，et al. Transcatheter valve-in-valve implantation for failed surgical bioprosthetic valves. J Am Coll Cardiol 58：2196-2209，2011.）

## 肺动脉瓣瓣中瓣植入术

在人体对失效的肺动脉带瓣管道首次进行经导管瓣膜植入术始于 2000 年，使用的是 Melody 瓣膜。此后，VIV 技术成为先天性心脏病右心室-肺动脉管道瓣膜失效患者的优先考虑选项（表 13-7，图 13-9），以 Melody 瓣膜最为常用，通常采用经股静脉路径植入。Melody 瓣膜晚期支架断裂发生率可达 25%，在管道内预置支架可减少支架断裂发生率，降低再次介入治疗风险[16-17]。SAPIEN 瓣膜因采用不锈钢支架和更为厚实的牛心包瓣叶制作而成，用于肺动脉 VIV 植入术未见支架断裂报道，但随访研究有限。

## 13.6　总结

经导管 VIV 植入术为外科瓣膜失效而需再次外科手术患者提供了新的治疗选择。对诸多高危患者而言，短期使用足以支撑，但长期寿命如何尚不明确。于主动脉瓣、二尖瓣、肺动脉瓣和三尖瓣行 VIV 植入术的早期效果令人鼓舞，有望成为此种患者的标准治疗。

**表 13-7**

肺动脉瓣瓣中瓣植入术报道

| 作者 | 瓣膜数量 | 经导管植入心脏瓣膜名称 | 外科瓣膜 | 植入路径 | 跨瓣残余压力阶差 | 30 天存活率 |
|---|---|---|---|---|---|---|
| Zahn 等[16] | 34 | Melody | 同种移植，带瓣管道，管状移植物 | 经股静脉 | 17.3±7.3mmHg | 100% |
| Khambadkone 等[43] | 59 | Melody 瓣膜早期型号 | 同种移植 | 经股静脉 | 19.5±15.3mmHg | 100% |
| Boone 等[44] | 7 | Edwards SAPIEN | 同种移植 | 经股静脉 | 14.9±6.9mmHg | 100% |
| Nordmeyer 等[45] | 20 | Melody | 同种移植 | 经股静脉 | 未报道 | 100% |
| Jux 等[9] | 1 | Melody | 同种移植 | 经股静脉 | 未报道 | 100% |
| McElhinney 等[46] | 124 | Melody | 同种移植，非特定移植物 | 经股静脉 | 压力阶差峰值 12mmHg | 99% |

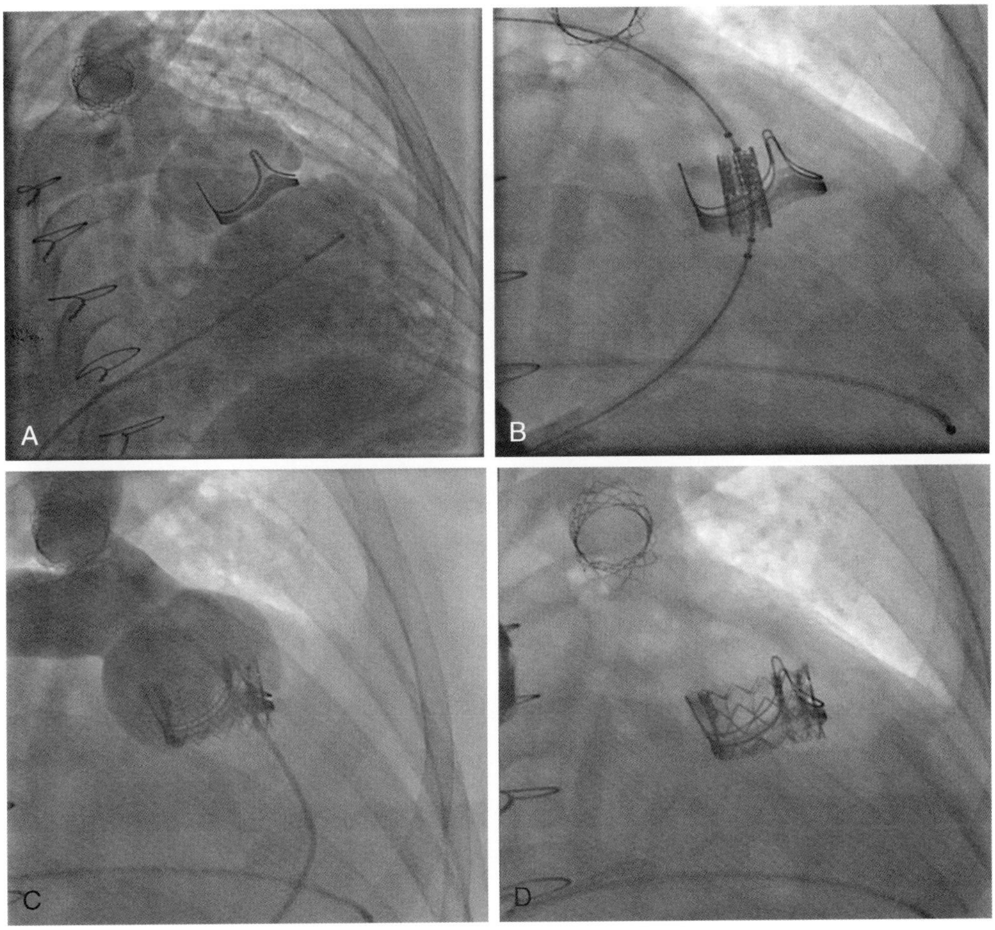


**图 13-9 肺动脉瓣中瓣植入术**
**A.** 一名 21 岁男性患者，法洛四联症修复术后，肺动脉处 27mm 的 Carpentier-Edwards Perimount 存在严重反流（左肺动脉还有一支架）。**B.** 将一个 Edwards 26mm SAPIEN 瓣膜固定于其中。**C.** 释放瓣膜后肺动脉造影显示无残余反流。**D.** 最后的透视图像（翻印获 Elsevier 允许；Gurvitch，R，Cheung，A，Ye，J，et al. Transcatheter valve-in-valve implantation for failed surgical bioprosthetic valves. J Am Coll Cardiol 58：2196-2209，2011.）

# 参考文献


1. Schoen FJ, Levy RJ: Calcification of tissue heart valve substitutes: progress toward understanding and prevention, *Ann Thorac Surg* 79:1072–1080, 2005.
2. van Geldorp MW, Eric Jamieson WR, Kappetein AP, et al: Patient outcome after aortic valve replacement with a mechanical or biological prosthesis: weighing lifetime anticoagulant-related event risk against reoperation risk, *J Thorac Cardiovasc Surg* 137:881–886, 2009. 6e1-5.
3. Jamieson WR, Miyagishima RT, Burr LH, et al: Carpentier-Edwards porcine bioprostheses: clinical performance assessed by actual analysis, *J Heart Valve Dis* 9:530–535, 2000.
4. Ruel M, Kulik A, Rubens FD, et al: Late incidence and determinants of reoperation in patients with prosthetic heart valves, *Eur J Cardiothorac Surg* 25:364–370, 2004.
5. Jamieson WR, Rosado LJ, Munro AI, et al: Carpentier-Edwards standard porcine bioprosthesis: primary tissue failure (structural valve deterioration) by age groups, *Ann Thorac Surg* 46:155–162, 1988.
6. Schoen FJ, Fernandez J, Gonzalez-Lavin L, et al: Causes of failure and pathologic findings in surgically removed Ionescu-Shiley standard bovine pericardial heart valve bioprostheses: emphasis on progressive structural deterioration, *Circulation* 76:618–627, 1987.
7. Butany J, Leask R: The failure modes of biological prosthetic heart valves, *J Long Term Eff Med Implants* 11:115–135, 2001.
8. Gurvitch R, Cheung A, Ye J, et al: Transcatheter valve-in-valve implantation for failed surgical bioprosthetic valves, *J Am Coll Cardiol* 58:2196–2209, 2011.
9. Jux C, Akintuerk H, Schranz D: Two melodies in concert: transcatheter double-valve replacement, *Catheter Cardiovasc Interv*, 80:997–1001, 2011.
10. Hasan BS, McElhinney DB, Brown DW, et al: Short-term performance of the transcatheter Melody valve in high-pressure hemodynamic environments in the pulmonary and systemic circulations, *Circ Cardiovasc Interv* 4:615–620, 2011.
11. Gaia DF, Palma JH, de Souza JA, et al: Transapical mitral valve-in-valve implant: an alternative for high risk and multiple reoperative rheumatic patients, *Int J Cardiol* 154:e6–e7, 2012.
12. Hon JK, Cheung A, Ye J, et al: Transatrial transcatheter tricuspid valve-in-valve implantation of balloon expandable bioprosthesis, *Ann Thorac Surg* 90:1696–1697, 2010.
13. Gurvitch R, Cheung A, Bedogni F, et al: Coronary obstruction following transcatheter aortic valve-in-valve implantation for failed surgical bioprostheses, *Catheter Cardiovasc Interv* 77:439–444, 2011.
14. Seiffert M, Conradi L, Baldus S, et al: Impact of patient-prosthesis mismatch after transcatheter aortic valve-in-valve implantation in degenerated bioprostheses, *J Thorac Cardiovasc Surg* 143:617–624, 2012.
15. Hammerstingl C, Nickenig G, Endlich M, et al: Treatment of a severely degenerated mitral valve bioprosthesis with simultaneous transapical paravalvular leak closure and valve-in-valve implantation, *Eur Heart J* 33:1976, 2012.
16. Zahn EM, Hellenbrand WE, Lock JE, et al: Implantation of the Melody transcatheter pulmonary valve in patients with a dysfunctional right ventricular outflow tract conduit early results from the U.S. clinical trial, *J Am Coll Cardiol* 54:1722–1729, 2009.
17. McElhinney DB, Cheatham JP, Jones TK, et al: Stent fracture, valve dysfunction, and right ventricular outflow tract reintervention after transcatheter pulmonary valve implantation: patient-related and procedural risk factors in the US Melody Valve Trial, *Circ Cardiovasc Interv* 4:602–614, 2011.
18. Wenaweser P, Buellesfeld L, Gerckens U, et al: Percutaneous aortic valve replacement for severe aortic regurgitation in degenerated bioprosthesis: the first valve-in-valve procedure using the CoreValve Revalving system, *Catheter Cardiovasc Interv* 70:760–764,

2007.
19. Kempfert J, Van Linden A, Linke A, et al: Transapical off-pump valve-in-valve implantation in patients with degenerated aortic xenografts, *Ann Thorac Surg* 89:1934–1941, 2010.
20. Khawaja MZ, Haworth P, Ghuran A, et al: Transcatheter aortic valve implantation for stenosed and regurgitant aortic valve bioprostheses CoreValve for failed bioprosthetic aortic valve replacements, *J Am Coll Cardiol* 55:97–101, 2010.
21. Maroto LC, Rodriguez JE, Cobiella J, et al: Transapical off-pump aortic valve-in-a-valve implantation in two elderly patients with a degenerated porcine bioprosthesis, *Eur J Cardiothorac Surg* 37:738–740, 2010.
22. Pasic M, Unbehaun A, Dreysse S, et al: Transapical aortic valve implantation after previous aortic valve replacement: clinical proof of the "valve-in-valve" concept, *J Thorac Cardiovasc Surg* 142:270–277, 2011.
23. Seiffert M, Franzen O, Conradi L: Series of transcatheter valve-in-valve implantations in high-risk patients with degenerated bioprostheses in aortic and mitral position, *Catheter Cardiovasc Interv* 76:608–615, 2010.
24. Gotzmann M, Mugge A, Bojara W: Transcatheter aortic valve implantation for treatment of patients with degenerated aortic bioprostheses: valve-in-valve technique, *Catheter Cardiovasc Interv* 76:1000–1006, 2010.
25. Latib A, Ielasi A, Montorfano M, et al: Transcatheter valve-in-valve implantation with the Edwards SAPIEN in patients with bioprosthetic heart valve failure: the Milan experience, *EuroIntervention* 7:1275–1284, 2012.
26. Webb JG, Wood DA, Ye J, et al: Transcatheter valve-in-valve implantation for failed bioprosthetic heart valves, *Circulation* 121:1848–1857, 2010.
27. Cheung AW, Gurvitch R, Ye J, et al: Transcatheter transapical mitral valve-in-valve implantations for a failed bioprosthesis: a case series, *J Thorac Cardiovasc Surg* 141:711–715, 2011.
28. de Weger A, Tavilla G, Ng AC, et al: Successful transapical transcatheter valve implantation within a dysfunctional mitral bioprosthesis, *JACC Cardiovasc Imaging* 3:222–223, 2010.
29. van Garsse LA, Gelsomino S, van Ommen V, et al: Emergency transthoracic transapical mitral valve-in-valve implantation, *J Interv Cardiol* 24:474–476, 2011.
30. Himbert D, Brochet E, Radu C, et al: Transseptal implantation of a transcatheter heart valve in a mitral annuloplasty ring to treat mitral repair failure, *Circ Cardiovasc Interv* 4:396–398, 2011.
31. Dvir D, Assali A, Vaknin Assa H, et al: Transcatheter aortic and mitral valve implantations for failed bioprosthetic heart valves, *J Invasive Cardiol* 23:377–381, 2011.
32. Seiffert M, Baldus S, Conradi L, et al: Simultaneous transcatheter aortic and mitral valve-in-valve implantation in a patient with degenerated bioprostheses and high surgical risk, *Thorac Cardiovasc Surg* 59:490–492, 2011.
33. Montorfano M, Latib A, Chieffo A, et al: Successful percutaneous anterograde transcatheter valve-in-valve implantation in the mitral position, *JACC Cardiovasc Interv* 4:1246–1247, 2011.
34. Cerillo AG, Chiaramonti F, Murzi M, et al: Transcatheter valve-in-valve implantation for failed mitral and tricuspid bioprosthesis, *Catheter Cardiovasc Interv* 78:987–995, 2011.
35. Weich H, Janson J, van Wyk J, et al: Transjugular tricuspid valve-in-valve replacement, *Circulation* 124:e157–e160, 2011.
36. Roberts PA, Boudjemline Y, Cheatham JP, et al: Percutaneous tricuspid valve replacement in congenital and acquired heart disease, *J Am Coll Cardiol* 58:117–122, 2011.
37. Eicken A, Fratz S, Hager A, et al: Transcutaneous Melody valve implantation in "tricuspid position" after a Fontan Bjork (RA-RV homograft) operation results in biventricular circulation, *Int J Cardiol* 142:e45–e47, 2010.
38. Gewillig M, Dubois C: Percutaneous re-revalvulation of the tricuspid valve, *Catheter Cardiovasc Interv* 77:692–695, 2011.
39. Riede FT, Dahnert I: Implantation of a Melody valve in triscuspid position, *Catheter Cardiovasc Interv*, 80:474–476, 2012.
40. Kenny D, Hijazi ZM, Walsh KP: Transcatheter tricuspid valve replacement with the Edwards SAPIEN valve, *Catheter Cardiovasc Interv* 78:267–270, 2011.
41. Nielsen HH, Egeblad H, Klaaborg KE, et al: Transatrial stent-valve implantation in a stenotic tricuspid valve bioprosthesis, *Ann Thorac Surg* 91:e74–e76, 2011.
42. Van Garsse LA, Ter Bekke RM, van Ommen VG: Percutaneous transcatheter valve-in-valve implantation in stenosed tricuspid valve bioprosthesis, *Circulation* 123:e219–e221, 2011.
43. Khambadkone S, Coats L, Taylor A, et al: Percutaneous pulmonary valve implantation in humans: results in 59 consecutive patients, *Circulation* 112:1189–1197, 2005.
44. Boone RH, Webb JG, Horlick E, et al: Transcatheter pulmonary valve implantation using the Edwards SAPIEN transcatheter heart valve, *Catheter Cardiovasc Interv* 75:286–294, 2010.
45. Nordmeyer J, Coats L, Lurz P, et al: Percutaneous pulmonary valve-in-valve implantation: a successful treatment concept for early device failure, *Eur Heart J* 29:810–815, 2008.
46. McElhinney DB, Hellenbrand WE, Zahn EM, et al: Short- and medium-term outcomes after transcatheter pulmonary valve placement in the expanded multicenter U.S. Melody Valve Trial, *Circulation* 122:507–516, 2010.

# 第十四章

# 梗阻性肥厚型心肌病酒精间隔消融治疗

# Chapter 14 Alcohol Septal Ablation for Obstructive Hypertrophic Cardiomyopathy

RICHARD G. BACH • GAGAN D. SINGH • JEFFREY A. SOUTHARD 著

米 沅 译 王琦光 朱鲜阳 审校

## 14.1 要点

- 对合适的梗阻性肥厚型心肌病（hypertrophic cardiomyopathy，HCM）患者，在超声心动图声学造影指导下采用酒精间隔消融术，使靶目标心肌坏死，室间隔厚度减少，增宽左心室流出道（left ventricle outflow tract，LVOT），缓解流出道梗阻。
- 酒精间隔消融术是可使 HCM 间隔厚度变薄的治疗方法，其适应证为存在非对称性室间隔肥厚（ASH）和二尖瓣收缩期前向运动（SAM 征），药物难治的伴有明显症状和严重的 LVOT 梗阻。对于外科心肌切除术手术风险较高，包括高龄和那些具有合并症及间隔心肌切除术后疗效欠佳的患者，可选择酒精间隔消融术。
- 即使在有经验的医疗中心，酒精间隔消融术仍有约 10%高度房室传导阻滞（atrioventricular block，AVB）的发生率，需要植入永久性起搏器（PPM），约 3%并发室性心动过速。

HCM 是最常见的心血管遗传性疾病，其特征是无明确心源性或全身性原因，无左心室扩张，但心脏增厚。在 HCM 患者中心肌肥厚的位置和范围变异较大，最常见的类型为非对称性室间隔肥厚，可伴有 LVOT 梗阻。尽管 HCM 患者有着广泛的解剖和生理性差异以及多样性的临床表现，但 LVOT 梗阻的程度与临床表现和高死亡风险密切相关[1-2]。对于解剖学特点和明显 LVOT 梗阻相关的重症难治患者，减轻室间隔厚度的治疗也可以提高生活质量。HCM 患者室间隔减厚治疗可以通过两种手术方法中的一种来实现：①外科间隔心肌切除术或②经皮导管酒精间隔消融术。对于多数患者（尤其是年轻患者）间隔心肌切除术被推荐作为减轻间隔厚度的首选治疗，而手术风险较高或不愿外科手术的患者，酒精间隔消融术是一有效的治疗选择，效果类似于心肌切除术，可以成功缓解症状和改善生活质量[3]。

## 14.2 背景

### 酒精间隔消融术历史

1995 年 Ulrich Sigwart 首次报道酒精间隔消融

术[4]。Sigwart 通过球囊阻塞室间隔的主要动脉，观察 HCM 患者 LVOT 梗阻程度与局部缺血的关系，但是当球囊回缩后 LVOT 梗阻程度又回到初始水平。在第一次报告中，他通过将酒精注入一支间隔动脉致使靶目标室间隔区域坏死，成功地使 3 例患者 LVOT 梗阻持久性减轻，难治症状得到持续改善。方法见图 14-1。随后的一系列研究报道了相对较少例数的酒精间隔消融术的早期经验，尽管其导致高度房室传导阻滞的发生率相对较高（30%～40%）并需要植入永久起搏器，但证实了 LVOT 压力阶差成功降低和症状改善[5-8]。经过早期研究后，技术上得到改进，操作过程中通过超声心动图声学造影引导，将酒精灌注到候选间隔动脉[9]，对目标区域的消融更具选择性和精确性，使包括房室传导阻滞在内的并发症发生率降低。酒精间隔消融术已在全球范围内被成功推广，治疗了许多重症 HCM 和 LVOT 梗阻患者，包括曾行外科心肌切除术不成功的患者[10]。

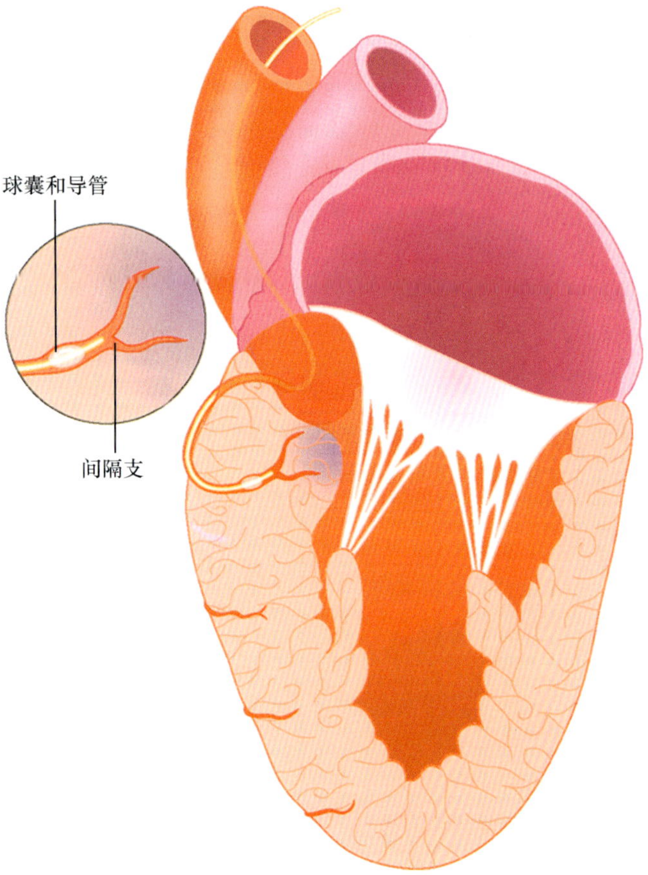


**图 14-1　经导管酒精间隔消融术示意图。**显示球囊充盈的血管成形术，堵塞靶向目标基底部间隔坏死区域供血的左前降支（LAD）第一间隔支分支，通过球囊导管注入酒精

## 结果

关于手术成功率和手术效果，多项研究显示，酒精间隔消融术使 90%或更多患者的 LVOT 压力阶差显著减少，症状得以改善[11-12]。最近的一项长期随访 Meta 分析的研究报告支持了酒精间隔消融术后即刻、短期和持续长期 LVOT 压力阶差下降与症状改善这一结果[13-17]。虽然缺乏随机研究数据，存在术后 LVOT 梗阻需再治疗和永久起搏器植入的风险，但同期病例对比研究表明，酒精消融术与心肌切除术后症状改善相似。一项 42 篇已发表论文的系统回顾[18]分析了 1996 年至 2005 年间 2959 例酒精间隔消融的患者，平均随访 1 年，结果表明 LVOT 压力阶差持续下降，静息状态从 65mmHg 降至 16mmHg，运动状态从 125mmHg 降至 32mmHg，运动能力和纽约心脏协会（NYHA）心功能分级（平均 2.9 降至 1.2）均得到显著改善。

从 2008 年开始，多个中心报道了酒精间隔消融术患者的长期随访数据。Welge 等[19]报道德国一家医疗中心 347 例酒精消融术患者，随访近 5 年，89%症状得到改善，心功能 NYHA 分级 Ⅰ 级或 Ⅱ 级，74%静息状态下无 LOVT 梗阻，60%没有出现可诱发的 LVOT 梗阻。Fernandes 等[14]报道美国两家医疗中心从 1996 年到 2007 年间 629 例行间隔酒精消融术患者长期随访结果。平均随访时间（4.6±2.5）年，范围从 3 个月到 10.2 年。研究表明，LVOT 压力阶差随长期随访而逐渐下降，3 个月时平均静息状态下，压力阶差由最初的（77±31）mmHg 降至（26±27）mmHg，1 年时降至（20±24）mmHg，5 年后小于 10mmHg（$P<0.001$）。随访研究中，心功能 NYHA 分级由最初 2.8±0.6 降到 1.2±0.5（$P<0.001$）；加拿大心血管学会（CCS）心绞痛分级从 2.1±0.9 下降至 1.0±0（$P<0.001$）；平板运动时间从（4.8±3.3）min 增加到（8.2±1）min（$P<0.001$）（图 14-2）。1 年、5 年、8 年生存预测时间分别为 97%、92%和 89%，高度 AVB 心脏起搏器植入率为 9.7%。在此研究中，14%患者重复酒精间隔消融术，4%为心肌切除术后疗效不满意的患者。Sorajja 等[20]报道从 1999 年至 2006 年 Mayo 医学中心行酒精间隔消融术患者 138 例，术后 4 年无死亡，NYHA 心功能 Ⅲ/Ⅳ 级患者的生存率为 76.4%，71 例（51%）无任何症状。他们注意到，非随机化对比

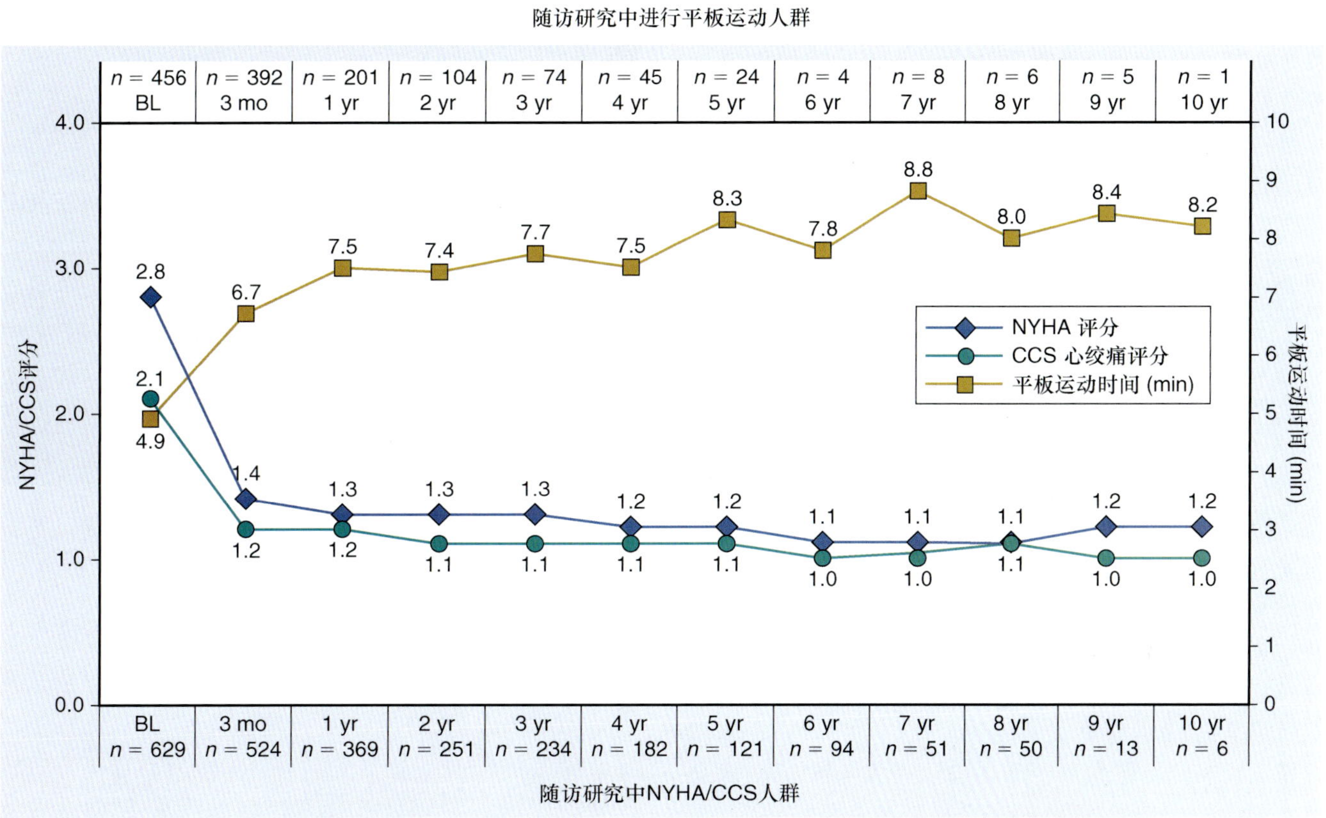


**图 14-2** 629 例 HCM 患者酒精间隔消融术后长期随访研究。心功能评分（NYHA 心功能分级和 CCS 心绞痛分级）和平板运动时间表明 3 个月时早期心功能不全症状、心绞痛和运动时间显著改善（BL：基线；CCS：加拿大心血管学会；NYHA：纽约心脏病协会；mo：月；yr：年）（来源于 Fernandes，VL，Nielsen，C，Nagueh，SF，et al：Follow-up of alcohol septal ablation for symptomatic hypertrophic obstructive cardiomyopathy the Baylor and Medical University of South Carolina experience，1996 to 2007. JACC Cardiovasc Interv 1：561-70，2008.）

中，在 Mayo 医疗中心行外科心肌切除术的手术并发症，年龄和性别配对研究显示，年轻者发生率要高。Jensen 等[21]最近报道斯堪的那维亚四所医疗中心从 1999 年至 2010 年间 279 例酒精间隔消融术患者长期随访结果，许多患者有明显合并症。依据他们的经验，酒精间隔消融术后 1 年时静息状态下 LVOT 压力阶差从 58mmHg 降至 12mmHg（$P<0.001$），Valsalva 动作刺激后从 93mmHg 降低到 21mmHg（$P<0.001$）。NYHA 心功能Ⅲ/Ⅳ级患者比例从 94% 降低到 21%（$P<0.001$），晕厥患者比例从 18%减少到 2%（$P<0.001$），住院死亡率降低至 0.3%。1 年、5 年和 10 年生存率分别为 97%、87%和 67%（$P<0.06$，以年龄和性别配对背景人群）。

一项关于 9 所医疗中心从 2000 年至 2010 年间，874 例行酒精间隔消融术大规模北美注册研究[13]报告提供了其他重要信息。术前近 80%患者 NYHA 心功能Ⅲ级或Ⅳ级；43%患者 CCS 心绞痛分级Ⅲ或Ⅳ级；29%患者有晕厥病史。术后，患者症状显著改善，NYHA 心功能Ⅲ级或Ⅳ级患者少于 5%，心绞痛 CCS 分级Ⅲ级的患者少于 1%（无Ⅳ级患者），只有 2.9%患者出现晕厥。登记患者 1 年、5 年和 9 年生存率分别是 97%、86%和 74%。作者发现酒精间隔消融术后 1 年总体生存率（97% *VS*. 98%）与普通健康人群结果相似，而且术后 1 年、5 年和 9 至 10 年生存率，比未经间隔消融治疗的 HCM 患者更好[22]。

尽管酒精间隔消融术成功率高，但还有少部分患者（<10%）血流动力学或临床表现未能达到预期要求。几种可能原因中，基底部肥厚间隔坏死和厚度减轻不满意可能是最常见病因。酒精间隔消融术后随访研究发现存有明显的 LVOT 残余压力阶差，未减轻或再发症状也许通过第二次间隔消融手术得以改善。在这些报道的患者中，6%～14%再次行酒精间隔消融的患者有良好的血流动力学及临床表现结果[13,18-19,21,23-24]，尽管有 2%～3%外科心肌切除术

患者效果良好，但是，与既往无间隔消融术病史的外科心肌切除术患者相比，术后因 AVB 需要植入起搏器的发生率更高[25]。应当注意，无论怎样，北美注册性研究，多因素分析表明重复酒精间隔消融术可能与远期死亡率增高相关[13]。

## 14.3 典型患者表现

HCM 和 LVOT 梗阻患者常有以下三种症状中的一种或多种：①劳力性呼吸困难，②心绞痛和（或）③晕厥或眩晕。这些症状并不是 HCM 或流出道梗阻患者所特有的症状，更多常见于心血管疾病，需要临床医生做出准确诊断，包括根据影像学研究评价和区分可能的病因。此外，HCM 患者心脏的解剖、生理和症状的关系较为复杂，对诊断和治疗选择而言也是一种挑战。餐后患者症状加重，这一特点可以作为提醒临床医师诊断 HCM 伴 LVOT 梗阻的线索。HCM 患者晕厥和偶发眩晕并不少见，为众多病因之一，也是提供 LVOT 梗阻的诊断线索之一。

## 14.4 患者评估

HCM 诊断通常依赖于有特征性非对称性左心室肥厚表现的高质量超声心动图检查。尤其他明确病因的左心室壁厚度≥15mm 可诊断为 HCM，13～14mm 为临界值[3]。HCM 最常见的类型为基底部室间隔非对称性肥厚，间隔与左心室后壁厚度之比大于 1.3（图 14-3）。基底部室间隔肥厚（ASH）导致 LVOT 梗阻，伴随二尖瓣前叶 SAM 运动。在心室收缩期，血流快速流经肥厚的基底部室间隔，产生阻力和 Venturi 效应使二尖瓣前叶直接朝向间隔节段，二尖瓣和间隔发生冲突。部分患者，尽管流出道梗阻程度不同，ASH 与 SAM 明显加重 LVOT 梗阻。据估计，1/4～1/3 的患者表现为静息状态的流出道梗阻，然而激发试验后大部分 HCM 患者（≥70%）被发现有静息或可诱发的梗阻[26]。

评估 HCM 患者是否适合行室间隔修复治疗需要二维超声了解相关解剖生理特征。包括重点评估左心室形态，间隔厚度，静息和诱发状态时动态流出道梗阻情况。最好进行专业诱发规程的超声心动图检查，以客观地评估运动耐量情况与生理压力峰值

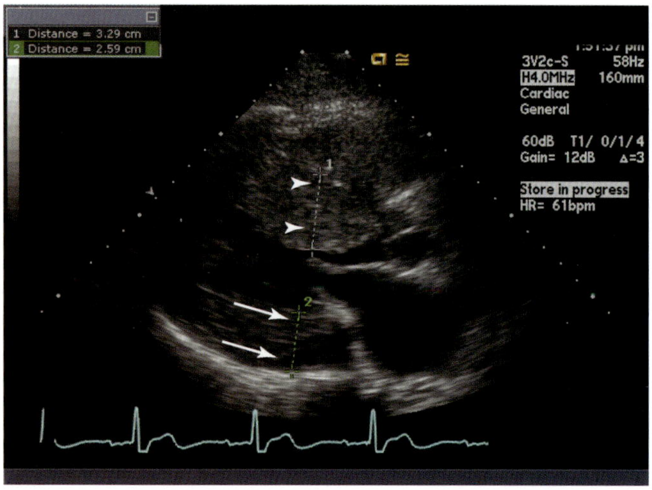


**图 14-3** 胸骨旁长轴切面显示左心室心肌非对称增厚。间隔心肌（箭头 1）厚约 3.3cm，后壁（箭头 2）增厚 2.6cm。室间隔与左心室后壁厚度之比约为 1.3

下 LVOT 情况。动态 LVOT 梗阻常使用多普勒超声心动图对 LVOT 测量定量，需注意避免来自二尖瓣反流血流信号的干扰，它将影响对 LVOT 压力阶差精确的评估（图 14-4）。HCM 伴 LVOT 梗阻多普勒频谱显示为一特征性加速血流信号，波峰靠后呈“匕首”征（图 14-5）。因为心室内梗阻可由其他原因所引起，例如主动脉瓣下狭窄或心室中部腔内阻塞，需注意确认识别梗阻部位和病因。左心室流出道梗阻收缩期压力阶差与 LVOT 瞬时血流速度峰值呈正比，可用修正伯努利公式计算。由于流出道梗阻是动态过程，且许多患者在静息状态下可能不会出现，因此对于临床症状怀疑存在 LVOT 梗阻的患者，诱发试验是必要的。超声心动图检查在 Valsalva 动作和吸入亚硝酸异戊酯可诱发压力阶差，尽管直立试验即时峰值速度评价是最符合生理情况的诱发 LVOT 压力阶差的方法。应用正规运动负荷试验及运动后即刻多普勒超声心动图检查，是作者首选确诊和量化生理相关诱发 LVOT 梗阻程度的首选方法，特别是用于评估有临床症状而静息状态无流出道梗阻患者或静息状态流出道梗阻程度轻到中度的患者（即＜50mmHg）[26]。对于不能运动的患者，多巴酚丁胺注射作为诱发压力阶差峰值的方法，可重复试验，但由于其缺乏特异性及生理上关联性，对于室间隔减薄修复术的患者使用仍存在争议。

TEE 在 HCM 患者的评价中有着重要作用，评估二尖瓣关闭不全和瓣膜形态，拟行间隔减薄修复术中，少部分诊断为 HCM 的患者，要排除任何形式

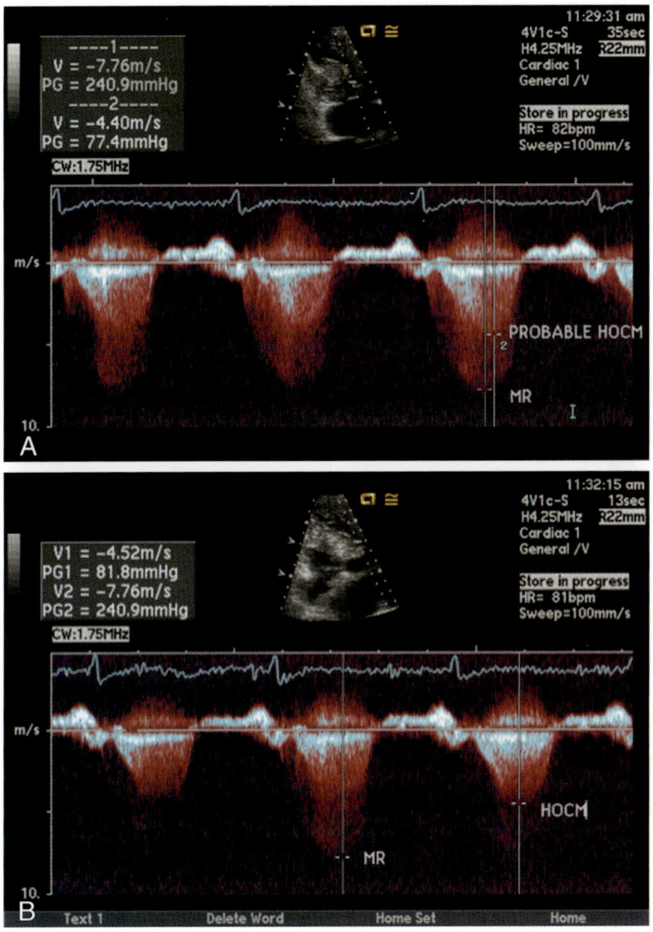


**图 14-4** **A.** 由于二尖瓣反流速度干扰测量，LVOT 连续多普勒波形测定常常具有难度。**B.** 检查过程中移动多普勒检查位点有助于将二尖瓣反流速度与 LVOT 速度区分出来。静息状态 LVOT 压力阶差约为 80mmHg

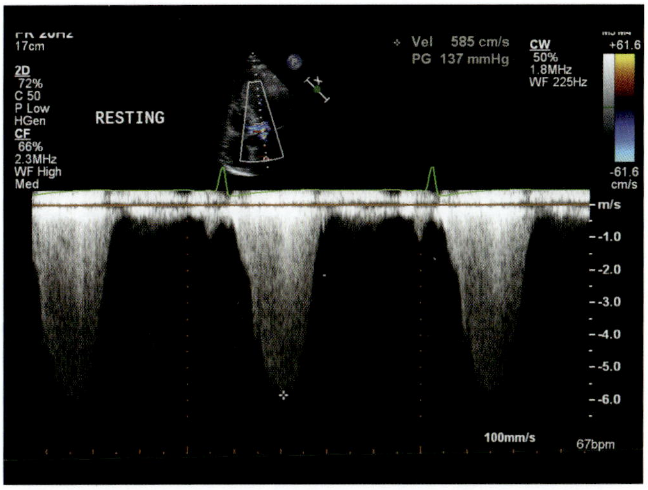


**图 14-5** LVOT 连续多普勒波形。加速血流具有特征性波峰靠后呈“匕首”样表现。多普勒信号显示静息状态压力阶差为 137mmHg

的先天性 LVOT 梗阻[27]。TEE 有助于确定二尖瓣、腱索和乳头肌的解剖，以及二尖瓣反流的程度和病因。严重二尖瓣反流患者，可以见到一些反流束特征（例如，偏心和向后，药物试验反应）和二尖瓣形态有助于判断二尖瓣反流是否继发于 LVOT 梗阻和 SAM 运动（随 LVOT 梗阻减轻而改善），或者当出现外科瓣膜手术治疗适应证时是否为单纯性二尖瓣病变[28]。注意任何先天性 LVOT 梗阻（也被称为主动脉瓣下狭窄），主动脉瓣下凸起或膜性结构因与通常的 HCM 间隔肥厚相类似而在二维超声心动图中不易被看出，导致错误的诊断与治疗[27]。对主动脉瓣下狭窄或固定的 LVOT 梗阻二维影像尽管没有主动脉狭窄形态学特征表现，但缺乏 SAM 运动或 LVOT 速度波峰提前则是其诊断线索，且往往与轻至中度主动脉瓣关闭不全并存。当怀疑 HCM 诊断拟行酒精间隔消融术前，强烈推荐进行 TEE 或心脏 MRI 成像检查用于准确排除先天性 LVOT 梗阻。

心导管检查也是酒精间隔消融术前评估的常规检查，通过血管造影评价冠状动脉疾病和间隔动脉解剖，并对心室内梗阻情况进行全面评估，上述任何一种病变均有可能影响治疗策略。有心绞痛患者，冠状动脉造影是反映冠状动脉血管的必要检查。心导管检查对心室血流动力学评价，尤其是在多普勒超声心动图对静息或诱发压力阶差难以获得或不能确定时也特别重要。使用小口径导管和两个传感器能够很容易同时测量心室内压力与主动脉或股动脉压力。测量心室内压力时，应避免使用猪尾导管，因为其侧孔距离导管远端几厘米，可能跨过梗阻位置人为地降低 LVOT 压力阶差，端孔导管有陷入心肌内的可能，在理论上会人为增加心室内压力。导管末端和侧孔距离限制在 1～2cm（例如，多功能 A-2 导管或 Halo 猪尾导管）可能最适合用于此项评估。室性期前收缩后，Valsalva 动作时，充分休息后吸入亚硝酸异戊酯能诱发 LVOT 压力阶差，同时测量静息时左心室和主动脉或股动脉压力。Brockenbrough-Braunwald-Morrow 现象是指室性期前收缩后左心室收缩力增强，心室内压力上升，主动脉内压力下降，左心室和主动脉收缩期压力阶差显著增加，这是梗阻性肥厚型心肌病心导管检查的特征性表现（图 14-6 和图 14-7）。小心拉出导管可以证实导管在心室内收缩期压力阶差的位置，准确判断主动脉瓣狭窄或瓣下狭窄的压力阶差数据（图 14-8）。

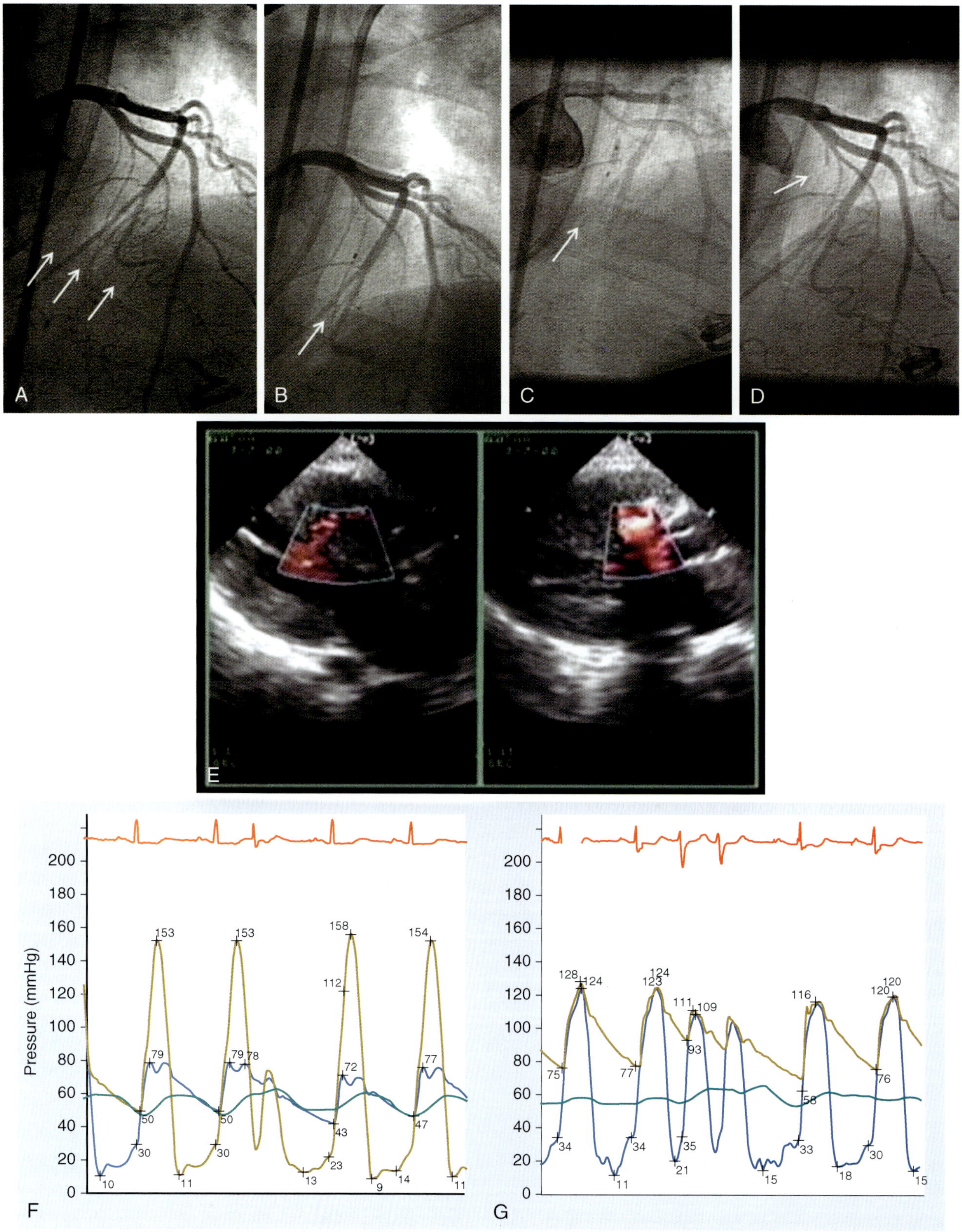


**图 14-6** **A.** 酒精间隔消融术过程：左冠状动脉造影显示起源于左前降支近端 3 支候选间隔支动脉（箭头）。**B.** 于第二间隔支动脉插入球囊导管（箭头），通过膨胀球囊对比超声影像，显示增强影像的间隔中部远离 ASH 和 SAM（**E**，左）。**C.** 然后球囊重新定位于第一间隔支动脉（箭头），重复对比超声影像（电力谐波）显示增强影像的基底部间隔与间隔-SAM 位点相接触（**E**，右）。**D.** 注入 2.5ml 酒精，注射时间在 10min 以上；移除球囊后，再次造影显示第一间隔支动脉近端闭塞（箭头）。下面两图显示有或无室性期前收缩的 LVOT 血流动力学改变（**F**）以及间隔酒精消融术后即刻（**G**）静息和诱发状态下 LVOT 压力阶差

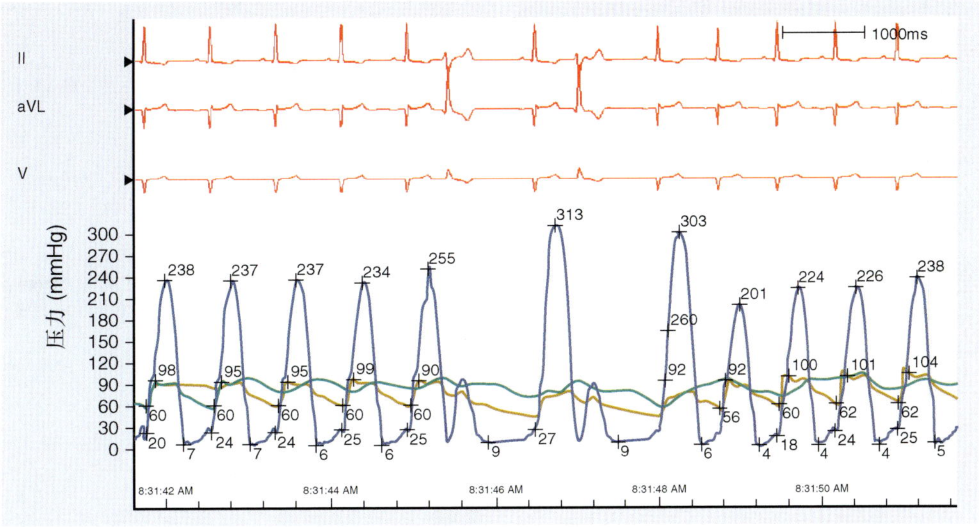


**图 14-7** 静息状态下左心室-主动脉压力同时测量压力阶差峰值约 150mmHg。室性期前收缩后，主动脉和主动脉搏动收缩压降低，与此同时左心室压力峰值增加，从而诱导产生约 235mmHg 压力阶差。这种现象被称为 Brockenbrough-Braunwald-Morrow 现象，可能是早搏后心搏量增强的作用。蓝线是左心室压力曲线；黄线是主动脉压力曲线；绿线是呼吸曲线

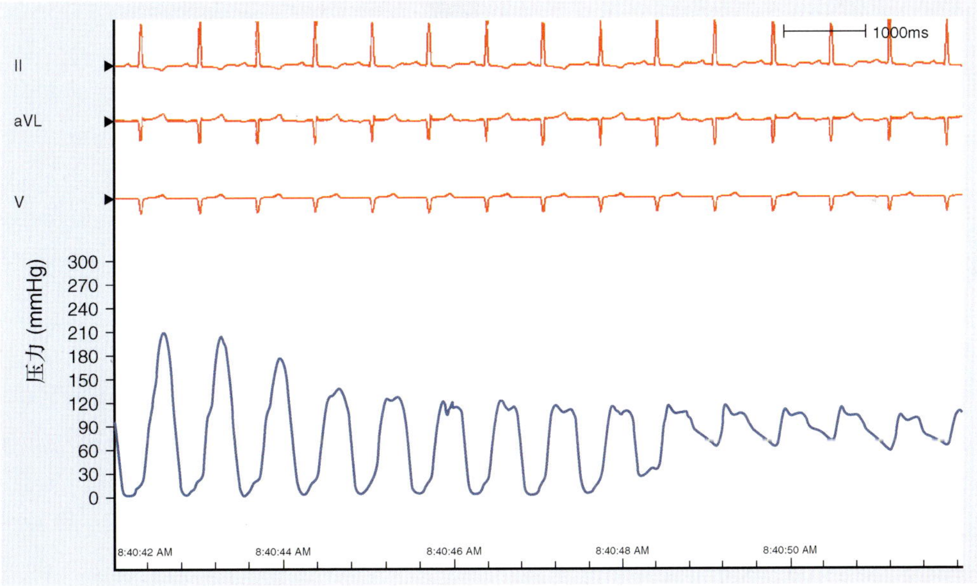


**图 14-8** 从左心室心尖部到基底部并跨主动脉瓣回撤导管的压力图显示，主要压力阶差存在于左心室心尖和基底部之间，与 LOVT 疾病相符合。注意左心室基底部与主动脉瓣之间无压力阶差

## 酒精间隔消融适应证和患者的选择

经导管酒精间隔消融术是室间隔减薄修复的一种治疗选择，用于改善 LVOT 梗阻且心功能Ⅲ到Ⅳ级患者的临床症状。最常见指征为 NYHA 心功能Ⅲ或Ⅳ级所致劳力性呼吸困难和 CCS Ⅲ到Ⅳ级心绞痛。一些患者也可能有晕厥发作或严重 LVOT 梗阻所致的频繁晕厥前表现。2011 年 ACCF/ACC 对 HCM 诊断和治疗指南[3]特别推荐（Ⅱb 类，证据级别 B 级），在有经验的医疗中心，经全面衡量与评估，患者倾向于间隔消融治疗，酒精间隔消融术可以考虑替代难治性 HCM 伴 LVOT 梗阻成年患者外科间隔切除术。酒精间隔消融术指征（框 14-1）为：① ASH（厚度≥15～18mm）；②ASH 和二尖瓣 SAM 现象所

**框 14-1**

**酒精间隔消融术选择标准**

Ⅰ. LVOT 梗阻导致症状严重，药物治疗困难，心功能Ⅲ～Ⅳ级的充血性心力衰竭患者，和（或）心绞痛 CCS Ⅲ级或Ⅳ级，和（或）晕厥或先兆晕厥

Ⅱ. 室间隔肥厚，间隔厚度（＞15mm）

Ⅲ. ASH 和 SAM 现象所致静息或诱发 LVOT 压力阶差＞50mmHg

Ⅳ. 合适的间隔支动脉解剖结构，此间隔支动脉所灌注的目标为基底部间隔区域，间隔-SAM 位点相接触

**其他因素**

年龄和合并症能增加手术风险

讨论后患者优先选择，包括一线治疗方法的心肌切除术

无结构异常所致 LVOT 梗阻（例如，主动脉瓣下隔膜、二尖瓣附属结构与乳头肌异常）

无合并明显的需外科手术治疗的瓣膜疾病（二尖瓣或主动脉瓣疾病）

无合并复杂严重的需行冠状动脉旁路移植术的冠状动脉疾病

无合并需联合行迷宫手术的阵发性或持续性心房颤动

ASH，非对称性间隔肥厚；CCS，加拿大心血管病学会；LVOT，左心室流出道；NYHA，纽约心功能分级；SAM，收缩期二尖瓣前向运动

致静息或诱发 LVOT 压力阶差≥50mmHg；③合适的间隔动脉解剖[3]。

对于某个特定的患者衡量间隔减薄手术方法时，应考虑倾向外科手术。酒精间隔消融对于有明显间隔肥厚（即＞30mm）[23]的患者有效性尚未确定，指南推荐中，特别声明对于这些患者不应行此方法治疗（Ⅱb 类，证据级别 C 级）[3]。倾向于外科手术治疗的其他条件包括年轻患者，瓣膜或乳头肌异常导致结构性 LVOT 梗阻[29-31]，同时伴有需手术修复的心脏疾病（例如，二尖瓣器质性病变或复杂的冠状动脉疾病）。有经验的医生，外科心肌切除术可以有效改善血流动力学。由于 HCM 患者对心房颤动的耐受性差，症状严重，阵发性或持续性心房颤动的患者可考虑外科手术，包括间隔心肌切除术联合迷宫手术以减少心房颤动复发的可能性，尽管这种联合手术方法的相关经验报道有限[32]且长期疗效尚未明确。相比之下，对于手术致病率和死亡率风险较高的患者，包括高龄，合并症手术风险高，或长期生存率低，则是室间隔酒精消融术的适宜人群。此外，外科心肌切除术后症状缓解不满意的患者也可考虑行间隔消融术[33-34]。

所有拟行室间隔减薄治疗的患者均应进行心脏性猝死（SCD）危险因素筛查的风险评估[35]。如果发现危险因素，这些患者需预防性植入埋藏式心脏复律除颤器（ICD）。需要注意的是，选择酒精间隔消融的患者，预先植入双腔起搏 ICD 有利于避免植入临时起搏器的相关风险和术后长期卧床。

## 14.5 酒精间隔消融术

### 操作技术

首先行右前斜加头位左冠状动脉造影，识别间隔支动脉近端，评估其起始端角度，预测技术难度和指导器械选择。间隔支动脉可以起源于左前降支、对角支、中间支及左主干，大多数起源于前降支近端和中段（参见图 14-6 和图 14-9A）。近端最明显的间隔支动脉最有可能提供目标区域血流灌注，尽管间隔支动脉解剖和血流灌注分布变异很大，有时第二甚至第三间隔支或来自第一对角支或间隔支分支动脉灌注目标区域。建议不要在一次操作过程中同时消融超过 2 支间隔支动脉；随后 3～12 个月的结果评估代替中期随访结果。通常压力阶差随着时间的推移而减少，心肌纤维化的发生使室壁增厚。偶尔由于间隔支动脉起始处角度极度扭曲，意味着一般的导管技术可能无法进行，这种情况，可寄希望于采用替代技术，例如尖端导向导管或磁导航技术，使导丝通过血管[36]。

一旦确定适合行酒精间隔消融术，将经静脉临时起搏导管放置于右心室（RV）心尖部，预防术中和术后心脏传导阻滞。术后由于起搏导管可能需要放置几天，术者应考虑经颈内静脉放置起搏导管，可避免经股静脉途径时间过长，使患者更加舒适。基本血流动力学监测包括静息和诱发状态下左心室内收缩期压力峰值的测量，需要在左心室内放置一根合适的导管，使整个操作过程中，连续监测血流动力学和 LVOT 压力阶差的改变。可将一根类似于 Halo 猪尾导管（AngioDynamics，Queensbury，N.Y.）的简化导管稳定地放置于左心室腔内[37]，通过距离弯头 1cm 的侧孔测压。这根导管通过鞘管经对侧股动脉放置。或者采用一根 Langston 双腔多功能导管（Vascular Solutions，Minneapolis，Minn.）可同时测量左心室-主动脉压力。实际的消融手术过程中，尽管已成功应用经桡动脉途径，但经股动脉途

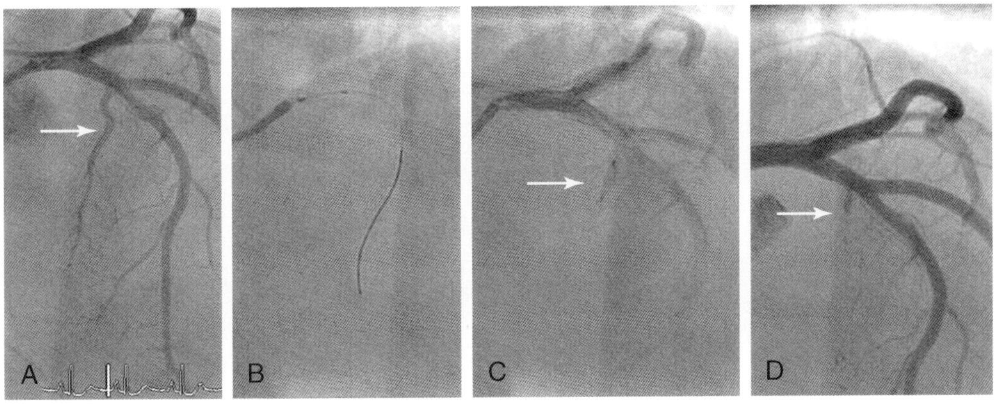


**图 14-9** **A.** 血管造影证实一大的间隔支动脉（箭头）起源于左前降支近端。**B.** 一根 0.014 英寸（0.036cm）亲水导丝与球囊成功被送至该间隔支动脉。**C.** 在间隔支动脉近端扩张球囊，造影显示此间隔支顺向血流消失。**D.** 酒精间隔消融术后移除导丝和球囊，造影证实间隔支动脉闭塞

径应用后部带有固定角度支撑的指引导管（例如 XB LAD，XB，Q，或 EBU 导管）将导丝和球囊送至角度较大的间隔支动脉起始处仍是标准操作[38]。通常术中使用普通肝素抗凝。

根据间隔支动脉解剖，导丝通过选定的候选间隔支动脉通常是最具挑战性的步骤，导引导丝通过候选血管难易不同，通常使用标准的 0.014 英寸导引导丝可获成功。在一些复杂的病例中，Whisper 0.014 英寸中度支撑导丝（Abbott Vascular，Abbott Park，Ill.）一旦插入靶血管分支，无论入口角度如何均可支撑球囊导管推进，也可应用其他 0.014 英寸泥鳅导丝。插入间隔支动脉时需要一根头部特别弯曲，并依次带有两个 45°角度，且第二弯曲长度与前降支成比例的导丝，导丝上预先放置一个比所选择间隔支动脉直径略大［标准（1.5～2.25）mm×6mm］的短 over-the-wire 球囊（最好选用长度最短的球囊，6mm 或 8mm）（见图 14-6 和图 14-9B）。对于近端分叉的间隔支动脉，采用左前斜加头位角度血管造影有助于选择偏左侧，供应左侧间隔心内膜血供的亚分支血管。导丝插入间隔支动脉后，球囊沿着导丝进入间隔支动脉近端并充盈至足够压力将血管堵塞，通过导引导管进行血管造影确认充盈的球囊将间隔支动脉完全堵塞（图 14-6 和图 14-9 C）。注意如果有血流顺行通过球囊周围，应更换另一较大球囊直到完全堵塞血管为止。撤出导丝，通过球囊导管注射造影剂确认间隔支动脉远端血管分布情况，有无血液倒流。酒精倒流进入前降支将导致前壁心肌梗死，此为严重并发症，虽是一种少见的并发症，但所有术者都应该意识到有这种情况发生的可能性。球囊充盈同时通过球囊导管注射盐水稀释的超声声学造影剂［Optison（GE Healthcare，Piscataway，NJ），稀释比例为 1∶5～1∶3］，同时进行二维超声心动图检查，确定靶向间隔支动脉灌注的区域（参见图 14-6 和图 14-10）以排除血管造影难以看到的远端血管或区域。稀释的造影剂也可以注入间隔支动脉内，通过超声心动图的多切面观察，包括胸骨旁长轴、短轴、心尖三腔和四腔心切面（参见图 14-10 A 和 B），让术者充分了解所灌注的非对称间隔区域范围与所接触的间隔 SAM 运动位点关系。值得注意的是，在注入造影剂过程中，观察心尖四腔心切面以排除右心室心肌结构病变，观察心尖短轴切面以除外心室中部至心尖部任何乳头肌被靶向间隔支动脉所灌注。超声声学造影灌注区域检查欠佳可能有几个原因，造影剂所增强的间隔区域不能覆盖靠近间隔 SAM 运动接触位点附近的间隔基底部凸起部分。这种情况，消融术对压力阶差的减少不会有效，应该重新定位另一支候选间隔支动脉并重复影像学检查。由于存在的血管分支或间隔支动脉与其他血管相连接，造影剂不仅可以适当增强靶向区域也可对距离较远的区域进行显像，在酒精注射时，距离靶向区域较远的区域仍存在心肌梗死的风险。造影剂增强区域范围也会超出预期酒精消融的靶向区域范围，例如，进入右心室心内膜。此时，应重新插入导丝并选择性地定位球囊至亚血管分支，重复影像学检查以使可接受的区域隔离开来。

一旦选定合适的间隔支动脉和通过超声声学造影确认了合适的靶向灌注区域则进行消融。应清楚

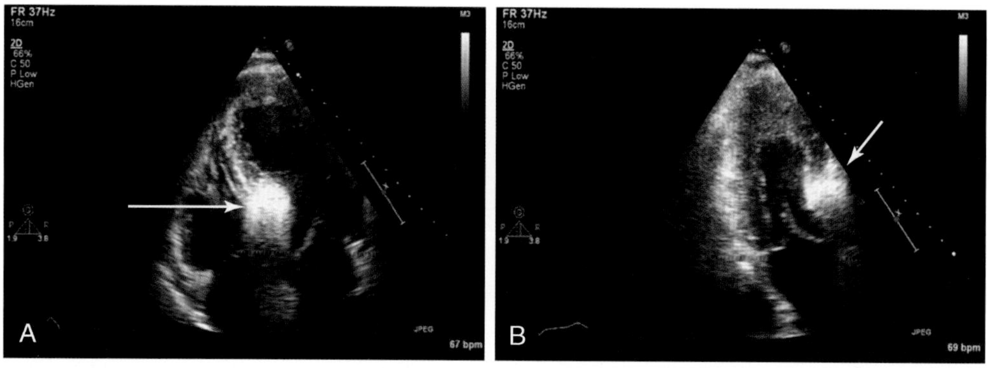


**图 14-10** 合适大小 over-the-wire 球囊堵闭间隔支动脉后，通过球囊导管的端孔注射超声造影剂后图像。同步经胸超声心动图检查在心尖四腔心切面（A）和三腔心切面（B）证实基底部间隔明显增厚

地标识含有酒精的注射器，并在操作区内与其他注射器区分开以防止误用。球囊导管先用生理盐水冲洗去除超声造影剂，然后缓慢注射 1.5～3ml（根据间隔支动脉的直径/分布）医用无水乙醇。首先在超过 60～180s 时间缓慢注射 1ml，其余在几分钟后注射，总注射过程累计应超过 10min，常规原则为每分钟注射不超过 0.5ml。缓慢注射酒精并给予其充分分散到间隔组织的时间非常重要，酒精注射太快会增加房室传导阻滞和室性心律失常，致使酒精流入非靶向血管而致心肌梗死。如果遇到房室传导阻滞或室性心律失常，应减慢酒精注射速度。在酒精注射过程中超声医师应监测超声影像，酒精注入的靶向区域组织可以显示出超声反射亮度增强。如果出现持续性室性心律失常，立即静脉注射利多卡因并开始持续静脉滴注，患者多出现胸痛，可见到心电图 ST 段抬高，通常要给予足量的硫酸吗啡镇静。完成酒精注射后，膨胀的球囊应在无注射情况下继续停留 10min，退出球囊之前可用少量生理盐水冲洗球囊导管，以去除导管内残留酒精。球囊排空后应小心并迅速撤出，重复左冠状动脉造影检查，明确靶向间隔支动脉近端闭塞和其他冠状动脉血管开放情况（见图 14-6 和图 14-9D），评估静息和诱发后 LVOT 血流动力学情况，缝合固定临时起搏器，再次进行超声心动图检查，排除心包积液并即刻简单评估消融结果。将患者送至心脏介入监护病房（CICU）监测 24h 以上。在此过程中注意预防房室传导阻滞发生，即使没有任何房室传导阻滞的迹象，也应进行临时起搏，并于 48h 内调整至较低起搏心率。如果心电图出现明显三支阻滞（通常是右束支传导阻滞合并左前或左后分支阻滞和一度房室传导阻滞），或者出现短暂或持续高度房室传导阻滞，需持续临时起搏并延长 CICU 监护时间。延长卧床时间，建议应用抗凝治疗以预防深静脉血栓形成。与急性心肌梗死相似，每 6～8h 检测心肌生物标志物。患者转出 CCU 后，仍需遥测监护 3～4 天，因为完全性心脏传导阻滞或室性心律失常常于术后 4 天内突然发生，第 4 天后其发生风险逐渐减小，大多数症状严重患者能在早期恢复期间症状得以改善。对于一些由高度房室传导阻滞演变为心动过缓的患者，需尽可能地尽快植入双腔起搏器（有或无 ICD 功能，决定于 SCD 风险因素的存在情况）。值得注意的是，超声心动图在住院恢复期间，对评估手术结果或预测后期间隔变薄情况或血流动力学改变无明显意义。

接受酒精消融术的患者术后 3 个月和每年要行 HCM 标准运动负荷超声心动图检查（与基础负荷超声心动图评估相同）。随访研究发现，在 3 个月时室间隔变薄最为明显（图 14-11），监测休息、运动、Valsalva 动作和应用亚硝酸异戊酯时，残余 LVOT 压力阶差，尽管在这一时间点上，酒精消融术的最大益处可能尚未实现，但是，术后 3 个月至 1、2 年期间左心室重塑和 LVOT 压力阶差有明显改善[24]。

## 并发症

酒精间隔消融术相关并发症已有报道，任何拟行该操作的术者均应小心谨慎。单中心和多中心登记报告的 4000 余例酒精间隔消融术患者提供了治疗经验，患者住院死亡率为 0%～4%，而较大规模北美和斯堪的那维亚多中心登记研究的操作相关死亡

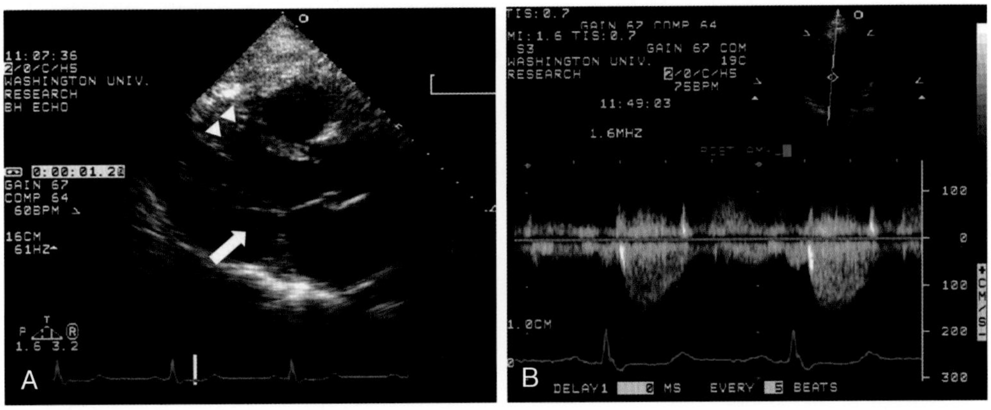


**图 14-11** 间隔酒精消融术后 3 个月超声心动图随访图像（图 14-6 所示患者）。**A**，胸骨旁长轴切面显示基底部肥厚的室间隔明显变薄（箭头所示），无二尖瓣 SAM 运动（箭头）。**B**，连续多普勒超声显示，吸入亚硝酸异戊酯后接近正常的血流速度信号，LVOT 收缩期压力阶差在静息或诱发后无明显差异。患者运动耐量显著改善，无劳力性呼吸困难和胸闷症状

率为 0.3%～0.6%[13,21]。研究结果表明，住院期间心室颤动或室性心动过速的发生率为 1.5%～3%，左心房血栓疾病发生率为 0.7%～1.8%（早期更为常见）、心包积液或积血发生率为 0.5%～1.4%，部分引起心脏压塞患者需要紧急行心包引流。间隔支梗死远端出现的心肌梗死是一种严重的罕见但可以避免的并发症，是由于球囊堵塞不完全导致酒精反流或漏至间隔支动脉侧支血管所致。传导异常包括高度房室传导阻滞是酒精间隔消融术最常见的并发症。酒精间隔消融术患者约 35%～60%出现新发右束支传导阻滞[39-40]。自从使用超声心肌声学造影指导手术以来，出现高度或完全性心脏传导阻滞需行永久起搏器植入的发生率为 9%～17%[13-14,19-21,39]，在北美最有经验的中心发生率降至 6.5%[13]。贝勒数据库 224 例患者的多元回归分析[41]，包括女性在内酒精间隔消融术后完全性房室传导阻滞并需要永久起搏器植入的独立预测因子为一支以上间隔支动脉的酒精注射，术前基础心电图存在完全性左束支传导阻滞和一度房室传导阻滞。值得注意的是，在此分析中，酒精间隔消融术后植入永久起搏器的患者与无需植入起搏器的患者比较，NYHA 心功能分级和运动能力均有改善。

酒精间隔消融术后间隔变薄机制为消融后基底部室间隔的瘢痕组织形成，也是酒精间隔消融术后晚期发生严重室性心律失常的风险增加的原因。虽然有些单中心病例提示酒精间隔消融术后可能增加不良心律失常事件发生率，其他中心并没有确认这些事件的发生率或支持这一结果。一项单中心 91 例行酒精间隔消融术患者 5 年余随访研究中，7%死于心脏性猝死（sudden cardiac death，SCD），存活者中 12%出现室性心动过速[42]。这项研究中心脏性猝死发生率较高。Noseworthy 等[43]对 89 例酒精间隔消融术患者进行 SCD、室性心动过速或心室颤动、适当的 ICD 植入的发生率，以及植入 ICD 或永久起搏器患者中（n=42）心脏停搏发生率的研究。根据患者临床症状是否需要植入 ICD 分为高风险组和低风险组。重要的是，平均随访 5 年的研究中没有归因于 SCD 的死亡发生。不良事件仅在出院后发生，低危组患者每年室性心动过速或适当的 ICD 植入发生率为 2.1%，高危组患者为 10.7%。从所观察的发生率与历史数据相比较，作者得出结论，高危组酒精间隔消融术后所观察到的室性心律失常发生率与疾病的高危特征和自然病史所预期结果无显著不同。分析还提示，消融术后残余较高的 LVOT 压力阶差血流动力学结果可能与较高的心律失常发生风险相关。Cuoco 等[44]前瞻性研究 123 例行酒精间隔消融和植入 ICD 预防 SCD 的 HCM 患者。发现 3 年间 ICD 植入的年发生率为 2.8%，低于先前报道的主要用于预防 HCM 患者 SCD 的发生率，与酒精间隔消融术所致心律失常发生率相一致。北美注册研究中，酒精间隔消融术后具有 ICD 植入临床适应证的 94 例 ICD 植入患者中，随访期间，11 例为因室性心律失常发生恰当的 ICD 放电，导致每年平均 ICD 放电发生率为 1.2%[13]。Leonardi 等[17]所做的关于酒精间隔消融术后与外科间隔切除术后死亡率和 SCD 发生率相比较的

4000余例患者的meta分析中，酒精间隔消融术和外科间隔切除术后死亡率和SCD发生率均较低。这项分析中，调整了基础特征后，酒精间隔消融组与外科手术组相比显示了较低的全因死亡率和SCD发生率。

## 14.6 病例1

一例有症状的梗阻性肥厚型心肌病患者被建议行酒精间隔消融术（参见图14-6）。患者尽管经过最大量化的药物治疗，仍有劳力性呼吸困难和胸闷，活动耐力下降导致明显的生活方式受到限制。有创血流动力学检查证实静息状态下压力阶差为70mmHg，诱发状态下为80mmHg。选择性冠状动脉造影显示至少有三支候选间隔支动脉。第二支间隔支动脉成功地插入球囊导管堵塞。二维超声心动图在通过导管端孔注入超声造影剂同时显示出增强的室间隔中部——一远离间隔-二尖瓣相接触的区域。撤出导丝和球囊，并于第一间隔支动脉插入球囊导管堵塞。导管端孔注射对比剂证实间隔-二尖瓣相接触的基底部间隔区域增强。如本章所描述进行酒精消融。最后造影图像证实典型的第一间隔支近端闭塞，有创血流动力学监测表明静息和诱发状态下LVOT压力阶差完全消失。

3个月随访时患者劳力性呼吸困难和胸闷症状消失。二维超声心动图显示基底部室间隔显著变薄，无二尖瓣SAM运动。多普勒超声心动图证实即使在吸入亚硝酸异戊酯情况下，无LVOT压力阶差（参见图14-11）。

## 14.7 病例2

一名77岁男性患者被建议行酒精间隔消融治疗。患者12年前常规体检，心脏听诊发现心脏杂音并首次诊断为非对称性梗阻性肥厚型心肌病。经胸超声心动图提示左心室非对称性增厚与可诱导的LVOT压力阶差。转诊前三年，患者静息状态下LVOT压力阶差为56mmHg，运动后增至104mmHg。一年前，运动后压力阶差增至171mmHg。每次检查时，患者药物治疗量逐渐增加至最大耐受剂量。六个月前，患者遛狗91.4m（100码）后出现劳力性呼吸困难。两周前，患者由于明显呼吸困难而不能完成去街道扔垃圾的简单活动［≈9.1m（10码）］。

超声心动图证实为非对称性左心室心肌增厚（参见图14-3）。多普勒超声心动图其他切面提示继发于二尖瓣前叶SAM运动的中度二尖瓣反流。连续多普勒波形显示静息状态下LVOT压力阶差为137mmHg（参见图14-5）。根据超声心动图检查结果和最大耐受剂量药物治疗后临床症状，需要行间隔减薄修复治疗。根据其年龄，患者强烈倾向进行酒精间隔消融治疗，转至心导管室。

有创血流动力学检查显示静息状态时LVOT压力阶差为150mmHg，早搏后强化作用使压力阶差增至235mmHg（参见图14-7）。冠状动脉造影证实没有任何梗阻性冠状动脉疾病。一适当直径大小的单一间隔支动脉被选择为靶向目标进行酒精间隔消融（参见图14-9A）。在右心室心尖部植入临时起搏器后，按本章描述完成酒精间隔消融术。

在第一间隔支动脉插入300cm ASAHI Prowater导丝（Abbott Laboratories，Abbott Park，Ill），用2mm×8mm over-the-wire球囊支撑（参见图14-9B）。将球囊送入间隔支动脉近端并使其膨胀，撤出导丝，行冠状动脉造影确认无血液倒流至间隔支动脉（参见图14-9C）。其后，经端孔注入超声造影剂，同时行经胸超声心动图检查（参见图14-10）。超声造影证实此间隔支动脉仅供应基底部间隔区域血供，相邻右心室心肌无超声造影剂，左心室内其他部分无超声造影剂。确认此间隔支动脉为合适的靶血管，用20min以上的时间，经导管端孔注入总量为3ml无水酒精，8.5min时，患者心电图出现宽QRS波与ST段抬高，与左束支传导阻滞相一致。患者血流动力学稳定，继续注入酒精，至手术结束时，左束支传导阻滞持续存在。酒精注射结束后，重复连续多普勒超声和有创血流动力学检查。消融后静息和诱发状态压力阶差见图14-12。表14-1总结了消融前后LVOT压力阶差，最后的造影图像证实第一间隔支动脉完全闭塞，沿左前降支冠状动脉血流灌注良好（图14-9D）。

送入CICU后不久，患者出现完全性心脏传导阻滞和起搏器依赖，在住院期间一直持续存在，出院前接受ICD植入。2个月随访时，经胸超声心动图显示基底部室间隔明显变薄，与术前影像相比，二尖瓣反流明显减轻。患者自述可以来回遛狗一次［约

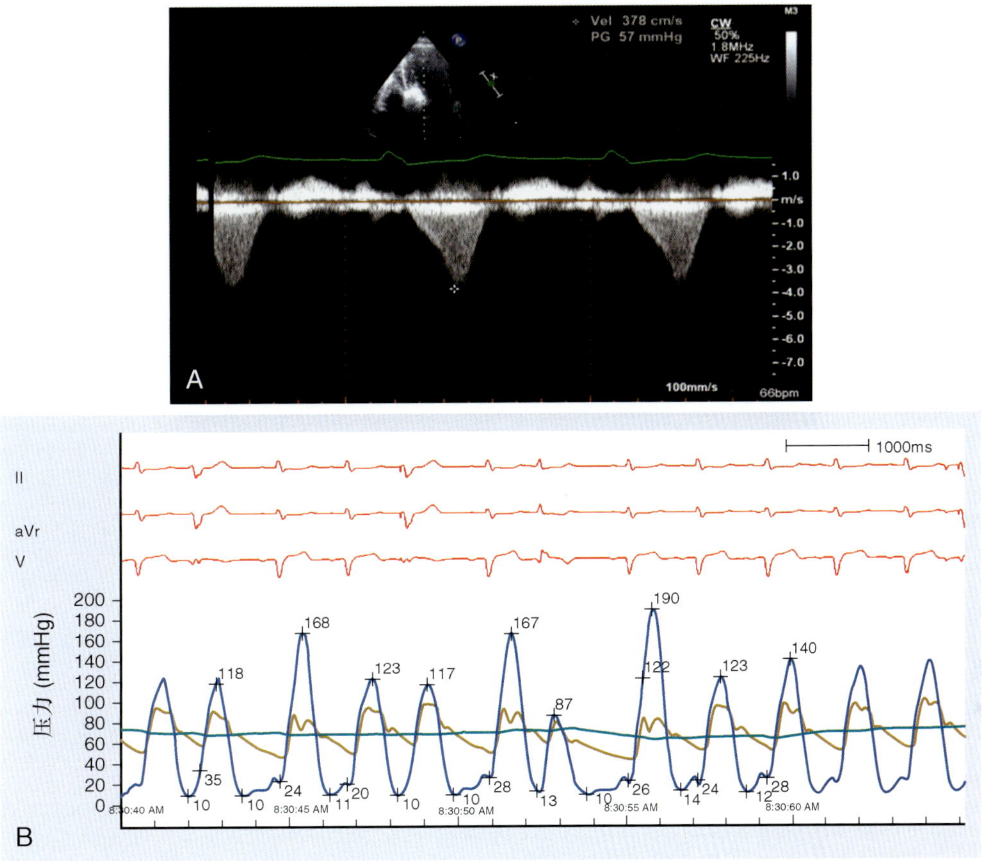


**图 14-12** **A.** 连续多普勒超声心动图显示消融术后静息状态 LVOT 压力阶差为 57mmHg。**B.** 有创血流动力学测量结果表明，静息状态 LVOT 压力阶差为 40mmHg 和早搏后增强压力阶差为 110mmHg

**表 14-1**

**病例 2：消融术前后左心室流出道压力阶差**

| | 消融术前 | 消融术后 |
|---|---|---|
| 静息状态 | 150mmHg | 40mmHg |
| 室性早搏后 | 235mmHg | 110mmHg |

91.4m（100 码）]，速度提高 2%～3%，没有任何劳力性胸痛和呼吸困难表现。

## 14.8 总结

酒精间隔消融术是一种有效的非外科手术的治疗选择，有经验的术者谨慎选择严重的 LVOT 梗阻所致症状严重、药物难治的梗阻性肥厚型心肌病患者。与外科室间隔心肌切除术相比，酒精间隔消融术可获得与外科手术相似的短期和长期的症状缓解与生活质量的改善。

## 参考文献

1. Wigle ED, Rakowski H, Kimball BP, et al: Hypertrophic cardiomyopathy. Clinical spectrumand treatment, *Circulation* 92:1680–1692, 1995.
2. Maron MS, Olivotto I, Betocchi S, et al: Effect of left ventricular outflow tract obstruction on clinical outcome in hypertrophic cardiomyopathy, *N Engl J Med* 348:295–303, 2003.
3. Gersh BJ, Maron BJ, Bonow RO, et al: 2011 ACCF/AHA Guideline for the diagnosis and treatment of hypertrophic cardiomyopathy: a report of the American College of Cardiology Foundation/American Heart Association Task Force on Practice Guidelines. Developed in collaboration with the American Association for Thoracic Surgery, American Society of Echocardiography, American Society of Nuclear Cardiology, Heart Failure Society of America, Heart Rhythm Society, Society for Cardiovascular Angiography and Interventions, and Society of Thoracic Surgeons, *J Am Coll Cardiol* 58:e212–e260, 2011.
4. Sigwart U: Nonsurgical myocardial reduction for hypertrophic obstructive cardiomyopathy, *Lancet* 346:211–214, 1995.
5. Seggewiss H, Gleichmann U, Faber L, et al: Percutaneous transluminal septal myocardial ablation in hypertrophic obstructive cardiomyopathy: acute results and 3-month follow-up in 25 patients, *J Am Coll Cardiol* 31:252–258, 1998.
6. Knight C, Kurbaan AS, Seggewiss H, et al: Nonsurgical septal reduction for hypertrophic obstructive cardiomyopathy: outcome in the first series of patients, *Circulation* 95:2075–2081, 1997.
7. Lakkis NM, Nagueh SF, Dunn JK, et al: Nonsurgical septal reduction therapy for hypertrophic obstructive cardiomyopathy: one-year follow-up, *J Am Coll Cardiol* 36:852–855, 2000.

8. Lakkis N, Kleiman N, Killip D, et al: Hypertrophic obstructive cardiomyopathy: alternative therapeutic options, *Clin Cardiol* 20:417–418, 1997.
9. Faber L, Seggewiss H, Gleichmann U: Percutaneous transluminal septal myocardial ablation in hypertrophic obstructive cardiomyopathy: results with respect to intraprocedural myocardial contrast echocardiography, *Circulation* 98:2415–2421, 1998.
10. Faber L, Welge D, Hering D, et al: Percutaneous septal ablation after unsuccessful surgical myectomy for patients with hypertrophic obstructive cardiomyopathy, *Clin Res Cardiol* 97:899–904, 2008.
11. Nagueh SF, Ommen SR, Lakkis NM, et al: Comparison of ethanol septal reduction therapy with surgical myectomy for the treatment of hypertrophic obstructive cardiomyopathy, *J Am Coll Cardiol* 38:1701–1706, 2001.
12. Qin JX, Shiota T, Lever HM, et al: Outcome of patients with hypertrophic obstructive cardiomyopathy after percutaneous transluminal septal myocardial ablation and septal myectomy surgery, *J Am Coll Cardiol* 38:1994–2000, 2001.
13. Nagueh SF, Groves BM, Schwartz L, et al: Alcohol septal ablation for the treatment of hypertrophic obstructive cardiomyopathy: a multicenter North American registry, *J Am Coll Cardiol* 58:2322–2328, 2011.
14. Fernandes VL, Nielsen C, Nagueh SF, et al: Follow-up of alcohol septal ablation for symptomatic hypertrophic obstructive cardiomyopathy the Baylor and Medical University of South Carolina experience 1996 to 2007, *JACC Cardiovasc Interv* 1:561–570, 2008.
15. Agarwal S, Tuzcu EM, Desai MY, et al: Updated meta-analysis of septal alcohol ablation versus myectomy for hypertrophic cardiomyopathy, *J Am Coll Cardiol* 55:823–834, 2010.
16. Alam M, Dokainish H, Lakkis NM: Hypertrophic obstructive cardiomyopathy-alcohol septal ablation vs. myectomy: a meta-analysis, *Eur Heart J* 30:1080–1087, 2009.
17. Leonardi RA, Kransdorf EP, Simel DL, et al: Meta-analyses of septal reduction therapies for obstructive hypertrophic cardiomyopathy: comparative rates of overall mortality and sudden cardiac death after treatment, *Circ Cardiovasc Interv* 3:97–104, 2010.
18. Alam M, Dokainish H, Lakkis N: Alcohol septal ablation for hypertrophic obstructive cardiomyopathy: a systematic review of published studies, *J Interv Cardiol* 19:319–327, 2006.
19. Welge D, Seggewiss H, Fassbender D, et al: Long-term follow-up after percutaneous septal ablation in hypertrophic obstructive cardiomyopathy [German], *Dtsch Med Wochenschr* 133:1949–1954, 2008.
20. Sorajja P, Valeti U, Nishimura RA, et al: Outcome of alcohol septal ablation for obstructive hypertrophic cardiomyopathy, *Circulation* 118:131–139, 2008.
21. Jensen MK, Almaas VM, Jacobsson L, et al: Long-term outcome of percutaneous transluminal septal myocardial ablation in hypertrophic obstructive cardiomyopathy: a Scandinavian multicenter study, *Circ Cardiovasc Interv* 4:256–265, 2011.
22. Ommen SR, Maron BJ, Olivotto I, et al: Long-term effects of surgical septal myectomy on survival in patients with obstructive hypertrophic cardiomyopathy, *J Am Coll Cardiol* 46:470–476, 2005.
23. Faber L, Welge D, Fassbender D, et al: One-year follow-up of percutaneous septal ablation for symptomatic hypertrophic obstructive cardiomyopathy in 312 patients: predictors of hemodynamic and clinical response, *Clin Res Cardiol* 96:864–873, 2007.
24. Seggewiss H, Rigopoulos A, Welge D, et al: Long-term follow-up after percutaneous septal ablation in hypertrophic obstructive cardiomyopathy, *Clin Res Cardiol* 96:856–863, 2007.
25. Nagueh SF, Buergler JM, Quinones MA, et al: Outcome of surgical myectomy after unsuccessful alcohol septal ablation for the treatment of patients with hypertrophic obstructive cardiomyopathy, *J Am Coll Cardiol* 50:795–798, 2007.
26. Maron MS, Olivotto I, Zenovich AG, et al: Hypertrophic cardiomyopathy is predominantly a disease of left ventricular outflow tract obstruction, *Circulation* 114:2232–2239, 2006.
27. Bruce CJ, Nishimura RA, Tajik AJ, et al: Fixed left ventricular outflow tract obstruction in presumed hypertrophic obstructive cardiomyopathy: implications for therapy, *Ann Thorac Surg* 68:100–104, 1999.
28. Yu EH, Omran AS, Wigle ED, et al: Mitral regurgitation in hypertrophic obstructive cardiomyopathy: relationship to obstruction and relief with myectomy, *J Am Coll Cardiol* 36:2219–2225, 2000.
29. Prifti E, Frati G, Bonacchi M, et al: Accessory mitral valve tissue causing left ventricular outflow tract obstruction: case reports and literature review, *J Heart Valve Dis* 10:774–778, 2001.
30. Maron BJ, Nishimura RA, Danielson GK: Pitfalls in clinical recognition and a novel operative approach for hypertrophic cardiomyopathy with severe outflow obstruction due to anomalous papillary muscle, *Circulation* 98:2505–2508, 1998.
31. Reis RL, Bolton MR, King JF, et al: Anterior-superior displacement of papillary muscles producing obstruction and mitral regurgitation in idiopathic hypertrophic subaortic stenosis. Operative relief by posterior-superior realignment of papillary muscles following ventricular septal myectomy, *Circulation* 50:II181–II188, 1974.
32. Chen MS, McCarthy PM, Lever HM, et al: Effectiveness of atrial fibrillation surgery in patients with hypertrophic cardiomyopathy, *Am J Cardiol* 93:373–375, 2004.
33. Joyal D, Arab D, Chen-Johnston C, et al: Alcohol septal ablation after failed surgical myectomy, *Catheter Cardiovasc Interv* 69:999–1002, 2007.
34. Juliano N, Wong SC, Naidu SS: Alcohol septal ablation for failed surgical myectomy, *J Invasive Cardiol* 17:569–571, 2005.
35. Spirito P, Seidman CE, McKenna WJ, et al: The management of hypertrophic cardiomyopathy, *N Engl J Med* 336:775–785, 1997.
36. Bach RG, Leach C, Milov SA, et al: Use of magnetic navigation to facilitate transcatheter alcohol septal ablation for hypertrophic obstructive cardiomyopathy, *J Invasive Cardiol* 18:76–178, 2006.
37. Caracciolo EA, Kern MJ, Collis WC, et al: Improved left ventriculography with the new 5F helical-tip Halo catheter, *Am Heart J* 128:724–732, 1994.
38. Cuisset T, Franceschi F, Prevot S, et al: Transradial approach and subclavian wired temporary pacemaker to increase safety of alcohol septal ablation for treatment of obstructive hypertrophic cardiomyopathy: the TRASA trial, *Arch Cardiovasc Dis* 104:444–449, 2011.
39. Talreja DR, Nishimura RA, Edwards WD, et al: Alcohol septal ablation versus surgical septal myectomy: comparison of effects on atrioventricular conduction tissue, *J Am Coll Cardiol* 44:2329–2332, 2004.
40. Valeti US, Nishimura RA, Holmes DR, et al: Comparison of surgical septal myectomy and alcohol septal ablation with cardiac magnetic resonance imaging in patients with hypertrophic obstructive cardiomyopathy, *J Am Coll Cardiol* 49:350–357, 2007.
41. Chang SM, Nagueh SF, Spencer WH 3rd, et al: Complete heart block: determinants and clinical impact in patients with hypertrophic obstructive cardiomyopathy undergoing nonsurgical septal reduction therapy, *J Am Coll Cardiol* 42:296–300, 2003.
42. ten Cate FJ, Soliman OI, Michels M, et al: Long-term outcome of alcohol septal ablation in patients with obstructive hypertrophic cardiomyopathy: a word of caution, *Circ Heart Fail* 3:362–369, 2010.
43. Noseworthy PA, Rosenberg MA, Fifer MA, et al: Ventricular arrhythmia following alcohol septal ablation for obstructive hypertrophic cardiomyopathy, *Am J Cardiol* 104:128–132, 2009.
44. Cuoco FA, Spencer WH 3rd, Fernandes VL, et al: Implantable cardioverter-defibrillator therapy for primary prevention of sudden death after alcohol septal ablation of hypertrophic cardiomyopathy, *J Am Coll Cardiol* 52:1718–1723, 2008.

# 第十五章

# 经皮心包开窗术

# Chapter 15 Percutaneous Approach to Pericardial Window

MITUL PATEL • EHTISHAM MAHMUD 著

张 平 译 张端珍 审校

## 15.1 背景

无论心内科医师还是心胸外科医师，处理慢性心包积液都非常棘手，此类患者常常生命垂危，有效手段不多。在发达国家，恶性肿瘤和感染是心包积液最常见原因，分别占23%和27%[1]。

恶性心包积液患者，心包穿刺后复发率波动在13%～50%之间[2-4]，剑突下心包开窗术后复发率约5%，而且两者均不能降低死亡率。恶性肿瘤晚期，如伴营养不良和免疫功能减低，外科开窗术围手术期存在明显风险，可致感染和住院时间延长等[5]。

经皮球囊心包切开术（percutaneous balloon pericardiotomy，PBP）由Palacios及其同事于1991年首次提出[6]，他们介绍了8名恶性心包积液患者的治疗经验和相关技巧，所有患者均曾行心包穿刺以缓解心包压塞症状，因恶性心包积液复发而再次住院。随后，一项多中心注册研究显示，50名患者因恶性心包积液行PBP治疗，成功率为92%[7]。此后技术不断革新，如采用双球囊和Inoue球囊技术等[8-9]。虽然PBP的主要操作经验源于复发性恶性心包积液，该技术现已成功应用于化脓性心包积液，肺动脉高压，尿毒症性心包炎和先天性心脏疾病所致心包压塞[10-13]。

有关PBP的成功率、短期和长期治疗效果，目前并无与外科心包开窗术、硬化剂注射治疗和放射治疗等的直接对比资料，这主要是由于适于此手术的患者，是一类濒死人群，预期寿命短、功能状态差，整体生活质量低下。

## 15.2 适应证

虽然绝大多数曾行诊断性和治疗性心包穿刺的患者出现心包积液复发均可考虑实施此操作，但临床上仍主要应用于复发性恶性心包积液。尽管PBP尚可用于其他各种原因所致心包积液[10-13]，但感染性心包积液务必慎重，PBP可导致脓胸。本操作通常仅为姑息性治疗，故无论患者还是家属均需了解其病情本身的危重状态。

## 15.3 术前评估和检查项目

1. 知情同意书　说明可能出现的并发症，包括疼痛及相应处理方法，可能损伤冠状动脉，可致心房或心室穿孔，气胸，感染，出血，需要紧急手术，可能出现各种心律失常，甚至死亡。

2. 术前实验室检查　包括血常规、电解质和肾功能（可能需行造影检查，有可能引起尿毒症，导致血小板功能异常）和凝血功能等。

3. 预防感染　无论使用头孢唑啉还是万古霉素预防感染均可。此类患者大都免疫功能低下，业已证明，使用抗生素可降低术后发热发生率[7]。

4. 镇静/止痛　如无显著血流动力学障碍，可审慎使用止痛药和镇静剂。如需中度镇静，静脉注射芬太尼和咪达唑仑效果良好。皮下注射利多卡因时应同时在靠近心包处给药。此外，如果肾功能正常，静脉给予酮咯酸对止痛和减少手术所致炎症反应均效果良好。

5. 影像学检查　PBP 术前强烈推荐以经胸超声心动图为指导，这可确定最佳穿刺视窗，并有助于明确穿刺针在心包内的位置。

## 15.4　操作技巧

最好在心导管室进行，并在超声心动图和透视指导下操作。首先进行经胸超声心动图检查，确定心包腔四周存在大量心包积液，可从剑突下穿刺（图 15-1）。包裹性积液最好行外科手术。最佳开窗处为积液量最大、心包最靠近胸壁且可将胸壁和心包之间脏器（即肝，脾等）尽可能甚至是完全避开的地方。

患者适当联用苯二氮䓬和阿片类药物镇静。此外，采用利多卡因局部麻醉时范围宜大，最好渗透至心包壁层。静脉注射酮咯酸也可辅助止疼，尤其是存在心包炎的情况下。

然后，采用微型穿刺针穿刺心包。将微型穿刺盒内扩张器置于心包腔后，可通过扩张器注射发泡盐水，它可在超声心动图下显像，从而确保穿刺针位于心包腔内（图 15-2），也可透视下注入少量造影剂进行显影。逐级扩张之后，将一个带侧方连接管的 7F 鞘管置于心包内，并自鞘管插入两根 0.035 英寸（0.89mm）导丝。此时需透视下观察导丝走向，确保导丝深入心包腔，其定位能为球囊导管送入心包腔提供足够的支撑力（图 15-3），以 0.035 英寸（0.89mm）软头加硬导丝提供的支撑力最为理想，如 Amplatz

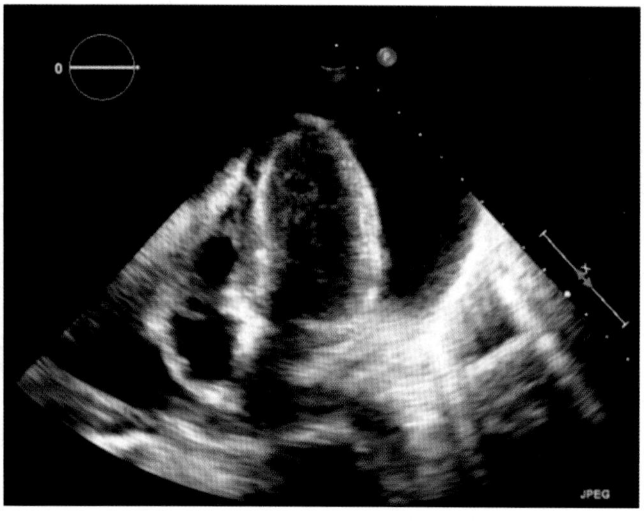


**图 15-1**　超声心动图心尖切面示心脏四周大量心包积液

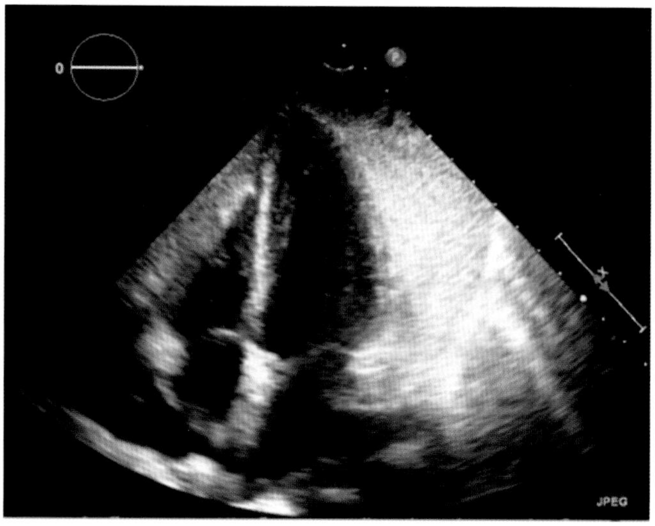


**图 15-2**　将发泡盐水注入心包腔，超声心动图心尖切面检查可见穿刺部位合适

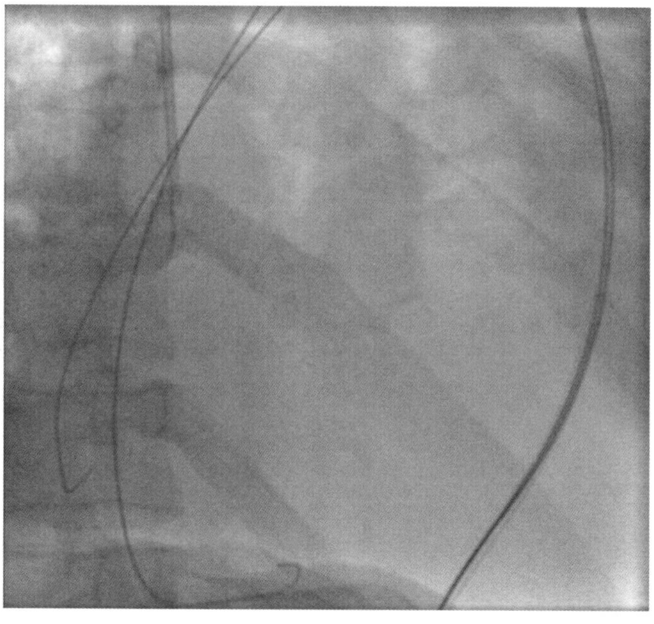

**图 15-3**　透视显示，两根 0.035 英寸（0.89mm）导丝在心包腔的位置均比较合适

（Cook Medical，Bloomington，Ind.）和 Supracore 导丝（Abbott Vascular，Santa Clara，Calif.）等。

两根导线到位后，移除 7F 鞘管，分别沿导丝置入两个 6F 或以上鞘管（具体取决于患者体型和所用球囊大小）。其后，沿两根导丝分别送入（8～12）mm×2cm（Charger，Boston Scientific，Natick，Mass.）和（8～12）mm×4cm 球囊导管。透视下很容易显示两根导丝在何处开始彼此分开，该处也即心包壁层所在之处。然后将球囊相继前送直至两个球囊均衡骑跨于心包之上为止。此时务必小心，必须保证两个球囊近端均已越过皮下组织才能扩张，否则会损伤皮下组织。

在透视下仔细定位之后，依次扩张球囊。为保证球囊近端不在皮下组织之内，并且两个球囊都均衡骑跨于心包之上，开始扩张时球囊只可部分充盈。如两个条件都未满足，需将球囊相应前送或回撤。一旦达到最理想位置，两个球囊应同时充盈，直至其腰征消失为止（图 15-4）。然后，固定长球囊不动，来回推拉短球囊使之通过心包数次以确保开窗充分（图 15-5 和 15-6）。

撤出球囊，沿其中一根导丝将一标准 6F 猪尾导

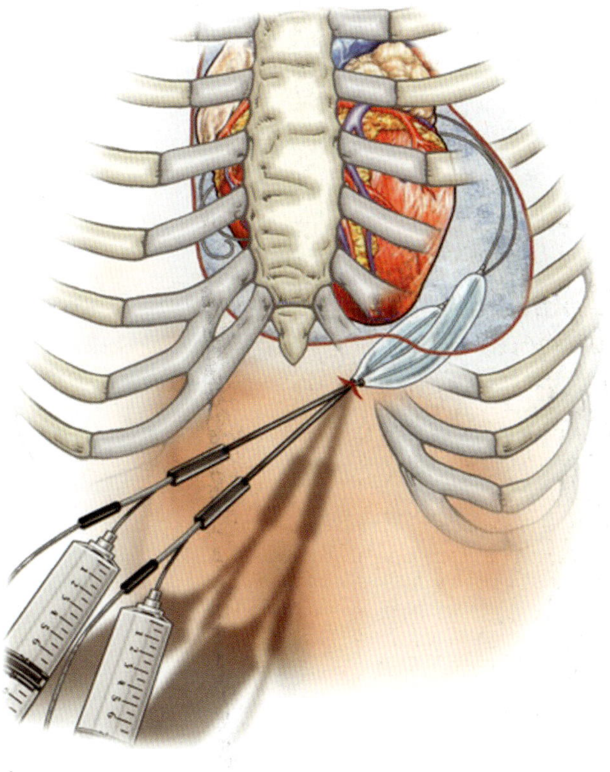

**图 15-4** 判断球囊位置是否合适以及如何行双球囊心包开窗术示意图

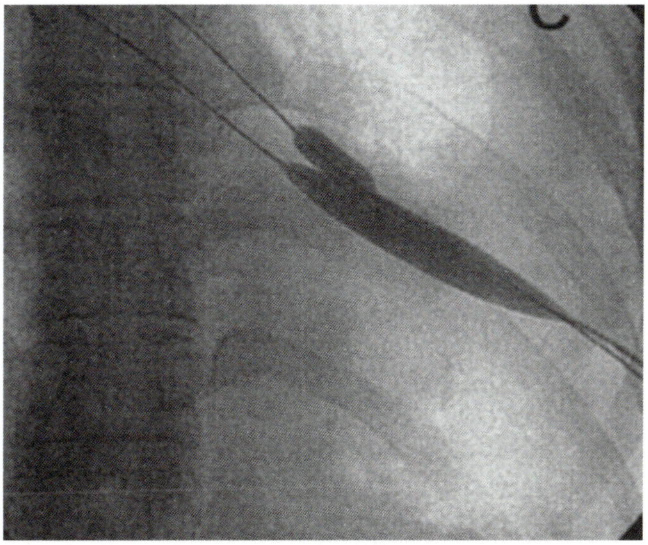

**图 15-5 透视演示如何将短球囊送入心包腔**

（获准翻印。引自 Hsu KL，Tsai CH，Chiang FT，et al：Percutaneous balloon pericardiotomy for patients with recurrent pericardial effusion：using a novel double-balloon technique with one long and one short balloon. Am J Cardiol 80：1635-1637，1997.）

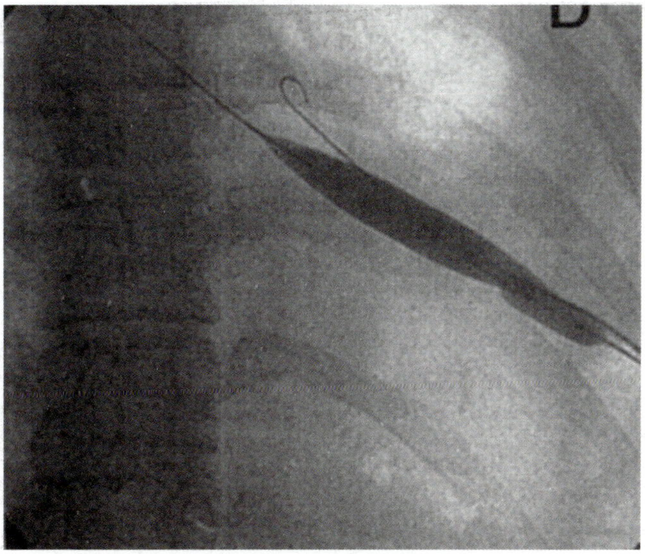

**图 15-6 透视演示如何将短球囊回拉出心包外**

（获准再版。引自 Hsu KL，Tsai CH，Chiang FT，et al：Percutaneous balloon pericardiotomy for patients with recurrent pericardial effusion：using a novel double-balloon technique with one long and one short balloon. Am J Cardiol 80：1635-1637，1997.）

管送入心包腔，注入稀释的造影剂或发泡盐水，进行透视或超声心动图检查，观察心包开窗术是否可将心包液充分且主动地引流至胸膜腔。如证实可以，可用猪尾导管抽吸残存的积液，并将另一根 0.035 英

寸（0.89mm）导丝撤出。超声心动图证实引流干净之后，用缝合或黏连方式留置猪尾导管，继续引流。若超过24h引流液少于50ml，可撤除猪尾导管。术后需行胸部X线检查，确定有无气胸发生。

## 各种变量与关键点

1. 鞘管规格　选用鞘管的型号取决于患者体型和所用球囊大小。注意检查导管室库存清单以及球囊与鞘管型号对应关系表。

2. 引流之前打开球囊，确保球囊与脏层胸膜之间存在缓冲空间　为避免损伤皮下组织、心外膜下冠状动脉和心肌组织，PBP前积液足够多非常重要，在引流之前行PBP最为安全。

3. 双球囊、单球囊还是Inoue球囊　双球囊所开窗口足够大，而大部分单球囊难以做到；从疼痛方面而言，双球囊PBP比用单个Inoue球囊痛苦更小；此外，大球囊较使用两个小球囊更容易破裂。如球囊在皮下发生破裂，收回球囊非常困难，并有可能遗留球囊碎片。

4. 操作结束时注射发泡盐水或造影剂，确定液体流向胸腔　这是确保手术成功非常重要的一步，虽然注射造影剂非常容易显影，但如超声视窗位置理想，注射发泡盐水更为安全，也能减少造影剂用量。

5. 超声心动图监测　在拔引流管前和拔管24h后均需超声心动图检查，确保没有再出现心包积液。

## 参考文献


1. Corey GR, Campbell PT, Van Trigt P, et al: Etiology of large pericardial effusions, *Am J Med* 95:209–213, 1993.
2. Kopecky SL, Callahan JA, Tajik AJ, et al: Percutaneous pericardial catheter drainage: report of 42 consecutive cases, *Am J Cardiol* 58:633–635, 1986.
3. Markiewicz W, Borovik R, Ecker S: Cardiac tamponade in medical patients: treatment and prognosis in the echocardiographic era, *Am Heart J* 111:1138–1142, 1986.
4. Patel AK, Kosolcharoen PK, Nallasivan M, et al: Catheter drainage of the pericardium: practical method to maintain long-term patency, *Chest* 92:1018–1021, 1987.
5. Mills SA, Julian S, Holliday RH, et al: Subxiphoid pericardial window for pericardial effusive disease, *J Cardiovasc Surg (Torino)* 30:768–773, 1989.
6. Palacios IF, Tuzcu EM, Ziskind AA, et al: Percutaneous balloon pericardial window for patients with malignant pericardial effusion and tamponade, *Cathet Cardiovasc Diagn* 22:244–249, 1991.
7. Ziskind AA, Pearce AC, Lemmon CC, et al: Percutaneous balloon pericardiotomy for the treatment of cardiac tamponade and large pericardial effusions: description of technique and report of the first 50 cases, *J Am Coll Cardiol* 21:1–5, 1993.
8. Chow WH, Chow TC, Yip AS, et al: Inoue balloon pericardiotomy for patients with recurrent pericardial effusion, *Angiology* 47:57–60, 1996.
9. Wang HJ, Hsu KL, Chiang FT, et al: Technical and prognostic outcomes of double-balloon pericardiotomy for large malignancy-related pericardial effusions, *Chest* 122:893–899, 2002.
10. Aqel R, Mehta D, Zoghbi GJ: Percutaneous balloon pericardiotomy for the treatment of infected pericardial effusion with tamponade, *J Invasive Cardiol* 18:E194–197, 2006.
11. Aqel RA, Aljaroudi W, Hage FG, et al: Left ventricular collapse secondary to pericardial effusion treated with pericardicentesis and percutaneous pericardiotomy in severe pulmonary hypertension, *Echocardiography* 25:658–661, 2008.
12. Chouhan NS, Mukharjee S, Chandra P: Percutaneous balloon pericardiotomy in a patient with end stage renal disease with recurrent pericardial effusion and pericardial tamponade, *Indian Heart J* 62:87–89, 2010.
13. Forbes TJ, Horenstein SM, Vincent JA: Balloon pericardiotomy for recurrent pericardial effusions following fontan revision, *Pediatr Cardiol* 22:527–529, 2001.

# 第十六章

# 经导管左心耳封堵术

# Chapter 16 Transcatheter Left Atrial Appendage Occlusion

MARK REISMAN · CINDY J. FULLER 著

张 平 译 张端珍 校

心房颤动（atrial fibrillation，AF）是最常见的心律失常，也是老年人脑卒中主要原因[1]。据估测，至2050年，美国将有1200万～1600万人诊断为AF[2]。因AF引起脑卒中的风险随年龄增长而增高，50～59岁人群AF发生率为1.5%，而80～89岁发生率达23.5%[1]。AF如不治疗，脑卒中年发病率可达4.5%[3]。AF调整后死亡风险比，女性为1.9、男性为1.5[4]，总体为1.71[5]。女性罹患脑卒中年龄较男性更大，更可能长期致残，卒中后功能状态更差[6]。

AF患者推荐口服抗凝剂预防脑卒中（推荐级别Ⅰ，证据水平A）[7]，然而服用华法林需要频繁监测，使国际标准化比值（international normalized ratio，INR）维持于2～3之间[7]。此外，这些患者通常同时服用相当多的其他可能使华法林效果加强的药物，如胺碘酮、辛伐他汀和奥美拉唑等[8]。服用华法林的患者必须同时坚持使用维生素K，许多影响凝血功能的膳食也须避免摄入，例如，避免食用加强凝血的鱼油、抑制华法林作用的人参[8]等。使用凝血酶抑制剂达比加群虽不需要像华法林一样进行定期监测，但倘若加大剂量（150mg，2次/日），则其出血风险与华法林相似[9]。此外，达比加群和Xa因子抑制剂利伐沙班均主要由肾排泄，因此慢性肾病患者需调整剂量[10]。替代治疗势在必行，尤其是对于那些无抗凝治疗适应证和有高出血风险的患者，更是如此。

左心耳（left atrial appendage，LAA）是AF患者血栓主要发源地，在心脏电复律患者中，90%的血栓均源于此[11]，同时，左心耳也是少数患者（3%）局灶性房性心动过速发源地[12]。这促使人们思考如何采用外科和导管技术堵闭LAA，减少AF患者脑卒中发生。完全关闭还是以一定比例堵塞LAA取决于所采用方法[13-14]，以及LAA的解剖结构。LAA结构差异巨大[15]，不存在适用于所有LAA的“通用型”器材，正因如此，目前正对多种器材正进行临床或临床前期评估。

本章将概述AF患者脑卒中风险；讨论LAA在AF相关性脑卒中中的作用；探讨与口服抗凝剂治疗相比较下，外科手术、心外膜/血管内LAA联合封堵术以及血管内LAA封堵术的治疗效果；简略介绍LAA封堵术联合电生理AF消融术。由于学习曲线非常陡峭，为避免并发症，实际操作注意事项也将在本章中一一论述。

## 16.1 心房颤动发生缺血性脑卒中的风险性

研究显示，除了糖尿病、高血压和年龄大这三项预测因子以外，既往有脑卒中和（或）短暂性脑缺血发作（transient ischemic attack，TIA）病史是AF患者脑卒中主要预测因子，相对危险度为2.5，

95%置信区间（confidence interval，CI）为 1.8～3.5[16]。现已建立多个评分系统评估 AF 患者脑卒中风险，其中临床应用最广的为 $CHADS_2$ 系统，它纳入了充血性心力衰竭（Congestive heart failure）、高血压（Hypertension）、年龄＞75 岁（Age＞75years）、糖尿病（Diabetes）和脑卒中（Stroke）等因素进行评分[17]，然后将这些预测因素制成 7 分制表（框表 16-1）。与 $CHADS_2$ 评分为 0 相比，$CHADS_2$ 评分≥1 的患者左心房或 LAA 更有可能存在血栓或泥沙样微血栓（3.9% *vs.* 0%；$P<0.01$），同时，$CHADS_2$ 评分越高，左心房自发性超声对比现象（spontaneous echocardiographic contrast，SEC）者也越多（评分为 0 者发生率 24%，4～6 分者发生率 83%；$P<0.01$）[18]。对于 AF 患者，肥胖也是左心房和 LAA 血栓形成危险因素。体重质量指数（body mass index，BMI）≥27.0kg/m² 的患者非阵发性房颤发病率更高（37% *vs.* 21%，$P<0.001$），对 $CHADS_2$ 评分≥1 者亦然（68% *vs.* 49%，$P<0.001$）[19]。RE-LY 试验在对比 AF 患者达比加群和华法林治疗效果时发现，$CHADS_2$ 评分偏高患者出血性脑卒中和死亡风险也明显增加[20]。美国胸科医师协会认为，AF 患者如果 $CHADS_2$ 评分为 0，无须药物干预[21]。

为纳入 AF 其他脑卒中危险因素，现已将 $CHADS_2$ 评分表予以修订。以 AF 欧洲心脏调查数据库数据为依据，现已制定出 10（0～9）分制 $CHA_2DS_2$-VASc 评分表[22]，评分标准参见框表 16-1。低风险患者 $CHA_2DS_2$-VASc 评分为 0，中等风险评分为 1，高风险者评分≥2。$CHA_2DS_2$-VASc 评分越高，每年血栓栓塞事件发生率越高：低风险组 0 事件/人年，卒中险组 0.46 事件/人年，而高风险组 1.71 事件/人年（$P<0.0001$）[23]。如果 $CHADS_2$ 评分介入 0 和 1 之间，则需要更加详细地评估脑卒中风险，欧洲心脏病协会推荐使用 $CHA_2DS_2$-VASc 评分系统[24]。群体研究显示，如果 $CHA_2DS_2$-VASc 评分为 0，则无论是否使用药物，脑卒中发生风险均无明显差别[25]。AF 患者脑卒中风险评分系统十分重要，它对选择药物或介入治疗具有重要指导作用。

**框 16-1**

**心房颤动患者脑卒中风险评估调查表**

**$CHADS_2$**
- 充血性心力衰竭：1 分
- 高血压：1 分
- 年龄＞75 岁：1 分
- 糖尿病：1 分
- 脑卒中和短暂性脑缺血发作病史：2 分

**$CHA_2DS_2$-VASc**
- 充血性心力衰竭或左心室射血分数≤40%：1 分
- 高血压：1 分
- 年龄≥75 岁：2 分
- 糖尿病：1 分
- 脑卒中/TIA/血栓栓塞症：2 分
- 血管疾病（心肌梗死、周围动脉病变或主动脉斑块）：1 分
- 年龄 65～74 岁：1 分
- 女性：1 分

TIA：短暂性脑缺血发作

除了合并症以外，内皮功能障碍和血小板激活也对 AF 脑卒中发挥作用。这些特征性病变互相关联，并可能与代谢综合征患者的肥胖、高血压、糖尿病等有关[26]。研究显示，与窦性心律患者相比，AF 患者血管性血友病因子（von Willebrand factor，vWF）血浆水平明显升高，而 vWF 蛋白酶、解聚素和含有血小板凝血酶敏感蛋白 I 型基序构件 13（ADAMTS13）的金属蛋白酶含量降低，而 vWF/ADAMTS13 比值与 LAA 血流速度呈负相关（$r=-0.345$，$P=0.002$）[27]。血浆可溶性 CD40 配体——一种血小板活化标志物——与 SEC 范围呈正相关（$r=0.377$，$P=0.02$），而可溶性 CD40 配体水平与华法林使用与否无关[28]。研究显示，相对于窦性心律（n＝34）而言，AF 患者（n＝17）可溶性 P-选择素和纤维蛋白 D-二聚体水平（两者分别为血小板激活时间延长和凝固性标志物）均明显升高[29]。因此，血管内皮功能障碍和血小板激活也是 AF 患者脑卒中深层次危险因素，尤其是在 LAA 植入封堵器后，更可能相互作用而促进血栓形成。

## 16.2 左心耳

### 解剖学相关事项

左心耳起源于胚胎左心房[30]，为一盲端结构，位于心脏表面前侧。LAA 正常解剖学变异如图 16-1 所示。尸检（n＝500）显示[31]，54%的 LAA 为 2 叶，另有 3 叶、1 叶和 4 叶者，分别占 23%、20%和 3%。除了多叶结构外，梳状肌形成的小梁结构，也会促进血栓形成[30]。为研究 LAA 主轴走向，叶数及

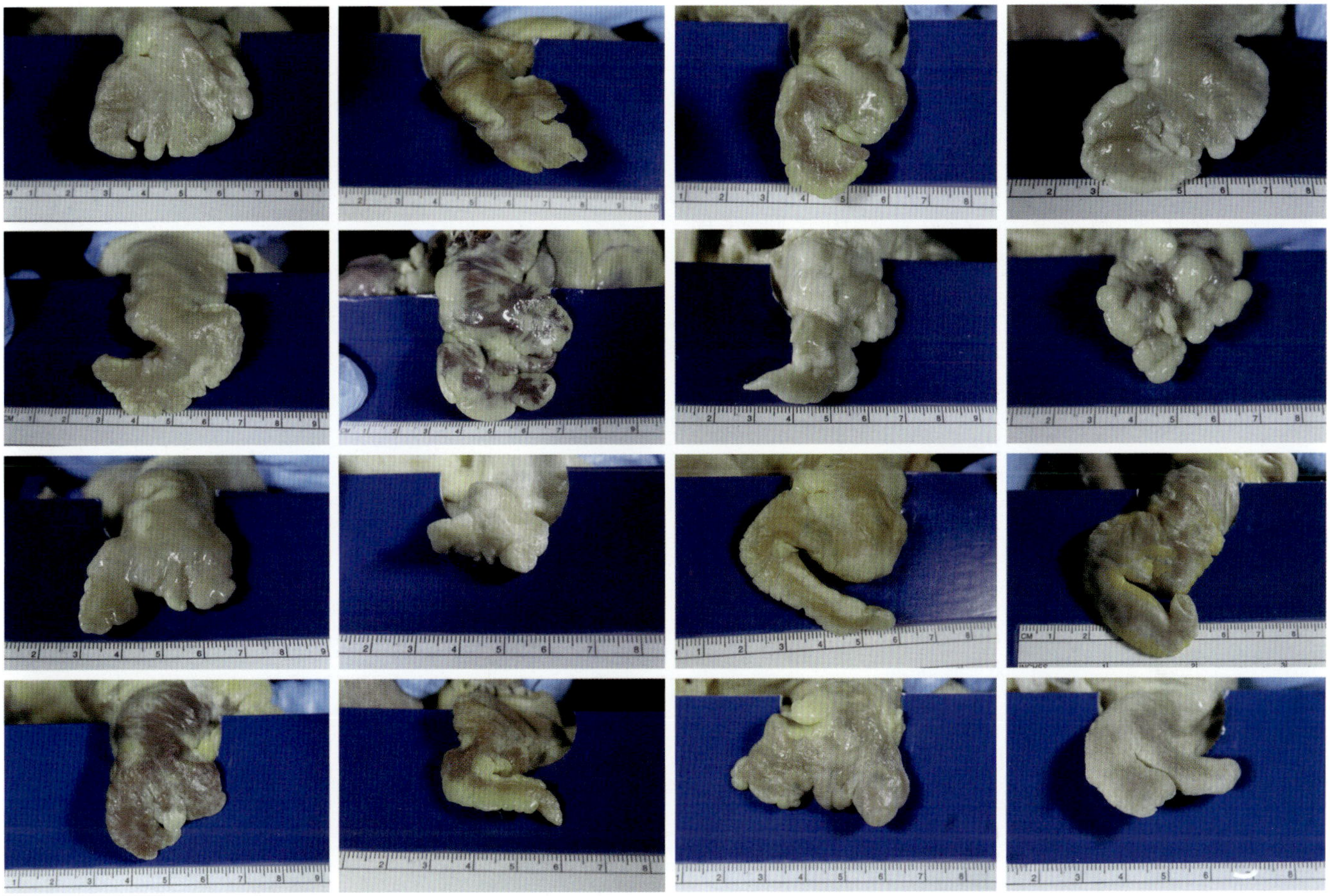

**图 16-1 左心耳正常解剖形态变异**

（图像由 Seattle Science Foundation，Seattle，Wash 惠赠）

其精细结构，有人曾对 220 例已知病史的死亡患者进行 LAA 铸模研究[15]，结果显示，92（42%）个 LAA 走行趋于“极端弯曲、极度螺旋”，仅有 16 个（7%）走行趋于平直。心耳分叶数目和精细结构数目与 LAA 容积和开口直径显著相关，AF 患者 LAA 容量和开口直径比生前为窦性心律者更大（均 $P<0.01$），而叶数更少（$P<0.05$）[15]。

LAA 开口呈椭圆形[15,31]，这会影响到封堵装置的设计[32]。左心耳开口直径和面积随着 AF 加重而逐步增加[33]。LAA 梳状肌可能会被二维（two-dimensional，2D）经食管超声心动图（transesophageal echocardiography，TEE）误诊为血栓[34]，它们也会妨碍 LAA 隔离或封堵术的顺利实施。实时三维（three-dimensional，3D）TEE 有助于区分梳状肌和血栓[35]，然而，2D 图像质量太差往往也会使实时 3D-TEE 难下定论。此外，相对于 3D-TEE，2D-TEE 往往低估 LAA 开口大小[33]，进而影响封堵器选择。

## 诊断相关事项

TEE 和计算机断层扫描造影（computed tomography angiography，CTA）均能对 AF 患者导致血栓形成增加的左心房和 LAA 解剖和功能特征进行有效评估[11]。TEE 出现 SEC 提示存在微血栓，而 AF 患者 SEC 增加[36]。SEC 最高值与 LAA 血流速度呈负相关[36-37]，患者存在 AF 和血栓时 LAA 流速比无血栓者更低（无血栓，32±21cm/s，有血栓 9±6cm/s；$P<0.001$）[36]。有脑卒中病史的 AF 患者 LAA 深度和颈部直径更大[38]。TEE 如见左心房容积指数［比值比（odds ratio，OR）=1.02；$P=0.018$］增加，以及左心室射血分数降低（OR=1.02，$P=0.05$），也预示 LAA 容易血栓形成。研究显示，经胸超声心动图（transthoracic echocardiography，TTE）测量的 LAA 壁运动速度（LAA wall velocity，LAWV）也可用于评估 AF 患者脑卒中复发风险[39]，TTE-LAWV<8.7cm/s 的患者脑血管事

件更容易反复发作（危险比 5.05；95%CI：2.25～11.36）[39]。总之，LAA 血流速度降低、内皮功能障碍、血小板激活和促凝状态交织在一起，造就了 LAA 血栓形成的理想环境。

CTA 已成为评估 LAA 形态的重要工具。有时由于造影剂充盈 LAA 时机不佳，可致图像质量不理想。CTA 可制作出色的 3D 图像，这有助于理解 LAA 相对于肺动脉的走向，心耳的叶数、形状和心耳本身的走向—向后、向外还是向前[40]。如欲植入 SentreHEART LARIAT CTA 装置（SentreHEART，Palo Alto，Calif.），术前必须行 CTA 检查。Wang 等根据 CTA 结果，按形态将 LAA 分为 4 类[41]：①风袋型（仅 1 个长主叶，占 46.7%）；②菜花型（长轴短，内部结构复杂；占 29.1%）；③鸡翅型（仅一个主叶，但走向弯曲，占 18.3%）；④仙人掌型（中央一个主叶，周围多个副叶；占 5.9%）。根据 CTA 结果，也可按照开口形状和 LAA 相对于左上肺静脉的位置进行分类[41]。在 AF 患者中，鸡翅型 LAA 发生脑卒中和 TIA 可能性低于其他类型（OR＝0.21，95% CI：0.05～0.91；*P*＝0.04）[42]。

## 左心耳封堵术适应证和患者选择

AF 患者防止脑卒中的主要药物一直是华法林。如前所述，许多患者不能耐受华法林，也容易受其他治疗药物或生活方式干扰。胃肠道大出血和出血性脑卒中是华法林和其他新型口服抗凝药的主要不良事件。业已制作两个口服抗凝剂出血风险量化表，即 $HEMORR_2HAGES$[43] 和 HAS-BLED[44] 量表，量表包含内容见框表 16-2。SPOR-TIF 临床试验在对比凝血酶直接抑制剂希美加群与华法林抗凝效果时发现，HAS-BLED 量表优于 $HEMORR_2HAGES$ 量表，表现为评分越高，大出血发生率逐步增加[45]。在被告知“预防脑卒中方面器材并不次于华法林”后，存在出血高风险的患者选择 LAA 封堵术也是自然而然的事[46]。

如上所述，$CHADS_2$ 和 $CHADS_2$-VASc 评分能为 AF 患者是否出现脑卒中提供重要信息，如考虑进行经心外膜或经血管途径 LAA 封堵术之类的介入治疗，也须使用该评分表。将脑卒中风险、介入操作风险、出血风险和生活质量等因素全面整合，进行有说服力的临床试验十分必要，只有这样才能把结果诠释清楚并切实应用于临床。

**框 16-2**

**口服抗凝剂治疗的心房颤动患者出血风险量化评估表**

**$HEMORR_2HAGES$[43]**

除非有其他标记，以下每项记 1 分：

- 肝或肾疾病（Hepatic or renal disease）
- 嗜酒（Ethanol abuse）
- 恶性病（Malignancy）
- 年老（年龄＞75 岁）（Older）
- 血小板减少或功能降低（Reduced platelet count or function）
- 再次出血风险（Rebleeding risk）：2 分
- 高血压（Hypertension）（未控制）
- 贫血（Anemia）
- 存在有出血倾向的遗传因素（Genetic factors associated with increased bleeding propensity）
- 极度跌倒风险（Excessive fall risk）
- 脑卒中（Stroke）

**HAS-BLED[44]**

除非有其他标记，以下每项记 1 分：

- 高血压（Hypertension）（未控制，收缩压＞160mmHg）
- 肾功能或肝功能不全（Abnormal renal or liver function）（每项 1 分，最多 2 分）
- 脑卒中（Stroke）
- 出血史或出血倾向（Bleeding history or predisposition）（贫血）
- INR 不稳定（Labile INR）（＜60%的时间在治疗范围）
- 老年人（Elderly）（年龄＞65 岁）
- 合并用药（抗血小板制剂、非甾体类消炎药）或嗜酒（Concomitant Drug use or ethanol abuse）：每项 1 分，最多 2 分

INR，国际标准化比值；NSAIDs，非甾体类消炎药

## 16.3 左心耳隔离方式

AF 患者虽然推荐采用抗凝治疗以降低脑卒中风险[7]，但如有禁忌证则需以其他治疗方法取而代之，LAA 隔离术即是选项之一。现已发掘三种 LAA 隔离方式：于冠状动脉旁路移植术（coronary artery bypass graft，CABG）或瓣膜置换术等外科开胸手术时附带行 LAA 隔离或切除术，通过结扎方式或者采用心外膜/血管内途径联合方式从心外膜堵闭 LAA，最后，现已研制出多种经血管内路径行 LAA 封堵术的装置，它们正在进行临床评估（图 16-2）。LAA 完全闭塞率差异巨大[47-48]；另外，围手术期不良事件发生率也与术者经验有关[49]。

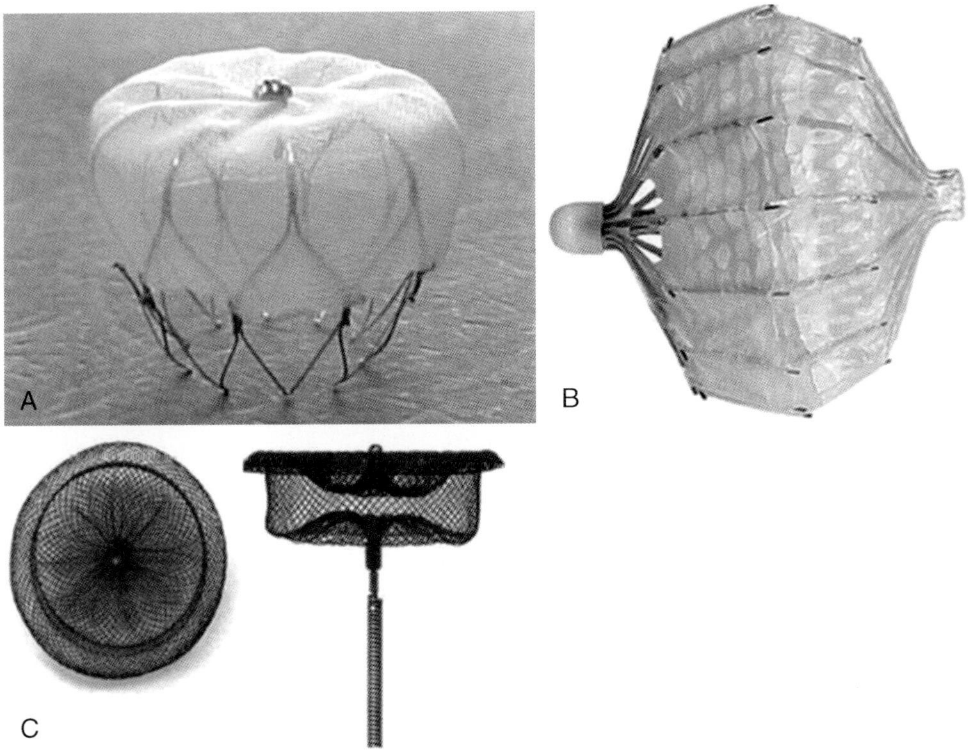


**图 16-2　本章所讨论的左心耳封堵器**

**A.** WATCHMAN 封堵器，**B.** PLAATO 封堵器，**C.** Amplatzer 心脏塞（引自 Sievert H，Lesh MD，Trepels T，et al：Percutaneous left atrial appendage transcatheter occlusion to prevent stroke in high-risk patients with atrial fibrillation：early clinical experience，Circulation 105（16）：1887-1889，2002.）

## 外科开胸路径

如果认为 AF 者脑卒中风险很高，并且需要进行 CABG 或二尖瓣手术，则可同时进行 LAA 外科结扎或切除术，但文献大多为回顾性病例研究和病例报告。

左心耳封堵术研究（LAAOS）[13] 是第一个关于 LAA 外科封闭术的单中心随机对照研究，研究对象为 CABG 患者，患者被分为采用夹闭或缝合方式关闭 LAA 组和对照组两组。共纳入患者 77 例，关闭组 52 例，对照组（非关闭组）25 例，仅 11 例（14％）既往有 AF 病史。关闭组中共有 44 例（85％）于术后 8 周行 TEE 检查。结果发现，29 例（66％）关闭成功，关闭成功率更高的是夹闭（72％）组而不是缝合（45％）组（$P=0.14$）。住院期间共出现 2 例血栓栓塞事件，均为关闭组患者，其中 1 例患者同时存在 AF、卵圆孔未闭和双侧颈动脉狭窄，于术中发生脑卒中；另 1 例于术后第 3 天出现 TIA。随访（13±7）月，关闭组和对照组均未再见脑卒中事件发生[13]。

曾有一项回顾性研究[50] 对 6 例女性 AF 患者的 LAA 关闭术结果进行了报道，所有患者均在二尖瓣或主动脉瓣外科手术同时采用连续缝合方式关闭 LAA，但术中未行 TEE 监测。术后随访 23 至 159 天，TEE 显示仅有 1 例 LAA 开口完全闭合，其他 5 例术后 LAA 均出现 SEC，其中 2 例甚至比术前更为严重。1 例 LAA 关闭不彻底患者尽管 INR 高达 5.9，但术后第 4 周即出现脑卒中[50]。作者认为，为确保 LAA 完全闭合，减少术后脑卒中发生风险，术中 TEE 监测必不可少。外科手术 LAA 关闭率差异巨大，自 17％至 93％不等，这是它无法广泛推广的主要原因[51]。需要注意的是，LAA 的解剖学开口与 TEE 描述的开口存在本质上的差别，不管使用哪种关闭方法，这种差别均可能造成不利影响[31]。外科手术时如果 TEE 显示开口不充分，会导致 LAA 闭合不完全，这样会继续形成血栓。

目前的主要问题是不完全关闭是否比不关闭更糟。常理而言，与完全开放相比，关闭不完全会导致 LAA 血流更慢，从而更有利于血栓形成。Kanderian 等[52] 曾对 137 例患者行外科 LAA 关闭术并进行回顾性研究。术后 TEE 随访（8±12）个月显示，LAA 切除术闭合成功率为 73％，采用缝合方式行 LAA 隔离术成功率仅 23％，而夹闭方式完全闭合率为 0％（$P<0.001$）。在 68 例采用缝合或夹闭方式隔离不成功的患者中，28 例（41％）LAA 内可见血栓形成。闭合完全和闭合不完全的患者术后卒中和 TIA 发生率分别为 11％和 15％（$P=0.61$）。上述结果表明，外科 LAA 关闭术可出现四种结果：①完全

关闭；②LAA 开放，即完全裂开，LAA 与左心房之间持续相通；③LAA 关闭伴残余血流：外表关闭，但 LAA 与左心房之间存在彩色血流束；④残余 LAA：LAA 呈囊袋状，长度＞1cm。作者认为，除非 TEE 检测已确认 LAA 完全闭合，否则术后不应中止抗凝治疗[52]。

## 经心外膜路径左心耳封闭术

经心外膜路径 LAA 封闭术仍在探索之中，某些装置已用于临床，封闭术可与外科开胸手术或经血管内操作技术同时进行。曾有 34 例 AF 患者于 CABG 或瓣膜置换术同时采用 AtriCure AtriClip 系统（Cincinnati，OH）（图 16-3）行 LAA 封闭术，3 个月后 TEE 检查显示所有患者均封闭成功[53]。经心外膜路径行 LAA 隔离术对 AF 患者可能还有其他益处。有一小型临床病例报告（n＝10）显示，患者进行肺静脉电隔离术和非体外循环 CABG 术的同时使用 AtriClip 系统，可使 100％的患者达到急性 LAA 电隔离的目的[54]。Aegis 系统（Aegis Medical Innovations，Inc，Vancouver，Canada）系一经皮操作装置，由一个带有集成电极的“抓捕”装置和一个具有中空缝合功能的结扎器组成，分别担任透视下 LAA 识别和结扎 LAA 基底部任务。曾有人用 6 只犬进行临床前期研究显示，5 只 LAA 结扎术成功，术后 2～3 个月尸体解剖显示，LAA 完全闭锁[55]。此外，有人曾采用经导管系统（Cardioblate；Medtronic，Minneapolis，Minn.）对 15 只犬进行 LAA 硅胶带结扎术，结果所有动物 LAA 均完全闭塞[56]。

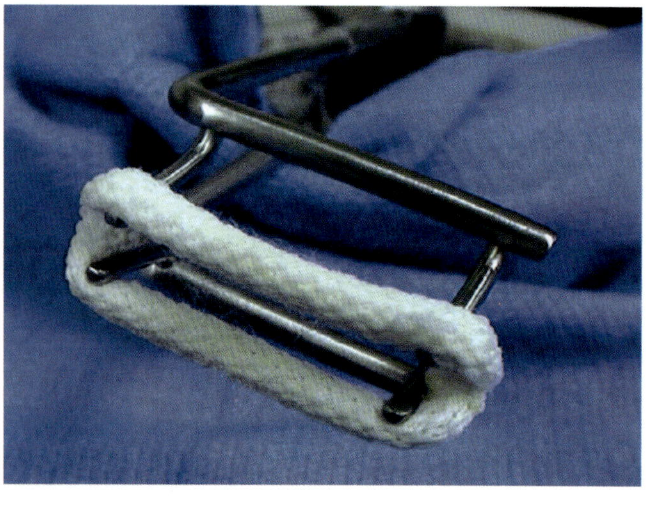

图 16-3　AtriClip 心外膜封闭系统

心外膜/血管内联合封闭术系统由两部分组成：①LARIAT 缝线释放装置；②磁头导丝和顶端带球囊的血管内导管。以 10 只犬进行初步试验显示[57]，5 只犬在充盈球囊确认 LAA 位置后再结扎，LAA 均完全关闭，另有 4 只未充盈球囊确认 LAA 位置，而是直接结扎，结果 3 只存在近心端残端（$P=0.05$）。另一研究将动物数量扩大至 26 只，所有犬 LAA 均完全关闭[58]，将其中 10 只犬分别于术后 7 天（n＝3），1 个月（n＝3），3 个月（n＝4）处死进行组织学检测显示，术后 7 天 LAA 完全闭锁，闭合处完全内皮化[58]。曾有一项小型非随机化临床试验对 SentreHEART 系统结扎 LAA 效果进行了探讨[59]，该研究共纳入 13 例患者，大部分（11/13，85％）同时行导管消融术，还有 2 例（15％）同时行二尖瓣置换术。11 例同时进行导管消融的患者，10 例 LAA 结扎成功，2 例行二尖瓣置换术的患者也做了 LAA 结扎。6 例患者术后 60 天随访接受了 TEE 检查，结果显示，4 例 LAA 完全封闭（67％），另有 2 例彩色多普勒检查显示存在＜2mm 的彩色血流束[59]。

一项大型单中心观察性研究报道了 SentreHEART 系统封堵 LAA 的有效性和操作安全性[60]。该研究共纳入 119 例患者，因计算机断层扫描示 LAA 位于肺动脉之后或直径＞40mm 而排除 16 例，因 TEE 检查发现 LAA 血栓或存在粘连而排出 14 例。最终，采用 LARIAT 缝线释放装置对 85 例患者实施 LAA 结扎术，LAA 完全闭合率达 96％，其余患者术后 1 年多普勒超声心动图随访示残余分流＜2mm。无封堵装置相关并发症。出现穿刺相关并发症 3 例。不良事件包括胸痛（24％）、心包炎（2.4％）、迟发性心包积液（1.2％）和迟发性血栓形成（1.2％）[60]。上述研究表明，使用 LARIAT 缝合装置行 LAA 结扎术可以有效隔离 LAA，穿刺部位并发症发生率也处在可以接受的低水平。然而，上述所有经心外膜路径 LAA 关闭术研究均未探讨这种手术能否长期降低 AF 患者脑卒中风险。

## 血管内路径

经导管 LAA 封堵术的优势在于，这种导管操作为介入治疗医师所熟悉，同时由于心脏处于充盈状态，TEE 可良好显示 LAA，而且在导管室便可直接评估封堵效果。自股静脉送入 12～14F 输送鞘，穿过房间隔，便可将封堵器释放。这种输送鞘专为便于 LAA 内操作而设计，但操纵导管进入 LAA 务必非常小心，以免心脏穿孔。封堵器形状见图 16-2。现有两种经导管 LAA 封堵器进行了大型前瞻性临床试验，分别为经皮 LAA 经导管封堵器（PLAATO；ev3，Plymouth，Minn；图 16-2B）和 WATCHMAN 封堵器（Atritech division of Boston Scientific，Plymouth，Minn.；图 16-2A）。前者为非随机临床试验[61]，而后者则以华法林为对照进行了随机试验[46]。Amplatzer 封堵器（AGA Medical，Golden Valley，Minn.；图 16-2C）临床已用于 LAA 封堵，目前正进行Ⅰ期研究器械豁免（IDE）随机试验，并已报道小样本（n=5）临床病例研究结果[62]。结果显示没有围手术期不良事件发生，术后 30 天 TEE 检测未见血液流入 LAA，封堵器的心房面未见血栓形成。

## 16.4 临床效果

PLAATO 系统是第一个专为 LAA 封堵设计的血管内装置，适用于对华法林有禁忌证的患者[63]。该封堵器采用镍钛合金制作，呈笼状，为自膨式，外用聚四氟乙烯覆盖（图 16-2B），在最宽处有三排锚钩以确保该装置固定于 LAA 内。PLAATO 初始试验和随后的长期随访评估结果详见表 16-1。首次使用 PLAATO 封堵器进行 LAA 封堵术共纳入 15 例患者，均获得成功，未见血栓形成和房间隔穿刺术后残余分流存在[63]。欧洲和北美关于 PLAATO 系统的前瞻性可行性研究报告发表于 2005 年[61]，试验共纳入 111 例患者，手术成功 108（97%）例，术后平均随访 9.8 月（90.7 人年）。5 例患者出现 7 项重大不良事件（MAE），包括脑卒中 2 例和心/脑源性死亡 4 例，另有 3 例患者出现 TIA。经过近 5 年的随访显示，脑卒中/TIA 年发生率为 3.8%，而 $CHADS_2$ 评分预计年发生率可达 6.6%[64]。某单中心研究曾对 73 例患者实施 LAA 封堵术，随访 2 年，未见脑卒中发生[65]。欧洲 PLAATO 研究[14]共纳入患者 180 例，140 例在术后 2 个月随访时进行了 TEE 检查，结果显示，126 例（90%）完全闭合。随访 129 人年，脑卒中发生率 2.3%，12 例患者出现 MAE（共 16 个，12.4%），8 个与手术有关。作者在讨论部分指出，选择 PLAATO 封堵器需比 LAA 开口处直径大 20%～50%，方能保证封堵器固定牢靠并完全封闭 LAA[14]。制造商没有追加后续试验，尽管 PLAATO 封堵器没有商业化，但上述研究表明，相较于历史数据，对于不适于药物抗栓治疗的患者而言，采用机械方法闭合 LAA 在预防血栓栓塞方面同样安全有效。此外，它为介入医师如何进行左心房和 LAA 介入操作提供了许多宝贵的实战经验。

**表 16-1**

**经皮导管左心耳封堵术（PLAATO）试验报告***

| | 第一作者（年份） | | | |
|---|---|---|---|---|
| | Ostermayer（2005）[61] | Park（2009）[65] | Block（2009）[64] | Bayard（2010）[14] |
| 患者数量/参与单位数量 | 111/14 | 73/1 | 64/10 | 180/18 |
| 年龄（岁） | 71±9 | 73±10 | 73（43～90） | 70±10 |
| 男性 | 66（59%） | 37（51%） | 39（61%） | 118（62%） |
| $CHADS_2$ 评分 | 2.5±1.3 | 2.5±1.4 | 2.6±1.3 | 3.1±0.8 |
| 经皮 LAA 封堵成功例数 | 108（97%） | 71（97%） | 61（94%） | 162（90%） |
| 随访时间 | 9.8 月（均数） | 2 年 | 5 年 | 9.6±6.9 月 |
| 脑卒中例数/脑卒中年发生率 | 2/2.2% | 0/0% | 8/3.8% | 3/2.3% |
| 不良事件： | | 1（1.4%） | 0（0%） | 2（1.1%） |
| 封堵器栓塞 | 0（0%） | 1（1.4%） | 0（0%） | 5（2.8%） |
| 心包积液 | 2（1.8%） | 0（0%） | 1（1.6%） | 6（3.7%） |
| 心包压塞 | 2（1.8%） | | | |

LAA：左心耳

* 数据以平均值±标准差或频率（%）表示

与PLAATO封堵器相比，WATCHMAN封堵器（图16-2A）在释放与回收方面有着明显的优势，它是一种自膨式、尾端开放型封堵器，采用镍钛记忆合金制作成笼状，上有锚钩作为固定装置。封堵器体部，尤其是左心房侧，采用能透水的聚四氟乙烯膜覆盖[66]。

PROTECT AF是一项前瞻性随机对照临床试验，用于评估WATCHMAN封堵器与华法林比较在预防血栓方面的优劣性[46]。纳入标准为非瓣膜性AF，$CHADS_2$评分≥1，无华法林治疗禁忌证，然后按2∶1比例随机分至干预组（封堵组）和对照组（华法林组，维持INR在2～3之间），最终408例接受封堵术，241例接受华法林治疗。主要复合疗效终点包括缺血性或出血性脑卒中，心血管或不明原因死亡和体循环栓塞，主要复合安全性终点包括出血过多和手术相关并发症等。

PROTECT AF试验结果见表16-2。意向性治疗（intention-to-treat，ITT）分析纳入所有随机分组患者（封堵组463例，对照组244例），而按照研究草案，治疗成功组包括封堵术后可以停用华法林治疗（N＝389）和一开始就接受华法林治疗的对照组患者（n＝241）。根据研究方案，封堵术后45天，408患者中有349例（86％）可停用华法林，而术后6个月时增至92％，385例中有355例停用华法林。ITT分析显示两组之间在复合主要疗效终点方面无显著差异［率比（RR）＝0.62，95％可信区间（CrI）＝0.35～1.25］；然而，复合主要安全性RR为1.69（95％CrI 1.01～3.19），并不利于封堵组。出现这种结果的原因是，封堵组出现心包积液22例（4.8％），空气栓塞4例（0.9％）和封堵器栓塞3例（0.6％），这些事件大多发生于围手术期或封堵术后不久。符合方案集分析显示，封堵组无论复合主要疗效终点还是安全性终点均优于对照组（有效性RR＝0.4，95％CrI 0.19～0.91；安全性RR＝0.35，95％CrI 0.15～0.80），而且对照组大出血和出血性脑卒中发病率明显高于封堵组，分别为4.1％和2.5％，封堵组为3.5％和0.2％。对照组只有66％的时间INR在治疗范围2～3之间[46]，其他研究也显示华法林存在这种问题[67]。

PROTECT AF试验结果还需要结合其纳入人群进行考虑[46]。在两组患者中，$CHADS_2$评分为1的患者均占较大比例，封堵组有157例（34％），对照组为66例（27％），这些均属于低风险人群，采用抗凝或抗血小板治疗即可，而且封堵组许多不良事件发生于试验初期，这表明封堵术存在明显的学习曲线。后续注册研究，即PROTECT AF后续（CAP）研究，采用非随机方式对患者实施WATCHMAN封堵术并进行追踪。将PROTECT AF和CAP研究进行安全性比较显示，CAP研究手术操作时间显著缩短［（62±34）min *vs.*（50±21）min；$P<0.001$］，在术后7天之内发生的与手术和封堵器有关的安全事件方面，CAP的发生率为3.7％，明显低于PROTECT AF的7.7％（$P=0.007$），此外，CAP研究严重心包积液发生率为2.2％，也明显低于PROTECT AF的5.0％（$P=0.019$）[49]。

第二个随机临床试验，称之为AF患者WATCHMAN LAA封堵器治疗与华法林长期治疗前瞻性随机化对比研究（PREVAIL；clinicaltrials.gov NCT01182441），在写本文时正进行数据分析。PREVAIL试验设计类似于PROTECT AF，对纳入和排除标准进行了更改。患者$CHADS_2$评分为1，除非同时符合以下标准中的一条，否则不能纳入PREVAIL

**表16-2**

**PROTECT AF试验结果***[46]

| | 封堵组 | 对照组 | 风险比（封堵/对照） |
|---|---|---|---|
| **意向性治疗分析（封堵组463例，对照组244例）** | | | |
| 有效性主要复合终点 | 3.0（1.9～4.5） | 4.9（2.8～7.1） | 0.62（0.35～1.25） |
| 安全性主要复合终点 | 7.4（5.5～9.7） | 4.4（2.5～6.7） | 1.69（1.01～3.19） |
| **符合方案集分析（封堵组389例，对照组241例）** | | | |
| 有效性主要复合终点 | 1.9（1.0～3.2） | 4.6（2.6～6.8） | 0.40（0.19～0.91） |
| 安全性主要复合终点 | 1.5（0.7～2.8） | 4.4（2.5～6.7） | 0.35（0.15～0.80） |

* 数据以100人年的比率形式表示，括号内为95％可信区间；终点的定义见正文。

试验：①年龄≥75 岁的女性；②左心室射血分数在 30%～34.9%之间；③年龄在 65～74 岁之间，患有糖尿病或冠心病；④年龄>65 岁且有充血性心力衰竭病史。

Amplatzer 封堵器封堵 LAA 仅见于非随机化试验。首次研究用的是超范围使用的卵圆孔未闭和房间隔缺损封堵器[68]，对 16 例 AF 患者进行了 LAA 封堵，随访 5 人年除 1 例发生封堵器栓塞外，其他 LAA 均完全闭塞。另一研究[69]使用的是 Amplatzer 心脏塞（图 16-2C），对 2 例 AF 患者实施封堵术，术后 1 个月均未见不良事件发生。曾有研究对 86 例具有中—高度脑卒中风险（$CHADS_2$ 评分 2.6±1.2）的患者实施 LAA Amplatzer 心脏塞封堵术[47]，手术总体并发症发生率很低（5.7%）。对 69 例患者随访 25.9 人年显示，没有脑卒中或周围血管血栓栓塞症发生，而且其中 67 例 LAA 完全闭塞。该封堵器目前已启动Ⅰ期临床试验（NCTO1118299），但在撰写本稿时结果尚未发表。

经血管内 LAA 封堵与外科结扎手术一样，关闭不全反而增加血栓栓塞风险[52]。PROTECT AF 的随访方案是，术后 45 天，6 个月和 12 个月复查 TEE，检查封堵器周围是否存在残余漏[46]。如术后 45 天残余漏小于 5mm，患者停用华法林，但继续服用氯吡格雷 6 个月并长期服用阿司匹林。对 PROTECT AF 试验中植入 WATCHMAN 封堵器的患者进行长期随访显示，封堵器周围残余漏发生率随时间推移而下降，TEE 和彩色多普勒检查显示，术后 45 天残余漏发生率达 40.9%，而术后 12 个月仅为 32.1%（$P<0.001$）[48]。这些患者不管是否继续采用抗凝治疗，封堵器周围漏与临床不良事件（即脑卒中，周围血管栓塞和死亡等）无关（$P=0.857$）[48]，因此，存在封堵器周围漏危险性并不相应增加。

## 16.5 操作注意事项

### SENTREHEART 系统

#### 术前准备

术前需进行 3D CTA 检查以评估心脏解剖结构，并确定心包穿刺路径。CTA 有助于明确 LAA 形状和大小，如其宽度大于 40mm，SENTREHEART 系统将难以越过 LAA 体部去结扎其峡部或开口。CTA 也提供有关 LAA 走向信息，从而告知你需要怎样操作导引鞘才会向外向前，并直接对准 LAA 末端和开口。最后，CTA 还有助于术者确定将血管内导丝置于 LAA 何处抓捕时方向最佳。

术前需进行 TEE 检查观察是否存在血栓、心包增厚和心包积液等，LAA 存在血栓是手术禁忌证，TEE 还能确定 LAA 有几叶。与诸如 WATCHMAN 这些经血管释放封堵器不同，对 LARIAT 而言，许多心脏内结构特征并不十分重要，除非存在血块，TEE 很容易发现，并且远比 CTA 敏感。术中使用 TEE 也有助于了解梳状肌范围和 LAA 开口方向。出现在真性耳部近端的梳状肌可能是持续血栓形成的发源地，并进而成为脑卒中的危险因素。术后需进行 TEE 检查，确定结扎是否成功。

#### 操作过程

大多数医院之所以采用全身麻醉，是因为 TEE 探头需放置较长时间。如临床条件允许，患者术前应停止抗凝治疗，并使用抗生素预防感染。消毒、铺巾之后，第一步便是穿刺心包腔。用 Pajunk 穿刺针（Pajunk Medical Systems，Norcross，Ga.）以“干抽”方式穿刺心包腔，推注造影剂确认穿刺针进入心包腔后送入 0.035 英寸导丝，然后沿该导丝或硬度更大的导丝送入 SofTIP 指引导管（SentreHEART）并将其固定于心包腔内。此时应行 TEE 检查，确认导管并未压迫右心室或出现心包积液。如心包积液已经发生，应沿鞘管送入猪尾导管进行引流，或另行心包穿刺进行引流。

第二步便是采用常规房间隔穿刺法获取进入左心房的通路，应穿刺卵圆窝中央或略偏上、偏后位置。LAA 开口位于卵圆窝之前，只有导管直接指向 LAA 才能获得最佳进入途径。小心操作猪尾导管，使之进入 LAA，或将导丝直接送入 LAA 后再交换猪尾导管，然后进行左心房造影。上述操作也可直接用房间隔穿刺完成。

进入左心房之后，将 0.025 英寸 FindrWIRE（SentreHEART）导丝顶端制作一个 2～3cm 小弯，然后用倒插方式插入导管内，在透视下将二者一起送至 LAA 顶部。在 TEE 监测下，球囊近端标识应恰好位于冠状窦或回旋支远端。FindrWIRE 导丝应在 LAA 远端顶部，以位于前叶更佳。将心包导引套管内送入的 0.035 英寸导丝送向血管内放置的 FindrWIRE导丝处，然后在透视下通过导丝顶端磁性晶体相互吸引进行端-端连接。

两根导丝连接之后，沿0.035英寸导丝置入LARIAT并将其送向LAA，打开圈套器继续前送使之越过LAA。LARIAT远端套环应对准EndoCATH球囊（SentreHEART）近端标识。球囊用造影剂以生理盐水50∶50比例充盈，采用TEE确定LAA起始部与心外膜表面，然后将LARIAT圈套器完全闭合。通过TEE和左心房造影确定圈套器位置是否正确，如果位置不恰当，重新打开圈套器并重新定位，最后，抽空球囊。

将0.025英寸的FindrWIRE导丝撤至球囊顶端，此时应抓紧心外膜导丝，使之无法前移，然后将EndoCATH和FindrWIRE从LAA作为一个整体一起撤出。一旦认为位置满意，释放LARIAT缝合装置并将其拉紧，直到遇到阻力为止，最后分别用张力缝合器和TenSURE装置（SentreHEART）将其加固。

术后使用彩色双功能（Duplex）TEE观察闭合是否严密，并进行右前斜位30°（RAO）±头位10°和左前斜位30°左心房造影进一步证实。如LAA被完全隔离，切断红色缝线释放拉环，并在圈套器完全张开状态下将其从LAA上方移除，然后将LARIAT和FindrWIRE从引导套管完全撤出，剩下的线头用遥控缝线剪SureCUT（SentreHEART）切除。

### 术后护理

术后护理主要是处理心包穿刺处问题。通常不会从输送鞘引流出任何液体，TEE检查也不会出现积液。如心包腔穿刺处非常“干净”，在导管室即可将输送鞘移除，为防万一，也可在康复病区移除。如有积液存在迹象，或因疏忽进入右心室，应在心包腔留置猪尾导管引流一整晚，一旦积液没有再次增加迹象，即可将导管移除。

术后疼痛比较常见，可能系由对心包组织的刺激引起。常规处理给予止痛药，通常使用非甾体抗炎药。疼痛常常难以忍受，故应积极处理。有些术者采用直接将利多卡因注入心包腔方式止痛，但是，这种处理是否有益并未严格探讨。

每周一次电话随访非常重要，需询问患者是否有胸痛和呼吸困难，以及呼吸状态有无改变。已有迟发性血胸的病例报道，这也许系早期没有被发现所致，出现血胸这种情况可能与早期心包穿刺经验不足有关。

虽然没有指定严格的TEE随访方案，但强烈推荐术后90天进行该项检查。

## WATCHMAN封堵器

### 术前准备

撰写本稿时，WATCHMAN封堵器尚处于测试之中，故患者是否适于WATCHMAN封堵仍以PREVAIL试验纳入标准进行判定。除非患者是≥75岁女性，术前左心室射血分数在30%～35%之间，或者年龄≥65岁而患有糖尿病、冠状动脉疾病或充血性心力衰竭，否则 $CHADS_2$ 评分应≥2方可。与LARIAT不同，是否植入WATCHMAN封堵器只要采用TEE评估LAA即可。在解剖学方面的排除标准包括存在高风险的卵圆孔未闭、曾行瓣膜植入术、二尖瓣狭窄、主动脉弓或降主动脉存在活动的粥样硬化斑块等。

### 操作过程

常规房间隔穿刺不仅能提供进入LAA开口的最佳方向，而且还能将WATCHMAN封堵器输送鞘管（delivery catheter，DC）置于术者最终所需LAA分叶中。无论直接使用Amplatz超硬导丝或使用多功能导管，一旦房间隔穿刺成功，需将超硬导丝置于左上肺静脉作为轨道。然后，插入双弯或单弯WATCHMAN DC（图16-4）并将其固定于左心房内，移除Amplatz超硬导丝，通过DC将6F猪尾导管送至LAA。在大多数情况下，逆时针或向前旋转猪尾导管和（或）DC即可使猪尾导管进入LAA。进入之后，推注造影剂观察LAA形态。管球最佳角度为右前斜30°+向足30°，该角度与TEE 135°切面图像一致。单纯右前斜与TEE 45°或90°图像一致，而右前斜加头的投照位与TEE 0°图像一致。

猪尾导管处于理想位置并提供最佳通路后，即可通过猪尾导管将DC置入LAA远端。所谓最佳通路，是指将猪尾导管置于LAA分叶后WATCHMAN封堵器正好指向LAA开口方向，并且长度足以容纳封堵器。此时，应再次造影确认DC所在位置并确保DC没有贴靠LAA壁。术中应持续TEE监测，以便导管定位并重新测量LAA大小。非常重要

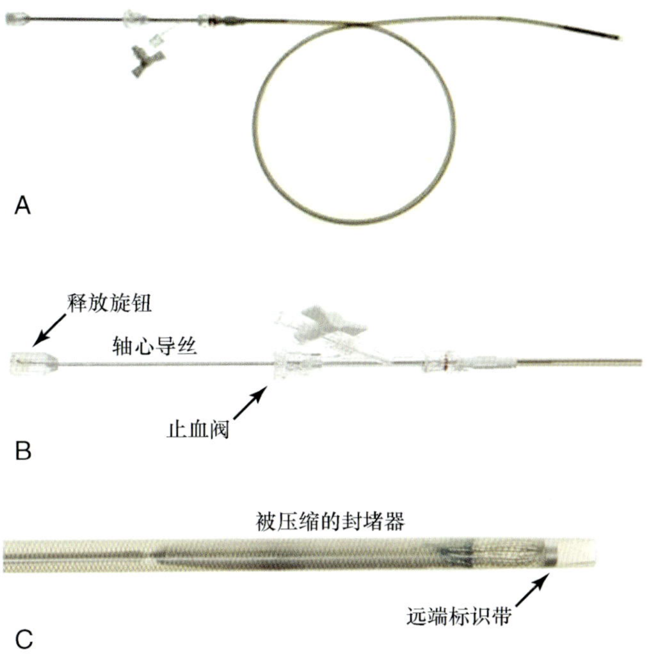


**图 16-4　WATCHMAN 封堵器输送鞘管**

**A.** WATCHMAN 释放导管。**B.** 导管近端。**C.** 导管远端，可见压缩的封堵器和标识带。

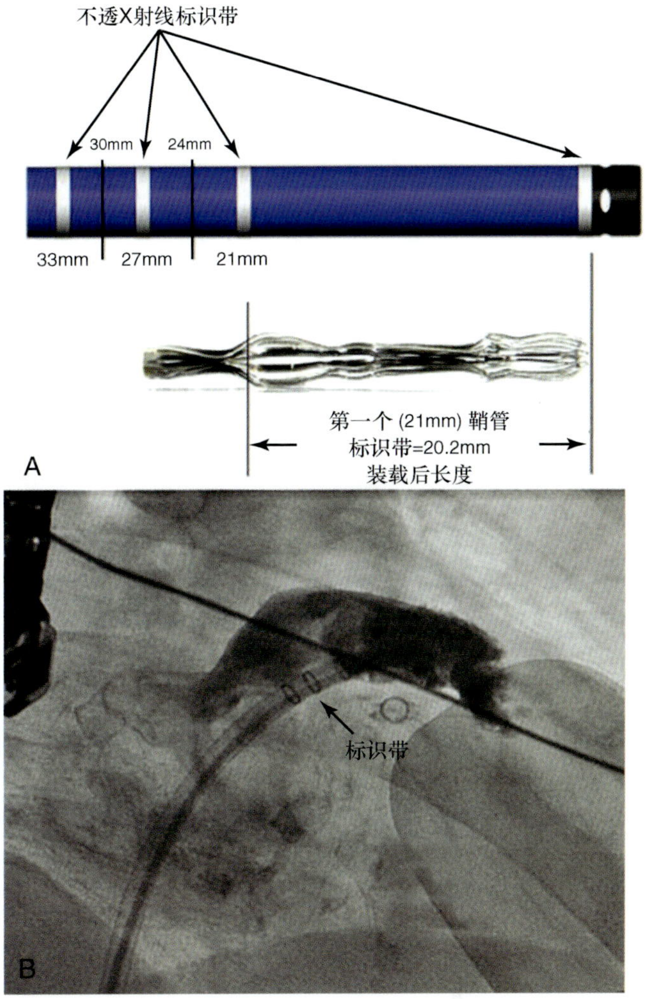


**图 16-5　A.** WATCHMAN 释放导管上不透 X 射线标识带与封堵器大小关系。**B.** 释放导管标识位于左心耳开口处的造影图

的是，患者术中应充分补液，方可测量 LAA 真实大小。通过 DC 上的标记带可以确认各种装置近端位于何处，因此非常关键的一点便是植入封堵器之前确定这是何种封堵器，并且弄清楚此种封堵器标记带是应位于 LAA 开口处还是靠近 LAA 开口（图 16-5）。

封堵器应比 LAA 开口最大直径大 2～4mm（表 16-3）。WATCHMAN 封堵器有 21、24、27、30 和 33mm 等型号可供选择，如 LAA 最大开口直径为 26mm，应选择型号为 30mm 的封堵器。选好相应封堵器并准备妥当后，移出 6F 猪尾导管，固定 DC 并将相应的定位标记带置于开口处。透视下小心插入输送系统，输送系统远端标识带与 DC 远端标识带对齐后停止前送，固定输送系统，回撤穿刺鞘（图 16-6），使之卡在输送导管（AS/DC 组件；图 16-7）之上。在展开封堵器之前，需确定 DC 顶端所在位置（图 16-8）。

在 LAA 内将封堵器缓慢推出鞘外进行释放，此时需紧握释放旋钮使其静止不动，然后缓慢回撤 AS/DC 组件将封堵器全部展开。在保持释放杆与封堵器连接情况下，将 AS/DC 组件撤离封堵器数厘米，使封堵器与 LAA 贴合（图 16-9）。WATCHMAN 封堵器应满足以下全部释放标准方可释放，简称为 PASS：

**表 16-3**

**WATCHMAN 封堵器大小选择表**

| 左心耳开口最大直径（mm） | 封堵器大小（mm）（伸展径） |
|---|---|
| 17～19 | 21 |
| 20～22 | 24 |
| 23～25 | 27 |
| 26～28 | 30 |
| 29～31 | 33 |

1. 位置（Position）　封堵器最大直径所在平面应恰好位于 LAA 开口处或略靠远心端，并且横跨整个 LAA，这可通过 TEE 和透视证实。

2. 固定（Anchor）或稳定性（Stability）　将

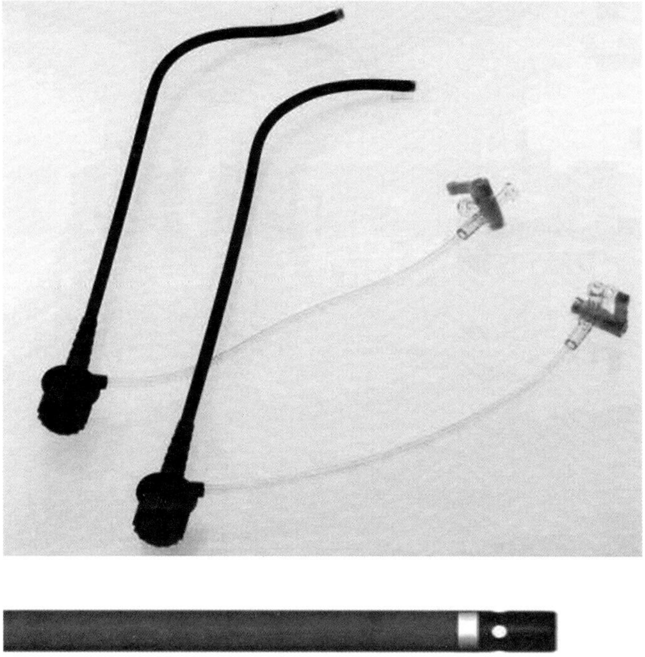

图 16-6　WATCHMAN 单弯（右下）和双弯（左上）穿刺鞘管，下为远端标识带详图

AS/DC 组件撤离封堵器数几厘米，然后轻轻回拉后，再松开释放旋钮，封堵器应与左心耳同步移动，这也可通过 TEE 和透视证实。

3. 大小（Size）　TEE 所测封堵器最大平面直径，应为原始直径的 80%～92%。

4. 密封（Seal）　TEE 显示所有 LAA 分叶均在封堵器远心端并被密封。

如果无法满足上述释放标准，可以随时收回封堵器。如封堵器偏远，没有覆盖所有 LAA 分叶，可以部分收回并重新释放；如果封堵器太近，则需全部收回，然后将 DC 重新定位并更换封堵器重新实施封堵术。如果术者认为封堵器位置理想，并且符合封堵器释放标准，则可逆时针旋转释放旋钮 3～5 圈释放封堵器。

## 术后护理

术后应采用标准护理程序，防止穿刺部位出血。术后继续使用华法林，维持 INR 在 2.0～3.0 之间，同时每天服用阿司匹林 81mg，治疗至少 45 天。术后 45 天应再次行 TEE 检查，观察封堵器位置。此时是否停用华法林取决于医生的判断，如停用华法林，应给予氯吡格雷 75mg/d，同时服用阿司匹林（剂量同前）6 个月，此后长期服用阿司匹林。封堵器植入术后 6 个月内应预防感染性心内膜炎，但 6 个月之后是否仍需预防取决于医生的判断。

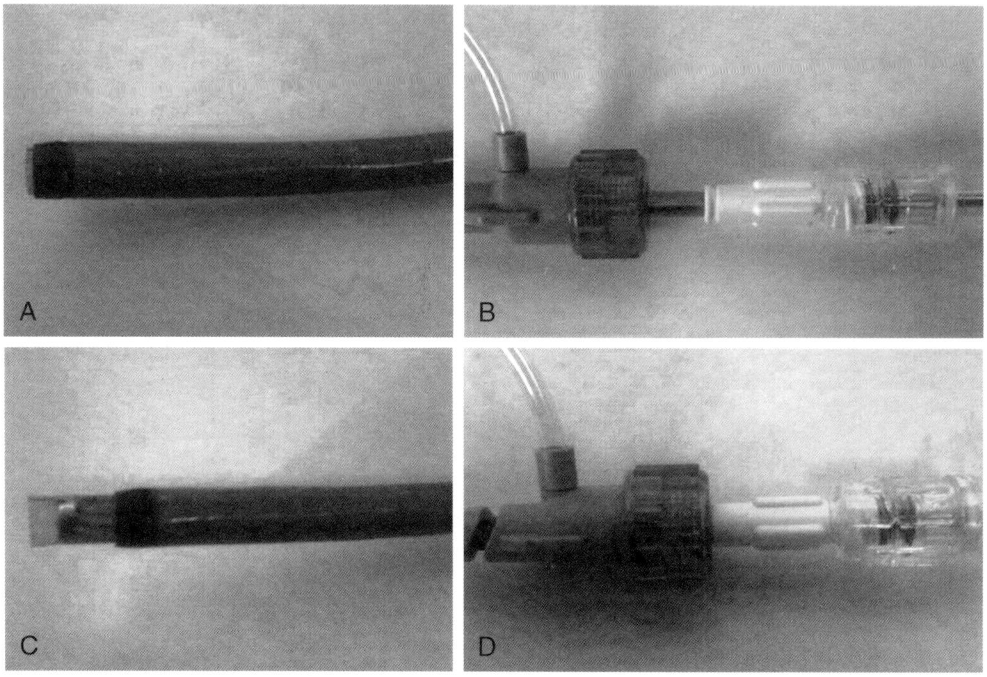


**图 16-7　WATCHMAN 装载鞘/释放鞘管（AS/DC）组合系统**

**A** 和 **B**. 将 AS/DC 送入左心耳（LAA）后其远端和近端图像。非常重要的是，为避免 LAA 穿孔，术者下一步应该回拉鞘管而不是往前送导管，AS/DC 远端和近端应如 **C** 和 **D** 所示才对

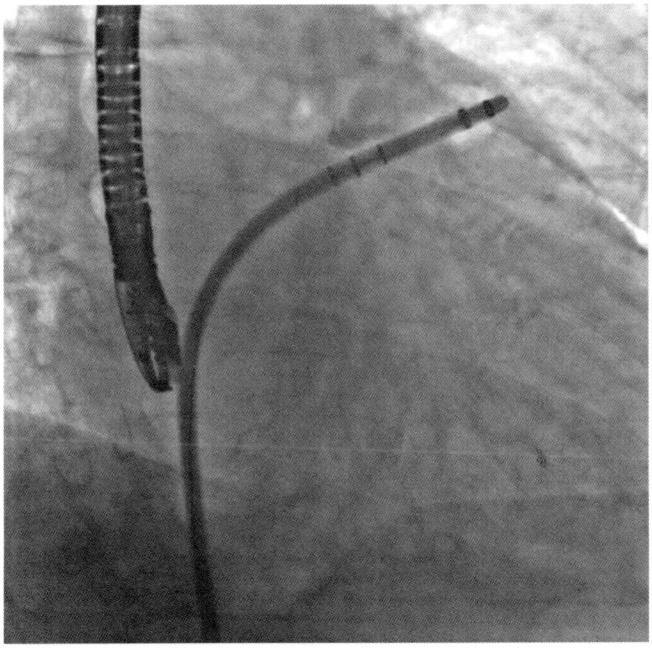

图 16-8 透视证实 AS/DC 输送组件位于左心耳开口处

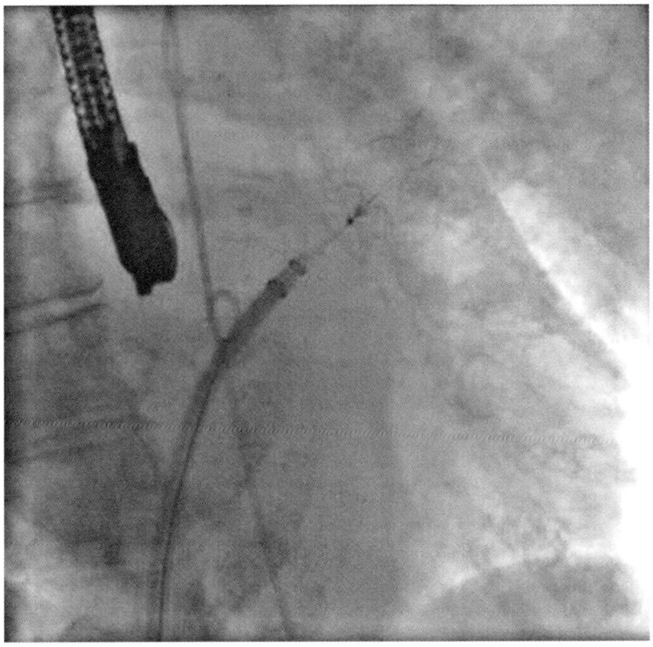

图 16-9 在左心耳内打开 WATCHMAN 封堵器（尚未释放）

## 16.6 并发症预防

PROTECT AF 试验显示存在三个主要并发症，分别是①心包积液（6.5%），②术中脑卒中（1.1%，主要是空气栓塞），③封堵器脱落栓塞（0.6%）[46]。在 CAP 试验中这些并发症明显减少[49]，提示该操作存在学习曲线。为确保封堵器位置正确，防止刺破 LAA 远端，术中 TEE 持续监测不可或缺。导管需用生理盐水彻底冲洗，以免出现空气栓塞。最后，释放封堵器之前，需严格审查是否符合释放标准。

在一项有关随机化试验中，尽管其初衷并非测试 SentreHEART 系统是否可用于 LAA 封堵术，有 1 例（9%）患者出现心包积血，但量小于 50ml；另有 1 例漏斗胸患者，由于凹陷胸骨的压迫，需通过胸腔镜取出圈套器[59]。如术前采用 3D-CTA 对胸部纵隔进行全面检查，诸如此类的并发症即可避免。

## 16.7 总结

无论采用外科手术、经心外膜还是经血管内途径实施 LAA 闭合术，均可降低 AF 患者脑卒中风险。PROTECT AF 研究显示，经血管内 LAA 封堵术预防脑卒中效果不亚于华法林治疗。然而，如欲避免诸如心包积液等围手术期不良事件发生，务必对操作者进行充分培训。目前正在进行相关临床试验进一步改良封堵器设计，改进操作方法，从而最终认定，在降低非瓣膜病性 AF 患者脑卒中风险方面，LAA 封堵术是否可取代抗凝治疗。

## 参考文献


1. Wolf PA, Abbott RD, Kannel WB: Atrial fibrillation as an independent risk factor for stroke: the Framingham Study, *Stroke* 22(8): 983–988, 1991.
2. Miyasaka Y, Barnes ME, Gersh BJ, et al: Secular trends in incidence of atrial fibrillation in Olmsted County, Minnesota, 1980 to 2000, and implications on the projections for future prevalence, *Circulation* 114(2):119–125, 2006.
3. Risk factors for stroke and efficacy of antithrombotic therapy in atrial fibrillation: analysis of pooled data from five randomized controlled trials, *Arch Intern Med* 154(13):1449–1457, 1994.
4. Benjamin EJ, Wolf PA, D'Agostino RB, et al: Impact of atrial fibrillation on the risk of death: the Framingham Heart Study, *Circulation* 98(10):946–952, 1998.
5. Smith EE, Shobha N, Dai D, et al: Risk score for in-hospital ischemic stroke mortality derived and validated within the Get With the Guidelines-Stroke Program, *Circulation* 122(15):1496–1504, 2010.
6. Petrea RE, Beiser AS, Seshadri S, et al: Gender differences in stroke incidence and poststroke disability in the Framingham heart study, *Stroke* 40(4):1032–1037, 2009.
7. Fuster V, Ryden LE, Cannom DS, et al: ACC/AHA/ESC 2006 guidelines for the management of patients with atrial fibrillation—executive summary: a report of the American College of Cardiology/American Heart Association Task Force on Practice Guidelines and the European Society of Cardiology Committee for Practice Guidelines (Writing Committee to Revise the 2001 Guidelines for the Management of

Patients With Atrial Fibrillation), *J Am Coll Cardiol* 48(4):854–906, 2006.
8. Holbrook AM, Pereira JA, Labiris R, et al: Systematic overview of warfarin and its drug and food interactions, *Arch Intern Med* 165(10):1095–1106, 2005.
9. Eikelboom JW, Wallentin L, Connolly SJ, et al: Risk of bleeding with 2 doses of dabigatran compared with warfarin in older and younger patients with atrial fibrillation: an analysis of the randomized evaluation of long-term anticoagulant therapy (RE-LY) trial, *Circulation* 123(21):2363–2372, 2011.
10. Walenga JM, Adiguzel C: Drug and dietary interactions of the new and emerging oral anticoagulants, *Int J Clin Pract* 64(7):956–967, 2010.
11. Thambidorai SK, Murray RD, Parakh K, et al: Utility of transesophageal echocardiography in identification of thrombogenic milieu in patients with atrial fibrillation (an ACUTE ancillary study), *Am J Cardiol* 96(7):935–941, 2005.
12. Wang YL, Li XB, Quan X, et al: Focal atrial tachycardia originating from the left atrial appendage: electrocardiographic and electrophysiologic characterization and long-term outcomes of radiofrequency ablation, *J Cardiovasc Electrophysiol* 18(5):459–464, 2007.
13. Healey JS, Crystal E, Lamy A, et al: Left atrial appendage occlusion study (LAAOS): results of a randomized controlled pilot study of left atrial appendage occlusion during coronary bypass surgery in patients at risk for stroke, *Am Heart J* 150(2):288–293, 2005.
14. Bayard YL, Omran H, Neuzil P, et al: PLAATO (percutaneous left atrial appendage transcatheter occlusion) for prevention of cardioembolic stroke in nonanticoagulation eligible atrial fibrillation patients: results from the European PLAATO study, *EuroIntervention* 6(2):220–226, 2010.
15. Ernst G, Stollberger C, Abzieher F, et al: Morphology of the left atrial appendage, *Anat Rec* 242(4):553–561, 1995.
16. Hart RG, Pearce LA, Albers GW, et al: Independent predictors of stroke in patients with atrial fibrillation: a systematic review, *Neurology* 69(6):546–554, Aug 7 2007.
17. Gage BF, Waterman AD, Shannon W, et al: Validation of clinical classification schemes for predicting stroke: results from the National Registry of Atrial Fibrillation, JAMA 285(22):2864–2870, 2001.
18. Puwanant S, Varr BC, Shrestha K, et al: Role of the $CHADS_2$ score in the evaluation of thromboembolic risk in patients with atrial fibrillation undergoing transesophageal echocardiography before pulmonary vein isolation, *J Am Coll Cardiol* 54(22):2032–2039, 54 2009.
19. Tang RB, Liu XH, Kalifa J, et al: Body mass index and risk of left atrial thrombus in patients with atrial fibrillation, *Am J Cardiol* 104(12):1699–1703, 2009.
20. Oldgren J, Alings M, Darius H, et al: Risks for stroke, bleeding, and death in patients with atrial fibrillation receiving dabigatran or warfarin in relation to the $CHADS_2$ score: a subgroup analysis of the RE-LY trial, *Ann Intern Med* 155(10):660–667, Nov 15 2011. W204.
21. You JJ, Singer DE, Howard PA, et al: Antithrombotic therapy for atrial fibrillation: Antithrombotic Therapy and Prevention of Thrombosis, 9th ed: American College of Chest Physicians evidence-based clinical practice guidelines, *Chest* 141(2 Suppl):e531S–575S, 2012.
22. Lip GY, Nieuwlaat R, Pisters R, et al: Refining clinical risk stratification for predicting stroke and thromboembolism in atrial fibrillation using a novel risk factor-based approach: the euro heart survey on atrial fibrillation, *Chest* 137(2):263–272, 2010.
23. Lip GY, Frison L, Halperin JL, et al: Identifying patients at high risk for stroke despite anticoagulation: a comparison of contemporary stroke risk stratification schemes in an anticoagulated atrial fibrillation cohort, *Stroke* 41(12):2731–2738, 2010.
24. Camm AJ, Kirchhof P, Lip GY, et al: Guidelines for the management of atrial fibrillation: the Task Force for the Management of Atrial Fibrillation of the European Society of Cardiology (ESC), *Eur Heart J* 31(19):2369–2429, 2010.
25. Taillandier S, Olesen JB, Clementy N, et al: Prognosis in patients with atrial fibrillation and $CHA_2DS_2$-VASc Score = 0 in a community-based cohort study, *J Cardiovasc Electrophysiol* 23(7):708-713, 2012.
26. Vaidya D, Szklo M, Cushman M, et al: Association of endothelial and oxidative stress with metabolic syndrome and subclinical atherosclerosis: multiethnic study of atherosclerosis, *Eur J Clin Nutr* 65(7):818–825, 2011.
27. Uemura T, Kaikita K, Yamabe H, et al: Changes in plasma von Willebrand factor and ADAMTS13 levels associated with left atrial remodeling in atrial fibrillation, *Thromb Res* 124(1):28–32, 2009.
28. Duygu H, Barisik V, Kurt H, et al: Prognostic value of plasma soluble CD40 ligand in patients with chronic nonvalvular atrial fibrillation, *Europace* 10:210–214, 2008.
29. Alberti S, Angeloni G, Tamburrelli C, et al: Platelet-leukocyte mixed conjugates in patients with atrial fibrillation, *Platelets* 20(4): 235–241, Jun 2009.
30. Al-Saady NM, Obel OA, Camm AJ: Left atrial appendage: structure, function, and role in thromboembolism, *Heart* 82(5):547–554, 1999.
31. Veinot JP, Harrity PJ, Gentile F, et al: Anatomy of the normal left atrial appendage: a quantitative study of age-related changes in 500 autopsy hearts: implications for echocardiographic examination, *Circulation* 96(9):3112–3115, 1997.
32. Su P, McCarthy KP, Ho SY: Occluding the left atrial appendage: anatomical considerations, *Heart* 94(9):1166–1170, 2008.
33. Nucifora G, Faletra FF, Regoli F, et al: Evaluation of the left atrial appendage with real-time 3-dimensional transesophageal echocardiography: implications for catheter-based left atrial appendage closure, *Circ Cardiovasc Imaging* 4(5):514–523, 2011.
34. Willens HJ, Qin JX, Keith K, et al: Diagnosis of a bilobed left atrial appendage and pectinate muscles mimicking thrombi on real-time 3-dimensional transesophageal echocardiography, *J Ultrasound Med* 29(6):975–980, Jun 2010.
35. Marek D, Vindis D, Kocianova E: Real time 3-dimensional transesophageal echocardiography is more specific than 2-dimensional TEE in the assessment of left atrial appendage thrombosis, *Biomed Pap Med Fac Univ Palacky Olomouc Czech Repub* 157:22–26, 2013.
36. Fatkin D, Kelly RP, Feneley MP: Relations between left atrial appendage blood flow velocity, spontaneous echocardiographic contrast and thromboembolic risk in vivo, *J Am Coll Cardiol* 23(4): 961–969, 23 1994.
37. Handke M, Harloff A, Hetzel A, et al: Left atrial appendage flow velocity as a quantitative surrogate parameter for thromboembolic risk: determinants and relationship to spontaneous echocontrast and thrombus formation: a transesophageal echocardiographic study in 500 patients with cerebral ischemia, *J Am Soc Echocardiogr* 18(12):1366–1372, 2005.
38. Beinart R, Heist EK, Newell JB, et al: Left atrial appendage dimensions predict the risk of stroke/TIA in patients with atrial fibrillation, *J Cardiovasc Electrophysiol* 22(1):10–15, 2011.
39. Tamura H, Watanabe T, Nishiyama S, et al: Prognostic value of low left atrial appendage wall velocity in patients with ischemic stroke and atrial fibrillation, *J Am Soc Echocardiogr* 25(5):576–583, 2012.
40. Abbara S, Mundo-Sagardia JA, Hoffmann U, et al: Cardiac CT assessment of left atrial accessory appendages and diverticula, *AJR Am J Roentgenol* 193(3):807–812, 2009.
41. Wang Y, Di Biase L, Horton RP, et al: Left atrial appendage studied by computed tomography to help planning for appendage closure device placement, *J Cardiovasc Electrophysiol* 21(9):973–982, 2010.
42. Di Biase L, Santangeli P, Anselmino M, et al: Does the left atrial appendage morphology correlate with the risk of stroke in patients with atrial fibrillation? Results from a multicenter study, *J Am Coll Cardiol* 60(6):531–538, 2012.
43. Gage BF, Yan Y, Milligan PE, et al: Clinical classification schemes for predicting hemorrhage: results from the National Registry of Atrial Fibrillation (NRAF), *Am Heart J* 151(3):713–719, 2006.
44. Pisters R, Lane DA, Nieuwlaat R, et al: A novel user-friendly score (HAS-BLED) to assess 1-year risk of major bleeding in patients with atrial fibrillation: the Euro Heart Survey, *Chest* 138(5):1093–1100, 2010.
45. Lip GY, Frison L, Halperin JL, et al: Comparative validation of a novel risk score for predicting bleeding risk in anticoagulated patients with atrial fibrillation: the HAS-BLED (hypertension, abnormal renal/liver function, stroke, bleeding history or predisposition, labile INR, elderly, drugs/alcohol concomitantly) score, *J Am Coll Cardiol* 57(2):173–180, 2011.
46. Holmes DR, Reddy VY, Turi ZG, et al: Percutaneous closure of the left atrial appendage versus warfarin therapy for prevention of stroke in patients with atrial fibrillation: a randomised noninferiority trial, *Lancet* 374(9689):534–542, 2009.
47. Guerios EE, Schmid M, Gloekler S, et al: Left atrial appendage closure with the Amplatzer cardiac plug in patients with atrial fibrillation, *Arq Bras Cardiol* 98(6):528–536, 2012.
48. Viles-Gonzalez JF, Kar S, Douglas P, et al: The clinical impact of incomplete left atrial appendage closure with the WATCHMAN de-

vice in patients with atrial fibrillation: a PROTECT AF (percutaneous closure of the left atrial appendage versus warfarin therapy for prevention of stroke in patients with atrial fibrillation) substudy, *J Am Coll Cardiol* 59(10):923–929, 2012.
49. Reddy VY, Holmes D, Doshi SK, et al: Safety of percutaneous left atrial appendage closure: results from the WATCHMAN Left Atrial Appendage System for Embolic Protection in Patients with AF (PROTECT AF) clinical trial and the Continued Access Registry, *Circulation* 123(4):417–424, 2011.
50. Schneider B, Stollberger C, Sievers HH: Surgical closure of the left atrial appendage: a beneficial procedure? *Cardiology* 104(3): 127–132, 2005.
51. Dawson AG, Asopa S, Dunning J: Should patients undergoing cardiac surgery with atrial fibrillation have left atrial appendage exclusion? *Interact Cardiovasc Thorac Surg* 10(2):306–311, 2010.
52. Kanderian AS, Gillinov AM, Pettersson GB, et al: Success of surgical left atrial appendage closure: assessment by transesophageal echocardiography, *J Am Coll Cardiol* 52(11):924–929, 2008.
53. Salzberg SP, Plass A, Emmert MY, et al: Left atrial appendage clip occlusion: early clinical results, *J Thorac Cardiovasc Surg* 139(5): 1269–1274, 2010.
54. Starck CT, Steffel J, Emmert MY, et al: Epicardial left atrial appendage clip occlusion also provides the electrical isolation of the left atrial appendage, *Interact Cardiovasc Thorac Surg* 15(3):416–418, 2012.
55. Bruce CJ, Stanton CM, Asirvatham SJ, et al: Percutaneous epicardial left atrial appendage closure: intermediate-term results, *J Cardiovasc Electrophysiol* 22(1):64–70, 2011.
56. McCarthy PM, Lee R, Foley JL, et al: Occlusion of canine atrial appendage using an expandable silicone band, *J Thorac Cardiovasc Surg* 140(4):885–889, 2010.
57. Singh SM, Dukkipati SR, d'Avila A, et al: Percutaneous left atrial appendage closure with an epicardial suture ligation approach: a prospective randomized preclinical feasibility study, *Heart Rhythm* 7(3):370–376, 2010.
58. Lee RJ, Bartus K, Yakubov SJ: Catheter-based left atrial appendage (LAA) ligation for the prevention of embolic events arising from the LAA: initial experience in a canine model, *Circ Cardiovasc Interv* 3(3):224–229, 2010.
59. Bartus K, Bednarek J, Myc J, et al: Feasibility of closed-chest ligation of the left atrial appendage in humans, *Heart Rhythm* 8(2): 188–193, 2011.
60. Bartus K, Han FT, Bednarek J, et al: Percutaneous left atrial appendage suture ligation using the LARIAT device in patients with atrial fibrillation: initial clinical experience, *J Am Coll Cardiol* 62(2): 108–118, 2013.
61. Ostermayer SH, Reisman M, Kramer PH, et al: Percutaneous left atrial appendage transcatheter occlusion (PLAATO system) to prevent stroke in high-risk patients with nonrheumatic atrial fibrillation: results from the international multicenter feasibility trials, *J Am Coll Cardiol* 46(1):9–14, 2005.
62. Montenegro MJ, Quintella EF, Damonte A, et al: Percutaneous occlusion of left atrial appendage with the Amplatzer cardiac plug in atrial fibrillation, *Arq Bras Cardiol* 98(2):143–150, 2012.
63. Sievert H, Lesh MD, Trepels T, et al: Percutaneous left atrial appendage transcatheter occlusion to prevent stroke in high-risk patients with atrial fibrillation: early clinical experience, *Circulation* 105(16):1887–1889, 2002.
64. Block PC, Burstein S, Casale PN, et al: Percutaneous left atrial appendage occlusion for patients in atrial fibrillation suboptimal for warfarin therapy: 5-year results of the PLAATO (percutaneous left atrial appendage transcatheter occlusion) study, *JACC Cardiovasc Interv* 2(7):594–600, 2009.
65. Park JW, Leithauser B, Gerk U, et al: Percutaneous left atrial appendage transcatheter occlusion (PLAATO) for stroke prevention in atrial fibrillation: 2-year outcomes, *J Invasive Cardiol* 21(9):446–450, 2009.
66. Sick PB, Schuler G, Hauptmann KE, et al: Initial worldwide experience with the WATCHMAN left atrial appendage system for stroke prevention in atrial fibrillation, *J Am Coll Cardiol* 49(13):1490–1495, 2007.
67. Hankey GJ: Replacing aspirin and warfarin for secondary stroke prevention: is it worth the costs? *Curr Opin Neurol* 23(1):65–72, Feb 2010.
68. Meier B, Palacios I, Windecker S, et al: Transcatheter left atrial appendage occlusion with Amplatzer devices to obviate anticoagulation in patients with atrial fibrillation, *Catheter Cardiovasc Interv* 60(3):417–422, 2003.
69. Rodes-Cabau J, Champagne J, Bernier M: Transcatheter closure of the left atrial appendage: initial experience with the Amplatzer cardiac plug device, *Catheter Cardiovasc Interv* 76(2):186–192, 2010.

# 第十七章

# 先天性、获得性和心肌梗死后室间隔缺损封堵术

# Chapter 17 Percutaneous Closure of Congenital, Acquired, and Postinfarction Ventricular Septal Defects

NOA HOLOSHITZ・QI-LING CAO・ZIYAD M. HIJAZI 著

崔春生 译 张端珍 校

室间隔缺损（ventricular septal defects，VSDs）是常见先天性心脏病，约占所有先天性心脏病的25%，新生儿发生率为（3～3.5）‰[1]。先天性VSD通常在儿童期自动闭合或者得以矫治，但也有部分患者直至成年方被发现。如早期未被发现，成年后会有杂音，引起细菌性心内膜炎，或者因肺动脉高压而出现发绀和运动耐力下降。在成人，VSD也可继发于心肌梗死（myocardial infarction，MI）——心外科手术并发症，或胸部创伤，但后者非常罕见。非儿科的医生可能会对VSD分类和命名感到困惑，为尽量简单化，本章将采用最通用命名法。按照缺损位置，VSD分类法见图17-1。

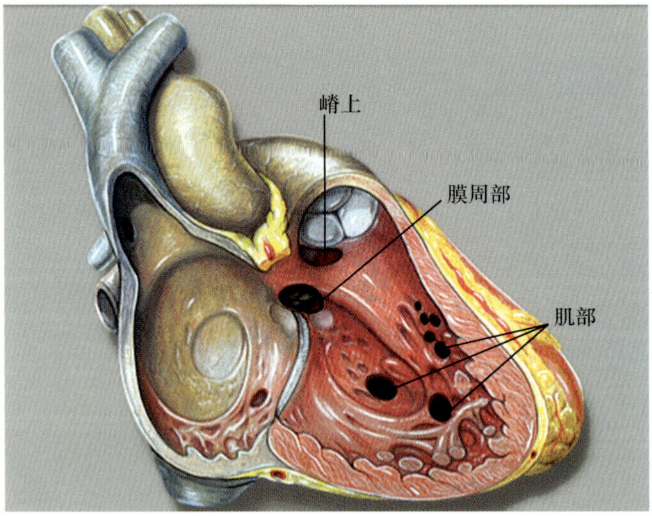


**图 17-1** 常见室间隔缺损位置

膜周部VSD约占所有先天性VSD的75%，缺损位于室间隔上部中央靠近主动脉瓣和肺动脉瓣处。第二个最常见类型是肌部VSD，缺损位于肌部室间隔内，约占所有先天性VSD的10%。尽管可出现在肌部间隔任何地方，但多数位于肌部间隔中央。前间隔肌部VSD常为多发，且似“瑞士奶酪”状[2]。小型VSD通常是指直径小于主动脉根部1/3的缺损，有时也称之为Henri-Louis Roger缺损。由于缺损很小，几乎不产生左向右分流，因此，即使不能自动闭合，也没有必要采用外科或介入方式使之闭合。其他少见类型如嵴上型（主动脉瓣下或肺动脉瓣下型）和流入道型VSD不能行介入治疗，故不在本章讨论。

与先天性VSD相比，获得性VSD非常少见。由于大多数先天性VSD已于儿童期确诊，因此在成人新诊断的VSD中，获得性缺损反而占很大比例。在业已发表文献中，样本量最大的成人VSD封堵术为28例，其中61%为未手术的先天性VSD，18%为手术后补片边缘残余漏，21%是后天获得性缺损（包括医源性和继发于创伤所致）[3]。该研究并未将MI后VSD纳入，而是在几年前进行了另行报道。实际上，在该人群中尚有18例MI后VSD也曾行介入治疗[4]。

进入再灌注治疗时代后，MI后室间隔穿孔已很少见。全球使用链激酶和组织型纤溶酶原激活物治疗冠状动脉堵塞（GUSTO-I）临床试验显示，急性MI患者接受溶栓治疗后，室间隔穿孔发生率仅0.2%～0.34%[5]。这些患者通常是急性发病并可出现心源性休克。如不治疗，发病后一周之内病死率可达50%[6]，药物治疗的最终死亡率接近100%[7]。对于此类患者，在出现低排量所致不可逆器官衰竭之前虑及此病并尽早明确诊断非常关键。经导管关闭缺损虽然可行，但困难重重，这将在后面章节讨论。

医源性VSD非常罕见，可见于外科主动脉瓣和二尖瓣置换术后[8]，这种缺损常位于膜部间隔且无血流动力学意义。然而，由于再次手术非常复杂，并发症发生率和手术死亡率均较首次手术明显增加，如果存在关闭缺损适应证，通常介入治疗更为可取。有一种医源性VSD称为左室右房通道，即所谓的Gerbode缺损[9]。这种缺损很少是先天性，据报道，二尖瓣和主动脉瓣手术，以及继发于感染性心内膜炎和胸部外伤均可引起[10]。既往这种病变均需行外科手术，但如果是外科术后的Gerbode缺损，再次手术难度太大，而经皮封堵更为安全。也曾有肥厚性梗阻性心肌病外科切除肥厚心肌后出现VSD，并采用介入方式成功将其关闭的案例报道[11-12]。与之相似，VSD外科补片修补术后也可出现残余分流，无论修补部位在何处，残余分流发生率均在5%～25%之间，具体发生率取决于缺损类型[13]。术后残余分流可位于膜周部、肌部和心尖部，如果残余分流存在血流动力学意义，则需要关闭。经皮封堵术为这种患者提供了一种安全的解决方法，即可关闭缺损，又可避免因再次开胸手术而使手术并发症发生率和死亡率增加。

## 17.1 室间隔缺损闭合术历史

长期以来，外科手术一直是VSD治疗的金标准。尽管外科手术技术日趋进步，VSD手术总是存在较高的并发症发生率和死亡率[14-15]，多发缺损和需再次手术者尤其如此。

首例VSD封堵术始于1987年[16]，使用的是Rashkind双面伞封堵器。这种封堵器由不锈钢做成，框架为六角形，共有两个盘面，内充聚氨酯泡沫[17]，设计初衷为封堵动脉导管未闭和房间隔缺损（atrial septal defect，ASD），而该作者率先尝试将这种封堵器用于封堵MI后VSD和先天性VSD。他们先将导丝送入左心室，使其穿过VSD进入右心室，然后自静脉送入输送鞘释放封堵器。当时共对3例先天性VSD患者实施手术，结果1例死亡，1例至今仍有明显左向右分流；仅1例完全闭合，该患者44岁，原缺损为5mm。此后，多项研究显示，这种封堵器虽然能减少左向右分流，但总体成功率和闭合效果并不令人满意[18]。

也曾有人使用其他类型封堵器，如纽扣形封堵器，但完全闭合率更低而且操作时间更长[19]。Bard Clamshell封堵器最初为封堵ASD设计，也曾试用于VSD封堵，后来制造商（Nitinol Medical Technologies，Boston，Mass.）将其重新设计，并命名为CardioSEAL封堵器。美国注册研究显示，这种封堵器堵闭效果良好，对55例患者行封堵术，成功率达92%，而不良事件发生率仅8%[20]。虽然后来美国食品药品管理局（FDA）批准该封堵器用于外科手术存在高风险的肌部VSD患者，然而，制造商却破产了。

Amplatzer肌部VSD封堵器（St. Jude Medical，Plymouth，Minn.）是最常见的VSD封堵器（图17-2）。1999年，他们先以犬为模型进行实验[21]，随后这种封堵器很快就用于人类[22]。封堵器采用镍钛金属丝编制而成，为双盘面结构，展开后具有自膨胀性。金属丝直径0.003～0.005英寸，两个盘面由一直径7mm圆柱形短腰连接，腰部直径与VSD直径相对应。目前，Amplatzer肌部VSD封堵器型号自4mm到18mm，以2mm递增。左、右心室盘面直径比腰部大8mm，但腰部直径为4mm的封堵器，其盘面直径为9mm。两个盘面和腰部均有聚酯纤维填充，并

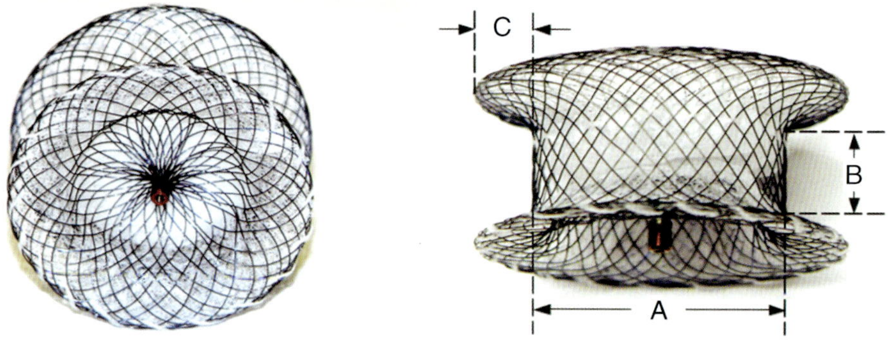


**图 17-2 2 型 Amplatzer 肌部室间隔缺损封堵器**

A. 为封堵器直径，B. 为腰部长度（肌部封堵器为 7mm，心肌梗死后穿孔封堵器为 10mm），C. 为边缘长度（肌部封堵器 4mm，心肌梗死后穿孔封堵器为 5mm）

用聚酯线将填充物缝于金属丝上。就封堵结果来说，这种封堵器前景看好。美国注册研究显示，此种封堵器植入成功率达 90%，植入后 1 年 VSD 完全闭合率达 92%[23-24]。目前，该封堵器已获美国 FDA 批准，可用于外科手术风险高的肌部 VSD 患者。

用于 MI 后的 Amplatzer VSD 封堵器腰部直径为 16 到 24mm，也是 2mm 为最小递增长度。与普通肌部 VSD 封堵器在设计上大同小异，但为与成人室间隔厚度相匹配，其腰部加长至 10mm，另外左、右两侧盘面直径相等，均比腰部直径大 10mm。之所以在标准 VSD 封堵器上加大盘面直径是为了覆盖更多脆弱的室间隔组织，从而避免封堵器移位和脱落。在美国，只有通过 FDA 进行人道主义器械豁免（HDE）后，它方可用于紧急情况或者慈善捐助。

老一代 Amplatzer 膜部封堵器采用非对称设计，两个盘面相互偏移，腰部直径自 4 至 18mm 不等，为方便精准选择，采用 1mm 递增方式制作。然而，由于这种封堵器可引起完全性房室传导阻滞，临床试验时便被迫中止使用。欧洲注册研究显示其完全性房室传导阻滞发生率为 5%[25]，某些中心甚至高达 22%[26]。目前，第二代 Amplatzer 膜部封堵器（图 17-3）正在美国以外的国家进行临床试验，此种全新设计有望减少对心脏传导系统的影响，降低传导阻滞发生率。为适应左心室流出道（left ventricular outflow tract，LVOT）形态并提供稳定性，新型封堵器左心室盘面设计为椭圆形并向外凹陷；为降低封堵器的硬度，镍钛金属丝明显变细，腰部长度由既往的 1.5mm 增至 3mm；为达到快速封堵的目的，两个盘面内均缝合了聚酯纤维片。目前该封堵器有 9 种腰部尺寸，从 4mm 至 10mm 以 1mm 递增，外加 12mm 和 14mm 两种[27]。

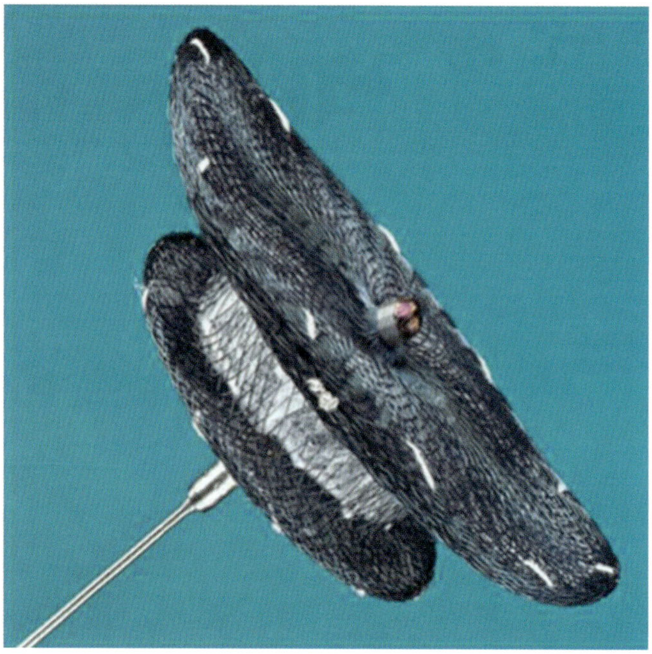

**图 17-3 Amplatzer 新型膜部室间隔缺损封堵器**

有两种形态：①偏心型：上缘长 1mm，下缘长 2mm；②同心圆型（如图所示）：上下缘均为 3mm。有 9 种型号：自 4mm 至 10mm，依次以 1mm 递增，加上 12mm 和 14mm 两种型号

## 17.2 适应证

VSD 封堵术指南见框 17-1。2008 年美国心脏病学会（ACC）/美国心脏协会（AHA）成人先天性心脏病指南对经皮 VSD 封堵术推荐级别为Ⅱb[1]，意见如下：

肌部 VSD 可以考虑实施经皮封堵术，尤其是缺损远离三尖瓣和主动脉、有明显左心室扩张或者肺动脉高压时（证据水平：C）。

外科术后残余分流，外伤性缺损和外科主动脉瓣

**框 17-1**

**室间隔缺损闭合术指南**[1]

Ⅰ级

1. 应由经过培训并且有 CHD 专业知识的外科医师实施 VSD 堵闭手术（证据水平：C）
2. 肺/体循环血流量比值（Qp/Qs）≥2 并且存在 LV 容量负荷增加证据，应当关闭 VSD（证据水平：B）
3. 患者有感染性心内膜炎病史，应当关闭 VSD（证据水平：C）

Ⅱa 级

1. 存在单纯左向右分流且 Qp/Qs≥1.5，PA 压力≤体循环压力的 2/3，PVR≤体循环阻力的 2/3，关闭 VSD 具有合理性（证据水平：B）
2. 存在单纯左向右分流且 Qp/Qs≥1.5，同时存在 LV 收缩或舒张性心力衰竭，关闭 VSD 具有合理性（证据水平：B）

Ⅱb 级

肌部 VSD 应考虑封堵术治疗，尤其是 VSD 远离三尖瓣和主动脉瓣，伴严重左侧心腔增大或 PAH（证据水平：C）

Ⅲ级

合并严重不可逆 PAH，不推荐关闭 VSD（证据水平：B）

CHD：先天性心脏病；LV：左心室；PA：肺动脉；PVR：肺血管阻力；PAH：肺动脉高压；VSD：室间隔缺损

置换术后医源性 VSD 更具有封堵术适应证。由于大多数存在血流动力学意义的缺损均在儿童时期便被确诊和治疗，对成人仍以具有显著分流作为关闭缺损的适应证意义不大。实际上，随着年龄的增长，即使是小分流也可引起左心室扩张和心力衰竭症状，因此对于成人 VSD 而言，无论是介入治疗还是外科手术，其最常见适应证就是左心功能不全[3,28]。

## 17.3 操作方法

### 术前评估

术前对缺损和分流量进行准确评估非常重要，超声心动图测量缺损大小、数目与位置对术前制订操作方案至为关键。胸骨旁长轴切面是显示膜部缺损的最佳切面；短轴切面紧靠主动脉瓣下水平，可见缺损位于 10 点钟位置，在主动脉瓣右冠状窦之下并靠近三尖瓣隔叶处。观察肌部缺损的最佳切面为左心室短轴切面或心尖四腔心切面（图 17-4 和 17-5）。为保证以经导管方式顺利将缺损关闭，术前充分评估是关键。

### 设备和操作路径

经皮 VSD 封堵术通常在导管室全身麻醉状态下进行，最好使用双平面血管造影仪，也可使用单管球 X 线透视仪，在局部麻醉镇静后进行。术中常需使用超声心动图监测，经食管超声、心腔内超声和经

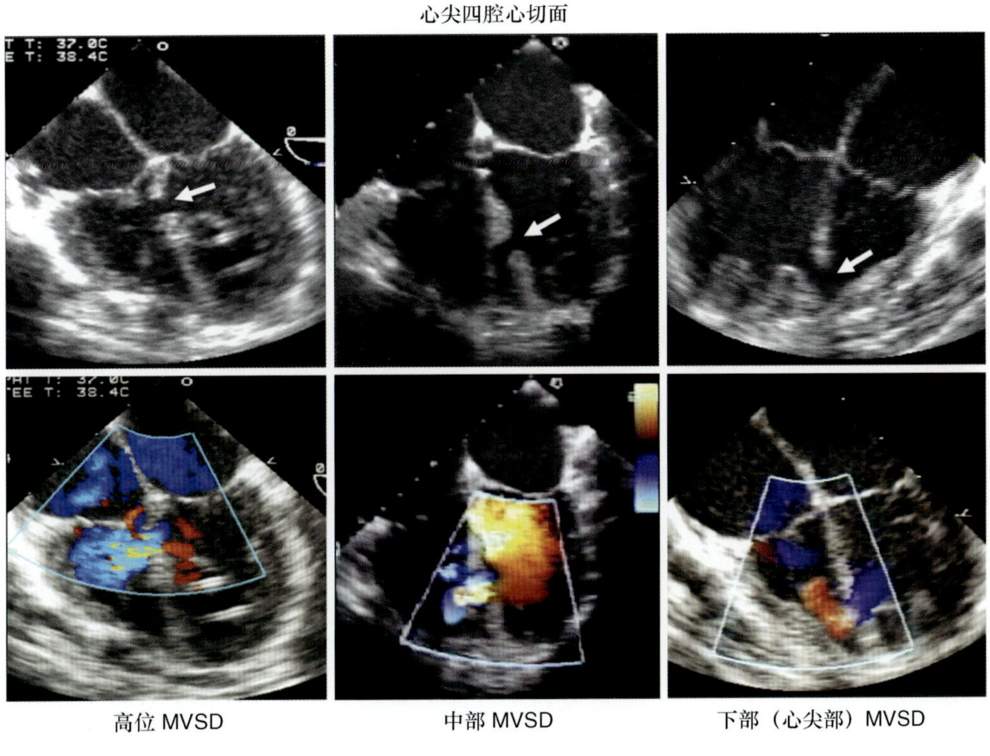


**图 17-4** 肌部室间隔缺损（MVSD；箭头所示）经食管超声心动图的心尖四腔切面图

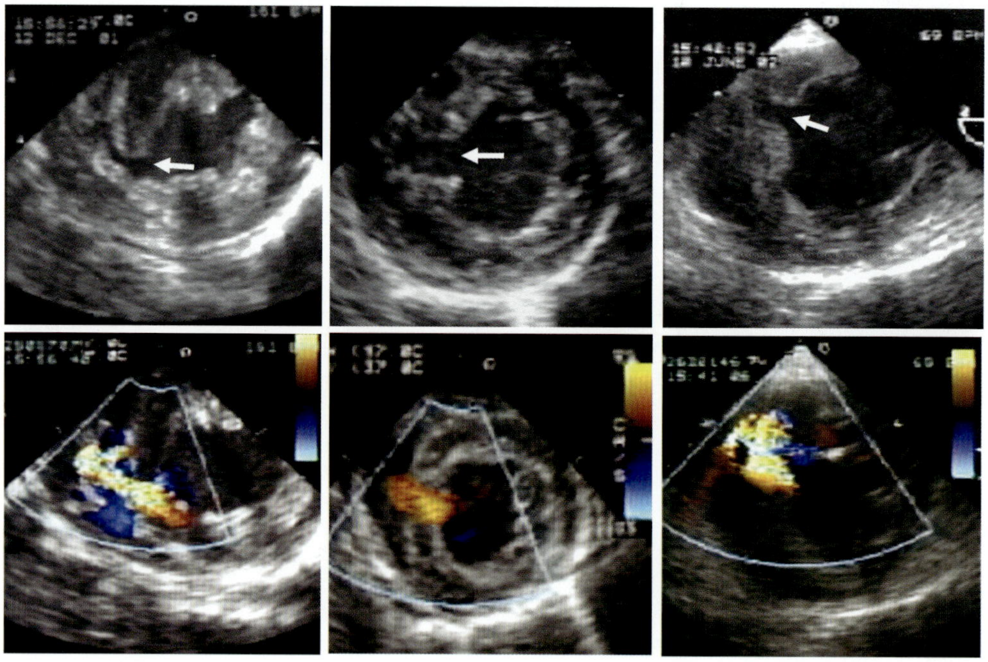


**图 17-5** 肌部室间隔缺损（MVSD；箭头所示）经食管超声心动图的短轴切面图

胸超声均可。主要操作为建立动静脉环路，即将导丝从动脉送入左心室，通过缺损，再从静脉端拉出体外。作者常用 Judkins 右冠状动脉造影导管（多个厂家生产此导管）通过缺损，然后送入 Terumo 超滑导丝（Terumo Medical Corporation）至肺动脉（pulmonary artery，PA）或上腔静脉。也可建立静脉—静脉环路，即将导丝从右心房送入左心房（存在缺损或穿刺房间隔），然后依次到左心室、右心室和右心房，然后自股静脉或颈静脉送入圈套器抓捕导丝，拉出体外，具体经哪条静脉依缺损位置而定。此外，某些缺损也可不建立动静脉环路，此法非常简单，在导丝通过缺损后，直接沿导丝逆行送入输送鞘，经左心室穿过缺损，然后释放相应尺寸的封堵器。如果从静脉路径释放封堵器，需根据缺损位置选择颈内静脉还是股静脉路径。通常，缺损位置靠上靠前可使用股静脉路径，而缺损位于心尖、肌部室间隔中央和基底部时，经颈内静脉途径操作更为容易[29-30]。

## 右心导管和左心导管检查

所有患者均应行右心和左心导管检查，进行血流动力学评估，计算肺血管阻力和分流量，然后行左心室造影除外其他合并畸形，建立从左心室通过缺损的操作路线图。使用单平面造影仪显示肌部缺损的最佳角度为左前斜（left anterior oblique，LAO）35°＋头 35°，而显示膜部缺损以 LAO 60°＋头 20°最佳。需全面行经食管超声心动图（transesophageal echocardiography，TEE）或心腔内超声心动图检查，务必注意 VSD 附近的心脏结构，如乳头肌、腱索和调节束等。即使是单个缺损，每步操作均需有超声心动图监测，这至关重要，因为有时会发生二尖瓣前叶缠绕现象，而唯有超声心动图可以及时发现这种情况（图 17-6）。

## 封堵器型号选择

为防止封堵器脱落、栓塞，正确选择封堵器型号非常重要。封堵器的选择标准是封堵器直径比 TEE 或造影在左心室舒张末期所测 VSD 直径大 1～2mm，不可采用测量球囊测量 VSD 大小。对于 MI 后 VSD，由于缺损会进行性增大，明智的办法是选择比 VSD 大 50％的封堵器，以防止封堵器脱落和残余分流发生。个别情况下，也可用大型 Amplatzer 肌部封堵器封堵 MI 后 VSD。由于这种封堵器腰部较短，将封堵器固定于缺损处时务必小心操作。

## 封堵器植入

成功实施 VSD 封堵术的关键步骤是建立一个稳

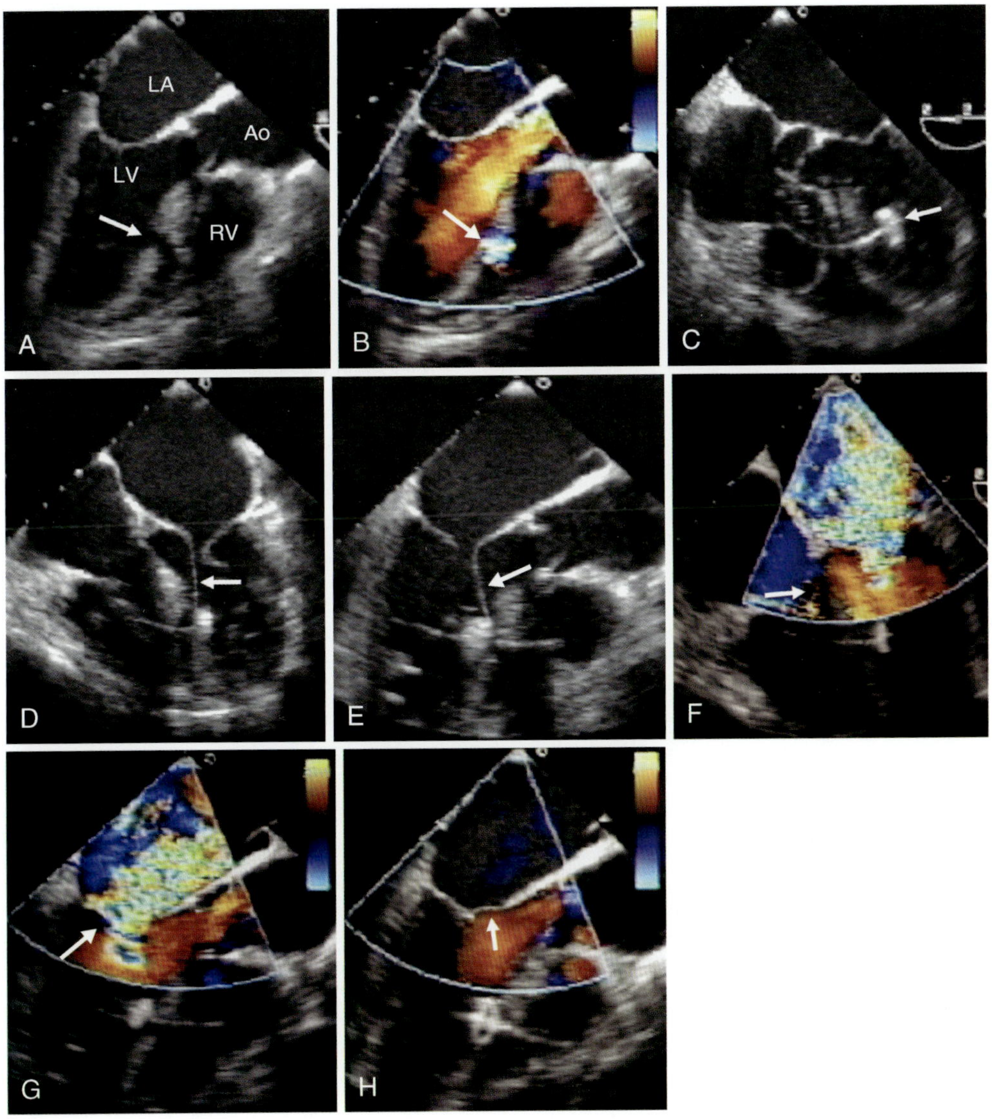


**图 17-6 室间隔缺损封堵术并发症：急性二尖瓣反流**

**A 和 B.** 经食管超声心动图示肌部中央存在室间隔缺损（箭头）；**C.** 展开左心室盘面（箭头），回拉至室间隔之上；**D 和 E.** 二尖瓣前叶腱索被封堵器缠住（箭头）；**F 和 G.** 严重二尖瓣反流，导致血流动力学不稳定（箭头）；**H.** 发现之后调整封堵器位置，二尖瓣反流消失（箭头）（Ao：主动脉，LA：左心房，LV：左心室，RV：右心室）

定可靠的动静脉环路，为送入输送鞘提供支撑。这一步通常采用末端弯曲的 4F～5F 端孔导管（如 Judkins 右冠状动脉造影导管和 Cobra 导管等）来完成，先将导管自左心室穿过 VSD 送至右心室，然后自导管送入 0.035 英寸 J 型交换导丝至肺动脉或上腔静脉。很显然，圈套器从上腔静脉抓捕交换导丝比肺动脉分支简单，但是操纵导丝进入上腔静脉或进入肺动脉确实很难控制。自股静脉或颈内静脉送入 15mm 或 25mm 鹅颈样圈套器抓捕导丝并拉出体外，建立环路。沿交换导丝自静脉端送入 6F～8F 的 Mullins 长鞘（Cook Medical，Bloomington，Ind.）或者 TorqVue 鞘（St. Jude Medical，St. Paul，Minn.）至右心室，经过缺损，固定于左心室，撤出扩张鞘管和交换导丝，让血液自外鞘流出。如果血流通畅，可以注入生理盐水冲洗鞘管。将适宜型号的封堵器拧于推送杆上，拉入装载鞘内，盐水冲洗排净空气后，在装载鞘帮助下将封堵器导入输送鞘，通过推送杆缓慢送入封堵器。封堵器抵达位于左心室的输送鞘顶端之后，在 X 线透视或超声心动图监测下，将左侧盘面缓慢推出（图 17-7 和 17-8）。在左侧盘面充分展开后，将封堵器和鞘管一起后退直至左侧盘面靠近室间隔；确认左侧盘面位置良好后，固定推送杆，回撤输送鞘，将封堵器腰部和右侧盘面置于相应位置。个别情况下，尤其是 VSD 位于前间隔时，植入封堵器时需要保留导丝，万一封堵器置放位置不准确，输送鞘重新穿过 VSD 比较容易。

## 封堵器释放和影像学检查

封堵器完全展开后进行左心室造影。如造影或超声心动图均显示封堵器位置良好，即可逆时针旋

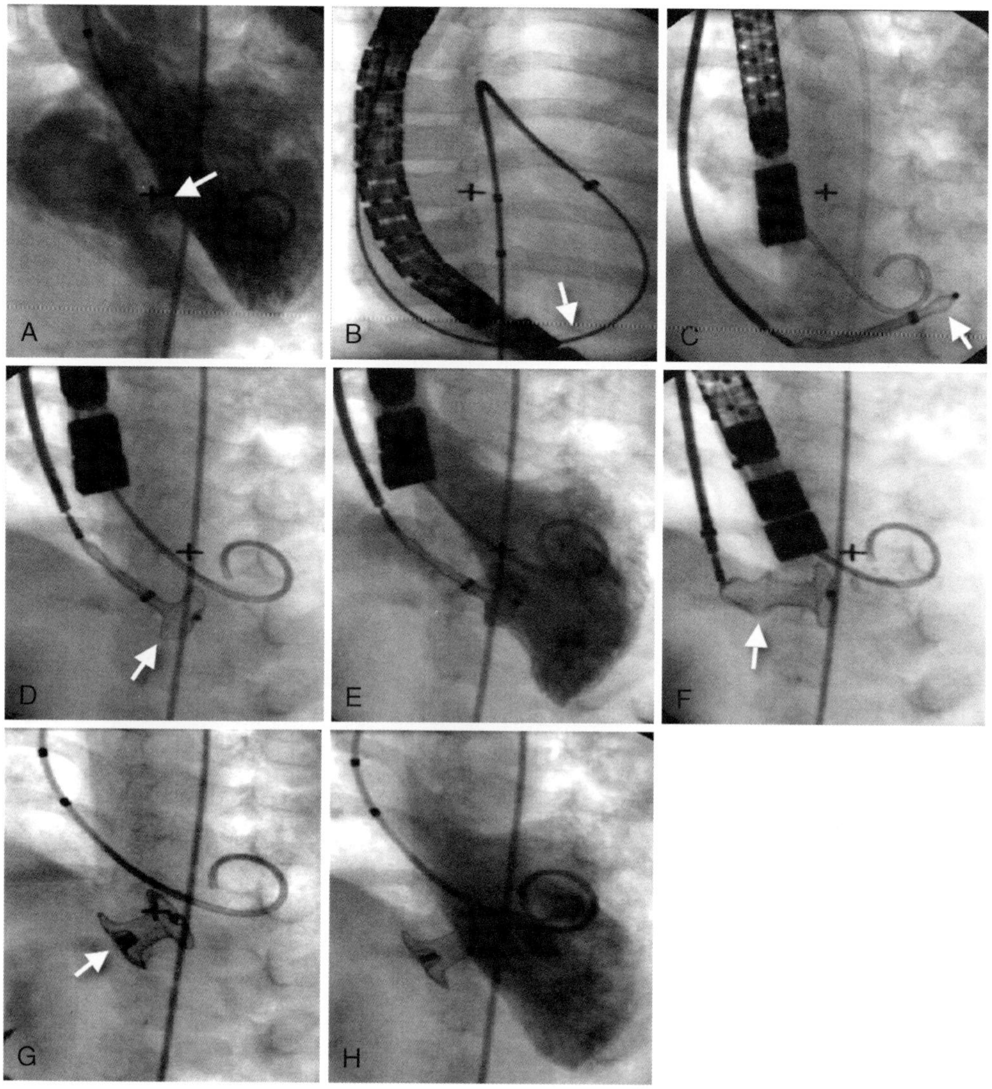


**图 17-7　透视显示的中位肌部室间隔缺损封堵术步骤**

**A.** 左心室造影显示缺损位置与特点（箭头）；**B.** 通过缺损，建立动静脉环路（箭头）；**C.** 将封堵器送至缺损处；**D.** 展开左心室盘面（箭头）；**E.** 左心室造影显示封堵器左侧盘面位置良好后，展开右侧盘面（**F**，箭头），然后释放封堵器（**G**）；**H.** 释放封堵器后，造影检查示仅有微量残余分流

转旋钮将封堵器与推送杆分离。将推送杆撤入输送鞘内后，将推送杆和输送鞘一同撤至右心房。完全解脱后，张力消失，封堵器方向可能会发生改变。

## 术后处理与随访

通常术中给予适当剂量抗生素 1 次，术后 2 次，每间隔 8 小时 1 次。通常观察一晚即可出院，但术后必须服用阿司匹林 6 个月。建议患者 1 个月内避免参加可能发生碰撞的运动，6 个月内注意预防感染性心内膜炎[31]。术后 6 个月随访时需行超声心动图，X 光线胸片和心电图检查，此后每年随访一次。

## 备用方案

在不支持建立动脉—静脉（动静脉）环路的情况下，可能需要使用静脉—静脉环路植入封堵器。此时，导管自股静脉插入，至右心房，经房间交通（ASD 或穿刺房间隔）至左心房，穿过 VSD 后，沿导管送入导丝至右心室，继而沿导丝送入 Mullins 或 TorgVue 输送鞘，释放封堵器，或者将导丝抓捕后经颈静脉或对侧股静脉拉出，然后送入输送鞘和封堵器。

另一介入操作方案很少用，即从股动脉逆行释放封堵器。操作时，导丝从左心室侧穿过缺损后，直接自股动脉送入输送鞘。

## 经心室技术

经心室封堵 VSD 仅在小婴儿中有报道。该技术只适于因血管太细无法进行经皮操作的小婴儿和新生儿，仅在不会因体外循环而引起相关并发症和死亡的情况下才考虑使用，系杂交手术的一种[32-33]。

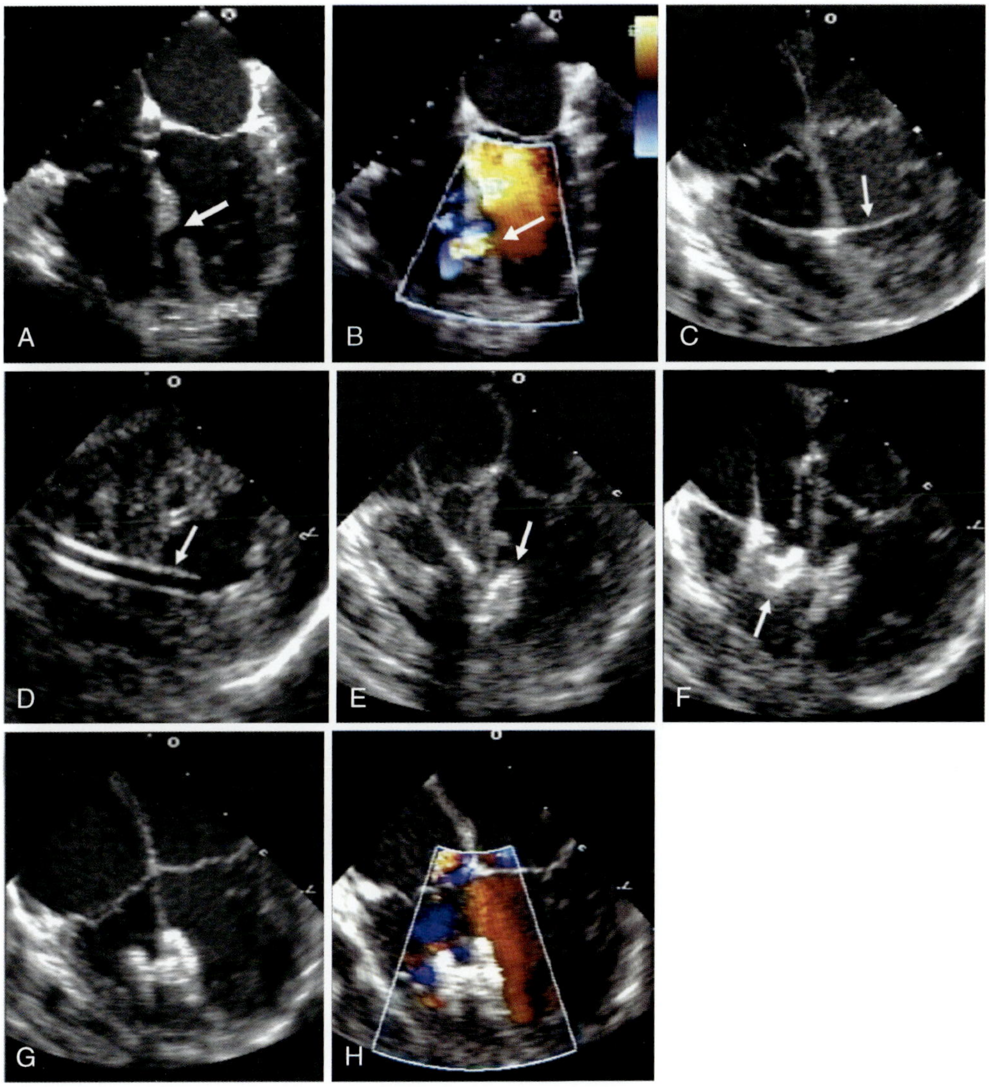


**图 17-8　超声心动图显示的中位肌部室间隔缺损封堵术步骤**
二维（A，箭头）和彩色多普勒（B，箭头）超声心动图示存在室间隔缺损。C. 导丝通过缺损（箭头）后，建立动静脉环路，自右心室侧（D，箭头）送入封堵器。E. 先将左侧盘面展开（箭头），然后展开右侧盘面（F，箭头）。G. 证实封堵器位置良好后，释放封堵器。H. 彩色多普勒超声显示无残余分流

该技术很少在成人使用，故在此不予赘述。

## 17.4　并发症

对于经验丰富的操作人员而言，VSD封堵术是一项安全的操作。据报道并发症种类较多，有血管并发症、完全性心脏传导阻滞、快速型心律失常、空气栓塞、低血压、主动脉瓣损伤，心脏穿孔、封堵器栓塞、溶血、血流动力学不稳定和死亡等[4,23-25,34-37]。

所列举的并发症虽然严重，但多数可以避免和（或）治疗。小心穿刺、正确止血，可以减少血管并发症发生。使用大管径动脉鞘并不可取，操作过程中保持活化凝血时间（activated clotting time，ACT）在250s左右非常重要。

据报道，封堵器脱落发生率仅1.2%，而且认为与操作者技术水平有关[25]。封堵器可脱至左心室和升主动脉或右心室和肺动脉，正确使用TEE检查可大幅降低这种并发症。缺损测量必须准确，操作务必小心谨慎，封堵器必须置于最佳位置。释放封堵器前，对其置放位置进行全面检测非常关键。如果封堵器脱落确已发生，可采用经皮方法抓捕；然而，如果封堵器被腱索或房室瓣缠绕，则最好选择外科手术。建议行VSD封堵术的导管室要配备各种类型和尺寸的抓捕器材，并且操作者应熟练掌握各种抓捕器材的使用，同时建议有先天性心脏病外科医师在场做后盾。由于封堵器螺丝扣向内凹陷，抓捕多少有些困难，但还是应该尝试从该处抓取封堵器。如果无法抓取该螺丝扣，也可送入较大的输送鞘，然后抓取封堵器中间并试着拉回鞘内，不推荐直接拉着封堵器通过瓣膜和小血管等重要组织结构。

完全性心脏传导阻滞是更为常见的并发症之一，使用Amplatzer膜部封堵器尤为多见，据报道发生率在5%～22%之间[25,27]。封堵器/缺损大小比值偏高是引起传导阻滞的危险因素[26]。如何准确测量缺损大小是非常重要的，由于缺损形态不规则，TEE彩色多普勒和二维测量结果并不一致，结果，人们往往以最大测量值为依据，导致封堵器选择过大。文献报道，促进心脏传导阻滞恢复的方法有，尽早使用大剂量阿司匹林和大剂量甾体类激素[38]，或者早期行外科手术取出封堵器[39]。然而，要行VSD封堵术就要冒长期植入心脏起搏器的风险，尤其是在外科手术完全性心脏传导阻滞发生率低于1%的背景下[40]，这一点对大部分患者和内科医生来说均难以接受。与外科手术不同，封堵术后何时出现房室传导阻滞难以预测，因此术后务必高度关注这种可导致晕厥，甚至死亡的并发症。如果膜周部VSD距离主动脉瓣4mm以上或缺损周围存在膨出瘤，封堵时也可以Amplatzer肌部封堵器代之[41]。理论上，这种方法可以减少不对称镍—钛合金封堵器机械运动时对传导系统的压迫，如果置于膨出瘤内可完全远离传导组织和主动脉瓣。自第一代Amplatzer膜部封堵器撤出市场后，目前圣犹达公司已设计出一种新型封堵器并正进行临床试验。

## 17.5 心肌梗死后室间隔穿孔封堵术特殊注意事项

MI后室间隔穿孔封堵术存在许多特殊困难，这既与患者有关，也存在技术上的难度。室间隔穿孔通常发生于MI后第一周且常在第一个24小时内[7]。由于患者病情严重且常有心源性休克，保守治疗几乎没有回旋余地。即使是早期临床表现稳定，突然血流动力学恶化和缺损增大的现象也很常见[42]。首个MI后VSD封堵术大样本临床研究报道于1998年[43]，作者Landzberg和Lock分别对18位MI后VSD患者实施经皮封堵术，早期使用的是Clamshell双面伞，后期使用CardioSEAL封堵器。18例患者中，11例曾尝试外科修补手术。在7例直接行封堵术患者中，1周死亡率为57%，幸存者均为MI后直至心肌发生纤维化方实施缺损封堵术的慢性病变患者。2004年，Holzer等[4]对18例接受封堵术的MI后VSD患者进行了病例分析，他们使用的是Amplatzer MI后VSD封堵器；技术操作成功16例，30天死亡率为28%。

室间隔穿孔封堵术也存在技术上的困难。将超滑导丝通过破裂孔时可能出现问题，有时穿过的是坏死心肌而不是真正的破裂孔，因此，使用末端带球囊的导管通过破裂孔更加合适。周围组织溶解、坏死之后破裂孔可能更大，因此明智的办法是选择比破裂孔大50%的封堵器以应对这种变化；另外，封堵器本身也可因压迫周围组织而使破裂孔进一步扩大[5]。

## 参考文献


1. Warnes CA, Williams RB, Bashore TM, et al: ACC/AHA 2008 Guidelines for the management of adults with congenital heart disease: a report of the American College of Cardiology/American Heart Association task force on practice guidelines, *Circulation* 118:714, 2008.
2. Gersony WM, Rosenbaum MS: *Congenital heart disease in the adult*. New York, 2002, McGraw Hill. pp 27–45.
3. Al-Kashkari A, Balan P, Kavinsky CJ, et al: Percutaneous device closure of congenital and iatrogenic ventricular septal defects in adult patients, *Catheter Cardiovasc Interv* 77:260, 2011.
4. Holzer R, Balzer D, Amin Z, et al: Transcatheter closure of postinfarction ventricular septal defects using the new Amplatzer muscular VSD occluder: results of a U.S. registry, *Catheter Cardiovasc Interv* 61:196, 2004.
5. Birnbaum Y, Fishbein MC, Blanche C, et al: Ventricular septal rupture after acute myocardial infarction, *New Engl J Med* 347:1426, 2002.
6. Fox AC, Glassman E, Isom OW: Surgically remediable complications of myocardial infarction, *Prog Cardiovasc Dis* 21:461, 1979.
7. Crenshaw BS, Granger CB, Birnbaum Y, et al: Risk factors, angiographic patterns and outcomes in patients with ventricular septal defect complicating acute myocardial infarction, *Circulation* 101:27, 2000.
8. Holzer R, Latson L, Hijazi ZM: Device closure of iatrogenic membranous ventricular septal defects after prosthetic aortic valve replacement using the Amplatzer membranous ventricular septal defect occluder, *Catheter Cardiovasc Interv* 62:276, 2004.
9. Wasserman SM, Fann JI, Atwood JE, et al: Acquired left-ventricular-right atrial communication Gerbode-type defect, *Echocardiography* 19:67, 2002.
10. Sinisalo JP, Sreeram N, Jokinen E, et al: Acquired left ventricular-right atrium shunts, *Eur J Cardiothorac Surg* 39:500, 2011.
11. Spies C, Ujivari F, Schraeder R: Transcatheter closure of a ventricular septal defect following myectomy for hypertrophic obstructive cardiomyopathy, *Cardiology* 112:31, 2009.
12. Kilicgedik A, Karabay CY, Aung SM, et al: A successful percutaneous closure of ventricular septal defect following septal myectomy in patients with hypertrophic obstructive cardiomyopathy, *Perfusion* 27:253, 2012.
13. Dua JS, Carminati M, Lucente M, et al: Transcatheter closure of postsurgical residual ventricular septal defects: early and mid-term results, *Catheter Cardiovasc Interv* 75:246, 2010.
14. Serral A, Lacour-Gayet F, Bruniaux J, et al: Surgical management of isolated multiple ventricular septal defects, *J Thorac Cardiovasc Surg* 103:437, 1992.
15. Kitagawa T, Durham LA, Mosea RS, et al: Techniques and results in the management of multiple ventricular septal defects, *J Thorac Cardiovasc Surg* 115:848, 1998.
16. Lock JE, Block PC, McKay RG, et al: Transcatheter closure of ventricular septal defects, *Circulation* 78:361, 1988.
17. Du AD, Hijazi ZM: *Transcatheter closure of ventricular septal defect*. Federa-

*cion Argentina de Cardiologia* FAC Available online at, http://www.fac.org.ar/scvc/llave/pediat/hijazi/hijazii.htm#tabla1.
18. Bridges ND, Perry SB, Keane JE, et al: Preoperative transcatheter closure of congenital muscular ventricular septal defects, N *Engl J Med* 324:1312, 1991.
19. Sideris EB, Walsh KP, Haddad JL, et al: Occlusion of congenital ventricular septal defects by the buttoned device: "buttoned device" clinical trials international register, *Heart* 77(3):276, 1997.
20. Lim DS, Forbes TJ, Rothman A, et al: Transcatheter closure of high-risk muscular ventricular septal defects with the CardioSEAL occluder: initial report from the CardioSEAL VSD registry, *Catheter Cardiovasc Interv* 70:740, 2007.
21. Amin Z, Gu X, Berry JM, et al: Periventricular closure of ventricular septal defects without cardiopulmonary bypass, *Ann Thorac Surg* 68:149, 1999.
22. Tofeig M, Patel RG, Walsh KP: Transcatheter closure of a mid-muscular ventricular septal defect with an Amplatzer VSD occlusion device, *Heart* 81:438, 1999.
23. Hijazi AM, Hakim F, Al-Fadley F, et al: Transcatheter closure of single muscular ventricular septal defects using the Amplatzer muscular VSD Occluder: initial results and technical considerations, *Catheter Cardiovasc Interv* 49:167, 2000.
24. Holzer R, Balzer D, Cao QL, et al: Device closure of muscular ventricular septal defects using the Amplatzer muscular ventricular septal defect occluder, *J Am Coll Cardiol* 43:1257, 2004.
25. Carminati M, Butera G, Chessa M, et al: Investigators of the European VSD registry: transcatheter closure of congenital ventricular septal defects: results of the European registry, *Eur Heart J* 28:2361, 2007.
26. Predescu D, Chaturvedi RR, Benson LN, et al: Occluder closure of hemodynamically significant perimembranous ventricular septal defects, *Catheter Cardiovasc Interv* 70:S6, 2007.
27. Velasco-Sanchez D, TzikasA, Ibrahim R, et al: Transcatheter closure of perimembranous ventricular septal defects: initial human experience with the Amplatzer membranous VSD occluder 2. *Catheter Cardiovasc Interv* 2012. [Epub ahead of print].
28. Mongeon FP, Burkhart HM, Ammash NM, et al: Indications and outcomes of surgical closure of ventricular septal defect in adults, *JACC Cardiovasc Interv* 3:290, 2010.
29. Hijazi ZM: Device closure of ventricular septal defects, *Catheter Cardiovasc Interv* 60:107, 2003.
30. Amin Z, Cao QL, Hijazi ZM, et al: Closure of muscular ventricular septal defects: transcatheter and hybrid techniques, *Catheter Cardiovasc Interv* 72:102, 2008.
31. Wilson W, Taubert KA, Gewitz M, et al: Prevention of infective endocarditis: guidelines from the American Heart Association, *Circulation* 116:1736, 2007.
32. Bacha EA, Cao QL, Starr JP, et al: Periventricular device closure of muscular ventricular septal defects on the beating heart: technique and results, *J Thorac Cardiovasc Surg* 126:1718, 2003.
33. Michel-Behnke I, Ewert P, Koch A, et al: Device closure of ventricular septal defects by hybrid procedures: a multicenter retrospective study, *Catheter Cardiovasc Interv* 77:242, 2011.
34. Waight DJ, Bacha EA, Kahana M, et al: Catheter therapy of Swiss cheese ventricular septal defects using the Amplatzer muscular VSD occluder, *Catheter Cardiovasc Interv* 55:355, 2002.
35. Hijazi ZM, Hakim F, Haweleh AA, et al: Catheter closure of perimembranous ventricular septal defects using the new Amplatzer membranous VSD occluder: initial clinical experience, *Catheter Cardiovasc Interv* 56:508, 2002.
36. Holzer R, DeGiovanni J, Walsh KP, et al: Transcatheter closure of perimembranous ventricular septal defects using the Amplatzer membranous VSD occluder: immediate and midterm results of an international registry, *Catheter Cardiovasc Interv* 68:620, 2006.
37. Fu YC, Bass J, Amin Z, et al: Transcatheter closure of perimembranous ventricular septal defects using the new Amplatzer membranous VSD occluder: results of the US phase I trial, *J Am Coll Cardiol* 47:319, 2006.
38. Walsh MA, Bialkowski J, Szkutnik M, et al: Atrioventricular block after transcatheter closure of perimembranous ventricular septal defects, *Heart* 92:1295, 2006.
39. Ovaert C, Dragulescu A, Sluysmans T, et al: Early surgical removal of membranous ventricular septal occluder might allow recovery of atrioventricular block, *Pediatr Cardiol* 29:971, 2008.
40. Tucker EM, Pyles LA, Bass JL, et al: Permanent pacemaker for atrioventricular conduction block after operative repair of perimembranous ventricular septal defect, *J Am Coll Cardiol* 50:1196, 2007.
41. Szkutnik M, Qureshi SA, Kusa J, et al: Use of the Amplatzer muscular ventricular septal defect occluder for closure of perimembranous ventricular septal defects, *Heart* 93:355, 2007.
42. Topaz O, Taylor AL: Interventricular septal rupture complicating acute myocardial infarction: from pathophysiologic features to the role of invasive and noninvasive diagnostic modalities in current management, *Am J Med* 93:683, 1992.
43. Landzberg MJ, Lock JE: Transcatheter management of ventricular septal rupture after myocardial infarction, *Semin Thorac Cardiovasc Surg* 10:128, 1998.

# 第十八章

# 主动脉和冠状动脉假性动脉瘤、假性室壁瘤和冠状动脉瘘经皮封堵术

# Chapter 18 Percutaneous Closure of Aortic, Coronary, and Ventricular Pseudoaneurysms and Coronary Fistulae

STEFAN C. BERTOG · JENNIFER FRANKE · LAURA VASKELYTE · ILONA HOFMANN · HORST SIEVERT 著

陈火元 译 张端珍 校

虽然很多经导管封堵技术彼此密切相关，但主动脉和冠状动脉假性动脉瘤以及室壁瘤介入治疗均各有独特之处。同样，冠状动脉瘘也需单独讨论。大多数常见先天性心脏缺损，如房间隔缺损（atrial septal defect，ASD）和室间隔缺损（ventricular septal defect，VSD），在介入治疗时，因位置和周围组织结构差异巨大，大部分操作并无统一标准，而需根据患者情况临时确定操作方法。

## 18.1 左心室假性室壁瘤

室壁瘤分为三型：①真性室壁瘤，是指部分心室壁向外膨出，并呈反向运动，全层心室壁未破裂；②假性室壁瘤，是指心室整个游离壁全层破裂，血液外渗，常与心包粘连形成包裹；③伪假性室壁瘤，此型罕见，是指部分室壁破裂，血液在心室壁内往返运动[1-3]。

导致假性室壁瘤的原因有很多，可为医源性（即往开胸手术史，最常见的是二尖瓣置换术），外伤（如胸部刺伤），也可继发于感染（如心内膜炎），但最常见的是继发于心肌梗死[4]。在心肌梗死中，心室游离壁破裂发生率约 2%～4%，它可导致心包出血，突发血流动力学紊乱和死亡[5]，在致死性心肌梗死患者中，尸检发现心脏破裂发生率可达 23%[6]。心脏破裂存在两个发病高峰，一个位于心肌梗死早期（发病 24h 内），另一个位于心肌梗死后 3～5 天。近几十年来心脏破裂发生率明显下降，可能与心肌梗死后及时进行药物或机械再灌注治疗有关。在某些患者，心室游离壁破裂后因血液外渗被壁层心包纤维组织粘连和包裹而不立即出现明显的临床症状，甚至在心肌梗死后多年方被诊断。虽然临床主要关注的是假性室壁瘤是否会破裂，但目前并无相关研究阐述其自然病程，尤其是那些心肌梗死后多年才

发现的假性室壁瘤。其他需要关注的问题包括，因将血液泵入无收缩力的瘤腔导致无效循环而引起的心力衰竭是否会使前向心排血量降低，以及瘤腔内血栓形成是否导致栓塞事件[7-8]。

左心室室壁瘤面临的第一个难题是如何鉴别真性室壁瘤和假性室壁瘤，在临床上两者并无特异性，鉴别比较困难。由于两者均存在心肌矛盾运动，也常常无法分辨心肌完整性，超声心动图同样难以鉴别，特别是在瘤腔内存在血栓的时候。有人建议采用瘤腔入口直径与瘤腔最大直径比值进行区分，比值小于1：2倾向于假性室壁瘤，比值大于1：2更可能是真性室壁瘤。然而，由于超声心动图测量入口大小本身就较困难，该标准也并非完美无缺。例如，样本量最大的假性室壁瘤研究显示，仅75%患者入口与瘤体直径比值小于0.5，平均为0.23（0.02～1.04）[4]。常规冠状动脉造影加左心室造影或许有助于诊断，真性室壁瘤通常外覆冠状动脉，而典型假性室壁瘤瘤体表面冠状动脉缺如[9]。最近报道，心脏磁共振（magnetic resonance imaging，MRI）在诊断室壁瘤，尤其是在鉴别血栓和心肌方面，非常有用[10-12]。因此，除非有禁忌证，或者其他影像学工具已经确诊，此类患者均应行MRI检查，它也有助于评估室壁瘤入口精确位置、大小和特征[10]。相对于前壁和心尖部，后壁假性室壁瘤更多见[4]。

假性室壁瘤自然病程不详。病例为数不多的临床观察显示，如不治疗，假性室壁瘤病死率非常高[5,13-14]，但均因选择偏倚导致结论不明确。不妨设想，临床症状轻的患者选择了外科手术，而那些因并发症而禁忌手术的患者，不管是否采取保守治疗，效果均会欠佳。假性室壁瘤临床表现差别巨大，某些患者甚至在心肌梗死后多年方被偶然发现，这些患者的自然预后明显优于那些心肌梗死后短期内即因假性室壁瘤而出现症状的患者。既往认为，外科手术是主要治疗手段[15-17]。在迄今为止样本量最大的病例报道中，共有107例假性室壁瘤患者实施外科修补手术，随访显示，23%的患者死于术后3天（中位数）[4]；另有23例患者实施保守治疗，病死率为48%；患者主要于心肌梗死后1周死亡，部分患者随访10年仍然成活。撰写此稿时，尚无外科手术与介入治疗术后结局之间的对比研究，而且介入治疗数据仍仅限于个案报道[18-20]。

室壁瘤是否适宜封堵术主要取决于其解剖特点，最重要的是，必须明确室壁瘤峡部周围的肌性边缘是否可足以将封堵器固定牢靠。所有用于室壁瘤封堵术的器材均为镍钛丝双盘结构，中间由腰部连接，如Amplatzer ASD和VSD封堵器等（St Jude Medical，St. Paul，Minn.），这些器材将在ASD和VSD封堵术有关章节详细介绍。必须注意的是，由于不能像ASD和膜周部VSD封堵器那样提供稳定的固定作用，而且大都腰部直径偏小，故通常不可用血管塞封堵室壁瘤。封堵器可通过指引导管和输送鞘释放，鞘管的最小口径取决于所选封堵器的类型和大小，具体如何选择可参照封堵器制造商使用说明。封堵器腰部直径与室壁瘤颈部大小相匹配或稍大1～2mm，封堵器盘面应比室壁瘤颈部至少大5～10mm。封堵器应型号适中，方可固定牢靠，型号过大可导致周围组织，包括室壁瘤瘤腔和瓣膜结构张力过大。操作过程：穿刺股静脉，在穿刺房间隔后，送入0.035英寸（0.89mm）软头J型加硬或超硬导丝至室壁瘤瘤腔，固定导丝；或穿刺股动脉，将导管送至左心室，到达瘤腔之后固定导丝。建议静脉注射肝素抗凝，使活化凝血时间（ACT）维持在250s以上。然后，沿导丝将指引导管或输送鞘管导入瘤腔。切记，如果没有J头导丝固定于瘤腔，千万不要直接将指引导管或输送鞘管送入瘤腔，那样容易损伤假性室壁瘤包裹层。推注造影剂，明确输送鞘管或导管位置，并显示室壁瘤形状与大小。作为透视显像的补充，可以考虑同时行三维食管超声或心腔内超声检测，这有助于封堵器实时定位监测。输送鞘或指引导管远端进入瘤腔后需与瘤壁充分保持距离，然后撤出导丝，将封堵器送入鞘管或指引导管远端，通过推送杆固定封堵器，缓慢回撤输送鞘或导管，待封堵器远端盘面展开后，轻轻回拉封堵器，确定封堵器固定牢靠后，继续回撤输送鞘管或导管，保持推送杆的位置以打开封堵器近端伞盘。此时，向左心室推注造影剂检查封堵器定位，并通过超声心动图进一步确认位置是否适当。如果位置欠佳，可收回封堵器重新放置或更换封堵器。若定位良好，则可逆时针旋转推送杆，释放封堵器，然后再次造影确认封堵器放置成功。在心室下壁、后壁和外侧壁植入封堵器时，释放封堵器之前需注意观察二尖瓣附属结构是否受累和二尖瓣反流程度。封堵器若损害二尖瓣附属结构，可导致二尖瓣反流，如果出现这种情况，应收回封堵器并重新定位，或者重新选择封堵器类型或规格。即使封堵器置入成功，也不要指望立即完全关闭血流，完全闭合可能需要数周或数月时间。并发症包括以下几种：①穿刺/路径相关并发症：皮下血肿、腹膜后血肿、腹直肌鞘血肿、动静脉瘘和假性动脉瘤等；②血栓栓塞：指引导管、输送鞘管或封堵器空气未充分排净，输送装置附有血栓，瘤腔附壁血栓脱落均可引起；③心脏穿孔：经房间隔穿刺过程中穿透主动脉或左心房，假性室壁瘤破裂均可引起。假性室壁瘤破裂的唯一抢救措施是立即进行心包穿刺术缓解症状，并紧急进行外科手术。出现这种并发症的概率取决于假性室壁瘤形成的时间长短，由于心室壁比那些已存在多年的陈旧性室壁瘤更加脆弱，新形成的假性室壁瘤更容易发生破裂。经导管修补左心室假性室壁瘤过程见图 18-1 和 18-2。

## 18.2 主动脉假性动脉瘤

主动脉假性动脉瘤非常罕见，与其他部位假性动脉瘤相似，系主动脉壁破裂血液外渗并被其周围组织包裹所致，既往均采用外科手术治疗，但最近经皮经导管修补术已成为另一治疗选项。主动脉假性动脉瘤自然病程尚不清楚，人们更关注的是它是否会对周围组织产生压迫以及是否会破裂，而一旦破裂，往往将出现致命性后果。假性动脉瘤介入途径取决于瘤体位置以及是否波及或靠近重要分支血管。最好先采用多种影像学检查（包括经食管超声心动图、CT、MRI 和常规血管造影术等）确定动脉瘤位置、大小、峡部直径以及周围是否发出分支血管。如假性动脉瘤与重要分支血管距离很远，其近心端和远心端均有足够距离供植入物使用，可考虑如同真性动脉瘤隔离手术一样，植入装置将假性主动脉瘤瘤口覆盖。也可使用封堵器，如 ASD 和卵圆孔未闭封堵器等，进行封堵术治疗。假性动脉瘤封堵操作方法如下：穿刺股动脉（对穿刺血管和鞘管/导管的要求取决于所选封堵器种类和型号），在 0.035 英寸 J 型导丝导引下，将指引导管或输送鞘管送至靠近假性动脉瘤入口处，先将导丝小心送入瘤腔，然后将导管或输送鞘管导入瘤腔。注意，千万不要在没有导丝的情况下直接将输送鞘管送入瘤腔。造影确定瘤腔和瘤体峡部位置后，将封堵器送至导管或输送鞘管顶端，固定推送杆保持封堵器不动，回撤导管或输送鞘管，打开封堵器远端盘面，轻轻回拉，确定封堵器牢靠后，继续回撤导管或输送鞘管，打开近端盘面。再次行主动脉造影确定封堵器位置是否理想，观察周围分支血管血流是否受影响。如果结果非常理想，释放封堵器。经皮封堵升主动脉假性动脉瘤过程参见图 18-3。

## 18.3 冠状动脉假性动脉瘤

冠状动脉假性动脉瘤非常罕见，几乎均为医源性，即行冠状动脉操作引起，最常见的是既往行冠脉旁路移植术或经皮冠状动脉介入治疗导致冠状动脉穿孔所致，也可因外伤引起。如果假性动脉瘤所在冠状动脉或桥血管的血流灌注不显著的或仅灌注小面积的心肌组织，即使血管闭塞也不会引起明显心肌梗死，此时最好的办法是闭塞滋养血管（图 18-4），可用弹簧圈封堵，如果滋养血管大（如图 18-4 所示），也可使用血管塞。如果假性动脉瘤位于供应重要心肌组织的冠状动脉或桥血管上，此时应首选外科手术；虽然也可在灌注血管内植入覆膜支架，达到关闭假性动脉瘤瘤口的目的，但覆膜支架非常容易形成血栓，导致再狭窄。

## 18.4 冠状动脉瘘

冠状动脉瘘是一种少见畸形，是指冠状动脉与心腔、冠状静脉窦或肺动脉之间存在绕过小动脉、毛细血管和小静脉通路的异常连接。该病可为先天性异常，也可源于外科手术（如心脏移植或右心活检）和外伤。冠状动脉瘘多数起源于右冠状动脉（52%），其次为左前降支（30%），而回旋支相对少见[21]，最常见流入部位为右心室，然后依次为右心房、冠状静脉窦、左心室和肺动脉[22]，有时可见多个瘘道[23]。虽然病变各异，但起源于前降支远端流入左心室和起源于右冠状动脉近端流入冠状静脉窦的冠状动脉瘘通常比起源于冠状动脉近端流入右心房者，更加迂曲[24]。

儿童期冠状动脉瘘通常无症状，常因正常体检发现心脏杂音，杂音性质与动脉导管未闭相似，但典型冠状动脉瘘杂音位置多偏低，菱峰多位于舒张中、晚期。最常见症状如下：心力衰竭，系高心排血量所致[25-26]；心肌缺血，系冠状动脉窃血引起[27]，血栓形成，导致冠状动脉远端栓塞[28]，此外，也有报

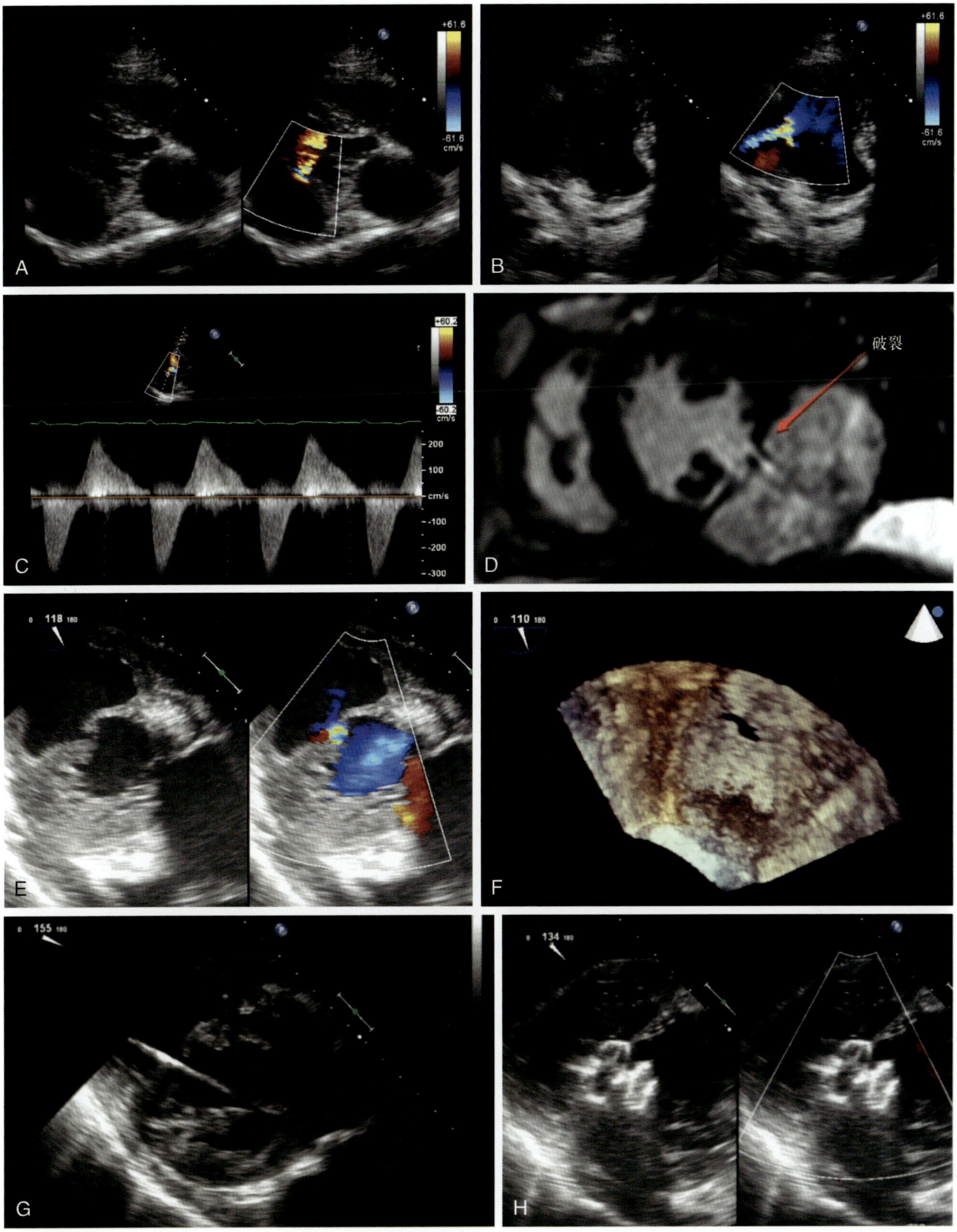


**图 18-1　患者男性，65 岁，曾行多处冠状动脉旁路手术和支架植入术，并因下壁心肌梗死而行溶栓治疗**

患者出现胸痛和心力衰竭症状，超声心动图示左心室存在大型假性室壁瘤，入口位于左心室后壁。冠状动脉造影显示旁路开放（此处未显示）。胸骨旁长轴（A）和心尖两腔心（B）切面均可见假性室壁瘤，多普勒超声可见收缩期和舒张期血液进出室壁瘤的典型血流频谱（C）。进一步行磁共振（D）和经食管超声心动图（E）检查，两者均有助于评估峡部周围边缘条件和峡部直径。F 是假性动脉瘤峡部正面三维超声图像。将 0.035 英寸超硬导丝置于瘤腔内后（G），选择一相适宜的肌部封堵器实施封堵术，超声心动图示假性室壁瘤周围肌肉缘均夹于封堵器两盘面之间（H）

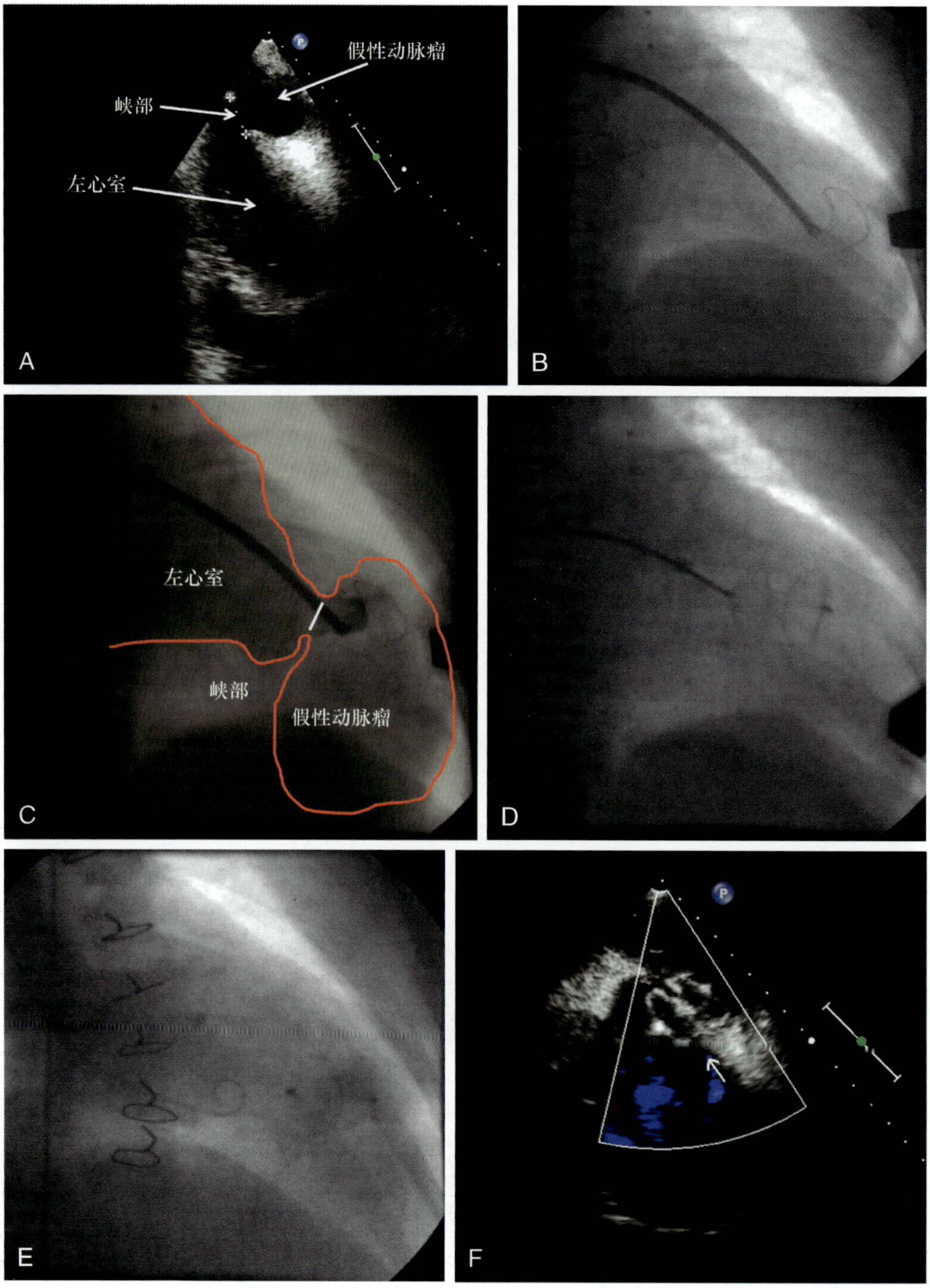


**图 18-2　患者男性，42 岁，曾行左心室部分切除术，术后合并心尖部假性室壁瘤，采用 Gore-Tex 补片修复，但随访显示，假性室壁瘤不断增大并有血液持续外渗至瘤腔**

**A.** 经食管超声心动图显示的假性室壁瘤、左心室和峡部以及三者的关系。穿刺静脉和房间隔后，将长输送鞘置于左心室心尖部。**B.** 将 0.035 英寸 J 形导丝置于假性动脉瘤腔内，然后将输送鞘沿导丝送入瘤腔。**C.** 推注造影剂显示瘤腔，将一枚 24mm 房间隔缺损封堵器逐步展开，使两个盘面像做三明治一样夹住峡部边缘。**D.** 释放前轻轻回拉推送管，确保封堵器固定牢靠。**E.** 释放封堵器，采用猪尾导管再次行左心室造影。**F.** 食管超声示封堵器位置良好

---

**图 18-3　巨大升主动脉假性动脉瘤 1 例。患者女性，71 岁，因其他合并症而禁忌外科手术**

**A.** 术前假性动脉瘤 CT 图像。**B.** 穿刺股动脉，用猪尾导管行升主动脉和主动脉弓部造影显示弓部解剖结构后，将猪尾导管交换为多功能导管，并将其头端置于紧靠假性动脉瘤峡部处，然后将 0.035 英寸亲水导丝送入瘤腔。**C.** 将多功能导管沿导丝送入瘤腔，推注造影剂。**D.** 送入一个顺应性测量球囊，低压推注造影剂至正好出现腰征，测量峡部直径。**E.** 沿导丝送入输送鞘至瘤腔，推注造影剂显示输送鞘顶端位置。**F.** 移除导丝和内鞘，将 24mm 房间隔缺损封堵器送至其远端盘面抵达输送鞘顶端为止，回撤输送鞘，展开远端盘面。**G.** 轻轻回拉，证实远端封堵器固定牢靠后，展开近端盘面。**H.** 通过输送鞘推注造影剂进行造影，证实封堵器位置良好，主动脉弓部分支血管开口未受影响。**I.** 逆时针旋转推送杆释放封堵器，再次造影检查释放后的封堵器位置是否良好。**J.** 随访 CT 显示假性动脉瘤完全血栓化，表明彻底关闭

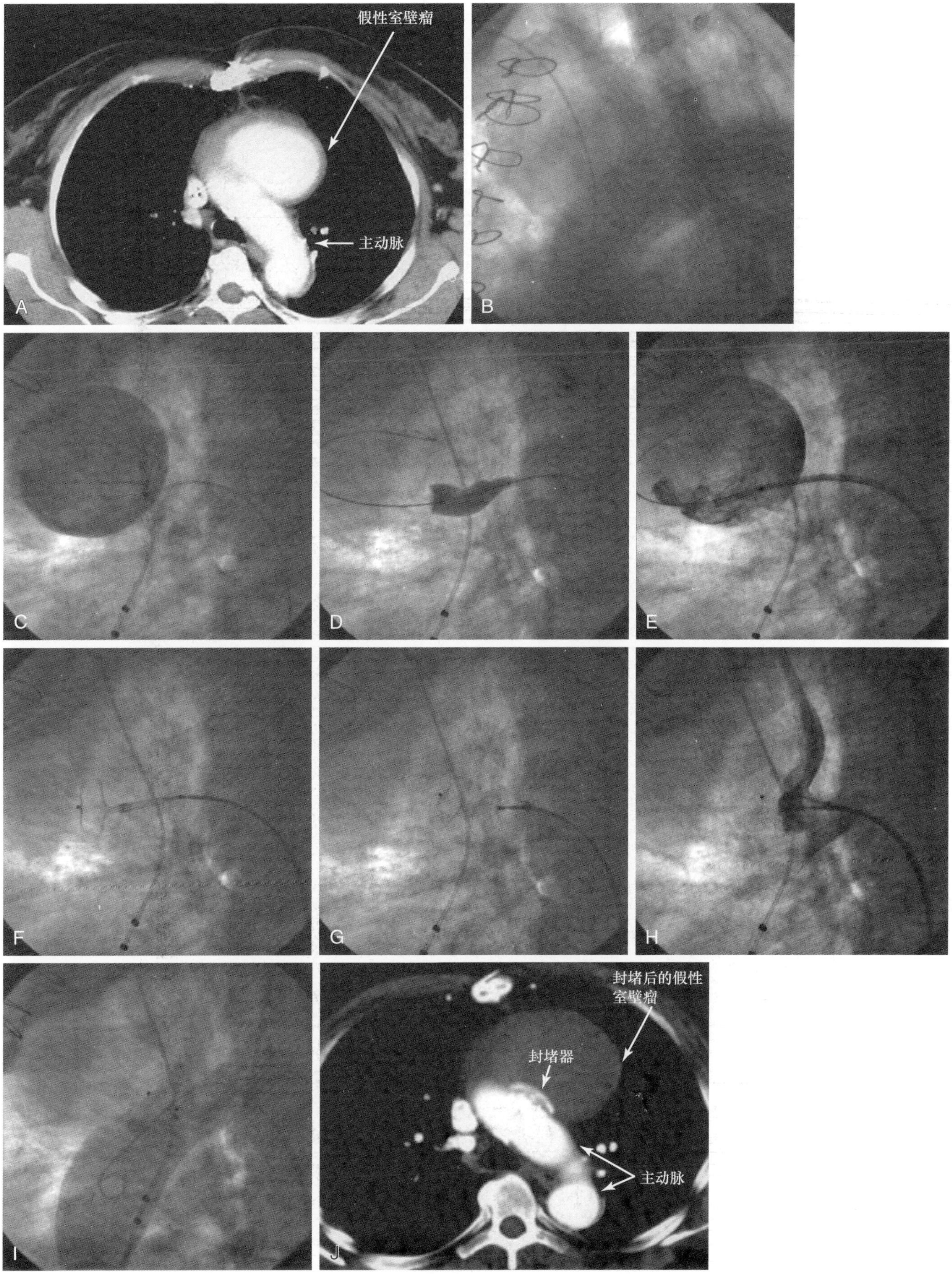
假性室壁瘤
主动脉
A
B
C
D
E
F
G
H
I
J
封堵后的假性
室壁瘤
封堵器
主动脉

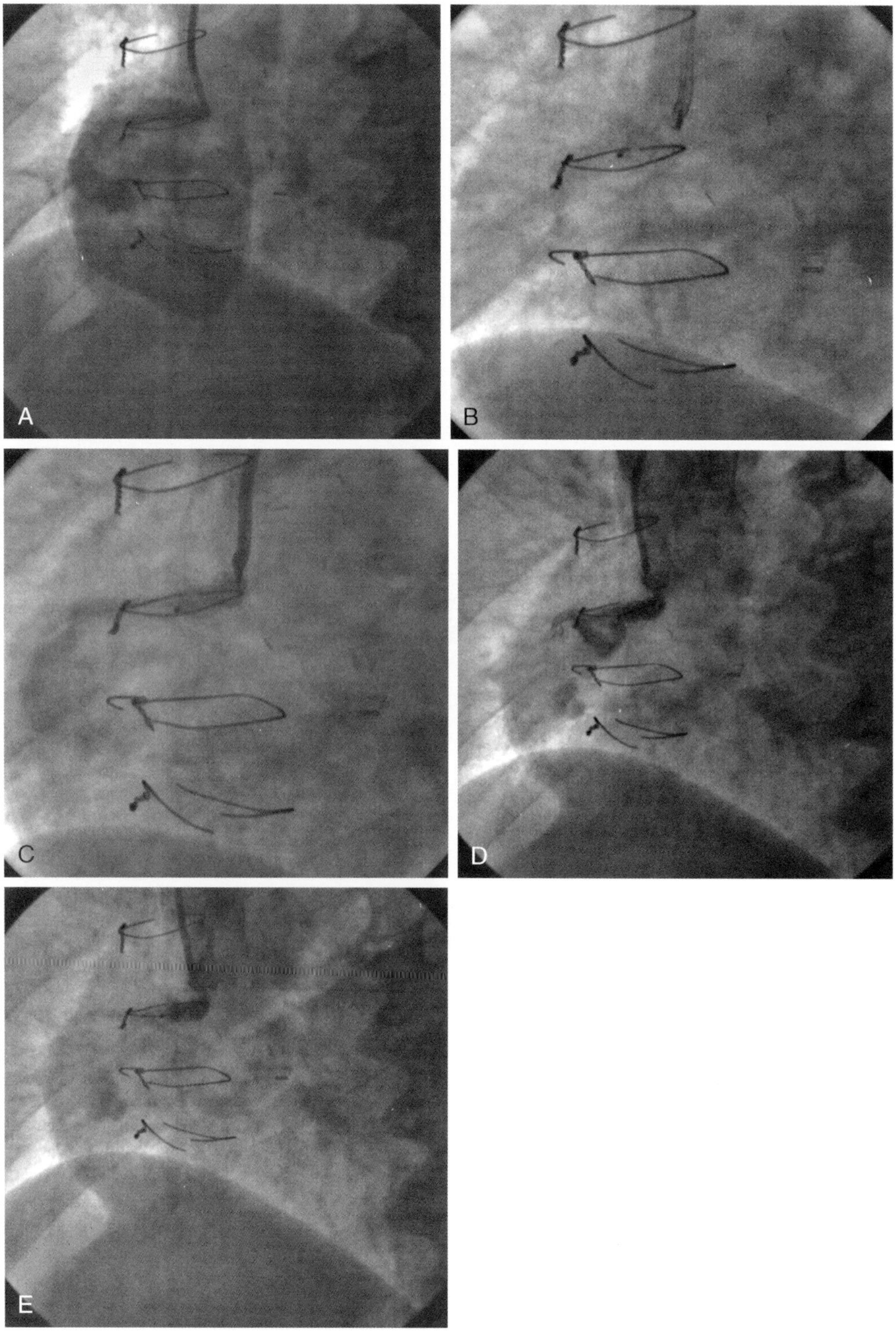


**图 18-4　旁路术后假性动脉瘤进行性扩大 1 例**

**A.** 巨大假性动脉瘤，由大隐静脉桥血管供应，该桥血管原本供应右冠状动脉，但远端关闭，转而供应假性动脉瘤。将 8F Judkins 右冠状动脉指引导管深入静脉桥血管中以便于 10mm 血管塞定位，该封堵器略大于旁路血管直径。**B.** 固定推送杆，保持血管塞稳定，缓慢回撤指引导管，展开封堵器。**C**，**D**，**E.** 造影显示血管塞位置良好后释放封堵器，最后造影证实进入假性动脉瘤的血流逐渐停止道可致室性或房性心律失常[21]和感染性心内膜炎[29]，但破裂非常罕见[30]。除小型冠状动脉瘘（常见于右心活检或心脏移植患者）外，大部分能通过心脏超声、CT造影和MRI检查发现，但常规血管造影最能显示其走行。由于瘘道大、血流量高，希冀通过造影将瘘血管充分显影往往比较困难。在这种情况下，使用大内径指引导管，或者能容纳猪尾导管的话，将猪尾导管置于瘘道起始部位，进行高压快速弹丸式大剂量造影剂注射，或许有助于充分显影。

虽然识别并描述冠状动脉瘘特征十分简单，但是否需要治疗却难以定论并仍有争议，也无正式指南提供依据。然而，对于无症状的小型冠状动脉瘘（如心脏活检产生的冠状动脉瘘），无容量负荷增加（如心腔增大）表现，最好暂不处理，临床和超声心动图随访观察即可。比较一致的意见是，如果冠状动脉瘘有症状，瘘管进行性增大，或者心腔已经增大，则需要考虑治疗。如果技术上可行，宜首选封堵治疗，操作路径取决于冠状动脉瘘解剖特点。

小型冠状动脉瘘（<5mm）可采用弹簧圈封堵。如果能将其安全送入瘘管内，可用指引导管释放弹簧圈。如果担心指引导管会损伤瘘道血管，则可通过指引导丝或冠状动脉导丝将释放导管（如4F～5F冠状动脉导管或2F～3F微导管，导管型号取决于瘘管大小和迂曲程度而定）送入瘘管内，然后通过释放导管释放弹簧圈。弹簧圈型号和形态特征通常用三个数字描述：第一个数字表示弹簧圈金属丝直径，单位为千分之一英寸，第二个数字为弹簧圈自由状态下形成的环形直径，单位为毫米，第三个数字为拉伸呈直线状态下的长度，单位为厘米。例如，18-4-5表示弹簧圈金属丝直径为0.018英寸，可形成直径为4mm的环，拉伸长度为5cm。选择弹簧圈的原则为环形直径应略大于靶血管直径，例如，瘘血管直径为4mm时，应选择环直径为5～6mm的弹簧圈。弹簧圈略大可将其嵌入瘘管，降低脱落风险。采用导管释放时，通常需用一个推送导丝将弹簧圈送入瘘管内。某些弹簧圈，如可控释放型和可分解型弹簧圈，通常能将其送到指定位置，如果弹簧圈大小不匹配或位置不够理想，在解脱前还可收回重新释放。释放方法取决于弹簧圈型号和预期释放位置，对大多数大型弹簧圈（0.035英寸）而言，需要用7F（或8F）指引导管和4F（或5F）输送导管释放，而6F指引导管仅可释放小型弹簧圈（0.018英寸）。如需要将弹簧圈送至瘘管远端，最好采用7F（或8F）指引导管和5F释放导管，后者可前行更远，然后用2F～3F微导管输送弹簧圈。弹簧圈最终导致瘘管闭塞的机制并不是弹簧圈限制了血流速度，而是血管内皮损伤和弹簧圈自身的促凝作用所致。大部分弹簧圈由镍钛或不锈钢制成，为促进血栓形成，部分弹簧圈还附有纤维毛。弹簧圈封堵后需经过一段时间血管才能完全闭塞，认识到这一点非常重要，术后需稍作等待方可造影检测其封堵效果，这样可以避免植入弹簧圈过多，防止过度栓塞。术后通常无需使用抗凝药物拮抗剂。需要注意的是，不是所有弹簧圈都与MRI兼容，倘若需要进行MRI检查，建议先与制造商联系确认MRI是否不受影响。冠状动脉瘘的另一种介入治疗方式是植入覆膜支架，将其入口覆盖。然而，目前所有冠状动脉覆膜支架均体积庞大，释放时可出现诸多问题，尤其是需要送入冠状动脉远端或者瘘管非常迂曲时，问题更为突出。更为重要的是，覆膜支架容易出现支架内再狭窄和血栓形成，因此仅有其他方法均不可行时方能考虑。

中、大型冠状动脉瘘（>5mm）往往要用不同方法封堵，常需要使用血管塞或者大型号弹簧圈（图18-5）等大型封堵器械，以Amplatzer血管塞最为常用。这种血管塞为自膨式，由多层镍钛金属丝编成网状结构而制作。为保证固定牢靠，所选血管塞应比血管直径大30%左右。血管塞与输送杆连接后，通过指引导管或输送鞘管释放。造影确定血管塞置于预期位置后，通过微型旋钮逆时针旋转输送杆释放。如位置欠佳，或大小不合适，只要尚未释放，便可将血管塞收入指引导管或鞘管内，然后重新定位或撤出体外。指引导管或鞘管大小取决于血管塞型号，某些新型血管塞可用4F或5F指引导管释放[31]。冠状动脉瘘封堵术存在两种基本操作技巧，分别为顺行法和逆行法，前者将指引导管从入口送至冠状动脉瘘内，然后沿指引导管送入封堵器，后者将指引导管从冠状动脉瘘出口送入，然后释放封堵器。如果预计顺行法有可能损伤瘘管（例如，瘘道血管非常迂曲，将指引导管送至指定位置时将引起导管与瘘管之间不必要的摩擦），则应选择逆行法。由于将指引导管或输送鞘管置于瘘管远端并保持其位置固定不变比较困难，逆行法将血管塞或弹簧圈送至瘘管远端常富有挑战性。如果冠状动脉瘘出口位于右心房、心室或冠状静脉窦，可将指引导管送入瘘管，继而将导丝通过瘘管进入引流心腔，

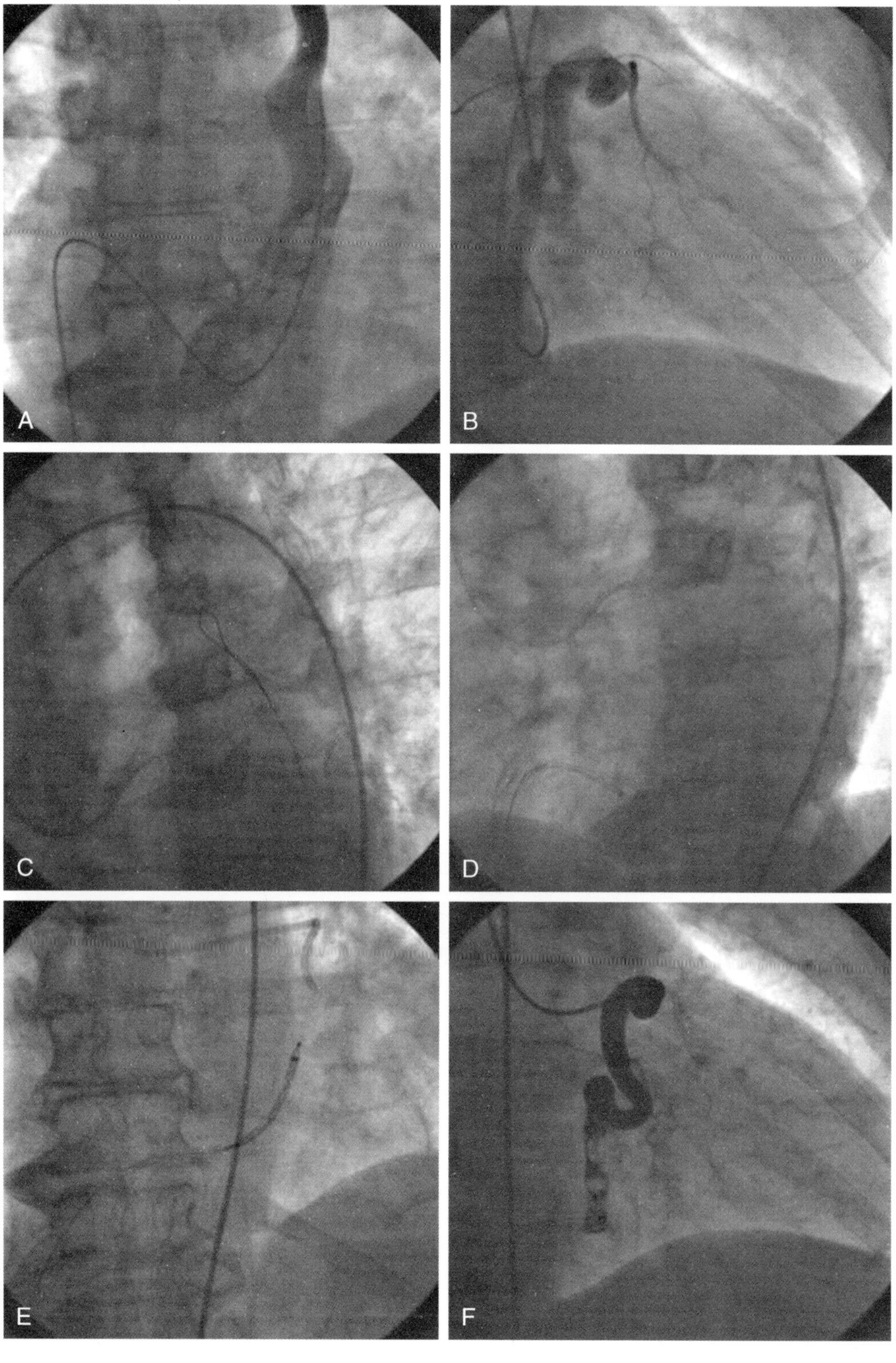


图 18-5 大型冠状动脉瘘 1 例

**A.** 患者女性，74 岁，造影示一大型冠状动脉瘘起源于左回旋支，回流至永存左上腔静脉与冠状静脉窦汇合处。**B.** 造影显示冠状动脉瘘血管粗大，拟选用血管塞进行封堵。穿刺股动脉、股静脉后，将 6F 指引导管 AL-2 置于冠状动脉处，将导管沿 0.035 英寸 J 头导丝送至永存左上腔静脉（**A**），继而将 0.014 英寸冠状动脉导丝通过瘘管送至右上腔静脉，用 20mm Gooseneck（ev3，Plymouth，Minn.）圈套器捕获导丝（**C**）并拉入静脉鞘作为支撑（**D**），建立冠状动脉导丝环形轨道，以便从静脉输送鞘逆行送至瘘管。**E.** 将 10mm Amplatzer 血管塞通过静脉输送鞘释放于瘘管远端。**F.** 造影显示血流几乎完全中断然后将指引导管或输送鞘管送入引流心腔，抓捕导丝，建立环形轨道，为输送导管或鞘管送入瘘管远端提供更有力的支撑。

使用弹簧圈或血管塞最可怕的并发症是不慎堵塞滋养冠状动脉本身，或者脱落至无需封堵的血管导致栓塞。如果认为植入的弹簧圈过于靠近瘘管近心端，可累及自身冠状动脉，可先在该部位使用球囊试封堵，观察是否出现心肌缺血。万一发生栓塞，大部分弹簧圈和血管塞都能收回[32]。

由于需要介入治疗的冠状动脉瘘比较少见，且其解剖结构差异巨大，目前尚无任何正式指南指导术后用药。小型冠状动脉瘘封堵术后，可以考虑长期抗血小板治疗。对于封堵术后瘘管呈动脉瘤样残端或者灌注血管显著扩张的患者，应考虑长期口服抗凝剂治疗。虽然有冠状动脉瘘引起感染的报道，但尚未发现植入封堵器导致感染的病例。然而，直径超过 3～4mm 的冠状动脉瘘封堵术当日，宜常规使用抗生素（如头孢类抗生素）2 次，此后通常并不需预防性使用抗生素。虽然症状复发患者应采用有创或无创性影像学复查，术后即使无症状，也应定期随访观察是否存在冠状动脉缺血现象——尤其是那些封堵前即存在心肌缺血表现者。

## 参考文献


1. Alessandrini F, De Bonis M, Lapenna E, et al: Posterior-septal pseudopseudoaneurysm with limited left-to-right shunt: an unexpected easy repair, *J Cardiovasc Surg (Torino)* 40:539–541, 1999.
2. Savage MP, Hopkins JT, Templeton JY 3rd, et al: Left ventricular pseudopseudoaneurysm: angiographic features and surgical treatment of impending cardiac rupture, *Am Heart J* 116:864–866, 1988.
3. Yvorra S, Desfossez L, Panagides D, et al: [False pseudoaneurysm of the left ventricle after myocardial infarction: recognition by transesophageal echocardiography], *Arch Mal Coeur Vaiss* 87:395–398, 1994.
4. Frances C, Romero A, Grady D: Left ventricular pseudoaneurysm, *J Am Coll Cardiol* 32:557–561, 1998.
5. Van Tassel RA, Edwards JE: Rupture of heart complicating myocardial infarction: analysis of 40 cases including nine examples of left ventricular false aneurysm, *Chest* 61:104–116, 1972.
6. Pollak H, Nobis H, Mlczoch J: Frequency of left ventricular free wall rupture complicating acute myocardial infarction since the advent of thrombolysis, *Am J Cardiol* 74:184–186, 1994.
7. Gueron M, Wanderman KL, Hirsch M, et al: Pseudoaneurysm of the left ventricle after myocardial infarction: a curable form of myocardial rupture, *J Thorac Cardiovasc Surg* 69:736–742, 1975.
8. Shabbo FP, Dymond DS, Rees GM, et al: Surgical treatment of false aneurysm of the left ventricle after myocardial infarction, *Thorax* 38:25–30, 1983.
9. Spindola-Franco H, Kronacher N: Pseudoaneurysm of the left ventricle: radiographic and angiocardiographic diagnosis, *Radiology* 127:29–34, 1978.
10. Harrity P, Patel A, Bianco J, et al: Improved diagnosis and characterization of postinfarction left ventricular pseudoaneurysm by cardiac magnetic resonance imaging, *Clin Cardiol* 14:603–606, 1991.
11. Hsu YH, Chiu IS, Chien CT: Left ventricular pseudoaneurysm diagnosed by magnetic resonance imaging in a nine-year-old boy, *Pediatr Cardiol* 14:187–190, 1993.
12. Duvernoy O, Wikstrom G, Mannting F, et al: Pre- and postoperative CT and MR in pseudoaneurysms of the heart, *J Comput Assist Tomogr* 16:401–409, 1992.
13. Vlodaver Z, Coe JI, Edwards JE: True and false left ventricular aneurysms: propensity for the altter to rupture, *Circulation* 51:567–572, 1975.
14. Davidson KH, Parisi AF, Harrington JJ, et al: Pseudoaneurysm of the left ventricle: an unusual echocardiographic presentation; review of the literature, *Ann Intern Med* 86:430–433, 1977.
15. Gueron M, Hirsch M, Venderman K, et al: Pseudoaneurysm of left ventricle. Report of a case diagnosed by angiography and successfully repaired, *Br Heart J* 35:663–665, 1973.
16. Smith RC, Goldberg H, Bailey CP: Pseudoaneurysm of the left ventricle: diagnosis by direct cardioangiography; report of two cases successfully repaired, *Surgery* 42:496–510, 1957.
17. Yakierevitch V, Vidne B, Melamed R, et al: False aneurysm of the left ventricle: surgical treatment, *J Thorac Cardiovasc Surg* 76:556–558, 1978.
18. Dudiy Y, Jelnin V, Einhorn BN, et al: Percutaneous closure of left ventricular pseudoaneurysm, *Circ Cardiovasc Interv* 4:322–326, 2011.
19. Vignati G, Bruschi G, Mauri L, et al: Percutaneous device closure of iatrogenic left ventricular wall pseudoaneurysm, *Ann Thorac Surg* 88:e31–e33, 2009.
20. Harrison W, Ruygrok PN, Greaves S, et al: Percutaneous closure of left ventricular free wall rupture with associated false aneurysm to prevent cardioembolic stroke, *Heart Lung Circ* 17:250–253, 2008.
21. McNamara JJ, Gross RE: Congenital coronary artery fistula, *Surgery* 65:59–69, 1969.
22. Levin DC, Fellows KE, Abrams HL: Hemodynamically significant primary anomalies of the coronary arteries: angiographic aspects, *Circulation* 58:25–34, 1978.
23. Reidy JF, Anjos RT, Qureshi SA, et al: Transcatheter embolization in the treatment of coronary artery fistulas, *J Am Coll Cardiol* 18:187–192, 1991.
24. Qureshi SA: Coronary arterial fistulas, *Orphanet J Rare Dis* 1:51, 2006.
25. Khan MD, Qureshi SA, Rosenthal E, et al: Neonatal transcatheter occlusion of a large coronary artery fistula with Amplatzer duct occluder, *Catheter Cardiovasc Interv* 60:282–286, 2003.
26. Wilde P, Watt I: Congenital coronary artery fistulae: six new cases with a collective review, *Clin Radiol* 31:301–311, 1980.
27. Oshiro K, Shimabukuro M, Nakada Y, et al: Multiple coronary LV fistulas: demonstration of coronary steal phenomenon by stress thallium scintigraphy and exercise hemodynamics, *Am Heart J* 120:217–219, 1990.
28. Ramo OJ, Totterman KJ, Harjula AL: Thrombosed coronary artery fistula as a cause of paroxysmal atrial fibrillation and ventricular arrhythmia, *Cardiovasc Surg* 2:720–722, 1994.
29. Alkhulaifi AM, Horner SM, Pugsley WB, et al: Coronary artery fistulas presenting with bacterial endocarditis, *Ann Thorac Surg* 60:202–204, 1995.
30. Bauer HH, Allmendinger PD, Flaherty J, et al: Congenital coronary arteriovenous fistula: spontaneous rupture and cardiac tamponade, *Ann Thorac Surg* 62:1521–1523, 1996.
31. Mordasini P, Szucs-Farkas Z, Do DD, et al: Use of a latest-generation vascular plug for peripheral vascular embolization with use of a diagnostic catheter: preliminary clinical experience, *J Vasc Interv Radiol* 21:1185–1190, 2010.
32. Tan CA, Levi DS, Moore JW: Embolization and transcatheter retrieval of coils and devices, *Pediatr Cardiol* 26:267–274, 2005.

第十九章

# 肺静脉狭窄介入治疗

# Chapter 19 Percutaneous Treatment of Pulmonary Vein Stenosis

OLUSEUN ALLI · DAVID HOLMES, JR 著

陈火元 译 张端珍 审校

心房颤动（atrial fibrillation，AF）是目前临床最常见心律失常，预计至2050年美国AF患者将超过1200万[1]。AF传统治疗方法为药物治疗，其目的是使之恢复窦性心律或将心室率降至可以耐受的范围内。近年来，导管标测定位，外科消融和导管消融左心房壁和肺静脉（pulmonary vein，PV）等技术相继问世，使许多AF患者能够成功恢复为窦性心律[2-5]，尽管它并没有完全消除血栓栓塞问题。目前，美国每年开展射频消融术约4～5万人次，而且预计还会不断增加。

PV狭窄（pulmonary vein stenosis，PVS）是AF导管消融术后一种罕见但严重的并发症，这种并发症甚至改变了消融手术方式。早期采用PV局灶消融法，导致PVS发生率居高不下。此后发展为PV口分段消融法，通过消融PV口的方式隔离PV，而不在PV内消融，PVS发生率有所降低，但并未杜绝，使得消融方法进一步改进。目前大部分选择在左心房（left atrium，LA）内围绕PV口进行消融而达到隔离PV的目的，由于完全避开了PV，虽然PVS仍然存在，但发生率大大降低[3]。

## 19.1 肺静脉狭窄发病率和患病率

PVS确切发生率目前仍不清楚，部分原因在于诊断PVS的技术存在差异。前已述及，AF消融方法不同，PVS发生率也不一样。早期采用PV内消融法，据报道PVS发生率可达42.4%[6]，随着消融技术的改进，PVS发生率也明显下降。据全球188所AF消融中心调查资料显示，目前PVS发生率约1.3%[7]。

## 19.2 肺静脉解剖

充分掌握PV解剖特征对从事PV介入治疗人员至关重要。Kato等[8]对28例AF和27例非AF患者进行钆增强磁共振（MRI）检查，结果显示，PV解剖存在明显个体差异，存在解剖变异者约占38%。典型PV解剖结构为存在4支独立开口的PV，分别为左上，左下各一支，右上和右下各一支。部分患者左上和左下PV引流至一个共同开口，或者存在一个长短不同的共同静脉干。另一个变异是右PV存在一支或两支右中PV。个别患者除右上和右下PV外，还有一支右中PV和一支起源于右上PV之上的肺上静脉（图19-1）。Marom等[9]曾对201例患者进行CT扫描也发现存在这种变异。他们发现，71%的患者为两支右PV，即右上PV（RSPV）和右下PV（RIPV），28%的患者在右侧存在3～5支次级或中级

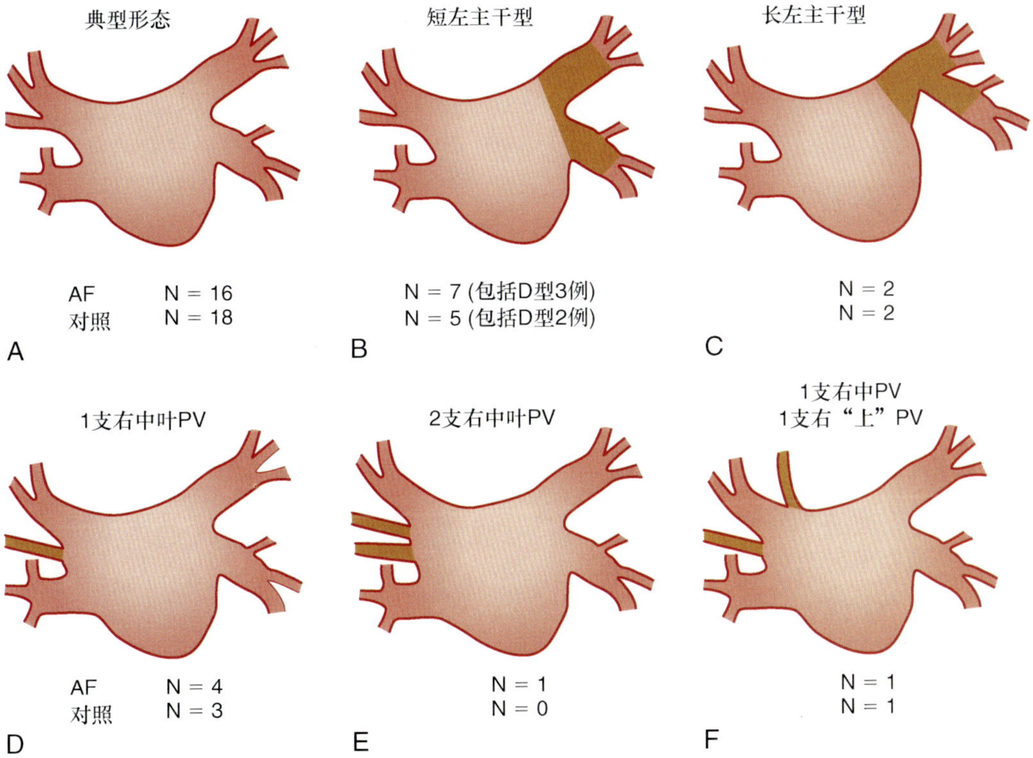


**图 19-1 心房颤动（AF）组和对照组患者肺静脉（PV）分支分型**

阴影部分表示与典型形态不同之处。**A.** 典型分支形态，**B.** 短左主干型，**C.** 长左主干型，**D.** 一支右中 PV 型，**E.** 二支右中 PV 型，**F.** 一支右中 PV 并一支右“上”PV 型（分型来源于 Kato R，et al：Pulmonary vein anatomy in patients undergoing catheter ablation of atrial fibrillation：lessons learned by the use of magnetic resonance imaging. Circulation 107：2004—2010，2003. 翻印获 Wolters Kluwer Health 允许）

PV，2%为单一右 PV。在左侧，大部分患者（86%）存在左上 PV（LSPV）和左下 PV（LIPV）两个开口，部分患者（24%）则两支 PV 引流至单一开口[9]。

此外，Kato 等[8]还发现，左、右 PV 开口非常相似，有一条薄的组织带将 LSPV 口和左心耳分开，对于某个具体患者而言，其 4 根 PV 直径无明显差别，PV 大小也几乎不发生变异，左 PV 有一个较长的峡部，PV 口通常为椭圆形，其前后径短而上下径长[8]。

## 19.3 临床表现

PVS 患者临床症状差异巨大，可毫无临床症状，也可严重威胁患者生命，取决于受累 PV 支数、狭窄严重程度、肺血管床对损伤的反应、狭窄时间长短、临床治疗情况以及侧支循环发育程度[10-13]。Packer 等[13]研究显示，最常见症状为劳累性呼吸困难（83%），其次为静息性呼吸困难（30%），反复发作性咳嗽（39%），胸痛（26%），流感样症状（13%）和咯血（13%）等。由于症状差异巨大且无特异性，临床医生往往需要具有高度怀疑精神方可发现本病。PVS 非常容易漏诊，或者误诊为支气管肺炎和间质性肺炎等其他疾病。常规筛查并监测患者是否出现 PVS 相关症状非常重要。

## 19.4 影像学检查

目前尚难确定 PVS 哪种影像学检查方法最佳，通常联合使用多种影像学技术检测 PVS 对解剖和生理学的影响，包括胸部 X 线、肺通气/灌注（V/Q）扫描、计算机化断层扫描（CT）扫描，以及经食道超声心动图（TEE）、磁共振造影（MRA）和 PV 造影等。

### 计算机化断层扫描和磁共振检查

CT 是诊断 PVS 最常用影像学工具之一，它能提供准确的 PV 解剖形态，但需要注意以下几点：①放射科阅片医师需要对 PV 解剖结构具有详尽的了解。②有时 LIPV 存在“假性狭窄”现象。Yamaji 等[14]曾对 116 例因 AF 而行 PV 隔离消融术的患者做肺静脉 CT 检查，对比其手术前后 CT 结果发现，11 例患者仰卧位做 CT 检查时 LIPV 狭窄超过 50%狭窄，而再次俯卧位检查却没有发现狭窄。③有时 CT 扫描诊断为 PV 完全闭塞，但随后 PV 造影却发现中间尚有小孔。Prieto 等[11]证实上述现象确实存在，他们对 44 例 PVS 患者进行影像学研究发现，这些患者共有 80 支 PV 存在狭窄，其中 27 支 CT 显示 100%完全闭塞，随后 PV

造影发现其中13支PV中间存在小孔。在美国梅奥诊所，CT并非PVS患者必查项目。他们的研究显示[13]，PV口平均直径为17.3mm（12～24mm），狭窄起始部直径为3±2mm，狭窄起始部距离PV口1～2mm，狭窄长度7～35mm不等。（图19-2）。

MRI检查也可接受（图19-3），但要特别注意的是，在进行MRI检查时，PV大小与其开口位置会因心动周期发生明显改变。Lickfett及其同事发现[15]，心房舒张晚期PV口直径最大，在心房收缩期，其大小平均降低32.5%。此外，在不同时期，PV口位移可达7mm，并且冠状位（外侧—内侧）测量其开口直径大于矢状位（前后位）。MR灌注成像检测PVS解剖变化以及PVS对患者功能的影响也很可靠。Kluge等[16]曾对110例AF消融术后患者进行MR灌注显像检查，并与单光子发射CT灌注显像结果进行对比，探讨MR灌注成像的可靠性，随后对其中51例PVS患者进行研究。结果显示，在21例PVS患者中，MRI灌注显像显示，20例存在灌注缺损，敏感性95.2%，特异性100%。此外，PV口直径对MRI灌注显像存在重要影响，直径6mm为一重要截点，直径小于6mm灌注程度较6mm以上大幅度下降。MRA也可用于预测AF消融后PVS是否发生。有人曾对104例AF患者接受消融手术前后的MRA检查，多变量分析的结果显示患者术后当天PV直径减小25%或减小更多，是发展为PVS的预测因素（$P<0.0001$），风险比为7.1[17]。

## 经食管超声心动图

TEE也可协助诊断PVS，但与CT或MRI相比，准确率偏低，并且与操作者经验有关。TEE能准确检查PV口解剖形态与PV血流，可通过多普勒血流速度变化检测更为严重的PVS。Jander等[18]研究显示，TEE用于确诊和排除PVS均非常有用，但前提是血流为湍流，最大速度>110cm/s，流速变化小。TEE无法对4支PV进行深层次显像，难以确定PVS范围和位置，导致应用受限。

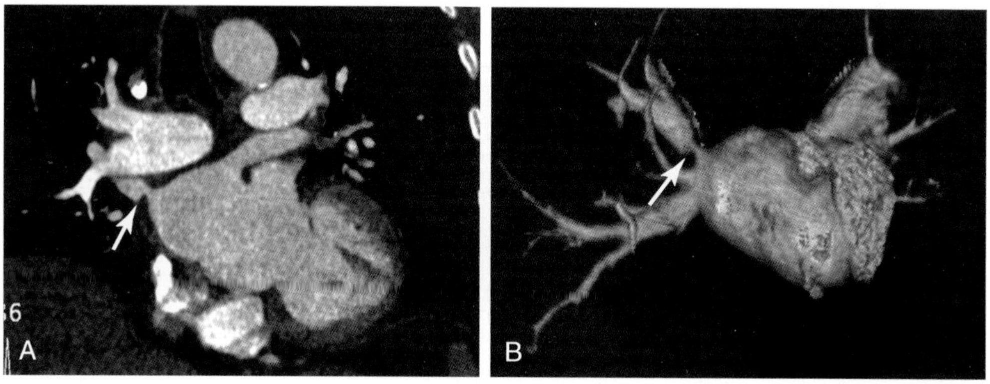


**图19-2** **A.** CT图像示右上肺静脉严重狭窄（箭头处）；**B.** 右上肺静脉狭窄的三维CT图像（箭头处）

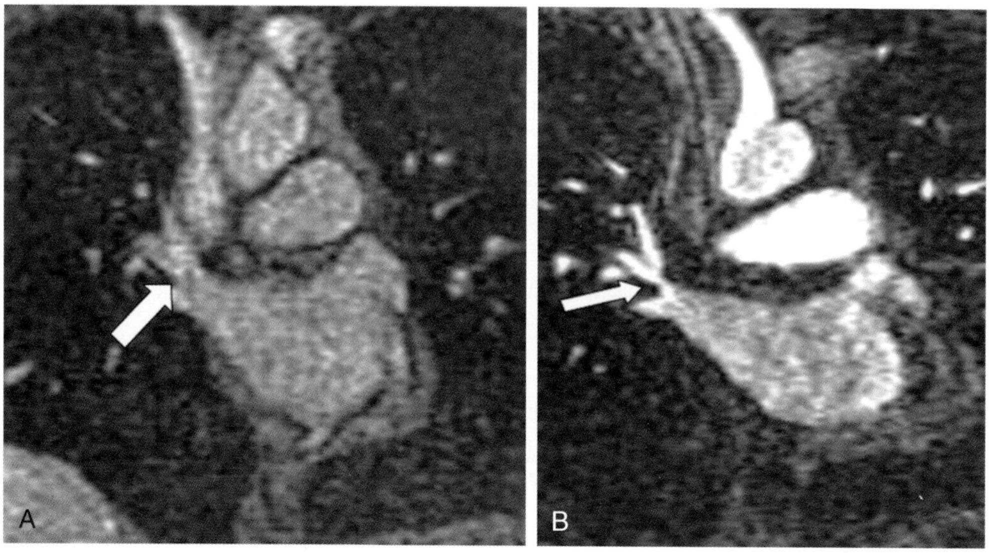


**图19-3 心房颤动射频消融术前和术后右上肺静脉磁共振显像**

**A.** 消融术前右上肺静脉口径正常（箭头处），**B.** 消融术后右上肺静脉狭窄（箭头处）

## 通气/灌注扫描

V/Q扫描可用于评估PVS血流动力学变化。相对于CT和MRI，使用更广泛并且易于理解，对怀疑存在PVS的患者，这是理想的筛选工具，可发现PVS分布区内血流变化特征。在正常情况下，三分之一的肺组织可接受总体肺血流量的15%～30%。PVS时，灌注比例失调可达65%～75%，受累肺组织灌注降至预期水平的25%以下，严重狭窄时甚至低至3%～4%。Nanthakumar等[19]曾对V/Q扫描，CT和PV造影进行比较，并以之评估PVS血流动力学变化。结果发现，当静息PV-LA压力阶差超过5mmHg，或者静脉造影和CT成像显示管腔狭窄超过80%时，PVS所在肺叶灌注减少；当管腔狭窄小于50%时，V/Q扫描显示无灌注缺损。图19-4为患者左上、左下PVS图像，V/Q扫描显示整个左肺灌注减少。

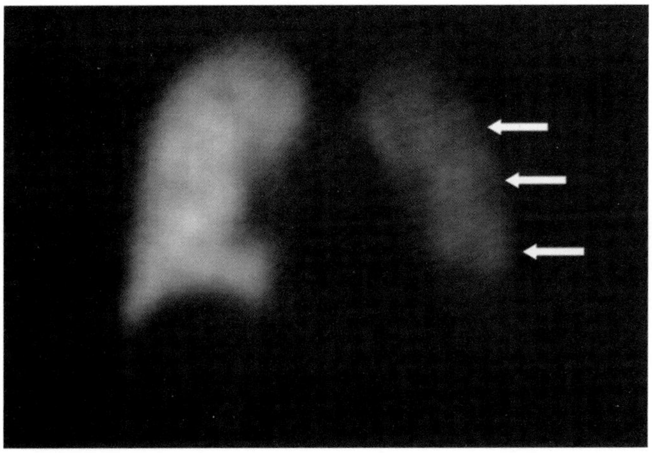

**图 19-4** 通气/灌注扫描显示左上和左下肺静脉狭窄患者左肺灌注减少（箭头）

## 肺静脉造影

PV造影显示PVS非常直观，但为有创操作，影像受血流影响，加上解剖复杂，费用偏高，导致应用受限。在PV介入治疗前需要进行多投照位PV造影，并选择显影良好的图像作为参照，PV造影图参见19-5，图A为左上PVS造影图，图B为介入治疗后造影图。

# 19.5 病例选择

鉴于大部分患者均能成功实施PV扩张术和（或）支架植入术[11-13,20]，PVS如出现症状，就应进行PV扩张术，或同时行支架植入术。从PV隔离术至出现PVS症状，时间长短不一，据Packer报道（23例，34支PV存在狭窄），AF消融术后出现PVS症状时间为103±100天[13]，而一研究显示，自诊断PVS至出现症状的时间平均为13.5个月[21]。

无症状PVS是否需要治疗仍有较多争议。业已发现，单支PV即使完全闭塞，也可毫无症状。Di Biase等[22]对18例PVS研究显示，虽然所有患者至少存在一支PV完全闭塞，但4例（22%）无任何症状。出现这种现象的原因是其代偿机制被激活，而且同侧其他PV并无狭窄。然而，随着时间的推移，PVS进行性发展，最终可导致血栓性闭塞，使受累肺段肺动脉血流量减少。PVS后动静脉压力阶差降

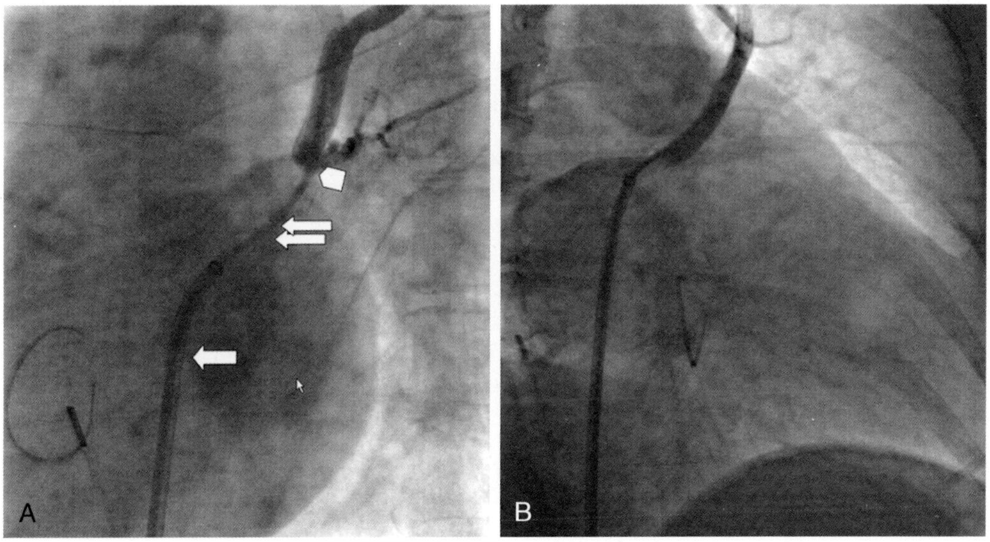


**图 19-5** **A.** 左上肺静脉狭窄介入治疗前，单箭头处为SL-1鞘，双箭头处多功能导管，钝性箭头处为左上肺静脉狭窄位置。**B.** 介入治疗后原来的狭窄处血流通畅

低，动脉灌注下降导致缺血和周围肺泡水肿，最终引起肺不张、肺梗死，并且容易感染。重度 PV 狭窄如无症状可选择 PV 扩张术（或同时行支架植入术）以防止出现上述后果，或者加强随访，一旦出现症状立即介入治疗。PVS 治疗流程参见图 19-6。

## 19.6 介入操作过程

### 设备

#### 导丝

1. 0.032 英寸软直头导丝
2. 0.035 英寸 J 型加硬交换导丝（Cook Medical，Bloomington，Ind.）
3. 0.035 英寸指引导丝（Cordis Corporation，Miami Lakes，Fla.），用于探查 PV。

#### 鞘管

1. 8.5F SL-1 鞘管（St. Jude Medical，St. Paul，Minn.） 通过该鞘导入多功能导管和 PTCA 球囊。右 PV 探查宜选用 SRO 鞘管（St. Jude Medical）或 Agilis 鞘管（St. Jude Medical）。

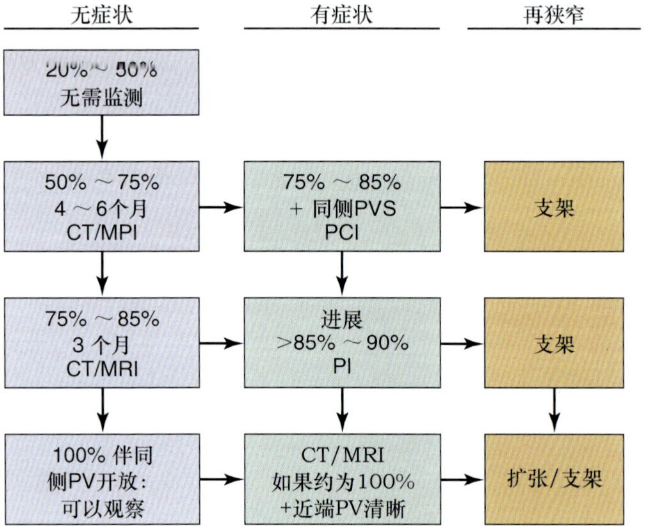


图 19-6 肺静脉狭窄治疗流程

CT：计算机化断层扫描；MRI：磁共振成像；PI：经皮介入；PV：肺静脉；PVS：肺静脉狭窄（来源于 Holmes D，et al：Pulmonary vein stenosis complicating ablation for atrial fibrillation：clinical spectrum and interventional considerations. JACC Cardiovasc Interv 2：267-276，2009. 重印获 Elsevier 允许）

2. 9F 30cm 鞘管 从左股静脉插入该鞘，用于导入心腔内超声（ICE）导管（Siemens Medical，Mountain View，Calif.）。
3. 4F 或 5F 鞘管 通过该鞘送入猪尾导管至升主动脉，指导房间隔穿刺并监测主动脉压力。
4. 7F 鞘管 置入右股静脉内，用于房间隔穿刺。

#### 压力传感器

- 测量主动脉压力
- 测量 LA 压力（通过 Mullins 鞘管）
- 测量 PV 压力（通过多功能导管）

#### 导管

- 4F 或 5F 猪尾导管：置于升主动脉，指导房间隔穿刺，并监测主动脉压。
- 多功能导管（带端孔）：插入 PV 用。
- 4F Glide 导管，备用，多功能导管插入 PV 失败时使用。

#### 心腔内超声心动图

1. 心腔内超声探头
2. 探头无菌保护盖
3. 心腔内超声机（布帘覆盖）

### 术前用药

1. 阿司匹林 325mg
2. 氯吡格雷 75mg
3. 房间隔穿刺成功后肝素 100U/kg

### 操作步骤

1. 芬太尼和咪达唑仑镇静，患者处于清醒状态。
2. 穿刺，置入动、静脉穿刺鞘，左股静脉置入 9F×30cm 长静脉鞘，以便送入 ICE 导管，左股动脉置入 4F 或 5F 动脉鞘管监测血压，右股静脉置入 7F 静脉鞘。
3. 在双探头透视仪和 ICE 指导下，穿刺房间隔。
4. 为确保导管能够通过房间隔进入位于 LA 后部的 PV，在常规使用 Mullins 鞘管和扩张器时，最好使用 SLO，SL-1 或 SRO（St. Jude Medical，St. Paul，Minn.）导管。将 Mullins 鞘管导入右上和右下 PV 非常麻烦，而使用其他导管更容易操控，进入右侧 PV 有时需使用可控导管（Agilis NxT catheter，St. Jude Medical，St. Paul，Minn.）。房间隔穿刺仍使用标准的 Brockenbrough 穿刺针。

5. 在卵圆窝水平穿刺最为理想，穿刺部位太高或太靠后，导管进入 PV 均非常困难。房间隔穿刺部位靠前有助于进入右下 PV，而穿刺部位靠后有助于进入左上或左下 PV。由于这些患者之前均曾多次行房间隔穿刺术，房间隔有时会变厚和纤维化。穿刺针容易向上滑动，导致穿刺部位高。如果这样，可将穿刺针手动塑形，加大弯曲度，以确保在卵圆窝处穿刺。如穿刺非常困难，也可使用 SafeSept 针（Pressure Products，San Pedro，Calif.）和射频穿刺针（Bayliss Medical，Montreal，Canada）穿刺。

6. 一旦进入 LA，需抽吸鞘管内空气并肝素化。给予普通肝素 100u/kg，并定时追加肝素，使活化凝血时间（activated clotting time，ACT）维持在 250～300s 之间。

7. 如需进入每支 PV 进行探查（图 19-5），常规使用 6F 的 A-1 或 A-2 多功能导管。有时由于 PVS 严重，多功能导管无法进入 PV，此时宜选用软头 Storq 导丝探查 PV 口。如导管很难找到 PV，可用心腔内超声检查 LA，它能识别来自 PV 的混合彩色血流信号（流速未必加快；图 19-7）。进行超选择性肺动脉造影，通过延迟显影也可观察 PV 与 LA 连接处位置。

8. 多功能导管进入 PVS 远端后，测量跨狭窄段压力阶差。压力阶差大小与狭窄血管长度和狭窄严重程度相关，但通常在 10～12mmHg 之间。

9. 通过多功能导管或穿过房间隔鞘管手推造影剂进行超选择性 PV 造影，观察狭窄程度，病变长度以及有无分支狭窄。

10. 与此同时，通过心腔内超声检测病变血管并测量病变血管血流速度。虽然严重狭窄时血流速度可低于 1.0m/s，但通常跨病变血管血流速度为 1～1.6m/s（图 19-7）。

11. 决定行 PVS 治疗之后，通过多功能导管送入 0.035 英寸 Amplatz 加硬交换导丝至 PVS 段远端。

12. 撤出多功能导管，选择相适宜的外周血管球囊（通常直径为 8～10mm）进行扩张。使用 12mm 以上球囊扩张时，PV 穿孔、破裂风险增加，可引起灾难性后果（图 19-8A）。

13. 撤出球囊，再行选择性造影，并使用多功能导管测量跨病变血管压力阶差。如果跨病变血管仍

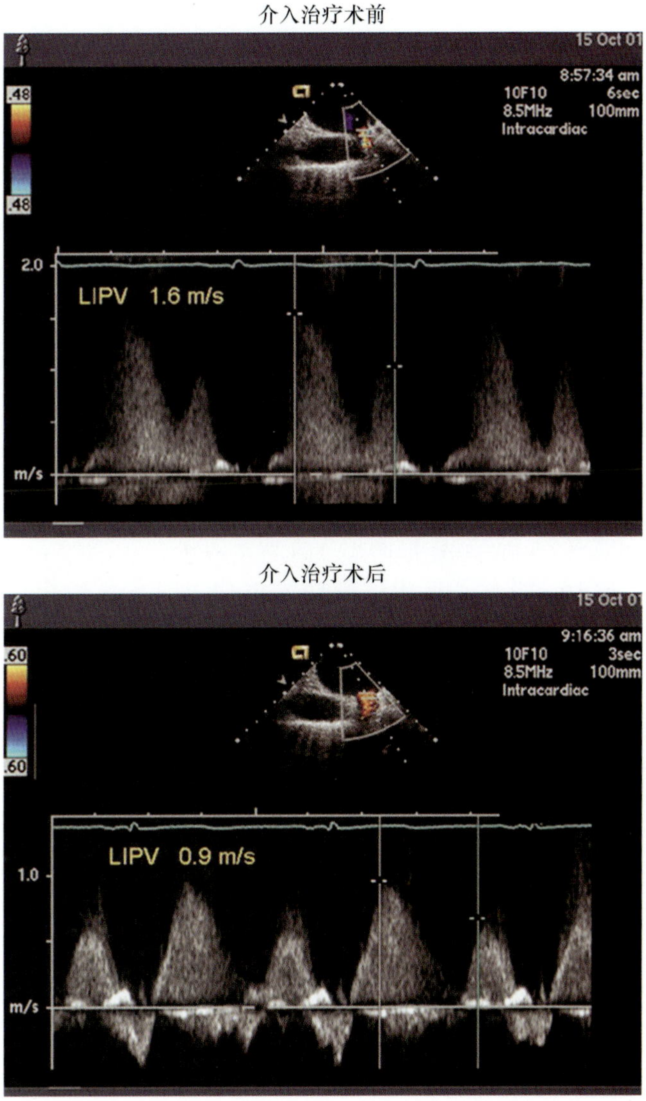


**图 19-7 肺静脉狭窄介入治疗前和治疗后多普勒超声图像形态**

（资料来源于 Holmes D，et al：Pulmonary vein stenosis complicating ablation for atrial fibrillation：clinical spectrum and interventional considerations. JACC Cardiovasc Interv 2：267-276，2009. 翻印获 Elsevier 允许）

存在明显压力阶差，或者造影显示残余狭窄超过 30%，则需支架植入术。

14. 如果有必要行支架植入术，则需送入加硬 Amplatz 导丝至 PV。PV 血管直径在 8mm 或 8mm 以上通常使用 10mm 扩张球囊。常规使用 10×18mm 或 10×29mm Genesis 支架（Cordis，Miami Lakes，Fla.）。直径更小的 PVS 通常仅进行球囊扩张术，偶尔进行药物洗脱支架植入术（图 19-8B）。

15. 再次测量 PV-LA 压力阶差，并行选择性或

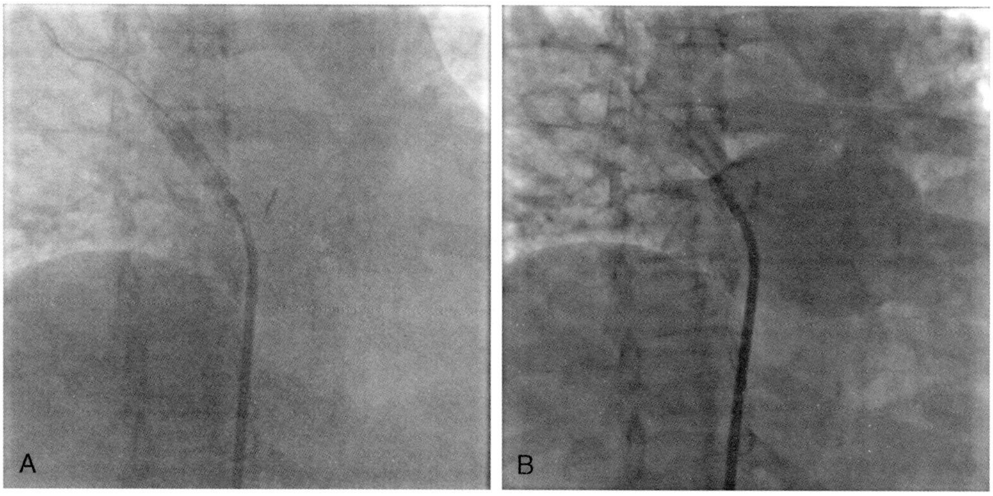


图 19-8 A. 右上肺静脉球囊扩张术，B. 支架植入术后最终结果

超选择性 PV 造影检测植入支架术效果。

16. 如有其他 PV 需介入治疗，则重复操作过程。如没有则操作过程完成，撤出所有器材。

17. 如 ACT 小于 180s，拔除鞘管，可用手压迫止血。

## 肺静脉扩张与支架植入术操作技巧与策略

- 当难以确认或者导管无法进入 PV 口时，超选择性肺动脉造影并延迟显影非常有利于显示 PV 与 LA 连接处位置。
- 心腔内超声也可指导操作，使导管进入 PV 口。
- 必须采用至少两个相互垂直的投照位进行 PV 造影，这对判别是否存在侧支循环、侧支循环范围，以及大侧支血管是否受累非常关键。
- 治疗用影像设备必须能显示外周肺野，并且能充分显示 PV 开口。
- 探测 PV 口时谨防使用亲水性导丝，以免 PV 穿孔，导致难以控制的大出血，应使用软头导丝（如 Storq 导丝）。
- 有时多功能导管相当硬，不适合送入 PV 口，此时可改用软导管，如像 Glide 导管。
- 扩张前应采用冠状动脉造影定量测量方法测量 PV 直径，并通过心腔内超声予以证实，然后再选择大小合适的球囊导管。
- 扩张球囊的最大直径与 PV 最大直径比值不应超过 1.1：1。
- 心腔内超声有助于指导支架置入最佳位置，能提供 PV 口的准确图像，防止支架置入太近而突出至 LA 内。
- 有时，尤其是左侧 PV 存在共同开口时，需采用分叉支架置入技术。如果需行双支架植入术，可再次行间隔穿刺建立导管通道，或沿着支架侧面进行扩张（图 19-9）。
- PV 扩张不宜使用超大球囊，球囊直径不宜超过 12mm。
- 直径 7mm 以下的 PV 通常选择球囊扩张，有时也可植入药物洗脱支架，但长期结果尚不明确。

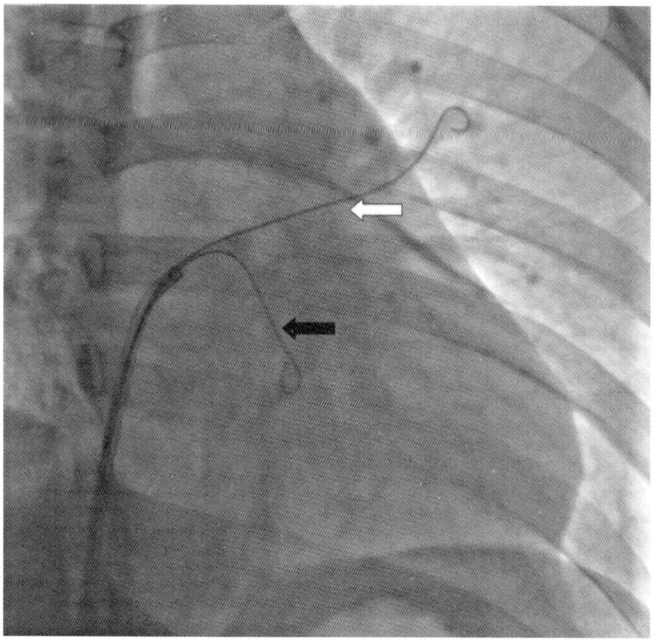

**图 19-9 在左上肺静脉和左下肺静脉之间有一共同心房腔，但存在明显狭窄**

介入治疗前将 Amplatz 超硬导丝分别置入左上肺静脉（白箭头）和左下肺静脉（黑箭头）

- 支架植入术后，加硬导丝必须在透视下撤出，防止导致新植入的支架移位。

## 特殊情况

如CT检查显示PV完全闭塞，这种闭塞通常发生于PV口处。在靠近闭塞口处行LA造影可见一凹陷，可使用偏硬或亲水性导丝进行探查，看看导丝能否经凹陷进入PV；或者行超选择性肺动脉造影，通过延迟显影了解LA充盈情况。如果静脉完全闭塞，即使导丝能成功通过闭塞，形成的小通道也很少能长期保持开放。

在某些患者，CT和超声显示PV细小并已纤维化，这种情况下，通常使用4～5mm冠状动脉球囊扩张，使用切割球囊治疗是否有效仅见零星报道。

个别患者在狭窄的PV内存在新鲜血栓，在CT显像上可见充盈缺损。为避免操作过程中引起栓塞，宜采用最佳抗凝治疗方案，给予华法林、阿司匹林和氯吡格雷等治疗并延期手术，直到复查无任何残余血栓存在时方可手术。

严重PVS进展非常迅速，一旦检测到严重病变，应及时治疗。鉴于病变进展快，应根据病变情况对随访时间进行相应调整：消融术后首次CT检查显示狭窄程度为50％～70％者应3～6个月随访一次；如狭窄在75％以上，即使症状加重不明显，也必须在3个月内进行CT复查；狭窄达90％者需紧急处理，这种病变3～6周即可完全闭塞。

## 辅助治疗

术前口服阿司匹林325mg，房间隔穿刺成功后给予普通肝素并维持ACT在250～300s之间。因无相应的拮抗剂，美国梅奥诊所没有使用新型抗凝剂如依诺肝素或比伐卢定等。术后持续使用华法林以预防PV血栓形成，维持INR在2～3之间。术后华法林需用多长时间目前并无明确答案，从临床角度来看，通常应长期使用。有时尚需依据临床经验添加阿司匹林和氯吡格雷，尤其是支架植入术患者。

# 19.7 并发症

## 穿刺部位

穿刺必须小心细致。由于此类患者术后需采用抗凝治疗，穿刺部位易产生血肿和（或）大出血，也可出现动静脉瘘、假性动脉瘤或下肢缺血等并发症。患者术前曾多次行AF消融术，在腹股沟位置，特别是静脉入口处有时会形成瘢痕，甚至因静脉血栓栓塞而致使穿刺困难。

## 房间隔穿刺

房间隔穿刺学习曲线非常陡峭，熟练掌握房间隔穿刺后可避免许多并发症。常见并发症包括LA或RA穿孔而导致心包积液、刺入主动脉壁、空气栓塞和LA血栓形成。通常，18号Brockenbrough穿刺针即使穿入LA周围组织也不会出现严重问题，但如果因操作不当使扩张鞘穿入心房壁、主动脉壁或心包腔，则会出现严重并发症。通过心腔内显像技术使房间隔充分显影能显著降低并发症发生率，使操作更为安全。然而，在操作过程中仍必须对细节一丝不苟，对操作技术精益求精。

## 空气栓塞和血栓形成

一旦确认进入LA，为避免重大并发症发生，必须做好两件至关重要的事情：①鞘管/导管系统必须将空气和血栓碎屑抽吸干净，防止其进入LA、继而进入脑血管和冠状动脉。导管进入LA前应反复冲洗。②一旦穿刺房间隔成功，应立即给予足量普通肝素，使ACT达到250～300s，避免LA形成血凝块。术前CT/TEE及术中ICE显像有助于确定术前左心耳、PV或LA是否已经存在血栓。如果在手术过程中发现PV中存在血栓，应停止手术并给予华法林抗凝治疗4～6周，待有确切证据显示血栓完全溶解后，方可考虑再次手术。万一发生空气/血栓栓塞，应立即停止手术，并采取各种措施抢救。

## 肺静脉夹层与穿孔

肺静脉夹层与穿孔非常罕见，一旦发生，往往致命。由于可循轨道进入PV远端，并可穿透PV，术中绝对不要使用亲水性导丝。同样，在球囊扩张及支架置入过程中，球囊及支架大小选择是关键，应避免PV过度扩张而引起夹层和（或）穿孔。通常使用偏小型号的球囊和支架。对于大穿孔导致出血难以用经皮方式控制者，通常第一步为球囊填塞，同时中和抗凝药，如果无效，则必须外科处理。还有一种方法便是置入大小合适的覆膜支架将穿孔处覆盖，作者曾有一次使用这种方法，在手术室直视下行支架植入术。

### 支架移位

为罕见并发症，可发生于支架置入后，将相关器材通过或撤出植入支架的PV之时。在靠近新置入的支架处操作时务必小心细致，防止发生这种并发症。一旦支架移位，它将漂浮在LA内，继而进入左心室和主动脉。防止支架栓塞的方法是将导丝穿过支架，使支架滞留于LA之内。收回支架的操作非常复杂。如果支架被导丝固定在LA内，此时可通过导丝送入鹅颈样圈套器套住支架，用力压缩以减少支架直径。充分压缩之后，将支架收至右心房，然后通过股静脉移出体外。如果支架脱落至主动脉，通常均位于腹主动脉远端。此时可再次穿刺动脉，插入10F鞘管，送入0.035英寸加硬导丝，使之穿过支架，导入一根略大的球囊导管至支架内，扩张球囊，将支架轻轻拖至髂动脉，然后抽吸球囊并轻轻回撤。定位之后释放支架，支架置入髂动脉几乎不会产生不良后果。有时支架不能在髂动脉释放，此时必须采用前面介绍的方法，用圈套器压缩支架，然后收至10F鞘管内并移出体外。视频19-5至19-9显示的是左下PV支架移位。

## 19.8 治疗效果

PV扩张和（或）支架植入术效果因治疗方法（单纯扩张或扩张加支架）和PV大小而明显不同。Prieto等[11]曾对PV扩张与支架植入术的长期效果进行对比，共纳入34例患者，55支PV存在狭窄，观察时间为25个月以上。球囊扩张再狭窄率为72%，而支架植入术再狭窄率为33%（$P<0.001$），支架植入术再狭窄发生时间晚于球囊扩张术。同时发现，支架直径>9mm的治疗效果明显优于支架<9mm者。美国梅奥研究所[13]曾对23例PVS患者进行治疗和长期研究，结果显示，所有患者术后即刻症状明显减轻。然而，14例（57%）患者术后3.2±2.8月症状复发，其中13例需再次介入治疗。总之，随访18±12月，23例患者中，15例无症状，4例有轻度症状，3例有中度症状。

不同报道再狭窄发生率差异巨大，这主要与随访方案和再狭窄定义有关，有研究显示[13]，PV支架植入术再狭窄率可高达50%。

## 19.9 随访方案

随访方案因机构不同而有所不同。作者特别注意术后第一天进行PV的CT检查，判断初始基线治疗效果（图19-10）。此后随访时仔细判断是否症状复发，一旦出现症状，需立即进一步评估。即使患者没有症状，随访也可进行CT检查。

## 19.10 总结

PVS仍是AF消融术后重要但罕见的并发症，在经验丰富的医疗中心，其发生率约1%～3%。临床上保持警惕性，并联合多种影像诊断工具可以做到早诊断、早治疗。PVS临床表现各异，治疗时需考虑解剖与临床两方面因素。治疗方法包括PV扩张术和支架植入术，无症状患者可以密切随访观察。从事PV介

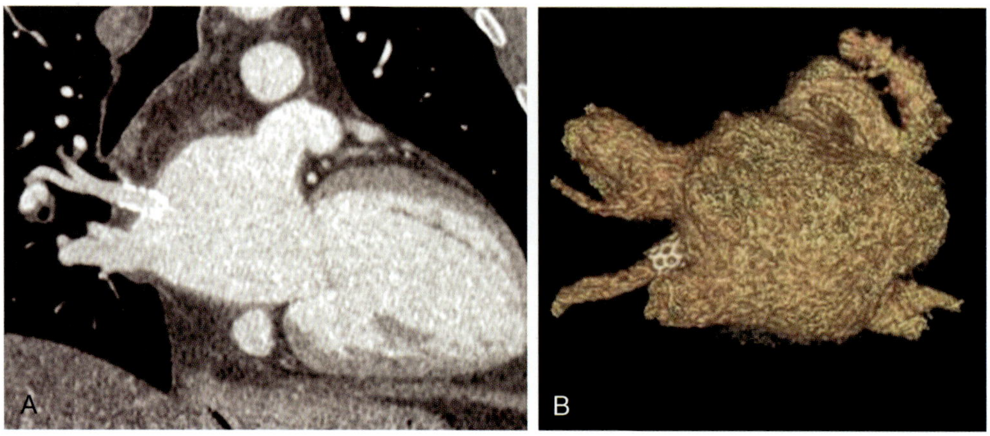


**图19-10 支架植入右中肺静脉后CT随访结果**

支架通畅，位置良好，覆盖了右中肺静脉开口。**A**为二维图像，**B**为三维重建图像

入治疗的心脏病介入专家必须要能够轻松应对 LA 操作，对 LA 解剖结构了如指掌，对各种操作技术经验丰富，方能确保手术成功并处理各种潜在并发症。

## 参考文献


1. Lloyd-Jones D, Adams R, Carnethon M, et al: Heart disease and stroke statistics—2009 update: a report from the American Heart Association Statistics Committee and Stroke Statistics Subcommittee, *Circulation* 119:480–486, 2009.
2. Haissaguerre M, Jais P, Shah DC, et al: Electrophysiological endpoint for catheter ablation of atrial fibrillation initiated from multiple pulmonary venous foci, *Circulation* 101:1409–1417, 2000.
3. Calkins H, Brugada J, Packer DL, et al: HRS/EHRA/ECAS expert consensus statement on catheter and surgical ablation of atrial fibrillation: recommendations for personnel, policy, procedures and follow-up. A report of the Heart Rhythm Society (HRS) Task Force on Catheter and Surgical Ablation of Atrial Fibrillation developed in partnership with the European Heart Rhythm Association (EHRA) and the European Cardiac Arrhythmia Society (ECAS); in collaboration with the American College of Cardiology (ACC), American Heart Association (AHA), and the Society of Thoracic Surgeons (STS). Endorsed and approved by the governing bodies of the American College of Cardiology, the American Heart Association, the European Cardiac Arrhythmia Society, the European Heart Rhythm Association, the Society of Thoracic Surgeons, and the Heart Rhythm Society, *Europace* 9:335–379, 2007.
4. Thomas SP, Lim TW, McCall R, et al: Electrical isolation of the posterior left atrial wall and pulmonary veins for atrial fibrillation: feasibility of and rationale for a single-ring approach, *Heart Rhythm* 4:722–730, 2007.
5. Oral H, Knight BP, Tada H, et al: Pulmonary vein isolation for paroxysmal and persistent atrial fibrillation, *Circulation* 105:1077–1081, 2002.
6. Chen SA, Hsieh MH, Tai CT, et al: Initiation of atrial fibrillation by ectopic beats originating from the pulmonary veins: electrophysiological characteristics, pharmacological responses, and effects of radiofrequency ablation, *Circulation* 100:1879–1886, 1999.
7. Cappato R, Calkins H, Chen SA, et al: Worldwide survey on the methods, efficacy, and safety of catheter ablation for human atrial fibrillation, *Circulation* 111:1100–1105, 2005.
8. Kato R, Lickfett L, Meininger G, et al: Pulmonary vein anatomy in patients undergoing catheter ablation of atrial fibrillation: lessons learned by use of magnetic resonance imaging, *Circulation* 107:2004–2010, 2003.
9. Marom EM, Herndon JE, Kim YH, et al: Variations in pulmonary venous drainage to the left atrium: implications for radiofrequency ablation, *Radiology* 230:824–829, 2004.
10. Saad EB, Marrouche NF, Saad CP, et al: Pulmonary vein stenosis after catheter ablation of atrial fibrillation: emergence of a new clinical syndrome, *Ann Intern Med* 138:634–638, 2003.
11. Prieto LR, Schoenhagen P, Arruda MJ, et al: Comparison of stent versus balloon angioplasty for pulmonary vein stenosis complicating pulmonary vein isolation, *J Cardiovasc Electrophysiol* 19:673–678, 2008.
12. Qureshi AM, Prieto LR, Latson LA, et al: Transcatheter angioplasty for acquired pulmonary vein stenosis after radiofrequency ablation, *Circulation* 108:1336–1342, 2003.
13. Packer DL, Keelan P, Munger TM, et al: Clinical presentation, investigation, and management of pulmonary vein stenosis complicating ablation for atrial fibrillation, *Circulation* 111:546–554, 2005.
14. Yamaji H, Hina K, Kawamura H, et al: Prone position is essential for detection of pulmonary vein pseudostenosis by enhanced multidetector computed tomography in patients who undergo pulmonary vein isolation, *Circ J* 72:1460–1464, 2008.
15. Lickfett L, Dickfeld T, Kato R, et al: Changes of pulmonary vein orifice size and location throughout the cardiac cycle: dynamic analysis using magnetic resonance cine imaging, *J Cardiovasc Electrophysiol* 16:582–588, 2005.
16. Kluge A, Dill T, Ekinci O, et al: Decreased pulmonary perfusion in pulmonary vein stenosis after radiofrequency ablation: assessment with dynamic magnetic resonance perfusion imaging, *Chest* 126:428–437, 2004.
17. Berkowitsch A, Neumann T, Ekinci O, et al: A decrease in pulmonary vein diameter after radiofrequency ablation predicts the development of severe stenosis, *Pacing Clin Electrophysiol* 28(Suppl. 1):S83–S85, 2005.
18. Jander N, Minners J, Arentz T, et al: Transesophageal echocardiography in comparison with magnetic resonance imaging in the diagnosis of pulmonary vein stenosis after radiofrequency ablation therapy, *J Am Soc Echocardiogr* 18:654–659, 2005.
19. Nanthakumar K, Mountz JM, Plumb VJ, et al: Functional assessment of pulmonary vein stenosis using radionuclide ventilation/perfusion imaging, *Chest* 126:645–651, 2004.
20. Neumann T, Sperzel J, Dill T, et al: Percutaneous pulmonary vein stenting for the treatment of severe stenosis after pulmonary vein isolation, *J Cardiovasc Electrophysiol* 16:1180–1188, 2005.
21. Bedogni F, Brambilla N, Laudisa ML, et al: Acquired pulmonary vein stenosis after radiofrequency ablation treated by angioplasty and stent implantation, *J Cardiovasc Med (Hagerstown)* 8:618–624, 2007.
22. Di Biase L, Fahmy TS, Wazni OM, et al: Pulmonary vein total occlusion following catheter ablation for atrial fibrillation: clinical implications after long-term follow-up, *J Am Coll Cardiol* 48:2493–2499, 2006.

# 第二十章

# 卵圆孔未闭

# Chapter 20 Patent Foramen Ovale

JOHN M. LASALA · SHABANA SHAHANAVAZ 著

李璟昊 译 张玉顺 审校

## 20.1 胚胎及解剖特点

卵圆孔是维持胎盘生命重要的结构，通过此通路，可以将氧合血液从胎盘运送到胎儿循环系统。来自脐静脉的血流通过下腔静脉（inferior vena cava，IVC）流入右心房，绕开无功能的肺穿过卵圆孔进入胎儿体循环。多数由上腔静脉（superior vena cava，SVC）回流的血液通过三尖瓣进入右心室。出生后，右心压力及肺血管阻力（pulmonary vascular resistance，PVR）下降，肺血流量增加。左心房压力随肺静脉回心血量增加而升高，左心室顺应性减低。这些机制造成原发隔同继发隔相融合，最终导致卵圆孔功能性关闭（图 20-1）。大多数人原发隔的尾部位于左侧而继发隔的头部位于右侧，并在接下来的时间里逐渐融合[1]。25%的人群其房间隔是保持分离状态[2]。卵圆孔未闭（patent foramen ovale，PFO）位于继发隔的尾部、原发隔的头部，形成一个裂孔，当右心房压大于左心房压时，该通道开放（或者做 Valsalva 动作时），或者由腔静脉回流的血流直接冲击卵圆窝时亦形成卵圆孔开放。这样会造成微小的血块通过卵圆孔进入体循环，并且避开肺循环系统的滤过作用，形成反常栓塞。

## 20.2 流行病学特征

PFO 发病率随年龄的增长而下降，然而其平均直径则轻度增大。造成这一现象的原因是由于一些小的 PFO 在生长过程中逐渐关闭，发病率由 30 岁前的 34%下降到 40～80 岁范围间的 25%，甚至在 90 岁以后降低到 20%[2]。死亡及自然闭合是导致上述减少趋势的原因。常染色体显性遗传可以解释该病，然而该病无性别倾向性[3]。

## 20.3 卵圆孔未闭相关问题

### 房间隔动脉瘤

房间隔动脉瘤（atrial septal aneurysm，ASA）是先天性房间隔畸形，其特征是卵圆窝处存在多余的肌肉薄膜组织，相当于原发隔中央处突出形成一扇形结构（图 20-2）[4-5]。ASA 在人群中的发病率为尸检中的 1%，在基于人群经食管超声心动图（transesophageal echocardiography，TEE）检出率为 2.2%[6-7]。ASA 中有 50%～85%的病例合并有 PFO。ASA 的诊断标准包括：房间隔的薄弱部分直径超过 15mm，动脉瘤的直径无论在房间隔左侧或右侧突出超过 10mm，或

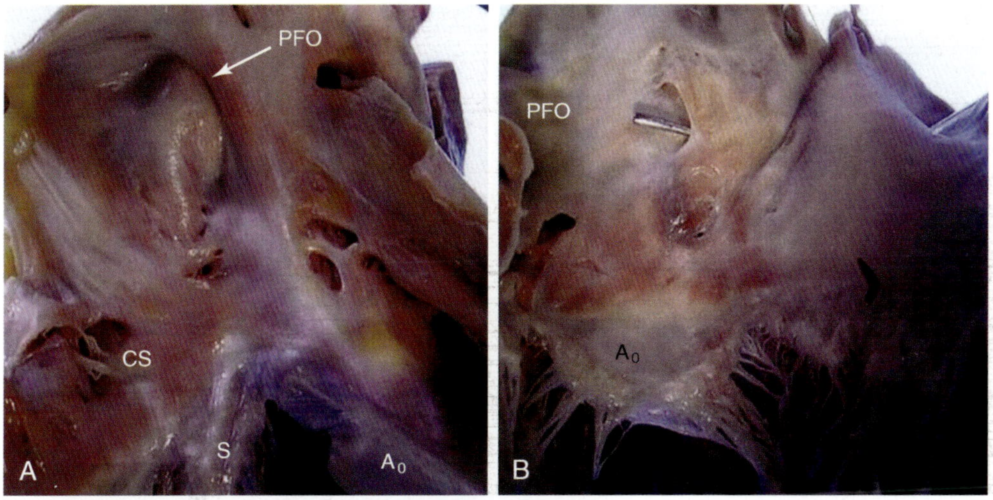


**图 20-1 卵圆孔未闭（PFO）**
**A.** PFO 右心房面结构。CS，冠状窦；S，三尖瓣隔叶；$A_0$，三尖瓣前叶。**B.** 通过 PFO 探查房间隔左心房侧结构。$A_0$，二尖瓣前叶

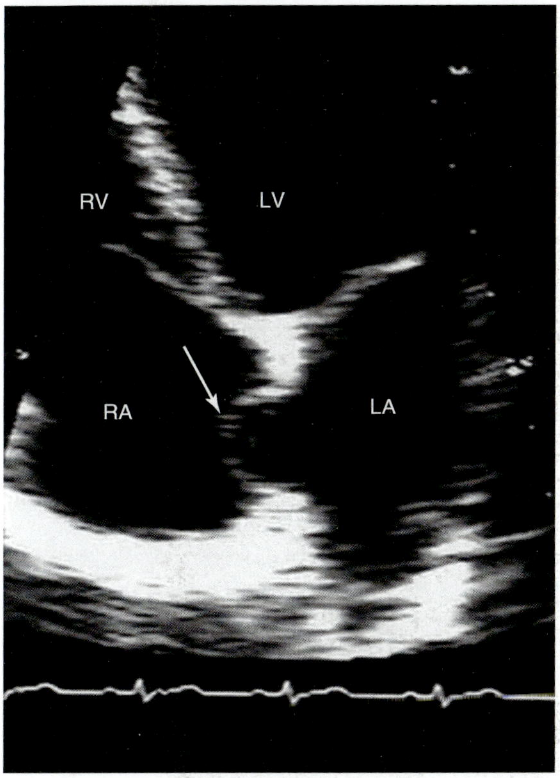


**图 20-2 房间隔膨出瘤（ASA）**
超声下显示房间隔瘤体突向右心房侧

者两侧绝对值相加大于 10mm[8]。ASA 导致矛盾栓塞（反常栓塞）的机制包括：①由于极其不稳定的房间隔组织结构扩大了 PFO 的直径导致分流量增大[9]；②重新分流经 IVC 回流至心房的血液，导致通过 PFO 右向左分流增多[10]；③在瘤体内形成了原发或继发的栓塞病灶[11]。

## 希阿里网（Chiari Network）

希阿里网是胚胎解剖学的右侧静脉窦（图 20-3）[12-13]。在一项 1436 例成年患者的研究中，有 2% 存在希阿里网，而且合并有 PFO 的患者高达 83%。希阿里网患者较对照组存在大量的右向左分流（55% *vs*. 12%，$P=0.001$）。该研究发现有希阿里网的 24%患者合并 ASA。相对于有明确栓塞来源的脑卒中患者而言，希阿里网在隐源性脑卒中患者常见（0.5% *vs*. 4.6%），该病可以导致反常栓塞[14]。

## 20.4 PFO 的诊断

在超声心动图引导下可以诊断 PFO。一些显像技术，例如：增强多普勒超声、经胸超声（transthoracic echocardiography，TTE）或 TEE 以及经颅多普勒超声都可以发现右向左分流的 PFO[15]。TTE 和 TEE 亦可以发现 PFO 原因以外的心源性栓塞，包括

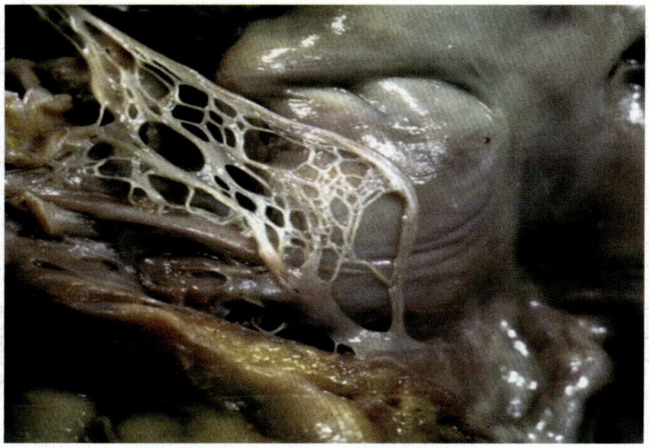

**图 20-3 希阿里网病理样本**
病理样本显示右心房侧的希阿里网

良性的心脏肿瘤（心房黏液瘤、乳突状纤维瘤）、瓣膜赘生物（Lambl 赘生物）、二尖瓣脱垂、左心房原发性回声增强、左心耳血栓、赘生物、主动脉弓及胸主动脉动脉粥样硬化等。

操作者需反复进行影像学检查除外 PFO，鉴于综合这些因素对诊断 PFO 非常重要，而发泡试验无需镇静，故可在 TTE 的同时先做此检查。

该项检查需要一位有经验的医生操作，避免可能出现的诊断失误，例如部分医生很难区别肺血管水平分流和心脏水平分流。为了诊断心脏水平有无分流，往往需要观察至少三个心动周期。多种分类方法通过气泡的多少来衡量心脏分流大小，目前尚无统一标准。如果经 TTE 检查出 PFO，那么需要进一步完善 TEE 以确定该诊断，并除外其他疾病导致的心内分流[16]。

对于不明原因的脑卒中患者和可能存在反常栓塞的患者，通常应行 TEE 声学造影方可做出 PFO 存在与否的诊断。TTE 检测 PFO 敏感性较低。经颅多普勒超声能够检测高强度短暂信号的数目，因此对右向左分流高度敏感，但特异性不如 TEE 声学造影[17-19]。经颅多普勒超声是一项无创的并具有高度敏感性的检查，用来诊断是否存在右向左分流的 PFO，其检出率同经 TTE 相近。该项检查是通过量化进入大脑动脉循环中气泡比重来进行诊断。那些通过经颅多普勒超声明确有微小栓塞的患者大多既往有脑缺血的病史。然而经颅多普勒超声不能同心脏超声那样明确心脏的解剖结构，所以不能只做一项经颅多普勒超声检查而忽视心脏超声的检查[20]。CT 和 MRI 从某种方面可以替代超声诊断 PFO，这些检查同超声一样具有较高特异性，然而其费用较高，而且不能立即得到检查的报告[21-22]。

## 20.5　卵圆孔未闭的临床表现

### 卵圆孔未闭与脑卒中

许多观察者确信 PFO 来源的栓子可以栓塞脑动脉，Cohnheim 在 1877 年首次报道了这方面的病例[23]。1881 年 Zahn 第一次用反常栓塞描述一例患者，于尸检中发现因 PFO 所致子宫动脉栓塞[24]。反常栓塞导致隐源性脑卒中，是指体循环静脉中的栓子通过 PFO 右向左分流进入体循环动脉系统，造成脏器栓塞。隐源性脑卒中指的是那些找不到明确栓子来源的卒中[25]。至少 40%的年轻成人脑卒中可以用 PFO 解释。那些年龄小于 55 岁的隐源性脑卒中患者，其发现 PFO 的比例大于 55 岁以上患者群体。回顾性分析指出 PFO、隐源性脑卒中、青年发病三者有明显相关性。一些问题并没有得到完全解决，包括：隐源性脑卒中是一个复杂的诊断，其不单单仅与 PFO 相关。很大一部分身体健康的青年患有 PFO，但未发生卒中事件。结合病理、PFO 及隐源性脑卒中三个要素，其有少数病例不能用 PFO 来明确解释脑卒中[26-28]。在一项对照研究的 meta 分析提示：缺血性脑卒中和 PFO 之间的有明显的相关性。同样的回顾性分析中，ASA 亦可以导致脑卒中。但 ASA 导致卒中发生的概率小于 PFO 的 1/10。最初，ASA 被认为是左心来源栓塞事件的一项危险因素[29]。然而最近，卒中预防协会的研究和 PFO、ASA 研究组织的数据提出，ASA 增加了 PFO 患者再发生脑卒中事件的概率，但其并非为栓塞的独立危险因素[30]。其后的一项研究对 PFO 导致脑卒中的概念提出了不同看法。凝血异常，例如遗传性多形核细胞增多症（Leiden Ⅴ因子突变，C 蛋白及 S 蛋白缺乏，抗心磷脂抗体及 G20210A 凝血因子突变等）或者血小板增多症同样可以导致栓塞发生，上述情况在尸检中得到了证实。

### 斜卧呼吸-直立性低氧血症综合征

斜卧呼吸-直立性低氧血症综合征（platypnea-orthodeoxia syndrome，POS）症状包括：呼吸困难以及直立位时动脉氧饱和度减低，平卧位时血氧饱和度上升。该病不常见，但已有数十例报道。两种症状必须同时存在方可构成诊断。一方面是解剖学，另一方面是临床功能学。解剖学检查是指发现心房水平分流，例如 ASD、PFO 及有孔的 ASA，或者肺内分流。临床功能学方面则是诱导产生患者由平卧位变为直立位时心房水平发生变形的现象。

心脏方面的病变也可以存在，包括渗出性心包炎、缩窄性心包炎、胺碘酮所致的药物中毒性心肌病等。该病中右心房压升高导致右向左分流。有趣的是，即使右心房压力正常，仍有血液在心房水平从右向左分流，典型的病例如下腔静脉瓣反流等。诊断合并有 PFO 的 POS 病例需完善直立倾斜实验，测量不同体位时动脉血氧饱和度，以及完善可以提示心内异常分流的心脏超声检查。POS 中大多数右向左分流的血液来自于下腔静脉，少数来自从肘静脉引流来的上腔静脉。POS 的治疗就是关闭心房水平的异常分流[31-32]。

### 减压病（decompression sickness，DCS）所致的栓塞

1986 年首次报道了一例潜水员患者，该患者因动脉气体栓子通过房间隔异常分流导致远端脏器栓塞。第一种类型减压病的临床症状包括：局部关节疼痛，肌肉骨骼疼痛，皮疹等。第二类型减压病临床症状包括：神经系统症状（肢体麻木，感觉异常，严重头痛伴精神恍惚，截瘫，意识丧失，前庭感觉障碍，胸痛伴有呼吸困难）。PFO 同第二种类型减压病明显相关。一项调查对象为 230 例潜水员的研究表明，PFO 的缺损大小同 DCS 发病有密切相关性。另一项研究阐述了 PFO 患者伴发或不伴发 DCS 的不同功能及解剖学特征。该项研究指出 DCS 患者通过检查明确有右向左分流存在。房间隔摆动幅度和 PFO 直径构成了 DCS 发病的危险因素[33-35]。目前没有指南规定有必要闭合此类患者的 PFO，是否行手术治疗还需要基于准确的临床判断。

### 偏头痛及血管性头痛

一系列有趣研究显示偏头痛及血管性头痛可能与 PFO 相关。伴先兆症状的偏头痛年龄在 20～64 岁人群中，约 13%的人患有偏头痛，其中 36%发病前有先兆症状。伴先兆症状的偏头痛可能与 PFO 及其他右向左分流疾病有关。有观点认为正常情况下，可以被肺循环系统滤过的血液中的微小栓子通过心内异常分流通道直接流向脑血管。然而这些机制如何能诱发偏头痛并未十分明确，相关理论未得到充分证实。因其他指征（如反常栓塞）而经手术关闭 PFO 的患者则可以改善其偏头痛的症状[36]。偏头痛是隐源性脑卒中发病的危险因素，特别是那些没有动脉粥样硬化风险的年轻患者[36-38]。

## 20.6　卵圆孔未闭手术治疗适应证

PFO 手术治疗的主要适应证是预防年龄小于 55 岁的患者因反复反常血栓导致隐源性脑卒中。手术应该在全面的临床检查后进行，包括完整的神经系统检查，血栓形成倾向的筛查等。美国神经学会认为经皮介入或外科手术关闭 PFO 的临床依据不足，美国心脏协会（AHA）及美国卒中协会指南指出：在那些首次出现不良事件的 PFO 患者行手术治疗的临床依据不足，但如果在接受药物治疗后患者再次出现不良事件，则建议手术关闭 PFO（Ⅱb，证据 C 级）[39-40]。在下述检查中无明确异常者：头颅 MRI（缺血性病变除外）、Willis 环血管 MRI、颅外颈动脉多普勒超声、12 导联心电图、24 小时动态心电图、心脏超声，是否关闭 PFO 则存在许多争议[41]。然而，患者的筛选、随访、隐源性脑卒中的定义、术后的残余分流以及是否行抗凝治疗使得实验研究设计更加复杂。有观点提出有必要行手术治疗 PFO 来预防减压病及 POS。一项随机研究得出结论，建议手术治疗 PFO 来预防偏头痛，并且患者可从中受益，但遗憾的是该研究没有设立对照治疗组使得临床证据并不完全充分。

CLOSUREⅠ实验随机筛选了 909 例患者行 PFO 手术治疗，治疗组使用 STARFlex 封堵器（NMT Medical，Lowell，Mass）并口服 24 个月的阿司匹林及 6 个月氯吡格雷，而对照组采用药物治疗方案（阿司匹林、华法林或两者联用）。2 年后随访，两个治疗组发生卒中或短暂性脑缺血（TIA）的比例差别无明显统计学意义。在手术治疗组，血管不良事件的发生率为 3.2%（13/402）。6 个月内，手术治疗组有 1.1%（4/366）的患者发现左心房血栓，这 4 例患者有 2 例发生了再发卒中事件[42]。

另一项随机对照临床试验 RESPECT 主要目的就是探索预防反常栓塞的有效性，即，应用 Amplatzer PFO 封堵器关闭 PFO 的治疗是否优于保守药物治疗方法。目前该项研究已经启动，其结果在本书出版之际尚未公布于众。

## 20.7　卵圆孔未闭手术器械

Bridges 和 Lock 完成了一项多中心临床试验研究，该研究在 1989 年 2 月初到 1991 年 6 月末期间应用 Clamshell 房间隔封堵伞（C. R. Bard Inc，Billerica，Mass.）封堵 36 例 PFO 患者，这些患者临床诊断为具有反常栓塞倾向[43]。目前在相关技术支持下可以应用不同类型器材进行经皮 PFO 封堵治疗。

### Amplatzer PFO 封堵器和房间隔封堵器

Amplatzer（St. Jude Medical，St. Paul，Minn.）家族封堵器包括：Amplatzer PFO 封堵器（图 20-4），筛孔状（Cribriform）房间隔封堵器（图 20-5），Amplatzer 房间隔封堵器（图 20-6）。所有这些封堵

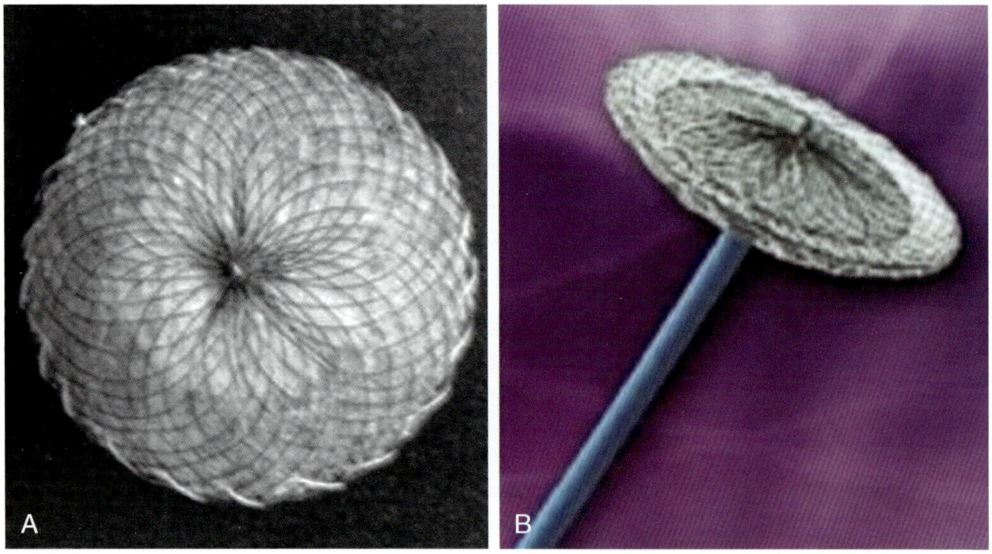

图 20-4 Amplatzer PFO 封堵器
这种封堵器由镍钛合金和聚酯纤维材料制作而成的双盘伞，右侧伞盘大于左侧（图像由 St. Jude Medical，St. Paul，Minn 惠赠）

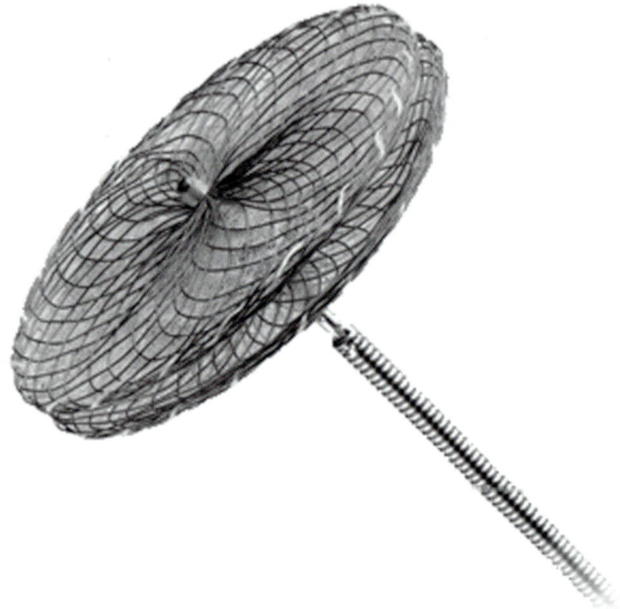

图 20-5 筛孔状房间隔封堵器
由镍钛合金和聚酯纤维材料制作而成的双盘伞形状（图像由 St. Jude Medical，St. Paul，Minn. 惠赠）

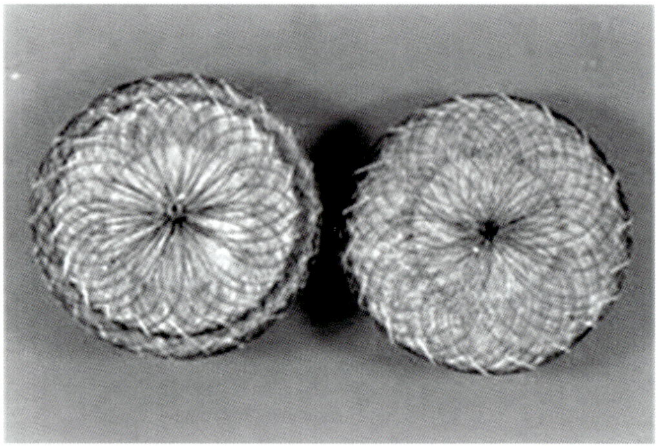

图 20-6 Amplatzer 房间隔封堵器
此封堵器由镍钛合金和聚酯纤维材料制作而成的双盘伞，右侧伞盘较小（图片由 St. Jude Medical，St. Paul，Minn. 惠赠）

器均为双盘设计，由镍钛合金和聚酯纤维材料制作而成。尽管房间隔封堵器（Atrial septal occluder，ASO）最初被用来设计封堵房间隔，少数时候它可以被用来封堵较大的 PFO。ASD 和 PFO 封堵器非常相似，但其仍有不同特征。首先 ASO 特点是左心房侧圆盘较大，右心房侧面较小，而 PFO 封堵器正好相反，其特点为右心房侧圆盘较大（除 18mm PFO 封堵器外，因其双盘圆盘等大）。另外一种不同特点就是两种封堵器连接双盘的腰部直径不同。ASO 腰部直径较宽（其型号可达 40mm）。相反，PFO 封堵器腰部直径只有 3mm 左右。目前可提供的 PFO 封堵器型号只有三种（18mm，25mm，35mm）。Cribriform 封堵器仅有非常窄的腰部，其封堵器大小在 18～35mm 范围之间，可以用来封堵多孔 ASD。所有这些封堵器均可以在操作过程中展开或回收，有利于必要时通过回收装置将其收回。目前美国还没有通用的有效 PFO 封堵器[44-45]。

Fischer 等报道 114 例 PFO 患者［男 60 例，年龄（47±13）岁］，这些患者至少发生过 1 次栓塞事件，并且所有患者均应用 Amplatzer PFO 封堵器进行封堵手术[46]。这些患者导致栓塞的其他因素已完全除外。术后随访 10 个月时，所有患者均无明显残余分流，封堵器均未发现血栓附着。在随访过程中，尽管所有患者均在 TEE 下证实已完全关闭 PFO，仍有 5 例患者发生神经系统不良事件（1 例卒中，2 例 TIA，2 例癫痫发作）。其中 1 例患者发生了上消化道出血[46]。

## CardioSEAL /STARFLex 封堵器

CardioSEAL 间隔封堵器（NMT Medical，Boston，Mass.）是最初 Clamshell 封堵器的改良版，目前已不再生产（图 20-7）。它由两片涤纶（Dacron）补片及 4 根金属合金支架组成，具有良好的弯曲性能，并可以加固房间隔。这种封堵器的直径在 17～40mm 范围内。STARFLex 间隔封堵器是 CardioSEAL 间隔封堵器之后的改革产品，由小的微型弹簧支架支撑，其末端连接各自相对称的伞边（图 20-8）。这些微型弹簧支架用来加固房间隔缺损（atrial septal defect，ASD）及 PFO 中央部位。为封堵缺口设计适合的尺寸，因此相应减少了侧面结构。为了封堵较大直径的 PFO 和 ASD，STARFLex 封堵器共有 6 个型号，由 4 个对称杆支撑（直径为 38mm），这种封堵器可以用 10F 到 12F 鞘管输送，以上装置并非可循环利用。一项前瞻性研究 FORECAST 收录了 272 例可能存在反常栓塞的 PFO 患者，并应用 CardioSEAL 间隔封堵器或 STARFLex 间隔封堵器进行封堵治疗。该研究手术成功率 99.3%，并发症发生率 6.6%。更为重要的是，脑卒中和 TIA 的发生率为 1.8%，封堵器血栓的发生率仅为 0.7%[47]。

NMT Medical 公司更进一步完善封堵器设计，开发出一种 BioSTAR 间隔封堵器。这种技术创新利用了 STARFLex 间隔封堵器的支架结构，用肝素涂抹猪小肠胶原内皮膜（Organogenesis，Canton，Mass.）取代之前的聚酯纤维。这种胶原内皮膜与人体正常生理解剖组织相似度接近 95%，该组织在金属支架表面覆盖，术后完全内皮细胞化。

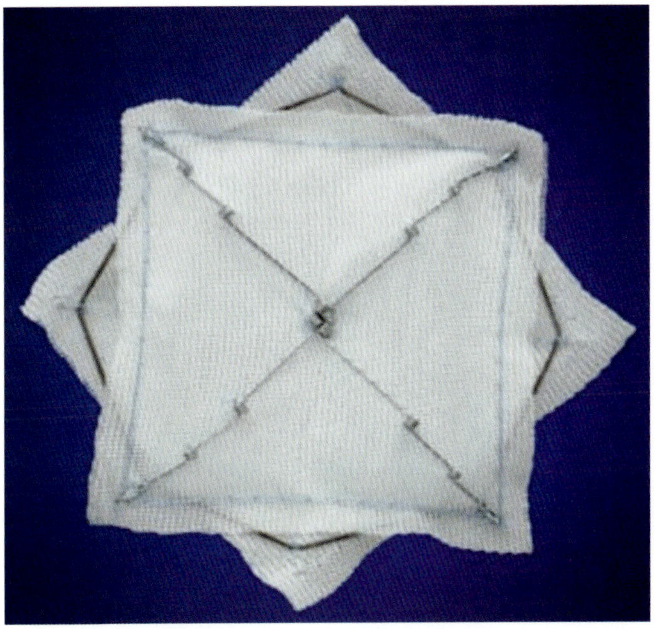

**图 20-7 CardioSEAL 间隔封堵器**

由两片正方形涤纶片附于 4 个有弹性的金属杆上构成（图片由 Nitinol Medical Technologies，Boston，Mass. 惠赠）

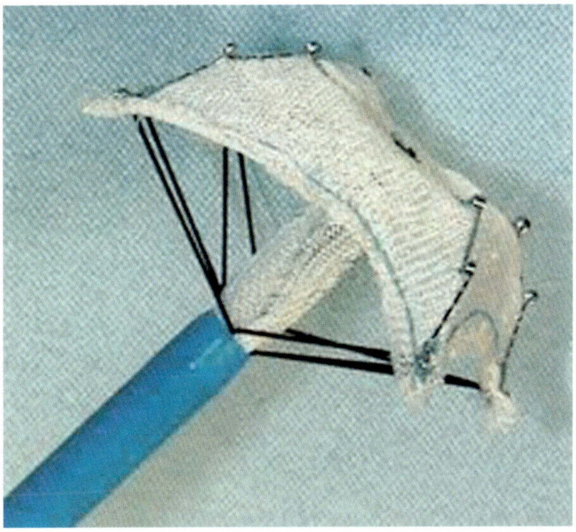

**图 20-8 STARFLex 间隔封堵器**

第三代 STARFlex 封堵器有三项重大改良：具有自定中心机制，点对点释放（pin-to-pin delivery）功能改善，外形更小（图片由 Nitinol Medical Technologies，Boston，Mass. 惠赠）

这种设计的优点避免先前封堵器产生的不良并发症如炎症、血栓形成等[48-50]。通过多中心、前瞻性、随机研究证实 BioSTAR 间隔封堵器安全有效。最新的产品 BioTREK 封堵器，从 CardioSEAL BioSTAR 发展而来，但可以完全被人体吸收。BioTREK 使用的是新型生物合成聚合物，叫作 TephaFLEX，这是一种聚 4-羟基丁酸酯（P4HB），具有生物可吸收性，系利因重组脱氧核糖核酸技术通过专门的生物技术过程制作而成。P4HB 通过表面化合、生物水解，最终代谢产物为 4HB，该产物半衰期很短，在人体内只能维持 35min，通过三羧酸循环代谢最终降解为二氧化碳和水，如同其他生物可吸收材料一样。与 BioSTAR 相似，BioTREK 基于同一技术平台制造的，经过一段时间，补片及中心结构代谢消失，最终留下纤维支架置于房间隔[51-52]。

## Gore Helex 间隔封堵器

HELEX 封堵器（WL Gore and Associates，Flagstaff，Ariz.）是由一根有超强弹性的螺旋形镍合金丝组成，上覆盖有生物相容性良好的膜，这层膜由聚四氟乙烯（polytetrafluoroethylene，PTFE）

制成，可以展开铺平（图 20-9）。展开之后，镍钛合金丝从左至右形成两个柔软的圆盘，圆盘大小相等，然后通过穿过盘面中心的锁定机制进行锁定。镍钛合金金属架有三个孔眼标识，得以在荧光屏的引导下清晰定位。封堵器两侧伞盘通过扣锁装置连接到各自中心处，并被牢固地放置在房间隔平面上。封堵器伞盘的直径范围从 15mm 至 35mm。

HELEX 封堵器通过 9F 鞘管输送，这种长鞘管能减少空气栓塞事件发生。其优点在于整个操作过程中任意回收，即使是已经通过鞘管输送释放后，仍然可以将其回收。另外，如果封堵器释放后发生脱落，应用圈套器将其回收较比其他类型封堵器更容易。这种新类型封堵器包括一个单轨输送系统和一种改良的闭锁装置，两方面的改进更加便利于封堵器释放，同时也减少了封堵器脱落的风险[53]。

Ponnuthurai 等报道一项研究，收录 75 例成年患者［年龄（44.0±11.7）岁，45.3%为男性］接受 PFO 封堵治疗。其中 69 例发现有 PFO，68/69 例（98.6%）应用 GORE HELEX 封堵器进行封堵治疗（有 5 例未发现 PFO，1 例患有 ASD，用封堵器进行封堵治疗）。6/69 例需要回收装置，其中 5/6 例患者成功的置换第 2 枚 GORE HELEX 封堵器，1/6 例患有较大 PFO 合并房间隔动脉瘤（ASA）。该研究中无重大并发症发生。随访 3 个月时，65/68 例患者经 TTE 证实无残余分流，有 3 例患者存在小的残余分流，考虑这 3 例患者在 3 个月时，封堵器表面未完全发生内皮化改变[54]。

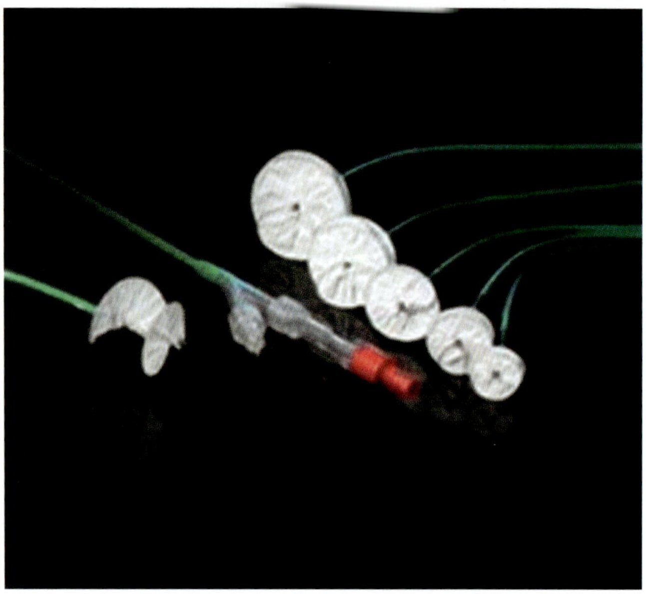

**图 20-9　Gore Helex 间隔封堵器**

封堵器由聚合乙烯覆盖镍钛合金框架构成（图片由 WL Gore and Associates，Flagstaff，Ariz. 惠赠）

## PREMERE 卵圆孔未闭闭合装置

Premere PFO 封堵器（St. Jude Medical，St. Paul，Minn.）是专门设计用做 PFO 封堵的装置。这种装置由两个呈十字交叉形状连接的镍钛合金架组成，表明覆盖大小可变的聚酯纤维材料（图 20-10）。其重要的特征即包含一个具有长度可变的导丝装置，可以调节自身长度以便更好的适应 ASD 或异常分流通道的大小。此外，为了更严格地减少外源性材料植入，缩减封堵器侧面体积，封堵器的左心房侧未被覆盖，仅在右心房侧（封堵器固定处）覆盖有聚酯纤维内膜。该装置的直径在 20～25mm 之间，30mm 以上的装置尚在评估中。此种封堵器在美国未批准临床使用。Rigatelli 等[55]报道 70 例患者［女性 48 例，男性 22 例，平均年龄（38±6.7）岁］，这些患者早先有过卒中病史，后接受经皮 PFO 介入封堵治疗，由于患者症状不稳定或合并有 ASA，选用 Premere 封堵器装置。46 例使用 20mm 型号封堵器，24 例应用 25mm 型号封堵器。手术成功

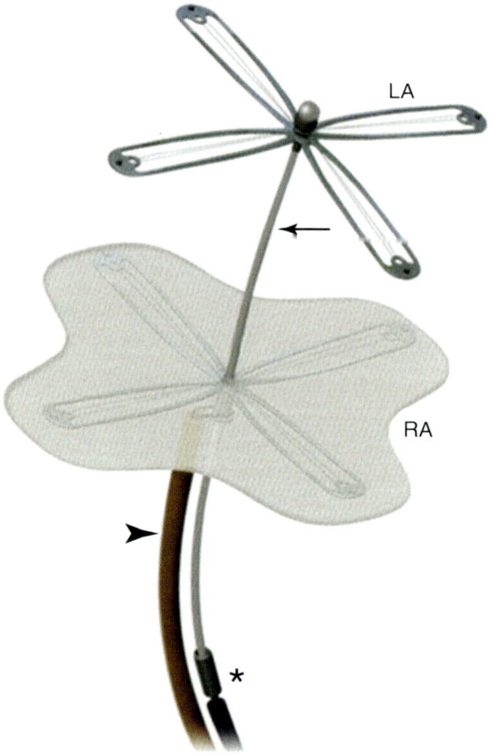


**图 20-10　Premere PFO 封堵器**

LA，左心房伞；RA，右心房伞；带柄箭头：可弯曲的连接杆；无柄箭头，输送工具；★，锁定装置（图片由 St. Jude Medical，St. Paul，Minn. 惠赠）

率、完全关闭 PFO 且无残余分流及并发症的比例分别为 100%、95.7%和 0%。平均随访（40.0±10.9）个月（6～54 个月），随访中闭合率达 98.5%。在随访中，无持久性房颤，无主动脉和房间隔组织侵蚀、封堵器血栓、房室瓣膜受损等并发症发生[55]。

## COHEREX FLATSTENT 封堵器

2007 年 10 月首次将 Coherex FlatStent PFO（Coherex Medical，Inc.，Salt Lake City，Utah）封堵器应用于患者（图 20-11）。与其他封堵器左右心房都有盘面深入覆盖不同，这种新型封堵器左心房侧被覆盖的面积很小。封堵器是由超强弹性的镍钛合金金属丝做成网格状，然后在网格层之间填充聚氨基甲酸酯泡沫。这种材料可以刺激组织细胞在缺损处自行生长。该装置的输送装置采用单轨设计，以便操作者可以独立快速地进行操作。导管的尖端设计成能轻易通过卵圆孔的形状。该装置在异常分流通道内可以扩展，牵拉原发隔和继发隔使之交合在一起，避免原发隔的解剖结构的变形。中央的铆钉在右心房侧打开，让其稳定地固定在卵圆孔处而避免产生移动或栓塞。该装置能够进行相应调节直至大小合适，固定后再释放。这种类型封堵器的特点是可以保证 PFO 长久地保持关闭状态，并且降低血栓形成的风险。第一种 FlatStent 封堵器伸展范围为 4～10mm，腰部长 4mm 或者更大些。第二种更大型号的封堵器正在研发中[56]。

## CARDIA ULTRASEPT PFO 封堵器

Cardia 家族封堵器（Cardia，Burnsville，Minn.）发展共四代产品。它是由聚乙烯构成的圆盘及扩展的镍钛合金金属架构成（图 20-12）。前两代产品由四个金属臂加四边形的圆盘构成。后两代产品则由六个金属臂加六边形圆盘构成。独特的设计使得封堵器中央两侧有帆状物覆盖，对房间隔结构的影响较小。这种装置的大小从 20～35mm，期间每个型号递增 5mm，通过 9F～11F 大小的鞘管输送，在整个操作过程中可以完全回收[57]。然而这种类型封堵器目前在美国未批准临床使用。

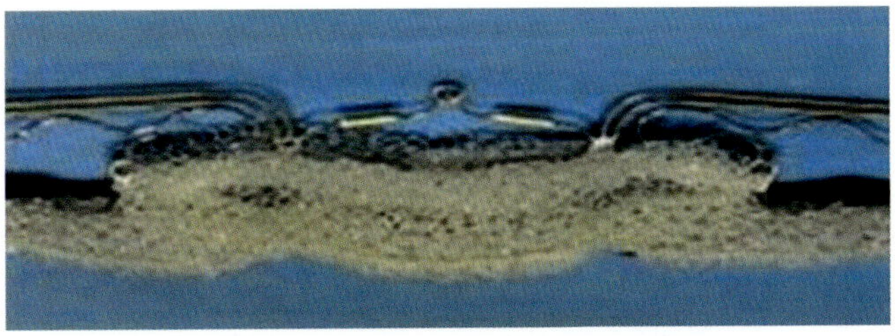

**图 20-11　Coherex FlatStent PFO 封堵器**

该封堵器由超强弹性的镍钛合金金属丝做成两层网格状结构，两层间填充聚氨酯泡沫（图片由 Coherex Medical，Inc.，Salt Lake City，Utah. 惠赠）

## SOLYSAFE 房间隔封堵器

Solysafe 房间隔封堵器（Swiss Implant，Solothurn，Switzerland）是一种自定中心的房间隔封堵装置，由两片补片贴附在钴合金金属（Phynox，同镍钛合金一样具有伸展性及记忆回缩功能）制成的网格架之上（图 20-13）。该装置的线圈在房间隔两侧保持固定。该类型封堵器重要的优点在于其不同于其他装置需要输送鞘管，可在导丝的引导下直接输送。这种创新技术的优点是充分利用两条控制导丝，交汇并通过未闭卵圆孔处将封堵器固定在房间隔处，甚至在封堵器完全展开后，依然可以依赖导丝对其进行回收[58]。该产品因为导丝断裂的发生率较高，故在 2010 年 8 月份停止生产及市场投放。

## OCCLUTECH

OccluTech 封堵器（OccluTech，Jena，Germany）的设计类似于 Amplatzer 封堵器。由自膨胀功能镍钛合金网丝编织呈双盘状伞面（图 20-14）。其与

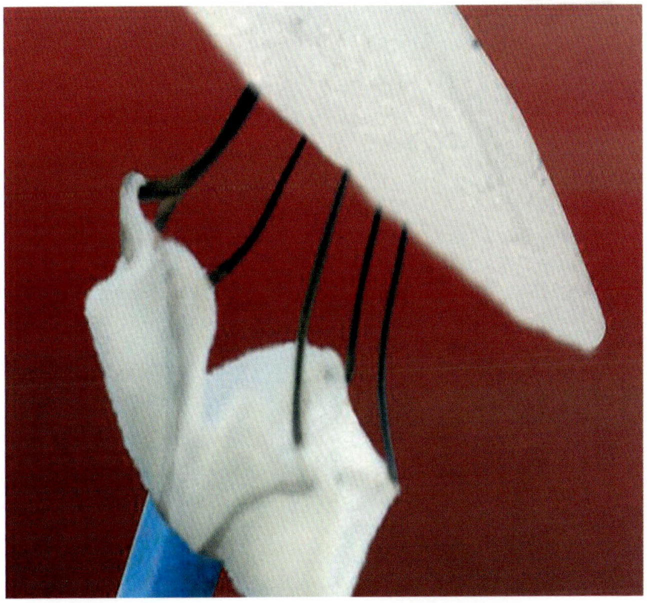

**图 20-12　Cardia Ultrasept PFO 封堵器**

前两代产品由四个金属臂加四边形的圆盘构成。后二代产品则由六个金属臂＋六边形圆盘构成（图片由 Cardia，Burnsville，Minn 惠赠）

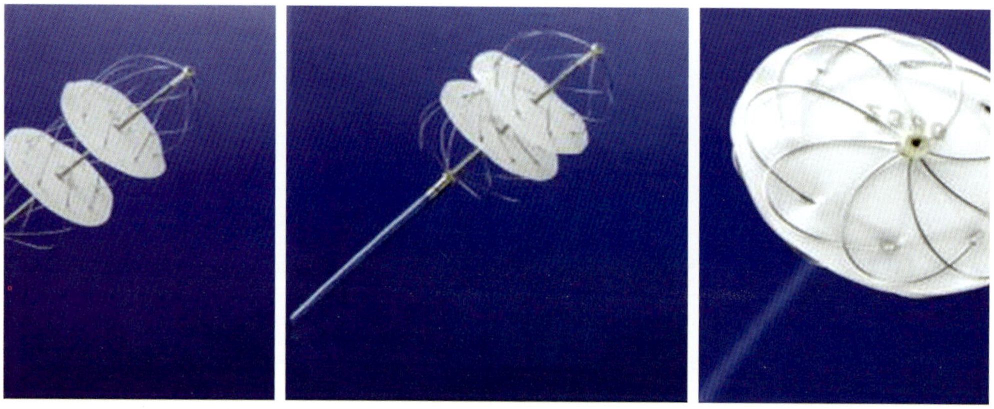

**图 20-13　Solysafe 房间隔封堵器**
由两片补片贴附在由钴合金金属制成的网格架之上（图片由 Swiss Implant，Solothurn，Switzerland. 惠赠）

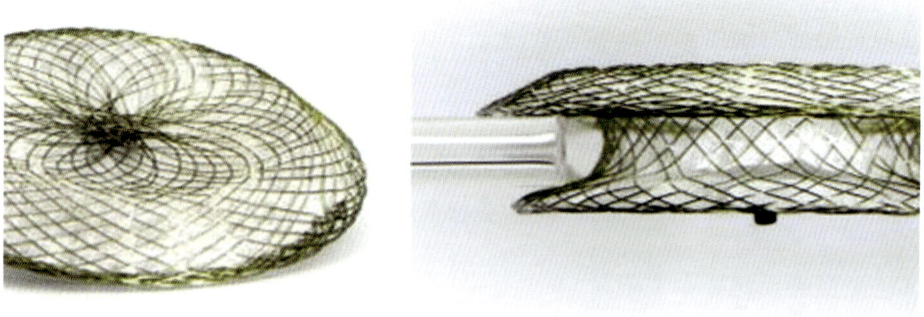

**图 20-14　OccluTech 封堵器**
由自膨胀功能镍钛合金网丝编织成双盘状伞结构（图片由 Occlu Tech，Jena，Germany 惠赠）

Amplatzer 的区别在于房间隔封堵器左侧伞面无铆，左侧的涤纶补片直接覆盖在金属网丝的外表面而不在其内[59]。

## SEPTRX 封堵器

SeptRx 封堵器（Secant Medical，Perkasie，Penn.）是唯一一个以左右心房边缘构成的 PFO 隧道为靶标的封堵器（图 20-15）。将其植入 PFO 隧道两活瓣之间，可将缺损在前后方向使之伸展开来，使房间隔的原发隔和继发隔靠近。这种封堵器的优点在于它不明显改变原发隔解剖结构，并可最大限度地减少置于左心房表面外源性材料的体积。另一种特征可明显降低血栓形成事件发生的概率[60]。

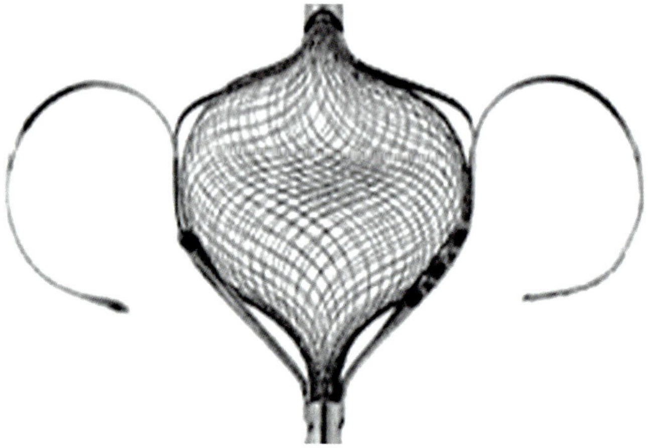

**图 20-15　SeptRx 封堵器**
该封堵器是唯一一种以 PFO 隧道左心房和右心房边缘为操作对象的封堵器（图片由 Secant Medical，Perkasie，Penn. 惠赠）

## HEARTSTITCH

HeartStitch 封堵装置（Sutura，Inc.，Fountain Valley，Calif.）利用输送鞘管缝合装置来闭合 PFO，此技术基于 SuperStitch 方法（用来闭合股静脉）（图 20-16）。该类型封堵器包含一个独立的可伸展活动的缝合针，且缝合操作可以不侵及周围心脏组织，且不会引起血栓形成。操作过程相对简单：首先，HeartStitch 系统装置被导丝引导至 ASD 处并进行伸展活动，再将原发隔同继发隔进行缝合，最后撤出 HeartStitch 系统装置。目前处于早期研究中[61]。

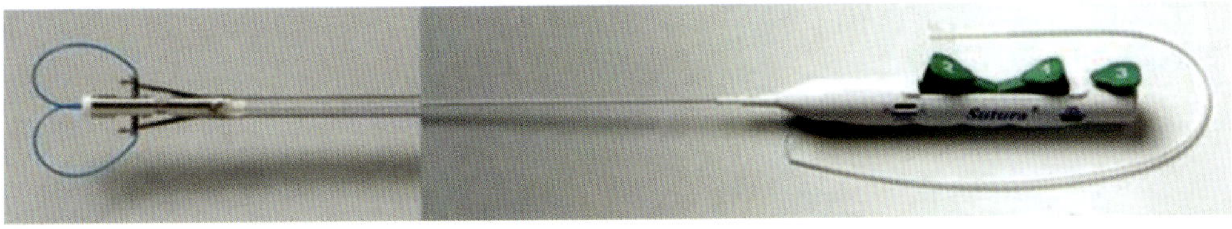


**图 20-16　HeartStitch 封堵装置**

该类型封堵器包含一枚独立的可伸展活动的缝合针，且缝合操作不损伤周围心脏组织，且不会引起血栓形成（图片由 Sutura，Fountain Valley，Calif. 惠赠）

## PFx 封堵器

PFx 封堵装置系统（Cierra Inc.，Redwood City，Calif.）（图 20-17）采用一种全新理念，认为经皮导管行 PFO 封堵手术，无需应用封堵器。该封堵系统被送至右心房处，并向左移动至原发隔同继发隔重叠部位。一个真空泵控制原发隔及继发隔，在连接超导电极的基础上，有效地将两层房间隔组织进行“焊接”。最后将装置由右心房侧撤出，不遗留外源性物质于心脏内[62-63]。

# 20.8　操作技术

不同医院与不同术者的操作技术有很大区别。超声引导下（心内超声 ICE，TEE 或者少数病例应用 TTE）可以协助术者完成手术。大多数病例无需球囊。

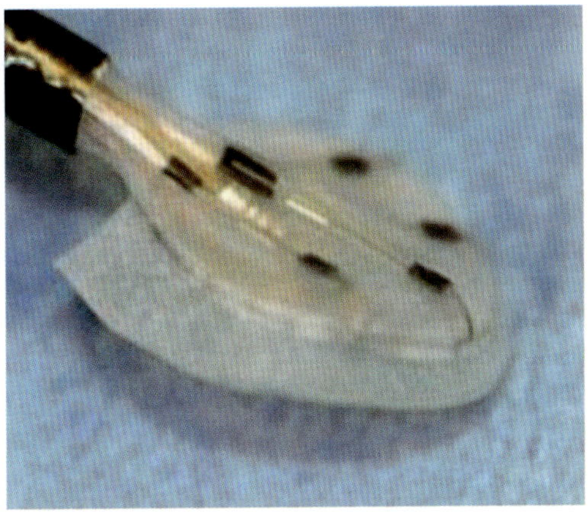

**图 20-17　PFx 封堵装置系统**

不依赖封堵器对 PFO 进行封堵。一个真空泵控制原发隔及继发隔，在连接超导电极的基础上，有效地将两层组织进行“焊接”

就目前的封堵装置而言，操作步骤基本相近（例如 Amplatzer，CardiaStar，GOREHELEX）。但应用一些比较陈旧类型的封堵装置的操作步骤会有所不同，例如 Das Angel Wings（Microvena Corporation，White Bear Lake，Minn.），ASD 封堵器系统［ASDOS］，Sideris 纽扣样装置等。

## 步骤

最初的操作步骤同 ASD 封堵术相似。如果 PFO 呈裂隙状，可能需要进行房间隔穿刺等操作，故需要延后使用肝素。PFO 封堵前行心导管检查，测量肺动脉压力，除外肺动脉高压。血氧饱和度测定可以量化左向右分流及右向左分流量，更好地了解左右两侧心房的压力情况。肺血管血氧饱和度测定，能协助评估患者病情，除外 PFO 之外因素引起的右向左分流的疾病，例如肺动静脉畸形（pulmonary arteriovenous malformations，PAVMS）等。测量肺毛细血管楔压或者左心房压有助于判定患者心腔容积。如果术前已明确诊断 PFO，在封堵前无需常规注射混淆气体（血液）的盐水或造影剂观察右向左分流而再次确定 PFO。当患有 PAVMS 时，所注射的造影剂可轻易地分流向畸形的肺动脉。心血管造影检查能满足下列需求：细致观察原发隔和继发隔的解剖结构，明确 PFO 异常分流的大小、方向和位置。若存在右向左分流，应该在右心房处用力注射造影剂加以判断。一些术者习惯于常规对 PFO 进行血管造影做解剖学描述以及保留影像资料。主肺动脉注入造影剂并在左前斜位 30°加头位 30°下行 X 线造影检查，可以很好观察到房间隔左侧的解剖形态。超声影像学技术包括 TEE，ICE 能协助术前诊断。影像检查明确 PFO 的大小及位置，并除外是否合并 ASA 或 ASD。将 ICE 的末端送至右心房，为 PFO 提供更加准确的图像，用以观察其大小及位置，指导下一步器械封堵。

在X线指引下，导管通过异常房间交通，送至左上肺静脉处。少数PFO封堵会有一定的难度，例如合并ASA等，应用右冠脉或猪尾导管可以解决上述问题。亲水导丝能很好的通过复杂解剖结构的卵圆孔。TEE或ICE有助于引导PFO操作。对一些复杂的病例，是否房间隔穿刺需要综合判断，如果不能将导丝穿过异常分流处，ICE可以引导进行房间隔穿刺，为器械封堵做准备。

## PFO封堵器型号的选择

尽管部分专家认为无太大意义，但在PFO封堵手术过程中仍普遍应用测量球囊（sizing balloon）。术中将导丝通过卵圆孔送至左肺静脉处，后缓慢将球囊膨胀至适合尺寸。球囊膨胀后呈现出腰部征象，精确测量腰部直径即得到异常分流的卵圆孔实际大小尺寸。根据器械制造商提供的型号参考，选择适合上述测得尺寸的封堵器进行封堵操作。如果球囊腰部呈普通形状，预示为简单的PFO，如果呈现冗长形，则提示PFO为一隧道形状。若为隧道形PFO，术者需要应用穿刺针穿刺房间隔，以寻找一处更加靠近封堵器垂线中点的位置固定封堵器，完全覆盖PFO。为了避免裂隙样通道的封堵器移位，有时需要观察卵圆孔自身形态位置，来确定封堵器放置的固定点。通过评估封堵器的边界形态来观察房间隔的解剖结构，如果发现合并ASA，则需要选择较大型号的封堵器。

需要确认所植入的封堵器正好置放在异常分流处，在左右心房两侧均可见到封堵伞。一些术者通过应用生理盐水及彩色多普勒超声技术或者血管造影来判断位置是否正确。总之，封堵器植入后，如果使房间隔的解剖形态变得扭曲会影响最终的疗效。封堵器牵拉试验能协助判断封堵器位置是否合适。

释放封堵器时应严格按照产品制造商所提供的说明来进行。在释放封堵器过程中，应该避免过多牵拉封堵器，释放后应立即进行超声或X线再定位，要避免手术器械对封堵伞的影响。此时可采用血管造影或者右心声学造影（发泡试验）彩色多普勒超声技术来进行最终的评估，将混合有生理盐水及少量血液的液体通过导管注射至右心房与下腔静脉交汇处，大概有三分之一的患者可以观察到右向左的残余分流。大多数患者在术后几个月残余分流才可消失，推测该现象是由于封堵器表面内皮化所致。最后撤出导管。人工压迫止血或者利用其他器械止血（如“Z”缝合）。

最终TEE、ICE的图像需要收集整理，X线检查（头位）可以协助判断封堵器位置。

## 术后治疗及随访

通常，患者住院观察几日后再出院，封堵器位置需要在X线和TTE下再次确认评估。为避免术后发生血栓，患者需口服氯吡格雷75mg/d（4周至3个月），阿司匹林81mg/d（6个月）。如果仍有反常栓塞迹象，需持续服用阿司匹林。6～12个月内要做到标准化预防感染性心内膜炎的发生。6个月后，需再次复查心脏超声并行右心声学造影检查明确有无残余分流。

## 隧道形PFO的治疗

此种类型PFO在左心房和右心房之间有一细长通道，封堵器放置后难以展开，一侧伞盘部分可能夹含在隧道内而致封堵失败。失败的原因是由于封堵器类型及型号选择失误。一些技术上的改进能够避免上述问题，例如行房间隔穿刺术，导管通过房间隔穿刺口而避开PFO隧道进入左心房侧行下一步操作。然而，房间隔穿刺会带来相应的风险，成功与否取决于能否精确选择正确位置来进行穿刺，这样会给操作带来更多的挑战。即便如此，术后仍有残余分流的情况出现。另外一种技术就是应用球囊通过原发隔确定封堵器放置的位置。球囊的缺点是有可能造成组织损伤，或回收球囊时不能完全可控。Spence等报道了球囊技术应用于封堵操作，该技术采用球囊逐步地扩张PFO直至其出入口在X线下显影达到满意的标准为止[64]。针对隧道形PFO，另一种方法是应用Premere封堵器，该封堵器可以调节腰部两边圆盘的距离，直至达到最适宜的长度再放置封堵器。有报道PFO合并ASA的病例进行经皮介入封堵治疗时，血栓形成及封堵器封堵不完全的发生率是一样的。一些术者提出应用更大型号封堵器来进行封堵，以避免封堵器位置不合适。

房间隔脂肪瘤样肥厚的发病率为2%，典型病例房间隔由白色和黄色脂肪组成，在卵圆窝原发隔和继发隔交界处，脂肪瘤肥大增生形成“哑铃样”的特殊形态。诊断标准为继发隔厚度达15mm。封堵器术治疗PFO合并房间隔肥厚性脂肪瘤时，会给操作带来了很大难度，因为术中需要放置腰部较长的封堵器。封堵器腰部较短能造成以下后果，要么是操作过程中很难固定继发孔房间隔，导致封堵不完全、形成持续性分流，要么造成封堵器表面血栓形成。在Rigatelli等报道的病例中，8例患者接受Premere封堵器治疗，2例患者接受Amplatzer Cribriform封堵器治疗[65]。接受Amplatzer封堵器手术的患者，由于封堵器腰部长度不足或者附壁不良，术后仍存在持续的残余分流[65]。房间隔厚度超过20mm的病例，应用Amplatzer室间隔缺损肌部封堵伞（AGA Medical，Plymouth，Minn.）可以获得很好的效果[66]。

## 20.9 房间隔缺损

ASD是常见的先天性心脏病，发病率占先天性心脏病的8%～10%，是成人先天性心脏病最常见的种类之一[67-68]。ASD分四种类型，各自有不同的解剖学及临床特征，但治疗手段是一致的。这四种类型包括：原发孔型ASD，继发孔型ASD，冠脉窦型ASD，静脉窦型ASD。其中继发孔型ASD是最常见类型，最适于应用封堵器治疗。继发孔型ASD是由于卵圆窝处继发房间隔组织生长不良所致。这种缺损造成通过卵圆孔处的异常分流，超声声学造影下行Valsalva动作可发现右向左分流。对于那些大的PFO所造成的异常分流，最终形成ASA和大ASD与多孔ASD，伴有明显的血流动力学改变，逐渐发展为左向右分流[69-70]。总之，封堵手术的指征包括多种，例如：反常栓塞，POS，减压病，偏头痛，分流量及伴有或不伴有肺高压等[71-72]。ASD分流量和分流束的判断，取决于缺损大小，左、右心室舒张期充盈量。在生理条件下，通过ASD的左向右分流，是由于左心室的顺应性较右心室低所致。氧合血通过ASD分流至右心房，导致右心系统容量负荷增加，大量血液流入肺动脉；如果治疗不及时，不断增加的左向右分流将导致房性心律失常，右心室肥厚或者收缩功能衰竭，心功能分级恶化，左心室舒张功能衰竭或者少数发展为肺动脉高压[71-72]。

尽管大部分患者的临床症状逐渐发展变化，但其临床表现却呈现多样性。患者出现临床症状的起始年龄变异性较大，但与ASD大小关系并不密切。最常见的起病症状是运动耐力下降，包括劳力性呼吸困难、乏力等。心房颤动（房颤）或心房扑动（房扑）的发生与年龄密切相关。由于心房肥大、扩张导致心律紊乱，一般小于40岁的患者很少有上述并发症。出现房颤和房扑会带来一系列继发症状，如心动过速、血流动力学改变、左心室充盈顺应性减低、心排血量减少等。在一些老年患者的病理变化中，会有少见的右心失代偿改变。出现这种情况，是由于三尖瓣反流导致继发性瓣膜环扩大，右心功能障碍，甚至肺动脉高压（长时间的血液分流致使肺血流量增多）。少数ASD病例首发症状为反常栓塞和TIA[73-79]。

体型较瘦的成年患者评估ASD大小、类型，异常分流方向，是否合并肺静脉异位引流时很少应用TEE。TTE通常用来检查增大的右心形态，其作用同TEE相似。超声心动图重要功能是测量右心房与右心室的大小，是否存在右心室容量负荷过重而引起房间隔反常运动，即舒张时容量负荷过重，收缩时压力负荷过重致使房间隔位置的移动，根据估测肺动脉、主动脉血流计算分流比例，通过三尖瓣反流速度间接估测肺动脉压力[80-81]。

TEE可以用来明确ASD的类型，并探查肺静脉回流的情况。如果患者的TTE图像显示不清晰，不能明确地发现右心房和右心室增大，此时，TEE能更好地协助判断是单个缺损还是多个缺损，精确测量缺损的大小，为手术做准备。每一患者ASD的形态、大小变异性很大，缺损可以呈椭圆形、复杂形（不规则形）、圆形等，因此从各个角度观察房间隔形态很关键。尽管如此，二维（2D-）TEE也会出现评估复杂类型ASD大小和形态的失误。因此，实时三维（3D-）立体超声判断ASD大小、形态、缺损的数量，特别对那些复杂类型、不规则形ASD更为准确，目前，三维超声技术在ASD封堵中已普遍应用[82-86]。

心脏MRI同心脏超声一样能提供患者的解剖结构信息，尽管部分患者存在较小的ASD而不易被发现。MRI是评估右心室大小和功能的金标准，同时可以判断右心腔是否存在真正的扩张。MRI也可以协助探查肺静脉回流的情况，但一些小的ASD不易被发现[87-88]。有些患者没有MRI或CT等影像资料，其心血管造影检查同样能提供详细有用的信息[89]。

### 手术患者的筛选及步骤

ASD治疗适应证与患者的血流动力学特征及缺

损给右心室带来的影响关系密切。ASD 封堵治疗的益处包括积极地进行左心和右心的重塑[90-97]，改善临床症状，使运动耐量增加[98-99]，减少心律失常的风险[100-102]，避免肺动脉高压形成[103-104]。此外，经皮 ASD 介入封堵治疗同外科手术相比，介入疗法可以更快地使右心室得到重塑，相关并发症亦有许多不同[101,105-107]。1974 年 King 和 Mills 首次应用经皮 ASD 介入封堵技术，由于需要配备较大的输送导管，操作技术复杂，术后残余分流较高，他们所研制的封堵器未能很好地普及临床[108]。过去几十年中，人们研发了许多类型 ASD 封堵器，大多数得到很好的临床疗效。

对于超大 ASD（超过 36mm）继发隔边缘不足使封堵器不能很好地固定，合并房室瓣裂隙、冠状窦型缺损、下腔型 ASD 通常需要行外科手术治疗。如果患者合并其他类型先天性结构异常如肺静脉异位引流，或者 ASD 合并原发隔缺损通常也需要外科治疗。介入封堵的绝对禁忌证为静脉窦型、冠脉窦型和原发孔型 ASD，心腔内存在附壁血栓，感染性心内膜炎或者合并其他需要外科手术治疗的心脏疾病。

对于有经验的术者来说，封堵操作是安全有效的。相关并发症为心脏穿孔、封堵器表面血栓形成，其发生率低于 1%。一般情况下，发现 ASD 不要急于进行封堵手术，需要进行全面评估手术适应证，术后影响及并发症。一些病例，因为缺损过小，故而缺少明显的血流动力学特征，需要结合临床症状，并在影像学帮助下评估有无右心扩张、重塑和（或）功能障碍。如果临床症状不典型，可以进行活动耐力测试来协助诊断。如果合并肺动脉高压或者严重的左心功能障碍，对于双侧心室来说，ASD 在生理学机制上充当了重要“阀门”的角色，此时行 ASD 封堵，则适得其反。对于那些肺血管扩张试验阴性，或试验后出现后负荷下降的病例来说，封堵 ASD 治疗是相对禁忌。

## 20.10 植入术操作步骤

手术可以在 X 线和彩超引导下进行。TEE 需要全身麻醉，然而 ICE 能在简单镇静下进行。ICE 具有很多优点，所提供的影像学资料的质量要高于 TEE，能直观观察心腔内解剖结构，具有高分辨率，并可以细化、放大所要观察的区域。利用 ICE 能够准确判断房间隔的结构、大小、位置、形态以及其边缘情况，并且可以评估肺血管形态。ICE 优于 TEE 的另一方面体现在其可以提供房间隔后下方部位的影像信息（图 20-18 和图 20-19）。ICE 缺点在于操作时需要放置两个静脉鞘管，需要术者熟练掌握操作技术。另外使用次数受限，应用 2 次后须经过再次消毒和灭菌方可使用，ICE 会引起房性心律失常，较 TEE 相对应用受限，故而很少用此技术评价封堵器的远期并发症[109-110]。

## 术前用药

封堵治疗前 3 天开始应用阿司匹林。如果患者正在口服华法林，则需过渡为依诺肝素或者静脉肝素。

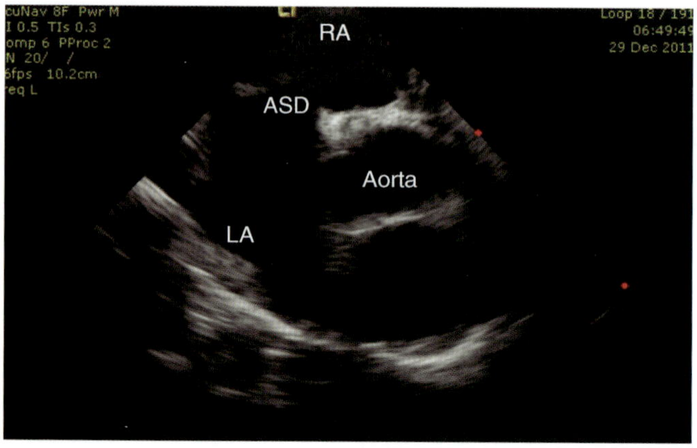


**图 20-18　ICD 心腔内 ASD 成像**

二维图像评估 ASD 主动脉边缘。Aorta：主动脉；ASD：房间隔缺损；LA：左心房；RA：右心房

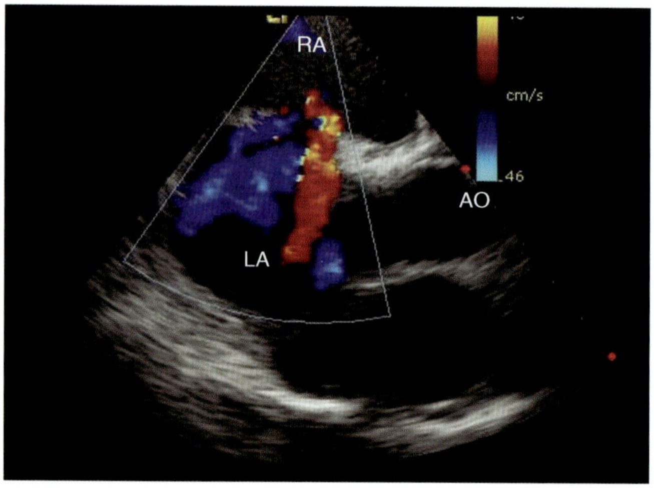


**图 20-19**　ICD 的心腔内彩色多普勒图像观察通过 ASD 左向右分流。AO：主动脉；LA：左心房；RA：右心房

## 步骤

许多心脏中心在应用 TEE 时需要将患者全身麻醉，如果应用 ICE 可在适度的清醒麻醉下进行，仅在腹股沟穿刺处局部注射利多卡因浸润麻醉。穿刺股静脉后置入一支或两支鞘管，一根 8.5F 或 10F 的短鞘用于插入 ICE 导管，另一根为 7F 或 8F 鞘，用于进行右心导管术检测。两支鞘管可同时置入一侧股静脉或者分别置入两侧股静脉，完全由术者的操作习惯所决定。鞘管置入股静脉后，注射普通肝素（75～100U/kg）。ASD 封堵手术中抗凝非常关键，活化凝血时间（ACT）需要达到 250s，尚无研究明确规定抗凝的最佳水平是多少，术者要注意避免手术过程中导管、导丝、鞘管或封堵器表面形成血栓。一般情况下，封堵术中需要注射 1 剂头孢类抗生素（过敏者可应用克林霉素），根据患者情况，术后 6～8h 需要再应用 1 剂抗生素。所有患者术中、术后需要连续监测心电、血氧、血压，并动态观察患者精神状态。

先用端孔导管来进行血流动力学评估，测量上腔静脉及肺动脉的血氧饱和度，从而计算 Qp∶Qs 比值评价左向右分流量。ASD 时心房水平右向左分流可导致左心房血氧饱和度下降，这与肺疾病引起血氧饱和度下降的机制不同。计算心房水平右向左分流量非常重要，能协助判断是否存在肺动脉高压，以至于权衡是否进行封堵治疗。操作过程中需要记录右心压力，并通过 ASD 测量左心房和左心室压力，计算肺血管阻力（PVR）。对于那些左心室功能障碍的患者，房间隔起到了重要“阀门”的作用，术中需要分别测量基础状态时及球囊扩张后的左心灌注压，评估左心室功能。

推荐采用造影管进行主肺动脉（MPA）造影以排除部分肺静脉异位引流至右心系统的可能性。为防止导管或导丝穿过缺损后在评估房间隔过程中产生伪影，应在导管和导丝通过缺损之前对房间隔、房室瓣和肺静脉进行全面超声心动图评估。超声需要评估 ASD 位置，是否为多孔缺损，靠近房室瓣、冠状静脉窦的边缘大小等，同时也需要观察肺静脉回心血流。

在 X 线引导下，通过 ASD 将多用途导管送至左上肺静脉处。导管到达左心耳处会遇到弹性阻力，需终止继续推送导管，防止其超出 X 线下显示的心脏边界，注意避免出现导管诱发的房性期前收缩（早搏）。此时顺时针旋转导管使其远离左心耳，注意避免导丝尖端送至肺静脉过深，如果导管推送至肺静脉过深，则引起患者咳嗽而致胸内负压升高会使空气容易进入导管与鞘管，形成空气栓塞等严重并发症，此外，肺静脉穿孔也是潜在的风险。加硬导丝留置在肺静脉后，送入测量球囊，在 X 线或超声下，通过动态或静态球囊封堵图像对比估测 ASD 大小。最安全的方法是两者均用，并通过测量扩张球囊腰部直径来协助选择封堵器型号。作为种动态测量球囊，Meditech 球囊（Boston Scientific，Watertown，Mass.）有 20mm，27mm，33mm，40mm 四种规格，利用导丝通过房间隔缺口进行充盈扩张，其扩张直径大于估测 ASD 5mm 左右（30%）。在 TEE 监测下，将球囊牵拉至 ASD 处，异常分流的多普勒信号完全消失。要保持球囊稳定，避免过多压迫房间隔，逐渐回抽液体使球囊回缩，通过房间隔缺口由右心撤出。上述测得的球囊腰部直径即是实际上 ASD 直径。最后将球囊撤出体外，根据所测得球囊腰部直径选择封堵器型号。

作为静态测量球囊，无论是 Amplatzer 球囊或者 NuMED 球囊（NuMED Canada，Inc.，Cornwall，Ontario，Canada）均非常柔软，可应用于封堵术中（图 20-20）。Amplatzer 球囊包括三种型号，分别为 18mm，24mm，34mm，能通过 6F～8F 鞘管，估测 ASD 的范围分别为 20mm，27mm，40mm。NuMED 球囊范围从 20mm～40mm，可通过 8F～9F 鞘管。上述两种品牌球囊均可以用来评估 ASD 的大小。术者习惯

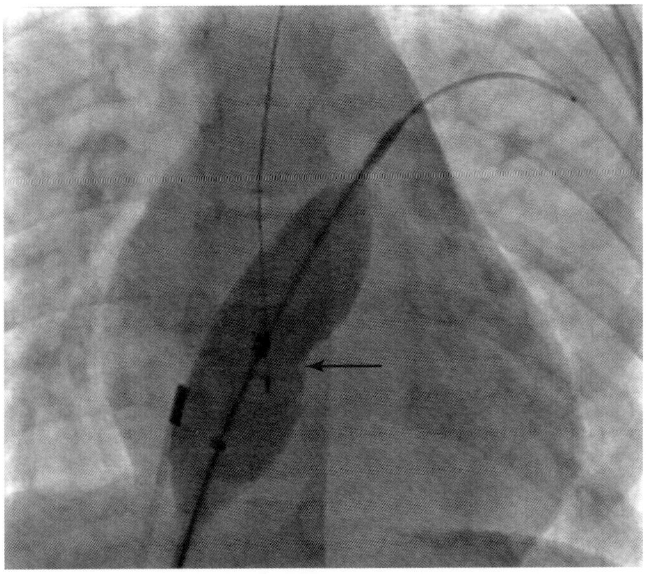

**图 20-20　房间隔处固定测量球囊**

应用端孔导管和导丝置放于左上肺静脉，将 NuMED 球囊（NuMED Canada，Inc.，Cornwall，Ontario，Canada）固定在缺损处，在右心房侧通过超声判断是否有分流

逐渐充盈球囊直至超声下可见球囊出现腰部征象，另外一些术者习惯于充盈球囊直至超声下异常分流消失[111-113]。超声的优势在于发现ASD的异常分流直径，而彩色多普勒超声则可以估测异常分流信号消失时球囊腰部的直径。如果无残余分流，需将球囊缓慢回缩，直至发现第一束分流出现为止。这种技术可以减少过高评估ASD大小的误差。对于房间隔需进行完整的超声检查，并了解重复检查的必要性，可以除外多孔ASD。在右前斜位＋头位或左前斜位＋头位下进行X线显像。如果只有单平面投照X光线机，LAO加头投照位可显示球囊外形而不会出现透视缩短现象，球囊阻断分流之后的直径需用两种影像学方法同时测量。

封堵器的选择需根据ASD大小和形状来决定。选用Amplatz封堵器进行封堵手术时，封堵器的型号应大于所测直径2mm左右。若选用GORE HELEX封堵器，则需要选择2倍于异常分流直径的封堵器。不推荐GORE HELEX封堵器用于直径大于18mm的ASD或者房间隔放置封堵器的部位厚度大于8mm的患者。

关于Amplatzer封堵器的输送操作，其鞘管应通过交换导丝引导进入到左心房。推送鞘管和导丝的步骤非常关键，应在X线指引下进行，导丝的顶端需平稳地放置在左上肺静脉内。在输送鞘管的时候轻柔旋转然后推送入右心房，准确地送至ASD处。鞘管通过ASD进入左心房，固定置放在肺静脉内。扩张器及导丝需缓慢平稳地推送，避免空气误入鞘管内。在冲洗鞘管时同样需要注意上述问题。术中需缓慢推送或撤出鞘管，确保无空气误入鞘管内。其后在鞘管内缓慢注入生理盐水，必要时需在X线下观察，以除外任何气体通过房间隔误入左心房。一些术者尝试将输送鞘管置放在上腔静脉时撤出扩张器，并冲洗鞘管，最大限度减少空气进入的风险。输送鞘管同推送封堵器的装载鞘管连接前，先用注射器抽吸使其利用负压排出鞘管内气体，而后将封堵器放置在输送鞘管内。重要的是要做好封堵器相关准备工作，探查畸形的解剖结构，确定封堵器与输送鞘管之间连接牢固紧密，并确认鞘管中所有气体均已排出后方可推送封堵器。推送封堵器在整个手术中属于相对简单的步骤。在ICE引导下，输送鞘管尖端逐渐偏转到右心房侧壁，寻找合适的位置以便观察心腔内的整体解剖结构，将封堵器推送至输送鞘管末端，而后牵拉其到达ASD处，回拉封堵器使其左心房侧伞盘逐渐展开。如果输送鞘管送至左心房过深，会造成牵拉封堵器的距离过远。完全膨胀和展开封堵伞的左心房侧圆盘后，在TEE或者ICE引导下轻柔牵拉封堵器，直至感到一轻微的阻力，提示封堵器左心房侧伞盘已卡住ASD处。如果ASD较大，可能会造成封堵器脱入右心房，下面将介绍出现该种情况的处理对策。在X线和超声引导下，结合术者的手感经验来判断封堵器左心房侧伞盘的位置，保持封堵器稳定的前提下，同样按上述操作，回拉封堵器展开右心房侧伞盘。展开右心房侧伞盘后，输送鞘管继续后撤，使得封堵器可以有相对充裕空间来放置，但此时，封堵器和输送杆仍然连接在一起。最后在X线及TEE或者ICE下再次判断封堵器放置的位置。在完全释放封堵器前，需要轻柔地牵拉封堵器来观察其是否稳定。在X线下（左前斜十头），封堵器应该正好骑跨在ASD处，左右两侧伞盘呈相对平行的形态，各自在房间隔的两侧固定。用超声心动图检测封堵器同右上肺静脉、房室瓣、冠脉窦和主动脉根部的位置关系，并确定没有心包压塞，用彩色多普勒确认无明显残余引流。在完全释放封堵器前，术者常用“明尼苏达摆动（Minnesota wiggle）”和“反复推拉（Push-and-pull）”技术来检查封堵器是否固定。在完全释放封堵器后，需要再次应用X线及超声来检查封堵器位置。因为在释放封堵器的一瞬间，力的作用有可能造成封堵器位置移动，因此，直至患者离开导管室，重复进行上述检查是非常重要。

## 20.11 房间隔缺损封堵器

Amplatzer ASD封堵器是由0.005英尺厚度的镍钛合金网丝构成的双盘伞，1997年首先报道[109]。由两片伞盘通过中间的腰部紧密连接在一起。封堵器两侧伞盘及腰部内缝合涤纶（Dacron）纤维，使其促进内皮化形成。该封堵器的大小由其腰部的直径而定，其范围为4～38mm。40mm封堵器在美国以外的国家可以允许应用，并且经过系统的临床研究通过审核，目前正在等待美国食品药品监督管理局（FDA）验证。封堵器腰部长度在3～4mm之间，左心房侧伞盘直径通常大于腰部长度约12～16mm，右心房侧伞盘直径大于腰部长度8～10mm。

此种类型封堵器的并发症相对较少。在术后12个月随访时闭合率达98%～100%，而封堵器血栓的发生率小于1%，发生血栓事件通常由手术操作本身所致。心电图异常通常发生在术后24h内，一般不需要特殊药物治疗。心电图异常很快能够恢复，术后1年发生心律失常的比例非常低。有学者观察到在术后1个月时，镍金属从封堵器材料中释放入血的浓度达到峰值，然而其临床症状不典型，部分患者对封堵器材质过敏的发生率非常低。一种罕见但十分严重的并发症是封堵器侵蚀主动脉壁甚至到达主动脉根部。这些事件的发生率大约为0.1%，而所有这些病例均发生在老年女性患者。即使封堵器尺寸过大是造成该并发症的潜在危险因素，但并未发生在所有应用类似型号封堵器的患者身上，而且发生该严重并发症的原因及对策说法不一[114-117]。

## CARDIOEEAL 和 STARFLEX 房间隔封堵器

CardioSEAL 和 STARFLex 房间隔封堵器分别是原来的 Clamshell 封堵器的第2代和第3代产品，之前的 Clamshell 封堵器因为造成了封堵器压力过重导致断裂，故而不再使用。该类型封堵器均为双伞状，由0.009英寸（0.23mm）厚的 MP35n 材料制成4个臂，构成封堵伞的骨架。钴合金较不锈钢有较多的灵活性，并且腐蚀发生率较低。每一个臂有2个小金属材料，并附有涤纶布。两个伞盘在 ASD 中央处彼此相对放置，其型号为17，23，28，33mm（为封堵伞最大的斜角直对距离）。1999年开始应用 STARFlex 封堵器，不同于 CardioSEAL 封堵器（由四个镍钛合金簧片构成封堵器的中心装置）。这组封堵器的主要缺点均在植入过程中显露无遗，封堵器不能重新定位，回收费劲甚至无法回收，这些封堵器现已全被取缔，不再生产。

2000年，Carminati 等报道了欧洲多所临床中心应用 CardioSEAL 和 STARFlex 双盘伞封堵334例房水平异常分流的患者。患者的平均年龄为12岁，植入封堵器的成功率97%。在手术过程中早期封堵器血栓形成的发生率为4%，这些患者大多数需要接受 ASD 外科手术，并且需移除封堵伞。同 Amplatzer 房间隔封堵器相比，该类型封堵器残余分流的发生率稍高。术后即刻发现残余分流为41%，术后12个月随访时残余分流的比例降低为21%。术后1年随访时，除微小的残余分流外，完全闭合率为93%。2例患者需要重新植入封堵器：1例患者为封堵器移位，另一例发生血栓。封堵器断裂为6%，无一例严重发生恶性临床事件。未发现封堵器侵袭周围组织结构的病例，无一例患者死于封堵器植入术[121-122]。

Buttoned 封堵器由 Sideris 研发制作，该封堵器是由一正方形装置连接左心房伞和右心房伞。这种类型封堵器的最新型号是 ButtonSeal Centering on Demand 封堵器。之前报道该封堵器封堵成功率为95%。ASDOS 封堵器，由具有自我膨胀功能的镍钛合金导丝网组成，该种类型封堵器已在许多临床中心应用。Das-AngelWings 房间隔封堵器是第一个自定中心封堵器，但现已撤市。Guardian Angel ASO 新型号的封堵器已在动物试验中应用，正计划应用到临床[123-127]。

## GORE HELEX 房间隔封堵器

2001年 Zahn 等报道了 HELEX 房间隔封堵器的首次应用[53]。它是由长的镍钛合金构成，表面覆盖 PTFE（聚四氟乙烯）纤维。封堵器上有三个“眼孔”标识，可以帮助封堵器准确定位，两个标识在两端位置，一个标识在两侧圆盘的中央位置。该封堵器的展开时为两个圆盘伞，是由镍钛合金导丝及其表面附着的 PTFE 覆膜构成。伞盘的直径范围为15mm～35mm（每5mm为一型号）。推荐封堵器直径与 ASD 最适比例为1.7∶2.1。不建议直径大于18mm或放置封堵器部位的组织厚度大于8mm的 ASD 使用这种类型的封堵器。封堵器通过9F导管系统释放，并经10F短鞘（内径≥0.131英寸或3.33mm）而无需导丝协助，也可在13F短鞘（内径≥0.171英寸或4.33mm）的基础使用导丝作为轨道而不用长鞘予以释放。可以减少释放封堵器前后对房间隔形态的影响，而不至于使其扭曲变形。HELEX 输送鞘在不依赖导丝的情况下可以越过房间隔，此时需在超声或者X线，或者应用0.035英寸（0.89mm）导丝作为轨道的协助下进行。封堵器的操作需要参照厂家的说明书，并且参考电影演示释放封堵器前后的影像。

Jones 等报道一项135/143（94.4%）例患者应用 HELEX 房间隔封堵器的研究[128]。其中8例患者失败，因为在心导管检查过程中，球囊技术测得 ASD 直径大于22mm。封堵成功率88.1%，10/16患者解剖解剖位置不佳，故而导致封堵失败。另有6例患者因为术者无法找到置放封堵器的合适位置而导致封堵失败。主要的不良事件发生率为5.9%，5/

7患者需要移除封堵器。次要不良事件发生率为27.7%，最常见的不良事件为心律失常（5.0%），头痛（4.2%）。连续12个月的随访中，封堵器断裂6例，然而这几例患者不需要再次介入治疗，数据安全监测委员会判断为次要不良事件。在术后12个月时，98.1%的患者被确认封堵完全成功[128]。少见并发症诸如封堵器侵蚀主动脉根部的报道仅见于应用Amplatzer封堵器的病例，HELEX封堵器目前无此报道[129]。

## 20.12 大型房间隔缺损封堵术

大型ASD（大于30mm），特别是房间隔边缘距离小于5mm的ASD，在手术中很难处理。此时，很难将封堵器左心房侧伞盘与房间隔平行放置，故而导致封堵器脱入右心房侧。有许多技术用于应对这种困难，并可以使手术获得成功。下面将讨论这些技术。

### HAUSDORF输送鞘管/改良输送鞘管

Hausdorf输送鞘管（Cook，Bloomington，Ind.）是特别设计的长鞘管，在鞘管尖端有两个弯曲，以协助放置封堵伞使其左侧伞盘与房间隔保持平行（图20-21）。此鞘管的型号为10F～12F。一些病例通过调整尾部方向，逆时针旋转鞘管，使得封堵器左侧伞盘平行放置于房间隔左侧，避免封堵器脱入右心房。如果不能应用Hausdorf鞘管，可以将Mullins鞘管剪掉其尖端而呈一斜面以助于调整其方向和位置，同样得到满意效果[130-131]。

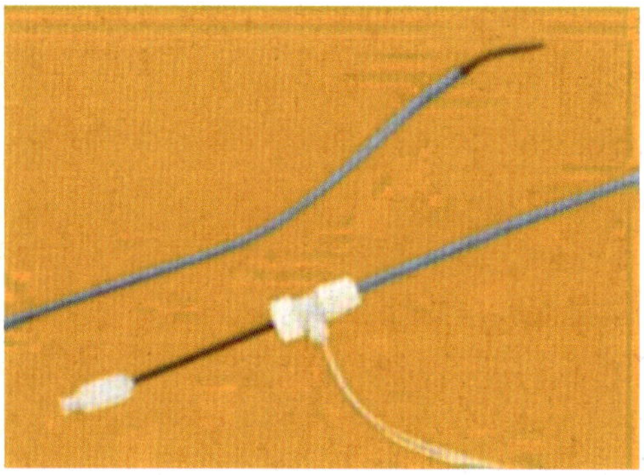

**图20-21** Hausdorf输送鞘管，为特别设计的长鞘，在鞘管尖端部有两个弯曲以协助放置封堵伞，使其左侧伞盘与房间隔保持平行

### 右上肺静脉操作技巧

右上肺静脉途径可以更好地允许左心房侧伞盘平行放置于于房间隔左侧（图20-22）。将输送鞘管小心平稳地放置在右上肺静脉开口处，然后将封堵器推送至鞘管末端。封堵器左心房侧伞盘在右上肺静脉开口处部分展开，而后快速回撤鞘管，使得剩余的左心房侧伞盘完全展开，形成封堵器伞盘脱离之前的位置达到与房间隔呈平行状态，再有机会调整鞘管方向，或者在左心房侧伞盘通过ASD脱入右房之前，快速并连续地调整封堵器腰部与右心房侧伞盘的连接处方向和位置，然后释放右侧伞盘[130-132]。

### 左上肺静脉操作技巧

将输送鞘管小心、平稳地放置在左上肺静脉开口处，将封堵器送达鞘管末端，而后在肺静脉处开始展开左侧伞盘。随之，调整封堵器腰部同右侧伞盘的方向和位置，实际上相当于延长封堵器。当输送鞘管到达右心房，左侧伞盘从肺静脉处脱离展开，并呈现出其同房间隔平行的原始形状，继续回撤鞘管，牵拉整个装置使其面向右心房，最终使左侧伞盘平行固定于房间隔上[130-133]。

### 扩张鞘辅助技巧（DILATOR-ASSISTED，即WAHAB术）

在调整封堵器左心房侧伞盘后，由助手协助推送另一长鞘管（通常应用长鞘管）至左心房侧，支撑住封堵器左心房伞盘的前上部位，防止其脱入至右心房。此时，术者继续调整封堵器腰部及封堵器右侧伞盘位置，使其右侧伞盘展开，当右侧伞盘在右心房侧展开后，助手回撤长鞘使其退回到右心房[134]。

### 球囊协助技巧

Dalvi等报道了应用最新的球囊支持技术协助用于较大ASD的封堵，以防止封堵器左侧伞盘脱入右心房（图20-23）[135]。实际上，其操作同扩张鞘辅助技术相似。该操作是将第二根导丝放置在左上肺静脉处，然后用一个Meditech球囊（Boston Scientific，Natick，Mass.）或者Equalizer球囊（Boston Scientific）置放在房间隔的右心房侧。在调整封堵器的过程中，球囊导管用于支持ASO的左心房伞盘，防止其

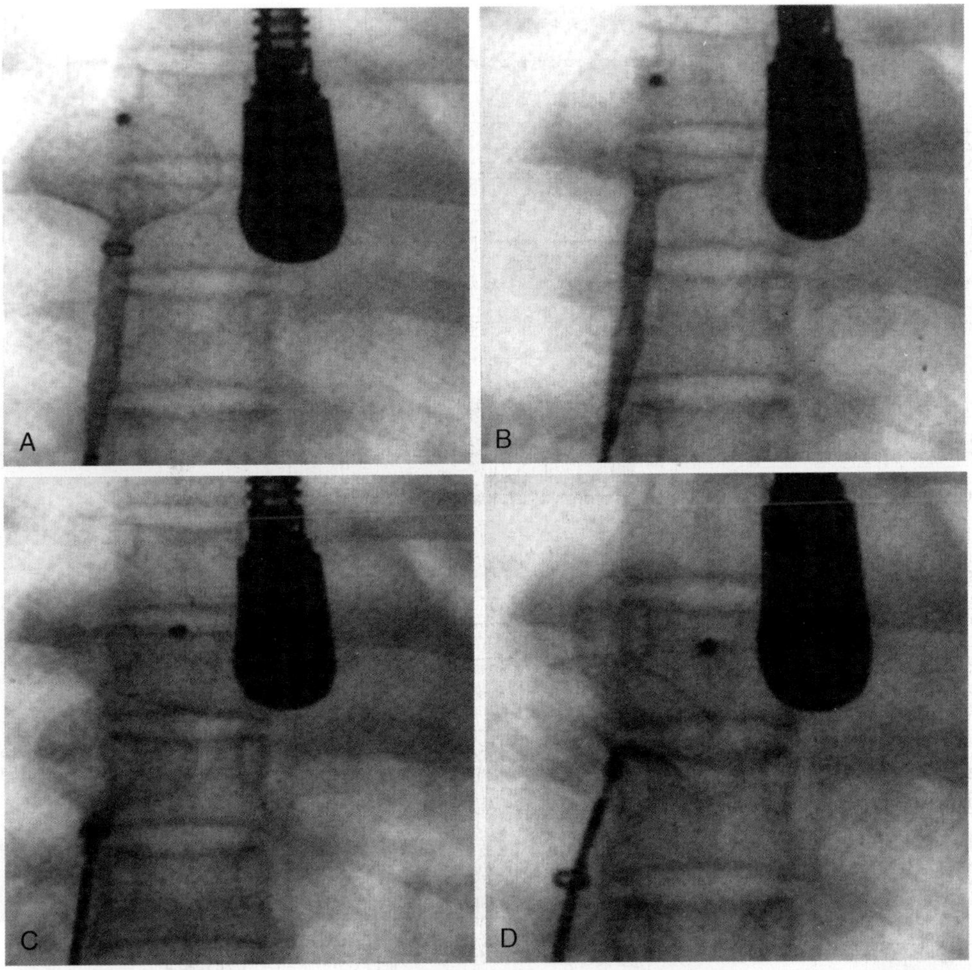


**图 20-22　右上肺静脉技术**
将 ASD 封堵器置放在右上肺静脉开口，调整位置使之在房间隔处展开

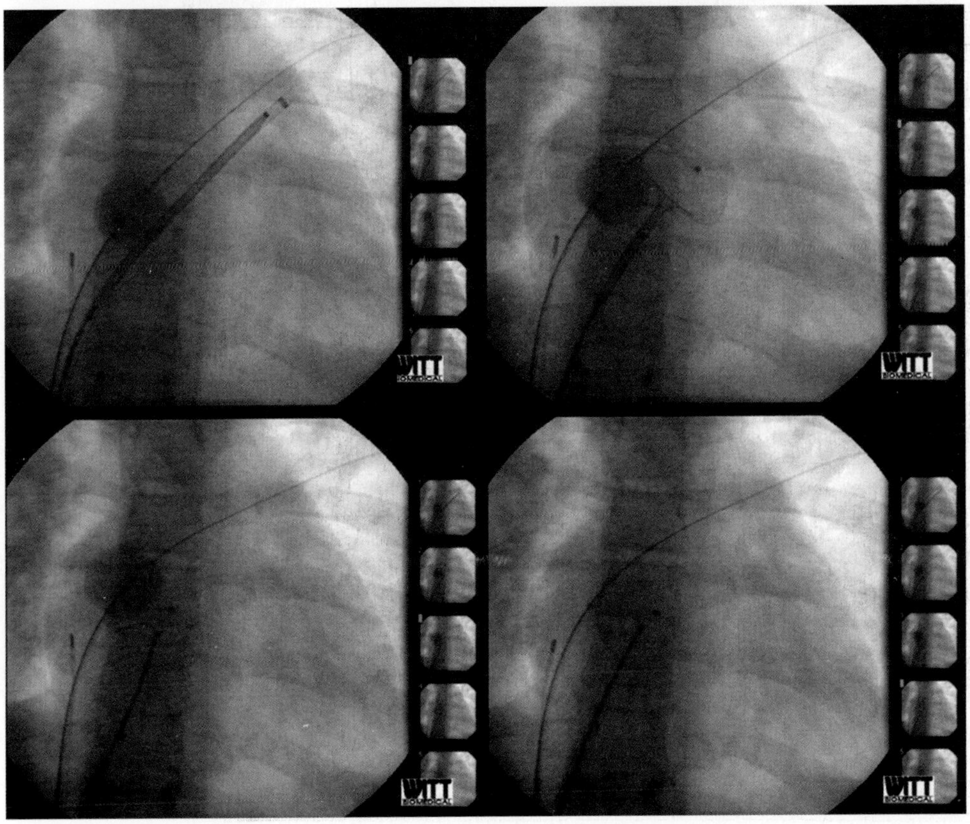

**图 20-23　球囊协助技术**
应用 Equalizer 球囊连续调整 ASD 封堵器位置。应用第二根导丝将球囊固定在 ASD 处。当封堵器展开、完全释放前，牵拉、回收封堵器来检查其是否固定

脱入右心房。然后调整封堵器右房伞盘位置，并将其展开，此时球囊缩小并沿着第二条导丝将其回收。报道中 14 例患者的 ASD 平均直径为 32mm（26～40mm），均应用此项技术成功地放置了封堵器[135]。

## 房间隔缺损和肺动脉高压

ASD 封堵前必须准确评估 PVR。PVR 的测量是通过计算肺血管压力阶差和肺血流量的比率来表示，单位为 $Wood/m^2$。公式：

$$\text{PVR}=\frac{\text{肺动脉平均压（mmHg）}-\text{平均肺毛细血管楔压（mmHg）}}{\text{肺血流量（L/m}^2\text{）}}$$

ASD 封堵适用于所有有临床症状的患者，这些患者存在左向右分流，且静止状态下血氧饱和度大于 92%。如果存在双向分流，需要行肺血管舒张试验。如果患者仅仅存在舒张期单纯左向右分流，或者封堵后肺动脉压下降，心排血量无明显下降，右心压力没有明显升高，则提示可以进行 ASD 封堵。如果封堵后反应不佳，则需给予肺血管扩张治疗，6 个月后再行心导管检查评价病情。尽管目前尚无明确的研究证据，证明封堵可以提高患者的远期生存率，但边缘病例可能能从 ASD 封堵中受益。需要强调带孔房间隔封堵伞（即 Amplatzer ASO 封堵器，对其聚乙烯纤维穿孔制成），用一个 4F～5F 扩张器进行造口治疗。另一项技术是在输送封堵器前，用一坚硬导丝和一冠脉支架穿过 Amplatzer ASO 封堵器后，而后将其送至 ASD 处，应用导丝将带有冠脉支架的封堵器置放，完成带孔房间隔封堵治疗（图 20-24）。

2008 年 Balint 等报道一项 54 例患者的研究。该研究中，中度肺动脉高压 34 例（50～59mmHg），重度肺动脉高压 20 例（60mmHg），全部患者自 1999 年到 2004 年期间成功接受了封堵治疗[136]。随访早期（平均 2.3 个月），所有患者存活，右心室收缩压（RVSP）由 57mmHg 下降到 51mmHg（$P=0.003$）。后期随访中，39 例患者，平均随访时间（31±15）月，2 例患者死亡，RVSP 从 58mmHg 下降至 44mmHg（$P=0.004$）。虽然全部患者 RVSP 在后期随访时有下降，却只有 43.6%（17/39）的患者达到正常范围（小于 40mmHg），15.4%（6/39）的患者仍有持续肺动脉高压[117,137]。

## 多孔 ASD

多孔 ASD 很常见，用于封堵这些 ASD 的技术差异不大。如果存在多孔型 ASD，需要超声仔细测量各个缺损之间的距离，确定缺损之间的空间关系，以便应用单一封堵器来封堵多孔 ASD。间距小于 7mm 多孔型 ASD 可以应用一枚大的封堵器进行封堵。球囊测量技术可以用来协助封堵（图 20-25）。在两个缺口之间存在松软的房间隔，球囊扩张测量技术可使房间隔结构改变，使各个缺损之间相互靠近。如果两个缺损相距较远，可以应用多枚封堵器

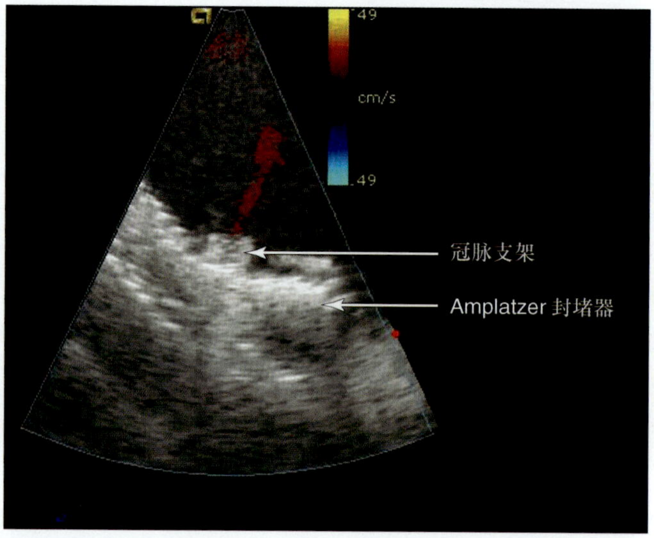


**图 20-24** 应用带有冠脉支架的 Amplatzer 封堵器完成带孔房间隔封堵治疗。彩色多普勒超声显示的分流束

进行封堵（图 20-26 和 20-27）。这些 ASD 可同时封

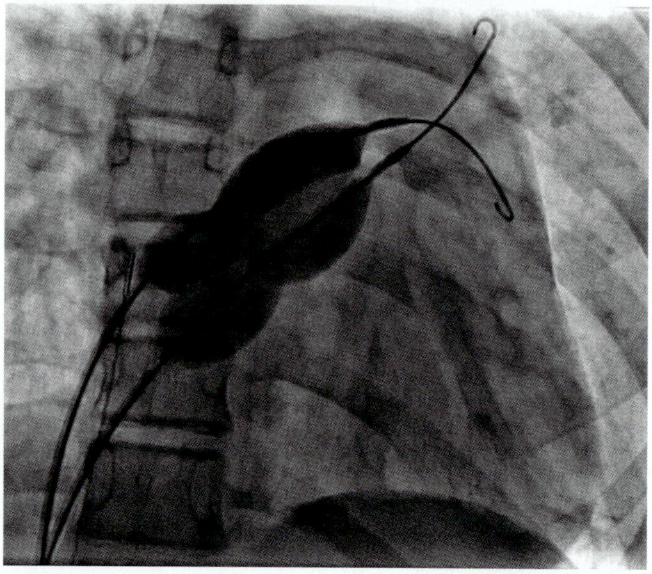

**图 20-25** 两个相距较远的 ASD 之间分别应用两个独立的球囊进行操作

堵，也可在球囊测量评估后再行封堵。首先尝试封堵小的缺损，但不要释放封堵器，然后封堵较大些的缺损，其目的在于选用一枚较大的封堵器将较小的缺损一同封堵。推荐在术中应用导丝穿过这些缺损，并保持位置不变，因为封堵一个缺损可以导致封堵第二个缺损的操作变得困难。首先放置小型号的封堵器，而后放置大型号封堵器。多孔 ASD 通常靠近房间隔的下后部相并排列。如果卵圆窝自身存在多孔 ASD，那么更适合应用一枚封堵伞诸如 HELEX 封堵器或者 Amplatz Cribriform 封堵器。对边缘较薄且易损，并含有孔缝很小的 ASD，可寻找一处足够坚固的房间隔位置固定 ASO，使薄弱的房间隔组织推向一边，夹在封堵器的两个伞盘之间，再封堵邻近的 ASD。

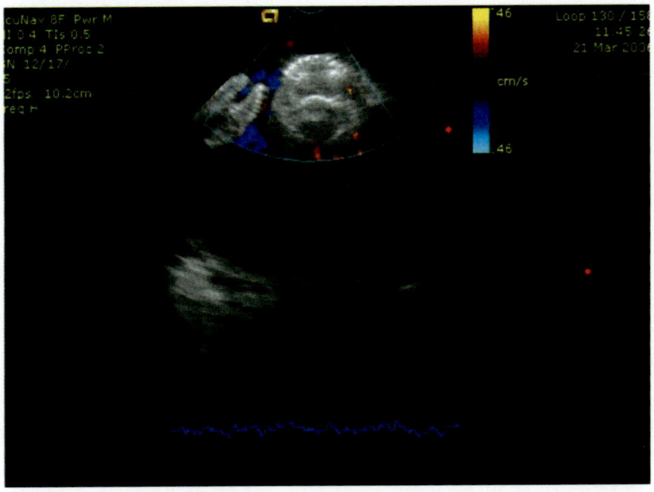

图 20-26　分别应用两枚 Amplatzer 封堵器，封堵两个相距较远的 ASD。彩色多普勒彩超声显示无残余分流

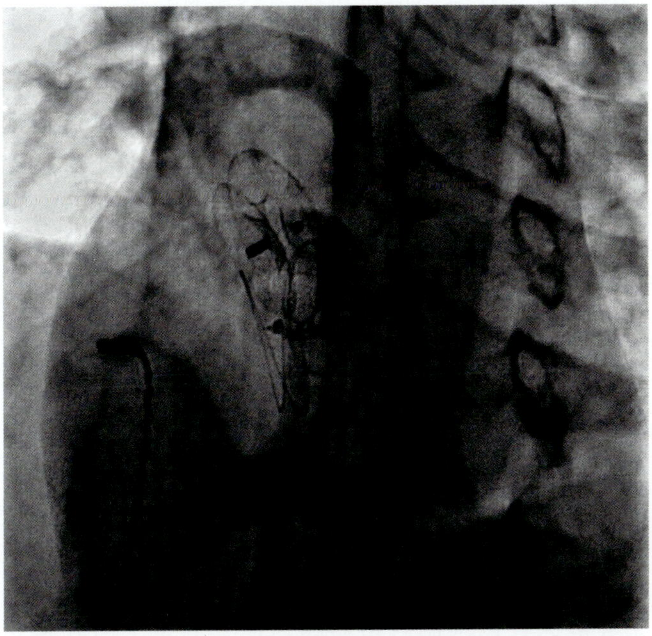

图 20-27　左前斜位 X 线下显示应用一枚 Amplatzer 房间隔封堵器和一枚 HELEX 封堵器分别封堵两个 ASD

## 20.13　房间隔缺损封堵器放置的相关问题

在输送鞘管通过房间隔时可能会造成希阿里网脱出进入左心房。如果未能及时识别此种情况，则会造成封堵器不能展开和释放，应该对此并发症做出早期判断。当出现此情况后可回撤导丝及鞘管至右心房侧，随后重新送入 ASD 处。另一可能的并发症是封堵器套住了冗长的下腔欧氏瓣，欧氏瓣延伸在下腔静脉和 ASD 之间，干扰封堵器展开与释放。McMahon 等[138]报道 4 例此情况病例，他从股静脉放置了一可控的高频消融导管进入右心房并对其进行处理。在 TEE 引导下，可控导管的顶端偏离前面及侧面，在右心房壁侧面取代欧氏瓣位置，使得有足够空间展开和释放房间隔封堵器。

### 封堵器移位扭曲：眼镜蛇头样畸形（COBRA HEAD）

在释放 ASO 过程中，当左侧伞盘即将脱离输送鞘管时，旋转左盘，而后使其恢复、膨胀为原来的形状。同样，在封堵器腰部及右侧伞盘即将脱离鞘管时亦行旋转动作。如果这些旋转动作遇到阻力，例如在左心房附着处上展开左侧伞盘或在肺静脉开口处展开左侧伞盘，回撤输送鞘管后封堵器将会发生扭曲并呈现出“眼镜蛇头样畸形”征像。这种现象被认为是左心房侧伞盘偏离了正确的轴线，错误用力使其被牵拉出房间隔。如果出现上述情况，应当回撤封堵器使其进入输送鞘内，并重新尝试释放和展开封堵伞。此时，右房侧伞盘形状良好，适当松弛、减轻张力可协助调整封堵器位置，注意有可能出现封堵器不能回收进入鞘管内，需要更换一个更大的鞘管使得其能抓住封堵器。Amplatzer 交换系统的作用是移除 Amplatzer 输送鞘，交换更大的直径 Amplatzer 输送鞘管。应急措施（bail-out）装置是一输送系统，特别适用于 Amplatzer 型的其他封堵器联合应用。除增添一扩大管腔内的扩张器以外，该系统同 Amplatzer 输送系统的组成部分是相同的。应急措施系统包括：输送鞘管，扩张器和输送导索。输送导索末端存在螺纹，允许连接两套输送导索，便于更换应急鞘管，相对延长了所用的输送鞘管，可用来再次抓取及释放封堵器的操作。

## 20.14 并发症

### 空气栓塞

ASD/PFO 手术常见的严重并发症包括：封堵器移位、封堵器血栓形成、术后血栓栓塞、房性心律失常等。空气栓塞很罕见，但确是非常致命。该并发症见于应用较大内径鞘管操作时，在肺静脉或左心房内容易进入空气使之成为栓子。常见于镇静的患有阻塞性睡眠呼吸功能障碍所致较高的胸内负压的成年人，空气栓子容易进入心房。这样的患者在手术过程中需要应用持续正压通气及双水平正压通气的支持，避免出现空气栓塞。当发生空气栓塞时，立即会出现明显的临床症状，常见的为冠脉系统受累及导致心脏停搏，另外也可累及中枢循环系统病变，出现相应临床症状。因为患者呈仰卧位，其右冠状动脉偏前、偏上的特性，故空气栓塞易进入右冠脉系统，心电图上显示明显的 ST 段抬高改变，其他类型的心肌缺血症状则会相继出现，包括呼吸困难（除非患者在全麻状态下）、心动过缓、传导阻滞或者各种心律失常。昏迷或者局部神经系统症状为空气栓塞累及大脑所致。尽管持续的后遗症很罕见，但是病情变化发生迅速，平静患者突然出现严重的疼痛或者危及生命的心律失常是非常危险的。缺血持续的时间很短暂，在几分钟内症状可以有明显改善，5～10min 症状可以完全缓解。氧气支持、止痛及扩充血容量等办法可使患者从中受益。对于那些空气栓塞累及到右冠系统的病例，一些术者建议将患者由仰卧位更换为俯卧位以改善临床症状。如果出现明显的空气栓塞，可用端孔导管进行栓子清除。对于心律失常的治疗参照有关标准。阿托品是治疗窦性心动过缓或心脏传导阻滞主要药物，最初发现心电图出现 ST 段改变后即可应用此药，也可以立即心脏电除颤。一些辅助操作步骤能避免空气进入输送鞘管内，首先在术前需要给予禁食水的患者静脉补液，其次要尽可能保持输送鞘管的末端在左心房水平以下，可以增强血液的流体压力，防止空气进入鞘管内。在回撤扩张器的过程中冲洗输送鞘管，减少因为负压使得空气进入鞘管内的机会。X 线可协助判断是否有气泡在冲洗鞘管中或输送封堵器时进入体内。

### 封堵器定位及栓塞

封堵术中所涉及的定位问题包括：封堵器的一部分脱入房间隔一侧、封堵器膨胀不良、房间隔放置封堵器的评估有误以及隧道形 PFO 相关的封堵器两边膨胀不良等。上述问题可以在 X 线及超声的协助下发现。如果出现，有必要移除封堵器。

在 PFO 封堵手术中，封堵器栓塞非常罕见。此并发症常见于较大的 ASD 并应用较大型号封堵器进行封堵之后，也见于封堵器输送鞘管发生故障时。由于左右心压力特征封堵器栓塞常发生于右心，术者需要通过经皮介入的方式回收发生血栓的封堵器。在封堵器发生栓塞后，首先是将封堵器移至一安全位置来避免其引起的严重不良事件。封堵器需要应用圈套器或者或组织活检钳安全取出。最常见的是封堵器在房间隔处出现移位。封堵器栓塞在左心房或者在房间隔处移位的病例，可以利用圈套器将其重新放置。一般来说，如果封堵器脱入心房，应该利用导丝或者组织活捡钳改变其位置，避免其脱落入心室腔，其后利用圈套器套住 ASO 右侧伞盘的微螺钉，不能通过圈套器的左侧伞盘进行回收时，需要调整封堵器方向，用鹅颈样圈套器套住螺钉根部来确保其稳定。应用活检钳不能将右心房伞通过旋紧螺扭将封堵器拉回至鞘管内，但可以在其左心房伞上方利用张力将其回收（通过右侧的颈静脉鞘管）。15～20mm 直径的圈套器（Amplatz Gooseneck Snare Kit，ev3，Plymouth，Minn.）通过长鞘管输送并放置在活检钳旁边，或者置入另外一静脉鞘管。当小螺钉被圈套住，活检钳可以进行移动，将封堵器拉回至鞘管内。一些术者建议在右心房至下腔静脉途径回收封堵器，并在肾水平以下拉长封堵器以限制其移动。在下腔静脉下部，将坚硬导丝通过置入的鞘管穿过封堵器，其末端应小心平稳地放置在上腔静脉处以限制封堵器移动使其固定。回收鞘管的尺寸应选择至少大于植入封堵器鞘管直径 2F，也可以应用大于 1F 的鞘管，将其末端修剪成一斜面以增加其周径。衔住封堵器时的圈套器，应轻柔地旋转鞘管以使其连接更加紧密，或者应用颈静脉途径的活检钳在封堵器表面调整和施加压力。如果封堵器从三尖瓣或者二尖瓣移除时，不建议将封堵器直接通过房室瓣回撤。为了避免封堵器缠绕瓣膜，可以移动长鞘管至心室内，或者移动鞘管顺行穿过半月瓣，在肺动脉分支内利用先前介绍的技术通过鞘管进行回收。通过长鞘管用两个圈套器进行圈套可以帮助衔接螺钉，以便更简便地将封堵器回收入鞘管中。此外，尽管之前有报道通过裸露静脉回收封堵器，但仍然不建议采用此种操作。因为有可能造成髂静脉、股静脉的不良事件以及腹膜后出血。Amplatzer 封堵器在回收和检查后可再次应用。

回收 CardioSEAL 和 STARFlex 封堵器的第一步骤，同之前介绍的回收 Amplatzer 封堵器相似。脱落的封堵器可以通过导丝、圈套器或者活检钳对其加以固定，防止其通过房室瓣。通过鞘管回收封堵器的成功率为 90%。HELEX 封堵器有一白色的回收锁，可以方便回收封堵器而不被卡住，封堵器能轻易的通过圈套器和 HELEX 输送鞘管进行回收，对于卡住的封堵器则很难回收。圈套住左心房伞处的金属孔圈，在回收操作中非常必要。锁圈在左心房处支撑住封堵器，然后解开锁定装置回收封堵器。利用此种方法回收封堵器时，右心房伞处的孔圈是封堵器回收至鞘管内的最后一部分。据报道，在许多回收封堵器的尝试中，右心房伞处的金属套圈孔容易在鞘管的末端固定不动。

## 术后心律失常

术后心律失常的发生率为 3%～4%。通过常规监测能发现更多的心律失常病例，大多数患者需要监护，心悸、脉搏不规律是最常见的症状。一些报道指出该并发症多发生于术后 4～6 周。一些患者在术后即刻出现房性期前收缩（早搏），此种心律失常多无症状，并能自行缓解。那些晚发的心律失常通常有症状，包括心房颤动不能自行缓解。需要常规护理，可以应用包括 β 受体阻滞药，电复律或者一些其他的药物治疗，保持心室率，避免出现不良事件。在封堵器内皮化前进行电复律有潜在血栓的风险。

## 封堵器血栓形成

封堵器血栓形成是主要的严重并发症之一，可以造成血栓栓塞，并且需要开胸行外科手术将封堵器移除和溶栓治疗、延长的住院时间。这是种非常罕见且不能明确解释原因的并发症。悬而未解的疑问包括血栓事件发生的频率、是否为高凝状态促进血栓频发、是否不同的封堵器有不同的促凝特性、术后是否应该积极进行抗凝的常规治疗。有报道指出，在封堵器的右心房及左心房均有血栓发生。大的且不稳定的血栓提示需要进行外科治疗，右心房侧血栓则常规药物干预。封堵器血栓的处理与人工瓣膜术后血栓形成的处理内容相似。目前仅有单独几个研究报道，因此患者的临床管理个体差异性很大。有血栓形成倾向的病例，有必要在其形成前进行双重抗凝和抗血小板治疗，包括华法林和抗血小板药物。

## 封堵器侵蚀

根据 ADA Medical 报道，共有 28 例患者出现该事件（其中 14 例在美国）。所有的封堵器侵蚀事件均发生在靠近主动根部的动脉上。89%的病例见于距动脉边缘不足，小于 5mm 者。缺损多为高位 ASD，尤其是上腔缘不足者。同 FDA 的试验组 138%相比，未完全展开的 ASD 封堵器直径比明显增大（148%）[117,139]。在美国封堵器侵蚀事件的发生率为 0.1%。ASO 所致的封堵器侵袭蚀的风险很低，如果认真筛选高风险患者并给予其密切监护，发生率会减低。回顾性分析指出，心房壁的前上部和（或）靠近大动脉处非常易损；较大的 ASO 伞盘的边缘不能预测心包穿孔发生的位置；侵蚀累及心动周期甚至影响较厚的、具有弹性的主动脉壁。患有主动脉壁结构缺损和（或）上壁缺损的患者有可能增加封堵器侵蚀的风险，过大尺寸的 ASO 将增加事件发生的风险。在使用球囊的过程中不宜过度牵拉扩张 ASD，心包积液者应在 24h 后再次复查。圆形和具有灵活性的封堵器设计可以减少侵蚀事件的发生，其次避免所选择的封堵器尺寸过大。

## 封堵器老化碎裂

封堵器老化碎裂在应用 ASO 的病例中无报道，封堵器保持了它之前的形态。Fagan 等报道一项研究，探究发生该不良事件的危险因素、临床预后，以及 GORE HELEX 房间隔封堵器的导丝线圈结构对临床的影响（WFFs）[140]。在 298 例应用 HELEX

封堵器的患者中，90%患者随访 12 个月以上，19/297（6.4%）的患者被发现有 WFFs。将 WFFs 的变量为较大型号封堵器（$P=0.0003$）和球囊缺损类型（$P=0.001$）。然而经多因素分析，大型号封堵器（$P=0.0003$）是 WFFs 唯一明显的预测因素。30mm 和 35mm 的 HELEX 封堵器的 WFFs 占所有 WFFs 的 84%（16/19）。回顾性分析具有 WFFs 的 HELEX 病例影像资料，所有 WFFs 除了一例（锁圈较直的部分），均沿着圆周形的导丝发生。WFFs 无临床后遗症状。然而，右心房伞移动的病例，HELEX 封堵器连同 WFFs 锁圈可在植入后 6 周通过经皮途径取出[140]。

## 20.15 总结

经导管关闭成人患者的 ASD、PFO 是可行而且相对于外科手术来说是安全的。尽管在成人患心内缺损的临床治疗中可考虑介入手术，但是一些特别病例，是否有必要行外科手术或者延期关闭缺损应该慎重考虑。此外，做好完整的术前诊疗计划，应用 2D 和 3D 影像技术评估 ASD 大小、形态；选择合适的封堵器及输送系统；需通过模拟手术或者现实病例中逐渐累积术者的经验；利用新颖的技术手段例如模型设计；最终有必要成立一个对大多数心内缺损的成人患者行手术治疗的重要的国际实验中心。

## 参考文献


1. Hara H, Virmani R, Ladich E, et al: Patent foramen ovale: current pathology, pathophysiology, and clinical status, *J Am Coll Cardiol* 46(9):1768–1776, 2005 Nov 1.
2. Hagen PT, Scholz DG, Edwards WD: Incidence and size of patent foramen ovale during the first 10 decades of life: an autopsy study of 965 normal hearts, *Mayo Clin Proc* 59:17–20, 1984.
3. Wilmshurst PT, Pearson MJ, Nightingale S, et al: Inheritance of persistent foramen ovale and atrial septal defects and the relation to familial migraine with aura, *Heart* 90(11):1315–1320, 2004 Nov.
4. Kerut EK, Norfleet WT, Plotnick GD, et al: Patent foramen ovale: a review of associated conditions and the impact of physiological size, *J Am Coll Cardiol* 38:613–623, 2001.
5. Ho SY, McCarthy KP, Rigby ML: Morphological features pertinent to interventional closure of patent oval foramen, *J Interv Cardiol* 16:33–38, 2003.
6. Olivares-Reyes A, Chan S, Lazar EJ, et al: Atrial septal aneurysm: a new classification in two hundred five adults, *J Am Soc Echocardiogr* 10:644–656, 1997.
7. Marazanof M, Roudaut R, Cohen A, et al: Atrial septal aneurysm: morphological characteristics in a large population—pathological associations. A French multicenter study on 259 patients investigated by transoesophageal echocardiography, *Int J Cardiol* 52:59–65, 1995.
8. Homma S, Di Tullio MR, Sacco RL, et al: Characteristics of patent foramen ovale associated with cryptogenic stroke: a biplane transesophageal echocardiographic study, *Stroke* 25:582–586, 1994.
9. Schuchlenz HW, Weihs W, Horner S, et al: The association between the diameter of a patent foramen ovale and the risk of embolic cerebrovascular events, *Am J Med* 109:456–462, 2000.
10. De Castro S, Cartoni D, Fiorelli M, et al: Morphological and functional characteristics of patent foramen ovale and their embolic implications, *Stroke* 31:2407–2413, 2000.
11. Silver MD, Dorsey JS: Aneurysms of the septum primum in adults, *Arch Pathol Lab Med* 102:62–65, 1978.
12. Werner JA, Cheitlin MD, Gross BW, et al: Echocardiographic appearance of the Chiari network: differentiation from right-heart pathology, *Circulation* 63:1104–1109, 1981.
13. Chiari H: About network development in the right side of the heart, *Beitr Pathol Anat* 22:1–10, 1897.
14. Schneider B, Hofmann T, Justen MH, et al: Chiari's network: normal anatomic variant or risk factor for arterial embolic events? *J Am Coll Cardiol* 26:203–210, 1995.
15. Pinto FJ: When and how to diagnose patent foramen ovale, *Heart* 91:438–440, 2005.
16. Pearson AC, Labovitz AJ, Tatineni S, et al: Superiority of transesophageal echocardiography in detecting cardiac source of embolism in patients with cerebral ischemia of uncertain etiology, *J Am Coll Cardiol* 17:66–72, 1991.
17. Teague SM, Sharma MK: Detection of paradoxical cerebral echo contrast embolization by transcranial Doppler ultrasound, *Stroke* 22:740–745, 1991.
18. Sloan MA, Alexandrov AV, Tegeler CH, et al: Assessment: transcranial Doppler ultrasonography: report of the Therapeutics and Technology Assessment Subcommittee of the American Academy of Neurology, *Neurology* 62:1468–1481, 2004.
19. Blersch WK, Draganski BM, Holmer SR, et al: Transcranial duplex sonography in the detection of patent foramen ovale, *Radiology* 225:693–699, 2002.
20. Kerr AJ, Buck T, Chia K, et al: Transmitral Doppler: a new transthoracic contrast method for patent foramen ovale detection and quantification, *J Am Coll Cardiol* 36:1959–1966, 2000.
21. Di Tullio M, Sacco RL, Venketasubramanian N, et al: Comparison of diagnostic techniques for the detection of a patent foramen ovale in stroke patients, *Stroke* 24:1020–1024, 1993.
22. Lynch JJ, Schuchard GH, Gross CM, Wann LS: Prevalence of right-to-left atrial shunting in a healthy population: detection by Valsalva maneuver contrast echocardiography, *Am J Cardiol* 53:1478–1480, 1984.
23. Cohnheim J: A general pathologic lecture. *Thrombosis and Embolism*, Berlin, 1877, Marzhouzer, pp 134–137.
24. Zahn FW: Thrombose de plusieurs branches de la veine cave inférieure avec embolies consécutives dans les artéres pulmonaire, splénique, rénale et iliaque droite [French], *Rev Med Suisse Romande* 1:227–237, 1881.
25. Lechat P, Mas JL, Lascault G, et al: Prevalence of patent foramen ovale in patients with stroke, *N Engl J Med* 318:1148–1152, 1988.
26. Lamy C, Giannesini C, Zuber M, et al: Clinical and imaging findings in cryptogenic stroke patients with and without patent foramen ovale: the PFO-ASA Study; atrial septal aneurysm, *Stroke* 33:706–711, 2002.
27. Cramer SC, Rordorf G, Maki JH, et al: Increased pelvic vein thrombi in cryptogenic stroke: results of the Paradoxical Emboli from Large Veins in Ischemic Stroke (PELVIS) study, *Stroke* 35:46–50, 2004.
28. Mas JL, Arquizan C, Lamy C, et al: Recurrent cerebrovascular events associated with patent foramen ovale, atrial septal aneurysm, or both, *N Engl J Med* 345:1740–1746, 2001.
29. Overell JR, Bone I, Lees KR: Interatrial septal abnormalities and stroke: a meta-analysis of case-control studies, *Neurology* 55:1172–1179, 2000.
30. Meissner I, Whisnant JP, Khandheria BK, et al: Prevalence of potential risk factors for stroke assessed by transesophageal echocardiography and carotid ultrasonography: the SPARC study, *Mayo Clin Proc* 74:862–869, 1999.
31. Medina A, de Lezo JS, Caballero E, et al: Platypneaorthodeoxia due to aortic elongation, *Circulation* 104:741, 2001.
32. Cheng TO: Mechanisms of platypneaorthodeoxia: what causes water to flow uphill? *Circulation* 105:e47, 2002.
33. Wilmshurst PT, Ellis BG, Jenkins BS: Paradoxical gas embolism in a scuba diver with an atrial septal defect, *Br Med J (Clin Res Ed)* 293:1277, 1986.
34. Torti SR, Billinger M, Schwerzmann M, et al: Risk of decompression illness among 230 divers in relation to the presence and size of patent foramen ovale, *Eur Heart J* 25:1014–1020, 2004.
35. Cartoni D, De Castro S, Valente G, et al: Identification of professional scuba divers with patent foramen ovale at risk for decompression illness, *Am J Cardiol* 94:270–273, 2004.
36. Wahl A, Praz F, Tai T, et al: Improvement of migraine headaches after percutaneous closure of patent foramen ovale for secondary prevention of paradoxical embolism, *Heart* 96(12):967–973, 2010 Jun.
37. Anzola GP, Magoni M, Guindani M, et al: Potential source of cerebral embolism in migraine with aura: a transcranial Doppler study, *Neurology* 52:1622–1625, 1999.
38. Morandi E, Anzola GP, Angeli S, et al: Transcatheter closure of patent foramen ovale: a new migraine treatment? *J Interv Cardiol* 16:39–42, 2003.
39. Reisman M, Christofferson RD, Jesurum J, et al: Migraine headache relief after transcatheter closure of patent foramen ovale, *J Am Coll Cardiol* 45:493–495, 2005.
40. Goldstein LB, Adams R, Alberts MJ, et al: Primary prevention of ischemic stroke: a guideline from the American Heart Association/American Stroke Association Stroke Council: cosponsored by the Atherosclerotic Peripheral Vascular Disease Interdisciplinary Working Group; Cardiovascular Nursing Council; Clinical Cardiology Council; Nutrition, Physical Activity, and Metabolism Council; and the Quality of Care and Outcomes Research Interdisciplinary

Working Group [published correction appears in Circulation]. 114:e617, 2006.
41. Sacco RL, Adams R, Albers G, et al: Guidelines for prevention of stroke in patients with ischemic stroke or transient ischemic attack: a statement for healthcare professionals from the American Heart Association/American Stroke Association Council on Stroke: co-sponsored by the Council on Cardiovascular Radiology and Intervention, *Circulation* 113: 2006, e409–ee49.
42. Furlan AJ, Reisman M, Massaro J, et al: Closure or medical therapy for cryptogenic stroke with patent foramen ovale for the CLOSURE I investigators, N *Engl J Med* 366:991–999, 2012.
43. Bridges ND, Hellenbrand W, Latson L, et al: Transcatheter closure of patent foramen ovale after presumed paradoxical embolism, *Circulation* 86:1902–1908, 1992.
44. Maisel WH, Laskey WK: Patent foramen ovale closure devices: moving beyond equipoise, JAMA 294:366–369, 2005.
45. Hong TE, Thaler D, Brorson J, et al: Transcatheterclosure of patent foramen ovale associated with paradoxical embolism using the Amplatzer PFO occluder: initial and intermediate-term results of the U.S. multicenter clinical trial, *Catheter Cardiovasc Interv* 60:524–528, 2003.
46. Fischer D, Haentjes J, Klein G, et al: Transcatheter closure of patent foramen ovale (PFO) in patients with paradoxical embolism: procedural and follow-up results after implantation of the Amplatzer occluder device, *J Interv Cardiol* 24:85–91, 2011.
47. Alameddine F, Block PC: Transcatheter patent foramen ovale closure for secondary prevention of paradoxical embolic events: acute results from the FORECAST registry, *Catheter Cardiovasc Interv* 62(4):512–516, 2004 Aug.
48. Sigler M, Jux C: Biocompatibility of septal defect closure devices, *Heart* 93(4):444–449, 2007.
49. Sherman JM, Hagler DJ, Cetta F: Thrombosis after septal closure device placement: a review of the current literature, *Catheter Cardiovasc Interv* 63(4):486–489, 2004.
50. Krumsdorf U, Ostermayer S, Billinger K, et al: Incidence and clinical course of thrombus formation on atrial septal defect and patient foramen ovale closure devices in 1,000 consecutive patients, *J Am Coll Cardiol* 43(2):302–309, 2004.
51. Jux C, Bertram H, Wohlsein P, et al: Interventional atrial septal defect closure using a totally bioresorbable occluder matrix: development and preclinical evaluation of the BioSTAR device, *J Am Coll Cardiol* 48(1):161–169, 2006.
52. Jux C, Wohlsein P, Bruegmann M, et al: A new biological matrix for septal occlusion, *J Interv Cardiol* 16(2):149–152, 2003.
53. Zahn EM, Wilson N, Cutright W, et al: Development and testing of the Helex septal occluder: a new expanded polytetrafluoroethylene atrial septal defect occlusion system, *Circulation* 104(6):711–716, 2001 Aug 7.
54. Ponnuthurai FA, van Gaal WJ, Burchell A, et al: Single centre experience with GORE-HELEX septal occluder for closure of PFO, *Heart Lung Circ* 18:140–142, 2009.
55. Rigatelli G, Cardaioli P, Dell'avvocata F, et al: Premere occlusion system for transcatheter patent foramen ovale closure: midterm results of a single-center registry, *Catheter Cardiovasc Interv* 77(4):564–569, 2011 Mar 1.
56. Reiffenstein I, Majunke N, Wunderlich N, et al: Percutaneous closure of patent foramen ovale with a novel FlatStent, *Expert Rev Med Devices* 5(4):419–425, 2008 Jul.
57. Spies C, Strasheim R, Timmermanns I, et al: Patent foramen ovale closure in patients with cryptogenic thromboembolic events using the Cardia PFO occluder, *Eur Heart J* 27(3):365–371, 2006.
58. Kretschmar O, Sglimbea A, Daehnert I, et al: Interventional closure of atrial septal defects with the Solysafe Septal Occluder: preliminary results in children, *Int J Cardiol* 143(3):373–377, 2010 Sep 3.
59. Krizanic F, Sievert H, Pfeiffer D, et al: The Occlutech Figulla PFO and ASD occluder: a new nitinol wire mesh device for closure of atrial septal defects, *J Invasive Cardiol* 22(4):182–187, 2010 Apr.
60. Zimmermann WJ, Heinisch C, Majunke N, et al: Patent foramen ovale closure with the SeptRx device initial experience with the first "In-Tunnel" device, *JACC Cardiovasc Interv* 3(9):963–967, 2010 Sep.
61. Ruiz CE, Kipshidze N, Chiam PT, et al: Feasibility of patent foramen ovale closure with no device left behind: first-in-man percutaneous suture closure, *Catheter Cardiovasc Interv* 71:921–926, 2008.
62. Majunke N, Sievert H: ASD/PFO devices: what is in the pipeline? *J Interv Cardiol* 20:517–523, 2007.
63. Sievert H, Ruygrok P, Salkeld M, et al: Transcatheter closure of patent foramen ovale with radiofrequency: acute and intermediate term results in 144 patients, *Catheter Cardiovasc Interv* 73:368–373, 2008.
64. Spence MS, Khan AA, Mullen MJ: Balloon assessment of patent foramen ovale morphology and the modification of tunnels using a balloon detunnelisation technique, *Catheter Cardiovasc Interv* 71:222–228, 2008.
65. Rigatelli G, Dell'Avvocata F, Giordan M, et al: Transcatheter patent foramen ovale closure in spite of interatrial septum hypertrophy or lipomatosis: a case series, *J Cardiovasc Med (Hagerstown)* 11:91–95, 2010.
66. Lin CH, Balzer DT, Lasala JM: Defect closure in the lipomatous hypertrophied atrial septum with the Amplatzer muscular ventricular septal defect closure device: a case series, *Catheter Cardiovasc Interv* 78(1):102–107, 2011 Jul 1.
67. Hoffman JL: Incidence of congenital heart disease. I. Postnatal incidence, *Pediatr Cardiol* 16:103–113, 1995.
68. Hoffman JI, Kaplan S, Liberthson RR: Prevalence of congenital heartdisease, *Am Heart J* 147:425–439, 2004.
69. English RF, Anderson RH, Ettedgui JA: Interatrial communications. In Anderson RH, Baker EJ, Redington A, et al, editors: *Paediatric Cardiology*, ed 3, London: Churchill Livingstone, 2010, pp 523–546.
70. Ferreira MJ, Anderson RH: The anatomy of interatrial communications: what does the interventionist need to know? *Cardiol Young* 10:464–473, 2000.
71. Rigatelli G, Rigatelli G: Congenital heart diseases in aged patients: clinical features, diagnosis, and therapeutic indications based on the analysis of a twenty five-year Medline search, *Cardiol Rev* 13:293–296, 2005.
72. Warnes CA, Williams RG, Bashore TM, et al: Writing Committee to Develop Guidelines on the Management of Adults With Congenital Heart Disease. Atrial septal defect. In ACC/AHA 2008 guidelines for the management of adults with congenital heart disease: report of the American College of Cardiology/American Heart Association Task Force on Practice Guidelines, *Circulation* 118:e714–e833, 2008.
73. Webb G, Gatzoulis MA: Atrial septal defects in the adult: recent progress and overview, *Circulation* 114:1645–1653, 2006.
74. Sommer RJ, Hijazi ZM, Rhodes JF Jr: Pathophysiology of congenital heart disease in the adult. I. Shunt lesions, *Circulation* 117:1090–1099, 2008.
75. Gatzoulis MA, Redington AN, Somerville J, et al: Should atrial septal defects in adults be closed? *Ann Thorac Surg* 61(2):657–659, 1996 Feb.
76. Berdjis F, Brandl D, Uhlemann F, et al: [Adults with congenital heart defects: clinical spectrum and surgical management], *Herz* 21(5):330–336, 1996 Oct.
77. Craig RJ, Selzer A: Natural history and prognosis of atrial septal defect, *Circulation* 37:805–815, 1968.
78. Booth DC, Wisenbaugh T, Smith M, et al: Left ventricular distensibility and passive elastic stiffness in atrial septal defect, *J Am Coll Cardiol* 12:1231–1236, 1988.
79. Benefit of atrial septal defect closure in adults: impact of age, *Eur Heart J* 32:553–560, 2011.
80. Delgado V, van der Kley F, Schalij MJ, et al: Optimal imaging for planning and guiding interventions in structural heart disease: a multimodality imaging approach, *Eur Heart J Suppl* 12(suppl E):E10–E23, 2010.
81. Mehta RH, Helmcke F, Nanda NC, et al: Uses and limitations of transthoracic echocardiography in the assessment of atrial septal defect in the adult, *Am J Cardiol* 67(4):288–294, 1991 Feb 1.
82. Hausmann D, Daniel WG, Mügge A, et al: Value of transesophageal color Doppler echocardiography for detection of different types of atrial septal defect in adults, *J Am Soc Echocardiogr* 5(5):481–488, 1992 Sep-Oct.
83. Masani ND: Transoesophageal echocardiography in adult congenital heart disease, *Heart* 86(Suppl 2):II30–II40, 2001.
84. Chen FL, Hsiung MC, Hsieh KS, et al: Real time three-dimensional transthoracic echocardiography for guiding Amplatzer septal occluder device deployment in patients with atrial septal defect, *Echocardiography* 23(9):763–770, 2006 Oct.
85. Johri AM, Passeri JJ, Picard MH: Three dimensional echocardiography: approaches and clinical utility, *Heart* 96:390–397, 2010.
86. Johri AM, Witzke C, Solis J, et al: Real-time three-dimensional transesophageal echocardiography in patients with secundum atrial septal defects: outcomes following transcatheter closure, *J Am Soc Echocardiogr* 24:431–437, 2011.
87. Holmvang G, Palacios IF, Vlahakes GJ, et al: Imaging and sizing of atrial septal defects by magnetic resonance, *Circulation* 92:3473–3480, 1995.
88. Kilner PJ, Geva T, Kaemmerer H, et al: Recommendations for cardiovascular magnetic resonance in adults with congenital heart disease from the respective working groups of the European Society of Cardiology, *Eur Heart J* 31(7):794–805, 2010 Apr. Epub 2010 Jan 11.
89. Johri AM, Rojas CA, El-Sherief A, et al: Imaging of atrial septal defects: echocardiography and CT correlation, *Heart* 97(17):1441–1453, 2011 Sep.
90. Kort HW, Balzer DT, Johnson MC: Resolution of right heart enlargement after closure of secundum atrial septal defect with transcatheter technique, *J Am Coll Cardiol* 38:1528–1532, 2001.
91. Schussler JM, Anwar A, Phillips SD, et al: Effect on right ventricular volume of percutaneous Amplatzer closure of atrial septal defect in adults, *Am J Cardiol* 95:993–995, 2005.
92. Teo KS, Dundon BK, Molaee P, et al: Percutaneous closure of atrial septal defects leads to normalisation of atrial and ventricular volumes, *J Cardiovasc Magn Reson* 10:55, 2008.
93. Sun P, Wang ZB, Xu CJ, et al: Echocardiographic and morphological evaluation of the right heart after closure of atrial septal defects, *Cardiol Young* 18:593–598, 2008.
94. Salehian O, Horlick E, Schwerzmann M, et al: Improvements in cardiac form and function after transcatheter closure of secundum atrial septal defects, *J Am Coll Cardiol* 45:499–504, 2005.
95. Patel A, Lopez K, Banerjee A, et al: Transcatheter closure of atrial septal defects in adults ≥ 40 years of age: immediate and follow-up results, *J Interv Cardiol* 20:82–88, 2007.
96. Schoen SP, Kittner T, Bohl S, et al: Transcatheter closure of atrial septal defects improves right ventricular volume, mass, function, pulmonary pressure, and functional class: a magnetic resonance imaging study, *Heart* 92:821–826, 2006.
97. Wu ET, Akagi T, Taniguchi M, et al: Differences in right and left ventricular

remodeling after transcatheter closure of atrial septal defect among adults, *Catheter Cardiovasc Interv* 69:866–887, 2007.
98. Brochu MC, Baril JF, Dore A, et al: Improvement in exercise capacity in asymptomatic and mildly symptomatic adults after atrial septal defect percutaneous closure, *Circulation* 106:1821–1826, 2002.
99. Giardini A, Donti A, Specchia S, et al: Recovery kinetics of oxygen uptake is prolonged in adults with an atrial septal defect and improves after transcatheter closure, *Am Heart J* 147:910–914, 2004.
100. Silversides CK, Siu SC, McLaughlin PR, et al: Symptomatic atrial arrhythmias and transcatheter closure of atrial septal defects in adult patients, *Heart* 90:1194–1198, 2004.
101. Murphy JG, Gersh BJ, McGoon MD, et al: Long-term outcome after surgical repair of isolated atrial septal defect: follow-up at 27-32 years, *N Engl J Med* 323:1645–1650, 1990.
102. Gatzoulis MA, Freeman MA, Siu SC, et al: Atrial arrhythmia after surgical closure of atrial septal defects in adults, *N Engl J Med* 340:839–846, 1999.
103. Steele PM, Fuster V, Cohen M, et al: Isolated atrial septal defect with pulmonary vascular obstructive disease: long-term follow-up and prediction of outcome after surgical correction, *Circulation* 76:1037–1042, 1987.
104. Frost AE, Quinones MA, Zoghbi WA, et al: Reversal of pulmonary hypertension and subsequent repair of atrial septal defect after treatment with continuous intravenous epoprostenol, *J Heart Lung Transplant* 24:501–503, 2005.
105. Suchon E, Pieculewicz M, Tracz W, et al: Transcatheter closure as an alternative and equivalent method to the surgical treatment of atrial septal defect in adults: comparison of early and late results, *Med Sci Monit* 15(12):CR612–CR617, 2009 Dec.
106. Du ZD, Hijazi ZM, Kleinman CS, et al: Comparison between transcatheter and surgical closure of secundum atrial septal defect in children and adults: results of a multicenter nonrandomized trial, *J Am Coll Cardiol* 39(11):1836–1844, 2002 Jun 5.
107. Rosas M, Zabal C, Garcia-Montes J, Buendia A, et al: Transcatheter versus surgical closure of secundum atrial septal defect in adults: impact of age at intervention—a concurrent matched comparative study, *Congenit Heart Dis* 2(3):148–155, 2007 May-Jun.
108. King TD, Thompson SL, Steiner C, et al: Secundum atrial septal defect: nonoperative closure during cardiac catheterization, JAMA 235:2506–2509, 1976.
109. Koenig P, Cao QL: Echocardiographic guidance of transcatheter closure of atrial septal defects: is intracardiac echocardiography better than transesophageal echocardiography? *Pediatr Cardiol* 26(2):135–139, 2005 Mar-Apr.
110. Boccalandro F, Baptista E, Muench A, et al: Comparison of intracardiac echocardiography versus transesophageal echocardiography guidance for percutaneous transcatheter closure of atrial septal defect, *Am J Cardiol* 93(4):437–440, 2004 Feb 15.
111. Helgason H, Johansson M, Söderberg B, et al: Sizing of atrial septal defects in adults, *Cardiology* 104(1):1–5, 2005. Epub 2005 May 24.
112. Carlson KM, Justino H, O'Brien RE, et al: Transcatheter atrial septal defect closure: modified balloon sizing technique to avoid overstretching the defect and oversizing the Amplatzer septal occluder, *Cathet Cardiovasc Intervent* 66:390–396, 2005.
113. Krishnamoorthy KM, Tharakan JA, Ajithkumar AK, et al: Balloon sizing of atrial septal defects, *Tex Heart Inst J* 29(1):73–74, 2002.
114. Masura J, Gavora P, Formanek A, et al: Transcatheter closure of secundum atrial septal defects using the new self-centering Amplatzer septal occluder: initial human experience, *Cathet Cardiovasc Diagn* 42:388–390, 1997.
115. Everett AD, Jennings J, Sibinga E, et al: Community use of the amplatzer atrial septal defect occluder: results of the multicenter MAGIC atrial septal defect study, *Pediatr Cardiol* 30(3):240–247, 2009 Apr.
116. Divekar A, Gaamangwe T, Shaikh N, et al: Cardiac perforation after device closure of atrial septal defects with the Amplatzer septal occluder, *J Am Coll Cardiol* 45:1213–1218, 2005.
117. Amin Z, Hijazi ZM, Bass JL, et al: Erosion of Amplatzer septal occluder device after closure of secundum atrial septal defects: review of registry of complications and recommendations to minimize future risk, *Catheter Cardiovasc Interv* 63:496–502, 2004.
118. Rome JJ, Keane JF, Perry SB, et al: Double-umbrella closure of atrial defects: initial clinical applications, *Circulation* 82:751–758, 1990.
119. Latson LA: The CardioSEAL device: history, techniques, results, *J Interv Cardiol* 11:501–505, 1998.
120. Rao PS, Berger F, Rey C, et al: Results of transven ptal defects with the fourth generation buttoned device: comparison with first, second and third generation devices. International Buttoned Device Trial Group, *J Am Coll Cardiol* 36(2):583–592, 2000.
121. Carminati M, Chessa M, Butera G, et al: Transcatheter closure of atrial septal defects with the STARFlex device: early results and follow-up, *J Interv Cardiol* 14(3):319–324, 2001 Jun.
122. Carminati M, Giusti S, Hausdorf G, et al: A European multicentric experience using the CardioSeal and Starflex double umbrella devices to close interatrial communications holes within the oval fossa, *Cardiol Young* 10(5):519–526, 2000 Sep.
123. Rickers C, Hamm C, Stern H, et al: Percutaneous closure of secundum atrial septal defect with a new self centering device ("angel wings"), *Heart* 80:517–521, 1998.
124. Sideris EB, Kaneva A, Haddad J, et al: The centering on demand device: early results in atrial septal defect occlusion, *Cardiol Young* 9(Suppl):91, 1999.
125. Sideris EB, Sideris SE, Fowlkes JP, et al: Transvenous septal defect occlusion in piglets with a "buttoned" double-disc device, *Circulation* 81:312–318, 1990.
126. O'Laughlin MP: Microvena atrial septal defect occlusion device: update 2000, *J Interv Cardiol* 14(1):77–80, 2001.
127. Hausdorf G, Schneider M, Franzbach B, et al: Transcatheter closure of secundum atrial septal defects with the atrial septal defect occlusion system (ASDOS): initial experience in children, *Heart* 75(1):83–88, 1996.
128. Jones TK, Latson LA, Zahn E, et al: Multicenter pivotal study of the HELEX Septal occluder investigators: results of the U.S. multicenter pivotal study of the HELEX septal occluder for percutaneous closure of secundum atrial septal defects, *J Am Coll Cardiol* 49:2215–2221, 2007.
129. VincentRN,RavieleAA,DiehlHJ:Single-centerexperiencewiththeHELEXseptal occluderforclosureofatrialseptaldefectsinchildren,*JIntervCardiol* 16(1):79–82, 2003 Feb.
130. Hamden MA, Cao QL, Hijazi ZM: Amplatzer septal occluder. In Rao PS, Kern MJ, editors: *Catheter-based devices for the treatment of noncoronary cardiovascular disease in adults and children: for the treatment of noncoronary cardiovascular disease in adults and children*, Philadelphia, 2003, Lippincott, Williams and Wilkins, pp 51–60.
131. Kannan BRJ, Francis E, Sivakumar K, et al: Transcatheter closure of very large (≥25 mm) atrial septal defects using the Amplatzer septal occluder, *Cathet Cardiovasc Interv* 59:522–527, 2003.
132. Berger F, Ewert P, Abdul-Khaliq H, et al: Percutaneous closure of large atrial septal defects with the Amplatzer septal occluder: technical overkill or recommendable alternative treatment? *J Interv Cardiol* 14:63–67, 2001.
133. Varma C, Benson LN, Silversides C, et al: Outcomes and alternative techniques for device closure of the large secundum atrial septal defect, *Catheter Cardiovasc Interv* 61:131–139, 2004.
134. Wahab HA, Bairam AR, Cao QL, et al: Novel technique to prevent prolapse of the Amplatzer septal occluder through large atrial septal defect, *Catheter Cardiovasc Interv* 60:543–545, 2003.
135. Dalvi BV, Pinto RJ, Gupta A: New technique for device closure of large atrial septal defects, *Catheter Cardiovasc Interv* 64:102–107, 2005.
136. Balint OH, Samman A, Haberer K, et al: Outcomes in patients with pulmonary hypertension undergoing percutaneous atrial septal defect closure, *Heart* 94(9):1189–1193, 2008 Sep.
137. Yong G, Khairy P, De Guise P, et al: Pulmonary arterial hypertension in patients with transcatheter closure of secundum atrial septal defects: a longitudinal study, *Circ Cardiovasc Interv* 2(5):455–462, 2009 Oct. Epub 2009 Sep 22.
138. McMahon CJ, Pignatelli RH, Rutledge JM, et al: Steerable control of the eustachian valve during transcatheter closure of secundum atrial septal defects, *Catheter Cardiovasc Interv* 51:455–459, 2000.
139. Zahid Amin MD, Ziyad M, Hijazi MD, John L, Bass MD, John P, Cheatham MD, William Hellenbrand MD, Charles S, Kleinman MD: PFO closure complications fromthe AGA registry, *Catheter Cardiovasc Interv* 72:74–79, 2008.
140. Fagan T, Dreher D, Cutright W, et al: Fracture of the GORE HELEX septal occluder: associated factors and clinical outcomes, *Catheter Cardiovasc Interv* 73:941–948, 2009.

# 第二十一章

# 房间隔造口术

# Chapter 21 Atrial Septal Defect Creation

JEFFERY MEADOWS・PHILLIP MOORE 著

孟立立 译 张端珍 审校

肺动脉高压（pulmonary hypertension，PH）所致终末期肺血管疾病可致右心衰竭、低心排血量和死亡，除肺移植外几无他法。开通房间隔（最常见）、室间隔及动脉导管，形成右向左分流，能够以降低体循环氧饱和度为代价，来减少右心容量负荷和压力负荷。在大多数患者，开通房间隔因操作相对简单并且安全而成为首选方法。尽管开通房间隔可致体循环血氧饱和度下降，左心负荷增多，致使心排血量和周围组织氧释放量增加[1-4]，但务必采取折衷方案，达到最佳平衡，开口过大，导致右向左分流量过多，血氧饱和度显著下降，组织氧释放量显著减少，症状恶化，甚至濒临死亡。临床研究显示，如开放右向左分流后能在两者之间取得生理平衡，可缓解症状[1,3,5]，增加运动耐量[6-7]，改善右心室功能[5]，甚至提高存活率[7-8]，并且症状改善可以维持多年[5]。介入操作技术的问世为此类患者的姑息治疗提供了一个更为方便而安全的非外科治疗方式。

以非外科手术形式开通房间隔始于1966年，由Rashkind和Miller首次报道[9]，当时用于新生儿大动脉转位姑息治疗，即在心房水平创建一个左向右分流以改善体循环血氧饱和度，该方法目前仍用于稳定预期可行矫治术的新生儿病情。1975年Park等发明一种“切割”导管，扩大了该技术适应证，将其用于治疗年龄较大患者的大动脉转位[10]。此技术迅速扩展至治疗各种因房间隔限制而症状加重的先天性心脏病婴儿和儿童，如二尖瓣闭锁和肺静脉异位引流等[11-12]。1983年，Rich与Lam[13]为缓解一名28岁终末期PH患者症状，对其先采用Park切割导管穿刺，然后实施Rashkind房间隔造口术。此后，各种新型技术，包括大号静态球囊扩张[14]、切割球囊扩张[15]、支架植入术[16-18]和带孔封堵器植入术[19-20]等相继使用。本章详细介绍各种备受青睐的房间隔缺损（atrial septal defect，ASD）造口术，包括切割球囊扩张联合大型静态球囊扩张术、支架植入术和带孔封堵器植入术等。

## 21.1 患者选择/适应证

终末期PH因存在症状而接受药物治疗并等待肺移植的患者是房间隔造口术主要对象（表21-1）。在重度PH中，晕厥提示患者有很高的死亡风险。肺移植等待时间仍然很长，仅有少数患者可存活至供体到来之日。那些存在症状并且正接受最大剂量靶向药物治疗的PH患者，如果不适于肺移植，也可从房间隔造口术中获益，使症状得以改善。

第二类适合房间隔造口术者远比第一类少见，是那些因大型继发孔ASD而出现严重PH患者。此类患者大多数需将ASD完全关闭，但有少数患者接受最大剂量药物治疗或行球囊试封堵术均反应不佳，提示保留一小孔对其有益。虽然其具体指征仍有待明确，但最小肺血管阻力（PVR）大于4Wood单位且ASD直径大于10～15mm者封堵ASD时应保留一小孔。

**表 21-1**

**房间隔造口术适应证**

| 类别 | 分流 | 适应证 | 目标 |
|---|---|---|---|
| 有症状 PH | 右向左 | 使用三种制剂仍 PVR>4，晕厥 | Sat80～85 |
| PH+ASD | 右向左 | PVR 最小值>4，ASD>15mm | Sat90～95 |
| 方坦术（Fontan）失效 | 右向左 | 极量药物治疗仍出现 PLE | Sat80～85 |
| LVAD 支持治疗 | 左向右 | LAp>20，超声示 LA 扩大 | LAp<RAp+5 |

ASD：房间隔缺损；LA：左心房；LAp：左心房压力；LVAD：左心室辅助装置；PH：肺动脉高压；PLE：蛋白丢失性肠病；PVR：肺血管阻力；RAp：右心房压力；Sat：氧饱和度

在心房水平创建右向左分流也可用于出现单心室生理功能障碍的先天性心脏病患者。此类患者常常已行全腔静脉—肺动脉连接术，通常为方坦手术，此时下腔静脉（inferior vena cava，IVC）和上腔静脉（superior vena cava，SVC）直接与肺动脉连接，血流（靠静脉压）被动流入肺部。心、肺功能衰竭可致 IVC 压力升高，引起蛋白丢失性肠病。如药物治疗无效，心脏移植便成唯一选择。在方坦回路（生理性右心房）和左心房之间创建交通使之形成右向左分流，可使某些患者蛋白丢失性肠病获得改善，是一种有效的姑息性治疗方法。使用此种姑息治疗的临床适应证为：虽然已采用最大剂量药物治疗（如利尿剂、降低后负荷药物和肺血管扩张剂等），但仍存在明确的蛋白质丢失性肠病（血清白蛋白降低而粪便 α-1-抗胰蛋白酶升高），并且氧饱和度大于 90%。

最后一类为已使用心室辅助装置仍存在严重左心室（left ventricular，LV）功能不全和左心房（left atrial，LA）压力升高的患者，也可从创建房间交通中大幅受益[21]。与其他情形不同，此时行房间隔造口的目的是暂时性创建一个足够大的房间交通，使之形成左向右分流，为左心房减压。缺损开放无须维持很久，最多数周，满足心室辅助支持所需即可。因此，此类患者创建房间交通优先选择切割球囊联合静态球囊扩张，制造短暂而足够的分流即可，一旦不再需要 ASD，缺损还可自动闭合。

## 21.2 方法

房间隔造口术已获长足进展，并仍在不断发展之中。对大多数患者而言，造口术目的是在左、右心房之间创建一个小型、大小可控而且永久存在的缺损，以获得持续的中等量的右向左分流。缺损过大可致氧饱和度过度下降（<80%），而过小又无法获益。因许多患者没有替代疗法或必须等待供体数月，故缺损必须保持经年累月开放且大小基本不变。目前最常用的房间隔造口术方法如下：①切割球囊房间隔穿刺联合高压球囊扩张术；②房间隔支架植入术；③带孔封堵器植入术。

### 切割球囊/高压球囊扩张术

该法自单纯球囊扩张术发展而来，单纯采用球囊扩张因房间交通自动闭合率居高不下而令人失望[5,7,22]。操作方法简单，但需要先在完整的房间隔上采用房间隔穿刺针穿刺或进行射频（RF）打孔，在大型球囊扩张之前，使用的切割球囊初始直径为造口实际尺寸（目前限定切割球囊直径最大至 8mm）。该操作需在中度镇静下进行，以心腔内超声（intracardiac echocardiography，ICE）为指导，如果更倾向用食管超声心动图，可于麻醉后使用。虽然以超声心动图为指导进行穿刺并非必需，但它确实可使穿刺定位更为精准，并且在合并卵圆孔未闭（patent foramen ovale，PFO）时超声心动图也十分有用，尤其当认为卵圆窝下、后方穿刺房间隔更为可取时，它可确保偏离 PFO 而不是恰好在 PFO 处穿过房间隔。因 PFO 具有良好伸展性，切割球囊联合大型球囊导管扩张 PFO 时，并不能有效撕裂房间隔，故无法有效创建永久房间交通，这样顶多创建一个小型缺损，且很容易自动闭合。

穿刺部位最好选择右侧股静脉，然后置入 7F 或 8F 房间隔穿刺鞘，也可用左侧股静脉，但要对房间隔穿刺针进行塑形，将房间隔穿刺针距离操控柄 10～15cm 处弯曲 30°～45°（图 21-1）。为评估创建的 ASD 大小是否足够，需监测动脉血压和血氧饱和度，

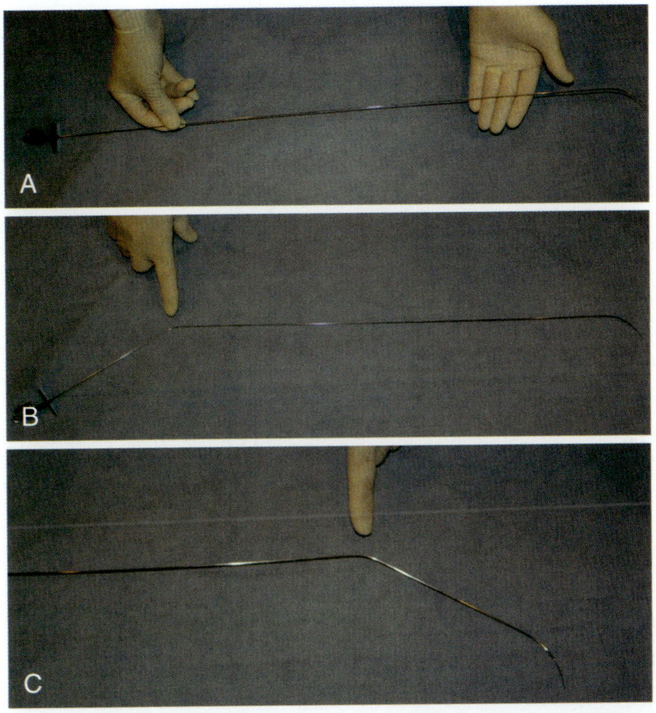


**图 21-1　将房间隔穿刺针塑形，使之适合从左股静脉入路操作**
**A.** 正常穿刺针形态。**B.** 左股静脉入路操作所需形状。**C.** 如右心房扩张，尚需进一步按图中形状增加弯曲度

故需同时穿刺动脉。为使评估结果更为准确，需送入一支 5F 或 6F 导管至 LV 以便直接监测其压力。通过楔形导管或热稀释导管进行全面右心血流动力学评估，需在创建 ASD 之前和之后进行包括 SVC 和分支肺动脉（pulmonary artery，PA）在内的混合静脉血氧饱和度和动脉血氧饱和度检测，如患者吸氧，也需测量 $PaO_2$，从而计算分流量，为创建缺损大小提供指导。造口过程中进行左心系统压力测量，检测左心室舒张末期（left ventricle end-diastolic，LVED）压力也有助于确定 ASD 大小是否已满足要求。表 21-2 所示为房间隔造口（7mm）术后血流动力学变化。该患者年仅 4 岁，重度 PH 而左心功能完好，使用 6mm 切割球囊造口后再植入一直径 7mm 支架。因突然出现显著右向左分流使心排血量增加而导致动脉饱和度大幅度下降，但 LV 充盈压仅中度增加，这与 LV 因病变而顺应性降低完全不同，创建同等大小的 ASD 可致后者 LV 充盈压增加更为显著。

进行初步血流动力学评估之后，在房间隔中央穿刺，如房间隔完整，最好在卵圆窝处穿刺房间隔（图 21-2）。如存在 PFO，应略偏后下方穿刺，谨防穿刺针滑入卵圆孔，而应穿刺原发隔处。一旦穿刺成

**表 21-2**
**肺动脉高压患者房间隔造口术后血流动力学变化**

| | 造口前 | 造口后 |
|---|---|---|
| **压力** | | |
| 右心房 | 24 | 22 |
| 左心室舒张末期 | 10 | 12 |
| 主动脉 | 92/52 | 91/51 |
| **氧饱和度** | | |
| 肺动脉 | 74 | 69 |
| 主动脉 | 92 | 81 |
| **心排血量** | | |
| Qs | 2.8 | 4.9 |
| Qp | 2.8 | 2.7 |
| Qp/Qs | 1.0 | 0.6 |

Qp：肺血流量（L/min/m²）；Qs：体循环血流量（L/min/m²）

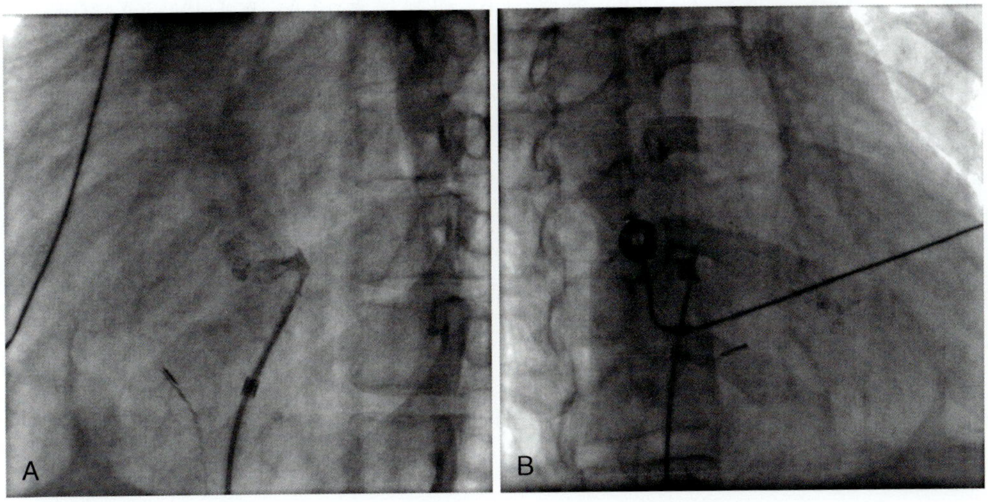


**图 21-2　房间隔穿刺鞘在右心房未穿破卵圆窝时推注造影剂图像**
**A.** 前后位，**B.** 侧位

功，即将扩张器和鞘管送入左心房，测量其压力和氧饱和度。在塑形指引导管（如 5F JR4，多功能导管和 JB1 等）引导下，将 0.014 英寸或 0.018 英寸加硬导丝导入左肺静脉，最好是左上肺静脉，然后沿导丝送入 8mm×20mm 切割球囊至位于左心房内鞘管的尾端。回撤鞘管至右心房，再向前送至靠近间隔处，通过鞘管侧孔手推造影剂进行造影（图 21-3）。结合 ICE 成像，精确定位球囊导管所处房间隔位置。球囊应正好位于房间隔中央，充分扩张球囊至最大压力 8atm，为防止球囊破裂，最好使用压力注射器。如发生破裂，撤除切割球囊非常麻烦，很可能引起血管损伤和刀片脱落。球囊膨胀常可见轻微腰征，但并非总是如此（图 21-4）。如造影和 ICE 发现球囊未位于房间隔中央迹象，需重复扩张前务必调整球囊位置。

扩张之后，撤出球囊，沿细导丝将指引导管送至左心房，通过 Y 形适配器测压，同时记录 LA 和右心房（right atrial，RA）压力、体循环血氧饱和度测定，并行 ICE 检测，对新创建的缺损进行全面评估。需要指出的是，造口的目标是体循环血氧饱和度降低至少 5%，但最低不低于 80%～85%，LA 和 LVED 压增加 2～10mmHg。谨防 LVED 压超过 16mmHg，有诱发肺水肿的可能。LVED 压变化依赖

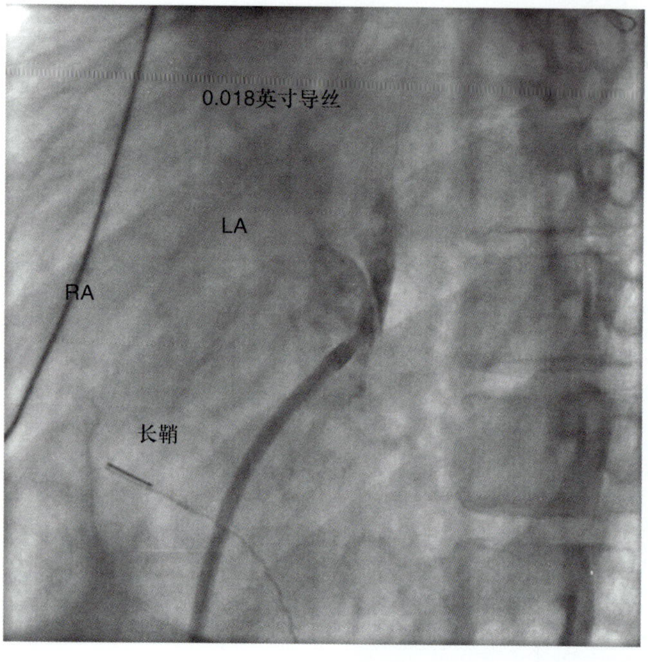


**图 21-3　在送入切割球囊前从鞘管侧方连接管推注造影剂，确定右心房侧房间隔位置**

LA：左心房，RA：右心房

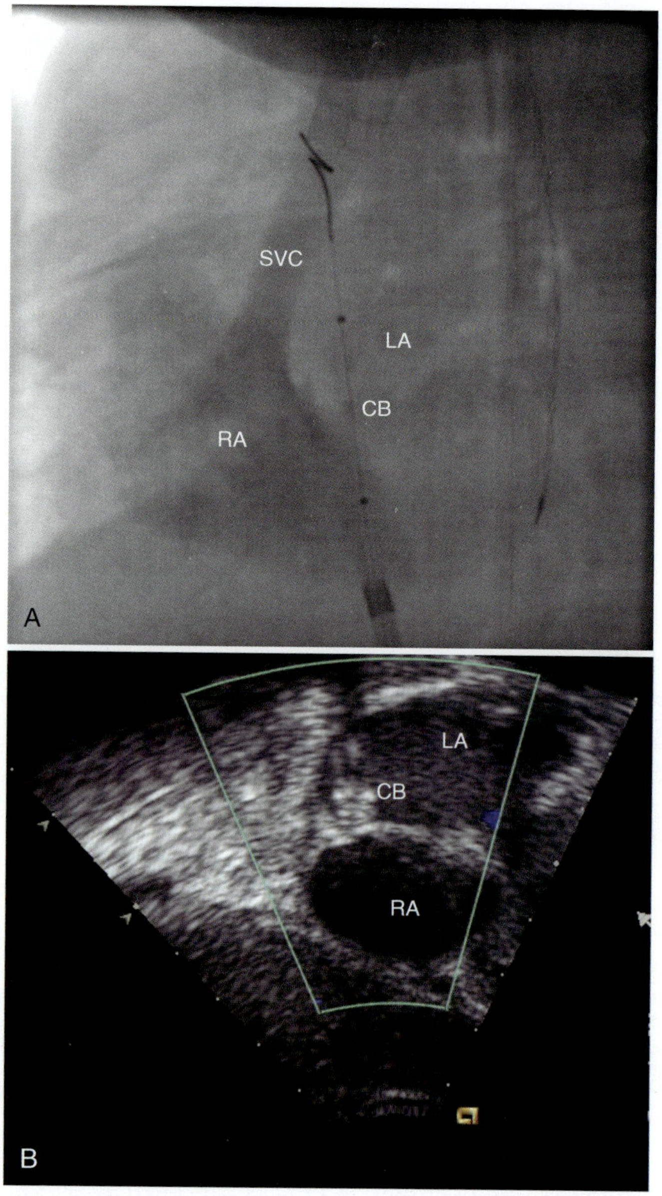


**图 21-4　球囊膨胀影像**

切割球囊扩张房间隔时的造影（**A**）和心腔内超声心动图（**B**）图像。CB：切割球囊，LA：左心房，RA：右心房，SVC：上腔静脉

于左心室顺应性，如果左心室功能正常，即使出现明显右向左分流，LVED 压也仅会轻度增加。最常见情形是，即使使用 8mm 的最大规格切割球囊，心房间交通仍不够用，故必须以更大直径的球囊进行后续扩张。高压球囊为细长圆柱形，可从 7F 或 8F 鞘管送入，且易于定位。将置于左侧肺静脉的 0.018 英寸的导丝从定向导管撤出，交换为 0.035 英寸软头加硬导丝（Bard Atlas PTA dilation catheter；Bard Peripheral Vascular，Inc.，Tempe，Ariz.），送入

12～20mm 球囊导管，横跨房间隔后充分扩张至腰征消失（图 21-5），所用球囊大小取决于切割球囊扩张后测量结果和预期的最终缺损大小。成人患者可先用 14mm 球囊扩张，在重新评估血流动力学和血氧饱和度后，逐渐加大球囊直径，不失为明智之举。缺损突然过大可致氧饱和度骤然下降，血流动力学急剧恶化，甚至死亡，因此强烈推荐逐步扩张并反复评估。做完最后一次扩张后，在撤出鞘管之前，务必全面进行血流动力学评估，包括 ICE 和血管造影（选做）检查（图 21-6）。

术后需仔细观察病情，进行连续心电和氧饱和度监测。如房间隔造口术后即使在吸氧状态下动脉血氧饱和度仍显著低于正常（<80%），需检测血红蛋白（hemoglobin，Hgb），如 Hgb<10g/dl，建议输血，术后最佳 Hgb 浓度为 12g/dl 或以上。一旦腹股沟穿刺部位病情稳定，应继续给予抗凝或抗血小板治疗。如术前未应用任何抗凝或抗血小板药物，术后应至少给予乙酰水杨酸（阿司匹林）81mg/d 治疗至少 6 个月。

## 房间隔支架植入术

房间隔支架植入优势在于可使创建的最佳缺损长期开放，如果需要长期减压，比如重度 PH 姑息治疗，作者也偏爱此方案。支架植入术不仅可使缺损长期开

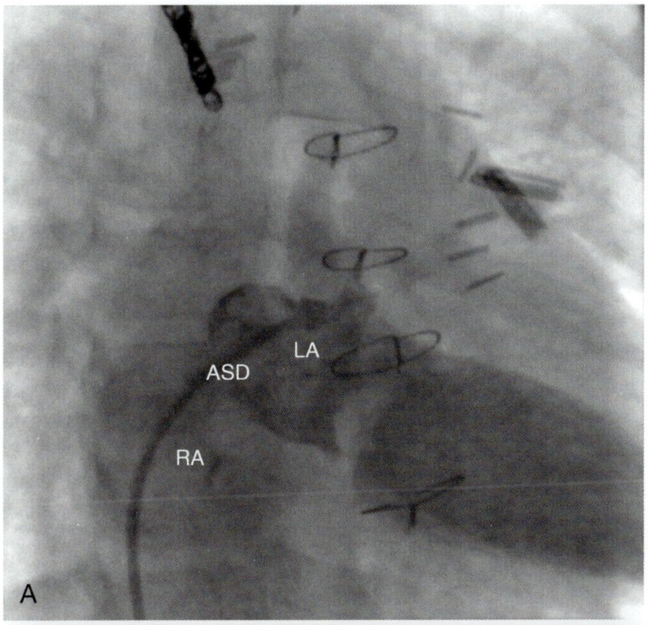


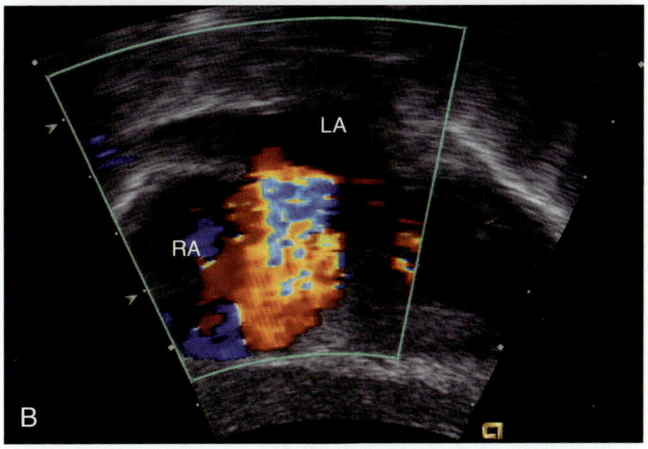


**图 21-6　使用静态切割球囊扩张后形成的房间隔缺损**

**A.** 造影图，**B.** 心腔内超声心动图图像。ASD：房间隔缺损，LA：左心房，RA：右心房

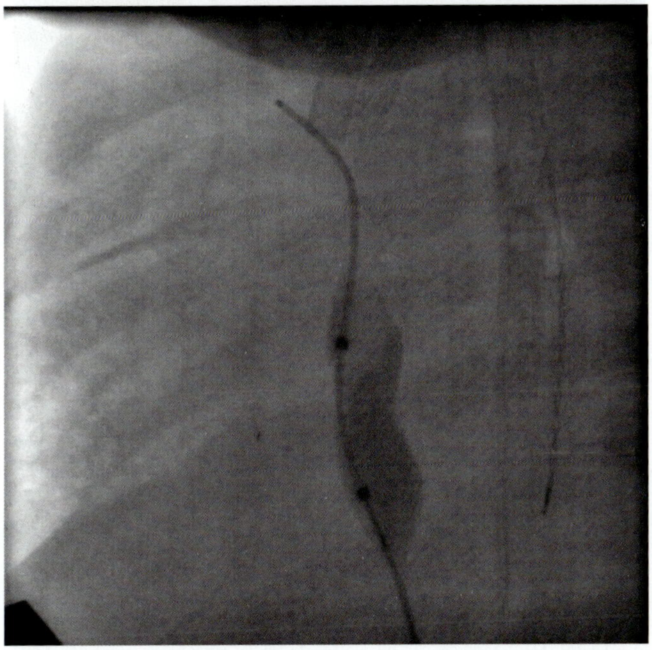

**图 21-5　使用 8mm 切割球囊后再使用 18mm 大型球囊扩张房间隔图**

放，而且可精准控制缺损大小。当然，也存在风险，即为缺损大小只能进行单向调节，通过球囊扩张使之逐渐扩大。如支架创建的缺损过大，它并不会随着时间推移而自发缩小，如何使之显著缩小非常困难，唯一办法是将其完全关闭，然后再用支架重建一个小缺损。

与使用切割球囊一样，植入术的关键是支架必须通过房间隔组织而不是 PFO。无论公开报道还是个人经验交流，均有因试图将直径 6～12mm 支架植入 PFO 隧道而出现支架脱落栓塞的案例。尽管加大支架直径可使之滞留于隧道，但因缺损过大而对患者无益。支架植入最佳位置为 PFO 后上方房间隔，使支架横跨较厚的继发隔组织而更易于固定。

对于血流动力学评估和房间隔穿刺，操作方法与前面的描述完全相同。如因房间隔纤维化增厚而无法穿刺，可使用射频穿刺针（NRG RF 房间隔穿刺针，Baylis Medical，Montreal，Quebec，Canada）穿刺。穿刺技巧与前所述相似，需以 ICE 为指导，穿刺点最好位于卵圆窝处略偏后上方，穿刺较厚实的继发隔。

一旦穿刺针进入左心房，立即将鞘送入并测量 LA 氧饱和度和压力，然后使用指引导管将 0.018 英寸加硬导丝置于左上肺静脉。作者更倾向于使用周围血管支架，这是一种球囊扩张型预装支架，直径 5～7mm，长 18 或 24mm，如 Cordis Palmaz Blue 支架（Bridgewater，N. I.）。若支架通过的房间隔较厚，需使用长支架，若房间隔较薄，则可用短支架。外周血管支架最大直径为 12mm，将支架扩张至直径 10mm 以上时其长度将缩短，扩张至 12mm 将大约缩短 20%。这种支架可通过 6F 多功能导管释放，后者可通过房间隔穿刺鞘送入 LA。将 Y 接头与指引导管相连，可在支架释放过程中进行血管造影，协助支架定位。记住：最初植入支架宁小勿大。即使支架偏小，通过球囊梯级扩张使之达到预期直径也轻而易举，但如果支架选择过大，则困难重重。支架释放技巧：将指引导管末端置于 LA，然后将支架的 40%送出指引导管外，保持支架横跨房间隔，回撤导管使其恰好经房间隔退至右心房。经指引导管手推造影剂确认支架中央正好位于房间隔之上（图 21-7，A），并经 ICE 证实（图 21-7，B）后，保持支架近端部分位于右心房侧指引导管内，充分充盈球囊，扩张位于 LA 的支架远端部分。在扩张支架 LA 部分时，宜轻拽球囊—支架系统以保持轻微回撤张力。然后，回撤导管，使支架近端部分露出，扩张位于 RA 的支架近端；此时，充分充盈球囊至最大推荐压力。需使用带有刻度的压力注射器，以免过度扩张和球囊破裂，导致栓塞。回抽完全吸空球囊后，将指引导管送至 RA 的支架近端边缘作为支撑，然后回撤球囊，但仍将导丝留置于左上肺静脉。重新评估血流动力学和动脉血氧饱和度，如果动脉血氧饱和度下降不达标，且 LVED 压力上升不明显，应进行支架术后再扩张。为防止缺损过大，此时所用球囊直径不宜超过植入术球囊 2mm（对于支架术后再扩张，作者倾向于以 1mm 的方式逐步递增球囊，每次扩张后重新评价血流动力学，直至达到预期效果）。

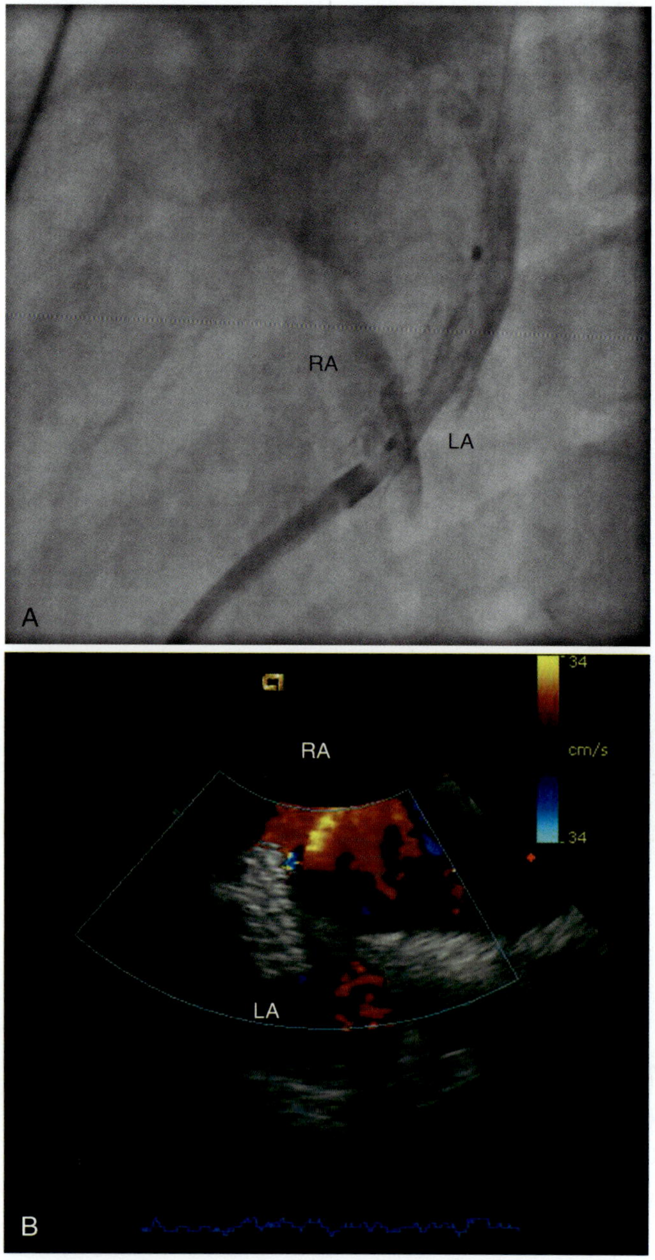


**图 21-7　房间隔支架植入术释放过程**

**A.** 通过鞘管行 RA 造影证实支架所在情况。**B.** 心腔内超声心动图检测支架位置。LA：左心房，RA：右心房

某些作者提倡将房间隔支架塑形为“蝴蝶”形，将支架中央固定至某一预期直径，然后充分扩张使支架两端呈喇叭状贴附于房间隔之上（图 21-8）[23-24]。这种支架虽然外形漂亮，但技术复杂，并且没有必要（目前未见房间隔支架血栓形成和后期支架脱落的报道）；只要是通过房间隔穿刺而不是通过业已存在 ASD 或 PFO 释放支架，且支架长度合适，鲜见有支架突至左、右心房的事件发生。此外，蝶形支架技术需用缝线固定支架中央直径以获得所需形状；尽

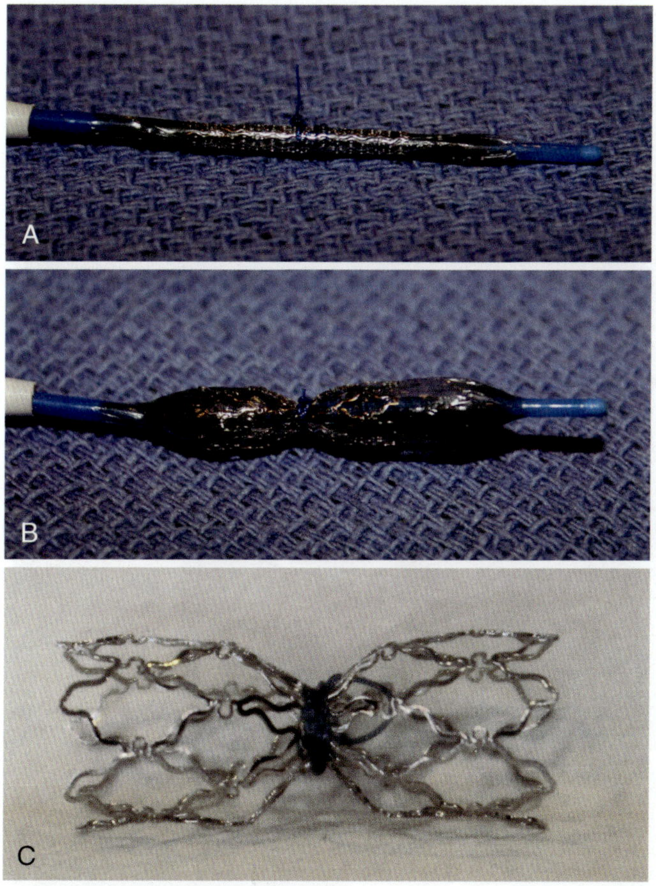


**图 21-8** 通过在支架中央捆绑 Gore-Tex 缝线而制作的房间隔蝶形支架（**A**），它使支架仅能扩张至预定直径（**B**），然后用偏大球囊装载后释放，使两端呈喇叭口样张开（**C**）

管早期颇具吸引力，但此后无法使用梯级扩张法将缺损扩张至所需大小。支架植入 4 个月后，因心内膜增生而固定于房间隔之上，再进行心导管术对支架实施梯级扩张非常容易。自 7F Mullins 长鞘（63 或 75cm）送入 5F JR4 导管，导入 0.014 英寸软头导丝，使其穿过支架中央进入左上肺静脉。送入合适尺寸的球囊［直径（6～9）mm×20mm］，使之横跨于支架之上，充分充盈球囊予以扩张，然后抽吸球囊，将长鞘送至 RA 贴近支架边缘作为支撑，移去球囊；必要时可反复扩张。球囊直径增加幅度宁小勿大，尽量防止右向左分流过大。

如同切割球囊一样，术后务必仔细观察病情变化，持续心电和氧饱和度监测，如体循环血氧饱和度明显下降（<80%），应检查血红蛋白（Hgb）浓度，当低于 10g/dl 时建议输注红细胞，术后最佳血红蛋白浓度应在 12g/dl 以上。一旦腹股沟穿刺部位病情稳定，患者应像术前一样，重新开始华法林抗凝治疗，或者采用双重抗血小板治疗，每日给予阿司匹林 81mg 和氯吡格雷 75mg 口服，至少治疗 6 个月。

## 带孔封堵器植入术

尽管不多见，但确有这种患者存在：ASD 大并合并明显 PH，仍以左向右分流为主，可从 ASD 封堵术中获益。由于尽管给予最大剂量肺血管扩张剂，PVR 仍高于正常，故实施封堵术时仍需保留一小孔。保留小孔的方法不一而定，可在植入术前将 ASD 封堵器填充物制作一小孔，也可在完全闭合缺损后在封堵器上植入一裸金属支架[5,19,25-26]。带孔封堵器已经问世，但美国目前没有上市[19-20]。作者倾向于在植入封堵器时即在封堵器上植入支架，这样可从一开始便控制分流量大小，降低手术风险。操作过程包括在 ASD 封堵术前进行全面的右心和左心血流动力学评估，然后进行急性肺血管扩张试验，即吸入纯氧和 NO（浓度 40ppm）5min，然后再进行血流动力学检测。ASD 球囊试封堵术应在 ICE 指导下进行，这样可确保球囊固定牢靠。需铭记于心的是，大型 ASD 封堵器，比如 Amplatzer 房间隔封堵器（ASO），其 LA 在存在盘比 RA 盘大 4～6mm。显著 PH 情况下，RA 压力有时可瞬间升高而高于 LA 压力，植入的封堵器将会受到右向左冲击力，因此选择封堵器应适当，确保植入后固定牢靠，以免脱落导致封堵器栓塞。

选好封堵器后，用 12F 扩张器在封堵器上依次穿过中间小钉旁的 RA、LA 盘面（图 21-9A）。将比推荐尺寸大一号的输送鞘经 ASD 送至左心房。通过输送鞘送入指引导管，将 0.014 英寸加硬加长交换导丝导入左上肺静脉。将 Amplatzer ASD 封堵器拧于推送杆上，并将 0.014 英寸导丝近端穿过封堵器新建小孔（图 21-9B），然后将封堵器收入装载器，使导丝近端穿过装载器，通过输送鞘向前送封堵器，此时被压缩的封堵器沿着 0.014 英寸向前滑动。在透视和 ICE 指导下，常规方式封堵 ASD。展开封堵器后，固定 0.014 英寸导丝，进行牵拉试验，确认封堵器是否稳定。暂不释放封堵器，将一预先安装好的外周或冠状动脉球囊膨胀型支架（直径 5～6mm，长 15～18mm）在 0.014 英寸导丝辅助下导入 ASD 封堵器中央（图 21-9C）。扩张时需用压力注射器，这样既可确保球囊完全膨胀，又可将球囊破裂风险降至最低（图 21-9D）。一旦证实支架位置良好，即可旋转

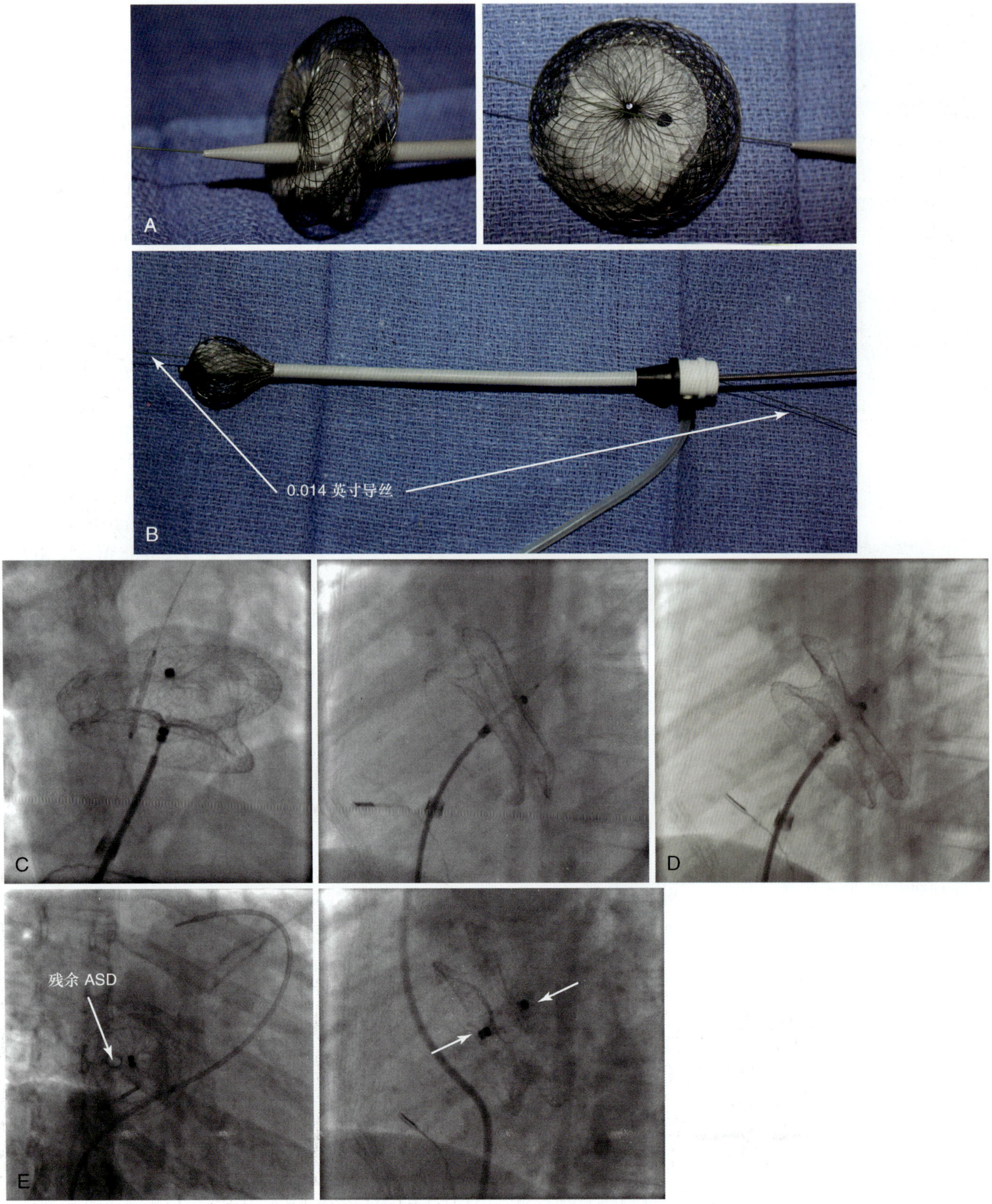


**图 21-9　为部分关闭大型 ASD 而制作的带孔 ASO**

**A.** 用 12F 扩张鞘穿刺封堵器初步制作缺损。**B.** 装载前将 0.014 英寸导丝穿过封堵器。**C.** 将支架穿过封堵器。**D.** 释放支架。**E.** 植入支架后，残余 ASD 如箭头所示。ASD：房间隔缺损；ASO：房间隔封堵器推送杆释放ASD封堵器，两者将永久植于体内（图21-9E）。再次进行右心和左心血流动力学评估，并进行SVC和PA血氧饱和度检测，计算心房水平残余分流程度。

如果随访显示，对PH进行积极治疗之后，患者PVR下降，经小孔残余分流全部为左向右分流，则可直接关闭残余小孔，此时很容易将小型ASO封堵器或第2代血管塞植入支架创建的小孔内而将其关闭（图21-10）。

## 21.3 术后处理与并发症

对于严重PH患者创建ASD时务必小心，千万不要矫枉过正。缺损过大可致大量右向左分流，血氧饱和度显著下降，导致$O_2$释放量进行性下降，甚至死亡[2,13,27]。随着认知的增加和经验的积累，以及操作技巧的改善，手术死亡率呈下降趋势。既往单纯采用刀片和球囊行房间隔造口术，手术死亡率达7%～18%[4,7-8,22,28]，近年来，房间隔支架植入术和带孔封堵器植入术未见手术死亡病例报道。如果造口术后$O_2$饱和度降至80%以下，必须立即经导管缩小缺损大小或完全关闭缺损。如系用切割球囊和普通球囊扩张造口，可采用ASD封堵器关闭缺损，也可如前所述，用带孔封堵器创建一个小缺损[29]。如系植入房间隔支架而创建，可再植入覆膜支架减少缺损大小，如iCast覆膜支架（Atrium Medical，Hudson，N.H.）。这种支架腰部中间有缝线，不能无限制扩张，即采用将Gore-Tex缝线与覆膜进行编织并将其系于支架支柱上的方式使缝线环绕于支架腰部，只能扩至指定直径。将支架压缩装载于与缺损大小一致的球囊导管上，送入先前植入的支架中央。这样，支架将呈“蝶形”，从而将房间交通横断面直径降至指定直径。以后如有必要，可用高压球囊扩张扯断缝线以扩张支架增大交通，这种球囊可承受20～25atm高压，如Cordis Powerflex Extreme球囊（Bridgewater，N.J.）和Bard Peripheral Vascular球囊（ConQuest，Tempe，Ariz.）等。

术后处理重点在心脏和体循环血氧饱和度监测两方面。术后可出现肺高压危象，必要时应在重症监护病房观察，并予机械通气，吸入一氧化氮。术后应尽量吸氧并静脉补液，从而尽可能降低PVR，维持心脏前负荷和心排血量，使$O_2$释放量保持为最佳状态。术后维持Hgb含量非常关键，所以必须进行血细胞计数检查。出院前推荐进行超声心动图检查，记录造口和分流大小，以便随访对照。

后期并发症包括植入物感染、血栓形成和缺损自动愈合。对于此类患者，创建右向左分流的手术设计本身便存在反常栓塞的可能性；因此，术后务必积极给予长期药物抗栓治疗，防止血栓形成。目前尚无数据对比显示何种抗栓方法最佳，但作者倾向于长期使用华法林进行抗凝治疗，维持国际标准化比值（INR）在2.0～2.5之间。

## 21.4 总结

造口术成功率较高，早期不成功率为5%～10%，不成功原因包括操作致死和穿刺房间隔失败[2,4,7-8]。近期报道及经验交流显示，在目前操作技

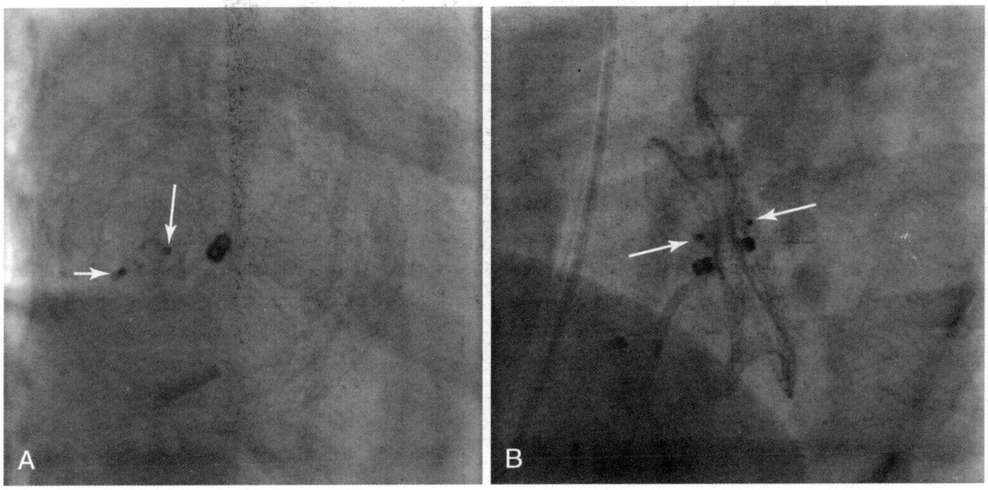


**图21-10 在肺动脉高压改善后使用Ⅱ型血管塞关闭房间隔缺损封堵器上的残余小孔**

**A.** 右前斜向足投照位。**B.** 左前斜向头投照位

术条件下，必要时还可采用 ICE 指导和 RF 打孔，手术成功率近 100%。如果造口大小适当，右向左分流适度（通常指体循环血氧饱和度降至 84%～89%，缺损直径 5～8mm），心脏指数和周围组织 $O_2$ 释放量均会显著改善，可分别提高 15%～20% 和 5%～15%[1-3]。据报道，心功能可提高 1 级[1,3]，6 分钟步行距离可增加 20%[6-7]。目前尚无数据对比显示造口术可改善患者存活率，由于所有临床病例报道样本量均很小，故难以用历史数据进行比较。只有样本量更大的序列研究，方可进行对比，观察其存活率是否优于历史对照[7-8]，但这还有待更多研究。

## 参考文献


1. Kurzyna M, Dabrowski M, Bielecki D, et al: Atrial septostomy in treatment of end-stage right heart failure in patients with pulmonary hypertension, *Chest* 131(4):977–983, 2007.
2. Reichenberger F, Pepke-Zaba J, McNeil K, et al: Atrial septostomy in the treatment of severe pulmonary arterial hypertension, *Thorax* 58(9):797–800, 2003.
3. Rothman A, Sklansky MS, Lucas VW, et al: Atrial septostomy as a bridge to lung transplantation in patients with severe pulmonary hypertension, *Am J Cardiol* 84(6):682–686, 1999.
4. Rich S, Dodin E, McLaughlin VV: Usefulness of atrial septostomy as a treatment for primary pulmonary hypertension and guidelines for its application, *Am J Cardiol* 80(3):369–371, 1997.
5. Micheletti A, Hislop AA, Lammers A, et al: Role of atrial septostomy in the treatment of children with pulmonary arterial hypertension, *Heart* 92(7):969–972, 2006.
6. Troost E, Delcroix M, Gewillig M, et al: A modified technique of stent fenestration of the interatrial septum improves patients with pulmonary hypertension, *Catheter Cardiovasc Interv* 73(2):173–179, 2009.
7. Sandoval J, Gaspar J, Pulido T, et al: Graded balloon dilation atrial septostomy in severe primary pulmonary hypertension: a therapeutic alternative for patients nonresponsive to vasodilator treatment, *J Am Coll Cardiol* 32(2):297–304, 1998.
8. Kothari SS, Yusuf A, Juneja R, et al: Graded balloon atrial septostomy in severe pulmonary hypertension, *Indian Heart J* 54(2):164–169, 2002.
9. Rashkind WJ, Miller WW: Creation of an atrial septal defect without thoracotomy: a palliative approach to complete transposition of the great arteries, *JAMA* 196(11):991–992, 1966.
10. Park SC, Zuberbuhler JR, Neches WH, et al: A new atrial septostomy technique, *Cathet Cardiovasc Diagn* 1(2):195–201, 1975.
11. Park SC, Neches WH, Zuberbuhler JR, et al: Clinical use of blade atrial septostomy, *Circulation* 58(4):600–606, 1978.
12. Perry SB, Lang P, Keane JF, et al: Creation and maintenance of an adequate interatrial communication in left atrioventricular valve atresia or stenosis, *Am J Cardiol* 58:622–626, 1986.
13. Rich S, Lam W: Atrial septostomy as palliative therapy for refractory primary pulmonary hypertension, *Am J Cardiol* 51:1560–1561, 1983.
14. Ballerini L, di Carlo DC, Cifarelli A, et al: Oversize balloon atrial septal dilatation: early experience, *Am Heart J* 125(6):1760–1763, 1993.
15. Coe JY, Chen RP, Timinisky J, et al: A novel method to create atrial septal defect using a cutting balloon in piglets, *Am J Cardiol* 78(11):1323–1326, 1996.
16. O'Laughlin MP: Stent fenestration of hemi-Fontan baffles: an intriguing addition to the armamentarium, *Cathet Cardiovasc Diagn* 43:433, 1998.
17. Miga DE, Clark JM, Cowart KS, et al: Transcatheter fenestration of hemi-Fontan baffles after completion of Fontan physiology using balloon dilatation and stent placement, *Cathet Cardiovasc Diagn* 43:429–432, 1998.
18. Pedra CA, Pihkala J, Benson LN, et al: Stent implantation to create interatrial communications in patients with complex congenital heart disease, *Cathet Cardiovasc Interv* 47:310–313, 1999.
19. Fraisse A, Chetaille P, Amin Z, et al: Use of Amplatzer fenestrated atrial septal defect device in a child with familial pulmonary hypertension, *Pediatr Cardiol* 27(6):759–762, 2006.
20. O'Loughlin AJ, Keogh A, Muller DW: Insertion of a fenestrated Amplatzer atrial septostomy device for severe pulmonary hypertension, *Heart Lung Circ* 15(4):275–277, 2006.
21. Seib PM, Faulkner SC, Erickson CC, et al: Blade and balloon atrial septostomy for left heart decompression in patients with severe ventricular dysfunction on extracorporeal membrane oxygenation, *Catheter Cardiovasc Interv* 46(2):179–186, 1999.
22. Kerstein D, Levy PS, Hsu DT, et al: Blade balloon atrial septostomy in patients with severe primary pulmonary hypertension, *Circulation* 91(7):2028–2035, 1995.
23. Stumper O, Gewillig M, Vettukattil J, et al: Modified technique of stent fenestration of the atrial septum, *Heart* 89(10):1227–1230, 2003.
24. Prieto LR, Latson LA, Jennings C: Atrial septostomy using a butterfly stent in a patient with severe pulmonary arterial hypertension, *Catheter Cardiovasc Interv* 68(4):642–647, 2006.
25. Schneider HE, Jux C, Kriebel T, et al: Fate of a modified fenestration of atrial septal occluder device after transcatheter closure of atrial septal defects in elderly patients, *J Interv Cardiol* 24(5):485–490, 2011.
26. Kretschmar O, Sglimbea A, Corti R, et al: Shunt reduction with a fenestrated Amplatzer device, *Catheter Cardiovasc Interv* 76(4):564–571, 2010.
27. Kurzyna M, Dabrowski M, Torbicki A, et al: Atrial septostomy for severe primary pulmonary hypertension: report on two cases, *Kardiol Pol* 58(1):27–33, 2003.
28. Moscucci M, Dairywala IT, Chetcuti S, et al: Balloon atrial septostomy in end-stage pulmonary hypertension guided by a novel intracardiac echocardiographic transducer, *Catheter Cardiovasc Interv* 52(4):530–534, 2001.
29. Baglini R, Scardulla C: Reduction of a previous atrial septostomy in a patient with end-stage pulmonary hypertension by a manually fenestrated device, *Cardiovasc Revasc Med* 11(4):264, 2010. e9–e11.

# 第二十二章

# 异常血管交通：动脉导管未闭、冠状动脉瘘、肺动静脉畸形、主肺动脉侧支

# Chapter 22 Unwanted Vascular Communications: Patent Ductus Arteriosus, Coronary Fistulas, Pulmonary Arteriovenous Malformations, and Aortopulmonary Collaterals

C. HUIE LIN · NICOLAS T. RAMZI · JOSHUA MURPHY · DAVID T. BALZER 著

张 坡 译 朱鲜阳 审校

动脉导管未闭（patent ductus arteriosus，PDA）、冠状动脉瘘（coronary artery fistulas，CAFs）、肺动静脉畸形（pulmonary arteriovenous malformations，PAVMS）、主肺动脉侧支（aortopulmonary collaterals，APCs）均为异常血管交通，可能产生严重的临床结果，如心力衰竭、心肌梗死，甚至是动脉内膜炎等。既往，外科手术结扎是唯一的治疗选择，现在经导管介入治疗已成为有效的最小创伤的治疗方案。这一章将讲述临床背景、适应证、经导管关闭异常血管交通的基本技术和优缺点。

## 22.1 动脉导管未闭

### 背景

动脉导管来源于胚胎第 6 主动脉弓，与左主肺动脉（MPA）起始部和主动脉连接，位于左锁骨下动脉下方。

胎儿期，大部分右心室血液通过动脉导管进入降主动脉。出生后大约 15 小时，动脉导管功能性闭合[1]，出生后几周内动脉导管永久性关闭。大约 0.8/‰的新生儿发生 PDA[2]，这一发生率不包括沉默性 PDA（没有病理性杂音）。PDA 发生率随年龄而下降，但成人 PDA 的确切发生率尚不清楚，因为许多成人 PDA 患者血流动力学改变不显著，没有症状或体征而未被诊断。一些患者因良性心脏杂音行超声心动图检查发现沉默 PDA[3]，这部分患者约占 0.5%，这些患者的临床意义尚有争议。

PDA 的临床症状与通过动脉导管的血流方向和血流量有关。控制分流方向和分流量的因素包括 PDA 的直径和长度、主动脉和肺动脉之间的压力差及体循环和肺循环血管阻力[4]。

PDA的生理效果与左向右分流量相关。正常情况下，肺血管阻力较低，含氧血液从主动脉通过PDA进入肺动脉，患者舒张压低和脉压差大，肺血流量增加，肺静脉回流血量增大，使容量负荷加大，左心房和左心室可能增大。左心室增大可能导致左心室舒张末压升高，继发左心房压和肺静脉压升高。如左向右分流量大时可诱发左心衰竭和肺水肿。如未治疗，一部分患者会出现进行性肺循环阻力增高，最终发展为不可逆性的肺血管病，出现右向左分流为主的Eisenmenger综合征。

## 临床表现和诊断

当通过PDA的血流量小时患者没有症状和体征，体检时唯一的不正常就是心脏杂音。杂音可能是柔和的收缩期杂音和连续性杂音，胸骨左上缘边界处听诊最清晰。杂音经常是粗糙的机器样杂音。杂音并不必然说明PDA是否有血流动力学意义，因为杂音最可能来自于通过PDA的喷射血流对肺动脉前壁的冲击[5]。同样，无杂音亦不代表PDA没有血流动力学意义，因为即使无心脏杂音[6]，亦可能发现心脏增大。小型PDA患者的胸部X线和心电图（ECG）检查或许正常。超声心动图胸骨旁短轴切面彩色多普勒显示有左向右分流，可诊断PDA（Video 22-1）。超声心动图能评价PDA的血流动力学改变，测量左心房和左心室直径，评估肺动脉高压征象。其他检查，如CT扫描或MRI很少用于PDA诊断[7]（仅用于超声心动图不明确情况下可能有助于诊断），且CT和MRI可能高估PDA直径。

中等直径PDA患者常诉劳力性呼吸困难，易疲劳。患者脉压大，听诊有连续性杂音。胸部X线正常或轻度心脏增大。ECG显示左心室肥厚，超声心动图显示PDA，左心房或左心室扩大。

大直径PDA患者多有劳力性呼吸困难，易疲劳，有左心衰竭体征。患者脉压大，听诊有连续性杂音，可触及震颤，肺动脉瓣区第2心音增强。胸部X线显示心脏增大，肺血管影增加。ECG显示左心室肥厚，超声心动图提示PDA，左心房或左心室扩大，有低速舒张期血流喷射入肺动脉，或有舒张期血流逆流进入降主动脉。

大PDA合并肺血管病时，左向右分流减少，最终转变为右向左分流。患者有柔和的收缩期杂音或无杂音，肺动脉瓣区第2心音亢进。胸部X线显示肺血管病征象，心脏大小正常，肺动脉段突出。ECG有右心室肥厚。患者可出现杵状趾和脚趾发绀（差异性发绀），这是由肺动脉低氧血通过PDA直接进入降主动脉所致。超声心动图可显示右向左分流、肺动脉高压。但是，经胸超声心动图可能难以观察动脉导管处右向左分流，此时，最好进行是心导管检查。

## 治疗

关闭无血流动力学意义的小型PDA的唯一指征是预防动脉内膜炎，而这一指征仍有争议。近来Fortescue等[8]评估此种类型PDA并发动脉内膜炎的危险性大约为每年0.01%～0.001%之间。作者综述了10篇经导管关闭PDA的论文及他们自己医院的经验，报告主要不良事件发生率为1.5%，次要不良事件发生率为8%。他们认为没有证据支持常规关闭非常小的无血流动力学意义的PDA获益大于风险。因此，很难决定关闭此类PDA仅为减低感染性心内膜炎及其并发症。

根据ACC/AHA 2008年指南[9]，对无左心室扩大证据的小型PDA患者，推荐每3～5年常规随访1次（Ⅰ类适应证，框22-1）

## 操作技巧

最狭窄部分直径≤2mm PDA适合应用弹簧圈栓塞。弹簧圈有一系列形状和直径规格（图22-1）。直径＞2mm PDA也可用弹簧圈关闭，但易脱落导致栓塞并发症，可能需要多个弹簧圈或特殊技术。故对于较大的PDA则采用Amplatzer公司的导管封堵器（ADO；St. Paul，Minn.）较为理想。除了直径，PDA

**框22-1**

**ACC/AHA关闭PDA适应证[9]**

**Ⅰ类适应证**

1. 左心房和（或）左心室扩大，或合并肺动脉高压，或存在单纯左向右分流（证据水平：C）。
2. 既往有动脉内膜炎病史（证据水平：C）。

**Ⅱa类适应证**

1. 可以考虑关闭无症状的小型PDA（证据水平：C），参考文中讨论。
2. 关闭有肺动脉高压和单纯左向右分流的PDA（证据水平：C）。

**Ⅲ类适应证**

合并肺动脉高压和单纯右向左分流的PDA不适合关闭（证据水平：C）。

ACC：美国心脏病联盟；AHA：美国心脏病协会；PDA，动脉导管未闭

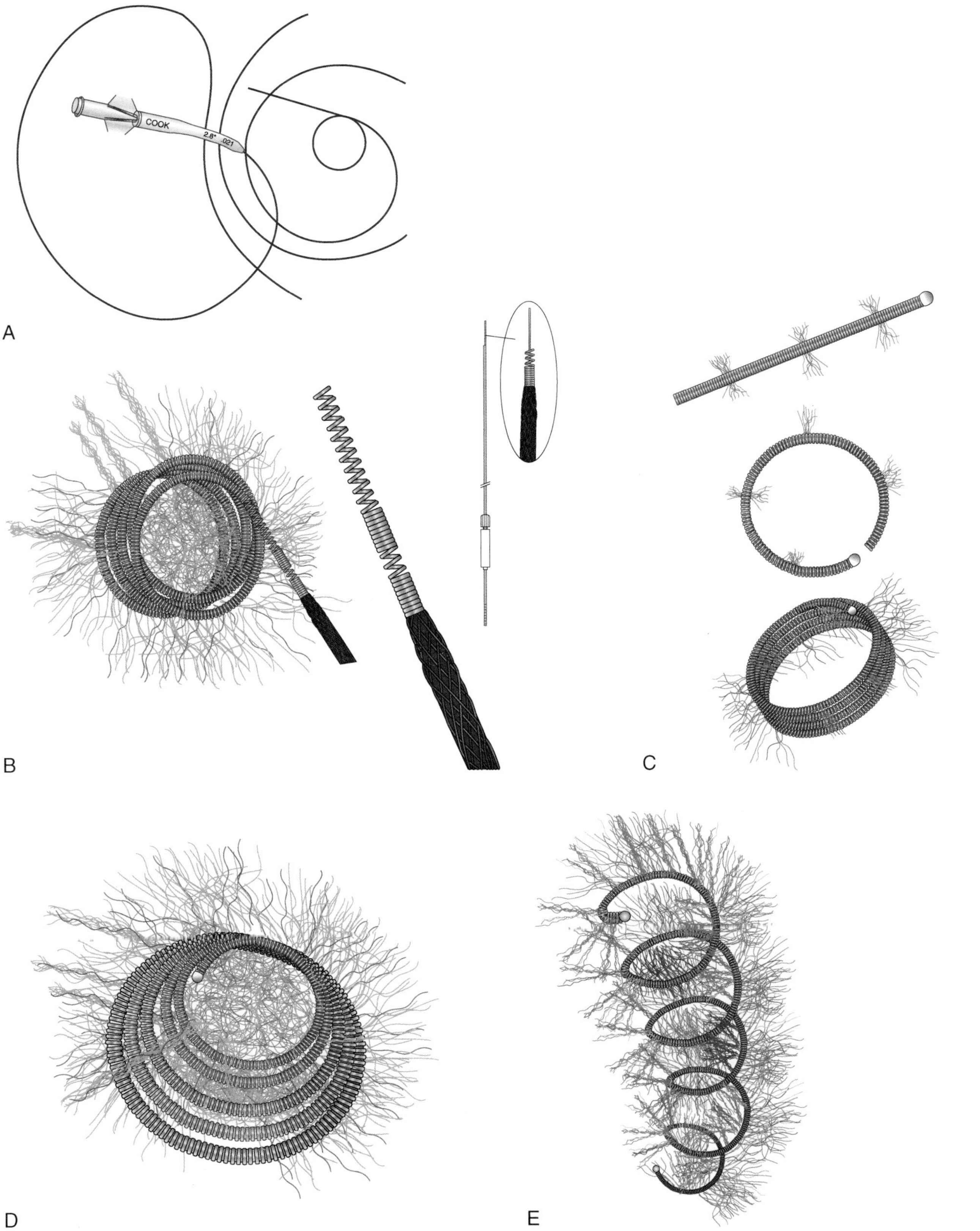


**图 22-1　弹簧圈和输送鞘管**

**A.** Cantata 微导管（2.5F 或 2.8F）。**B.** Flipper MREye 0.035 英寸可控弹簧圈和传送鞘管。**C.** Hilal 0.018 英寸高支撑力微弹簧圈。**D.** Tornado 0.018 英寸和 0.035 英寸软弹簧圈。**E.** MREye Inconel 0.035 英寸高支撑力弹簧圈（图片使用已获 Cook Medical Incorporated，Bloomington，Ind.）

形态也很重要。Krichenko 分类常用于描述 PDA 形态[10]（图 22-2）。

## 弹簧圈封堵

经导管弹簧圈封堵 PDA 有多种技术方法。本章叙述基本操作要素，并简要介绍一些应用于临床的改进技术。

1. 建立股动、静脉通路，进行左、右心导管检查，评估分流量、肺动脉压和肺血管阻力。

2. 主动脉造影，侧位造影通常能很好地显示 PDA，右前斜（约 45°）也能显示 PDA，造影导管应放置在左锁骨下动脉附近的降主动脉内。

3. 通过造影评估 PDA 形态（图 22-2），测量 PDA 最窄部分。如果 PDA 直径≤2mm，可选择弹簧圈封堵，如果直径＞2mm，应采用封堵器封堵。

4. 选用有角度的导管（如 Judkins 右冠导管），内送顶端柔软的直头 0.018 英寸或 0.035 英寸软导丝，从主动脉逆向穿过 PDA，然后导管沿导丝进入

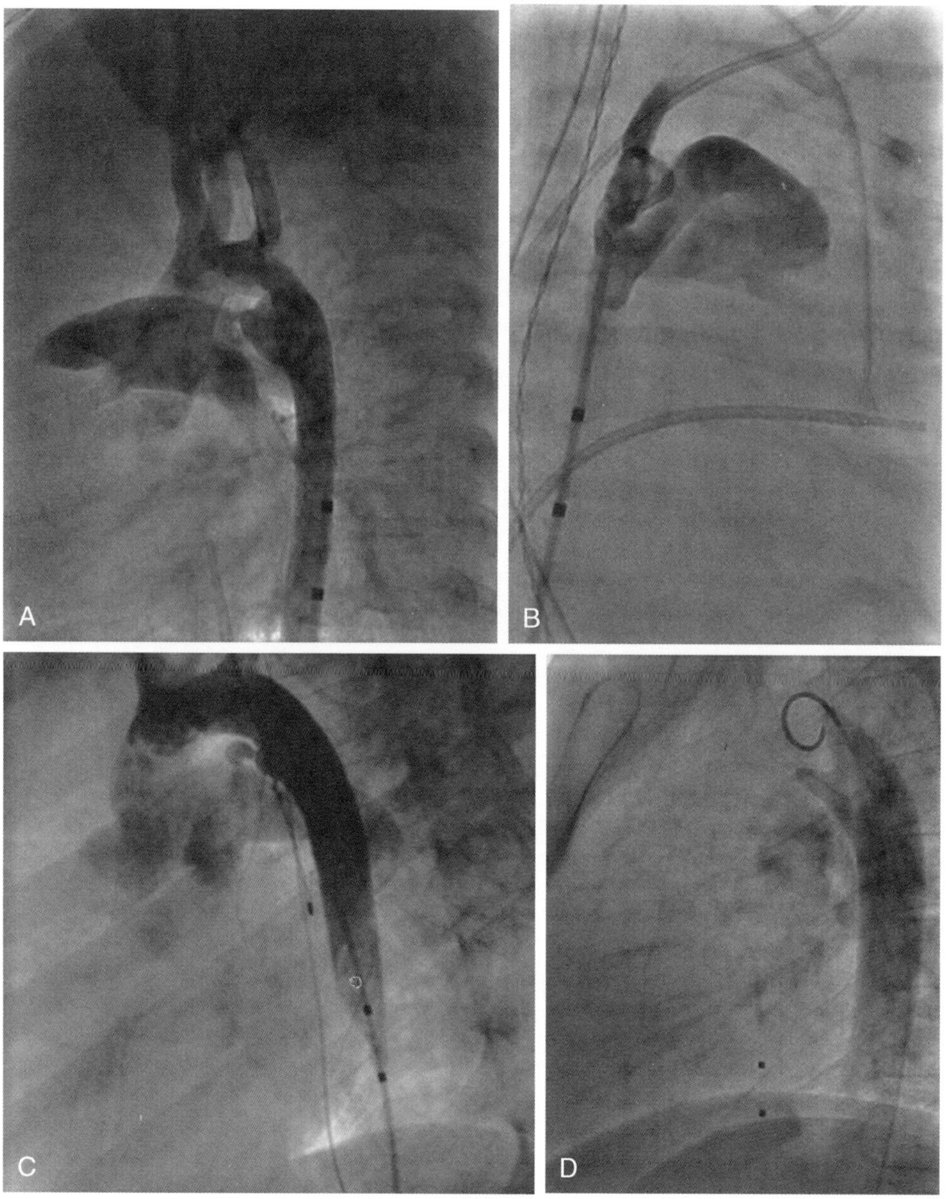


**图 22-2　Krichenko 分型**

**A.** A 型，导管最窄处位于靠近主肺动脉处，呈短圆锥形，主动脉壶腹部发育良好。B 型此处未显示，此型导管短而且最窄处位于主动脉端。**B.** C 型导管右前斜位造影图，呈管状，无狭窄段。**C.** D 型导管，存在多处狭窄。**D.** E 型导管呈长圆锥形，侧位图象可见最窄处位于气管前缘之前

主肺动脉，撤出导丝。

5. 选择直径至少是PDA最小直径2倍的弹簧圈，其长度为释放后大约能形成4个圈，在主肺动脉侧放置一个圈，其余的圈放置在主动脉侧。简单快捷计算方法是用弹簧圈长度（mm）除以［π（π≈3）×弹簧圈直径（mm）］。例如，如果选择一个0.035-5-5弹簧圈，长度是5cm（50mm），50÷(3×5)，这将产生大约3.3个圈。弹簧圈越粗越理想，如0.035英寸、0.038英寸，甚至0.052英寸。越粗支撑力越强，更不易脱落产生栓塞并发症。

6. 弹簧圈装载入输送鞘管内，用直导丝软端推动。例如，如果选择内径0.038英寸4F输送鞘管，选择0.038英寸弹簧圈，可以采用0.035英寸或0.038英寸导丝推动。

7. 推出半个至1个圈进入主肺动脉后，整体回撤输送导管和弹簧圈，直至弹簧圈紧贴PDA的肺动脉端，侧位图像最易观察，大多数PDA的肺动脉端位于气管前面。

8. 一旦弹簧圈放置在PDA的肺动脉端，回撤输送鞘管至主动脉内，回撤的同时，向前推送导丝使弹簧圈余下部分进入PDA的主动脉端，最终达到半个至一个圈在肺动脉内，3至4个圈进入位于主动脉（图22-3）。

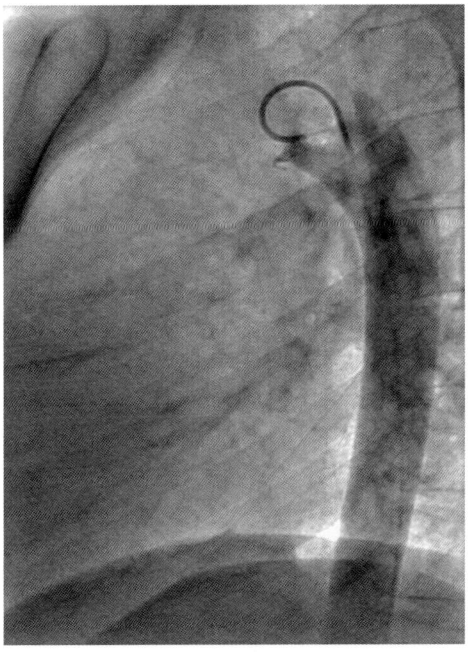

**图22-3 主动脉侧位造影显示弹簧圈位置合适**

半个至1个弹簧圈放置在肺动脉侧，其余的弹簧圈放置在主动脉侧

这种操作技术并不能控制弹簧圈的近端或远端，弹簧圈移位或脱落造成栓塞是主要并发症。为了更好控制弹簧圈，已研发多种改良方法，如在主肺动脉内用圈套器套住弹簧圈[11]，活检钳辅助技术[12]，球囊阻塞技术及联合应用圈套器和活检钳辅助术[13]。为完整了解上述技术[14]，请阅读参考文献。除此之外，还有控释技术或弹簧圈解脱技术，如Flipper弹簧圈（见图22-1B；Cook Medical，Bloomington，Ind.）[15-16]。这些弹簧圈可回收和再释放，减少了栓塞危险。

## 封堵器封堵

最常用的封堵器为ADO（图22-4），用于关闭中等至大直径PDA，2003年获美国FDA批准上市。ADO有主动脉盘和一附加的轻微锥形体。锥体直径远小于主动脉盘直径。ADO适合经静脉途径置入，采用5F～7F输送鞘管。

1. 与弹簧圈堵塞技术相似，首先进行主动脉造影（图22-5）。选用封堵器直径较PDA最小直径大2mm以上。如果PDA是管型（Krichenko C型，图22-6A），可采用Amplatzer 2代血管塞，封堵器直径应比PDA最小直径大至少2mm（图22-6A）。

2. 选择封堵器后，从肺动脉端送入导丝穿过PDA，沿导丝送入相应直径的TorqVue输送鞘管（St. Jude Medical，Plymouth，Minn.）。在许多成人，顺向越过PDA这一步骤非常困难或不能实现，因为PDA常与主肺动脉顶部相连。这种情况下，可从主动脉端逆向穿越导丝进入主肺动脉，经静脉送入抓捕器进入主肺动脉，抓取导丝，沿导丝送入输送鞘管至降主动脉，释放并撤出抓捕器，将抓捕鞘管留置在降主动脉内。将0.035英寸交换导丝从抓捕导管送至主动脉，撤出抓捕导管，将Torque鞘沿导丝送至降主动脉，撤出输送鞘管内扩张管，用生理盐水冲洗输送鞘管。

3. 固定ADO至输送钢缆上，装入装载鞘管中，送左侧伞盘至主动脉，注意不要引起降主动脉穿孔。送入封堵器过程中，鞘尖不能对着主动脉后壁。

4. 一旦左侧伞盘进入降主动脉，回撤整个系统，直至左侧伞盘抵住PDA主动脉端，然后展开右伞盘。侧位观，常用气管定位PDA和封堵器位置。

5. 释放封堵器前，先进行主动脉造影，证实封堵器位置和有无残余分流，一旦封堵器位置满意即可释放（图22-7）。

在介入治疗前30min，需先给予一次抗生素，后

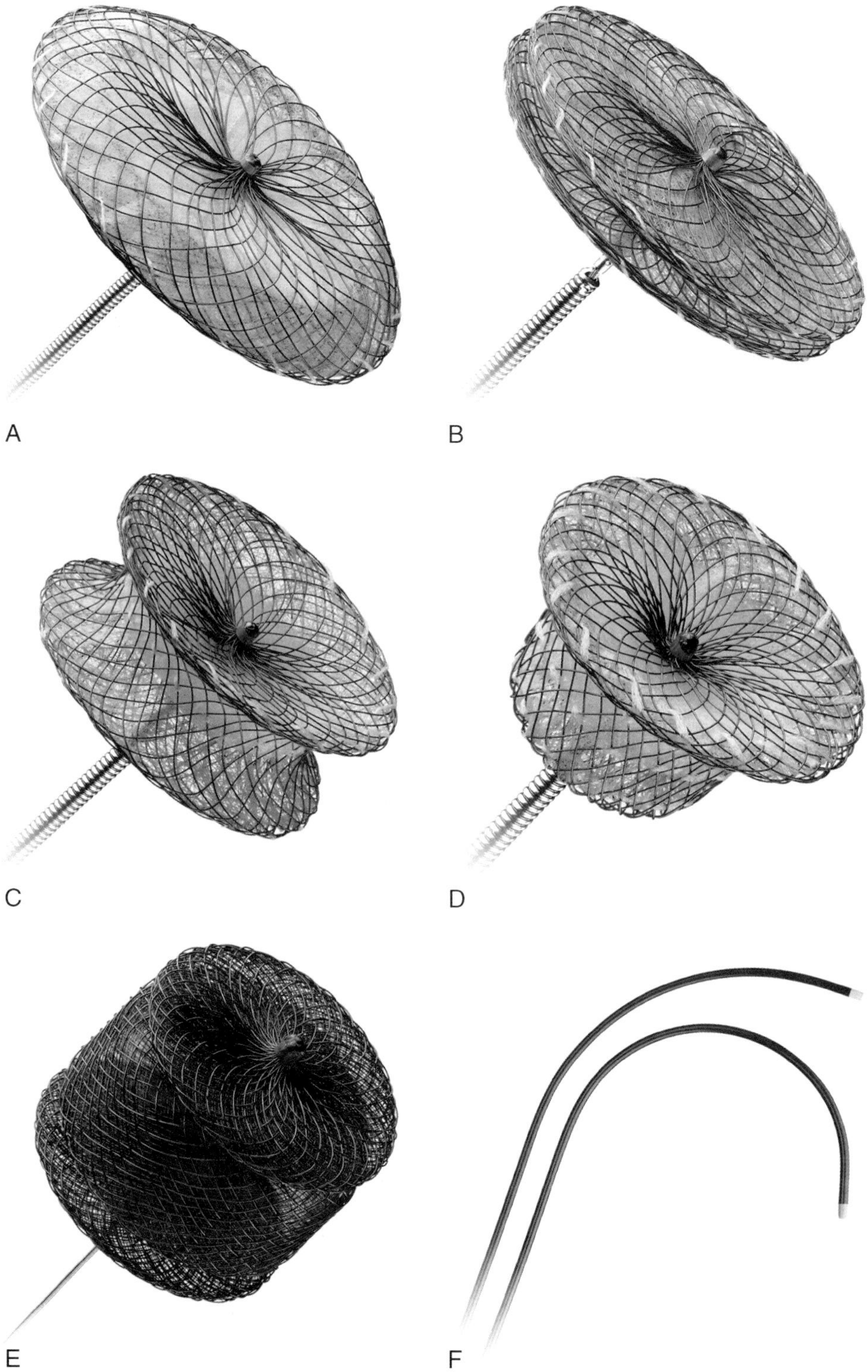


图 22-4 **Amplatzer 封堵器**

**A.** Amplatzer 房间隔封堵器；**B.** Amplatzer 多孔型房间隔封堵器（筛孔型 Amplatzer 封堵器）；**C.** Amplatzer 肌部室间隔封堵器；**D.** Amplatzer 动脉导管封堵器；**E.** Ⅱ型 Amplatzer 血管塞；**F.** Amplatzer TorqVue 45°和 180°输送系统（图片引用 St. Jude Medical，St. Paul，Minn. 许可）

每隔8小时再给予1次抗生素，共3次。成功封堵后6个月内需预防感染性细菌性心内膜炎（subacute bacterial endocarditis，SBE），如存在残余分流，需终生预防SBE。

## 结果和并发症

波士顿儿童医院报告了1808例经导管关闭PDA经验[8]，1天至1年的随访期间（86%～100%），94%患者完全关闭，18例发生主要不良事件（1.5%）和169例次要不良事件（8%）。10例患者的主要不良事件是封堵器或弹簧圈栓塞，未成功取出，6例需再次导管或外科手术修复，1例发生与手术无关的死亡，1例出现感染性心内膜炎。次要不良事件为70例封堵器或弹簧圈栓塞，但成功取出，全

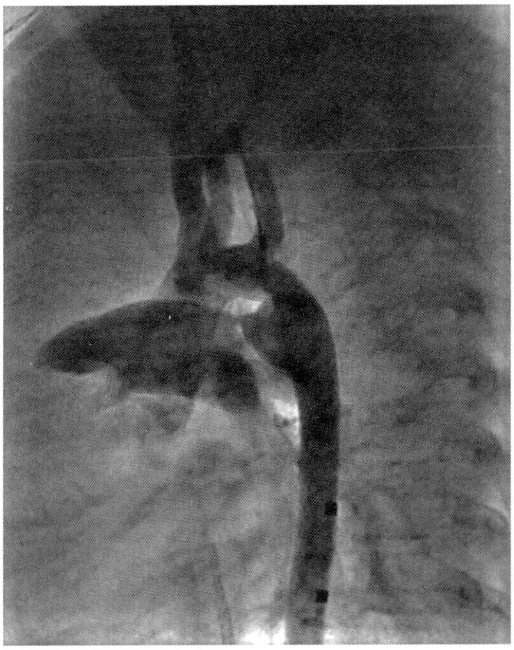

**图22-5 A型PDA**
侧位造影显示A型PDA适合Amplatzer封堵器封堵

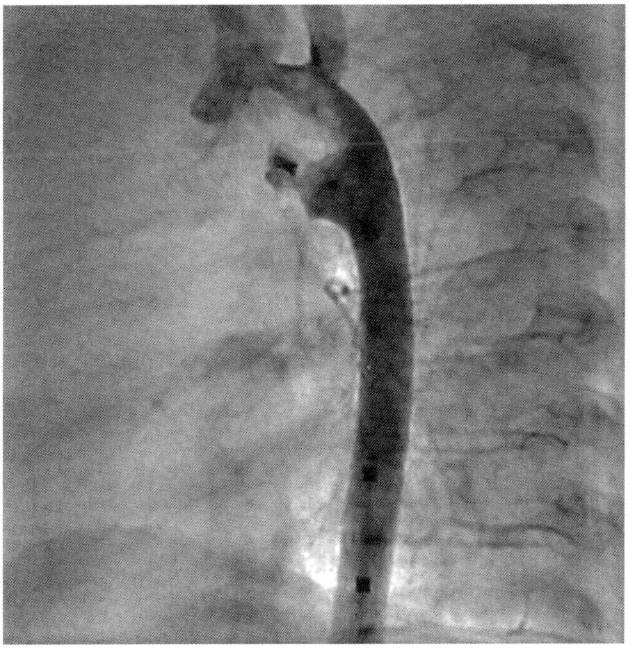

**图22-7 Amplatzer封堵器封堵**
造影显示Amplatzer封堵器封堵位置良好，无残余分流

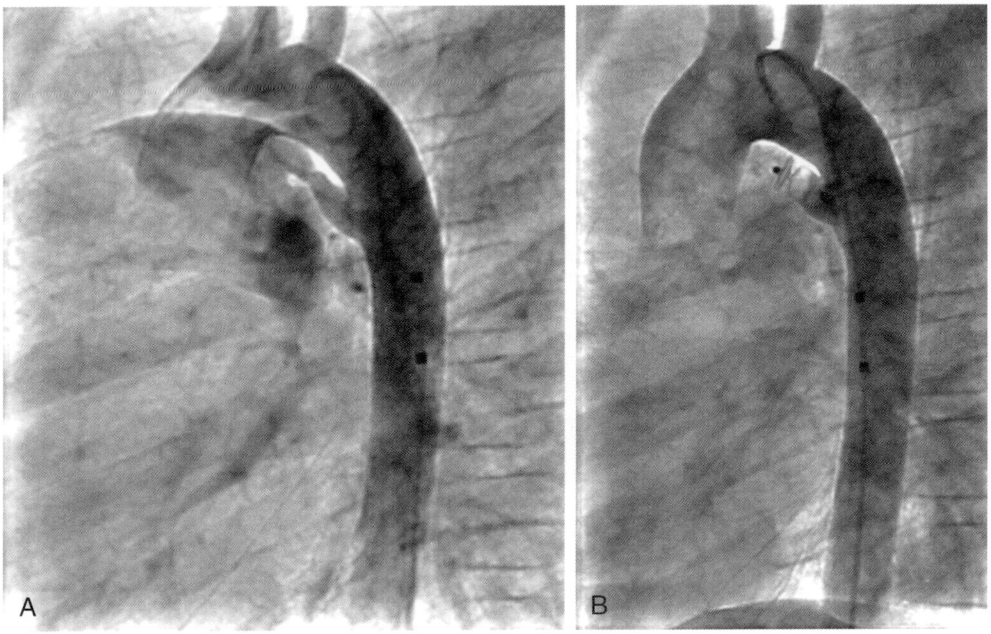


**图22-6 C型PDA封堵**
**A.** Krichenko C型PDA（管状），此型用弹簧圈或PDA封堵器封堵困难，最适合采用Ⅱ型Amplatzer血管塞；**B.** 管状PDA封堵后主动脉侧位造影显示封闭完全，位置合适

部封堵器或弹簧圈栓塞发生率约为1.4%～11.6%，其他次要不良事件包括轻度主动脉或左肺动脉狭窄、心律失常、溶血、脉搏消失和输血。

## 总结

PDA是常见的先天性心脏缺损，无血流动力学意义的PDA不需要关闭。对有血流动力学意义的PDA，经导管采用弹簧圈或封堵器关闭是首要选择，封堵效果满意，完全闭合率94%，主要并发症发生率为1.5%。

# 22.2 冠状动脉瘘

## 背景

冠状动脉瘘（coronary artery fistulas，CAFs）是指冠状动脉分支与低压血管或心腔相通，是少见的先天性或获得性心脏畸形（图22-8）。CAFs最常（超过90%）与右侧腔室和血管相通（包括右心房、右心室、肺动脉、冠状静脉窦和上腔静脉），亦可与左侧腔室相通（左心房和左心室）[17]。CAFs亦被称

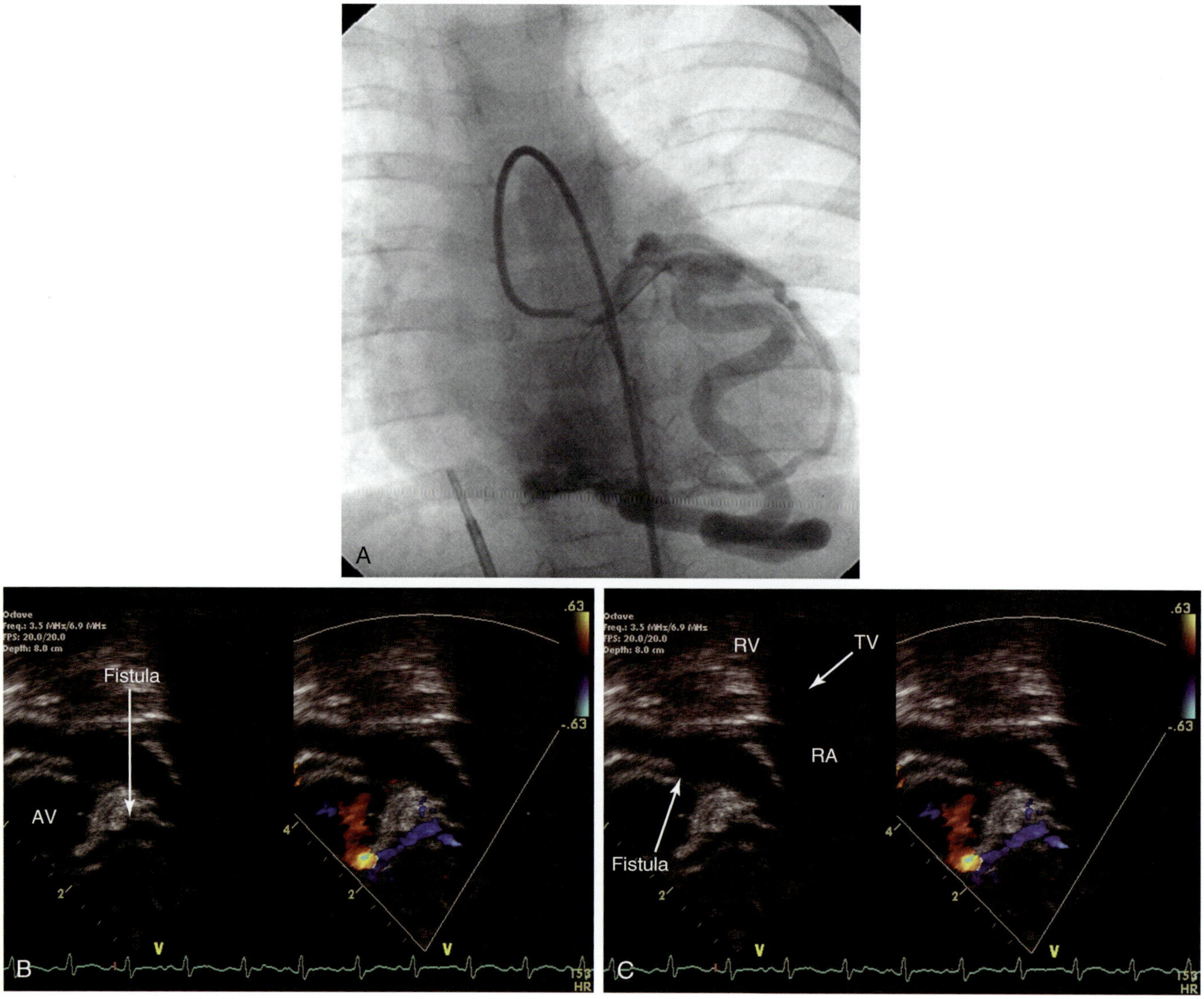


图22-8 冠状动脉瘘

A. 造影显示婴儿体内一处巨大左冠状动脉右室瘘；B. 彩色多普勒超声心动图非标准心尖五腔切面；C. 右室流出道切面显示瘘口位于三尖瓣后

为冠状动脉-心腔瘘，但这一名称可能更适合与心腔相通的部分患者[18]。CAFs 可起源于右冠状动脉、左冠状动脉或同时起自双侧冠状动脉[19]。

1865 年，Wilhelm Kraus 首先报道一例 53 岁男性 CAFs 患者，无症状，为大间隔支肺动脉瘘[20]。1947 年，Biorck 和 Crafoord 成功完成外科闭合手术[21]。有趣的是，首例经导管封堵术从一例严重前降支（LAD）病变患者身上开始。1981 年，Reidy 和他的同事在对一例患者成功实施 LAD 病变成形术后，将可解脱球囊导入回旋支，对回旋支-支气管之间的瘘血管实施了封堵；7 个月后随访进行血管造影显示瘘管闭合良好，LAD 和分支血流良好[22]。

继那些里程碑事件后，估计先天 CAFs 发生率约为 0.002％[23]。1960 年至 1988 年期间，美国克利夫兰诊所完成的 125，000 例血管造影中，0.12％有“小 CAFs”，0.05％“多发”或“大 CAFs”，此结果分析排除了合并先天性心脏病（先心病）或其他冠状动脉畸形的患者[24]。获得性 CAFs 发生率更低，可能作为心脏外科[25]、心内膜活检[26-27]或冠状动脉造影[28]的并发症出现。创伤性 CAFs 最常见于累及冠状动脉的胸部刺伤，比其他原因的 CAFs 病情重、进展快[29-30]。

CAFs 也与复杂先天性心脏病相关，尤其与单心室畸形相关，如室间隔完整的肺动脉闭锁[31]或左心发育不良综合征[32-34]，这些弥散的 CAFs 瘘常被称为窦状隙开放，由于心肌灌注不充分和心脏容量负荷过重，预后不良，弥散的 CAFs 瘘不适合关闭或结扎手术（图 22-9）。

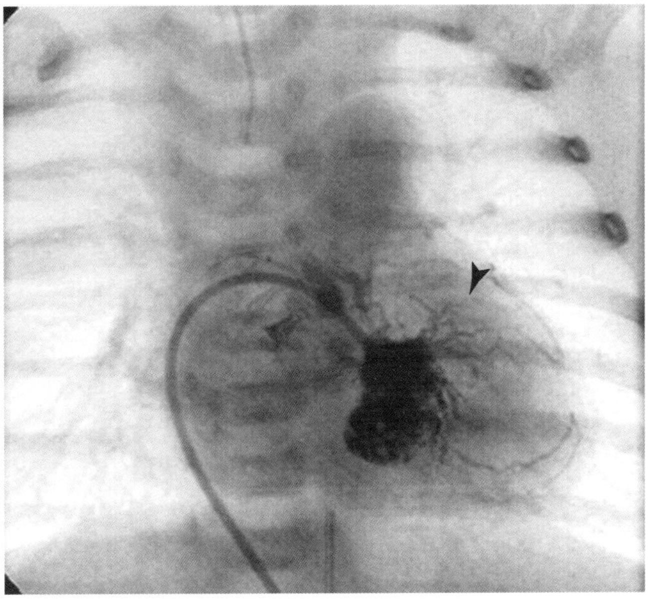

**图 22-9　左心室发育不良综合征左心室造影**

显示弥散冠状动脉瘘，血流从左心室流入冠状动脉（箭头）

## 诊断和临床表现

CAFs 的病理生理和临床表现与冠状动脉缺乏中介毛细血管床有关。症状很大程度上取决于冠状动脉瘘大小和与之交通的腔室。例如，大 CAFs 引流入右心系统和静脉能引起左向右分流和容量超负荷，导致心力衰竭（表 22-1）。高流量反流导致心肌毛细血管窃血，产生心绞痛等心肌缺血症状，如胸痛、劳力性呼吸困难。亦可出现心肌梗死，这由于大 CAFs 内血流紊乱可产生原位血栓（尤其是瘤样扩张血管），栓子脱落可进入分支冠状动脉或引起远端栓塞。有报道，引流入右心房的 CAFs 产生的血栓脱落后，经卵圆孔未闭进入左侧引起脑栓塞[35]。

**表 22-1**

**冠状动脉瘘大小定义、病理生理和 ACC/AHA 治疗指南**[9]

| | 直径 | 2008 ACC/AHA 指南 |
|---|---|---|
| 小 | ＜2 倍参照血管直径 | Ⅰ类适应证：小到中等大小 CAFs，如果存在心肌缺血、心律失常或其他不能解释的心室收缩或舒张功能不全或心室扩大、感染性心内膜炎，在获悉其走行并确定能够完全阻断瘘血管之后，应经导管或采取外科手术将其关闭（证据水平 C）。<br>Ⅱa 类适应证：小的无症状的 CAFs，每 3～5 年行超声心动图检查，观察症状进展、心律失常或心腔大小变化，决定治疗方案（证据水平 C）。<br>Ⅲ类适应证：小的无症状 CAFs，不需关闭治疗（证据水平 C）。 |
| 中等 | 2～3 倍参照血管直径 | 同上。 |
| 大 | ＞3 倍参照血管直径 | Ⅰ类适应证：大 CAFs，不管有无症状，在获悉其走行并确定能够完全阻断瘘血管后，均应采用经导管或外科关闭（证据水平 C）。 |

ACC：美国心脏病联盟；AHA：美国心脏病协会

小的 CAFs 常无症状，可以随访观察。有报道，10 年随访发现，这些患者瘘管并未扩大，亦未产生症状[36]。超过 3％中到大 CAFs 合并感染性心内膜炎[37]。

小 CAFs 体检时无心脏杂音，大 CAFs 可出现连续性收缩期和舒张期杂音，经胸超声可鉴别诊断（图 22-8，B 和 C）。小 CAFs 在进行冠状动脉造影时偶尔被发现。一般不需要行心脏 CTA 和 MRI 检查诊断 CAFs，但如拟行封堵治疗，上述检查可能有帮助。核素灌注扫描有助于评估因窃血所致的缺血范围和程度[38]，尤其在患者合并冠脉疾病时。心导管检查和心血管造影检查是诊断冠状动脉瘘的金标准（图 22-8，A）。大多数成人患者并没有大量左向右分流，罹患大 CAFs 的婴幼儿可出现 Qp/Qs＞1。

CAFs 形成冠状动脉瘤样扩张，直径可超过 4～5cm[19,39]，有报道其发生率超过 26％[40]。瘤的形成与潜在的炎症反应有关[35]。增加的血流和湍流产生的剪切力会造成血管壁变薄，易于形成血栓。CAFs 破裂能引起剧烈胸痛（伴有或不伴有后背放射痛）、晕厥，心包压塞[41-42]。

偶尔，左回旋支至冠状静脉窦瘘可引起二尖瓣反流[43]。

## 患者选择

2008 年[9]，ACC/AHA 出版了 CAFs 治疗指南（见表 22-1）。尽管本章主要叙述经导管关闭 CAFs，外科手术依然是治疗的重要选择，尤其当患者合并其他心脏畸形需进行外科手术时。外科手术关闭大 CAFs 是安全、可行的。当采用心外入路时，大约一半的外科手术不需要体外循环，心内修复需要体外循环，残余分流发生率很低。不管哪种外科方案，总死亡率大约为 1％[18,44]。年龄越大，并发症发生率越高，如心律失常（2％～10％）、心肌缺血（14％）、心肌梗死（2％）或心包切开后综合征（10％）[45-46]。随访造影显示，19％parent 冠状动脉形成血栓或变得纤细，19％有残余分流[46]。有报道，2 例出现前降支瘤样扩张伴有血栓形成、心肌梗死或左心室室壁瘤形成，1 例发展为二尖瓣反流[47]。随访发现，外科术后晚期（10 年以上）血栓形成所导致的心肌梗死[48-49]。总之，与所有心脏外科手术一样，冠脉瘘决定手术治疗前，需权衡利弊，综合考虑患者个体差异和手术风险。

经导管关闭 CAFs 已成为具有吸引力的选择。因随访资料有限，经导管关闭 CAFs 远期预后尚未最终确定[50]。影响 CAFs 介入效果的因素，包括肾功能不全、充血性心力衰竭、糖尿病和外周动脉疾病（特别是主动脉至股动脉脉管系统的疾病）。当然，冠状动脉粥样硬化疾病会干扰 CAFs 治疗或使其复杂化。

## 病变特点

CAFs 的一些特殊病变会给经导管关闭操作技术带来挑战：①拟封堵的位置附近存在冠状动脉的侧支，置放封堵器可致侧支阻塞或有血栓进入侧支；②CAFs 严重迂曲，输送鞘管通过困难，且迂曲增加了血管长度，常规鞘管难以到达；③多个出口，既往由于难以关闭所有位点而视为是手术禁忌，但是，随着输送系统和封堵装置的更进，关闭出口上游的血管目前已可施行。

## 操作技术

选择 CAFs 关闭的位置取决于瘘口的起源和出口（图 22-10）[51]。远端型 CAFs 瘘口位于冠状动脉远端，且整个冠状动脉扩张，需闭合远端。近端型 CAFs 起源于冠状动脉主干血管分支的近端，形成粗大的管状血管，引流入低压心腔和血管腔内。Latson 及其同事认为，对于这种 CAF，应同时关闭其远端出口和近端瘘血管开口，从而避免瘘血管形成巨大盲袋，成为血栓发源地，防止冠状动脉端和心腔端出现血栓并发症[17]。

CAFs 的形状、大小和出口也影响封堵器选择。长而狭窄的出口可选用 Gianturco 或可控弹簧圈（见图 22-1 B；Cook Medical，Bloomington，Ind.）[52]。管腔粗大或出口较大 CAFs 需用大封堵器，如 ADO、Amplatzer 血管塞或 Grifka-Gianturco 血管封堵器[50,53]。关闭远端较大瘘管时，没有理想封堵器可选用室间隔缺损封堵器或 Amplatzer 房间隔缺损封堵器[54]（图 22-4）。也可用覆膜支架关闭 CAFs，尤其合并冠状动脉粥样硬化性心脏病（冠心病）时[55]。

根据 CAFs 的特殊解剖，选择接近瘘口的方向。例如，可通过主动脉根部、冠脉开口顺行关闭瘘管（只采用动脉路径）到瘘管远端关闭 CAFs（只采用静脉路径），也可建立动静脉环路，沿导丝从静脉端经出口关闭 CAFs[56]。

下面列出常规经导管关闭 CAFs 操作：

1. 指引导管插入　从目前大部分上市冠脉导引导管来看，插入冠状动脉开口比插入瘘血管末端更容易。此外，一旦建立稳定的导管位置，整个操作过程中，可随时根据需要经导管行冠脉造影（图 22-11）。

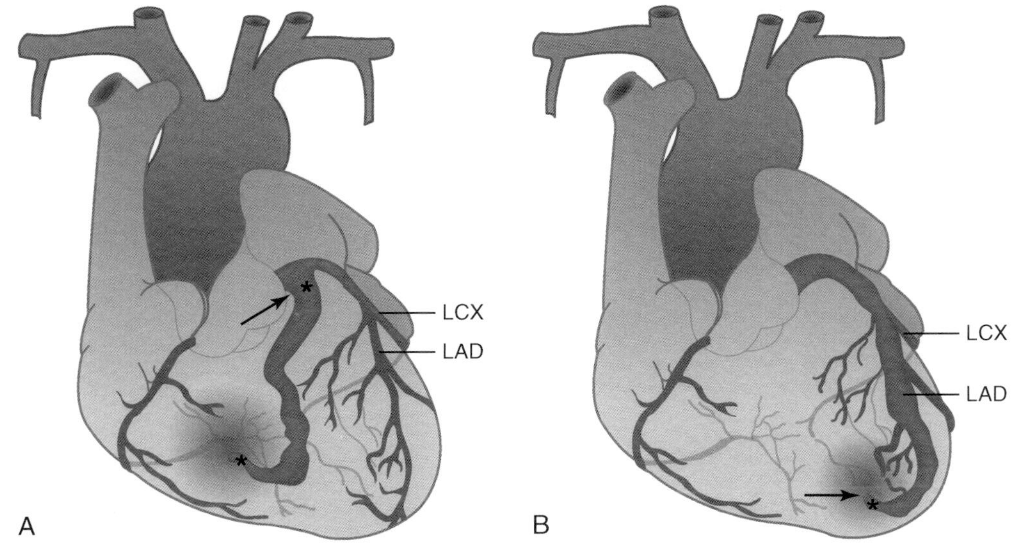


图 22-10 冠状动脉瘘分类

A. 近端型冠状动脉瘘，冠状动脉主干近端发出侧支血管引流入低压心腔或血管，此瘘道血管扩张而其他血管直径正常。B. 远端型冠状动脉瘘，冠状动脉主干远端发出侧支血管引流入低压心腔或血管，整个冠状动脉扩张。LCX：左回旋支；LAD：左前降支（引自 Gowda ST，Latson LA，Kutty S，et al：Intermediate to long-term outcome following congenital coronary artery fistulae closure with focus on thrombus formation，The Am J Cardiol 2011；107：302-308.）

2. 导丝放置 送入导丝过程需小心谨慎，避免损伤血管内膜，产生血栓。在导丝顶端形成一个软的大圆环便于导丝通过大弯曲的 CAFs，特别是在采用亲水多聚涂层导丝时。如果计划建立动静脉环路导丝，需采用 300cm 长导丝（图 22-12）。

3. 抓捕导丝建立动静脉环路（冠状动脉左心瘘需采用略有不同的策略） 建立动静脉环路能为封堵器的输送提供有力支撑。一旦导丝穿出瘘口，进入

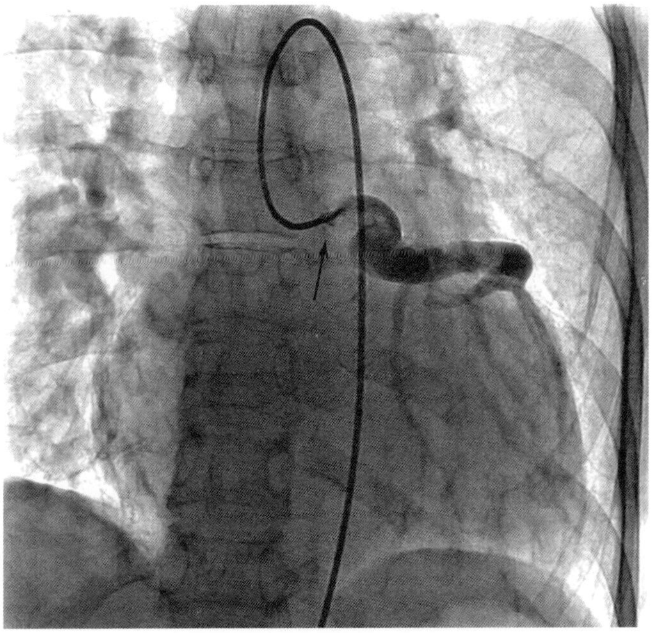

图 22-11 指引导管插入

一支 6F VL-4 Wiseguide（Boston Scientific，Boston，Mass.，箭头）用于插入左冠状动脉内造影，导管支撑良好，冠脉血管显影清楚

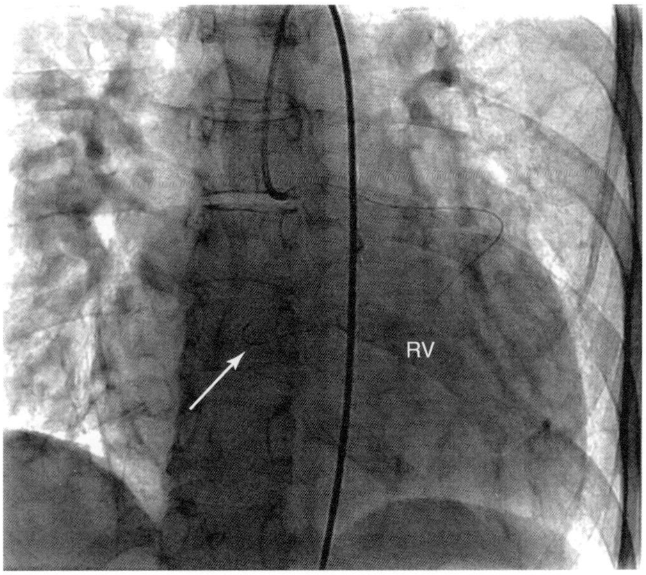


图 22-12 送入 CAFs 导丝

送入柔软亲水性 0.014 英寸直头导丝（Medtronic，Minneapolis，Minn.）穿过漫长的瘘血管，进入右室，然后进入右心房

心腔或血管，送入导管和抓捕器抓捕导丝头端，并将其从静脉鞘内拉出体外（图 22-13）。基于心腔本身的平滑形态，主肺动脉、上腔静脉、下腔静脉是抓捕器抓捕的理想位置。

4. 微导管和导管保护　建立动静脉环路需小心操作，避免导丝张力过度而损伤瘘管和冠状动脉。可采用微导管包裹导丝，如 Cantata（Cook，Bloomington，Ind.）或 FineCross（Terumo Medical，Somerset，N. J.）（图 22-13）以便在操作过程中保护血管。一旦放置输送鞘管，即可沿导丝撤出微导管（见步骤 6）。

5. 封堵测试　一旦确定了封堵器置放位置，送入球囊导管（如楔压导管，Arrow，Garrycastle，Ireland）或血管成形术导管试封堵位点大约 15 分钟（图 22-14），同时监测 ECG，观察有无缺血性改变，行冠状动脉造影，检查周围分支血管是否压塞。如果没有缺血或分支血管闭塞，可安全实施封堵。

6. 送入输送鞘管　根据 CAFs 解剖形态，沿着动静脉环路前向或逆向送入输送鞘管或指引导管（图 22-15）。例如，为将 ADO 封堵器滞留盘面置于瘘血管侧，需逆向送入输送鞘管，并正确位置释放封堵器。一些术者建议采用球囊导管代替较硬的扩张鞘管，以免导致薄壁的 CAFs 血管破裂[57]。

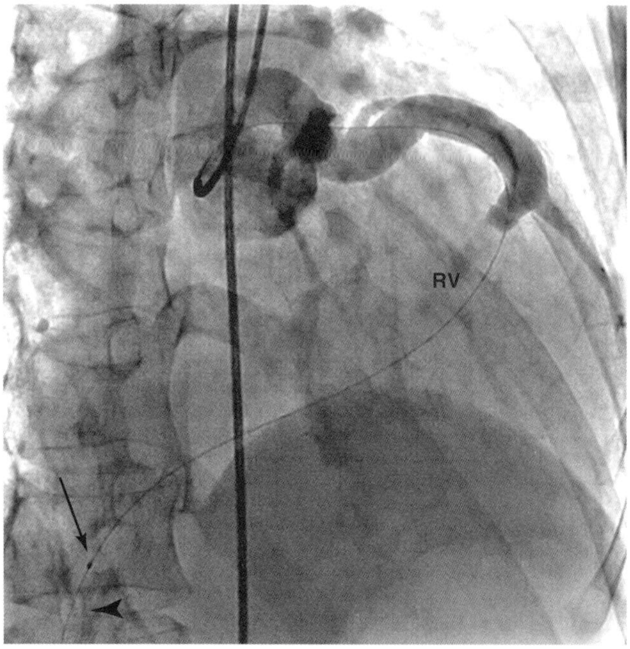


**图 22-13　用导丝和微导管建立动静脉环形轨道**

0.014 英寸导丝（箭头）沿微导管（不透光的箭头）前进，穿过 CAFs，进入右心室，用抓捕器抓捕后，通过静脉拉出体外（注：抓捕导管已撤出体外，故图中不显示）。导丝在微导管内，避免血管和毗邻结构组织损伤

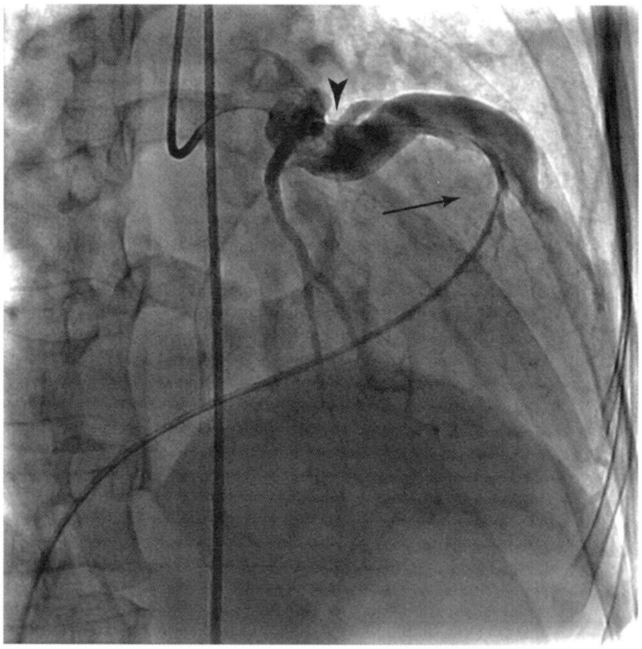

**图 22-14　试封堵**

沿动静脉环路导丝（箭头）送入 7F 端孔球囊导管，封堵毗邻冠状动脉分支的近端（带柄箭头）

7. 释放封堵器　释放封堵器前，进行 ECG、血流动力学和冠状动脉压力监护。偶尔出现冠状动脉痉

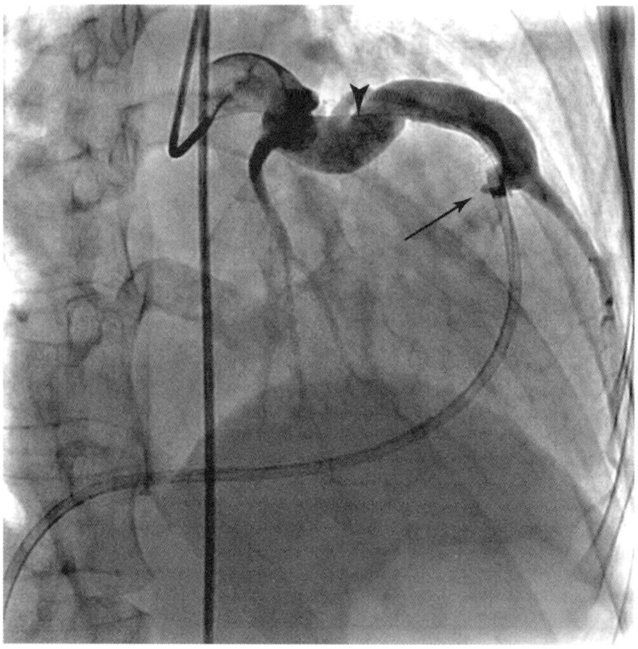

**图 22-15　送入输送鞘管**

从静脉侧沿动静脉环路（箭头）导丝送入输送鞘管（带柄箭头）至 CAFs

挛，可在冠脉内注射 200μg 硝酸甘油或其他血管扩张药（图 22-16）。如果没有缺血或血流动力学并发症，进行血管造影证实封堵器位置合适后释放封堵器。

8. 术后处理　术后必须抗凝，但抗凝方案和时间仍有争议[51,58]。有术者建议，应用肝素抗凝的同时，后续至少应用 1 年华法林；也有术者推荐应用华法林和阿司匹林至少 6 个月。虽然支持个体化治疗的数据很少，但上述方案可能均为术者经验总结。采用哪种抗凝方法需综合考虑患者、CAFs 病变和操作特点等因素。例如，合并冠状动脉粥样硬化的患者，或复杂瘘管远端封堵后近端残留巨大盲腔，其内血流淤滞，或瘘管近端有多个冠状动脉分支，需加大抗凝强度，采用华法林（或一些其他抗栓药物），同时加用至少一种抗血小板药物。随访方案亦未确定，目前多采用无创性 CTA 或 MRA、运动负荷超声心动图或核素灌注扫描评价心功能。对高危患者，可考虑有创造影检查[59]（框 22-2）。

## 并发症

总的来说，经导管关闭 CAFs 是安全有效的，手术成功率高[50-53,56-57]。有报道少量的严重并发症，无手术相关死亡报道。冠脉内血栓和心肌梗死发生率为 3%～10%，随访中冠脉造影发现 22%存在残余分流，需再次介入封堵[50,56]。6%～23%发生封堵器栓塞，10%患者出现短暂的心电图缺血性改变，15%房性心律失常，1 例冠脉痉挛，2 例发生无症状的血管撕裂。

复习外科文献发现，Gowda 等[51]提出冠脉主干和分支冠脉内血栓形成的危险因素主要有以下 3 种：①远端型冠脉瘘封堵（图 22-10）；②高龄患者；③封堵后未使用抗凝剂。此外，放置的封堵器毗邻冠状动脉分支开口有助于预防盲腔形成，盲腔是血栓形

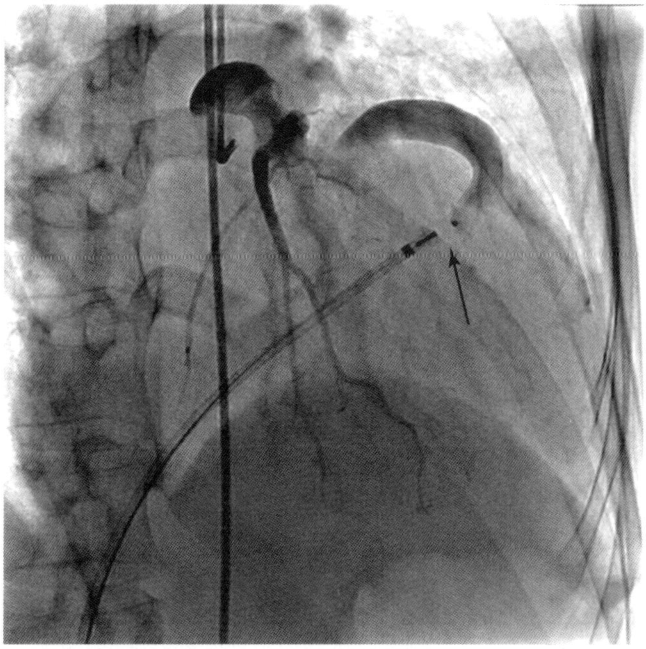

**图 22-16　植入封堵器**

将 Amplatzer 动脉导管封堵器放置在 CAFs 口近端（箭头），造影显示 CAFs 近端冠状动脉显影良好，瘘口远端冠状动脉无显影。

**框 22-2**

**CAFs：经验与技巧**

指引导丝选择：如果计划建立轨道导丝，选用中度支撑力的导丝即可。

动静脉环路：能为封堵器输送提供最大支撑力，采用外微导管内导丝的方法可以避免损伤 CAFs 管壁。

前向或逆向封堵：前向路径易通过导丝和进行血管造影；逆向路径送入封堵器更有效。

导丝选择：对于高度迂曲的 CAFs，推荐采用无创外覆高分子聚合物的亲水导丝。

冠脉痉挛：操作刺激可能诱发冠脉痉挛，如果毗邻封堵器的冠脉分支痉挛，可在冠脉内注射硝酸甘油或其他血管扩张药（图 22-17）。

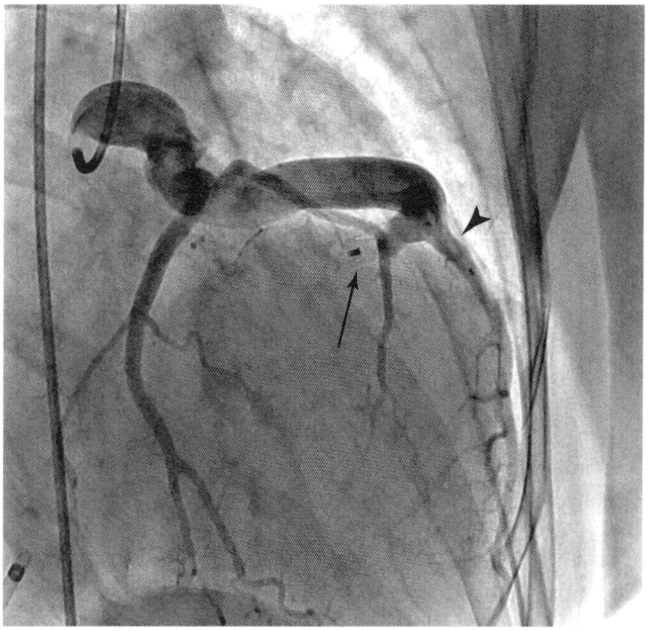

**图 22-17**　进一步处理毗邻封堵器的冠状动脉分支痉挛。立即将 0.014 英寸冠脉导丝送至冠脉分支内，沿导丝送入冠脉成形球囊导管（箭头），通过球囊导管向冠脉内注射硝酸甘油，重复造影，显示痉挛解除，冠脉充盈良好，血流通畅。背景中可见封堵器影，冠脉分支开口处无受压改变（带柄箭头）

成的危险因素[59]。

文献报道外科的长期并发症包括冠脉内血栓和瘘管再通，经导管关闭的长期并发症尚未完全确定，先天性心血管疾病介入治疗研究协会（Congenital Cardiovascular Interventional Study Consortium）正发起 CAFs 介入治疗的注册研究[59]。还需进一步明确经导管关闭 CAFs 的适当随访评价、抗凝策略和长期并发症发生率。

## 22.3 肺动静脉畸形

### 背景

肺动静脉畸形（pulmonary arteriovenous malformations，PAVMs）是肺动脉和肺静脉之间高流量、低压力交通通路，低氧血流绕过肺毛细血管床回到左心房。1897 年，Churton 通过肺活检第一次描述 PAVMs[61]。除了引起发绀和运动耐量下降，PAVMs 也是脑栓塞和脑脓肿的原因之一。PAVMs 的直径和数量决定发绀的程度和发生栓塞的危险性。PAVMs 有先天性或获得性，大多数先天性 PAVMs 发生于遗传性出血性毛细血管扩张症（hereditary hemorrhagic telangiectasia，HHT）[62]。

HHT 由转录生长因子 β 通路基因突变所致。已在有 85%～90%临床诊断患者中鉴定出 3 个突变基因。HHT-1 由 ENG 基因突变引起，ENG 编码内皮细胞表面结合蛋白内皮因子。ENG 基因突变位于 9 号染色体长臂 3 区。HHT-2 由活化素受体样激酶 1 基因（ACVRL1 或 ALK1）突变引起，活化素受体样激酶 1 基因也编码内皮细胞结合蛋白，定位于 12 号染色体长臂。SMAD4 基因编码细胞内信号蛋白，在一些患者中发生突变[62]。

PAVMs 也可后天获得。肝硬化患者中发现肺动脉和肺静脉之间异常交通所致的右向左分流[63]，血吸虫病患者中偶尔也有报道[64]。二尖瓣狭窄、创伤、放线菌病[65]和 Fanconi 综合征[66]患者也可出现肺内右向左分流。从事先天性心脏病工作的心血管专家更多见到单心室修复后出现的肺内右向左分流，如 Glenn 手术（上腔静脉—肺静脉连接）[67]或 Fontan 手术（全腔肺动脉连接）[68]。

肺血流分布影响肺血管床血管形成和重构[69-71]。肝肺综合征患者的肺血管床如果接受了有缺陷的肝静脉血流，可能出现 PAVMs，这种 PAVMs 形成的直接机制尚不清楚。一般认为，在回流的肝静脉血中有肝生成的因子，这些因子参与了血管凋亡和肺血管收缩。如果将肝静脉—肺动脉连接绕道，25%～30%个体在 3～5 年内发展出 PAVMs。一旦经典的 Glenn 手术转换为 Fontan 手术，大量肝静脉血流直接入肺，一定时间后，可能出现 PAVMs[72-74]。

### 临床表现和诊断

PAVMs 是不明原因卒中的原因之一，虽然罕见但可治疗。采用造影剂或气泡的超声声学诊断 PAVMs 敏感性高。进行超声声学造影或发泡试验对诊断 PAVM 非常敏感。从周围静脉注射发泡盐水同时行右心房和左心房超声显像，是诊断心内和肺内异常分流快捷而敏感的方法[75-76]。通过心内分流（如卵圆孔未闭或房间隔缺损）的声学造影剂，几乎同时在左心房和右心房出现，而 PAVMs 患者需 3～5 个心动周期的延迟才可能在左心房内看到造影剂。不过，几乎同步的右心房和左心房充盈可能是近端 PAVMs 引起，需与心内分流鉴别。通过 PAVMs 超声造影估测分流量的研究有限，没有在肺血管造影敏感性高[75]。

有于存在大量分流，PAVMs 应当接受治疗。若未治疗，25%～35%患者会出现脑卒中或脑脓肿[77-79]。Rosenblatt 和 White 及耶鲁大学 HHT 中心研究发现，存在直径≥3mm 供血动脉者容易出现脑血管事件[80]。此观察性研究是所有指南制定的基础，也即如果供血动脉直径≥3mm，PAVMs 必须栓塞。需要注意的是，更小的供血动脉者，并非不会出现脑血管事件[81-82]，因此许多中心也栓塞直径 3mm 以下 PAVMs[83]。

### 栓塞治疗

栓塞治疗已成为 PAVMs 标准治疗。1977 年，Porstman 在德国完成首例采用自制不诱钢弹簧圈完成 PAVMs 栓塞治疗[84]。如今弹簧圈、可解脱球囊和封堵器栓塞已成为 PAVMs 标准治疗。与复杂 PAVMs 相比，单一 PAVMs 栓塞技术相对简单，用时较少，但复杂 PAVMs 出现矛盾性栓塞危险性更大[85]。采用弹簧圈栓塞治疗 PAVMs，需先通过血管造影定位，选择性造影供血动脉。导管尖端进入供血血管近端，使弹簧圈位置尽可能靠近 PAVMs 颈部。需调整造影角度，充分分开供血动脉和瘤囊，不适宜的重叠影像可能出现弹簧圈位置不适合，甚至出现弹簧圈脱落。为获得合适角度充分展示病变以便于放置弹簧圈，对亚段分支血管需多个角度造影。放置一个弹簧圈后，重复造影，观察有无残余分流，如需要，置入第2个，甚至更多弹簧圈。由于导管途经右心房、右心室、肺动脉和多个肺血管节段，获得稳定导管位置相当困难，常需多个导丝或导管嵌套前进，尤其是封堵低位PAVMs。采用微导管，送入4F多功能导管或Judkins右冠导管，与指引导管或长鞘管一起前送，可为更小的远端PAVMs提供更好的支撑。放置指引导管或长鞘管在右肺动脉或左肺动脉中部，可减轻心脏跳动对导管的影响，便于微导管更加稳定。

White等发明了两种新技术[85]，避免弹簧圈落入瘤囊或肺静脉。第一种技术是锚定方法。利用小的近端动脉分支输送一小段弹簧圈，然后缓慢堆叠方式释放余下的弹簧圈（图22-18）。

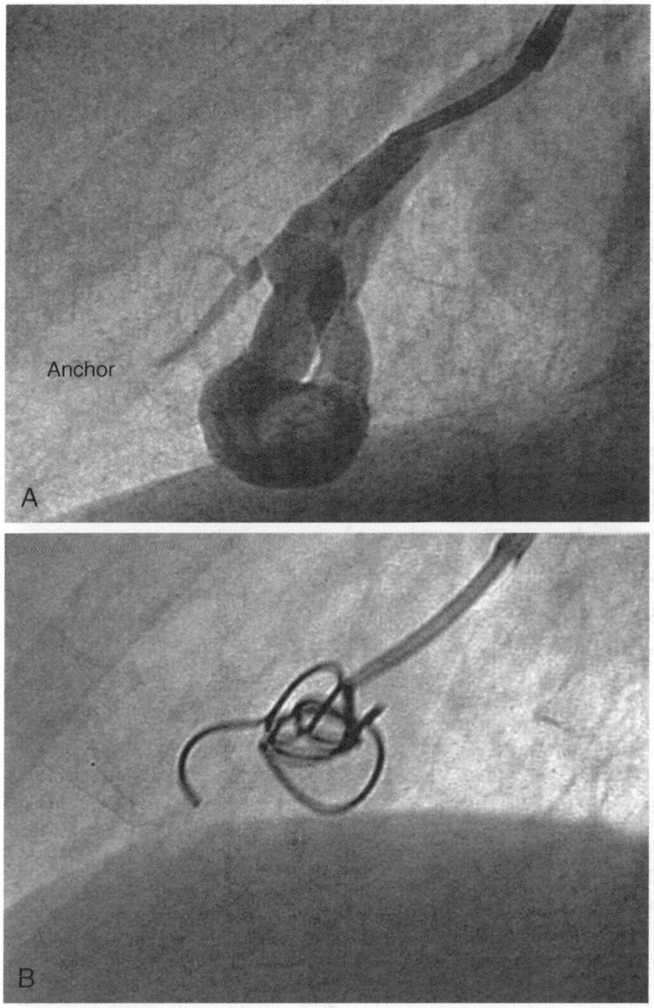


**图22-18 White等描述后锚定技术[85]**

将一小段远端弹簧圈放置入小的侧支内，余下部分放置到主要供血动脉中

第二种技术是支撑方法。利用具有更大支撑力的大直径弹簧圈作为基础，再补充柔软的弹簧圈栓塞（图22-19）。

另一种栓塞治疗方法是采用Amplatzer血管栓，造影定位PAVMs，将导管送至PAVMs颈部，经导

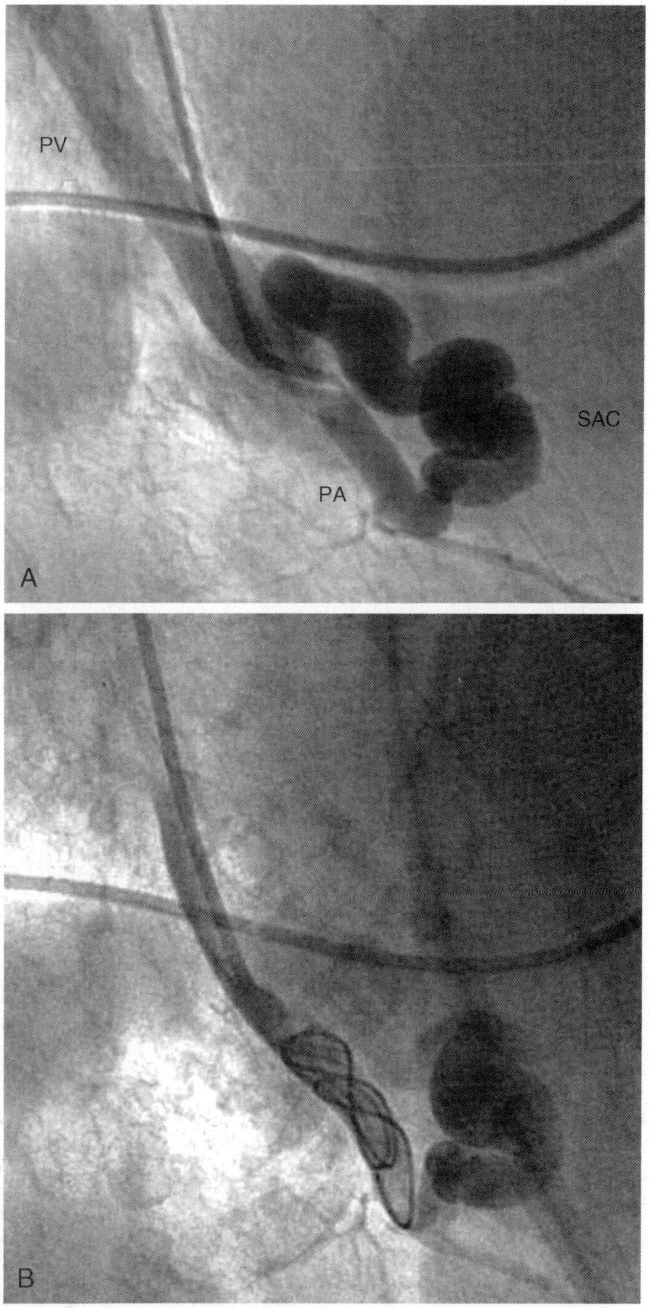


**图22-19 White等描述的支撑技术[85]**

先在供血动脉中放置一条大的超直径弹簧圈作为基础结构，在此基础上放置更多柔软的弹簧圈。**A.** 一个Amplatzer血管栓子放置在大AVM近端；**B.** 在近端继续放置弹簧圈，完全封堵AVM。PA：肺动脉；PV：肺静脉

管送 Amplatzer 血管栓至供血动脉颈部，重复血管造影证实封堵效果。Amplatzer 血管栓的优点是可控性。对于直径＞7～10mm 的供血动脉，联合 Amplatzer 血管栓和弹簧圈封堵效果更好[86]（图 22-20）。Amplatzer 血管栓的缺点是价格昂贵，直径更大，难以放入供血动脉远端。

## 栓塞风险和缺点

PAVMs 栓塞最常见的并发症是弹簧圈脱落栓塞体动脉。典型 PAVMs 瘤囊是宽的、开放性血管，直接与肺静脉相连。因而移位的弹簧圈很容易进入体动脉系统。此外，需注意避免正常的近端肺动脉血流受阻，近端肺动脉血流受阻会引起正常肺组织血供不足，轻则支气管动脉代偿性扩张，重则肺组织变性坏死，且支气管动脉代偿性扩张者易出现咯血症状。

若供血动脉短，将大弹簧圈放置在静脉瘤囊内。不过，这种方法可能损伤活性肺组织。随访研究发现，PAVM 的静脉瘤囊袋封堵，可使正常肺组织填充[87]。因此，大弹簧圈或封堵器在瘤囊内，不仅存在脱落危险，而且可能有害。

White 等广泛查阅了弹簧圈和封堵器栓塞 PAVM 的文献[80,87]。封堵结果很理想，技术成功率超过 95%[87]。不幸的是，许多患者不仅有巨大瘤囊和直径≥3mm 的供血动脉，而且还有更小的微瘤囊或弥散的 PAVM。栓塞不能治疗全部 PAVMs，也不能完全消除栓塞事件。尚无 PAVMs 相关死亡报道，并发症很少见，多能自愈。胸膜炎、胸痛较为常见，多发生封堵后最初 24～48h[80,88]。若正常肺动脉血流受阻，可能出现肺梗死。并发症包括气栓、血栓塞、短暂心绞痛症状、心动过缓和外周感觉异常、失语、卒中和抽搐。约 1.6% 患者出现下肢深静脉血栓形成。不到 2% 患者出现封堵器移位，PAVMs 越大，封堵器移位越常见，在 PAVMs 中封堵器移位发生率约为 4%[80,89]。

## 随访和长期管理

超声声学造影可准确监测封堵效果，即使造影未见残余分流，仍有可能存在微小 PAVM，产生持续分流，这些微小 PAVM 很难通过 CT 或造影发现。封堵后如仍有气泡进入右心房，提示存在微小 PAVM[76,85]，随访至关重要，应每 3～5 年进行高分辨胸部 CT 扫描和经皮血氧检测，运动耐力测试或 6min 步行距离测试[90]。

长期随访研究差异较大。超过 5% 患者出现严重并发症，包括脑脓肿和卒中[77-78,80]，可能与封堵后 PAVM 或新发 PAVM 产生的矛盾性栓塞有关。

总之，封堵治疗 PAVM 是非常成功的，morbidity and 死亡率低。推荐所有有症状 PAVM 患者进行封堵治疗，以减少血栓栓塞事件。封堵过程中应避

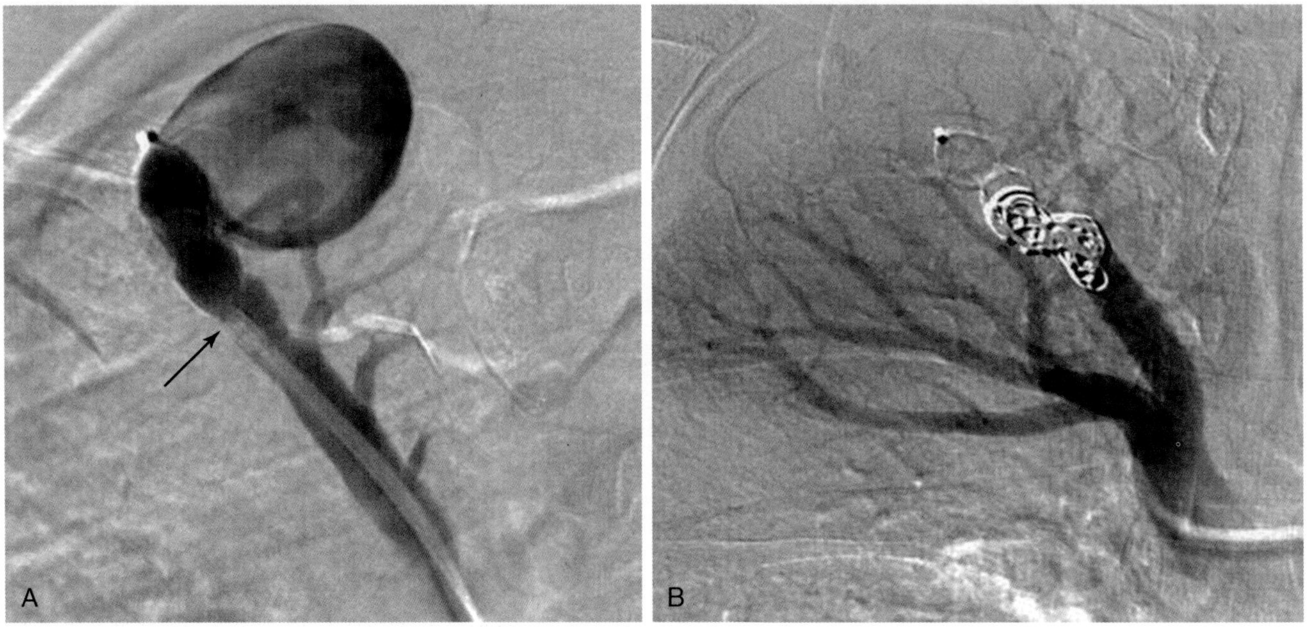


**图 22-20** Amplatzer 血管栓联合弹簧圈确保完全封堵 PAVM

免损伤具有活性肺组织，避免弹簧圈栓塞正常肺组织血管。所有明确诊断的 PAVM 患者均应接受封堵治疗，无论供血动脉大小。近来有报道小的无症状 PAVM 患者出现严重神经系统并发症[77-79,91]。封堵过程应注意保护近端正常肺动脉，避免系统栓塞或肺出血并发症。锚定和支撑技术有助于减少弹簧圈脱落远端细小血管而引起的栓塞。

## 22.4 主肺动脉侧支

主肺动脉侧支（aortopulmonary artery collaterals，APCs）（图 22-21）也被称为体肺动脉侧支，最常见于合并肺血流受阻的先天性心脏病，如法洛四联症、单心室，其他少见的获得性病因，如慢性肺缺氧、低出生体重儿[92]和创伤（如来自于先前存在的胸导管[93]，或来自于采用内乳动脉的冠状动脉旁路移植物）、感染（如肺结核[94]）、肿瘤（Hodgkin 病[95]）。典型的主肺动脉侧支来自于锁骨下动脉、降主动脉与肺动脉之间的微血管分支（存在相对增强的生血管因素，如血管内皮生长因子）[96]，导致左向右分流。APCs 增加先天性心脏病患儿死亡率，但成人患者多无症状。APCs 介入治疗适应证是有限的[9]（表 22-2），经导管关闭侧支血管仅用于有症状 APCs。

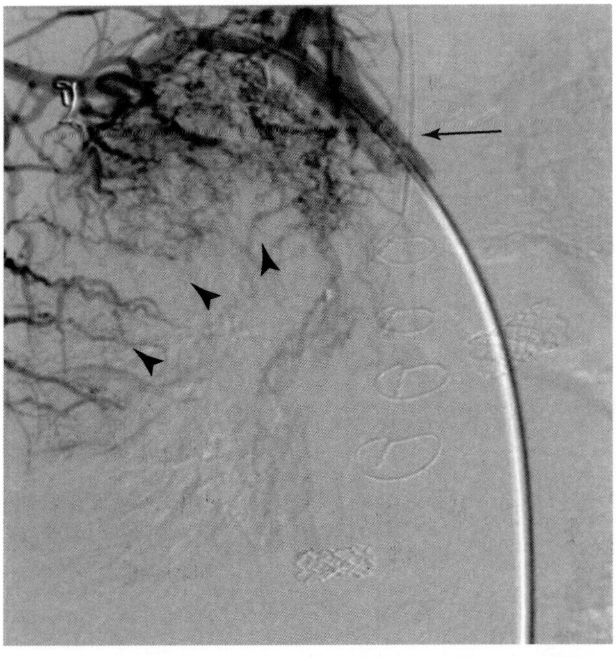

**图 22-21** 一例 Fontan 术后的单心室患者大量的主肺动脉侧支网（箭头）起源于右无名动脉和右锁骨下动脉（带柄箭头）

**表 22-2**

**ACC/AHA 指南推荐的成人先心病合并 APCs 封堵适应证[9]**

| 2008 ACC/AHA 指南[9] | |
|---|---|
| Fontan 手术前 | Ⅰ类适应证：成人单心室患者未手术或分流手术后评估血流动力学决定是否封堵；应行心导管术检查确定是否存在体-肺动脉连接（特别是对于低蛋白血症肠病患者）（证据水平：C）。 |
| 法洛四联症修复术后 | Ⅱb 类适应证：对不能解释的左心室或右心室心功能不全、液体潴留、胸痛或发绀，考虑进行心导管检查，若有 APCs，考虑封堵治疗（证据水平：C）。 |

APCs 封堵最常见适应证是先天性心脏病单心室合并的 APCs。单心室的病理生理学改变是 APCs 所致的左向右分流增加心脏负荷，导致无用的含氧血液重新回到肺。不断增加的容量负荷使肺毛细血管压力增高，引起舒张功能不全，心脏病理性重构，心脏扩大，最终导致心力衰竭。此外，APCs 也可增加肺动脉压力，导致肺动脉流动能量消失，后者等于静脉与体循环动脉流动速度差值的平方[97]。单心室姑息性治疗方法包括被动肺血流，如 Glenn 术式（上腔静脉连接肺动脉）或 Fontan 术式，肺动脉高压会阻碍静脉血回流入肺动脉。总之，APCs 在单心室手术中具有重要临床意义。

Glenn 或 Fontan 术后，APCs 可引起严重症状，与外科术后生血管因子（如 VEGF）增加有关[96]。Fontan 术后胸膜渗出发生率和持续时间与 APCs 密切相关[98]。此外，姑息性 Fontan 术后，增加的正性肌力药物使用时间、延长的辅助呼吸时间、延长的监护室时间和术后住院时间均与 APCs 相关[99]。对 APCs 的治疗仍有争议[100]，单心室患者，有不同的 APCs 治疗策略[101]。

不管这些争议如何，对于正常双心室的成人，很少存在 APCs 或根本不会引起血流动力学影响，不需关闭。冠状动脉—肺动脉瘘将在这一章其他部分述及。

### 诊断和临床表现

双心室循环患者 APCs 很少引起症状，患者可能出现咯血[102-103]，充血性心力衰竭，心内膜炎，血管病变，甚至血管破裂[104]，但这些症状罕见。多数患者因其他疾病就诊时，意外发现 APCs。

单心室修复术后（Glenn 和 Fontan 手术）患者，APCs 很常见，超过 36%[105]。但超过 500 例患者的大型多中心研究发现[101]，Fontan 术前经导管关闭 APCs 者的住院时间与未封堵者相比并无差异，引起对这些血管封堵与否的争议。

尽管存在争议，这些血管事实上能引起肺内左向右分流。如果直径大或数量多，会产生左心室容量超负荷，产生不良后果，如肺动脉压升高、术后胸膜渗出、蛋白丢失性肠病、低心排血量综合征、充血性心力衰竭和左心功能衰竭。因此，许多术者对 APCs 保持警惕，并积极主张介入治疗[106]。

APCs 可在体检时发现，因为杂音相似，有时误诊为动脉导管未闭。大多数需心导管检查确诊，必要时同时进行封堵治疗。非选择性升主动脉造影敏感性低（仅 9%），需要选择性头、颈部血管造影[105]，以明确诊断。有创性血管造影的缺点是不能定量 APCs 血流量，这对决定临床意义很重要。已有的研究中，无效肺血流量变异较大。

在体外转流术过程中，钳夹主动脉后，可测量肺静脉血流分流量，提供预后指导[100,107]。不过，这一方法的有创性使它不适合拟行经导管关闭 APCs 的患者。Inuzuka 及其同事发明了联合有创方法和肺闪烁扫描精确定量分流量的方法[108]。时间对比 MRI 采用肺静脉减去肺动脉血流量[109]或主动脉减去体循环静脉血流量[110]，能无创定量 APCs 分流量，一些作者据此认为 Glenn 术前心导管检查或许不再必要[110]。不管如何处理，量化显像有助于危险分层，并在心导管术前制定操作方案。

## 患者选择

只有当出现容量超负荷、肺动脉压升高或其他特殊症状（如咯血）时，应考虑进行心导管检查。此外，对单心室修复术后患者，股动脉难以用于造影，因为在从出生至成年的单心室治疗过程中，股动脉可能会闭塞，术者必须考虑到这一状况，备选入路（如桡动脉或肱动脉）。

## 操作技术

经导管关闭前，应排除其他合并症，如肺血管疾病、特发性肺动脉高压、静脉与静脉之间侧支、肺静脉低氧血症或 PAVMs。以下操作步骤仅是提示，对每一患者的畸形解剖特点具体操作不同。

1. 造影　进行升主动脉造影，明确 APCs 病变。送入 Judkins 右冠导管至右锁骨下动脉，导入 0.018 英寸导丝，交换切割猪尾导管，进行半选择性造影（图 22-21），最好采用数字减影方法。同样方法进行左锁骨下动脉造影。有报道，34% 的 APCs 起源于内乳动脉，22% 起源于甲状腺动脉，8% 起源于胸部侧位或背部动脉[105]（图 22-22），造影需证实肺部有双重血供，封堵不会引起肺梗死。一些少见侧支起源于降主动脉，如果怀疑，需进行降主动脉造影检查。

2. 同轴系统　一旦确定堵塞的靶血管，可采用同轴导管输送封堵器，常用 Judkins 右冠导管内套微导管（图 22-1 A：Cantata 2.5 或 2.8F），装载 0.014 或 0.018 英寸导丝进入靶血管。

3. 进入侧支　采用同轴套管方法使导丝和微导管尽可能深入侧支，造影证实导管位置。此时，再次血管造影证实微导管所在位置。

4. 栓塞微粒与弹簧圈　根据解剖，微粒可用于堵塞微血管，效果理想（图 22-23 和图 22-24）。使用微粒前，必须完全清楚 APCs 解剖，避免微粒进入肺循环和左心，引起动脉系统栓塞。有不同直径的 EmboGold 微粒（Merit Medical，South Jordan，Utah）。选择的微粒需大于靶血管直径，避免移位。如果术者不熟悉如何使用微粒进行栓塞，推荐在操作过程中邀请放射科介入医生或儿科心脏病介入专家协助操作。

5. 0.018 英寸弹簧圈可通过微导管输送（图 22-25），弹簧圈应盘成团状，以便完全封堵。封堵后侧支可能再通。推荐弹簧圈直径比靶血管直径大 20%～30%。如果指引导管能到达堵塞血管的深度，也可直接用指引导管输送弹簧圈，常规使用 0.035 或 0.038 英寸大弹簧圈。

6. 术后处理　封堵前后考虑给予抗生素。此外，封堵后次日应行胸部 X 线检查证实弹簧圈位置。

一系列封堵器和弹簧圈可用于封堵侧支。封堵器选择依靠 APCs 解剖和起源。Goldstein 和同事报道采用 AZUR Hydrogel 可膨胀弹簧圈系统（Terumo Medical，Somerset，N. J.）成功封堵 APCs[112]。Hijazi 等采用 Amplatzer 血管栓堵塞成功[113]。其他器材和技术也可考虑，本章不再进一步讨论（框 22-3）。

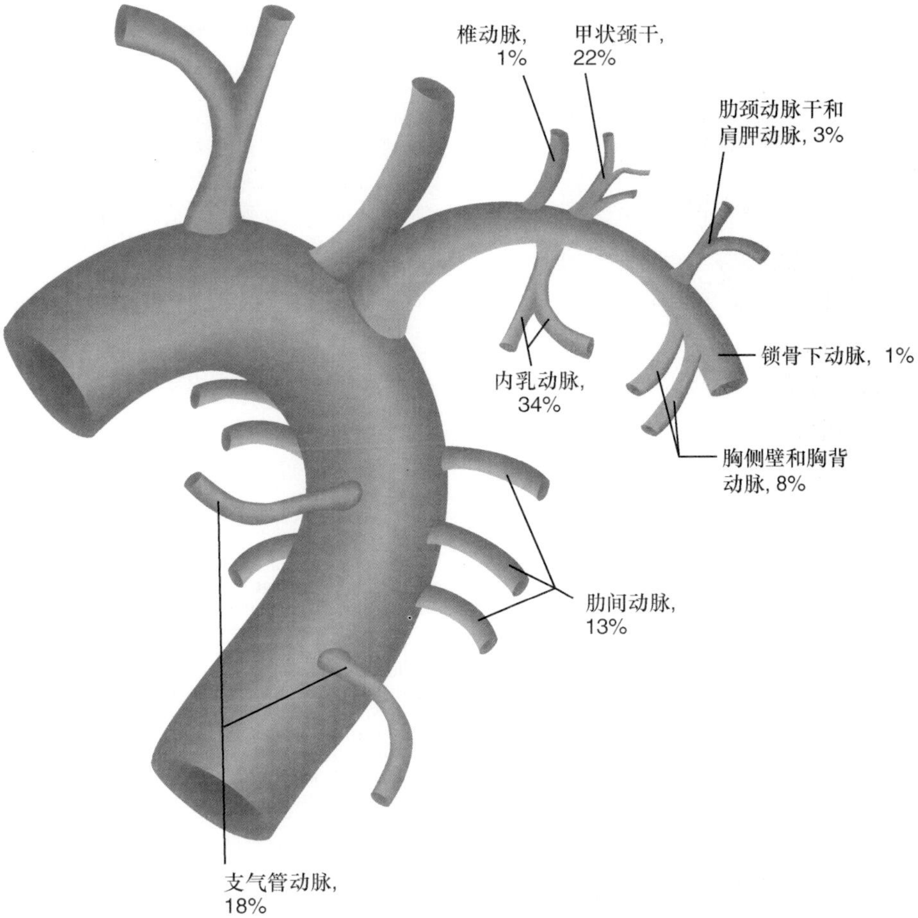


**图 22-22　主肺侧支血管起源位置**

（引自 Triedman JK，Bridges ND，Mayer Jr JE，et al：Prevalence and risk factors for APC vessels after Fontan and bidirectional Glenn procedures，J Am Coll Cardiol 1993；22：207-215.）

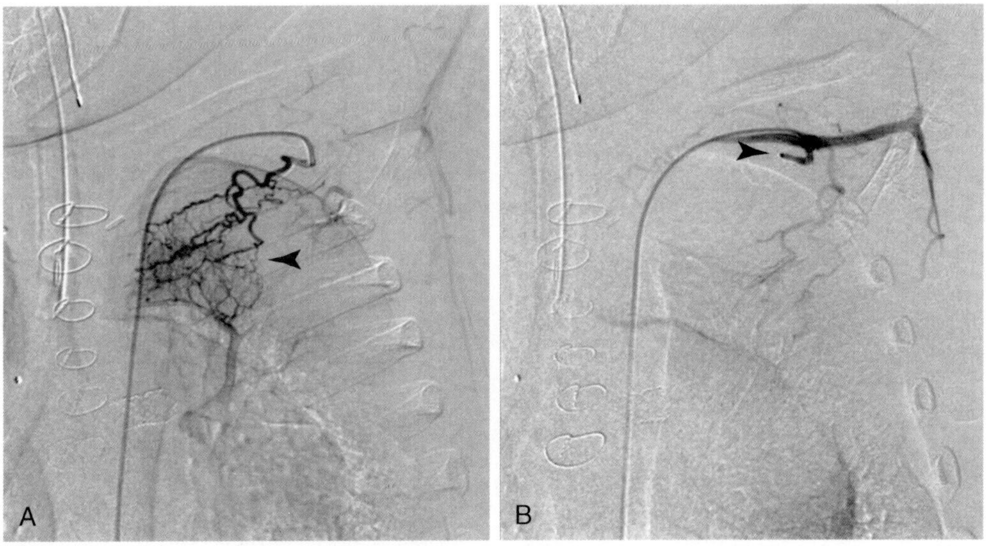


**图 22-23　栓塞微粒封堵胸上部动脉至肺动脉的侧支**

**A.** Judkins 右冠导管插入，进行胸上部动脉造影显示大量肺侧支（箭头）。**B.** 微粒栓塞后血管造影证实封堵效果（箭头）

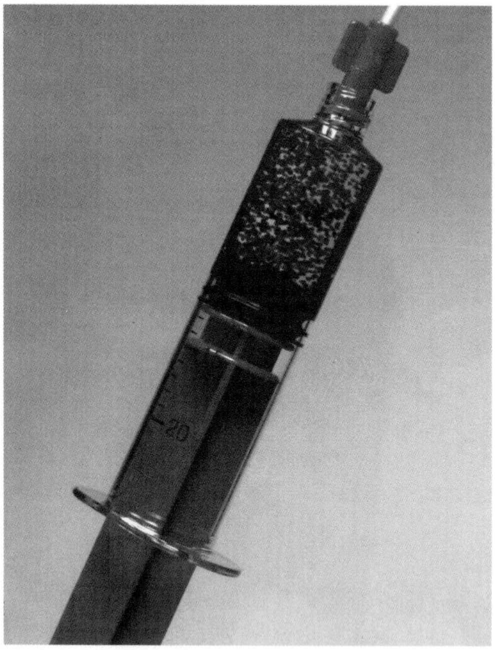

图 22-24　EmboGold 栓塞系统

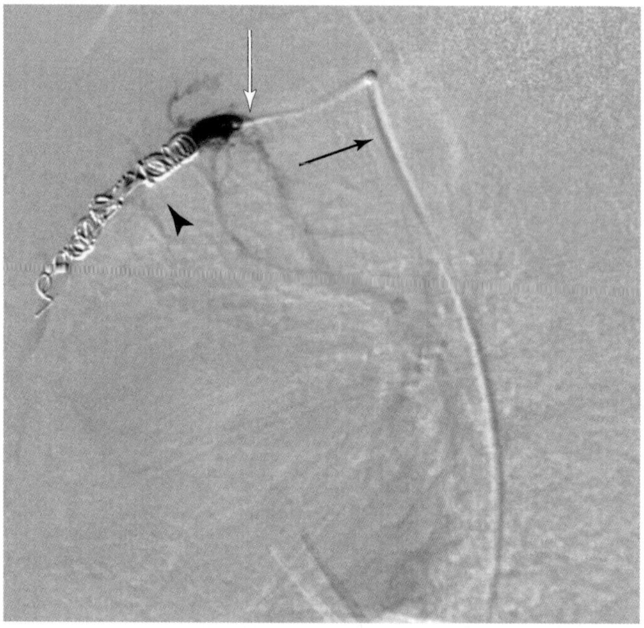

图 22-25　通过 Judkins 右冠导管（黑色带柄箭头）和微导管（白色箭头）同轴系统送入弹簧圈封堵（箭头）内乳动脉侧支

## 并发症

尽管 APCs 封堵并发症报道较少，一些对照研究报告了封堵器或弹簧圈栓塞（下游组织梗死），脑梗死、迟发再通和罕见的由不完全封堵所致的心内膜炎和溶血。将来随无创性定量判断 APCs 分流量，风险和获益比将进一步改善。

**框 22-3**

**CAFs：经验与技巧**

选择性血管造影更有助于诊断主肺动脉侧支
封堵前要证实肺组织双重血液供应
采用可控弹簧圈避免封堵器移位栓塞
倾向选择微粒栓塞，因为弹簧圈栓塞后可发生侧支再通
输送器内径略大于弹簧圈直径，避免弹簧圈在输送器内成团
封堵大侧支时先用高支撑力的大弹簧圈，然后加用小弹簧圈
封堵后给予抗生素预防感染

## 参考文献


1. Moss AJ, Emmanouilides G, Duffie ER: Closure of the ductus arteriosus in the newborn infant, *Pediatrics* 32:25–30, 1963.
2. Hoffman JIE, Kaplan S: The incidence of congenital heart disease, *J Am Coll Cardiol* 39:1890–1900, 2002.
3. Houston AB GJ, Lim MK, Doig WB, et al: Doppler ultrasound and the silent ductus arteriosus, *Br Heart J* 65:97–99, 1991.
4. Heymann MA: Heart disease in infants, children, and adolescents. In Adams FH EG, Riemenschneider TA, editors: *Heart disease in infants, children and adolescents*, 4th ed, Baltimore, 1989, Williams & Wilkins, p 210.
5. Bennhagen RG, Benson LN: Silent and audible persistent ductus arteriosus: an angiographic study, *Pediatr Cardiol* 24:27–30, 2003.
6. Thilen U, Ãstrom-Olsson K: Does the risk of infective endarteritis justify routine patent ductus arteriosus closure? *Eur Heart J* 18:503–506, 1997.
7. Schneider DJ, Moore JW: Patent ductus arteriosus, *Circulation* 114:1873–1882, 2006.
8. Fortescue EB, Lock JE, Galvin T, et al. To close or not to close: the very small patent ductus arteriosus. *Congenit Heart Dis* 5:354–365.
9. Warnes CA, Williams RG, Bashore TM, et al: ACC/AHA 2008 Guidelines for the management of adults with congenital heart disease, *Circulation* 118:e714–e833, 2008.
10. Krichenko A, Benson LN, Burrows P, et al: Angiographic classification of the isolated, persistently patent ductus arteriosus and implications for percutaneous catheter occlusion, *The Am J Cardiol* 63:877–880, 1989.
11. Sommer RJ, Gutierrez A, Lai WW, et al: Use of preformed nitinol snare to improve transcatheter coil delivery in occlusion of patent ductus arteriosus, *Am J Cardiol* 74:836–839, 1994.
12. Hays MD, Hoyer MH, Glasow PF: New forceps delivery technique for coil occlusion of patent ductus arteriosus, *Am J Cardiol* 77:209–211, 1996.
13. Berdjis F, Moore JW: Balloon occlusion delivery technique for closure of patent ductus arteriosus, *Am Heart J* 133:601–604, 1997.
14. Ing MDFF, Recto MDMR, Saidi MDA, et al: A method providing bidirectional control of coil delivery in occlusions of patent ductus arteriosus with shallow ampulla and Pott's shunts, *Am J Cardiol* 79:1561–1563, 1997.
15. Akagi T, Hashino K, Sugimura T, et al: Coil occlusion of patent ductus arteriosus with detachable coils, *Am Heart J* 134:538–543, 1997.
16. Podnar T, Masura J: Percutaneous closure of patent ductus arteriosus using special screwing detachable coils, *Catheter Cardiovasc Diagn* 41:386–391, 1997.
17. Latson LA: Coronary artery fistulas: how to manage them, *Catheter Cardiovasc Interv* 70:110–116, 2007.
18. Mavroudis C, Backer CL, Rocchini AP, et al: Coronary artery fistulas in infants and children: A surgical review and discussion of coil embolization, *Ann Thorac Surg* 63:1235–1242, 1997.
19. Renard C, Chivot C, Jarry G, et al: Communicating bilateral coronary artery to pulmonary artery fistula with aneurysm in asymptomatic patient: successful conservative management with selective coil embolization of the aneurysm, *Int J Cardiol* 150:e107–e109, 2011.
20. Krause W: Ueber den Ursprung einer accessorischen A. Coronaria Cordis aus der A, *Pulmonalis. Zeitschrift fuer Rationelle Medizin* 24:225–227, 1865.
21. Biorck G, Crafoord C: Arteriovenous aneurysm on the pulmonary artery simulating patent ductus arteriosus botalli, *Thorax* 2:65–74, 1947.
22. Reidy JF, Sowton E, Ross DN: Transcatheter occlusion of coronary to bronchial anastomosis by detachable balloon combined with coronary angioplasty at same procedure, *Br Heart J* 49:284–287, 1983.
23. Luo L, Kebede S, Wu S, et al: Coronary artery fistulae, *Am J Med Sci* 332:79–84, 2006.
24. Yamanaka O, Hobbs RE: Coronary artery anomalies in 126,595 patients undergoing coronary arteriography, *Cathet Cardiovasc Diagn* 21:28–40, 1990.

25. Mavroudis C, Backer CL, Muster AJ, et al: Expanding indications for pediatric coronary artery bypass, *J Thorac Cardiovasc Surg* 111:181–189, 1996.
26. Sandhu JS, Uretsky BF, Zerbe TR, et al: Coronary artery fistula in the heart transplant patient: a potential complication of endomyocardial biopsy, *Circulation* 79:350–356, 1989.
27. Pophal SG, Sigfusson G, Booth KL, et al: Complications of endomyocardial biopsy in children, *J Am Coll Cardiol* 34:2105–2110, 1999.
28. Saad RM, Jain A: Coronary artery fistula related to dilatation of totally occluded vessel, *Clin Cardiol* 16:835–836, 1993.
29. Lowe JE, Adams DH, Cummings RG, et al: The natural history and recommended management of patients with traumatic coronary artery fistulas, *Ann Thorac Surg* 36:295–305, 1983.
30. Hancock Friesen C, Howlett JG, Ross DB: Traumatic coronary artery fistula management, *Ann Thorac Surg* 69:1973–1982, 2000.
31. Calder AL, Co EE, Sage MD: Coronary arterial abnormalities in pulmonary atresia with intact ventricular septum, *Am J Cardiol* 59:436–442, 1987.
32. O'Connor WN, Cash JB, Cottrill CM, et al: Ventriculocoronary connections in hypoplastic left hearts: an autopsy microscopic study, *Circulation* 66:1078–1086, 1982.
33. Sauer U, Gittenberger-de Groot AC, Geishauser M, et al: Coronary arteries in the hypoplastic left heart syndrome: histopathologic and histometrical studies and implications for surgery, *Circulation* 80:I168–I176, 1989.
34. Baffa JM, Chen SL, Guttenberg ME, et al: Coronary artery abnormalities and right ventricular histology in hypoplastic left heart syndrome, *J Am Coll Cardiol* 20:350–358, 1992.
35. Preiss M, Habicht J, Bongartz G, et al: Aneurysmal and partially thrombosed orifice of a coronary artery fistula into the right atrium combined with patent foramen ovale, *Thorac Cardiovasc Surg* 49:120–121, 2001.
36. Hobbs RE, Millit HD, Raghavan PV, et al: Coronary artery fistulae: a 10-year review, *Cleve Clin Q* 49:191–197, 1982.
37. Liberthson RR, Sagar K, Berkoben JP, et al: Congenital coronary arteriovenous fistula: report of 13 patients, review of the literature and delineation of management, *Circulation* 59:849–854, 1979.
38. Hiraishi S, Misawa H, Horiguchi Y, et al: Effect of suture closure of coronary artery fistula on aneurysmal coronary artery and myocardial ischemia, *Am J Cardiol* 81:1263–1267, 1998.
39. Krishnamoorthy KM, Rao S: Saccular aneurysm of congenital coronary arteriovenous fistula, *Interact Cardiovasc Thorac Surg* 2:295–297, 2003.
40. Said SA, el Gamal MI: Coronary angiographic morphology of congenital coronary arteriovenous fistulas in adults: report of four new cases and review of angiograms of fifteen reported cases, *Cathet Cardiovasc Diagn* 35:29–35, 1995.
41. Misumi T, Nishikawa K, Yasudo M, et al: Rupture of an aneurysm of a coronary arteriovenous fistula, *Ann Thorac Surg* 71:2026–2027, 2001.
42. Bauer HH, Allmendinger PD, Flaherty J, et al: Congenital coronary arteriovenous fistula: spontaneous rupture and cardiac tamponade, *Ann Thorac Surg* 62:1521–1523, 1996.
43. Said SA, Austermann-Kaper T, Bucx JJ: Congenital coronary arteriovenous fistula associated with atrioventricular valvular regurgitation in an octogenarian, *Int J Cardiol* 38:96–97, 1993.
44. Lowe JE, Oldham HNJ, Sabiston DCJ: Surgical management of congenital coronary artery fistulas, *Ann Surg* 194:373–380, 1981.
45. Urrutia SC, Falaschi G, Ott DA, et al: Surgical management of 56 patients with congenital coronary artery fistulas, *Ann Thorac Surg* 35:300–307, 1983.
46. Cheung DLC, Au W-K, Cheung HHC, et al: Coronary artery fistulas: long-term results of surgical correction, *Ann Thorac Surg* 71:190–195, 2001.
47. Wang NK, Hsieh LY, Shen CT, et al: Coronary arteriovenous fistula in pediatric patients: a 17-year institutional experience, *Taiwan Yi Xue Hui Za Zhi* 101:177–182, 2002.
48. Mesko ZG, Damus PS: Myocardial infarction in a 14-year-old girl, ten years after surgical correction of congenital coronary artery fistula, *Pediatr Cardiol* 19:366–368, 1998.
49. Hamada M, Kubo H, Matsuoka H, et al: Myocardial infarction complicating surgical repair of left coronary-right ventricular fistula in an adult, *Am J Cardiol* 57:372–374, 1986.
50. Armsby LR, Keane JF, Sherwood MC, et al: Management of coronary artery fistulae: patient selection and results of transcatheter closure, *J Am Coll Cardiol* 39:1026–1032, 2002.
51. Gowda ST, Latson LA, Kutty S, et al: Intermediate to long-term outcome following congenital coronary artery fistulae closure with focus on thrombus formation, *Am J Cardiol* 107:302–308, 2011.
52. Qureshi SA, Reidy JF, Alwi MB, et al: Use of interlocking detachable coils in embolization of coronary arteriovenous fistulas, *Am J Cardiol* 78:110–113, 1996.
53. Behera SK, Danon S, Levi DS, et al: Transcatheter closure of coronary artery fistulae using the Amplatzer duct occluder, *Catheter Cardiovasc Interv* 68:242–248, 2006.
54. Ascoop AK, Budts W: Percutaneous closure of a congenital coronary artery fistula complicated by an acute myocardial infarction, *Acta Cardiol* 59:67–69, 2004.
55. Balanescu S, Sangiorgi G, Medda M, et al: Successful concomitant treatment of a coronary-to-pulmonary artery fistula and a left anterior descending artery stenosis using a single covered stent graft: a case report and literature review, *J Interv Cardiol* 15:209–214, 2002.
56. Jama A, Barsoum M, Bjarnason H, et al: Percutaneous closure of congenital coronary artery fistulae: results and angiographic follow-up, JACC 4:814–821, 2011.
57. Bruckheimer E, Harris M, Kornowski R, et al: Transcatheter closure of large congenital coronary-cameral fistulae with Amplatzer devices, *Catheter Cardiovasc Interv* 75:850–854, 2010.
58. Kharouf R, Cao QL, Hijazi ZM: Transcatheter closure of coronary artery fistula complicated by myocardial infarction, *J Invasive Cardiol* 19:E146–E149, 2007.
59. Latson L: Coronary fistulae: proficient plugging proliferates, but don't forget the follow-up, *Catheter Cardiovasc Interv* 75:855–856, 2010.
60. Valente AM, Lock JE, Gauvreau K, et al: Predictors of long-term adverse outcomes in patients with congenital coronary artery fistulae, *Circ Cardiovasc Interv* 3:134–139, 2010.
61. Churton T: Multiple aneurysms of the pulmonary artery, *Br Med J* 1:1223–1225, 1897.
62. Faughnan ME, Palda VA, Garcia-Tsao G, et al: International guidelines for the diagnosis and management of hereditary haemorrhagic telangiectasia, *J Med Genet* 48:73–87, 2011.
63. Hoffbauer FW, Rydell R: Multiple pulmonary arteriovenous fistulas in juvenile cirrhosis, *Am J Med* 21:450–460, 1956.
64. De Faria JL, Czapski J, Leite MO, et al: Cyanosis in Manson's schistosomiasis: role of pulmonary schistosomatic arteriovenous fistulas, *Am Heart J* 54:196–204, 1957.
65. Prager RL, Laws KH, Bender HW Jr: Arteriovenous fistula of the lung, *Ann Thorac Surg* 36:231–239, 1983.
66. Taxman RM, Halloran MJ, Parker BM: Multiple pulmonary arteriovenous malformations in association with Fanconi's syndrome, *Chest* 64:118–120, 1973.
67. Glenn WW: Circulatory bypass of the right side of the heart. IV. Shunt between superior vena cava and distal right pulmonary artery: report of clinical application, N *Engl J Med* 259:117–120, 1958.
68. Fontan F, Baudet E: Surgical repair of tricuspid atresia, *Thorax* 26:240–248, 1971.
69. Samanek M, Oppelt A, Kasalicky J, et al: Distribution of pulmonary blood flow after cavopulmonary anastomosis (Glenn operation), *Br Heart J* 31:511–516, 1969.
70. McFaul RC, Tajik AJ, Mair DD, et al: Development of pulmonary arteriovenous shunt after superior vena cava-right pulmonary artery (Glenn) anastomosis: report of four cases, *Circulation* 55:212–216, 1977.
71. Glenn WW: Superior vena cava–pulmonary artery anastomosis, *Ann Thorac Surg* 37:9–11, 1984.
72. Cloutier A, Ash JM, Smallhorn JF, et al: Abnormal distribution of pulmonary blood flow after the Glenn shunt or Fontan procedure: risk of development of arteriovenous fistulae, *Circulation* 72:471–479, 1985.
73. Srivastava D, Preminger T, Lock JE, et al: Hepatic venous blood and the development of pulmonary arteriovenous malformations in congenital heart disease, *Circulation* 92:1217–1222, 1995.
74. Gomes AS, Benson L, George B, et al: Management of pulmonary arteriovenous fistulas after superior vena cava-right pulmonary artery (Glenn) anastomosis, *J Thorac Cardiovasc Surg* 87:636–639, 1984.
75. Seward JB, Tajik AJ, Spangler JG, et al: Echocardiographic contrast studies: initial experience, *Mayo Clin Proc* 50:163–192, 1975.
76. Barzilai B, Waggoner AD, Spessert C, et al: Two-dimensional contrast echocardiography in the detection and follow-up of congenital pulmonary arteriovenous malformations, *Am J Cardiol* 68:1507–1510, 1991.
77. Thompson RL, Cattaneo SM, Barnes J: Recurrent brain abscess: manifestation of pulmonary arteriovenous fistula and hereditary hemorrhagic telangiectasia, *Chest* 72:654–655, 1977.
78. Roman G, Fisher M, Perl DP, et al: Neurological manifestations of hereditary hemorrhagic telangiectasia (Rendu-Osler-Weber disease): report of 2 cases and review of the literature, *Ann Neurol* 4:130–144, 1978.
79. Suresh CG, Coupe MO, Jegarajah S: Recurrent cerebral abscesses 20 years before recognition of multiple pulmonary arteriovenous malformations, *Br J Clin Pract* 49:105–106, 1995.
80. White RI Jr, Lynch-Nyhan A, Terry P, et al: Pulmonary arteriovenous malformations: techniques and long-term outcome of embolotherapy, *Radiology* 169:663–669, 1988.
81. Todo K, Moriwaki H, Higashi M, et al: A small pulmonary arteriovenous malformation as a cause of recurrent brain embolism, AJNR *Am J Neuroradiol* 25:428–430, 2004.
82. Shovlin CL, Jackson JE, Bamford KB, et al: Primary determinants of ischaemic stroke/brain abscess risks are independent of severity of pulmonary arteriovenous malformations in hereditary haemorrhagic telangiectasia, *Thorax* 63:259–266, 2008.
83. Trerotola SO, Pyeritz RE, Bernhardt BA: Outpatient single-session pulmonary arteriovenous malformation embolization, *J Vasc Interv Radiol* 20:1287–1291, 2009.
84. Porstmann W: Therapeutic embolization of arteriovenous pulmonary fistula by catheter technique, *Curr Concepts Pediatr Radiol*23–31, 1977.
85. White RI Jr: Pulmonary arteriovenous malformations and hereditary hemorrhagic telangiectasia: embolotherapy using balloons and coils, *Arch Intern Med* 156:2627–2628, 1996.
86. Trerotola SO, Pyeritz RE: Does use of coils in addition to Amplatzer vascular plugs prevent recanalization? AJR *Am J Roentgenol* 195:766–771, 2010.
87. White RI Jr, Pollak JS, Wirth JA: Pulmonary arteriovenous malformations: diagnosis and transcatheter embolotherapy, *J Vasc Interv Radiol* 7:787–804, 1996.

88. Lee DW, White RI Jr, Egglin TK, et al: Embolotherapy of large pulmonary arteriovenous malformations: long-term results, *Ann Thorac Surg* 64:930–939, 1997. discussion 9–40.
89. White RI Jr, Mitchell SE, Barth KH, et al: Angioarchitecture of pulmonary arteriovenous malformations: an important consideration before embolotherapy, AJR *Am J Roentgenol* 140:681–686, 1983.
90. Murphy J, Pierucci P, Chyun D, et al: Results of exercise stress testing in patients with diffuse pulmonary arteriovenous malformations, *Pediatr Cardiol* 30:978–984, 2009.
91. Dines DE, Arms RA, Bernatz PE, et al: Pulmonary arteriovenous fistulas, *Mayo Clin Proc* 49:460–465, 1974.
92. Acherman RJ, Siassi B, Pratti-Madrid G, et al: Systemic-to-pulmonary collaterals in very low birth weight infants: color Doppler detection of systemic to pulmonary connections during neonatal and early infancy period, *Pediatrics* 105:528–532, 2000.
93. Edmiston WA, Walters JR, Finck EJ, et al: Angiographic demonstration of an acquired internal mammary-to-pulmonary artery fistula, *Angiology* 28:712–719, 1977.
94. Denlinger CE, Egan TM, Jones DR: Acquired systemic-to-pulmonary arteriovenous malformation secondary to mycobacterium tuberculosis empyema, *AnnThorac Surg* 74:1229–1231, 2002.
95. Dunn RP, Wexler L: Systemic-to-pulmonary fistula in intrapulmonary Hodgkin's disease, *Chest* 66:590–594, 1974.
96. Mori Y, Shoji M, Nakanishi T, et al: Elevated vascular endothelial growth factor levels are associated with aortopulmonary collateral vessels in patients before and after the Fontan procedure, *Am Heart J* 153:987–994, 2007.
97. Ascuitto RJ, Ross-Ascuitto NT: Systematic-to-pulmonary collaterals: a source of flow energy loss in Fontan physiology, *Pediatr Cardiol* 25:472–481, 2004.
98. Spicer RL, Uzark KC, Moore JW, et al: Aortopulmonary collateral vessels and prolonged pleural effusions after modified Fontan procedures, *Am Heart J* 131:1164–1168, 1996.
99. Kanter KR, Vincent RN, Raviele AA: Importance of acquired systemic-to-pulmonary collaterals in the Fontan operation, *Ann Thorac Surg* 68:969–974, 1999.
100. Bradley SM, McCall MM, Sistino JJ, et al: Aortopulmonary collateral flow in the Fontan patient: does it matter? *Ann Thorac Surg* 72:408–415, 2001.
101. Banka P, Sleeper LA, Atz AM, et al: Practice variability and outcomes of coil embolization of aortopulmonary collaterals before Fontan completion: a report from the Pediatric Heart Network Fontan Cross-Sectional Study, *Am Heart J* 162:125–130, 2011.
102. Suda K, Matsumura M, Sano A, et al: Hemoptysis From collateral arteries 12 years after a Fontan-type operation, *Ann Thorac Surg* 79:e7–e8, 2005.
103. Pate GE, Carere RG: Percutaneous occlusion of a pulmonary aneurysm causing hemoptysis in a patient with pulmonary atresia and aortopulmonary collaterals, *Catheter Cardiovasc Interv* 65:310–312, 2005.
104. Shumacker HB Jr: Aneurysm development and degenerative changes in dilated artery proximal to arteriovenous fistula, *Surg Gynecol Obstet* 130:636–640, 1970.
105. Triedman JK, Bridges ND, Mayer JE Jr, et al: Prevalence and risk factors for aortopulmonary collateral vessels after Fontan and bidirectional Glenn procedures, *J Am Coll Cardiol* 22:207–215, 1993.
106. Stern HJ: The argument for aggressive coiling of aortopulmonary collaterals in single ventricle patients, *Catheter Cardiovasc Interv* 74:897–900, 2009.
107. Ichikawa H, Yagihara T, Kishimoto H, et al: Extent of aortopulmonary collateral blood flow as a risk factor for Fontan operations, *Ann Thorac Surg* 59:433–437, 1995.
108. Inuzuka R, Aotsuka H, Nakajima H, et al: Quantification of collateral aortopulmonary flow in patients subsequent to construction of bidirectional cavopulmonary shunts, *Cardiol Young* 18:485–493, 2008.
109. Grosse-Wortmann L, Al-Otay A, Yoo S-J: Aortopulmonary collaterals after bidirectional cavopulmonary connection or Fontan completion: clinical perspective, *Circ Cardiovasc Imaging* 2:219–225, 2009.
110. Whitehead KK, Gillespie MJ, Harris MA, et al: Noninvasive quantification of systemic-to-pulmonary collateral flow: clinical perspective, *Circ Cardiovasc Imaging* 2:405–411, 2009.
111. Brown DW, Gauvreau K, Powell AJ, et al: Cardiac magnetic resonance versus routine cardiac catheterization before bidirectional Glenn anastomosis in infants with functional single ventricle, *Circulation* 116:2718–2725, 2007.
112. Goldstein BH, Aiyagari R, Bocks ML, et al: Hydrogel expandable coils for vascular occlusion in congenital cardiovascular disease: a single center experience, *Congenit Heart Dis*, 7:212–218, 2011.
113. Hijazi ZM: New device for percutaneous closure of aortopulmonary collaterals, *Catheter Cardiovasc Interv* 63:482–485, 2004.

# 第二十三章

# 经皮解除血管阻塞：多种技术

# Chapter 23 Percutaneous Relief of Vascular Obstruction：Potpourri

DHAVAL PAREKH • FRANK ING 著

肖家旺 译 王琦光 朱鲜阳 审校

## 23.1 要点

1. 成人先天性心脏病（congenital heart disease，CHD）患者的心血管阻塞性病变通常包括肺动脉分支狭窄，术后补片、自体移植物及管道狭窄。

2. 对成人CHD患者各种类型的阻塞性病变植入支架，需要熟练地掌握多种型号支架和球囊的特性。

3. 实施血管内支架植入术应该适应于患者的成长。

4. 血管成形术与体肺循环血管支架植入术的基本技巧以及精确的测量，对成年CHD治疗至关重要。

由Dotter和Judkins[1]首次提出采用解除周围动脉粥样硬化所致血管狭窄的方法，现已常规应用于治疗CHD及术后各种心血管阻塞性病变。由于导管、导丝、支架以及介入治疗技术的进步，使其得以缓解从新生儿到老年人的血管阻塞问题。儿科介入医师能够解决大多数类似病变，由于CHD患者可存活到成年并进入成人诊所和医院，成人介入心脏病学专家也必须要熟悉这些病变的诊断和治疗。

本章介绍CHD患者（儿童和成年）常见心血管阻塞性疾病的诊断及介入治疗方法，并着重描述所用球囊和支架以及具体操作方法与潜在的并发症。

用于治疗CHD阻塞性病变的主要介入方法为：标准压力球囊、切割球囊及高压球囊。如果血管成形术无法成功实施，并且解剖条件允许的话，可选择支架植入术。

## 23.2 基本概念

### 球囊血管成形术

CHD瓣膜和血管成形术的注册研究（Valvuloplasty and Angioplasty of Congenital Heart Disease Registry，VACA）[2]促进了球囊血管成形术的手术步骤不断完善、操作技术不断发展和提高。虽然不同的球囊制造商应用的材料、型号及长度的不同，但所生产的球囊用于特殊病变时均具有特定的优点和缺点。对于现代化的介入导管室来讲，运用并掌握各种球囊非常必要。理想的球囊是体积小，收缩后球囊紧贴管壁[3]，可以在最大压力状态下扩张至预定直径，而不会过度扩张，回缩后迅速恢复至原始状态便于撤出血管。血管成形术是通过撕裂血管内膜，扩张至血管壁中层而达到治疗效果[4]，此时所用的高压球囊，通常由较厚材料制成，并且体积较大。

通过注射造影剂应用双平面成像分析病变血管，能够精确地测量病变血管及其重要的分支血管长度和直径，有时需要多种角度成像才能更好地显示狭窄病变，尤其是与其相邻重叠的重要组织结构（图23-1）。应避免使用French型号的导管直接作为测量标准，这种导管测量技术多用于测量冠状动脉的直径，而测量CHD患者大血管的直径是不准确的。据参考文献报道，10%测量误差可能会导致几毫米的误差。选择合适的图像测量也非常重要。一般来说，应该选择目标血管造影剂充盈最清晰时测量，更重要的是选择血管具有最大直径时的图像。因为，有些血管搏动会影响测量准确性，心动周期（图23-2）的收缩期和舒张期，血管的最大和最小直径均存在显著地差异，体循环动脉尤其如此，如主动脉。在介入治疗前的动态血管造影和三维（3D）成像技术，能帮助你更好地掌握血管解剖情况。

测量后，选用端孔导管跨过病变处，尽可能放置于病变远端。肺动脉分支狭窄的成年患者，右心房和右心室增大，心导管通过右心系统时较为困难，需要各种技术以避免导管和导丝在心房或心室内打

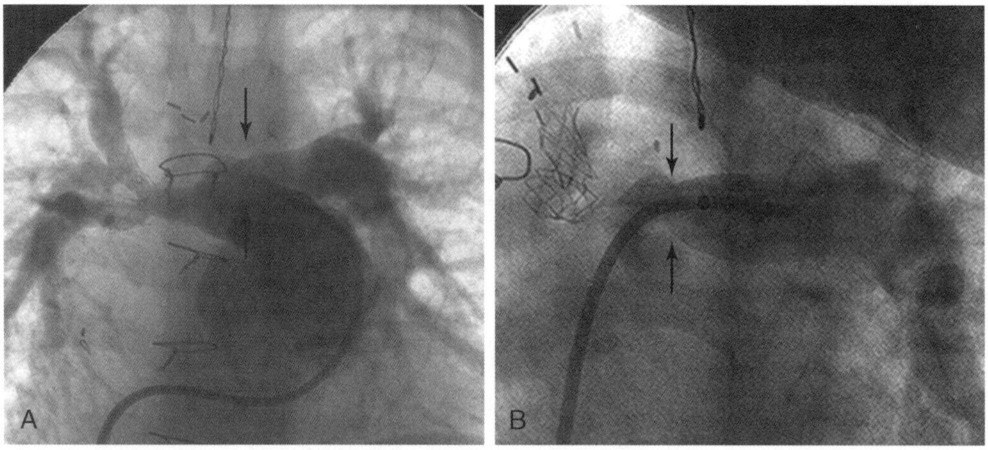


**图23-1** **A.** 前后位显示双侧肺动脉狭窄；左肺动脉（LPA）狭窄（箭头标识）由于与扩张的主肺动脉重叠而显示不清；**B.** 左前斜30°加头30°，清楚显示左肺动脉开口处狭窄（箭头标识）

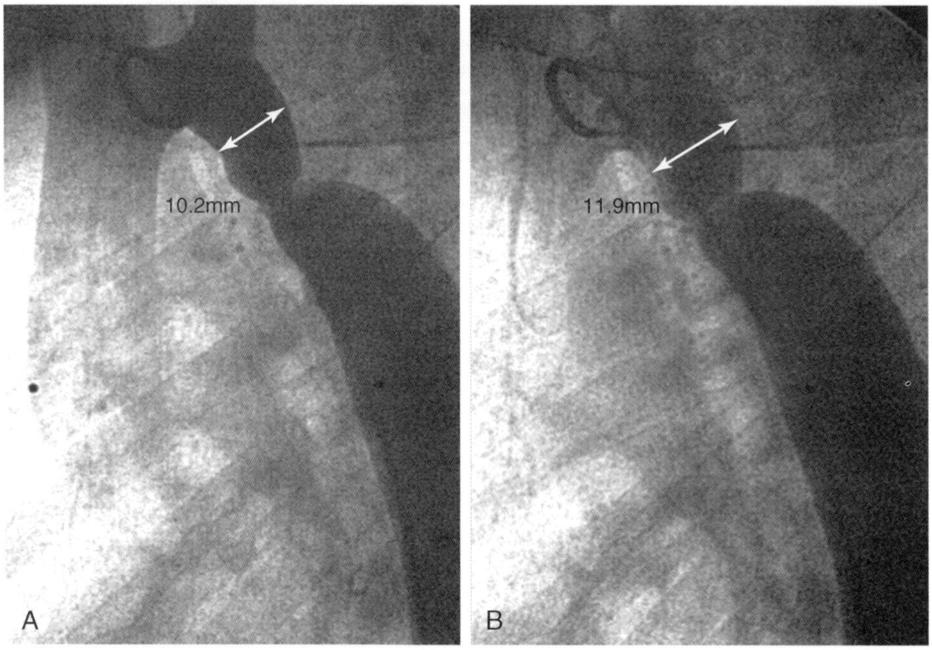


**图23-2** 选择合适的图像能准确测量搏动血管的直径。**A.** 主动脉缩窄：选择造影剂最清晰的图像，测量其直径为10.2mm（双箭头处）；**B.** 相同的图像，但造影剂较少，测量直径为11.9mm，较前相差20%

折。行之有效的方法，是将导引导丝坚硬的末端塑成“左肺动脉”或“右肺动脉”弯曲形状，以指引导管到位。导管到达指定部位后，使用能通过球囊导管内腔的最大直径加硬钢丝，有助于支撑和维持球囊所在位置进行扩张。常用的导丝是 Amplatz 加硬“短头”导丝（Boston Scientific，Natick，Mass.），这种导丝前端仅有 2cm 长的软头，可使硬导丝最大限度地通过右心室流出道到达较远的位置。选择一定长度及直径的球囊不会损伤较小内径的血管，装有稀释比例为 1∶3～1∶5 造影剂/生理盐水的大注射器，连接三通接头和压力监测装置，用负压抽吸除去球囊内所有空气，而不会改变球囊出厂时紧压程度。球囊越大，扩张时所用的造影剂浓度越低，球囊充盈和回缩就更快。

球囊准备就绪后，通过加硬导丝导引至靶血管病变处。在对侧的股静脉置入另一鞘管，可以使导管通过该鞘管到达指定位置行心血管造影准确定位。注意，球囊导管及加硬导丝的联合应用能改变原有的血管形态位置，而定位错误将导致重复扩张，支架植入错误的位置可能会有灾难性的后果。当到达预定位置后，使用带有压力测量仪的注射泵使球囊膨胀，直到球囊腰部充盈或达到最大膨胀压力。有些重要血管扩张时，心排血量完全消失，要快速扩张及回缩球囊。存在钙化时应当小心，避免发生血管夹层。一般情况下，血管成形的目标直径应该等同于相邻的正常血管直径，或不超过最小血管直径的 3～4 倍，总之尽量小一些。

## 支架植入术

随着血管内支架应用于人体外周及肺动脉分支，血管内支架植入技术已有很大发展[5-6]。支架植入术适合于血管成形术后仍存在血管弹性回缩或外力挤压而导致的再狭窄。早期一般使用 Palmaz 支架（Johnson and Johnson，Bridgewater，N. J.），目前可有各种材料、不同拉伸强度、蜂巢样设计、自膨胀或球囊扩张，以及不同直径和长度的支架。冠脉疾病的病变血管直径大都相似，CHD 血管梗阻的位置和大小极不相同，并且从婴儿到成年均可发病。因此，对于婴幼儿需要谨慎地植入可不断扩张的支架，达到扩张所植入支架的血管至正常成人血管的直径。

对于那些血管极度狭窄的成年患者，也有必要植入可连续扩张的支架，尤其是已钙化的狭窄血管或者是体循环血管狭窄。

如同储备各种球囊一样，功能齐全的导管室应储备各种类型支架以应用于不同的病变。一般来说，CHD 支架基于最大直径可分成四大类：①“小”支架为可扩张至 4mm 或 5mm 的冠状动脉支架，对于动脉导管依赖性病变，需用支架保持动脉导管开放以维持体循环及肺循环血流量。②“中”型支架可扩张至 12mm，用于小的肺叶和肺段动脉，或用于维持 Fontan 窗孔开放。③“大”支架直径可扩展为 18mm，在肺动脉分支近段和较大肺动脉分支血管中使用。④“超大”支架可扩展到 24mm，用于主动脉缩窄或右心室流出道。尽管大多数中小型支架可预先安装，而最大型和特大型支架都是手工安装和采用球囊扩张。各种支架应用的具体商业特点超出本章的范围。

## 基本支架植入技术

准确测量需植入支架的病变血管后，用端孔导管穿过狭窄处至血管远侧。最常使用 0.035 英寸 Amplatz 加硬“短头”交换导丝，其顶端为 2cm 软头，使导丝更好地穿过狭窄处，便于较硬的输送长鞘到达病变处和随后支架与球囊的传送，尤其在肺动脉支架植入时需跨过扩张的右心室腔。需要注意的是，避免导丝头端在远端小分支血管造成穿孔。选择球囊与支架要相互匹配，防止扩张时支架边缘引起血管破裂，新近研发出边缘圆钝的支架，可减少这种并发症。植入支架之前预扩张可测试血管的伸展性，确保扩张过程中球囊不滑动，但预扩张可降低维持支架于固定位置的径向力，其仅为一附加步骤，并非所有手术都需要预扩张。所选择的输送鞘管内腔应大，足以容纳球囊和支架（通常输送鞘管比所需球囊大 1F～2F)，并具有足够的长度能跨越病变。一些学者不主张用长鞘输送所安装的支架，认为此方法有风险，因为当球囊从支架抽出时，无输送鞘管时，可防止支架向后滑动。准确地选择合适的支架和球囊大小能解决目前存在的狭窄问题，但不可能因此而限制血管将来需要扩张至正常成人血管的直径。支架可用全棉脐带线，手工缠绕至球囊上（图 23-3)。一些介入手术者将少量的造影剂添加在支架/球囊装置上，以提高“黏性”，并尽量减少输送长鞘推进时支架移位的概率。预先进行造影来确定路径，固定加硬导丝，植入输送长鞘管，将

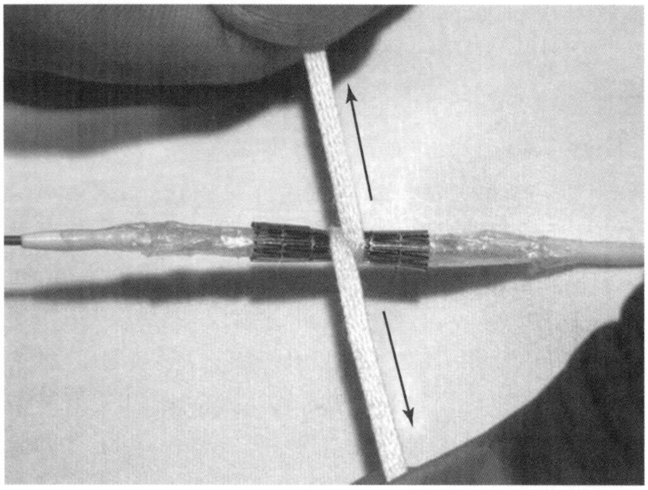

**图 23-3** 支架安装在球囊上，在支架处用全棉胶带线缠绕一圈，两头向相反方向牵拉（箭头）。施加此种环向压力可以固定支架，并且缩小支架/球囊的直径，便于传送

球囊和支架通过长鞘置入指定位置。

球囊和支架定位于病变处，将置放于病变远侧的输送鞘管缓慢撤出，释放球囊/支架。通过另一导管行血管造影来精确定位，并调整位置确保支架准确置入病变处。初始需置入大于 15mm 的球囊，理想的是 BIB 球囊（NuMED，Hopkinton，N. Y）。该球囊具有内外两个球囊，内球囊直径为外球囊直径的一半，长度短几毫米，首先扩张内球囊，然后再扩张外球囊。内球囊扩张时，可反复调整球囊和支架，（甚至在外球囊扩张前就）达到最理想的指定位置，然后再适度地扩张外球囊和支架，尽最大限度地缩小与影像的误差。

## 23.3 肺动脉分支狭窄的血管成形术及支架植入术

目前肺动脉分支狭窄的介入治疗能在导管室常规进行。狭窄常发生在多个部位，包括经典分流手术（Blalock-Taussig、Waterston and Potts）、肺动脉主干、管道或外科修复术后局限或长段狭窄，发生结构形态改变，如折叠、扭曲或受外部相邻组织的压迫而致弯曲。病变可为多处狭窄或散发的先天性发育不全（如 Williams 或 Alagille 综合征）。通常，解除梗阻的适应证为右心室压力超过体循环压的 1/2～2/3、未受影响的血管床呈高压状态，受影响的血管床血流明显减少或出现临床症状[7]。最近美国心脏协会（AHA）血管成形术指南提出：

Ⅰ类：肺血管成形术适应证：周围肺动脉分支明显狭窄（“明显”狭窄的定义见文中）或年龄小不适合行支架植入术的患者（证据水平：B）。

Ⅱa 类：肺血管成形术可用于治疗显著的远端肺动脉狭窄（肺动脉血管成形术和支架植入术中有介绍）或用于治疗较粗、近端、不适合于支架植入的肺动脉分支的狭窄（证据水平：B）。

Ⅱb 类：肺血管成形术可用于治疗显著的主要肺动脉狭窄，狭窄易导致近端肺动脉段或右心室压力大于体循环压力的 2/3（无肺动脉瓣狭窄时）。通常属于肺动脉瓣上狭窄，单纯球囊扩张术对于处理这种狭窄并非特别适合（证据水平：C）。

支架植入术的 AHA 指南如下：

Ⅰ类：血管内支架植入术用于治疗显著的近端及远端肺动脉分支狭窄，且需满足该血管或患者能够足以容纳支架扩张至成人血管直径的水平（证据水平：B）。

Ⅱa 类：①对于危重术后心脏病患者，无论其血管直径多大，如果明显的肺动脉分支狭窄已造成了一定的血流动力学紊乱，尤其在球囊扩张术不成功的情况下，可选择支架植入术（证据水平：B）。②血管内支架植入术可用于治疗导致右心室压力明显升高的肺动脉段狭窄，前提是该支架绝对不会损伤肺动脉瓣及肺动脉分叉部（证据水平：B）。

Ⅱb 类：可考虑将小的肺动脉支架植入在外科术后严重的肺动脉分支狭窄的儿童体内，虽然这些支架不具备会扩张至成人血管大小的特点，但可作为儿童期肺动脉狭窄的姑息性治疗，支架将来可能需要外科手术将其扩大或移除（如管道更换，Fontan 手术）（证据水平：C）。

球囊扩张仍是小婴儿的首选治疗方法，因为很难将足够大的可将其扩张至成人血管的支架植入婴儿体内，尤其是那些择期外科手术的患者，对无法解除狭窄的病变可采用高压球囊，甚至使用特制的切割球囊扩张。大多数肺动脉分支狭窄植入支架，能达到完全缓解效果而不会反弹（图 23-4）。单支血管支架植入术在题为“支架植入的基本操作技术”章节有所介绍。

肺动脉球囊扩张和支架植入术，需过道右心室，路线迂回，是最具挑战性的介入手术。鉴于手术的复杂性和高风险性，患者最好选择全身麻醉。通常植入两个静脉鞘：一个用于球囊扩张或支架植入，

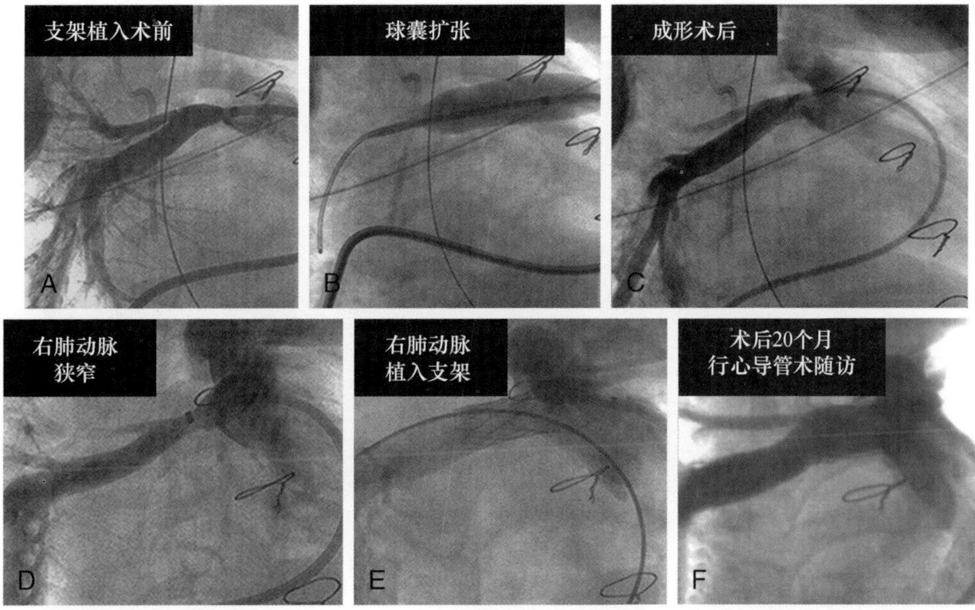


**图 23-4** **A.** 重度右肺动脉（RPA）近端狭窄；**B.** RPA 狭窄血管成形术；**C.** 血管造影显示血管成形术后狭窄减轻；**D.** 介入术后 4 个月随访，血管造影显示 RPA 开口处再狭窄；**E.** RPA 支架植入术后造影；**F.** 术后 20 个月随访，造影示支架内血流通畅

另一个用于血管造影以保证支架的定位以及作为中心静脉给药途径。通过造影导管来定位病变位置，选择双平面成像的最佳角度，如右肺动脉（RPA）选择右前斜位（RAO）/加头位（CR），左肺动脉（LPA）选择左前斜（LAO）/加头位（CR）或足位（CAU）。如果仅需球囊扩张，选择的球囊直径是狭窄处直径的 3～4 倍或不超过邻近正常血管的 120%。沿着血管造影的路径输送扩张球囊跨过狭窄处，可通过固定导丝来推进球囊，使操作准确无误，轻微向前推送导丝使球囊回撤。扩张球囊至最大压力或直到凹部消失。如果血流动力学稳定，将扩张球囊保持达 15 至 30 秒。观察球囊收缩后狭窄处是否反弹非常重要。术者一般会保存扩张时的造影图像，便于将来随访时进行对比。需对扩张术后随访的血管造影资料进行仔细研究，观察是否存在残余狭窄，更重要的是观察是否存在动脉瘤或撕裂。

一些非常紧的病变，可能需要特殊的切割球囊来充分缓解凹部的压力。但是切割球囊的最大直径被限制为 8mm，以避免刀片脱离球囊。血管成形术时需仔细测量球囊凹部残余狭窄的直径，选择的切割球囊应不超过球囊凹部残余狭窄处 1～2mm。使用切割球囊的目的是为了切割血管内膜和中膜，从而使更大的球囊和（或）附加的支架达到最佳的扩张效果（图 23-5 和 23-6）。再次进行血管造影至关重要，以评估有无动脉瘤和撕裂。

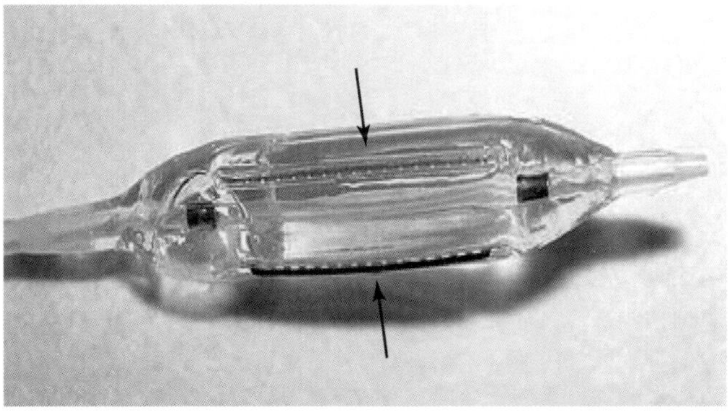

**图 23-5** 切割球囊配有 4 个纵向刀片，切割高度为 0.005 英寸。

由于球囊扩张后血管反弹或再狭窄的发生率高，很难使血管直径长期“正常化”，往往需在适当的位置植入支架以提供良好的支撑。选择最佳支架的型号，是能扩展至邻近的正常成人血管的直径，长度不会阻塞相邻的侧支血管。如果狭窄跨越整个侧支血管口，不可避免地导致侧支血管的闭塞，首选“开孔”支架（如 IntraStent Max LD stent；eV3，Plymouth，Minn.）。此支架可同时用于肺循环及体循环动脉（图 23-7～23-9），允许其侧孔扩张最大可容纳 12mm 的球囊。

对于主肺动脉侧支单源化术后的患者，两侧肺动脉分支开口处的狭窄，一侧植入支架可能会造成对侧分支狭窄。此时，同时植入两侧支架可以解除狭

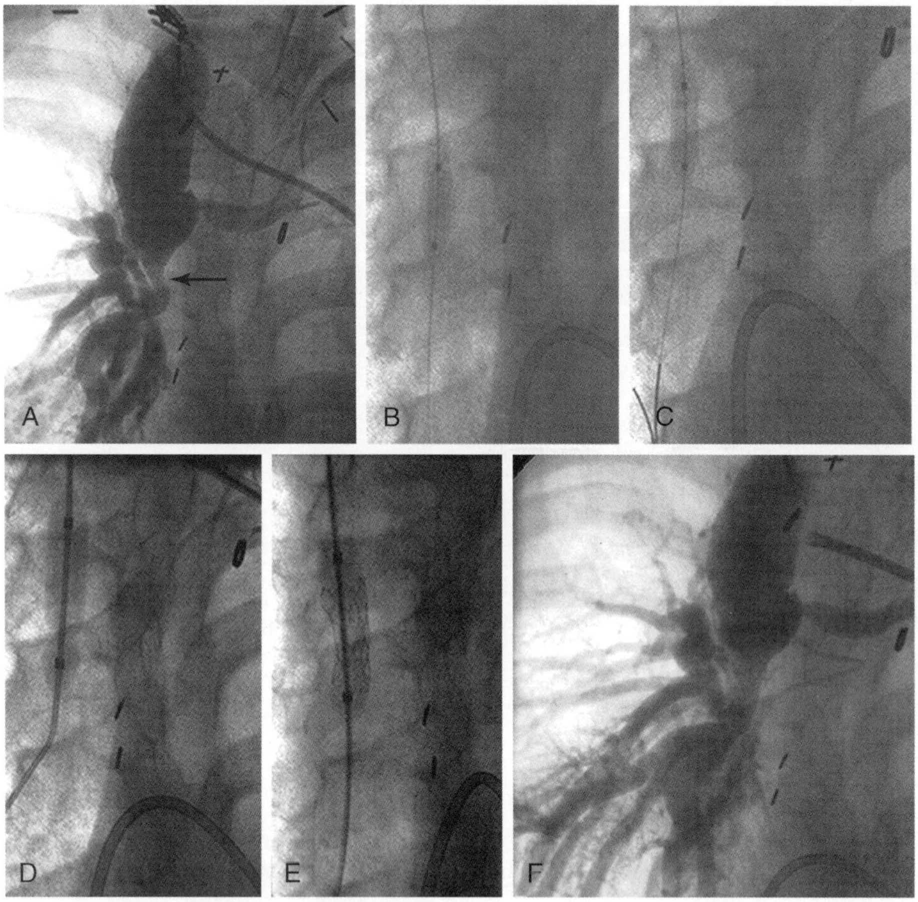

图 23-6　A. 肺动脉闭锁/室间隔缺损患者主肺动脉侧支单源化术后造影，显示重度右下肺动脉（箭头）节段发育不全。B 和 C. 使用切割球囊预扩张发育不全的节段血管。D. 使用传统球囊进一步进行扩张。E. 植入中型支架。F. 支架植入术后造影。

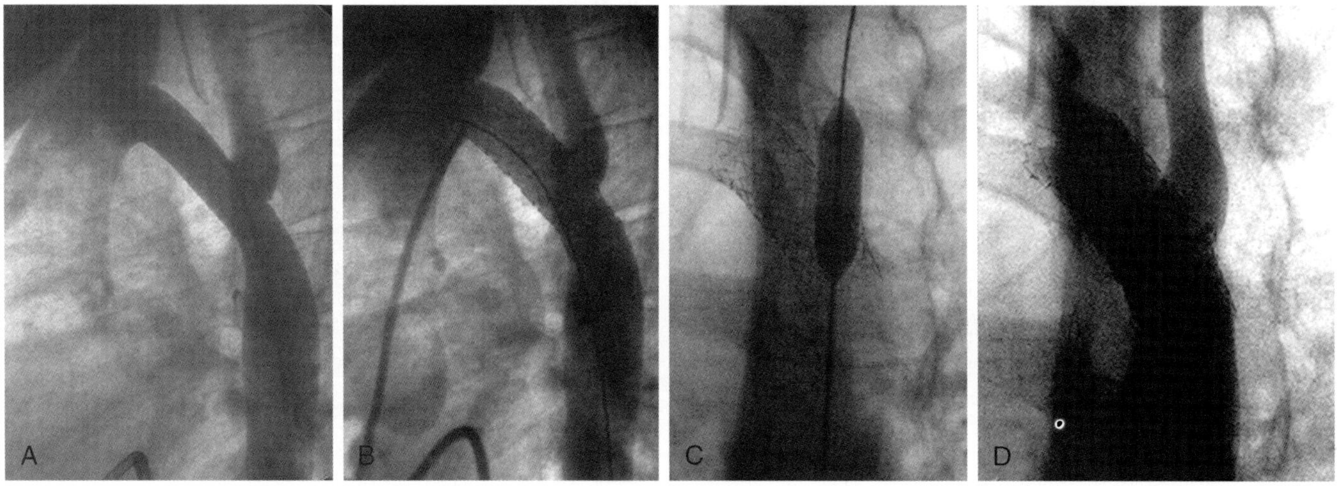

图 23-7　A. 主动脉缩窄累及主动脉弓，远端横跨左锁骨下动脉开口处；B 支架植入后，左锁骨下动脉被支架遮挡；C. 支架侧孔球囊扩张；D. 扩张术后血管造影

窄并使两侧肺动脉分支都保持通畅[9]。对于狭窄位于交界处的病例，支架植入于相邻的两侧分支植入指引导丝可预防对侧血管梗阻。如果对侧血管狭窄，可以沿着导引导丝送入输送鞘管并植入第二枚支架。重要的是，为了避免球囊扩张时被对侧血管内支架刺破，应同时扩张两个支架，同时回缩球囊，也能避免支架被对侧血管中回缩较晚的球囊挤压（图23-10）。此技术要求多位术者相互配合完成。

肺血管操作中的主要并发症是血管撕裂及破裂。大多数小的撕裂发生于邻近外科术后的疤痕部位，

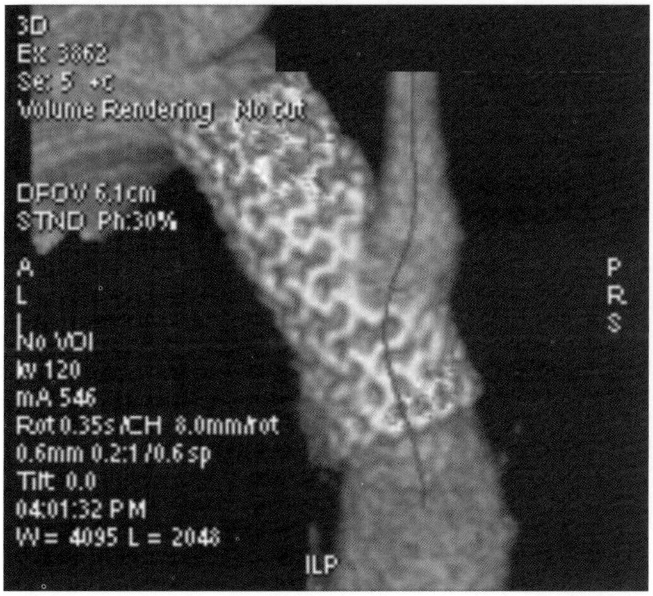


**图23-8** 三维CTA显示支架侧面至左锁骨下动脉血流通畅

并不需要处理。远端较小的穿孔可应用足够长的球囊暂时堵闭破裂部位并形成血栓，但是较大的破裂可导致咯血、胸腔积液、血流动力学紊乱，往往需外科手术修复。覆膜支架（Atrium iCAST 支架，Hudson，N. H.）为自膨胀支架，有一定的内径限制，当发生远端血管穿孔及夹层时可起到救命的作用。新型和更大内径的覆膜支架（如 NumedMED CP 支架，Hopkinton，N. Y.）也可用于补救血管。肺动脉支架植入存在许多潜在的隐患，这些隐患导致不同程度的不良事件和并发症，如支架植入不完全，球囊破裂和支架移位。一般来说，如果支架位置不正，首先选择的就是尽量重新准确定位，如果不能重新定位，下一选择是将支架移到安全位置。如果无法实现，另一做法是在安全位置植入支架，无益也无害，可以在附近的正常肺动脉段处植入支架，但不能阻塞主要侧支血管，或将支架拉至下腔静脉（IVC）。必须注意的是，尽量不要牵拉边缘锋利且未完全展开的支架跨越肺动脉瓣和三尖瓣，这样会造成更严重的损害。如果无法在安全位置植入支架，手术取出和修复是最后的选择。许多文献就如何避免及处理肺动脉支架植入术中产生的并发症进行了探讨[10]。

已发表的文献报道，肺动脉狭窄的血管成形术成功率为50%～60%，复发率为15%，并发症发生率为6%～12%[7,11-12]。但是亦有数据显示肺动脉狭窄的支架植入术成功率可高达90%，再狭窄率3.9%[13-18]。肺动脉支架植入术能更好的缓解短期和

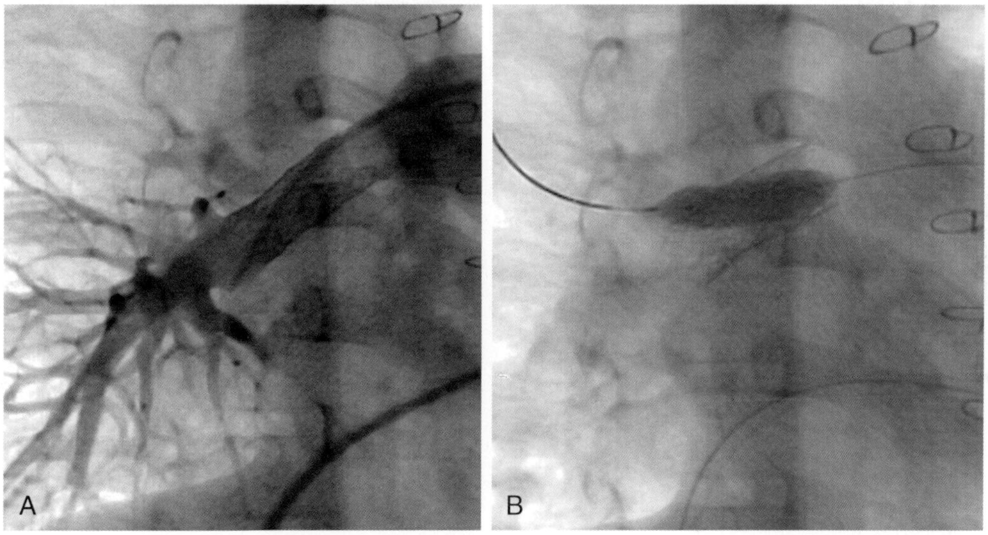


**图23-9** **A.** 右肺动脉处植入支架，右肺上分支狭窄恰好与支架重叠；**B.** 从支架中穿过，在右上肺动脉分支处植入 Mega LD 支架

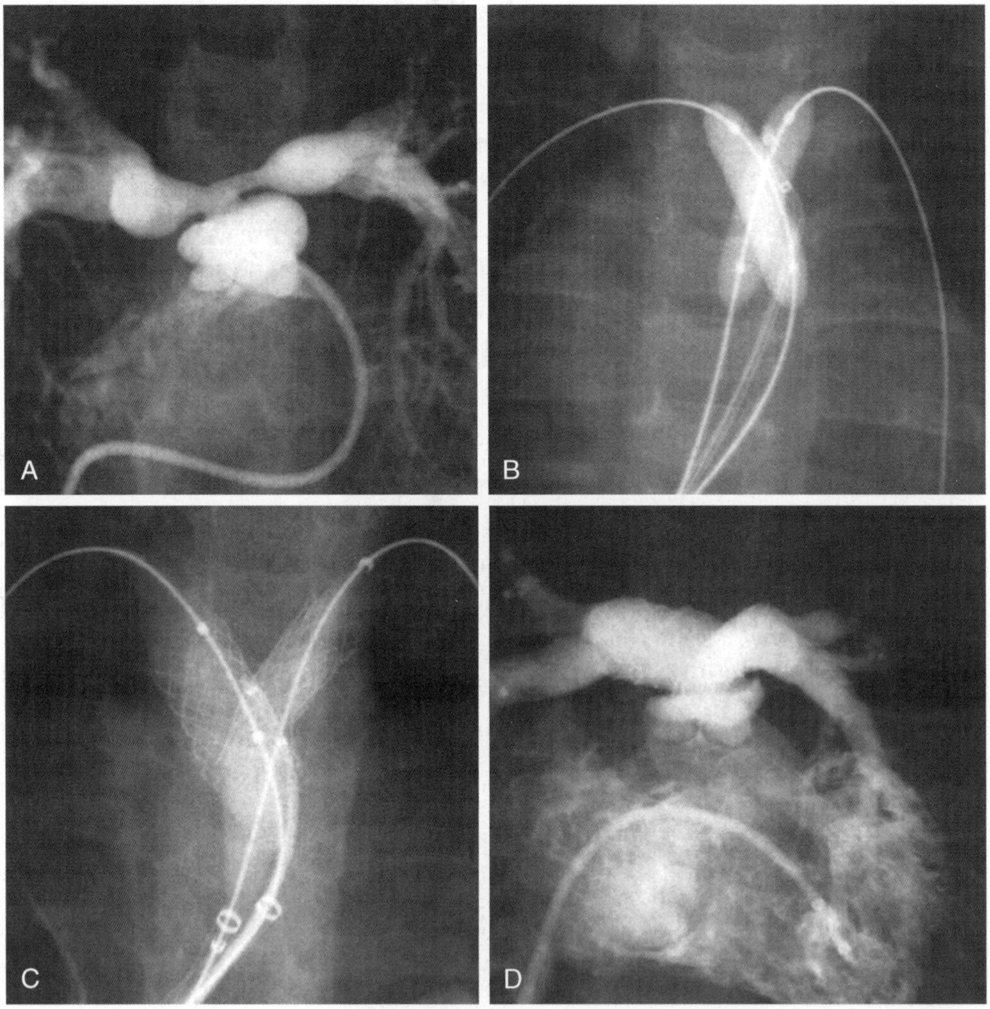


**图 23-10** **A.** 两侧肺动脉近段开口处重度狭窄伴紧密相邻开口；**B.** 左右肺动脉分支同时行球囊血管成形术；**C.** 同时植入两个支架避免阻塞对侧血管；**D.** 支架植入术后右心室造影显示左右肺动脉分支血流良好

长期的狭窄，对于某些散发病变，血管成形术具有和支架植入术同等的效果。小婴儿实施经导管支架植入术较为困难，血管成形术仅可暂时缓解，直到患儿生长发育至足以容纳支架，或在杂交手术中植入支架。远端分支血管无法植入支架时，使用高压球囊和切割球囊可达到充分缓解的效果[19]。

## 23.4 主动脉缩窄血管成形术及支架植入术

主动脉缩窄系指主动脉解剖上的狭窄，约占CHD患者的7%，活产婴儿的0.04%[20]。已有各种主动脉缩窄分型的相关报道，但对于专业技术人员来讲，最重要的是分型（隔膜性或管状）、位置（动脉导管旁，腹部）以及病变的形态（主动脉弓发育不良），尚需考虑患者的体表面积、合并先天畸形类型及症状（例如二叶主动脉瓣、Shone 综合征、Turner 综合征）、主动脉缩窄修复术的既往病史。

最近 AHA 指南提出了血管成形术适应证[8]：

Ⅰ类：①当主动脉缩窄外科手术后再狭窄且合并经导管测量收缩期跨主动脉缩窄段压力阶差大于20mmHg，解剖形态允许，不论患者年龄大小，均可采用球囊血管成形术（证据水平：C）。②球囊血管成形术适用于任何年龄的主动脉缩窄术后再狭窄，经导管测量收缩期跨主动脉缩窄段压力阶差小于20mmHg，伴有明显的侧支血管及合适的造影解剖形态，合并单心室及明显的心室功能不全者（证据水平：C）。

Ⅱa 类：①球囊血管成形术可作为治疗先天性主动脉缩窄的姑息性治疗措施，适合于各年龄阶段患者，如患者存在严重心室功能减低，重度二尖瓣关闭不全，低心排血量，或因心脏引起的全身性疾病，血管成形术可缓解病情（证据水平：C）。

Ⅱb 类：①经导管测量收缩期跨主动脉缩窄段压力阶差大于20mmHg，且解剖条件允许，大于4～6

个月的患儿可采用球囊血管成形术（证据水平：C）。②球囊血管成形术适用于合并结缔组织病或 Turner 综合征的先天性主动脉缩窄及手术后再狭窄的患者，但要每一病例均仔细检查（证据水平：C）。

主动脉缩窄支架植入术的指征：

Ⅰ类：支架植入术适用于主动脉缩窄术后再狭窄，经导管测量收缩期跨主动脉缩窄段压力阶差大于 20mmHg，且血管发育至足够的大小，可安全植入支架，所使用的支架需能扩展至成人血管的内径（证据水平：B）。

Ⅱa 类：①作为先天性或术后再狭窄的主动脉缩窄初始治疗，可考虑将扩展至成人内径的支架植入以下患者：经导管测量收缩期跨主动脉缩窄段压力阶差大于 20mmHg（证据水平：B）；压差低于 20mmHg，但存在解剖原因导致的体循环压力增高（证据水平：C）；经导管测量收缩期跨主动脉缩窄段压力阶差大于 20mmHg 的长段缩窄（证据水平：B）；②支架植入于那些实施球囊血管成形术失败的先天性或术后再狭窄的主动脉缩窄患者，前提是植入的支架可扩展至成人血管腔内径（证据水平：B）。

Ⅱb 类：①当出现以下情况时，可考虑将支架植入术用于新生儿及婴幼儿的治疗：合并复杂的主动脉弓缩窄性病变，尽管外科手术或导管介入治疗可尝试缓解这种梗阻，但进一步的手术治疗风险高。如果植入较小但有可能扩展至成人血管内径的支架，当较长时间后，支架最大直径不再能维持主动脉血流通畅，往往需要再扩张或经外科医生取出（证据水平：C）。②植入可扩展至成人血管内径的支架作为先天性或术后再狭窄的主动脉缩窄患者的首次治疗：跨主动脉缩窄段压力阶差小于 20mmHg，伴有左心室舒张末期压力增高的解剖狭窄（证据水平：C）；跨主动脉缩窄段压力阶差小于 20mmHg，存在明显的主动脉侧支循环，往往会低估缩窄的严重程度（证据水平：C）。

1982 年首次提出经皮球囊血管成形术[21]，现在与支架植入术一道已成为先天性或外科术后再狭窄的主动脉缩窄成年患者的主要治疗手段。同所有的球囊扩张技术一样，需要将血管内膜和中膜撕裂以解除梗阻。年龄小于 6 个月的婴儿，外科修复术仍是首选治疗，随着新型小直径球囊和支架的改进以及更多治疗经验的积累，对于先天性主动脉缩窄的患者，支架植入术已扩大了适应证范围，适合于年龄及体重更小的患者。

尽管主动脉缩窄的血管直径可能永远达不到正常水平，但正常成年人的远侧主动脉弓平均直径为：女性 21.1mm，男性 26.1mm[22]。因此，“超大”支架用于主动脉缩窄的治疗，以便达到成年时期进一步扩张（图 23-11、23-12）。

经逆行或穿间隔顺行血管造影后，仔细测量主动脉缩窄的直径和长度，以及相邻正常血管的直径与缩窄段至头臂动脉分支的距离。选择合适的图像进行测量非常重要，因为动脉搏动可能导致测得的最大与最小直径之间有 20% 的差异。通常选择造影清晰的界面测量，而显示最清晰管腔边缘的图像不一定是最大血管内径，会低估缩窄内径而选择较小的球囊和支架，导致支架移位。介入者必须谨慎选择具有最大主动脉内径的影像，选择合适的球囊和支架。一般情况下，“膜性”缩窄的第一选择应该是球囊血管成形术，如果血管成形术不成功，可用支架植入治疗。一些介入医生喜欢支架植入术前用球囊血管成形术来测试血管的顺应性和球囊稳定性，但这种技术并不被普及。

仔细评估主动脉弓后，选择合适型号的支架及球囊。将 Amplatz 加硬短头导丝经导管送至右锁骨下动脉远端或升主动脉较为理想。对于一些病变，使用低压软球囊（＜4atm）测试血管顺应性是合理的，以确定是否需要进行逐次扩张，并降低血管并发症的风险[23]。此外，经股静脉或桡动脉穿刺房间

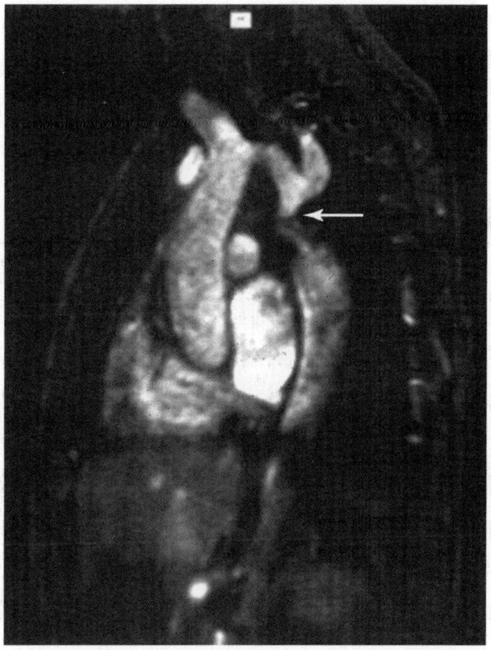

**图 23-11** 重度主动脉缩窄（箭头），女性，25 岁，妊娠第二个 3 个月时发现

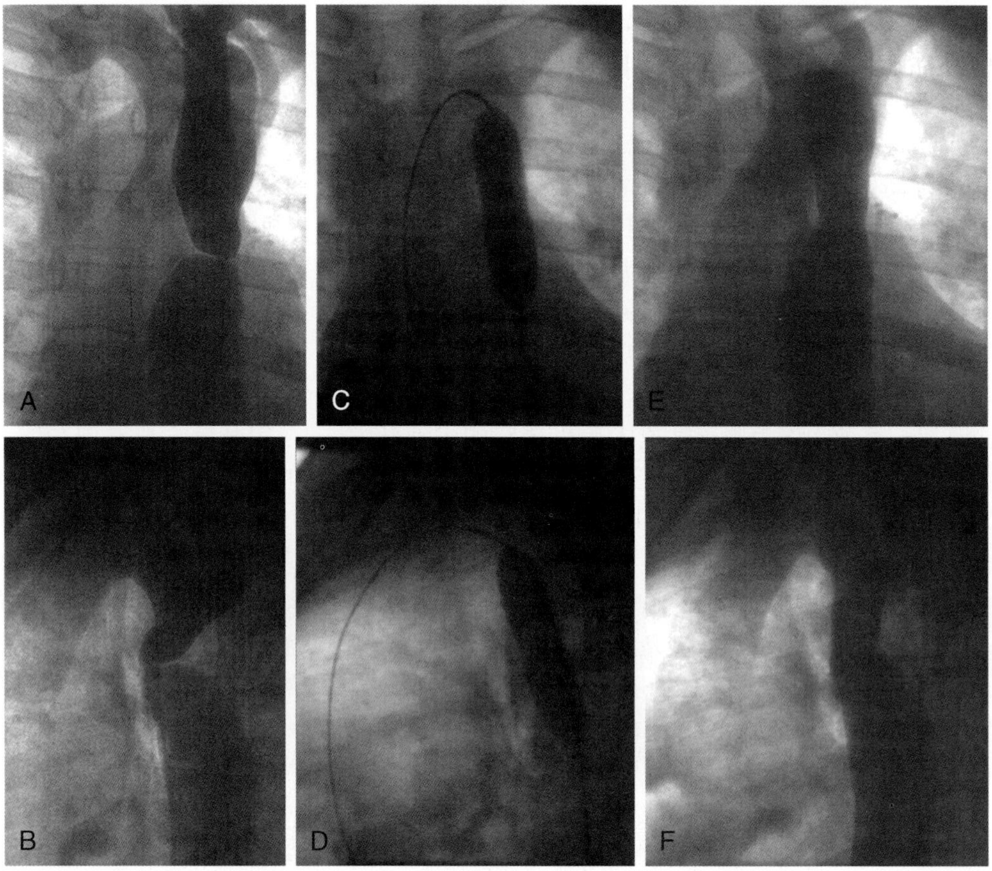


**图 23-12** 主动脉峡部重度缩窄后前位（A）及侧位（B）造影；前后位（C）及侧位（D）造影显示缩窄部位植入支架；前后位（E）及侧位（F）造影显示支架置入后缩窄解除

隔置放导丝至主动脉弓，建立第 2 条通道，用来监测近端主动脉压力和反复行血管造影，避免导丝交换并减少刚刚进行主动脉扩张的血管进一步损伤。球囊或支架的最终型号可根据各个中心的经验而不同，但常规选择支架扩张至相邻正常血管的直径或是最窄段血管直径的 3～4 倍。通常使用扩大到 24mm 的超大支架，有时身高矮小的成年人可选用扩张至 18mm 直径的大支架。如前所述，大直径球囊、BIB 球囊用于展开支架。安装支架，并将其传送到目标位置的操作类似于肺动脉支架植入，在题为“支架植入术的基本操作”中描述。由于主动脉血流压力较高，理论上会造成支架和球囊在扩张时向血管远端移位，一些人主张在支架扩张期间使用右心室起搏来降低血流量及体循环压以稳固植入的支架[24]。作者认为这种做法在主动脉缩窄的支架植入术中没有必要。由于主动脉缩窄位于或跨过邻近的左锁骨下动脉开口，支架可能会使该动脉开口狭窄。如果存在这一风险，应使用开孔支架，例如 IntraStent Max LD 支架，使支架开口处的血流顺利通过左锁骨下动脉（参见图 23-8）。

从技术上讲，主动脉缩窄的支架植入较肺动脉狭窄简单，因为它不需要经过心脏的两个腔室和两个瓣膜。但是，该过程是在体循环高压力下进行操作，出现任何并发症都会非常严重，有明显的并发症发生率和死亡率。老年患者多有血管钙化，增加了夹层危险。强烈推荐使用低压扩张球囊（＜4atm）进行保守的轻度测试。有些人主张最初采取保守的支架植入术扩张，即在缩窄部位残留支架凹征。数月后患者需再次回到导管室，将残留缩窄处的支架扩张到正常成人血管直径。理论上这种策略在一定程度上有利于血管内皮化和血管生长，适应缩窄部位血管内径增长，并减少血管撕裂的风险。

支架植入术后仔细检测非常重要，需观察是否存在需外科手术紧急处理的并发症，如主动脉夹层和动脉瘤穿孔。采取双平面多角度血管造影可以仔细评价术前和术后的区别。术后必须整晚动态监测患者是否存在主动脉夹层的任何症状和体征。尽管使用大口径覆膜支架最为理想，但仅有入选大型儿科中心临床试验的患者才可使用这种支架。有些人用可植入的主动脉移植物作为超适应证的植入装置。总体而言，主动脉缩窄的支架植入术具有较高成功率和较低并发症。一项大型多中心合作研究表明，支架植入术优于球囊血管成形术，前者使压力阶差从 36.7mmHg 降至

4.8mmHg，后者使压力阶差从38.8mmHg下降至10.3mmHg。此外，支架植入术与球囊血管成形术相比，具有较低的并发症（2.3% *vs.* 9.8%）[25]。

已有许多文章证实主动脉缩窄支架植入术的安全性和有效性[26-27]。目前新型platinum-iridium支架多中心临床研究正在进行中，初步结果显示有希望应用于临床[28]。其他进展包括使用覆膜支架以避免和治疗主动脉夹层和动脉瘤[29-32]（图23-13）。

## 23.5 外科管道、补片、同种移植物术后行血管成形术和支架植入术

外科手术中常放置管道和补片使血流方向转移或产生新的通道。上述植入物的材料多为人工合成（如Gore-Tex，Dacron）或为同种移植物，长时间后多硬化甚至钙化。然而，许多管道和补片可再次扩张，甚至植入支架，但需要注意圆形管道通常不能被扩张至超过它们本身的直径（图23-14）。如果右心室到肺动脉管道（带瓣或不带瓣）存在狭窄常规需植入支架，取决于相邻收缩的组织和胸骨后空间，支架植入此处容易发生断裂。一项长达15年的随访研究发现，支架置放于右心室到肺动脉的管道，断裂率达25%～43%。有学者认为，支架放置于胸骨后的位置，反复被压缩是导致支架断裂的主要原因，虽然支架断裂能导致再狭窄，但不会引起急性血流动力学紊乱[33-34]。断裂的支架片段极少栓塞到远端肺动脉，亦不会阻塞下端血流。

总体而言，在这些管道植入支架可以延长患者的生命，有助于患者平均4年免于外科手术治疗。对

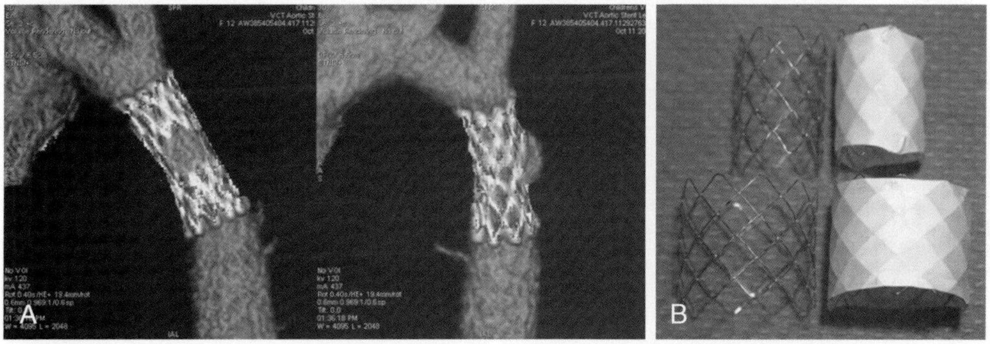


**图23-13** **A.** 5年后随访CTA发现缩窄段支架置入处旁可见一小动脉瘤；**B.** NuMED覆膜支架可用于治疗这种动脉瘤；本书出版时，这种支架仍处于试验阶段

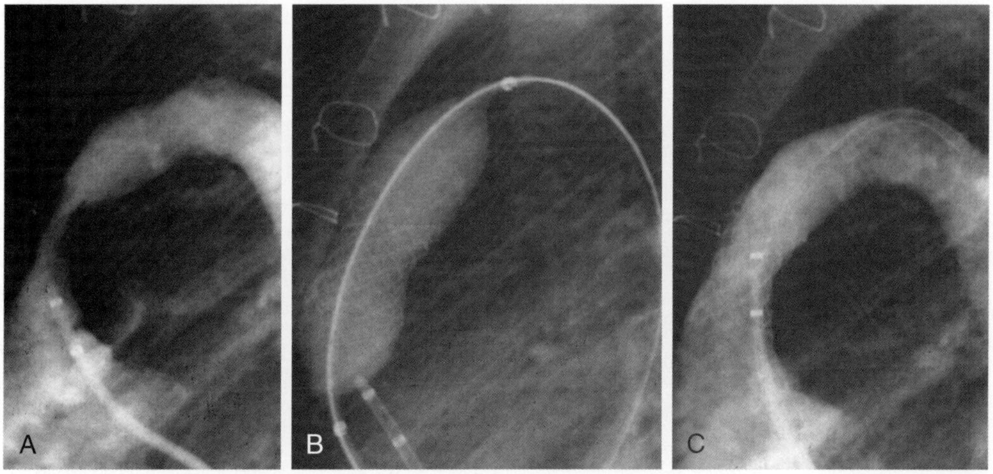


**图23-14** **A.** 侧位血管造影显示右心室至肺动脉管道的重度狭窄；**B.** 管道处置入支架；**C.** 支架置入术后血管造影示管道狭窄解除良好

于发育期的儿童，将支架植入管道行姑息性手术，可以延迟外科手术至患儿足够大的时候实施，并因此可以减少患儿一生中管道替换的次数。多个支架植入能提供足够的组织结构支撑，以避免支架断裂[35]。

强烈建议采用预扩张，不仅可以确定狭窄管道的顺应性，更重要的是，评估支架植入后对相邻冠状动脉潜在的压缩影响（图 23-15）。这是一种可避免的极为严重的并发症。冠状动脉异常走行在 CHD 患者中并不少见，或者有粗大的圆锥支从右冠状动脉发出，分布在右心室流出道的位置。

需要注意的是，多数病例表明将支架植入带瓣膜管道内，虽然可以缓解梗阻问题，但如果支架横跨瓣膜管道，能导致肺动脉瓣关闭不全。幸运的是，瓣膜关闭不全比狭窄更易耐受。目前临床应用的经导管瓣膜（如美敦力 Melody 瓣膜；Minneapolis，Minn.）可用于恢复瓣膜的功能，此技术在第八章中讲述。许多医学中心正在研究防止植入 Melody 瓣膜支架断裂的方法，但长期随访的数据提示此方法目前尚不可行（图 23-16）。

完全性大动脉转位的患者在婴儿期行动脉调换术后，需置放体静脉板障（如 Mustard 与 Senning 手术），随着时间推移，这些板障会阻塞血管（图 23-17），上、下肢血管都有可能出现阻塞。值得注意的是侧支静脉和奇静脉能提供足够的血流，许多患者没有症状。然而，这些患者会出现不同程度的上腔静脉和（或）下腔静脉梗阻综合征。当选择介入治疗时，通常不适合行血管成形术，支架植入术是首选的治疗方法。这些板障如果存在残余漏，或合并梗阻，将引起不同程度的左向右分流甚至右向左分流。

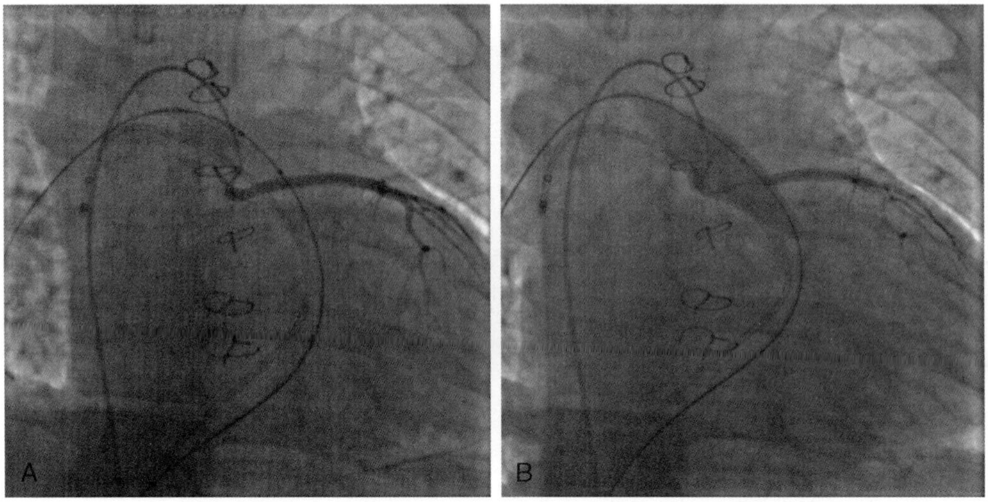


**图 23-15　A.** 左冠状动脉造影显示正常血流灌注；**B.** 于右心室至肺动脉管道球囊扩张试验，重复左冠脉造影显示冠状动脉受压迫，这是支架或 Melody 瓣膜支架植入的禁忌证

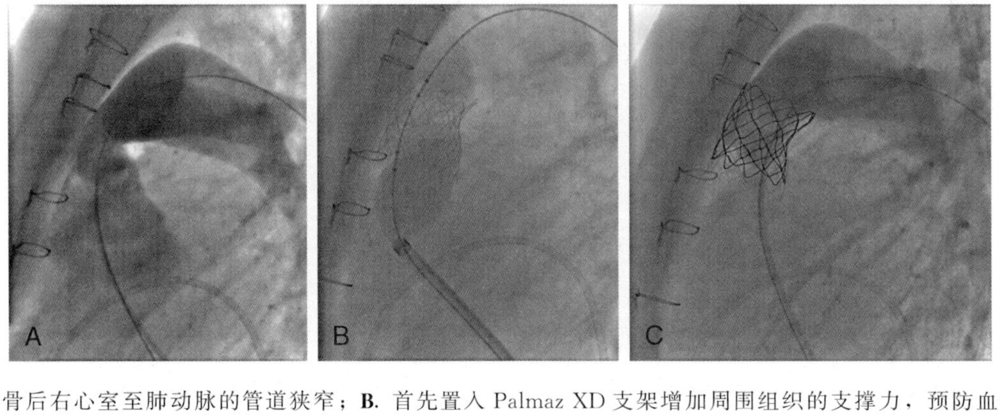


**图 23-16　A.** 胸骨后右心室至肺动脉的管道狭窄；**B.** 首先置入 Palmaz XD 支架增加周围组织的支撑力，预防血管回缩和支架断裂；**C.** 最终植入 Melody 瓣膜

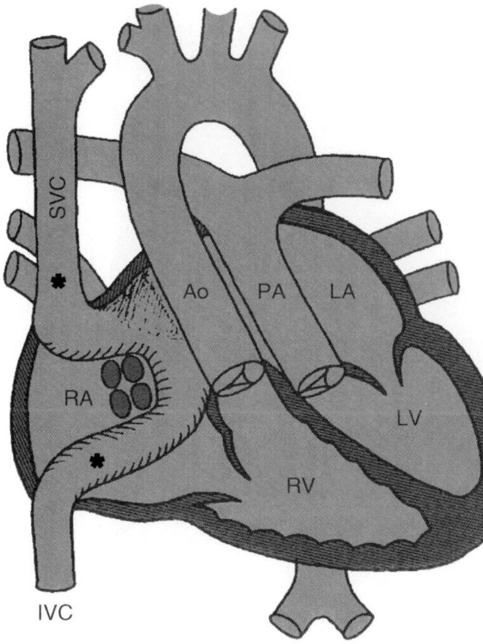


**图 23-17** Mustard 手术（心房调转）治疗完全性大动脉转位模式图。上腔静脉（SVC）与下腔静脉（IVC）通过板障隔断进入左心房（LA），使全身静脉血经左心室（LV）入肺动脉（PA）进行氧合。四条肺静脉直接连接右心房（RA），使氧合血液经右心室（RV）进入主动脉（Ao）。常见的梗阻区域是 SVC 与 IVS 的板障补片（黑色星号）

据报道，使用支架，覆膜支架和封堵器具有很好的效果[36-40]。

心脏磁共振或 CT 血管造影成像有助于评估相邻组织的解剖结构，方便制订介入操作计划。双平面血管造影准确判断解剖结构是成功实施支架植入的前提。在大心血管中植入支架的技术大都相似。加硬导丝为输送系统、支架和球囊通过狭窄的血管提供路径。由于该区域直径大，一般选择大支架或超大支架。体静脉补片板障处行支架植入术需注意避免相邻的肺静脉补片被压迫。这时需置入第二个静脉鞘管，跨过板障进入肺静脉行血管造影，并于体静脉板障处行临时球囊扩张术。也可选择进行肺动脉血管造影评估肺静脉回流情况。但是，如果有肺静脉压迫，可能需要在肺静脉补片处再植入支架。少数情况下，体静脉和肺静脉板障都发生梗阻，需在两处同时行支架植入术。这些介入手术相当复杂，应在治疗 CHD 最有经验的医疗中心实施，有些学者主张采用杂交手术方法来简化手术步骤[41]。

另一关注问题是施行过上述手术的老年患者，往往有不同程度的病态窦房结综合征和心脏传导阻滞，需心脏起搏治疗。如果植入的静脉起搏导线穿过体静脉板障，则需要与电生理专家共同协作，治疗功能不良的板障和心律失常。少数报道表明这种合作成功率高，但是，长期随访结果尚未可知[42-43]（图 23-18 和 23-19）。

Glenn 与 Fontan 术后的成人单心室患者，板障均有发生狭窄的可能，需行支架植入术。这些患者可有蛋白丢失性肠病（PLE）和胸腔、心包积液，需要积极治疗。值得注意的是，许多狭窄处的压力阶差较低。在上述板障处需植入大支架甚至超大支架，其操作技术与先前标题为“支架植入术的基本操作”中所描述的相同（图 23-20 和 23-21）。

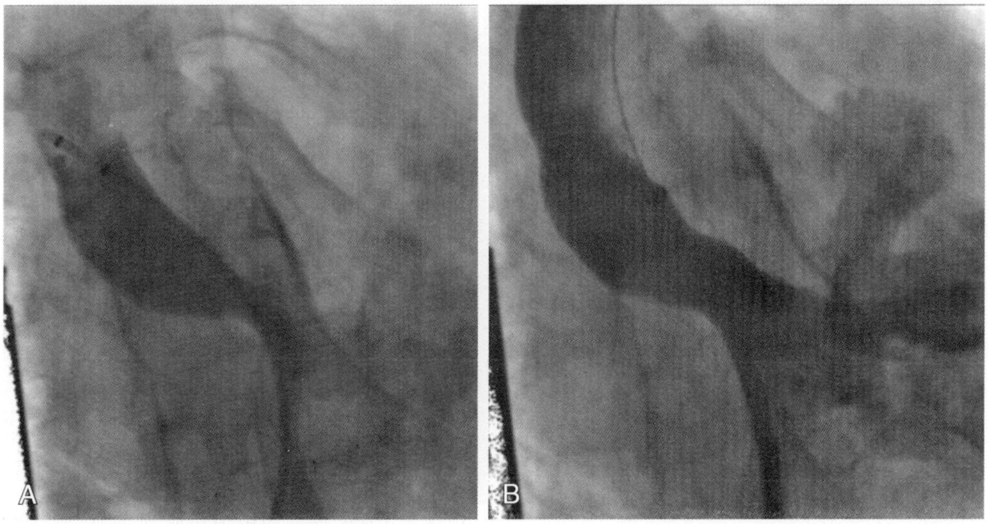


**图 23-18** **A.** 1 例完全性大动脉转位患者 Mustard 术后板障上缘处狭窄；**B.** 支架置入术后血管造影狭窄解除

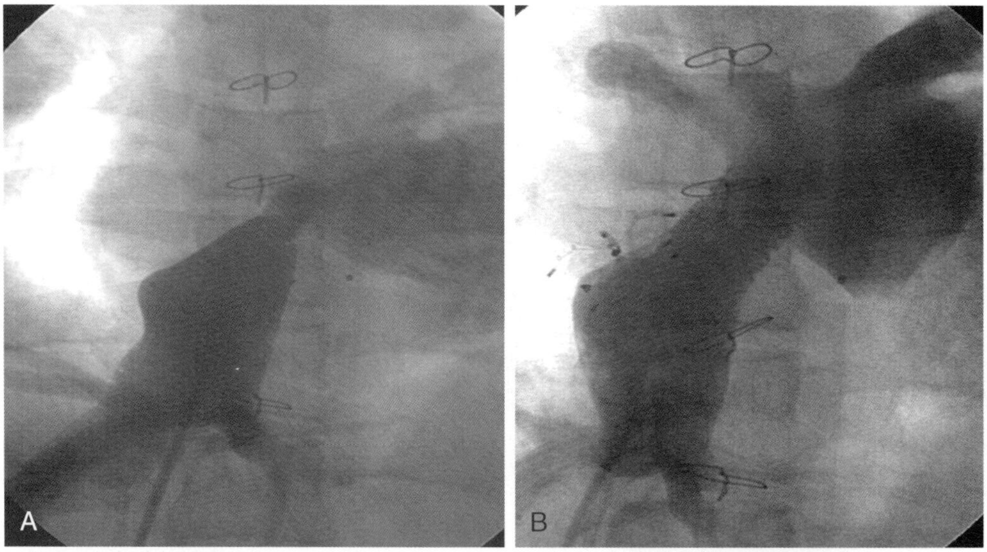


**图 23-19** **A.** 另 1 例完全性大动脉转位患者 Mustard 术后板障下缘处狭窄；**B.** 支架置入术后血管造影狭窄解除

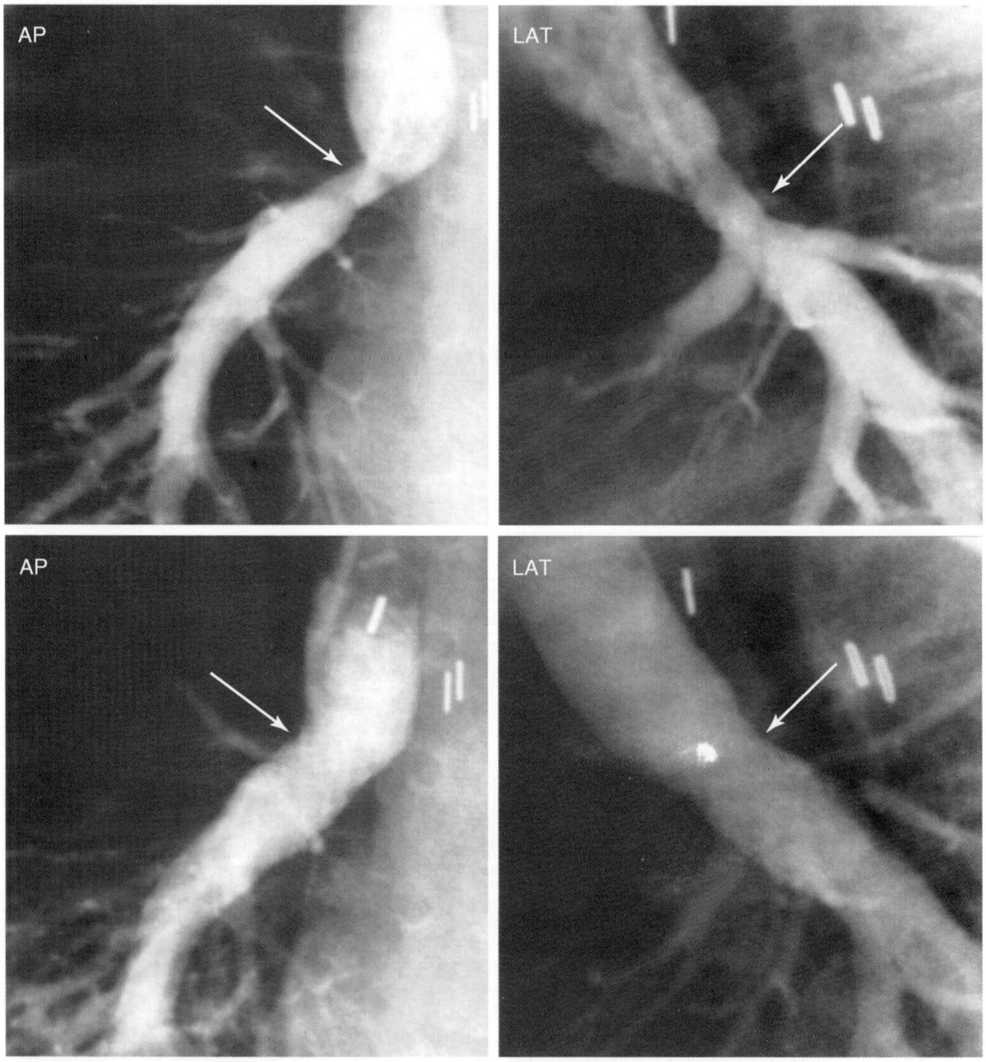


**图 23-20** 后前位（AP）及侧位（LAT）造影显示：单心室 Fontan 术后患者，上腔静脉-肺动脉（Glenn）分流处狭窄（上面图像）及支架置入后的血管造影（下面图像）

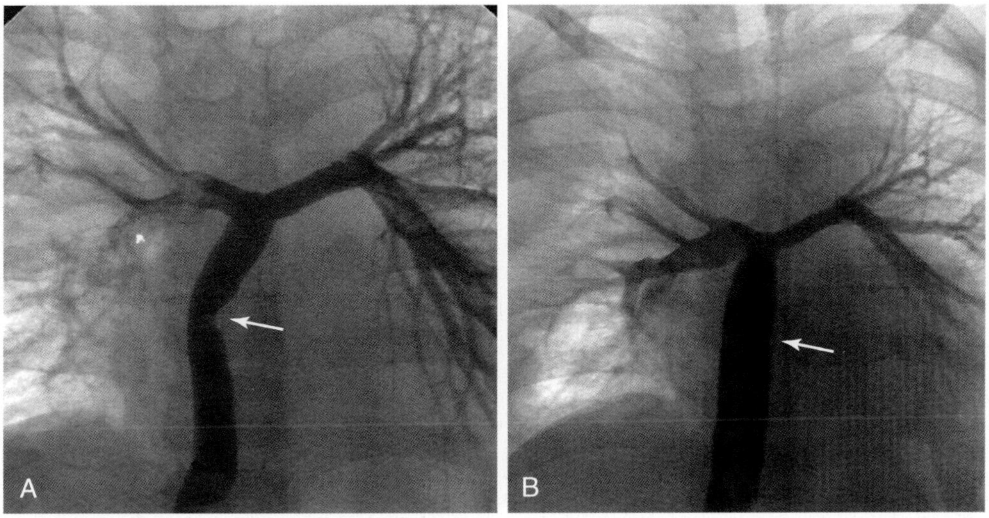


**图 23-21 A.** Fontan 板障处狭窄（箭头）；**B.** 支架置入后狭窄解除（箭头）

偶尔，Fontan 术后板障补片残余漏会造成显著右向左分流，需关闭残余漏。新研发的覆膜支架可能是解除这种类型分流的好方法[44]。

总之，成人先天性心脏病患者可存在多种血管性狭窄，需行血管成形术和（或）支架植入术来充分解除血管狭窄。介入治疗这些狭窄不但需要掌握先天性心脏缺损与外科手术修复的知识，而且还需掌握如何进行血管成形术和支架植入术。实施这些手术的理想场所是在与小儿介入心脏病专家密切协作的医院。

## 参考文献


1. Dotter CT, Judkins MP: Transluminal treatment of arteriosclerotic obstruction: description of a new technic and a preliminary report of its application, *Circulation* 30:654–670, 1964.
2. Allen HD, Mullins CE: Results of the valvuloplasty and angioplasty of congenital anomalies registry, *Am J Cardiol* 65(11):772–774, 1990.
3. Mullins CE: *Cardiac catheterization in congenital heart disease: pediatric and adult*. Oxford: Blackwell, 2006.
4. Casteneda-Zuniga WR, Formanek A, Tadavarthy M, et al: The mechanism of balloon angioplasty, *Radiology* 135(3):565–571, 1980.
5. Sigwart U, Puel J, Mirkovitch V, et al: Intravascular stents to prevent occlusion and restenosis after transluminal angioplasty, *N Engl J Med* 316(12):701–706, 1987.
6. O'Laughlin MP, Perry SB, Lock JE, et al: Use of endovascular stents in congenital heart disease, *Circulation* 83(6):1923–1939, 1991.
7. Rothman A, Perry SB, Keane JF, et al: Early results and follow-up of balloon angioplasty for branch pulmonary artery stenoses, *J Am Coll Cardiol* 15(5):1109–1117, 1990.
8. Feltes TF, Bacha E, Beekman RH 3rd, et al: Indications for cardiac catheterization and intervention in pediatric cardiac disease: a scientific statement from the American Heart Association, *Circulation* 123(22):2607–2652, 2011.
9. Stapleton GE, Hamzeh R, Mullins CE, et al: Simultaneous stent implantation to treat bifurcation stenoses in the pulmonary arteries: initial results and long-term follow-up, *Catheter Cardiovasc Interv* 73(4):557–563, 2009.
10. Ing FF: Stenting branch pulmonary arteries. In Hijazi Z, Feldman T, Cheatham JP, editors: *Complications in percutaneous interventions for congenital and structural heart disease*, London: Informa Healthcare, 2009.
11. Trant CA Jr, O'Laughlin MP, Ungerleider RM, et al: Cost-effectiveness analysis of stents, balloon angioplasty, and surgery for the treatment of branch pulmonary artery stenosis, *Pediatr Cardiol* 18(5):339–344, 1997.
12. Kan JS, Marvin WJ Jr, Bass JL, et al: Balloon angioplasty-branch pulmonary artery stenosis: results from the valvuloplasty and angioplasty of congenital anomalies registry, *Am J Cardiol* 65(11):798–801, 1990.
13. Law MA, Shamszad P, Nugent AW, et al: Pulmonary artery stents: long-term follow-up, *Catheter Cardiovasc Interv* 75(5):757–764, 2010.
14. Spadoni I, Giusti S, Bertolaccini P, et al: Long-term follow-up of stents implanted to relieve peripheral pulmonary arterial stenosis: hemodynamic findings and results of lung perfusion scanning, *Cardiol Young* 9(6):585–591, 1999.
15. Kenny D, Amin Z, Slyder S, et al: Medium-term outcomes for peripheral pulmonary artery stenting in adults with congenital heart disease, *J Interv Cardiol* 24(4):373–377, 2011.
16. Ing FF, Grifka RG, Nihill MR, et al: Repeat dilation of intravascular stents in congenital heart defects, *Circulation* 92:893–897, 1995.
17. McMahon CJ, El-Said H, Grifka RG, et al: Redilation of endovascular stents in congenital heart disease: factors implicated in the development of restenosis and neointimal proliferation, *J Am Coll Cardiol* 38:521–526, 2001.
18. Shaffer KM, Mullins CE, Grifka RG, et al: Intravascular stents in congenital heart disease: short- and long-term results from a large single-center experience, *J Am Coll Cardiol* 31(3):661–667, 1998.
19. Bergersen L, Gauvreau K, Lock JE, et al: Recent results of pulmonary arterial angioplasty: the differences between proximal and distal lesions, *Cardiol Young* 15(6):597–604, 2005.
20. Fyler D: Report of the New England Regional Infant Cardiac Program, *Pediatrics* 65(2):375–461, 1980.
21. Singer MI, Rowen M, Dorsey TJ: Transluminal aortic balloon angioplasty for coarctation of the aorta in the newborn, *Am Heart J* 103(1):131–132, 1982.
22. Garcier JM, Petitcolin V, Filaire M, et al: Normal diameter of the thoracic aorta in adults: a magnetic resonance imaging study, *Surg Radiol Anat* 25(3.4):322–329, 2003.
23. Golden AB, Hellenbrand WE: Coarctation of aorta: stenting in children and adults, *Catheter Cardiovasc Interv* 69(2):289–299, 2007.
24. Daehnert I, Rotzsch C, Wiener M, et al: Rapid right ventricular pacing is an alternative to adenosine in catheter interventional procedures for congenital heart disease, *Heart* 90(9):1047–1050, 2004.
25. Forbes TJ, Kim DW, Du W, et al: Comparison of surgical, stent, and balloon angioplasty treatment of native coarctation of the aorta: an observational study by the CCISC (Congenital Cardiovascular Interventional Study Consortium), *J Am Coll Cardiol* 58(25):2664–2674, 2011.

26. Hamdan MA, Maheshwari S, Fahey JT, et al: Endovascular stents for coarctation of the aorta: initial results and intermediate-term follow-up, *J Am Coll Cardiol* 38:1518–1523, 2001.
27. Mahadevan VS, Vondermuhll IF, Mullen MJ: Endovascular aortic coarctation stenting in adolescents and adults: angiographic and hemodynamic outcomes, *Catheter Cardiovasc Interv* 67:268–275, 2006.
28. Ringel RE, Gauvreau K, Moses H, et al: Coarctation of the Aorta Stent Trial (COAST): study design and rationale, *Am Heart J* 164(1):7–13, 2012.
29. Goldstein BH, Hirsch R, Zussman ME, et al: Percutaneous balloon-expandable covered stent implantation for treatment of traumatic aortic injury in children and adolescents, *Am J Cardiol* 110(10):1541–1545, 2012.
30. Martins JD, Cabanelas N, Pinto FF: Repair of near-atretic coarctation of the aorta in children with a new low-profile covered stent, *Congenit Heart Dis* 7(6):E89–E90, 2012.
31. Butera G, Piazza L, Chessa M, et al: Covered stents in patients with complex aortic coarctations, *Am Heart J* 154(4):795–800, 2007.
32. Butera G, Dua J, Chessa M, et al: Covered Cheatham-Platinum stents for serial dilatation of severe native aortic coarctation, *Catheter Cardiovasc Interv* 75(3):472, 2010.
33. Peng LF, McElhinney DB, Nugent AW, et al: Endovascular stenting of obstructed right ventricle-to-pulmonary artery conduits: a 15-year experience, *Circulation* 113(22):2598–2605, 2006.
34. Breinholt JP, Nugent AW, Law MA, et al: Stent fractures in congenital heart disease, *Catheter Cardiovasc Interv* 72(7):977–982, 2008.
35. Aggarwal S, Garekar S, Forbes TJ, et al: Is stent placement effective for palliation of right ventricle to pulmonary artery conduit stenosis? *J Am Coll Cardiol* 49(4):480–484, 2007.
36. Hill KD, Fleming G, Curt Fudge J, et al: Percutaneous interventions in high-risk patients following mustard repair of transposition of the great arteries, *Catheter Cardiovasc Interv* 80(6):905–914, 2012.
37. Daehnert I, Hennig B, Wiener M, et al: Interventions in leaks and obstructions of the interatrial baffle late after Mustard and Senning correction for transposition of the great arteries, *Catheter Cardiovasc Interv* 66(3):400–407, 2005.
38. Sharaf E, Waight DJ, Hijazi ZM: Simultaneous transcatheter occlusion of two atrial baffle leaks and stent implantation for SVC obstruction in a patient after Mustard repair, *Catheter Cardiovasc Interv* 54(1):72–76, 2001.
39. Schneider DJ, Moore JW: Transcatheter treatment of IVC channel obstruction and baffle leak after Mustard procedure for d-transposition of the great arteries using Amplatzer ASD device and multiple stents, *J Invasive Cardiol* 13(4):306–309, 2001.
40. Okubo M, Benson LN: Intravascular and intracardiac stents used in congenital heart disease, *Curr Opin Cardiol* 16(2):84–91, 2001.
41. Sareyyupoglu B, Burkhart HM, Hagler DJ, et al: Hybrid approach to repair of pulmonary venous baffle obstruction after atrial switch operation, *Ann Thorac Surg* 88(5):1710–1711, 2009.
42. Chintala K, Forbes TJ, Karpawich PP: Effectiveness of transvenous pacemaker leads placed through intravascular stents in patients with congenital heart disease, *Am J Cardiol* 95(3):424–427, 2005.
43. Ing FF, Mullins CE, Grifka RG, et al: Stent dilation of superior vena cava/innominate vein obstructions permits transvenous pacing lead implantation, *Pacing Clin Electrophysiol* 21:1517–1530, 1998.
44. Choi EY, Lee KS, Song JY: The use of a self-expandable stent with a self-expandable stent graft in a Fontan baffle, *Cardiol Young* 23:125–128, 2013.

# 索 引

**Y**



**Z**